药食同源中药应用指南

苗明三 左 艇 主编

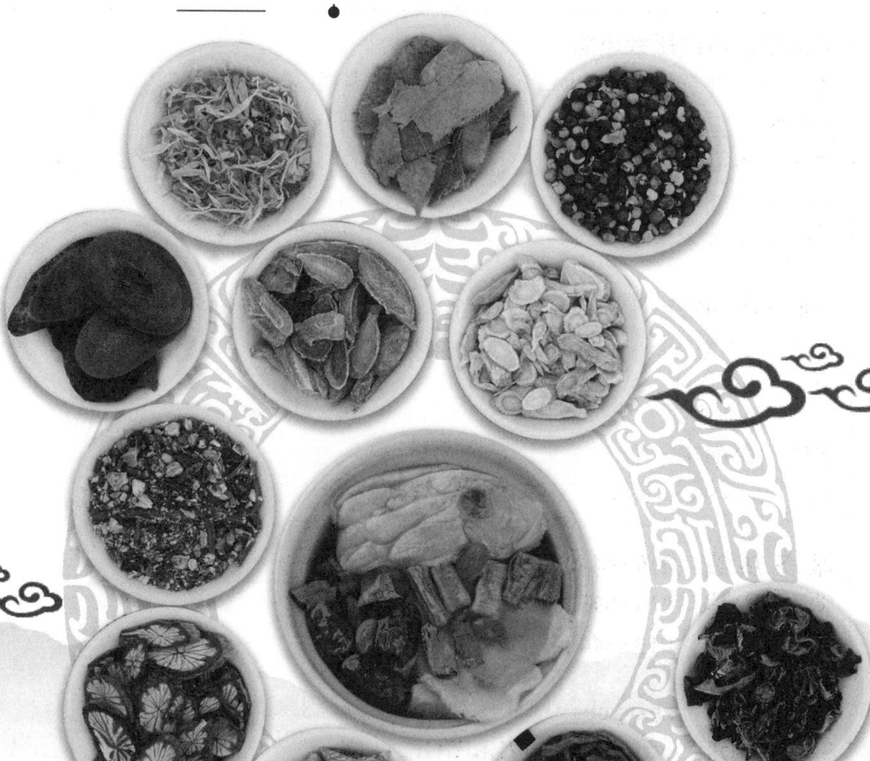

全国百佳图书出版单位
中国中医药出版社
·北 京·

图书在版编目（CIP）数据

药食同源中药应用指南 / 苗明三，左艇主编 .
北京：中国中医药出版社，2025. 5.
ISBN 978-7-5132-2703-2

Ⅰ. R282-62；R247. 1-62

中国国家版本馆 CIP 数据核字第 20251UM170 号

中国中医药出版社出版
北京经济技术开发区科创十三街 31 号院二区 8 号楼
邮政编码　100176
传真　010-64405721
河北联合印务有限公司印刷
各地新华书店经销

开本 787×1092　1/16　印张 26　彩插 2.5　字数 658 千字
2025 年 5 月第 1 版　2025 年 5 月第 1 次印刷
书号　ISBN 978－7－5132－2703－2

定价　128.00 元
网址　www.cptcm.com

服务热线　010-64405510
购书热线　010-89535836
维权打假　010-64405753

微信服务号　zgzyycbs
微商城网址　https://kdt.im/LIdUGr
官方微博　http://e.weibo.com/cptcm
天猫旗舰店网址　https://zgzyycbs.tmall.com

如有印装质量问题请与本社出版部联系（010-64405510）

《药食同源中药应用指南》编委会

主　编　苗明三　左　艇

副主编　王笑冉　李鹏飞

编　委　东红阳　南　硕

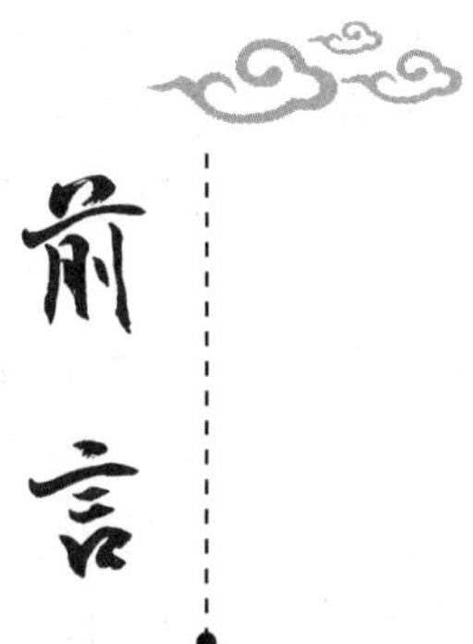

前言

自古便有"药食同源"一说,神农氏已肇其端。从古至今,人们在长期的生产生活实践中逐渐积累了对药食同源理论的认识,即有毒为药,无毒为食;继而药可为食,食可以作药,并视个人体质、疾病状况而定。王充在《论衡·道虚》中批评通过服食药物而成仙之说。他认为,药物确实可以祛病而令身轻气长,而所谓药物,不过是特别一点的食物,多因与一些传说相联系,才被人们上升为药,"若夫延年度世,世无其效"。苏颂将《全唐文》中有关何首乌的内容载入《本草图经》,使何首乌从此成为补益良药。现如今,药食同源理论已成为弘扬传统中医药养生文化与现代康养保健相结合的依据。

药食同源是我国劳动人民在生产实践中认识药物和食物并对两者关系的概括,具体指药物和食物都来源于自然界,都以初生代谢产物和次生代谢产物为物质基础,在中医药理论指导下应用于实践。值得注意的是,药物和食物中的代谢产物类型及比例的差异使得两者的性味及功效有异,进而使得食物侧重于养生,药物多用于治病。

药食同源中药是指具有传统食用习惯,且列入国家中药材标准(包括《中华人民共和国药典》及相关中药材标准)中的动物和植物的可使用部分(食品原料、香辛料和调味品)。药食同源中药的概念,是对药食同源理论更具体、更科学的阐释。从广义上看,药食同源中药是在药食同源理论的指导下,既可食用又可药用的中药材物质。药食同源中药从唐代《食疗本草》记载的260种发展到明代《食物本草》记载的1600余种,说明古代医家们对药食同源中药的认识不断扩充。中华人民共和国成立后,在安全可控原则的指导下,在对药食同源中药的成分及长期服用的安全性充分研究的基础上,1987年,卫生部(现国家卫生健康委员会)公布了《既是食品又是药品的物品名单》(第一批),共列入33种物质;2002年,卫生部(现国家卫生健康委员会)修订公布了《既是食品又是药品的物品名单》,共列入87种物质;2014年,国家卫生计生委(现国家卫生健康委员会)办公厅发布《按照传统既是食品又是中药材物质目录管理办法》(征求意见稿),在原有的药食同源目录基础上,新增15种中药材物质;2018年,党参等9种物质按照食药物质进行管理;2019年,当归等6种物质被纳入按照传统既是食品又是中药材的物质目录;2024年,地黄等4种物质被纳入按照传统既是食品又是中药材的物质目录。由此可见,药食同源中药目录几经修订完善和补充,逐渐规范,药食同源中药的定义、列入原则、来源、使用部位和限制使用等信息亦更加明确,为药食同源中药的应用提供了科学的指导。

现代科学研究表明,天然药物治疗疾病的主要物质基础为其次生代谢产物,主要包括苯丙素类、醌类、黄酮类、单宁类、萜类、甾体及其苷、生物碱等成分。食物作为人们生活的基本需求,除营养和感官两大功能外,还有一个功能,即生理调节功能,这一功能的物质基础亦主要为其次生代谢产物。如大蒜,作为传统调味品,在我国有着悠久的历史,《新修本草》中记载其能够"下气,消谷"。现代实验表明,大蒜中含有的大蒜素、大蒜新素等,具有抗菌、抗病毒作用。大豆中的大豆异黄酮类成分为黄酮类化合物,具有抗肿瘤、降血脂及雌激素样作用。番茄中的番茄红素具有抗氧化、清除自由基的作用。

近年来,全球刮起崇尚回归自然、返璞归真之风,药食同源中药不但在我国有很大需求,而且越来越受到国际上的重视。我国以草本为主的功能性食品和植物提取物饮料正在如火如荼地开发和应用,花果茶、花果酱、功能性饮料是其中的"佼佼者"和"排头兵"。但这些产品在国内的研发和应用还属于起步阶段。随着国人保健意识的增强,我国功能性食品的需求在逐年增加,但和国外相较还处在起步阶段,有巨大的潜力和市场拓展空间。本书概述了药食同源的定义与内涵、历史发展及中医学治未病的理论,并对药食同源中药的药理作用、食疗应用及临床应用等进行详细的归纳总结,旨在让读者正确认识、应用药食同源中药。

苗明三

2025年1月

目录

第一章　药食同源概论……1

第一节　药食同源的定义与内涵……2
第二节　药食同源的历史发展……2
第三节　药食同源与食疗养生……3
第四节　药食同源宜忌……4

第二章　中医学治未病概论……5

第一节　健康与未病的概念……6
一、健康的概念……6
二、未病的概念……6

第二节　治未病理论的形成与发展……6

第三节　治未病的原则与方法……7
一、中医学治未病的基本原则……7
二、中医学治未病的方法……8

第四节　治未病与大健康……9

第三章　药食同源中药……11

第一节　热(温)性药……12
一、丁香……12
二、八角茴香……15
三、刀豆……19
四、人参……21
五、小茴香……25
六、山楂……29
七、山柰……33
八、山茱萸……36
九、枣……39
十、干姜……43
十一、化橘红……47
十二、木瓜……49
十三、白芷……53
十四、白扁豆……56
十五、龙眼肉(桂圆)……59
十六、生姜……62
十七、肉豆蔻……66
十八、肉桂……70

十九、当归……74
二十、肉苁蓉……78
二十一、佛手……83
二十二、沙棘……86
二十三、花椒……89
二十四、橘皮(或陈皮)……91
二十五、黄芥子……96
二十六、芫荽……98
二十七、杜仲叶……100
二十八、苦杏仁……103
二十九、玫瑰花……107
三十、松花粉……111
三十一、砂仁……113
三十二、香橼……117
三十三、香薷……120
三十四、黑胡椒……123
三十五、益智仁……126
三十六、高良姜……130
三十七、黄芪……132
三十八、紫苏……137
三十九、紫苏子……140
四十、蝮蛇……143
四十一、橘红……146
四十二、薤白……148
四十三、藿香……151
四十四、覆盆子……154
四十五、草果……157
四十六、姜黄……161
四十七、荜茇……165

第二节 平性药……168
一、山药……168
二、乌梢蛇……173
三、乌梅……175
四、火麻仁……179
五、天麻……182
六、甘草……186
七、白果……190
八、白扁豆花……193
九、西红花……196
十、芡实……200
十一、赤小豆……203
十二、阿胶……206
十三、鸡内金……209
十四、麦芽……212
十五、灵芝……215
十六、郁李仁……221
十七、青果……224
十八、代代花……226
十九、枳椇子……228
二十、枸杞子……230
二十一、茯苓……235
二十二、桃仁……238
二十三、桔梗……243
二十四、荷叶……247
二十五、莱菔子……251
二十六、莲子……255
二十七、党参……259
二十八、甜杏仁……262
二十九、黄精……265
三十、黑芝麻……270
三十一、蜂蜜……273
三十二、榧子……276
三十三、酸枣仁……279

第三节 寒(凉)性药……283
一、小蓟……283
二、马齿苋……286
三、山银花……289
四、天冬……292
五、玉竹……295
六、布渣叶……299

七、决明子……302
八、百合……306
九、西洋参……310
十、地黄……315
十一、余甘子……318
十二、牡蛎……321
十三、麦冬……324
十四、昆布……329
十五、罗汉果……332
十六、金银花……335
十七、鱼腥草……338
十八、栀子……341
十九、胖大海……345
二十、桑叶……348
二十一、桑椹……351
二十二、粉葛……354
二十三、夏枯草……357
二十四、铁皮石斛……361
二十五、淡竹叶……366
二十六、淡豆豉……369
二十七、菊花……372
二十八、菊苣……377
二十九、葛根……379
三十、槐花、槐米……382
三十一、蒲公英……387
三十二、鲜白茅根（或干白茅根）……391
三十三、鲜芦根（或干芦根）……395
三十四、薄荷……397
三十五、薏苡仁……401

附录　药食同源中药彩图……407

第一章

药食同源概论

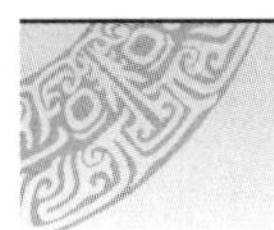

第一节 药食同源的定义与内涵

药食同源到目前为止还没有统一的定义，通常是指许多中药材既是药品又是食品。2002，卫生部（现国家卫生健康委员会）发布的公告中，称其为“既是食品又是药品的物品”，欧美国家称其为“健康食品”，日本称其为“功能食品”。

从广义上看，药食同源中药是基于药食同源理念的指导，在我国传统中医学和食疗学中使用的既可食用又可药用的中药材物质。狭义的药食同源中药是从广义的药食同源中药中选择已有国家中药材标准，经过食品安全风险评估，长期服用对人体无害的动物和植物可使用部分。

药食同源中药食性强于药性，多为补益药，性多平和，具有调养、康复、保健作用，且有悠久的食用历史。使用时应遵循三因制宜和君臣佐使等原则，同时注意食物和药物的配伍禁忌。

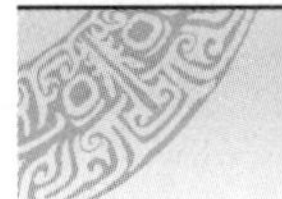

第二节 药食同源的历史发展

《汉书·郦食其传》记载：“民以食为天。”“食”一直是人类甚至所有生命体面临的首要问题，食物在一定程度上影响了人类的进化和发展方向。现代分子生物学和解剖学证据显示，现代人类的祖先起源于非洲，古代非洲热带雨林所产的各种水果及植物占据了早期人属动物70%以上的食物来源。人类在发明狩猎工具、探索群体合作模式及学会用火后，吃肉才开始普遍起来，肉食对人类增加能量摄入和推动人脑的进化具有重要意义。随着东非的气候由暖湿变为冷干，非洲雨林生态类型开始向稀树草原过渡，生态结构变化使人类发展形成狩猎采集社会。据估计，狩猎采集社会中，人类56%~65%的营养素来源于动物。随着人类文明进程加速，人类的狩猎能力不断进步，人类数量不断增加，可狩猎动物数量不断减少，距今1万年左右时，人类开始驯化动物和种植谷物，逐步步入农耕文明。

相传，神农氏是我国从狩猎文明向农耕文明转化的主要推动者，神农氏有两大发明：一是医药，现今仍流传着神农尝百草的传说；二是耕稼，即神农氏教会人们“察酸苦之味”“食五谷”。相传公元前21世纪，大禹建立了中国历史上第一个王朝——夏，由于其年代久远，文献资料极少，但可以查到精通烹调技艺的庖人，烹饪药物便于服用的资料。夏桀无道，“治大国若烹小鲜”的伊尹帮助商汤建立商，伊尹也是中国药膳学的鼻祖。到了周代，朝廷所设立的医疗机构中就有“食医”这一职位，《周礼·天官》称食医“掌和王之六食、六饮、六膳、百馐、百酱、八珍之齐”，疾医则“掌养万民之疾病”。至此，人们对食品和药品的认知已经达到一定高度，食品和药品开始逐步分离出来。

春秋战国至秦汉时期，关于食品和药品的传世著作开始逐步丰富起来。从资料可见，当时药食同源理论的水平已相当高，尤其是《黄帝内经》对自然与人体、食物与药物的认知至今都难以超越。《素问·脏气法时论》记载：“毒药攻邪，五谷为养，五果为助，五畜为益，五菜为充，气味合而服之，以补精益气。”这认为药和毒一样主要用于治病，而食物则用于补精气。

《神农本草经》将本草分为上、中、下三品，其中："上药一百二十种，为君，主养命以应天，无毒。多服、久服不伤人。欲轻身益气，不老延年者，本上经。"虽然从现代科学看来，上品未必真正安全，但上、中、下三品的分类方法在一定程度上为药食同源的发展奠定了基础。

唐代药王孙思邈对食品与药品的理解已鞭辟入里，在《黄帝内经》之后再创新高。孙思邈在《备急千金要方·食治》中记载："安身之本，必资于食；救疾之速，必凭于药。不知食宜者，不足以存生也，不明药忌者，不能以除病也……夫为医者，当须先洞晓病源，知其所犯，以食治之；食疗不愈，然后命药。"由此可见，孙思邈对药食已经有非常精辟的认识。《食疗本草》中总结了唐代以前的食疗成果，是我国现存最早的食疗专著。

宋代《太平惠民和剂局方》中收集了历代方书和民间验方，并专门论述了食疗方剂；后世医家论著如《救荒本草》《本草纲目》等对药食同源中药和使用方法进行了不同程度的完善；在清代王公贵族中，食疗药膳风靡一时，《清宫秘方》《清宫食谱》中均有相关记载。

随着西方医学传入中国，中医药地位受到较大的影响，药食同源产业发展也进入低谷期。北洋政府于 1912 年 11 月颁布了"医学专门学校规程"和"药学专门学校规程"，其中医学科目 48 种，药学科目 31 种，均无中医药学内容，这是完全将中医药学排斥在医学教育系统之外。1929 年，国民政府采取了反中医的政策，甚至通过"废止中医案"，对中医药的发展造成严重伤害。1936 年颁布的《中医条例》中仍然存在许多歧视、排斥中医药的内容。中华人民共和国成立后，中医药地位的巩固和发展取得了一系列进展，从事中医药教学的专家学者编撰了诸多药膳、食疗类专著，如《食物中药与便方》《实用食物疗法》《食补与食疗》《中国药膳学》《中国食疗学》《药食同源物质诠释》，药食同源产业步入规范化发展阶段。

第三节　药食同源与食疗养生

中医学认为，饮食入胃，除营养形体之外，还可以充实真气，再化为精华以养元神。元神旺盛，说明人体气血充实，五脏功能健全，机体适应自然界变化的应变能力及抵御外邪的力量就强，可以避免外邪的侵袭，使身体健康强壮。同时，饮食可调节人体阴阳平衡，根据人体阴阳的盛衰，予以适应饮食营养，既可补充营养物质，又能调节阴阳平衡，以预防疾病的发生，人则健康长寿。以膳为补，就是注重食用各种肉类食物滋补强身，尤其是对于体质虚弱者。如身体虚弱消瘦之时，可选用鹿肉、羊肉等以补之。

药物有升、降、浮、沉之性，酸、苦、甘、辛、咸之味，饮食也有四气五味之别。五味入口各有所归，以养五脏。酸先入肝，苦先入心，甘先入脾，辛先入肺，咸先入肾。五脏之精气皆赖五味的滋养。阴之所生，本于五味。饮食五味之用有散(即疏散、升散)、收(收敛、收涩)、坚(坚固、坚燥)、软(软坚、柔刚)、缓(缓和、冲和)、润(濡润、润燥)、燥(燥湿)的不同，而五脏所苦、所欲各异，气味合而服之。饮食的性味作用与五脏的生理、病理是息息相关的。《金匮要略·禽兽鱼虫禁忌并治》载："凡饮食滋味，以养于生，食之有妨反能为害……所食之味，有与病相宜，有与身为害，若得宜则益体，害则成疾，以此致危，例皆难疗。"进食必须结合五脏的属性及食物性味的特点，既不乱食杂给，又不投其所好，应以辨证配餐施治为要。

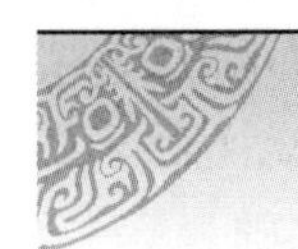

第四节 药食同源宜忌

饮食五味贵在有节，首先不要多食或偏嗜。《素问·上古天真论》云："食饮有节，起居有常……故能形与神俱，而尽终其天年，度百岁乃去。"《外台秘要》云："五味入口，不欲偏多，偏多则损人腑脏，故曰：酸多即伤脾，苦多即伤肺，辛多即伤肝，咸多即伤心，甘多即伤肾。"此即五行自然之理。"饮食自倍，肠胃乃伤。"饮食过量则损伤脾胃，导致元气不足，变生他患。饮食有节，以养脾气，脾气得补，中州健运，祛病增寿。饮食不可过杂，慎食华而脂肥及酥酪膏肉之类。饮食不宜过热过冷。《灵枢·师传》云："食饮者，热无灼灼，寒无沧沧，寒温中适，故气将持，乃不致邪僻也。"尤其是高龄之人，更应慎饮食，讲养生。宋代陈直在《养老奉亲书》中指出："高年之人，真气耗竭，五脏衰竭，全仰饮食，以资气血。""老年之性，皆厌于药，而喜于食，以食治疾，胜于用药……凡老人有患，宜先以食治，食治未愈，然后命药。"由此可见，饮食疗法是老年人保证健康、延长寿命行之有效的方法之一。所以《素问·生气通天论》告诫人们不要偏爱药物而应看重食养："谨和五味，骨正筋柔，气血以流，腠理以密，如是则骨气以精，谨道如法，长有天命。"

第二章

中医学治未病概论

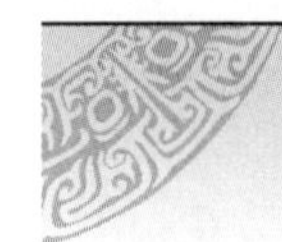

第一节 健康与未病的概念

一、健康的概念

世界卫生组织(WHO)在其宪章中给健康下了一个定义:“健康是整个身体、精神和社会生活的完好状态,而不仅仅是没有疾病或不虚弱。”这个定义在1948年被提出,并在1989年由WHO进一步补充,认为健康应包括躯体健康、心理健康、社会适应良好、道德健康4个方面。

具体来说,健康包括两个方面的内容:身体健康主要指脏器无疾病,身体形态发育良好,体形均匀,各系统具有良好的生理功能,有较强的身体活动能力和劳动能力。心理健康指处事乐观,态度积极,应变能力强,能够较好地适应环境变化,严于律己,宽以待人等。总的来说,健康是一个综合性的概念,一个人在躯体健康、心理健康、社会适应良好和道德健康方面都健全,才是完全健康的人。

二、未病的概念

未病是中医学治未病理论中的一个概念,属于中医学治未病的内容。未病不仅是指机体处于尚未发生疾病时段的状态,还指疾病在动态变化中未出现的病情趋向变化,以及未来时段可能表现出的身体状态,主要包括疾病未发生、疾病轻微、疾病未趋向加重、疾病未向他脏传播、疾病无恶化征象、疾病未演变成危害生命的全过程,是一个动态状态。

第二节 治未病理论的形成与发展

未病一词最早出自《黄帝内经》。《素问·四气调神大论》指出:“圣人不治已病治未病,不治已乱治未乱,此之谓也。”这一理念奠定了中医学预防思想的理论基础,是中医学预防思想的高度概括。《素问·刺论》载:“病虽未发,见赤色者刺之,名曰治未病。”此处强调了治未病的重要性。《灵枢·逆顺》载:“上工治未病,不治已病,此之谓也。”此处也强调了早期治疗的重要性。

《黄帝内经》之后,历代医家在此基础上不断有所发挥,使中医预防医学理论不断得到充实。《难经·七十七难》曰:“所谓治未病者,见肝之病,则知肝当传之于脾,故先实其脾气,无令得受肝之邪,故曰治未病焉。”此提出了治未病在脏腑病方面的应用,为既病防变的具体体现。《备急千金要方》载:“五脏未虚,六腑未竭,血脉未乱,精神未散,服药必活;若病已成,可得半愈;病势已过,命将难全。”这从预后的角度强调了在疾病初起或疾病尚未严重阶段进行调治的重要性。

从历代医家的论述中,我们可以发现,治未病概念体现出3个基本特征:一是体现了中医学未病先防的正确理念，与现代预防医学思想相吻合；二是未病是一个笼统的概念，包括无病、欲病、已病，三者之间是重叠和交叉的，其中部分属于西医学诊断无病的“欲病群体”和“已病群体”，是现在通常所见的亚健康者的主体；三是既包括预防学的内容，又涉及治疗学的内容，即包含预防疾病发生、有病早治、防止疾病加重和传变3个层次的含义。

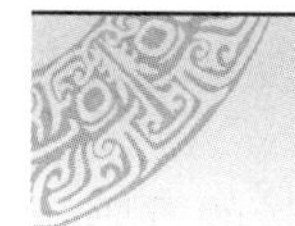

第三节　治未病的原则与方法

一、中医学治未病的基本原则

1. 未病先防

未病先防是中医学治未病的首要基本原则，也是中医学预防理论的重要原则。这一原则的主要内容是内养外防，即通过采取各种综合内养的措施，调养人体气血，安神定志，健康形体，固摄精气，以养正气，保持正气充沛旺盛，使机体经常处于“阴平阳秘，精神乃治”的健康状态；同时通过采取外防措施，如畅情志、调饮食、慎起居、避风寒等方法，使之两相得宜，以长期保持健康的状态。正如《素问·上古天真论》中所说的“虚邪贼风，避之有时，恬惔虚无，真气从之，精神内守，病安从来”“正气存内，邪不可干”。

2. 欲病先防

欲病先防是中医学治未病的重要原则之一。欲病先防主要是按照伏邪发病的基本规律，通过机体微显的症状、体征，辨明机体实际状况，及时采取以养生调摄为主的治疗手段，消除机体之患于开始、诱发阶段，及时调护，恢复机体的阴阳失衡状态，从而有效地保持机体阴阳平衡，气机顺畅，促使身心健康。

3. 既病防变

既病防变是中医学治疗疾病的基本宗旨，在机体患病之后，特别是患病的早期，针对疾病的发展传变的规律，以及可能出现的病症，及时采取有效的措施，同时通过全面合理的调摄，科学防治，使疾病的发展、传变得以有效控制，恢复机体正气，消除疾病，恢复健康。人体是以五脏为中心的有机整体，某一部分或某一脏腑的病变都可能导致人体的阴阳失调、气血津液的改变，故在治病的过程中要根据阴阳平调、生克制化有节、气血津液互化的基本原则来防治疾病的发展。《金匮要略》云：“夫治未病者，见肝之病，知肝传脾，当先实脾，四季脾旺不受邪，即勿补之。中工不晓相传，见肝之病，不解实脾，唯治肝也。”

4. 愈后防复

愈后防复是指机体在病后初愈之时，在正气比较虚弱的情况下，采取适当的调养方法和治疗，补养正气，除去滞留未尽之余邪，恢复机体气血精神、脏腑功能，促进机体恢复健康状态，防止原病复发或变生他病。愈后防复既是在机体病后初愈状态下的未病先防，又是防止机体病情重复恶化的既病防变。愈后防复是中医学预防思想中的重要组成部分，一直有效指导愈后护理和康复，是中医学治未病理论的又一重要内容。

二、中医学治未病的方法

随着经济发展速度的加快,信息技术水平的提高,我国医学事业也取得了突飞猛进的发展,医学理论也更为完善。关于中医学治未病方法的相关论述有很多,这些论述虽然对治未病各阶段所采取的措施及方法不尽相同,但是大多大同小异,可归纳为以下几个方面。

1. 精神调养

精神状态所反映的是一个人自身的精神面貌,也是对一个人的健康进行衡量的重要标准之一。中医学强调"精神内守",明确指出惊、喜、恐、怒、悲、忧及思等不良情绪所产生的刺激为百病之源,如同《黄帝内经》中所说喜伤心、恐伤肾、怒伤肝、思伤脾及悲伤肺等。中医学认为,防病治病的一个重要内容为精神调治,在治疗期间,医师所关注的不仅是疾病自身,还有患者的身心情况,通过精神调养,让患者在患病后树立战胜疾病的信心。

2. 合理饮食

饮食合理才能为健康提供相应的保证。人体生命活动的物质基础之一为气血,精、气、血及津液均来自脾胃化生。因此,在养生过程中必须注重脾胃调养。在脾胃调养过程中,饮食的合理性对于顾护脾胃具有非常重要的作用,关于这方面的内容,有很多说法,如"饮食有节""谨和五味"等。相对于现代研究所提出的饮食观念而言,古人在合理饮食的论述上明确指出了一个人的健康长寿和其脾胃功能相关,因此,要想延年益寿,需补元气和健脾胃,需合理饮食及科学补充营养,注意人体自身免疫力、抗拒病邪力及机体物质基础的强化等。比如,在四季饮食中,春季应祛阴寒达到助阳的目的;夏季应注重祛暑达到醒脾的目的;秋季应养阴且多食酸;冬季则应多滋补以固元阳。

合理饮食还需要因人、因时及因地而异。因人进食:针对体质偏阴者,应该进食偏温热的食物;针对体质偏阳者,需要选择偏寒凉的食物。小儿生机旺盛,因其脏腑娇嫩,故禁止多进食肥腻厚味食物;中年人气血较为旺盛,但因工作劳累、需要承担家庭责任等,故而在进食过程中需要荤素搭配,保证营养均衡;老年人脏腑功能衰退,气血运行也极为缓慢,饮食应该以清淡为主。因地进食:主要指根据当地的环境特点进行分析以有效确定饮食类型。因时进食:主要指需要对气候时令特点进行分析,保证饮食适宜。

3. 加强运动

在疾病的预防、康复及治疗过程中,体能锻炼占据非常重要的位置,历代医学家对加强运动方面提出了很多的观点,比如华佗提出的五禽戏、孙思邈提出的导引法,以及葛洪提出的调气法。这些思想一直到现在仍旧被人们广泛应用,而这些运动健体思想和方法也提供了更多的健身方式,便于增强机体的身体素质,同时对药物治疗还具有辅助功效。

在进行体能锻炼的过程中,应对患者采取一般的运动疗法:要求患者进行简单的肢体活动,有效恢复原有体力,保证患者因长时间卧床而废用的肌肉及关节可以获得有效康复。最终通过主动运动,有效提高患者的耐力,保证患者的心肺功能得到增强。除此之外,要求患者进行被动运动及按摩等,增强自身体力,促进疾病的恢复。

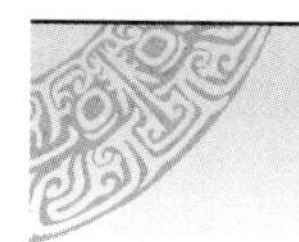

第四节　治未病与大健康

未病先防，既病防变，瘥后防复，这种2000多年前提出的治未病学术思想，既是对中医学个性化健康管理和疾病防控理论的高度概括，又对当今西医学全生命周期健康管理和大健康产业发展具有重要的指导作用。

中药材作为中医药事业传承和发展的重要物质基础，是关系国计民生的战略性资源，既是中医学理论的载体、治疗的主要手段，又是沟通传统与现代的桥梁。经过20余年的发展，已涌现出一批应用广泛、综合带动性强、市场价值大、具有完整产业链的中药材。其中，以人参等为代表的川产道地药材最具典型，行业内将这类品种称为中药材大品种。近年来，有学者提出了广义中药学的概念。广义中药学基于全生命周期健康管理和中药适度调节原理，作为新兴的系统整合学科，以理论创新为引领，以技术创新为支撑，以中药产品创制为导向，以发展中药产业为目标，综合考虑历史传承、资源可持续、市场准入法律法规、产品链构成、科技创新能力、企业经营管理、经济社会效益等综合因素，可全方位支撑中药材大品种培育。未来中药材单品种全产业链可产生数十亿元甚至数百亿元新增产值。

从广义中药学的角度和川产道地药材大品种发展案例来看，中药材大品种的发展应当遵循四大原则。①区域适宜原则：应是地区适宜发展品种，列入道地药材及大宗药材名录，有深厚的传统保健养生文化底蕴，国内外认可度高，同时已经建立种子种苗基地，实现人工栽培和大面积规范化栽培，资源可持续利用。②药食同源原则：优先考虑列入《按照传统既是食品又是中药材物质目录管理办法》的品种，或者属于国家卫生健康委员会公布的新食品原料，且载入《中华人民共和国药典》的品种；可以考虑列入《关于进一步规范保健食品原料管理的通知》中可用于保健食品的物品名单的品种。产品链应尽量涵盖药品(中成药、饮片)、保健食品、膳食补充剂、食品(茶、饮料、压片糖果等)、保健酒、化妆品、日化产品及中兽药全产业链，预期单品种相关产品具有数十亿元甚至数百亿元市场空间。③企业主导原则：专业化龙头企业运作，建立产学研协同创新机制，可保障大品种持续开发和市场推广的资金和运营团队保障。④创新引领原则：获得省部级以上科技及产业化项目资助，有稳定、长久的科学研究团队，已经拥有技术核心团队和首席科学家，获得相关系列专利授权或者新产品、新品种上市许可，研究成果获得省部级政府以上奖励，居国内领先水平。

第三章 药食同源中药

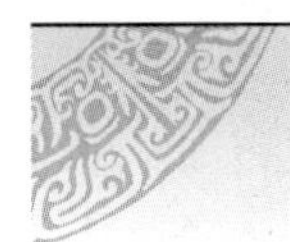

第一节 热(温)性药

一、丁香

【来源】 本品为桃金娘科植物丁香 *Eugenia caryophllata* Thunb. 的干燥花蕾。当花蕾由绿色转红时采摘,晒干。

【炮制加工】 取原材料,除去杂质,筛去灰屑,用时捣碎。《小儿药证直诀》载:“捣碎。”《仁术便览》载:“去顶上小泡子及枝梗。”

【性味】 辛,温。

【归经】 归脾、胃、肺、肾经。

【功能主治】 温中降逆,补肾助阳。用于脾肾虚寒,呃逆呕吐,食少吐泻,心腹冷痛,肾虚阳痿。

【用法用量】 煎服,1~3g。外用适量,碾细敷贴。

【贮藏】 贮存于干燥容器内,置阴凉干燥处。

【化学及营养成分】

1. 挥发油类 花蕾含丁香油 14%~20%。丁香油中含量最高的组分是丁香酚,其次为丁香烯、1-乙基-3-硝基苯和苯甲酸,3-(1-甲基乙基) 等。

2. 黄酮类 槲皮素、山柰酚、异鼠李素等。

3. 萜类及甾醇类 齐墩果酸、熊果酸、科罗索酸和马斯里酸等。

【质量评价】

1. 性状鉴别 干燥的花蕾略呈短棒状,长 1.5~2cm,红棕色至暗棕色。下部为圆柱状略扁的萼管,长 1~1.3cm,宽约 5mm,厚约 3mm,基部渐狭小,表面粗糙,萼管上端有 4 片三角形肥厚的萼。上部近圆球形,径约 6mm,具花瓣 4 片,互相抱合。将花蕾剖开,可见多数雄蕊,花丝向中心弯曲,中央有一粗壮直立的花柱。质坚实而重,入水即沉;断面有油性,用指甲划之可见油质渗出。气强烈芳香,味辛。以个大、粗壮、鲜紫棕色、香气强,油多者为佳。

2. 显微鉴别 萼筒中部横切面:表皮细胞 1 列,有较厚角质层。皮外侧散有 2~3 列径向延长的椭圆形油室,长 150~200μm;其下有 20~50 个小型双韧维管束,断续排列成环,维管束外围有少数中柱鞘纤维,壁厚,木化。内侧为数列薄壁细胞组织的通气组织,有大型细胞间隙。中心轴柱薄壁组织间散有多数细小维管束,薄壁细胞中含众多细小草酸钙簇晶。粉末特征:暗红棕色。纤维梭形,顶端钝圆,边缘平整或稍弯曲,有的为不规则连珠状凸起并扭曲,长 106~648μm,直径 16~68μm,壁厚 5~23μm,微木化,胞腔宽窄不一,有的含棕色油状物。花粉粒众多,极面观三角形,赤道表面观双凸镜形,具 3 副合沟。草酸钙簇晶众多,直径 4~26μm,多存在于较小的薄壁细胞中。油室多破碎,分泌细胞界限不清,有的含黄色油状物。

3. 理化鉴别 取本品粉末 1g,置于小试管中,加氯仿 3mL,浸渍 5 分钟,吸取氯仿浸液

2~3 滴于载玻片上，速加 3% 氢氧化钠的氯化钠饱和液 1 滴，加盖玻片，片刻即有簇状细针形丁香酚钠结晶产生。取以上氯仿浸出液，滴加适量 50% 氢氧化钾溶液与丁香酚作用，形成丁香酚钾的针状结晶。取本品粉末 0.5g，加乙醚 5mL，振摇数分钟，滤过，滤液作为供试品溶液。另取丁香酚为对照品，加乙醚制成每 1mL 含 16μL 的溶液。吸取上述溶液各 5mL，分别点样于同一硅胶 G 薄层板上，以石油醚（60~90℃）-乙酸乙酯（9∶1）为展开剂展开，取出，晾干，喷以 5% 香草醛硫酸溶液，于 105℃烘干。供试品色谱中，在与对照品色谱相应的位置上，显相同颜色的斑点。

【含量测定】

1. 丁香酚　以十八烷基硅烷键合硅胶为填充剂；以甲醇-水（65∶40）为流动相；检测波长为 280nm。理论板数按丁香酚峰计算应不低于 3000。取丁香酚对照品适量，精密称定，加正己烷制成每 1mL 含 2mg 的溶液，即得对照品溶液。取本品粉末（过二号筛）约 0.3g，精密称定，精密加入正己烷 20mL，称定重量，超声处理 15 分钟，放置至室温，再称定重量，用正己烷补足减失的重量，摇匀，滤过，取续滤液，即得供试品溶液的制备。分别精密吸取对照品溶液与供试品溶液各 1μL，注入气相色谱仪，测定，即得。本品含丁香酚（$C_{10}H_{12}O_2$）不得少于 11.0%。

2. 丁香总黄酮　称取芦丁标准品 25mg，用 75% 乙醇定容至 100mL，作为备液。精确吸取上述稀释液 0.0mL、0.5mL、1.0mL、1.5mL、2.0mL、2.5mL、3.0mL，分别放置到 25mL 的容量瓶中，分别加入 5% 亚硝酸钠溶液 0.5mL，摇匀放置 6 分钟，加 1% 硝酸铝溶液 0.5mL，摇匀放置 6 分钟，加 4% 氢氧化钠溶液 5mL，然后用 75% 乙醇稀释至刻度，摇匀放置 10 分钟，试剂设空白作参照，分别在波长 502nm 处测定吸光度值，绘制标准曲线。按标准曲线的制作方法精密量取样品溶液 0.0mL、1.0mL 于 25mL 容量瓶中，再分别加入 5% 亚硝酸钠溶液 0.5mL 摇匀，静置 6 分钟后加入 1% 硝酸铝溶液 0.5mL，摇匀静置 6 分钟，再加入 4% 氢氧化钠溶液 5.0mL，混匀，然后用 40% 乙醇稀释至刻度，摇匀，静置 10 分钟后，在波长 502nm 处测定其吸光度值，0.0mL 为空白对照，测得不同浓度条件下的吸光度值，根据回归方程找出样品中总黄酮的浓度，计算得原料中总黄酮含量。

【检查】本品杂质不得过 4.0%，水分不得过 12.0%。

【浸出物】照醇溶性浸出物测定法项下的热浸法测定，用乙醇作溶剂，浸出物不得少于 15.0%。

【药理作用】

1. 抗菌　丁香对金黄色葡萄球菌、白色假丝酵母菌、大肠埃希菌及单核细胞增生李斯特菌等具有较强的抗菌作用。

2. 抗炎　丁香水提物在体外通过抑制金属蛋白酶的活性和产生活性氧发挥其抗炎活性。

3. 镇痛　丁香油可通过上调环氧化酶-2 的表达来缓解弗氏完全佐剂注射大鼠诱发的关节肿胀和热痛觉过敏。

4. 抗氧化　丁香对超氧阴离子自由基及低密度脂蛋白糖基化终产物和戊糖素具有较好的抑制效果，其总多酚、总黄酮含量高低是各极性相对低密度脂蛋白脂质氧化修饰抑制效果产生差异的原因。

5. **抗肿瘤** 丁香对人体结肠癌、乳腺癌、肝癌、胃癌等细胞增殖均有抑制作用，其抑制作用具有时间和剂量依赖性，且可浓度依赖性地诱导肿瘤细胞凋亡。

6. **神经保护** 丁香酚可通过调节下丘脑-垂体-肾上腺皮质和脑内单胺系统发挥抗应激作用，减轻东莨菪碱诱导的大鼠健忘症及大鼠海马胆碱能功能障碍、中性粒细胞毒性和线粒体功能障碍。

7. **杀虫** 丁香的水或醇提取液在体外对猪蛔虫有麻痹或杀死作用，丁香油较煎剂为优。

8. **抗凝血** 丁香水提取物、丁香油对电刺激大鼠动脉血管所致血栓形成有明显的抑制作用，对胶原诱导的血小板聚集有明显的抑制作用。

【食疗应用】 在欧洲，几乎所有的烘焙西点都会使用丁香来增添香味；此外，煮汤、调酒、炖肉时，厨师也会利用丁香的风味来使料理更美味。印度及中东地区的国家会将丁香添加在咖喱中。在我国，丁香则是五香粉的原料之一。

1. **丁香火锅** 丁香 6g，蛤蜊肉 200g，鱼圆 100g，墨鱼 2 条，虾仁 100g，粉丝、芹菜、冻豆腐、葱各适量，鸡汤 4 碗。将除鸡汤外的所有材料除杂、洗净、切好后，先放一半入锅，鸡汤加一半，旺火煮 5~6 分钟后即可食，可边加材料煮边吃。本品具有温肾助阳、温中行气的作用，适用于神疲乏力之人，以增强精力，消除疲劳。

2. **丁香姜糖** 丁香 5g，生姜 30g，蔗糖 250g。将蔗糖放入水中，小火熬至稠时加入丁香、生姜，调匀，熬至起丝，倒入涂有植物油的盘中，待凉切成块。本品能够温中降逆止呕，适用于胃寒呃逆。

3. **丁香鸭** 丁香、肉桂、草豆蔻各 5g，鸭肉 1000g，姜、葱、盐、卤汁、冰糖各适量。本品按卤鸭烹饪工艺制作。本品具有温中和胃、暖肾助阳的功用，用于脾胃虚寒之胃脘冷痛、吐泻食少，肾虚阳痿，阴冷，寒湿带下。

4. **丁香茶** 丁香 1 粒，接骨花 1/2 匙，德国甘菊 1 匙，薰衣草 1/2 匙。用开水冲上述材料即可饮用。本品能提振精神，具有抗氧化、促进消化、镇痛、防腐、杀菌的作用。

5. **橘皮丁香茶** 橘皮 3g，丁香 3g。煎水代茶饮。本品有理气、散寒、止痛的作用，能治疗胃寒、胃痛。

【应用注意事项】 胃热引起的呃逆或兼有口渴、口苦、口干者不宜食用；不宜与中药郁金同食；热性病及阴虚内热之人忌食。《神农本草经疏》载："一切有火热证者忌之。非属虚寒，概勿施用。"《本草发挥》载："东垣云……气血胜者，不可服丁香，益其气也。"

【临床应用】

1. **虚寒呃逆** 丁香常与柿蒂、党参、生姜等同用，如丁香柿蒂汤。治胃寒呕吐，丁香可与半夏、生姜同用。

2. **胃寒脘腹冷痛** 丁香可与延胡索、五灵脂、橘红等同用。

3. **肾虚阳痿、宫寒** 丁香有温肾助阳起痿之功，可与附子、肉桂、淫羊藿等同用。

4. **伤寒咳嗽不止及哕逆不定** 丁香一两，干柿蒂一两。焙干，捣罗为散，每服一钱，煎

人参汤下，无时服。（摘录自《简要济众方》）

5. 小儿吐逆　丁香、半夏（生用）各一两。上同研为细末，姜汁和丸，如绿豆大，姜汤下三二十丸。（摘录自《百一选方》）

6. 久心痛不止　丁香半两，桂心一两。捣细，罗为散，每于食前，以热酒调下一钱。（摘录自《太平圣惠方》）

7. 朝食暮吐　丁香十五个。研末，甘蔗汁、姜汁和丸莲子大，噙咽之。（摘录自《摘元方》）

8. 霍乱，止吐　丁香十四枚，以酒五合，煮取二合，顿服之。用水煮之亦佳。（摘录自《千金翼方》）

【不良反应】 有患者使用丁香油后出现胸闷、心悸、呼吸困难、出冷汗及头晕、全身无力、恶心、呕吐等过敏反应。《本草通玄》载："独用多用，易于僭上，损肺伤目。"

参考文献

[1] 曲颖，高原，高星宇，等．丁香精油的抑菌作用及其研究进展[J]. 辽宁化工，2020，49(9)：1121-1123.

[2] Chniguir A，Zioud F，Marzaioli V，et al.*Syzygium aromaticum* aqueous extract inhibits human neutrophils myeloperoxidase and protects mice from LPS-induced lung inflammation [J].Pharmaceutical Biology，2019，57(1)：56-64.

[3] 杨冰，李婷婷，杨伊涵，等．丁香油抗炎镇痛效果的研究[J]. 绿色科技，2017(20)：182-185.

[4] 刘龙秀，张小霞，曲文娟，等．丁香不同极性部位抑制低密度脂蛋白脂质氧化修饰的研究[J]. 食品工业科技，2017，38(22)：71-75.

[5] Das A，Harshadha K，Dinesh Kannan S K，et al.Evaluation of therapeutic potential of eugenol-a natural derivative of *Syzygium aromaticum* on cervical cancer [J].Asian Pacific Journal of Cancer Prevention，2018，19(7)：1977-1985.

[6] Garabadu D，Sharma M.Eugenol attenuates scopolamine-induced hippocampal cholinergic，glutamatergic，and mitochondrial toxicity in experimental rats [J].Neurotoxicity Research，2019，35(4)：848-859.

[7] 韩群鑫，陈帼仪，罗俏华，等．丁香对赤拟谷盗蛹和成虫的致死作用[J]. 西南大学学报：自然科学版，2005，27(5)：111-114.

[8] 王萍，汪镇朝，刘英孟，等．丁香挥发油的化学成分与药理作用研究进展[J]. 中成药，2022，44(3)：871-887.

二、八角茴香

【来源】 本品为木兰科植物八角茴香 *Illicium verum* Hook.f. 的干燥成熟果实。秋、冬二季果实由绿变黄时采摘，置沸水中略烫后干燥或直接干燥。

【炮制加工】

1. 八角茴香　取原材料，除去杂质及果柄，筛去灰屑。

2. 炒八角茴香　取药材，于热锅中文火微炒，取出放凉。

【性味】 辛，温。

【归经】 归肝、肾、脾、胃经。

【功能主治】 温阳散寒，理气止痛。用于寒疝腹痛，肾虚腰痛，胃寒呕吐，脘腹冷痛。

【用法用量】 3~6g。

【贮藏】 贮存于干燥容器内，置阴凉干燥处。

【化学及营养成分】

1. 苯丙素类 如芥子酮、伊卡苷、厚朴酚等。苯丙素成分主要分布在八角茴香的根、叶、果实部位，以简单苯丙素为主，与挥发油的主成分茴香脑在结构上存在着生物合成关系。

2. 黄酮类 如槲皮素、芹菜素、山柰素等。黄酮类化合物是八角茴香的主要活性成分之一，富含于果实和根，其存在形式为黄酮苷元及糖苷。

3. 酚酸类 如原儿茶酸、没食子酸、香草酸等。酚酸类化合物是八角茴香中最活泼的抗氧化剂，具有抗炎、抗肿瘤活性。

4. 倍半萜类 如新茴香素、八角内酯、莽草素等。

5. 三萜类 如熊果酸、白桦脂酸、五味子酸等。

6. 其他 八角茴香中还存在萜烯、萜醇、脂肪酸和甾醇类成分。

【质量评价】

1. 性状鉴别 干燥果实，常由8个（少数有6~13个）蓇葖果集成聚合果，呈放射状排列，中轴下有一钩状弯曲的果柄。蓇葖果小艇形，长5~20mm，高5~10mm，宽5mm，顶端钝尖而平直，上缘开裂。果皮外表面红棕色，多数有皱纹，内表面淡棕色，有光泽，内含种子1粒。种子扁卵形，长7mm，宽4mm，厚2mm；种皮棕色或灰棕色，光亮，一端有小种脐，旁有明显珠孔，另一端有合点，种脐与合点之间有淡色的狭细种脊。种皮质脆，内含白色种仁，富油质。味微甜，有特殊香气。以个大、色红、油多、香浓者为佳。

2. 显微鉴别 果实横切面：外果皮为1列表皮细胞，外被不规则小凸起的角质层。中果皮为多层厚角细胞，其内为薄壁细胞，有散在的油细胞、维管束；在腹缝线处有数列厚壁细胞。内果皮为1列排列整齐的柱状细胞，在腹缝线部分为石细胞；石细胞层从腹缝线向内逐渐加长，与柱状细胞层衔接。种皮表皮细胞为1列排列紧密的长方形石细胞，其外壁与侧壁呈"U"形增厚；其内为数层营养层薄壁细胞；胚乳细胞含脂肪油及糊粉粒。粉末特征：红褐色。果皮表皮细胞类多角形，壁厚，角质纹理致密。气孔不定式，长圆形或圆形，直径40~45μm，副卫细胞4~8个。腹缝线石细胞类长方形或多角形，长至260μm，有孔沟及纹孔。油细胞多已破碎，完整者类圆形，直径150~180μm。内果皮柱状细胞直径50~80μm，长达500μm，壁较薄，木化，多具单斜纹孔或十字纹孔。种皮表皮石细胞淡黄色，矩形，宽50~80μm，长达180μm。纤维较粗长，宽40~90μm，长达1000μm，纹孔明显，木化。

3. 理化鉴别 取果皮粗粉0.5g，加乙醇5mL，温浸2分钟，放冷，滤过。滤液加蒸馏水25mL，即发生显著浑浊；移至分液漏斗中，加石油醚10mL，充分振摇，静置，分取石油醚液，蒸干，残渣加醋酸溶解，加三氯化铁试液2滴，振摇，沿管壁缓缓加硫酸，两液层交界处出现持久的棕绿色环。取本品粗粉10g，常法提取挥发油，将油溶于1mL氯仿中，供点样用。另取茴香醚氯仿溶液为对照液，分别点于同一硅胶G薄层板上，以石油醚-乙酸乙酯（99：1）展开，用5%香荚兰醛硫酸试剂显色，供试品色谱中与茴香醚色谱相应位置上显一樱红色斑点。

【含量测定】

1. 反式茴香脑　以聚乙二醇 20000（PEG-20M）毛细管柱（柱长为 30m，内径为 0.32mm，膜厚度为 0.25μm）；程序升温：初始温度 100℃，以每分钟 5℃的速率升温至 200℃，保持 8 分钟；进样口温度 200℃，检测器温度 200℃。理论板数按反式茴香脑峰计算应不低于 30000。取反式茴香脑对照品适量，精密称定，加乙醇制成每 1mL 含 0.4mg 的溶液，即得对照品溶液。取本品粉末（过三号筛）约 0.5g，精密称定，精密加入乙醇 25mL，称定重量，超声处理（功率 600W，频率 40kHz）30 分钟，放冷，再称定重量，用乙醇补足减失的重量，摇匀，滤过，取续滤液，即得供试品溶液。分别精密吸取对照品溶液与供试品溶液各 2μL，注入气相色谱仪，测定，即得。本品含反式茴香脑（$C_{10}H_{12}O$）不得少于 4.0%。

2. 挥发油　照挥发油测定法测定。本品含挥发油不得少于 4.0%（mL/g）。

【药理作用】

1. 抗菌　八角茴香对金黄色葡萄球菌、大肠埃希菌、枯草杆菌、黑曲霉、黄曲霉和桔青霉、酵母菌等多种菌株有抑菌效果，对霉菌的抑菌效果较好。

2. 杀虫　八角茴香挥发油中的主要成分反式茴香脑对德国小蠊成虫、头状蠓、桔小实蝇、瓜实蝇、嗜食书虱、甜菜夜蛾、蓖麻硬蜱、螨虫、玉米象幼虫及其成虫、桃蚜种群和马铃薯蚜虫有一定的毒杀作用，对烟草甲成虫也表现出较好的杀虫活性。

3. 抗炎　八角茴香主要通过降低炎症因子的表达水平和抑制炎症因子向病变部位迁移，发挥抗炎作用。

4. 抗病毒　八角茴香油可作用于具有不同阿昔洛韦敏感性和阿昔洛韦耐药性的单纯疱疹病毒 1 型株。从八角茴香根里面分离出来的化合物具有抗人类免疫缺陷病毒活性。

5. 抑制血小板聚集　莽草酸的衍生物异亚丙基莽草酸对血小板聚集也有一定的抑制作用，能改善脑缺血后的血液流态，减轻脑缺血后局部微循环障碍，保护脑组织。

6. 抗氧化　干枝八角、角花八角挥发油中茴香醛的含量分别高达 21.25%、10.46%。两种八角的挥发油都具有一定的抗氧化性。

7. 抗动脉粥样硬化　八角茴香减少了主动脉粥样硬化斑块损伤及诱导性一氧化氮合酶在活化免疫中的反应概率，抵消了高脂饮食小鼠模型的体重、血压和血脂水平的特征性变化。

8. 其他　八角茴香具有降糖、抗胃溃疡、止呕、抗凝血等作用。

【食疗应用】　八角茴香在烹饪中应用广泛，主要用于煮、炸、卤、酱及烧等烹调加工中，常在制作牛肉、兔肉的菜肴中加入，可除腥膻等异味，增添芳香气味，并可调剂口味，增进食欲。炖肉时，肉下锅就放入八角茴香，它的香味可充分水解溶入肉内，使肉味更加醇香；做上汤白菜时，可在白菜中加入盐、八角茴香同煮，最后放些香油，这样做出来的菜有浓郁的荤菜味；在腌鸡蛋、鸭蛋、香椿、香菜时，放入八角茴香则会别具风味。

1. 京烧羊肉　羊肉（瘦）250g，花椒 3g，八角茴香 3g，茴香籽 3g，桂皮 3g，大豆油 50g，酱油 5g，盐 2g，味精 1g，大葱 3g，姜 3g，香菜 10g。把羊肉切成 3cm 见方的块，用开水烫一下，捞出。锅中放1500g水，下羊肉块及调料袋(花椒、八角茴香、茴香籽、桂皮)、酱油、盐、葱、姜，炖2~3小时，肉烂捞出，此称炖羊肉。锅里放油，烧热，下入炖羊肉，炸成金黄色，捞出，再切成条，码在盘内，吃时，用小碗装半碗羊肉汤，撒上香菜段，随羊肉一起食用。本品具有补阳壮肾健腰的作用，肾阳衰微、肢寒畏冷者可以用此调理。

2. 八角花椒汤 八角茴香3g，花椒3g，大枣10个。水煎服，每日1~2次。本品能够温中祛寒，理气止痛，适用于肩周炎、关节疼痛。

【应用注意事项】阴虚火旺者慎服。《会约医镜》载："阳旺及得热则吐者，均戒。"

【临床应用】

1. 阳气虚寒之妊娠腰痛 北五味子、蕲艾、大茴香各二钱，牡蛎、川芎各一钱二分，生姜三片。(摘录自《丹台玉案》温胎饮)

2. 小腹冷痛、疝气疼痛 南木香、小茴香、大茴香、川楝肉各三钱。上合作一服，锅内炒至香，入葱白连须五根，用水一碗，淬入锅内，以碗罩住，候煎至半碗取出去滓，加好酒半碗合和，入炒盐一茶匙，空心热服。(摘录自《万病回春》香楝酒)

3. 小肠气坠 八角茴香、小茴香各三钱，乳香少许。水(煎)服取汗。(摘录自《仁斋直指方》)

4. 疝气偏坠 大茴香末一两，小茴香末一两。用猪尿胞一个，连尿入二末于内，系定罐内，以酒煮烂，连胞捣，丸如梧子大。每服五十丸，白汤下。(摘录自《本草纲目》)

5. 腰重刺胀 八角茴香，炒，为末，食前酒服二钱。(摘录自《仁斋直指方》)

6. 大小便皆秘，腹胀如鼓，气促 大麻子(炒，去壳)半两，八角茴香七个。上作末，生葱白三七个，同研煎汤，调五苓散服。(摘录自《永类钤方》)

7. 风毒湿气，攻疰成疮，皮肉紫破脓坏，行步无力，皮肉焮热 舶上茴香(炒)、地龙(去土，炒)、赤小豆(炒)、川苦楝(去皮，炒)、川乌头(炮，去皮、尖)、乌药(锉)、牵牛(炒，取末)。以上各一两，上研杵匀细，酒煮面糊为丸，如梧桐子大。每服空心盐汤下十五丸，日二。(摘录自《脚气治法总要》茴香丸)

【不良反应】《得配本草》载："多食损目发疮。"

参考文献

[1] 吴利民，陆宁海．八角茴香抑菌活性的初步研究[J]．河南农业科学，2008，36(12)：80-82.

[2] Elmhalli F，Palsson K，Orberg J，et al.Acaricidal properties of ylang-ylang oil and star anise oil against nymphs of *Ixodes ricinus* (Acari：Ixodidae)[J].Experimental and Applied Acarology，2018，76(2)：209-220.

[3] Sung Y Y，Kim H K.*Illicium verum* extract suppresses IFN-γ-induced ICAM-1 expression via blockade of JAK/STAT pathway in HaCaT human keratinocytes [J].Journal of ethnopharmacology，2013，149(3)：626-632.

[4] 黄丽贞，谢滟，姜露，等．八角茴香化学与药理研究进展[J]．辽宁中医药大学学报，2015，17(2)：83-85.

[5] 方芳，张鹍．八角茴香真伪鉴别及其药理作用研究[J]．亚太传统医药，2009，5(2)：47-48.

[6] 阳小勇，黄初升，刘红星．八角茴香油的化学成分及其抗氧化性研究[J]．中国调味品，2010，7(4)：38-40.

[7] Park S H，Sung Y Y，Choi B，et al.Protective activity of *Illicium verum* against atherogenesis in ApoE-/-mice [J].Integrative Medicine Research，2015，4(1)：53.

三、刀豆

【来源】 本品为豆科植物刀豆 *Canavalia gladiata*（Jacq.）DC. 的干燥成熟种子、果壳及根。秋季采收成熟果实，剥取种子，晒干。

【炮制加工】 除去杂质，用时捣碎。

【性味】 甘，温。

【归经】 归胃、肾经。

【功能主治】 温中，下气，止呃。用于虚寒呃逆，呕吐。

【用法用量】 内服，煎汤，9~15g；或烧存性研末。

【贮藏】 置通风干燥处，防蛀。

【化学及营养成分】

1. 氨基酸及其衍生物 刀豆含有刀豆氨酸、刀豆四胺、γ-胍氧基丙胺、氨丙基刀豆四胺和氨丁基刀豆四胺。

2. 三萜类 刀豆含有 β-谷甾醇、羽扇豆醇等。

3. 多酚类 刀豆含有没食子酸、没食子酸甲酯等。

4. 其他 刀豆种子含蛋白质 28.75%、淀粉 37.2%、可溶性糖 7.50%、类脂物 1.36%、纤维 6.10% 及灰分 1.90%。

【质量评价】

1. 性状鉴别 干燥种子呈扁卵形或扁肾形，长 2~3.5cm，宽 1~2cm，厚 0.5~1.5cm。表面呈淡红色或红紫色，少数为类白色或乌黑色，略有光泽，微皱缩。边缘具灰黑色种脐，长 1.5~2.5cm，其上有类白色膜片状的珠柄残余，靠近种脐的一端，有珠孔呈小凹点状，另端有一深色的合点，合点与种脐间有隆起的种脊。质坚硬，难破开。种皮革质，内表面棕绿色，光泽。内有 2 片肥厚的子叶，黄白色，胚根细小，位于珠孔的一端，歪向一侧。气无，味淡，嚼之具有豆类特有之气味。以个大、饱满、色鲜艳、干燥者为佳。

2. 显微鉴别 刀豆种皮横切面：表皮为 1 列栅状细胞，种脐部位则为 2 列，长 170~272μm，宽 14~26μm，壁自内向外增厚，外缘有 1 条光辉带。表皮下为 2~6 列支柱细胞，种脐部位列数更多，呈哑铃状，长 60~172μm，宽 34~63μm，缢缩部宽 12~24μm，壁厚 1.7~5μm。其下为 10 余列薄壁细胞，内侧细胞呈颓废状。种皮下方为一至数列类方形或多角形胚乳细胞。种脐部位栅状细胞外侧有种阜，细胞呈类圆形，或不规则长柱形，壁较厚；内侧具管胞岛，呈椭圆形，壁网状增厚，其两侧为星状组织，细胞呈星芒状，有大型的细胞间隙。

【药理作用】

1. 激活脂氧酶 刀豆具有激活脂氧酶的作用，其有效成分是刀豆毒素。刀豆毒素每日腹腔注射给药，可引起雌性大鼠血浆内黄体生成素和卵泡刺激素水平突然升高，黄体酮水平无变化，催乳素则降低。

2. 促进有丝分裂 刀豆球蛋白 A 是一种植物血凝素，具有强力的促有丝分裂作用。

3. 增强免疫功能 刀豆可激活人体淋巴细胞转变为淋巴母细胞，但并不产生相应的细胞毒素，从而增强人体的免疫作用，并能凝聚癌细胞和各种致癌物质所引起的变形细胞，而对正常细胞无害，故具有抗肿瘤作用。

【食疗应用】

1. 刀豆腰子 刀豆2粒，猪腰1个，荷叶1张。将刀豆放入去臊腺、洗净的猪腰中，外裹荷叶，放入文火煨熟食用，每晚1次。本品具有温中益肾补元的作用，适用于阳虚寒凝腰痛。

2. 姜柿刀豆饮 柿蒂5个，刀豆20g，生姜3片，红糖适量。将柿蒂、刀豆切碎，同生姜加水煮，去渣，加红糖适量。本品能够温中止呕，适用于虚寒呃逆呕吐之症。

3. 刀豆饮 刀豆25g，甘草3g，冰糖或蜂蜜适量。将刀豆洗净、打碎，与洗净的甘草一起放入砂锅中，加水适量，用武火煮沸后，改用文火煮沸，加冰糖或蜂蜜调匀。温服，每日2次。本品用于肺气虚寒所致的小儿咳嗽、老年咳喘等。

4. 刀豆散 刀豆500g。将刀豆洗净，用文火焙干，研为细末，每日1次，每次9g，用酒送服。本品具有协助治疗肺气虚寒所致的头昏头痛、鼻塞流涕的功效。

5. 刀豆粥 刀豆15g，粳米50g，生姜2片。将刀豆洗净，捣碎（或炒研末），与淘净的粳米、生姜一起放入砂锅中，加水适量，用武火煮沸后，改用文火熬煮成稀粥。每日早晚餐温热服食。本品有祛寒的功效，适用于脾胃虚寒引起的胃痛、腹痛、呃逆、呕吐、腹泻，以及肾阳不足之腰痛。

【应用注意事项】 胃热盛者慎服。《本草用法研究》载："胃火盛者忌用。"《广西中药志》载："有寒热外邪者忌用。"

【临床应用】

1. 治呃逆、呕吐 本品甘温暖胃，性主沉降，能温中和胃，降气止呃，可与丁香、柿蒂等同用，治中焦虚寒之呕吐、呃逆。

2. 治腰痛 刀豆2粒，小茴香6g，吴茱萸3g，青盐6g。上药打成粉，蒸猪腰子食用。（摘录自《安徽中草药》）

3. 治百日咳 刀豆10g，甘草3g，加冰糖适量，水一杯半，煎至一杯，去渣，顿服。（摘录自《江西中医药》）

4. 治鼻渊 老刀豆，文火焙干为末，酒服三钱。（摘录自《年希尧集验良方》）

5. 治小儿疝气 刀豆子研粉，每次一钱半，开水冲服。（摘录自《湖南药物志》）

6. 治经闭腹胁胀痛、血癖 刀豆子，焙燥为末，好酒送服，加麝香尤佳。（摘录自《本草用法研究》）

【不良反应】 曾有报道，食用刀豆会发生中毒，临床症状主要为恶心、腹胀、腹痛、呕吐等。

参考文献

李宁，李铣，冯志国，等．刀豆的化学成分［J］．沈阳药科大学学报，2007，24（11）：676-677.

四、人参

【来源】 本品为五加科植物人参 *Panax ginseng* C.A.Mey. 的干燥根和根茎。多于秋季采挖，洗净经晒干或烘干。

【炮制加工】

1. 红参类 剪去支根及须根，洗刷干净，蒸至参根呈黄色，皮呈半透明状为宜，取出烘干或晒干。

2. 糖参类 将参洗刷干净，置沸水中浸泡，再入凉水中浸泡，经硫黄熏过后用特制的针沿参体平行及垂直的方向扎小孔，浸于浓糖汁，冲去浮糖，晒干或烤干。

3. 生晒参类 取鲜参洗刷干净，日晒 1 天后，再用硫黄熏过晒干而成。

4. 其他 ①掐皮参：参体经扎孔后放入较稀的糖汁中浸 3 次，取出微火烘烤，使皮与内部分离，再用竹刀轻扎外皮，使成点状即成。②大力参：取鲜参在沸水中浸煮片刻后晒干。

【性味】 甘、微苦，微温。

【归经】 归脾、肺、心、肾经。

【功能主治】 大补元气，固脱生津，安神。用于体虚欲脱，肢冷脉微，脾虚食少，肺虚喘咳，津伤口渴，内热消渴，久病虚羸，惊悸失眠，阳痿宫冷，心力衰竭，心源性休克。

【用法用量】 3~9g，另煎兑入汤剂服；野山参若研粉吞服，1 次 2g，1 日 2 次。

【贮藏】 置阴凉干燥处，密闭保存，防蛀。

【化学及营养成分】

1. 挥发油类 油中主要成分为人参烯，占 0.072%。

2. 皂苷类 如人参皂苷 A、人参皂苷 B、人参皂苷 C 等。人参皂苷 A，为人参皂苷 Rg_1。人参皂苷 B 和人参皂苷 C 水解后产生人参三醇皂苷元，人参皂苷 D、人参皂苷 E 和人参皂苷 F 水解后得 20-表人参二醇皂苷元。

3. 黄酮类 如人参黄酮苷、三叶豆苷、山柰酚。

4. 糖类 如葡萄糖、果糖、蔗糖。

5. 维生素 如维生素 B_1、维生素 B_2、烟酸、烟酰胺、泛酸。

6. 其他 如氨基酸、胆碱、酶（麦芽糖酶、腺苷转化酶、酯酶）、精胺及胆胺。

【质量评价】

1. 性状鉴别 主根呈纺锤形或圆柱形，长 3~15cm，直径 1~2cm。表面灰黄色，上部或全体有疏浅断续的粗横纹及明显的纵皱，下部有支根 2~3 条，并着生多数细长的须根，须根上常有不明显的细小疣状凸起。根茎（芦头）长 1~4cm，直径 0.3~1.5cm，多拘挛而弯曲，具不定根（艼）和稀疏的凹窝状茎痕（芦碗）。质较硬，断面呈淡黄白色，显粉性，形成层环纹棕黄色，皮部有黄棕色的点状树脂道及放射状裂隙。香气特异，味微苦、甘。主根多与根茎近等长或较短，呈圆柱形、菱角形或人字形，长 1~6cm。

2. 显微鉴别 木栓层为数列细胞。栓内层窄。韧皮部外侧有裂隙，内侧薄壁细胞排列较紧密，有树脂道散在，内含黄色分泌物。形成层成环。木质部射线宽广，导管单个散在或数个相聚，断续排列成放射状，导管旁偶有非木化的纤维。薄壁细胞含草酸钙簇晶。粉末呈淡黄白色，树脂道碎片易见，含黄色块状分泌物。草酸钙簇晶直径 20~68μm，棱角锐尖。木栓细胞表面观类方形或多角形，壁细波状弯曲。网纹导管及梯纹导管直径 10~56μm。淀粉粒甚多，呈单粒类球形、半圆形或不规则多角形，直径 4~20μm，脐点呈点状或裂缝状；复粒由 2~6 分粒组成。

3. 理化鉴别 取本品粉末 1g，加三氯甲烷 40mL，加热回流 1 小时，弃去三氯甲烷液，药渣挥干溶剂，加水 0.5mL 搅拌湿润，加水饱和正丁醇 10mL，超声处理 30 分钟，吸取上清液加 3 倍量氨试液，摇匀，放置分层，取上层液蒸干，残渣加甲醇 1mL 使溶解，作为供试品溶液。另取人参对照药材 1g，同法制成对照药材溶液。再取人参皂苷 Rb_1 对照品、人参皂苷 Re 对照品、人参皂苷 Rf 对照品及人参皂苷 Rg_1 对照品，加甲醇制成每 1mL 各含 2mg 的混合溶液，作为对照品溶液。照薄层色谱法试验，吸取上述 3 种溶液各 1~2μL，分别点于同一硅胶 G 薄层板上，以三氯甲烷-乙酸乙酯-甲醇-水（15：40：22：10）10℃以下放置的下层溶液为展开剂，展开，取出，晾干，喷以 10% 硫酸乙醇溶液，在 105℃加热至斑点显色清晰，分别置日光和紫外灯（365nm）下检视。供试品色谱中，在与对照药材和对照品色谱相应位置上，分别显相同颜色的斑点或荧光斑点。

【含量测定】 **人参皂苷** 以十八烷基硅烷键合硅胶为填充剂；以乙腈为流动相 A，以水为流动相 B，进行梯度洗脱；检测波长为 203nm。理论板数按人参皂苷 Rg_1 峰计算就不低于 6000。精密称取人参皂苷 Rg_1 对照品、人参皂苷 Re 对照品及人参皂苷 Rb_1 对照品，加甲醇制成每 1mL 各含 0.2mg 的混合溶液，摇匀，即得。取本品粉末（过四号筛）约 1g，精密称定，置索氏提取器中，加三氯甲烷加热回流 3 小时，弃去三氯甲烷液，药渣挥干溶剂，连同滤纸筒移入 100mL 锥形瓶中，精密加水饱和正丁醇 50mL，密塞，放置过夜，超声处理（功率 250W，频率 50kHz）30 分钟，滤过，弃去初滤液，精密量取续滤液 25mL，置蒸发皿中蒸干，残渣加甲醇溶解并转移至 5mL 量瓶中，加甲醇稀释至刻度，摇匀，滤过，取续滤液，即得。分别精密吸取对照品溶液 10μL 与供试品溶液 10~20μL，注入液相色谱仪，测定，即得。本品按干燥品计算，含人参皂苷 Rg_1（$C_{42}H_{72}O_{14}$）和人参皂苷 Re（$C_{48}H_{82}O_{18}$）的总量不得少于 0.30%，人参皂苷 Rb_1（$C_{54}H_{92}O_{23}$）不得少于 0.20%（高效液相色谱法）。

【药理作用】

1. 兴奋与抑制神经中枢 小剂量引起为兴奋，大剂量引起为抑制。

2. 增强学习记忆能力 人参对多种化学物质造成的实验动物记忆获得、记忆巩固和记忆再现障碍有改善作用。

3. 增强免疫功能 人参能使感染疟原虫的鸡免于急性死亡，且鸡的体重逐渐增加。

4. 抗心肌缺血 10% 人参浸液 1mL/kg 给猫（或兔）灌胃，对心肌无力有一定的改善作用，亦有抗过敏性休克的作用。

5. 抗心律失常 人参对多种原因造成的心律失常如早搏、心动过速、心室颤动、心室扑动与室性停搏等均有保护作用。

6. 增强肾上腺皮质功能 人参对下丘脑-垂体-肾上腺皮质轴表现出兴奋作用，增强其功能。

7. 抗应激 人参具有适应原样作用，增强机体对物理、化学和生物学等各种有害刺激与损伤的非特异性抵抗力，使紊乱的功能恢复正常。

8. 延缓衰老 人参能延长动物寿命，促进培养细胞增殖。

9. 降糖作用 人参对因肾上腺素引起的高血糖动物有降低血糖的作用。

10. 其他 人参能促进动物的性腺功能。小白鼠吃小量人参，能产生举尾现象。

【食疗应用】

1. 参芪烧活鱼 黄芪、人参各适量，活鲤鱼1条，水发香菇、冬笋片、猪油、白糖、料酒、盐、酱油、葱、蒜、味精、淀粉、姜汁、香油各适量。将活鲤鱼去鳞、鳃、鳍、内脏，洗净；在鱼身上切十字花刀；将水发香菇切开。炒锅上火，放油，将鱼炸成金黄色，捞出。炒锅留少许底油，放入葱段、蒜片爆香，加入香菇、冬笋片翻炒均匀，随后加入适量清水，放入炸好的鲤鱼，再加入黄芪、人参、白糖、料酒、盐、酱油、姜汁，烧开后转小火炖煮15分钟至入味，再加入味精调味，用水淀粉勾芡使汤汁浓稠，淋上香油即可出锅。本品具有益气健脾、利水消肿的作用，适用于肺脾气虚所致的水肿胀满、咳嗽。

2. 人参砂锅鸡 饲养3个月至半年的童子鸡1只，鲜人参50g，香菇20g，葱、姜、调料各适量。将切好的鸡块、人参片、姜、葱和香菇放在砂锅里。将1000mL的鸡汤加料酒、味精、盐调成汤汁，放入砂锅中，汤汁要把鸡块浸没。把砂锅放在屉中，蒸上40分钟，再出锅，就得到了软嫩清香、鲜滑爽口的人参砂锅鸡。本品具有温中益气、补精添髓的作用。

3. 人参汤圆 人参粉5g，玫瑰蜜15g，樱桃蜜30g，黑芝麻30g，白糖150g，鸡油30g，面粉15g，糯米粉500g。将鸡油熬熟，滤渣晾凉；面粉放干锅内炒黄；黑芝麻炒香捣碎，将玫瑰蜜、樱桃蜜压成泥状，加入白糖，撒入人参粉和匀，做成馅；将糯米粉和匀，包上馅做成汤圆；等锅内清水烧沸时，将汤圆下锅煮熟即成。本品具有补中益气、安神强心的作用，适用于脾虚泄泻、心悸自汗、倦怠乏力等症。

4. 人参炖猪肘 人参10g，猪肘500g，料酒10g，盐5g，味精3g，胡椒粉3g，姜5g，葱10g。将人参润透，去芦头，洗净，顺切成薄片。姜拍松，葱切段。猪肘子去毛，洗净，切块，将肘子骨捶破，放入砂锅底部，然后放入肘子肉，再放入人参、姜、葱、料酒，加水适量。将砂锅置武火上烧沸，打去浮沫，炖55分钟，加入盐、味精、胡椒粉，搅匀即成。本品具有补元气、益气血的功效，适用于体虚羸瘦、面色萎黄、四肢厥冷、腰膝酸软等症。

5. 长寿酒 人参50g，龙眼150g，大枣200g，白酒1000mL。将人参切薄片，龙眼、大枣去核，装布袋内，置于容器中，加入白酒，密封10天，弃袋即可食用。1日2次，1次20mL；久服，隔1日1次。人参能补五脏、安精神、定魂、止惊、明目、开心益智。龙眼养心、安神、益智、强壮。大枣具有润心肺、止咳、补五脏、除虚损、除肠胃癖气等功效。本品可用于贫血、神经衰竭、健忘、失眠等。

6. 人参菠饺 人参粉5g，菠菜750g，面粉3000g，猪肉500g，调料适量。将菠菜洗净，去茎留叶，搓成菜泥，加水，用纱布包好，挤出菜汁备用。将猪肉洗净，剁成肉末，加适量盐、酱油、胡椒粉、姜末、葱花、麻油、人参粉拌成馅。用菠菜汁和面，放馅包成饺子，煮熟，随意服食。本品补气养神，适用于气虚神疲、四肢无力、心悸、怔忡等。

7. 人参鹿肉汤 鹿肉2500g，党参、黄芪、芡实、枸杞子各5g，白术、茯苓、熟地黄、肉苁蓉、肉桂、白芍、益智仁、仙茅、泽泻、酸枣仁、山药、远志、当归、菟丝子、怀牛膝、淫羊藿各3g，调料适量。将上述材料一同放入锅中炖煮，加调料调味即可。本品尤宜于中老年体虚者服食。

8. 人参补酒 人参、生地黄、茯苓、白术、白芍、当归、红曲面各30g，川芎15g，龙眼肉120g，高粱酒2000mL，冰糖250g。上药共研成粗末，盛于白布袋中并将口封好，放入白酒中，浸4~5天后，取出布袋加冰糖。随量徐饮。本品适用于气血亏损、脾虚胃弱导致的形体消瘦、面色萎黄等症。

9. 人参茯苓汤 人参5g，茯苓10g，薏苡仁20g，排骨4块，盐适量。将排骨焯水备用，香菇切片。锅中放1000mL水，加入上述食材，大火烧开，小火炖煮40分钟，适当加入盐。本品补气安神，适用于气血亏虚、脾胃气虚等。

10. 参江米鸡 母鸡1只，野山参(鲜)1支，黄芪(干)、大枣、江米若干。将母鸡宰杀洗净剖开，把野山参、黄芪、大枣、江米放在鸡肚里，把鸡放在锅里封好后，加水用慢火煮。本品适用于气虚神疲、食少倦怠等症。

11. 鲜人参花胶汤 花胶适量，鲜人参1支，红枣6个，枸杞子1把。将人参洗净；红枣拍扁去核；花胶提前一晚用水泡软，洗净，泡软后切成段；将洗净的鲜人参、去核的红枣、花胶、枸杞子放入汤锅，锅中加大半锅的水，大火烧开后文火煮2小时，喝前加盐调味。本品适用于心烦、胸闷气短、记忆力减退、围绝经期综合征等。

【应用注意事项】 实证、热证者忌服。人身不能与藜芦、五灵脂同用。《药对》载："畏五灵脂。恶皂荚、黑豆。动紫石英。"《药品化义》载："若脾胃热实，肺受火邪，喘嗽痰盛，失血初起，胸膈痛闷，噎膈便秘，有虫有积，皆不可用。"

【临床应用】

1. 治营卫气虚，脏腑怯弱，心腹胀满，全不思食，肠鸣泄泻，呕哕吐逆 人参(去芦)、甘草(炙)、茯苓(去皮)、白术各等份。上为细末，每服二钱，水一盏，煎至七分，通口服，不拘时，入盐少许，白汤点亦得。常服温和脾胃，进益饮食，辟寒邪瘴雾气。(摘录自《太平惠民和剂局方》四君子汤)

2. 治三二年间肺气上喘咳嗽，咯唾脓血，满面生疮，遍身黄肿 蛤蚧(一对全者，河水浸五宿，逐日换水，洗去腥，酥炙黄色)、杏仁(去皮、尖，炒)、甘草(炙)各五两，知母、桑白皮、人参、茯苓(去皮)、贝母各二两。上八味为末，净瓷合子内盛。每日用如茶点服。(摘录自《卫生宝鉴》人参蛤蚧散)

3. 治心气虚损 猪腰子一只，用水两碗煮至一盏半，将腰子细切，入人参半两，当归(上去芦、下去细者，取中段)半两，并切，同煎至八分，吃腰子，以汁送下。有吃不尽腰子，同上二味药滓焙干，为细末，山药糊丸如梧桐子大，每服三五十丸。(摘录自《百一选方》)

4. 治阳虚气喘，自汗盗汗，气短头晕 人参五钱，熟附子一两。分作四帖，每帖以生姜十片，流水二盏，煎一盏，食远温服。(摘录自《济生方》)

5. 治肺虚久咳 人参末二两，鹿角胶（炙，研）一两。每服三钱，用薄荷、豉汤一盏，葱少许，入铫子煎一二沸，倾入盏内，遇咳时，温呷三五口。（摘录自《食疗本草》）

6. 治心气不定，五脏不足，恍惚振悸，差错谬忘，梦寐惊魇，恐怖不宁，喜怒无时，朝差暮剧，暮差朝剧，或发狂眩 远志（去苗及心）、菖蒲各二两，人参、白茯苓（去皮）各三两。上为细末，炼蜜丸如梧桐子大，朱砂为衣。每服七丸，加至二十丸，温米饮下，食后临卧，日三服。（摘录自《太平惠民和剂局方》定志丸）

7. 治胃虚冷，中脘气满，不能传化，善饥不能食 人参末二钱，生附子末半钱，生姜一分（切碎）。上三味和匀，用水七合，煎至二合，以鸡子一枚取清，打转，空心顿服。（摘录自《圣济总录》温胃煮散）

8. 治疗糖尿病 人参能改善糖尿病患者的一般情况，但不改变血糖过高的程度。人参可使轻型糖尿病患者尿糖降低，血糖降低 40%~50%，停药后仍可维持 2 周以上；中度糖尿病患者服人参后，虽然降低血糖作用不明显，但多数全身状况有所改善，如渴感等症状消失或减轻；某些患者服人参后可减少胰岛素的用量。

9. 用于急救 大剂量的人参煎服或炖服，或以人参注射液（每毫升含生药 0.57g）2~4mL 行肌内或静脉注射，可用于心源性休克的急救，或其他一时极端垂危的患者；人参与附子合用救治亡阳虚脱。

【不良反应】

1. 人参滥用综合征 主要表现为失眠、腹泻和皮疹等症状。

2. 胚胎毒性 有研究者将鼠胚胎在不同浓度的人参皂苷 Rg_1 中进行培养，观察胚胎的生长及分化情况，实验结果表明，当人参皂苷 Rg_1 浓度达到一定值后，总的形态学评分均显著下降，表现为弯曲度减低及心脏有所损伤。

参考文献

[1] 雷勋明．人参皂苷 Rg_1 对新生鼠缺氧缺血性脑损伤海马神经元凋亡及学习记忆能力的影响[J]. 中国中西医结合儿科学，2018，10(4)：277-279.

[2] 初百吉，贺阳，张铭健，等．红参-红景天功能饮品加工工艺优化及其提高免疫力功能评价[J]. 食品工业科技，2019，40(19)：200-204.

[3] 黄容容，钱颖，向明．人参皂苷 Rh_2 免疫调节作用研究进展[J]. 中国免疫学杂志，2019，35(23)：2936-2941.

[4] 王悦虹，娄大伟，于晓洋，等．人参的药理作用研究进展[J]. 吉林化工学院学报，2010，27(2)：38-41.

[5] 王顺鹏，韩翰．人参多糖抗氧化延缓衰老作用研究进展[J]. 沈阳医学院学报，2020，22(1)：87-89.

[6] 张婉迎，赵文学，尹翌秋，等．人参水提物对果蝇抗衰老的作用机制[J]. 吉林农业大学学报，2018，40(5)：557-562.

[7] 南敏伦，赵昱玮，吕娜，等．人参多糖的化学结构及其降血糖活性研究进展[J]. 中国药房，2014，25(47)：4506-4508.

五、小茴香

【来源】 本品为伞形科植物茴香 *Foeniculum vulgare* Mill. 的干燥成熟果实；其根、叶和全草也可药用。秋季果实初熟时采割植株，晒干，打下果实，除去杂质。全草和叶夏秋可采，根四季可采，洗去泥土，晒干。

【炮制加工】 除去杂质。

【性味】 辛，温。

【归经】 归肝、肾、脾、胃经。

【功能主治】 散寒止痛，理气和胃。用于寒疝腹痛，睾丸偏坠，痛经，少腹冷痛，脘腹胀痛，食少吐泻，睾丸鞘膜积液。盐小茴香暖肾散寒止痛，用于寒疝腹痛，睾丸偏坠，经寒腹痛。

【用法用量】 3~6g。

【贮藏】 置阴凉干燥处。

【化学及营养成分】

1. 挥发油类 小茴香中的挥发油占总提取物的3%~6%，常见的有醚类、醛类、酮类、醇类、烯烃类、酯类、烷烃及芳香烃类等。

2. 黄酮类 小茴香中的黄酮类成分以苷元或苷的形式存在，其中槲皮素、山柰酚、芹菜素以苷元形式存在，其余以苷形式存在。

3. 酚类 已有研究从小茴香中分离鉴定出18种酚类化合物，以迷迭香酸、绿原酸等成分为主。

4. 脂肪酸类 小茴香中的脂肪酸分为饱和脂肪酸和不饱和脂肪酸，其中油酸、亚油酸和棕榈酸等不饱和脂肪酸是其主要成分，另外还含有辛酸、月桂酸、肉豆蔻酸、棕榈油酸等。

5. 氨基酸类 小茴香中含有丰富的氨基酸，如谷氨酸、脯氨酸、精氨酸、天门冬氨酸、丙氨酸、γ-氨基丁酸等。

6. 矿物元素 小茴香中共检测出约32种与人体健康和生命密切相关的矿物元素，如锂、硼、钾、钠、钙、镁、铝、磷、钛、钒、铬等。

7. 其他 主要有生物碱类（胆碱和乙酰胆碱）和甾醇及糖苷类（植物甾醇基-β-呋喃果糖苷、菜油甾醇、豆甾醇、Δ7-豆甾烯醇、β-谷甾醇、豆甾醇-β-D-吡喃葡萄糖苷等）。此外，小茴香中还含有三萜类、有机酸类等化合物。

【质量评价】

1. 性状鉴别 小茴香为双悬果，呈细圆柱形，两端略尖，有时略弯曲，长4~8mm，直径1.5~2.5mm；表面呈黄绿色至棕色，光滑无毛，顶端有圆锥形黄棕色的花柱基，有时基部有小果柄，分果长椭圆形，背面隆起，有5条纵直棱线，接合面平坦，中央色较深，有纵沟纹。横切面近五角形，背面的四边约等长。气特异而芳香，味微甜而辛。以粒大饱满、黄绿色、气味浓者为佳。

2. 显微鉴别 分果横切面：外果皮为1列呈切向延长的扁平细胞，外被角质层。中果皮为数列薄壁细胞；有6个油管，果棱间各1个，接合面2个，内含红棕色油脂；维管束位于果棱部位，周围有大型网纹细胞，韧皮部位于木质部两侧上方。内果皮为1列细胞。种皮细胞扁平，内含棕色物质。种脊维管束位于接合面的内果皮与种皮之间。胚乳细胞含糊粉粒和少数脂肪油，糊粉粒含细小草酸钙簇晶。胚小，位于胚乳中央。

3. 理化鉴别 取本品粉末2g，加乙醚20mL，超声处理10分钟，滤过，滤液挥干，残渣加氯仿1mL使溶解，作为供试品溶液。另取茴香醛对照品，加乙醇制成每1mL含1μL的溶液，作为对照品溶液。照薄层色谱法试验,吸取供试品溶液5μL、对照品溶液1μL,分别点于同一以羧甲基纤维素钠为黏合剂的硅胶G薄层板上,以石油醚(60~90℃)–醋酸乙酯(17∶2.5)为展开剂,展至8cm,取出,晾干,喷以二硝基苯肼试液。供试品色谱中,在与对照品色谱相应的位置上,显相同的橙红色斑点。

【含量测定】

1. 反式茴香脑 聚乙二醇毛细管柱(柱长为30m,内径为0.32mm,膜厚度为0.25μm);柱温为145℃。理论板数按反式茴香脑峰计算应不低于5000。取反式茴香脑对照品适量,精密称定,加乙酸乙酯制成每1mL含0.4mg的溶液,即得对照品溶液。取本品粉末(过三号筛)约0.5g,精密称定,精密加入乙酸乙酯25mL,称定重量,超声处理(功率300W,频率40kHz)30分钟,放冷,再称定重量,用乙酸乙酯补足减失的重量,摇匀,滤过,取续滤液,即得供试品溶液。分别精密吸取对照品溶液与供试品溶液各2μL,注入气相色谱仪,测定,即得反式茴香脑含量。本品含反式茴香脑($C_{10}H_{12}O$)不得少于1.4%。

2. 挥发油 照挥发油测定法测定,本品含挥发油不得少于1.5%。

【检查】 本品杂质不得过4%。总灰分不得过10.0%。

【药理作用】

1. 调节胃肠功能 小茴香具有促进胃肠运动及功能的恢复、改善肠道微生物平衡的作用,促进离体结肠平滑肌收缩。

2. 抗肝纤维化 小茴香水提取物可降低血清中丙氨酸氨基转移酶、天冬氨酸氨基转移酶和透明质酸的水平,降低肝组织内胶原纤维含量及α–平滑肌肌动蛋白、转化生长因子–β1,以及抑制信号转导分子Smad2 mRNA表达,从而减轻大鼠肝纤维化。

3. 抗菌、抗病毒 小茴香对细菌、真菌和病毒等具有较好的抑制作用,可作为潜在的食品防腐剂和新型天然抗菌剂。

4. 抗肿瘤 对小茴香抗肿瘤机制的研究主要集中在前列腺癌、乳腺癌、宫颈癌、肝癌等方面。小茴香对癌细胞具有细胞毒性,且对正常细胞具有保护作用。

5. 改善认知障碍 小茴香具有增强记忆的功能,可以作为益智药物和胆碱酯酶抑制剂用于治疗认知障碍,其水提取物可改善东莨菪碱引起的健忘症,功效与剂量呈正相关。

6. 保肝 小茴香具有抑制大鼠肝脏炎症、保护肝细胞、促进纤维化肝脏中胶原降解及逆转肝纤维化的作用;其作用机制可能与小茴香抑制脂质过氧化及肝星形细胞(HSC)的活化与增殖有关。

7. 降血糖 小茴香水提取物能降低四氧嘧啶和肾上腺素引起的血糖升高,提高血清胰岛素水平和超氧化物歧化酶活性,降低丙二醛含量,减轻四氧嘧啶对胰岛细胞的破坏。

8. 降血脂 小茴香水提物具有显著的降血脂和抗动脉粥样硬化作用,使高脂血症小鼠的胆固醇、甘油三酯、低密度脂蛋白和载脂蛋白B等水平降低,高密度脂蛋白和载脂蛋白A1升高。

【食疗应用】 **小茴香粥** 小茴香30g,粳米50g,红糖适量。将小茴香放入锅中,加食盐3~5g,炒至焦黄,研为粉,备用,将粳米入锅中加水煮粥,待熟时调入小茴香粉5~6g,红糖适量，改用文火稍煮片刻，以粥稠为度。每晚睡前温热服食1次，连用5天为1个疗程。本品理气散寒，开胃止痛，温肾，用于肾虚腰脊冷痛、胃寒呕吐等症。

【应用注意事项】 热证及阴虚火旺者忌用。《本草汇言》载："倘胃、肾多火，得热即呕，得热即痛，得热即胀诸证，与阳道数举、精滑梦遗者，易斟酌用也。"《本草述》载："若小肠、膀胱并胃腑之证患于热者，投之反增其疾也。"《得配本草》云："肺、胃有热及热毒盛者禁用。"

【临床应用】

1. **治寒疝腹痛，睾丸偏坠胀痛，少腹冷痛，痛经** 本品辛温，能温肾暖肝，散寒止痛，常与乌药、青皮、高良姜等配伍，用治寒疝腹痛，如天台乌药散。

2. **治胃寒气滞之脘腹胀痛** 小茴香可与高良姜、香附、乌药等同用。

3. **治脾胃虚寒的脘腹胀痛、呕吐食少** 小茴香可与白术、陈皮、生姜等同用。

4. **治腰痛** 川芎一两五钱(盐炒)，茴香三两(炒)，苍术二两(葱白同炒)。酒煮，曲糊丸。盐水、酒任下。(摘录自《慎斋遗书》三仙丹)。

5. **治下元虚冷，腰膝疼痛，肌肉消瘦，渐加无力** 茴香籽一两，桂心一两，巴戟天一两，附子一两(炮)，补骨脂一两，干姜一两(炮)。上为末，用羊肾两对，切去筋膜，以酒两升，煮令酒尽，烂研，合诸药末，捣为丸，如梧桐子大。每服三十丸，空心、晚食前生姜酒送下。(摘录自《太平圣惠方》茴香籽丸)。

6. **治老人阳虚失禁及房劳伤气，遗沥** 川乌一两，小茴香(盐炒)一两，破故纸一两(炒)，益智仁一两，乌药一两。上为末，以山药四两，打糊为丸，如梧桐子大，每服八十丸，盐汤送下。(摘录自《活人心统》茴香益智丸)。

7. **治一切气刺气闷，心腹痞塞诸症** 茴香(炒)、萝卜子(生)、莪术(湿纸裹煨)、桂心各一两，白芷一两半，陈皮一两(水浸一宿)，桔梗、牵牛(炒熟)各半两。取上为细末，每服一钱，水八分，煎至六分，和滓稍热服，或入枣煎如汤，点服亦得。(摘录自《奇效良方》)

8. **治耳聋，气闭不通** 茴香、木香、全蝎、延胡索、陈皮、菖蒲各一钱，羌活、僵蚕、川芎、蝉蜕各半钱，穿山甲二钱，甘草一钱半。上为细末，每服三钱，不拘时温酒调服。(摘录自《奇效良方》通气散)

【不良反应】 有患者接触小茴香后过敏，表现为突然胸闷、气短、呼吸困难、面色苍白、大汗淋漓。

参考文献

[1] Aaano T, Aids S, Suemasu S, et al. Anethole restores delayed gastric emptying and impaired gastric accommodation in rodents [J]. Biochemical and Biophysical Research Communications, 2016, 472(1): 125-130.

[2] 张泽高，肖琳，詹欣宇，等．维药小茴香抗肝纤维化作用及对TGF-β/smad信号转导通路的影响[J]. 中国肝脏病杂志，2014(61): 32-37.

[3] 王金金，毋启桐，时博，等．小茴香炮制历史沿革、化学成分及药理作用研究进展[J]. 中国实验方剂学杂志，2020, 26(20): 178-190.

[4] Koppula S, Kumar H. *Foeniculum vulgare* Mill (umbelliferae) attenuates stress and improves memory in wister rats [J]. Tropical Journal of Pharmaceutical Research, 2013, 12(4): 553-558.

[5] 黄彦峰，王彩冰，何显教，等．小茴香水提液调节血糖及抗氧化作用的实验研究[J]. 广西中医药，2014,

37(1):70-73.

[6] Gengiah K,Hari R,Anbu J,et al.Antidiabetic antihyperlipidemic and hepato-protective effect of gluconorm-5: a polyherbal formulation in steptozotocin induced hyperglycemic rats [J].Ancient Science of Life,2014,34(1): 23-32.

六、山楂

【来源】 本品为蔷薇科植物山里红 *Crataegus pinnatifida* Bge.var.*major* N.E.Br. 或山楂 *Crataegus pinnatifida* Bge. 的干燥成熟果实。秋季果实成熟时采收,切片,干燥。

【炮制加工】

1. 净山楂 除去杂质及脱落的核。

2. 炒山楂 取净山楂片放锅内,炒至浅棕黄色。

【性味】 酸、甘,微温。

【归经】 归脾、胃、肝经。

【功能主治】 消食健胃,行气散瘀,化浊降脂。用于肉食积滞,胃脘胀满,泻痢腹痛,瘀血经闭,产后瘀阻,心腹刺痛,胸痹心痛,疝气疼痛,高脂血症。焦山楂消食导滞作用更强。

【用法用量】 9~12g。

【贮藏】 置于通风干燥处,防蛀。

【化学及营养成分】

1. 黄酮类 如黄酮、黄酮醇、黄烷酮、黄烷、花青素、异黄酮和查耳酮等。

2. 有机酸类 山楂中有机酸的含量仅次于黄酮类化合物,高达 4.1%,主要包括酚酸和其他有机酸。

3. 三萜类 分为四环三萜类和五环三萜类,如熊果酸、2α,3β,19α-三羟基熊果酸、去甲酚酸、环戊烯醇、丁香酚、齐墩果酸、丁草酚等。

4. 糖类 如果糖和葡萄糖等,其含量因山楂种类的不同而显著变化。

5. 含氮化合物 如异丁胺、乙胺、二甲胺、三甲胺、异戊胺、乙醇胺、胆碱、乙酰胆碱、亚精胺、酪胺和苯乙胺等。

6. 类固醇类 有研究从山楂茎和山楂叶中分离出了 24-亚甲基-24-二氢羊毛甾醇。之后,又有研究从山楂果实中分离出 β-谷甾醇、β-豆甾醇和豆甾醇。

7. 其他 如果胶、矿物元素和甾体类等。

【质量评价】

1. 性状鉴别 山楂果实近球形,直径 1~2.5cm。表面呈鲜红色至紫红色,有光泽,满布灰白色的斑点,顶端有宿存花萼,基部有果柄残痕。商品常加工成纵切片或横切片,厚 2~8mm,多卷曲皱缩不平。果肉厚,呈深黄色至浅棕色,切面可见淡黄色种子 3~5 颗,有的已脱落。质坚硬。气微清香,味酸、微甜。以片大、皮红、肉厚者为佳。

2. 显微鉴别 山楂外果皮有细胞 1 列,类方形,外被角质层,胞腔含棕红色色素,排列整齐;中果皮极厚,全为薄壁组织,外侧(外果皮下)有 1~2 列含有棕色色素的薄壁细胞,其内侧广大中果皮薄壁组织中含多数淀粉粒、少数草酸钙簇晶，并有纵横的维管束散在；淀粉粒极小，类圆形或类三角形，直径为4~8μm，脐点多呈"一"字形，有单粒或2~3个分粒组成的复粒；草酸钙簇晶直径为20~28μm。山楂中果皮薄壁组织有多数石细胞散在，石细胞类圆形，少数呈不规则形，直径为60~100μm，壁厚薄不一，壁孔及孔沟明显；并有草酸钙簇晶散在，草酸钙簇晶直径为12~20μm。粉末特征：深棕色。

3. 理化鉴别 取本品粉末1g，加醋酸乙酯4mL，超声处理15分钟，滤过，滤液作为供试品溶液。另取熊果酸对照品，加甲醇制成每1mL含1mg的溶液，作为对照品溶液。照薄层色谱法试验，吸取上述两种溶液各4μL，分别点于同一硅胶G薄层板上，以甲苯-醋酸乙酯-甲酸（20∶4∶0.5）为展开剂，展开，取出，晾干，喷以硫酸乙醇溶液（3→10），在80℃加热至斑点显色清晰，分别置日光及紫外光灯（365nm）下检视。供试品色谱中，在与对照品色谱相应的位置上，日光下显紫红色斑点；紫外光灯（365nm）下，显橙黄色荧光斑点。

【含量测定】

1. 有机酸 取本品细粉约1g，精密称定，精密加入水100mL，室温下浸泡4小时，时时振摇，滤过。精密量取续滤液25mL，加水50mL，加酚酞指示液2滴，用氢氧化钠滴定液（0.1mol/L）滴定，即得。本品按干燥品计算，含有机酸以枸橼酸（$C_6H_8O_7$）计，不得少于5.0%。

2. 山楂总黄酮 精确吸取浓度为0.103mg/mL的芦丁标液0mL、1.0mL、2.0mL、3.0mL、4.0mL、5.0mL、6.0mL，置于25mL容量瓶中，准确加入5%亚硝酸钠溶液1mL摇匀，放置5分钟，再准确加入10%硝酸铝溶液1mL摇匀，放置6分钟，然后加入4mL 1当量氢氧化钠溶液，最后用30%乙醇稀释到刻度，于温水浴中加热10分钟，取出，用1cm玻璃比色皿在510nm处测定吸光度A，同时以未加标准芦丁的溶液作空白参比。以吸光度对标样含量毫克数作图，为标准曲线。称取山楂鲜果约50g，分成8份，拣选、清洗后加蒸馏水125mL，浸泡0.5小时后加热软化至90℃，用组织捣碎机打碎成匀浆，冷却恒温至45℃后，其中4份直接榨汁，然后离心、过滤后定容至150mL样品液备用；取另外4份加0.07%的果胶酶，45℃恒温酶解4小时，将已经酶解处理的样品以90℃加热15分钟灭酶，然后榨汁，离心、过滤后定容至150mL待用。精确吸取样液5mL，分成2份分别置于2支25mL的容量瓶中，加5%亚硝酸钠溶液1mL摇匀，放置5分钟，再准确加入10%硝酸铝溶液1mL摇匀，放置6分钟，然后加入4mL 1当量氢氧化钠溶液，最后用30%乙醇稀释到刻度，于温水浴中加热10分钟，取出，同时作试剂空白，以试剂空白为对照，于芦丁最大吸光值处测定吸光度A，根据标准曲线，即得所取样液中黄酮含量。

【检查】 本品水分不得过12.0%。总灰分不得过3.0%。重金属及有害元素照铅、镉、砷、汞、铜测定法测定，铅不得过百万分之五；镉不得过千万分之三；砷不得过百万分之二；汞不得过千万分之二；铜不得过百万分之二十。

【浸出物】 本品照醇溶性浸出物测定法项下的热浸法测定，用乙醇作溶剂，浸出物不得少于21.0%。

【药理作用】

1. 促进消化酶的分泌　山楂中富含维生素 C、维生素 B_2、胡萝卜素和各种有机酸，可以增强消化酶的分泌和胃内酶的活性。

2. 调节胃肠道　山楂对消化道功能障碍有很强的调节作用，可以增强胃肠功能，排出食物。

3. 降糖　山楂果提取物还可促进 2 型糖尿病小鼠肝脏中腺苷酸活性化蛋白酶的氧化，降低磷酸烯醇式丙酮酸羧激酶的表达和葡萄糖的生成，从而达到降血糖的目的。

4. 降压　山楂中的原花青素是发挥降压作用的主要成分，其降压作用主要是由外周血管舒张引起的。

5. 抗心肌缺血和再灌注损伤　从山楂叶中分离出的总黄酮能够减少心律失常的程度，减少缺血和缺氧导致的心肌损伤后乳酸脱氢酶的爆发量。除此之外，总类黄酮能增强内源性氧气，清除自由基并减少脂质过氧化，具有缓解心肌缺血作用。

6. 调节免疫　山楂及山楂黄酮能显著降低血清和肝脏中丙二酮的含量，增强红细胞和肝脏超氧化物歧化酶的活性，同时增强全血谷胱甘肽还原酶的活性。

7. 保肝　生山楂可降低高脂饲料所致 SD 大鼠肝组织丙二醛、胆固醇、甘油三酯的含量，清除肝内堆积的三酰甘油，减少脂肪酸对肝细胞的毒性作用，使谷氨酸氨基转移酶、天冬氨酸氨基转移酶水平降低，达到降血脂、保肝目的。

8. 抗癌　山楂黄酮提取物能够有效地抑制癌细胞的生长，且对 HepG2 细胞的抑制效果更强。

【食疗应用】

1. 山楂炒猪肉　山楂 50g，洗净、切块，备用。瘦猪肉 1000g，煮至六成熟捞出，切块。用生姜、花椒、葱、料酒、豆油等与肉块拌匀，腌 1 小时后将肉块投入油锅，炸至微黄色捞起。将生山楂炸后，倒入猪肉同炒，用麻油、味精、白糖调味食用。本品有滋阴润燥、化食消积的作用，适用于脾虚积滞、高血压、高脂血症等。

2. 山楂核桃饮　山楂片 50g，核桃仁 150g，白砂糖 20g。将核桃仁加入适量清水中浸泡半小时，洗净后再重新加入少许清水，用石磨将其磨成浆，放入容器中再加适量清水稀释调匀。将山楂片用水冲洗干净，放入锅内，加入适量清水，在中火上熬 3 次，每次 20 分钟，过滤去渣，取汁浓缩至约 1000mL。把锅洗净后置于火上，倒入山楂汁，加入白糖搅匀，待溶化后，再缓缓地倒入核桃仁浆，边倒边搅均匀，烧至微沸，出锅装碗即成。本品具有补肺益肾、消食润肠、通脉生津的功能，适用于支气管哮喘、冠心病、高血压、高脂血症等。

3. 双花山楂蜜饮　金银花 30g，菊花 15g，山楂 50g，蜂蜜 50mL。将山楂洗净，切片，与金银花、菊花一同放入锅中，加水 2000mL 煎煮 30 分钟，取汁后，再加水煎取第 2 次汁，调和 2 次汁液，复置火上，加入蜂蜜搅匀，烧至微沸即成。每日早晚分饮。本品能够清热解毒，开胃消食，适用于上呼吸道感染、吸收不良综合征、慢性胃炎、胃肠神经官能症等。

4. 山楂内金饼　山楂 10g，鸡内金 5g，山药面、面粉各 50g。将山楂、鸡内金研细末，与山药面、面粉混合，加适量清水做成面团，捏成饼，放油锅煎至金黄色即可。本品能够健胃消食,用于食欲不振、消化不良。

5. 山楂粳米粥 山楂30g,粳米100g,白糖适量。将山楂煎取汁水,加入淘净的粳米煮粥,加入白糖调味即可。本品可健脾胃,消食积,散瘀血,适用于食欲不振、高血压、冠心病、高脂血症。

6. 蜜饯山楂 山楂500g(去核),水煎至七成熟,加入蜂蜜250g,小火煎至熟透,冷却后装瓶备用。本品有开胃、消食、止泻痢、活血祛瘀的作用。饭前食用可增进食欲;饭后食用可治肉食不消;大量食用可治泻痢,以及冠心病、心区不适等。

7. 山楂汽水 山楂原汁50mL,白糖50g,柠檬酸12g,小苏打(碳酸氢钠)10g。将白糖溶在2000mL水中,加热至沸,充分搅匀,用洁净纱布过滤,冷却备用。在容器中放入1000mL冷开水,再分别加入柠檬酸、山楂原汁,使之溶化成山楂原液,备用。在另一容器中加入500mL冷开水,将小苏打溶于冷开水中,用洁净纱布或药棉过滤后即成碳酸水,备用。先将糖浆及山楂原液倒入容积为5000mL以上的带盖容器内,搅拌均匀,再将碳酸水慢慢沿壁倒入,加盖密封,放入凉水中冷却即成。上、下午分饮。本品能够清暑开胃,生津止渴,适用于暑热证、中暑等。

8. 山楂柳橙冻 山楂9g,柳橙3颗,洋菜粉、冰糖各适量。将柳橙洗净切半,山楂洗净备用;将带皮的柳橙、山楂放入清水,用中火煮沸,再转小火续煮15分钟,捞出山楂及柳橙,加入冰糖搅拌融化;将洋菜粉加入冷水搅匀,倒入山楂柳橙饮中加热拌匀5分钟,后倒入模具中,放入冰箱凝固即可。本品具有软化血管、降低血脂的功效,可用于心血管系统疾病的防治。

【应用注意事项】 脾胃虚弱者慎服。《本草纲目》载:"生食多令人嘈烦易饥,损齿,齿龋人尤不宜也。"《神农本草经疏》载:"脾胃虚,兼有积滞者,当与补药同施,亦不宜过用。"《得配本草》载:"气虚便溏、脾虚不食,二者禁用。服人参者忌之。"

【临床应用】

1. 治一切食积 山楂四两,白术四两,神曲二两。上为末,蒸饼丸,梧子大,服七十丸,白汤下。(摘录自《丹溪心法》)

2. 治痢疾赤白相兼 山楂肉不拘多少,炒研为末,每服一二钱,红痢蜜拌,白痢红白糖拌,红白相兼,蜜砂糖各半拌匀,白汤调,空心下。(摘录自《医钞类编》)

3. 治寒湿气小腹疼,外肾偏大肿痛 茴香、柿楂子。上二味等份,为细末,每服一钱或二钱,盐、酒调,空心热服。(摘录自《百一选方》)

4. 治产妇恶露不尽,腹中疼痛,或儿枕作痛 山楂百十个,打碎煎汤,入砂糖少许,空心温服。(摘录自《日用本草》引朱震亨方)

5. 治疗绦虫病 用鲜山楂1kg(干品500g,小儿酌减),洗净去核,下午3时开始零食,晚10时吃完,晚饭禁食。次晨用槟榔100g加水煎至1茶杯,1次服完,卧床休息。有大便感觉时尽量坚持一段时间再大便,即可排出完整绦虫。(摘录自《中药大辞典》)

6. 治肉积发热 山楂肉一两,连翘仁、黄连各五钱,另用阿魏一两,醋煮糊丸麻子大。每服二十丸至三十丸,食前沸汤下。(摘录自《张氏医通》四味阿魏丸)

7. 治疗冻疮局部糜烂者　取鲜山楂肉碾成糊状外敷，每日换药 1 次，7 日可愈。局部不烂者，用山楂 125g，水 2.5kg，煎半小时，去渣，用温水洗患处。每日 1 次，一般 3 天可愈。（摘录自《中药大辞典》

8. 治老人腰痛及腿痛　棠棣子、鹿茸（炙）等分。为末，蜜丸梧子大，每服百丸，日二服。（摘录自《本草纲目》）

9. 治食肉不消　山楂肉四两，水煮食之，并饮其汁。（摘录自《简便单方》）

10. 治诸滞腹痛　山楂一味煎汤饮。（摘录自《方脉正宗》）

11. 治肠风　酸枣并肉核烧灰，米饮调下。（摘录自《百一选方》）

【不良反应】 临床有食用山楂后出现胃石症及消化道溃疡的报道。《随息居饮食谱》载："多食耗气，损齿，易饥，空腹及羸弱人或虚病后忌之。"

参考文献

[1] Wyspiańska D, Kucharska A Z, Sokół-Łętowska A, et al.Physico-chemical, antioxidant, and anti-inflammatory properties and stability of hawthorn (*Crataegus monogyna* Jacq.) procyanidins microcapsules with inulin and maltodextrin [J].Journal of the Science of Food&Agriculture, 2016, 97 (2): 669-678.

[2] 崔亮，华二伟，薛洁 . 山楂对消化系统影响的研究进展[J]. 新疆中医药，2012，30(1):78-79.

[3] 喻斌，李宏轶，张良，等 . 山楂叶总黄酮对麻醉犬冠脉结扎所致心肌缺血的保护作用[J]. 中药新药与临床药理，2008，19(6):461-464.

[4] Yang B, Liu P.Composition and health effects of phenolic compounds in hawthorn (*Crataegus* spp.)of different origins [J].Journal of the Science of Food&Agriculture, 2012, 92 (8): 1578-1590.

[5] 李晶，冯五金 . 生山楂、泽泻、莪术对大鼠脂肪肝的影响及其交互作用的实验研究[J]. 山西中药，2006，22(3):57-59.

[6] 柳嘉，David Glen Popovich，景浩 . 山楂黄酮提取物的抗氧化活性和对癌细胞生长抑制作用[J]. 食品科学，2010，31(3):220-223.

七、山柰

【来源】 本品为姜科植物山柰 *kaemp feria* L. 的干燥根茎。冬季采挖，洗净，除去须根，切片，晒干。栽培于台湾、广东、广西、云南等地。

【炮制加工】 拣去杂质，筛去灰屑。

【性味】 辛，温。

【归经】 归胃经。

【功能主治】 行气温中，消食，止痛。用于胸膈胀满，脘腹冷痛，饮食不消。

【用法用量】 内服：煎汤，6~9g；或入丸散。外用：适量，捣敷；研末调敷，或搐鼻。

【贮藏】 置阴凉干燥处。

【化学及营养成分】

1. 挥发油类　其主要成分是对甲氧基桂皮酸乙酯、顺式及反式桂皮酸乙酯、龙脑、樟烯、3-蒈烯、对甲氧基苏合香烯、α-侧柏烯、α-蒎烯、β-蒎烯、苯甲醛、香桧烯、α- 水芹烯、β-水芹烯、对聚伞花素、柠檬烯、1,8-桉叶素、4-松油醇、α-松油、优葛缕酮、茴香醛、乙酸龙脑酯、百里香酚、α-松油醇乙酸酯、β-榄香烯、δ-芹子烯、十五烷、γ-荜茄烯、十六烷、十七烷、

3-(4-甲氧基苯基)-2-甲基-2-丙烯酸、5-苯基噻唑、3-亚甲基-6-异丙基环己烯、β-松油醇、异龙脑、2,5,6-三甲癸烷、2,4,6-三甲基辛烷、1a,2,3,4,4a,5,6,7b-八氢化-1,1,4,7-四甲基-1H-环丙[e]薁、9,12-十八碳二烯醛。

2. 黄酮类 如山柰酚、山柰素。

3. 其他 如维生素P。

【质量评价】

1. 性状鉴别 根茎横切片呈圆形或近圆形，直径1~2cm，厚2~5mm，有时2~3个相连。外皮皱缩，浅褐色或黄褐色，有的有根痕及残存须根；切面类白色，富粉性，常略凸起，习称“缩皮凸肉”。质坚脆，易折断，气芳香，味辛辣。以色白、粉性足、气香浓、味辛辣者为佳。

2. 理化鉴别 取本品粉末0.25g，加甲醇5mL，超声处理10分钟，滤过，滤液作为供试品溶液。另取对甲氧基肉桂酸乙酯对照品，加甲醇制成每1mL含5mg的溶液，作为对照品溶液。照薄层色谱法试验，吸取上述两种溶液各2μL，分别点于同一硅胶GF_{254}薄层板上，以正己烷-醋酸乙酯（18∶1）为展开剂，展开，取出，晾干，置紫外光灯（254nm）下检视。供试品色谱中，在与对照品色谱相应的位置上，显相同颜色的斑点。

【含量测定】 **挥发油** 照挥发油测定法测定。本品含挥发油不得少于4.5%（mL/g）。

【药理作用】

1. 抗癌 山柰酚作为最常见的黄酮类化合物，长期摄入会降低患癌的风险。有研究报道，高摄入山柰酚会降低晚期大肠腺瘤的复发。并且，相对于其他日常饮食的黄酮类物质，高摄入山柰酚还会明显降低患胰腺癌的风险。最新研究表明，山柰酚还能抑制与儿童髓母细胞瘤生长和转移有关的肝细胞生长因子（HGF）及其受体酪氨酸蛋白激酶，因此，可以通过摄入山柰酚的方法来预防及治疗这种疾病。

2. 抗感染 山柰酚具有良好的抗菌活性，对耐甲氧西林的金黄色葡萄球菌有抗菌作用，对霍乱弧菌和粪肠球菌也有很好的抗菌活性。

3. 抗炎 山柰酚主要是通过抑制炎症因子的表达从而达到抗炎效果。在炎症过程，山柰酚还能抑制促炎性细胞因子白细胞介素-1β诱导的高水平的前列腺素E_2（PGE_2）和一氧化氮（NO）对软骨组织的破坏作用，并且加快胶原蛋白和其他蛋白的合成，促进其修复。

4. 防治动脉粥样硬化及糖尿病 山柰酚不仅能抑制铜离子诱导低密度脂蛋白（LDL）氧化成氧化修饰低密度脂蛋白（ox-LDL），还能降低THP-1源性巨噬细胞表面CD36蛋白的表达，阻止该细胞对ox-LDL的摄取，从而预防动脉粥样硬化的发生。此外，山柰酚还能降低人血管内皮细胞对炎症因子如肿瘤坏死因子-α、细菌内毒素和白细胞介素-1β的刺激，降低血管细胞黏附分子-1、细胞间黏附分子-1和内皮细胞选择素等黏附分子的表达，防止白细胞游向血管内壁，进而阻止动脉粥样硬化斑块的形成及进展。

【食疗应用】

1. 沙姜盐焗猪肚 猪肚1个，鲜山柰50g，葱粒、香菜各10g，砂纸1张，锡纸1张，粗盐1000g，山柰粉30g，盐50g，冰糖100g，清水1kg，八角5粒。将猪肚用生粉反复搓揉，洗净后用干布擦净，加山柰粉 30g，盐 50g，冰糖 100g，清水 1kg，八角 5 粒，拌匀后放入盘中，入蒸锅大火蒸 90 分钟取出；将猪肚切为长 6cm、宽 2.5cm 的条形，鲜山柰切薄片；锅内放入油，烧至七成热时放入山柰片、葱粒、香菜，中火煸香，入猪肚，锅内放入粗盐，大火翻炒至热，出锅；用砂纸包好猪肚，再包上一层锡纸放入煲内，再用小火煲 5~10 分钟，离火后打开锡纸、砂纸即可。本品具有行气化痰、温中散寒、开胃消食、理气止痛、健脾消水、祛湿防疫的功效，可用于治疗胸膈胀满、肠胃冷痛、饮食不消等。

2. 生炒沙姜鸡　沙姜 100g，土鸡或仔鸡 250g，葱白 2 根，干香菜 2 棵，蒜末、油、盐、糖各适量，白酒 1 勺。将沙姜洗干净，剁碎，尽量不留太大块的。将鸡肉切成小块，锅里热油，放一点蒜末、2 根葱白，将沙姜爆香，捞起葱白、沙姜备用。锅里热油，放 1 勺糖，糖溶化后把鸡肉放入锅里，炒至上色。把葱白、干香菜、沙姜倒入锅里，再加 1 小勺白酒、小半碗水煮至收汁即可。本品适宜胃寒导致的心腹冷痛、肠鸣腹泻者，以及纳谷不香、不思饮食或停食不化之人食用。

3. 猪肚山柰汤　完整的猪肚 1 个，山柰 15g，生姜、盐各适量。将猪肚洗净、切片，加入适量的水，与生姜一起煲汤，待猪肚炖熟后，加入山柰煮 5 分钟，食盐调味即可。本品适用于久咳、痰稀白、食欲不振者。

4. 猪肺头山柰黄豆汤　猪肺 1 个，山柰 1 块，黄豆 1 把。取黄豆 1 把，清洗干净，提前一晚浸泡，以方便煮软熟；新鲜山柰 1 块，清洗干净，用刀背拍扁备用；取猪肺 1 个，洗干净，用料酒焯水 3 分钟后捞起，再重新冲洗 1 遍备用；炖锅里面加入适量的开水，把准备好的猪肺、山柰、黄豆一起放入锅里，炖 1 小时，炖好后，加入一点食盐提味即可。本品理气消烦，健脾和胃，适用于肺虚久咳者。

5. 山柰白芷炖鸡汤　鸡肉 500g，山柰 10g，白芷 10g，姜片 3 片。将鸡肉洗净切块，焯水去血沫后捞出备用；将山柰、白芷洗净，与姜片一同放入砂锅中，加入 1500mL 清水，煮沸后放入鸡块，转小火慢炖 1.5~2 小时，至鸡肉软烂、汤味浓郁；加入适量盐调味，撒上葱花或香菜即可。本品具有抗炎、抗氧化、镇痛等作用，可以促进肠胃运动，适合饮食消化不良的人食用。

【应用注意事项】　阴虚血亏、胃有郁火者忌服。

【临床应用】

1. 治心腹冷痛　山柰、丁香、当归、甘草等份。为末，醋糊丸，梧子大。每服三十丸，酒下。（摘录自《濒湖集简方》）

2. 治一切牙痛　山柰子二钱（用面裹煨热），麝香半钱。为细末，每用三字，口噙温水，随牙痛处一边鼻内搐之，漱水吐去，便可。（摘录自《海上方》麝香一字散）

3. 治风虫牙痛　肥皂一个，去穰，内入三赖、甘松各三分，花椒、盐不拘多少，以塞肥皂满为度，用面包裹，炼红取出，研为末，每日擦牙。（摘录自《摄生众妙方》）

4. 治感冒食滞，胸腹胀满，腹痛泄泻　山柰五钱，山苍子根二钱，南五味子根三钱，乌药钱半，陈茶叶一钱。研末，每次五钱。（摘录自《濒湖集简方》）

【不良反应】　暂未发现不良反应。

参考文献

[1] 朱志明，王娟娟，王苏美，等．山柰酚抗肿瘤作用的药理研究进展[J]．中药新药与临床药理，2024，35(3)：445-452.
[2] 游云晖，周明艳，胡继成，等．山柰酚抗肝脏疾病的研究进展[J]．中国医药导报，2024，21(6)：58-61.
[3] 解灿灿，郝婷婷，吴春梅，等．山柰酚对TNF-α/INF-γ诱导C2C12细胞炎症及成肌分化的作用[J]．中成药，2024，46(9)：3115-3119.
[4] 魏家保，唐双燕，赵伟志，等．关于《中国药典》2020年版红花山柰酚含量测定的探讨[J]．中国药品标准，2023，24(3)：281-288.
[5] 周奕姝，吴以禄，陈忻，等．山柰中功能成分的研究进展[J]．化学工程与装备，2022(9)：246-247.
[6] 乔蕊，刘俊豪，皮慧芳，等．山柰根茎化学成分的研究[J]．中国民族民间医药，2022，31(16)：53-56.

八、山茱萸

【来源】 本品为山茱萸科植物山茱萸 *Cornus officinalis* Sieb.et Zucc. 的干燥成熟果肉。秋末冬初果皮变红时采收果实，用文火烘或置沸水中略烫后，及时除去果核，干燥。

【炮制加工】 除去杂质和残留果核。

【性味】 酸、涩，微温。

【归经】 归肝、肾经。

【功能主治】 补益肝肾，收涩固脱。用于眩晕耳鸣，腰膝酸痛，阳痿遗精，遗尿尿频，崩漏带下，大汗虚脱，内热消渴。

【用法用量】 6~12g。

【贮藏】 置干燥处，防蛀。

【化学及营养成分】

1. 环烯醚萜类 包括环戊烷型环烯醚萜、裂环环烯醚萜和环烯醚萜二聚体。

2. 鞣质类 山茱萸所含的鞣质均属于可水解鞣质，其所含糖部分为葡萄糖或者多元醇，主要含有没食子酰基。

3. 黄酮类 如黄酮醇、二氢黄酮、花色苷和黄烷醇等。

4. 三萜类 以熊果酸、2α-羟基熊果酸、β-香树脂醇和齐墩果酸为主。

5. 芳香酚酸类 从山茱萸果实、果皮和果壳等部位中可分离出37种芳香酚酸类化合物。

6. 其他 如甾体类、生物碱类、糖类、有机酸类等化合物。

【质量评价】

1. 性状鉴别 本品呈不规则的片状或囊状，长1~1.5cm，宽0.5~1cm。表面呈紫红色至紫黑色，皱缩，有光泽。顶端有的有圆形宿萼痕，基部有果梗痕。质柔软。气微，味酸、涩、微苦。

2. 显微鉴别 本品粉末呈红褐色。果皮表皮细胞为橙黄色，表面观多角形或类长方形，直径16~30μm，垂周壁连珠状增厚，外平周壁颗粒状角质增厚，胞腔含淡橙黄色物。中果皮细胞呈橙棕色，多皱缩。草酸钙簇晶少数，直径12~32μm。石细胞类方形、卵圆形或长方形，纹孔明显，胞腔大。

3. 理化鉴别　取本品粉末0.5g，加乙酸乙酯10mL，超声处理15分钟，滤过，滤液蒸干，残渣加无水乙醇2mL使溶解，作为供试品溶液。另取熊果酸对照品，加无水乙醇制成每1mL含1mg的溶液，作为对照品溶液。照薄层色谱法试验，吸取上述两种溶液各5μL，分别点于同一硅胶G薄层板上，以甲苯-乙酸乙酯-甲酸（20∶4∶0.5）为展开剂，展开，取出，晾干，喷以10%硫酸乙醇溶液，在105℃加热至斑点显色清晰。供试品色谱中，在与对照品色谱相应的位置上，显相同的紫红色斑点；置紫外光灯（365nm）下检视，显相同的橙黄色荧光斑点。取本品粉末0.5g，加甲醇10mL，超声处理20分钟，滤过，滤液蒸干，残渣加甲醇2mL使溶解，作为供试品溶液。另取莫诺苷对照品、马钱苷对照品，加甲醇制成每1mL各含2mg的混合溶液，作为对照品溶液。照薄层色谱法试验，吸取上述两种溶液各2μL，分别点于同一硅胶G薄层板上，以三氯甲烷-甲醇（3∶1）为展开剂，展开，取出，晾干，喷以10%硫酸乙醇溶液，在105℃加热至斑点显色清晰，置紫外光灯（365nm）下检视。供试品色谱中，在与对照品色谱相应的位置上，显相同颜色的荧光斑点。

【含量测定】 **莫诺苷和马钱苷**　以十八烷基硅烷键合硅胶为填充剂；以乙腈为流动相A，以0.3%磷酸溶液为流动相B，进行梯度洗脱；检测波长为240nm；柱温为35℃。理论板数按马钱苷峰计算应不低于10000。取莫诺苷对照品、马钱苷对照品适量，精密称定，加80%甲醇制成每1mL各含50μg的混合溶液，即得。取本品粉末（过三号筛）约0.2g，精密称定，置具塞锥形瓶中，精密加入80%甲醇25mL，称定重量，加热回流1小时，放冷，再称定重量，用80%甲醇补足减失的重量，摇匀，滤过，取续滤液，即得。分别精密吸取对照品溶液与供试品溶液各10μL，注入液相色谱仪，测定，即得。本品按干燥品计算，含莫诺苷（$C_{17}H_{26}O_{11}$）和马钱苷（$C_{17}H_{26}O_{10}$）的总量不得少于1.2%。

【药理作用】

1. 神经保护　山茱萸环烯醚萜苷对脑缺血沙土鼠的学习记忆能力及海马区BDNF蛋白表达均有促进作用。

2. 对糖尿病及并发症的作用　含有山茱萸的降糖益肾方可明显降低高脂饮食MKR鼠肾小球中IRS-1和PI-3K蛋白的表达水平，减少糖尿病肾病系膜细胞增殖。

3. 保护心肌　将三七总皂苷/山茱萸总皂苷组分作用于冠状动脉结扎所致的急性心肌梗死犬，可显著降低犬冠脉结扎后心肌缺血的程度。

4. 抗肿瘤　山茱萸多糖对S180肉瘤小鼠有明显的瘤抑制作用。

5. 其他　山茱萸甲醇提取液对黑色素的合成有促进作用，可以适当利用山茱萸治疗白发。

【食疗应用】

1. 山萸核桃猪腰　山茱萸10g，核桃仁15g，猪肾2个。将猪肾剖开，去除白色筋膜和臊腺，洗净；将山茱萸、核桃肉洗净，然后装入猪肾中，用线扎紧，放入锅内，加水适量，用武火煮沸后，改用文火烧煮至熟，当菜食用。本品可以补肾涩精，用治肾虚不固、遗精早泄、腰痛腿软。

2. 山萸肉粥　山茱萸15g，粳米60g，白糖适量。先将山茱萸洗净、去核，与粳米同入砂锅煮粥，待粥将熟时，加入白糖，稍煮即成。本品主治肝肾不足之头晕目眩、耳鸣腰酸、遗精、遗尿、虚汗不止、肾虚带下、小便频数。

3. 山茱萸果酱 山茱萸 500g，冰糖 300g，柠檬汁 10mL，水适量。将山茱萸洗净去核后切成小块，在锅中加水和冰糖煮至软烂，再加入柠檬汁搅拌均匀。将果酱装入干净的玻璃罐中密封保存。此果酱具有清除内火、生津止渴的功效。

4. 山茱萸炒鸡蛋 山茱萸、鸡蛋、油、葱、姜、蒜、盐各适量。将山茱萸洗净去核，切成小块，鸡蛋打散加盐搅拌均匀。锅中热油，下入山茱萸翻炒至软烂，再倒入鸡蛋液，快速翻炒至鸡蛋凝固。出锅前撒上葱花即可。本品具有补益肝肾、涩精气、健胃壮阳的功效。

5. 大枣首乌煲鸡蛋 制首乌 50g，山茱萸、大枣各 15g，鸡蛋 2 枚，红糖适量。先将首乌、山茱萸、大枣、带壳鸡蛋冲洗干净，放锅内加水适量煎煮，待蛋熟透后去壳，放入药汁中再煎 20 分钟，加入红糖溶化即可。本品补肾益精，养血生发，适用于产后肝肾不足、精血亏虚而引起的脱发。

6. 石斛山萸猪腱汤 石斛 12g，山茱萸 9g，山药 12g，枸杞子 9g，水 4 碗，盐 1 茶匙，猪腱适量。将石斛浸洗、切碎，山茱萸、山药、枸杞子洗净后同石斛一起放入煲内加水煲滚，再改用文火煲 3.5 小时，加盐即成。本品可补肝肾，滋阴明目，对血气皆虚、精神不振者，功效显著。

7. 山萸肉固精核桃汤 山茱萸 400g，五味子 150g，核桃 500g，冰糖 250g。将山茱萸洗净滤干，将五味子洗净，倒入瓦罐内，加冷水浸泡半小时，然后用小火煎成浓汁，待煎半小时剩汁半碗时，滤出药汁再加水一碗半，煎第 2 次，约剩汁半碗时，滤出药渣。核桃去壳，将核桃肉连衣倒入大瓷盘内，加入五味子浓汁，浸泡半小时，然后将山茱萸倒入拌匀，上面放冰糖，瓷盘加盖，用大火将瓷盘隔水蒸 3 小时，即可服用。本品温补肝肾、润肺通脉、涩精节尿，并有调整血压的作用。

8. 山茱萸炖甲鱼 山茱萸 20g，甲鱼 250g，红枣 20 枚，姜、葱、盐各适量。将甲鱼剁去头、爪，除去内脏；将山茱萸洗净；将红枣洗净、去核；将葱洗净、切段，姜切片；将山茱萸放入锅内，加水 2000mL，煎煮 20 分钟，加入甲鱼、红枣、姜、葱、盐，炖熬 1 小时即成。本品用于眩晕耳鸣、腰膝酸痛、阳痿遗精、遗尿、尿频、崩漏、带下、大汗虚脱、内热消渴。

9. 山茱萸茶 取山茱萸 5g，配以花茶 3g，以 200mL 沸水冲泡，静待其味浸出，直至茶味淡薄。此茶不仅能够滋补肝肾、固涩精气，还能稳固虚脱之证，同时具备抗菌之效。

10. 补眼明目茶 将龙眼肉、枸杞子、山茱萸各 15g，以及桑椹 10g，一同置于碗中，加入适量清水，煎煮后服用。此茶方专为护眼明目而设，长期饮用可增强视力，对于视力衰退或眼部疲劳者尤为适宜。

【应用注意事项】 命门火旺、阳强不痿者不宜。素有湿热、小便淋涩者不宜。湿热内蕴、肾阴亏虚、肾阳火旺的人群，不宜单独大量食用。胃酸过多者、孕妇不宜。

【临床应用】

1. 治五种腰痛，下焦风冷，腰脚无力 牛膝一两（去苗），山茱萸一两，桂心三分，上药捣细罗为散，每于食前，以温酒调下二钱。（摘录自《太平圣惠方》）

2. 益元阳，补元气，固元精，壮元神 山茱萸（酒浸）取肉一斤，破故纸（酒浸一日，焙干）半斤，当归四两，麝香一钱。上为细末，炼蜜丸，梧桐子大。每服八十一丸，临卧酒盐汤下。（摘录自《扶寿精方》草还丹）

3. 治脚气上入少腹不仁 干地黄八两，山茱萸、薯蓣各四两，泽泻、茯苓、牡丹皮各三两，桂枝、附子（炮）各一两。上八味，末之，炼蜜和丸梧子大，酒下十五丸，日再服。（摘录自《金匮要略》崔氏八味丸）

4. 治肾怯失音，囟开不合，神不足，目中白睛多，面色㿠白 熟地黄八钱，山萸肉、干山药各四钱，泽泻、牡丹皮、白茯苓（去皮）各三钱。上为末，炼蜜丸如梧子大。空心服，温水化下三丸。（摘录自《小儿药证直诀》地黄丸）

5. 治老人小水不节，或自遗不禁 山茱萸肉二两，益智子一两，人参、白术各八钱，分作十剂，水煎服。（摘录自《方龙潭家秘》）

6. 治寒温外感诸症，大病瘥后不能自复，寒热往来，虚汗淋漓；或但热不寒，汗出而热解，须臾又热又汗，目睛上窜。势危欲脱，或喘逆，或怔忡，或气虚不足以息 萸肉二两（去净核），生龙骨一两（捣细），生牡蛎一两（捣细），生杭芍六钱，野台参四钱，甘草二钱（蜜炙）水煎服。（摘录自《医学衷中参西录》来复汤）

【不良反应】 可能会出现便秘、心率加快等症状，停药后症状可逐渐消失。

参考文献

[1] 范倩，陈雪冰，荣莉，等．山茱萸化学成分、生物活性、复方应用及质量控制研究进展[J]. 天然产物研究与开发，2020，32(7)：1244-1258.

[2] 杨明明，袁晓旭，赵桂琴，等．山茱萸化学成分和药理作用的研究进展[J]. 承德医学院学报，2016，33(5)：398-400.

[3] 吴慧，喻嵘，成细华，等．降糖益肾方干预胰岛素信号通路改善转基因2型糖尿病MKR鼠肾损伤的研究[J]. 湖南中医药大学学报，2011，31(11)：9-11，29.

[4] 唐志书，郭立玮，王斌，等．三七总皂苷/山茱萸总皂苷组分对犬冠状动脉结扎缺血心肌的保护作用研究[J]. 时珍国医国药，2011，22(1)：72-74.

[5] 陈克芳，李建军，潘爱珍，等．山茱萸总苷干预急性缺氧乳鼠心肌细胞凋亡的研究[J]. 中西医结合心脑血管病杂志，2012，10(12)：1488-1489.

九、枣

【来源】 本品为鼠李科枣属植物枣 *Ziziphus jujuba* Mill. 的干燥成熟果实。秋季果实成熟时采收，晒干。

【炮制加工】 除去杂质，洗净，晒干。用时破开或去核。

【性味】 甘，温。

【归经】 归脾、胃、心经。

【功能主治】 补中益气，养血安神。用于脾虚食少，乏力便溏，妇人脏躁。

【用法用量】 6~15g。

【贮藏】 置干燥处，防蛀。

【化学及营养成分】

1. 生物碱类 如光千金藤碱、N-去甲基荷叶碱、巴婆碱、无刺枣碱A、普罗托品、小檗碱等。

2. 黄酮类 如芦丁、槲皮素、棘苷等。

3. 皂苷类 枣树皂苷Ⅰ、枣树皂苷Ⅱ、枣树皂苷Ⅲ、大枣皂苷Ⅰ、大枣皂苷Ⅱ、大枣苷等。

4. 有机酸类 2-O-反式对香豆酰基马斯里酸、3-O-反式对香豆酰基马斯里酸、3-O-顺式对香豆酰基马斯里酸、2-O-反式对香豆酰-麦珠子酸、3-O-反式对香豆酰-麦珠子酸等。

5. 糖类 枣含有丰富的糖类成分，鲜果中的含糖量在40%以上，干果中的含糖量在81.3%~88.7%。

6. 香豆素类 无刺枣苄苷Ⅰ、无刺枣苄苷Ⅱ等。

7. 其他 枣含维生素，包括维生素C、维生素E等，还包含氮、钙、磷等大量矿质元素。

【质量评价】

1. 性状鉴别 果实呈椭圆形或球形，长2~3.5cm，直径1.5~2.5cm。表面呈暗红色，略带光泽，有不规则皱纹。基部凹陷，有短果柄。外果皮薄，中果皮呈棕黄色或淡褐色，肉质，柔软，富糖性而油润。果核纺锤形，两端锐尖，质坚硬。气微香，味甜。以色红、肉厚、饱满、核小、味甜者为佳。

2. 显微鉴别 果肉横切面：外果皮最外为1列表皮细胞，胞腔充满棕红色物质并有颗粒状物；外被厚5~7.5μm的角质层；内侧为4~6层厚角细胞，内含无色半透明团块状物。中果皮由类圆形薄壁细胞组成，细胞间隙大，散列不规则走向的细小维管束；薄壁细胞含颗粒状团块和草酸钙方晶及簇晶。

3. 理化鉴别 取本品粉末2g，加石油醚（60~90℃）10mL，浸泡10分钟，超声处理10分钟，滤过，弃去石油醚液，药渣晾干，加乙醚20mL，浸泡1小时，超声处理15分钟，滤过，滤液浓缩至2mL，作为供试品溶液。另取大枣对照药材2g，同法制成对照药材溶液。再取齐墩果酸对照品、白桦脂酸对照品，加乙醇分别制成每1mL各含1mg的溶液，作为对照品溶液。照薄层色谱法试验，吸取供试品溶液和对照药材溶液各10μL、上述两种对照品溶液各4μL，分别点于同一硅胶G薄层板上，以甲苯-乙酸乙酯-冰醋酸（14：4：0.5）为展开剂，展开，取出，晾干，喷以10%硫酸乙醇溶液，加热至斑点显色清晰。分别置日光和紫外光灯（365nm）下检视。供试品色谱中，在与对照药材色谱和对照品色谱相应的位置上，显相同颜色的斑点或荧光斑点。

【含量测定】 **多糖** 采用苯酚-硫酸法，以葡萄糖为标准样品。分别取标准溶液（质量浓度为100mg/L）0.1mL、0.2mL、0.3mL、0.4mL、0.5mL、0.6mL、0.7mL依次加水，使最终体积均为1mL。另取水1mL作空白试验，每支试管加10%苯酚溶液1mL，摇匀。然后每支试管中缓慢加入浓硫酸5mL，并放入冷水中冷却，摇匀。在490nm下比色测定，以糖的质量浓度为横坐标，以吸光度为纵坐标，绘制标准曲线。吸取样品多糖液0.1mL，加水至1mL，然后按标准曲线制备方法测定吸光度值，根据回归方程计算多糖含量。经计算，得多糖含量为10.81%。

【检查】 总灰分不得过 2.0%。

【药理作用】

1. 保护免疫功能　枣汁可抑制放疗引起的小鼠胸腺和脾脏的萎缩、胸腺皮质变厚、脾小结增大，减轻由放射引起的大鼠造血抑制，促进骨髓有核增生，说明大枣对放疗小鼠的免疫功能有保护作用。

2. 抗肿瘤　大枣多糖有抗肿瘤作用，同时可以引起宫颈癌细胞的凋亡及诱导白血病 T 细胞凋亡。有研究通过四唑盐比色法，证实大枣多糖对肿瘤细胞的增殖有抑制作用，通过分析 DNA 片段，证明了大枣提取物可以诱导肿瘤细胞凋亡。

3. 抗氧化　大枣多糖能够显著提高断奶仔猪血液中的红细胞和白细胞数量，同时提高白蛋白、血红蛋白等含量，提高仔猪抗氧化能力。

4. 降血脂　枣汁对高脂血症小鼠的血脂水平具有显著的改善作用。

5. 抗疲劳　枣可能通过减缓乳酸的产生或加速乳酸的消除，增加机体糖原储备来达到抗疲劳的目的。

6. 保肝　枣对四氯化碳等引起的小鼠急性肝损伤，具有保护作用。

7. 其他　枣还具有抗缺氧、改善肠道功能的作用。

【食疗应用】

1. 大枣当归粥　当归 15g，大枣 50g，白糖 20g，粳米 50g。将当归用温水浸泡片刻，加水 200g，煎浓汁 100g，去渣取汁，与粳米、大枣和白糖一同加水适量，煮至粥成。每日早晚温热服用，10 日为 1 个疗程。本品具有补血调经、活血止痛、润肠通便的功能，适用于气血不足、月经不调、闭经痛经、血虚头痛、眩晕及便秘等。

2. 大枣养神汤　大枣 20g，薏苡仁 20g，白果 15g（去壳除衣），龙眼肉 10g。将上述材料一同放入锅内同煮 40 分钟，再加上煮熟去壳的鹌鹑蛋 6 个，煮半小时，加入适量红糖或冰糖食之。本品具有养心神、清湿毒、健脾胃之功效。常食可使皮肤少生暗疮、粉刺、扁平疣等，使皮肤滋润嫩滑、光洁白净。

3. 大枣木耳汤　大枣 10 枚，黑木耳 15g，冰糖适量。将大枣冲洗干净，用清水浸泡约 2 小时后捞出，剔去枣核。将黑木耳用清水泡发，清洗干净。把大枣、黑木耳放入汤盆内，加入适量清水、冰糖，上笼蒸约 1 小时即成。每日早、晚餐后各服 1 次。本品可以补虚养血，适用于血虚面色苍白、心慌及贫血者食用。

4. 大枣菊花粥　大枣 50g，粳米 100g，菊花 15g。将上述材料一同放入锅内，加清水适量，煮至浓稠时，放入适量红糖调味食用。本品具有健脾补血、清肝明目之功效，长期食用可使面部肤色红润，可起到保健防病的作用。

5. 大枣粥　大枣 10~20 枚，大米 100g。将上述材料放入锅中加清水适量同煮粥，用冰糖或白糖调味食用。本品有健脾胃、补气血作用，适用于病后或年老体弱、体虚，胃弱食少，大便溏稀，营养不良，慢性肝炎，贫血，血小板减少，过敏性紫癜等。

【应用注意事项】 凡有湿痰、积滞、齿病、虫病者，均不宜食用。《医学入门》载："心下痞，中满呕吐者忌之。多食动风，脾反受病。"《神农本草经疏》载："小儿疳病不宜食，患痰热者不宜食。”《随息居饮食谱》载：“多食患胀、泄、热、渴，最不益人。凡小儿、产后及温热、暑湿诸病前后，黄疸、肿胀并忌之。”

【临床应用】

1. 治妇人脏躁，喜悲伤，欲哭，数欠伸 甘草三两，小麦一升，大枣十枚。上三味，以水六升，煮取三升，温分三服。(摘录自《金匮要略》甘麦大枣汤)

2. 治悬饮 芫花(熬)、甘遂、大戟各等分。上三味，捣筛，以水一升五合，先煮肥大枣十枚，取八合，去滓，内药末，强人服一钱匕，羸人服半钱匕，平旦温服之；不下者，明日更加半钱，得快下后，糜粥自养。(摘录自《金匮要略》十枣汤)

3. 治非血小板减少性紫癜 红枣，每天吃 3 次，每次 10 只，至紫癜全部消退为止。一般每人需红枣 1~2 斤。(摘录自《上海中医药》)

4. 补气 大南枣十枚，蒸软去核，配人参一钱，布包，藏饭锅内蒸烂，捣匀为丸，如弹子大，收贮用之。(摘录自《醒园录》枣参丸)

5. 治肺疽吐血并妄行 红枣(和核烧存性)、百药煎(煅)各等分。上为细末，每服二钱，米汤调下。(摘录自《三因极一病证方论》二灰散)

6. 治脾胃湿寒，饮食减少，长作泄泻，完谷不化 白术四两，干姜二两，鸡内金二两，熟枣肉半斤。上药四味，白术、鸡内金皆用生者，每味各自轧细、焙熟，再将干姜轧细，共和枣肉，同捣如泥，作小饼，木炭火上炙干，空心时，当点心，细嚼咽之。(摘录自《医学衷中参西录》益脾饼)

7. 治咳 杏仁一百二十枚(去皮尖，熬)，豉一百枚(熬令干)，干枣四十枚(去核)。上三味台捣如泥，丸如杏核，含咽令尽。日七八度，尽，更作。(摘录自《必效方》)

8. 治虚劳烦闷不得眠 大枣二十枚，葱白七茎。上二味，以水三升，煮一升，去滓，顿服。(摘录自《备急千金要方》)

9. 治风沿烂眼 大黑枣二十个(去核)，明矾末五分，和枣肉捣成膏，湿纸包，火内煨二刻，取出，去纸，水二碗，将枣膏煎汤，去渣，将汤洗眼。(摘录自《本草汇言》眼科方)

10. 治寒热中阻，胃气不和 半夏半升(洗)，黄芩、干姜、人参、甘草(炙)各三两，黄连一两，大枣十二枚(擘)。(摘录自《伤寒论》半夏泻心汤)

11. 治哕逆 橘皮二升，竹茹二升，大枣三十枚，生姜半斤，甘草五两，人参一两。(摘录自《金匮要略》橘皮竹茹汤)

【不良反应】 暂未发现不良反应。

参考文献

[1] 朱虎虎，康金森，玉苏甫·吐尔逊，等. 新疆大枣汁对放疗小鼠血象、骨髓、胸腺及脾脏的影响[J]. 现代预防医学，2013，40(14)：2693-2696.

[2] 罗莉，玉崧成，王金水，等. 大枣多糖结构及药理活性的研究进展[J]. 安徽农业科学，2010，38(30)：16860-16861.

[3] 王留，张代，刘秀玲. 大枣多糖对断奶仔猪血液生理生化指标及抗氧化能力的影响[J]. 中国猪业，2013，8(4)：60-62.

[4] 张清安,范学辉,陈锦屏.红枣汁对小鼠血脂水平影响的研究[J].陕西师范大学学报(自然科学版),2004(2):77-79.
[5] 朱虎虎,康金森,玉苏甫·吐尔逊,等.新疆大枣汁抗小鼠一次性力竭运动疲劳作用的研究[J].中国实验方剂学杂志,2013,19(11):232-234.
[6] 苗明三,苗艳艳,魏荣锐.大枣多糖对 CCl_4 所致大、小鼠肝损伤模型的保护作用[J].中华中医药杂志,2011,26(9):1997-2000.
[7] 张国辉,李硕,王晶,等.大枣发酵液对小鼠抗缺氧能力的影响[J].武警后勤学院学报(医学版),2012,21(5):344-345,348.

十、干姜

【来源】 本品为姜科植物姜 *Zingiber officinale* Rosc. 的干燥根茎。冬季采挖,除去须根和泥沙,晒干或低温干燥。趁鲜切片晒干或低温干燥者称为“干姜片”。

【炮制加工】

1. 干姜 除去杂质,略泡,洗净,润透,切厚片或块,干燥。

2. 姜炭 取干姜块,照炒炭法炒至表面黑色、内部棕褐色。

【性味】 辛,热。

【归经】 归脾、胃、肾、心、肺经。

【功能主治】 温中散寒,回阳通脉,燥湿消痰。用于脘腹冷痛,呕吐泄泻,肢冷脉微,痰饮喘咳。

【用法用量】 3~9g。

【贮藏】 置阴凉干燥处,防蛀。

【化学及营养成分】

1. 挥发油类 含挥发油 0.25%~3.0%,主要为 α–姜烯,占总挥发油的 28.49%。此外,干姜中还含有反–β–金合欢烯、α–金合欢烯、β–红没芍等。

2. 姜辣素类 主要为 6–姜酚、8–姜酚、6–姜烯酚。

3. 二苯基庚烷类 主要为二苯基烷类和环状二苯基庚烷类化合物。

4. 其他 除上述主要成分外,干姜中还含有少量黄酮类、糖苷类、氨基酸、多种维生素和多种微量元素。

【质量评价】

1. 性状鉴别 干姜呈扁平块状,具指状分枝,长 3~7cm,厚 1~2cm。表面呈灰黄色或浅灰棕色,粗糙,具纵皱纹和明显的环节。分枝处常有鳞叶残存,分枝顶端有茎痕或芽。质坚实,断面黄白色或灰白色,粉性或颗粒性,内皮层环纹明显,维管束及黄色油点散在。气香、特异,味辛辣。干姜片呈不规则纵切片或斜切片,具指状分枝,长 1~6cm,宽 1~2cm,厚 0.2~0.4cm。外皮灰黄色或浅黄棕色,粗糙,具纵皱纹及明显的环节。切面灰黄色或灰白色,略显粉性,可见较多的纵向纤维,有的呈毛状。质坚实,断面纤维性。气香、特异,味辛辣。

2. 显微鉴别 本品粉末呈淡黄棕色。淀粉粒众多,呈长卵圆形、三角状卵形、椭圆形、类圆形或不规则形,直径 5~40μm,脐点点状,位于较小端,也有呈裂缝状者,层纹有的明显。油细胞及树脂细胞散于薄壁组织中,内含淡黄色油滴或暗红棕色物质。纤维成束或散离,先端钝尖，少数分叉，有的一边呈波状或锯齿状，直径15~40μm，壁稍厚，非木化，具斜细纹孔，常可见菲薄的横隔。梯纹导管、螺纹导管及网纹导管多见，少数为环纹导管，直径15~70μm。导管或纤维旁有时可见内含暗红棕色物的管状细胞，直径12~20μm。

3. 理化鉴别 取本品粉末1g，加乙酸乙酯20mL，超声处理10分钟，滤过，取滤液作为供试品溶液。另取干姜对照药材1g，同法制成对照药材溶液。再取6姜辣素对照品，加乙酸乙酯制成每1mL含0.5mg的溶液，作为对照品溶液。照薄层色谱法试验，吸取上述3种溶液各6μL，分别点于同一硅胶G薄层板上，以石油醚（60~90℃）-三氯甲烷-乙酸乙酯（2：1：1）为展开剂，展开，取出，晾干，喷以香草醛硫酸试液，在105℃加热至斑点显色清晰。供试品色谱中，在与对照药材色谱和对照品色谱相应的位置上，显相同颜色的斑点。

【含量测定】

1. 挥发油 取本品最粗粉适量，加水700mL，提取得到的挥发油不得少于0.8%（mL/g）。

2. 6-姜辣素 以十八烷基硅烷键合硅胶为填充剂；以乙腈-甲醇-水（40：5：55）为流动相；检测波长为280nm。理论板数按6-姜辣素峰计算应不低于5000。取6-姜辣素对照品适量，精密称定，加甲醇制成每1mL含0.1mg的溶液，即得。取本品粉末（过三号筛）约0.25g，精密称定，置具塞锥形瓶中，精密加入75%甲醇20mL，称定重量，超声处理（功率100W，频率40kHz）40分钟，放冷，再称定重量，用75%甲醇补足减失的重量，摇匀，滤过，取续滤液，即得。分别精密吸取对照品溶液与供试品溶液各10μL，注入液相色谱仪，测定，即得。本品按干燥品计算，含6-姜辣素（$C_{17}H_{26}O_4$）不得少于0.60%。

3. 6-姜酚 以十八烷基硅烷键合硅胶为填充剂；以乙腈-烯磷酸（1→1000）-甲醇（55：44：1）为流动相；检测波长为280nm。理论板数按6-姜酚峰计算应不低于3000。精密称取辣椒素对照品适量，加甲醇制成每1mL含0.26mg的溶液，即得。取本品粉末（过二号筛）约0.5g，精密称定，置具塞锥形瓶中，精密加入甲醇加1mL，密塞，称定重量，超声处理（功率250W，频率50kHz）30分钟，放冷，再称定重量，用甲醇补足减失的重量，摇匀，滤过，取续滤液，即得。取对照品溶液1mL与供试品溶液1mL混匀，即得。按上述色谱条件测定，系统适应性溶液中各成分的相对保留时间为6-姜酚0.8，辣椒素1.0。分别精密吸取对照品溶液与供试品溶液各1μL，注入液相色谱仪，测定，即得。本品按干燥品计算，含6-姜酚（$C_{17}H_{26}O_4$），不得少于0.30%。

【药理作用】

1. 抗氧化 姜辣素类化合物和二苯基庚烷类化合物都有抗氧化活性，此类化合物的脂肪链可以阻断并清除自由基，特别是对2,2′-偶氮二（2-脒基丙烷）二盐酸诱导的微粒体抗氧化活性作用明显。

2. 抗炎、解热 姜酚类化合物有明显的镇痛消炎效果，干姜乙醇提取物能抑制二甲苯引起的小鼠耳郭肿胀。

3. 改善心脑血管系统 姜辣素能很好地改善心脑血管系统功能，其中起主要作用的是姜酚。干姜水煎液对急性心肌缺血大鼠血管紧张素Ⅱ、肿瘤坏死因子-α、丙二醛、一氧化氮均有一定调控作用，能改善心功能，缓解急性心肌缺血缺氧状态。

4. 保护消化系统 干姜醇提物对水浸束缚应激致胃溃疡模型、无水乙醇致胃损伤模型和幽门结扎致胃溃疡模型的胃黏膜损伤均有良好的保护作用，可使实验动物溃疡指数显著降低，其机制与增强胃黏膜防御能力有关。

5. 抗癌 6-姜酚对人脊髓细胞性白血病有抑制作用。

6. 抑制血小板聚集 姜酚对二磷酸腺苷、花生四烯酸、肾上腺素、胶原引起的血小板聚集有良好的抑制作用，可有效降低血小板环氧合酶活性并减少血栓素合成。

7. 其他 干姜还具有抗菌、抗晕动病、止呕、改善脂质代谢、降血脂、降血糖和增强免疫等作用。

【食疗应用】

1. 干姜酒 干姜15g，清酒600mL。温酒热，即下姜末于酒中。1日3次，每次10mL。本品温中散寒，用于老人冷气上逆、胸痹心痛、举动不得。

2. 干姜粥 干姜、高良姜各3g，粳米60g。先煎干姜、高良姜取汁，去渣取汁，加入粳米同煮成粥。趁温服食，一般于天冷时服。本品温中散寒，缓急止痛，降逆止呕，可用于脾胃虚寒、脘腹疼痛、呃逆呕吐、纳呆便溏、喜温喜按。

3. 鸡内金干姜羊肉汤 羊肉250g，干姜15g，鸡内金12g，大枣5粒。将羊肉洗净切块，放入热锅内炒干血水。将干姜、鸡内金、大枣（去核）洗净，与羊肉一齐放入砂煲内，加清水适量，用武火煮沸后，改用文火煲2小时，调味供用。本品温中散寒，健脾止泻，用于慢性肠炎、慢性胃炎属脾胃虚寒者，症见脘腹冷痛、肠鸣泄泻、泻下清稀样大便，日数次，体倦乏力，食欲减退。

4. 姜枣红糖汤 干姜5g，大枣（干）15g，赤砂糖30g。将大枣去核，洗净。将干姜洗净，切片。将大枣、干姜加红糖煎汤服。本品可暖宫散寒，适用于寒凝痛经。

5. 骨碎补粳米粥 粳米100g，骨碎补12g，干姜10g，附子10g。将骨碎补、附子、干姜用水煎约30分钟，去渣留汁备用；将粳米淘洗干净；在锅中加入粳米和药汁，再加适量清水煮成粥即可。本品具有温阳益气之功效，适于中老年性关节炎患者食用，症见关节疼痛、屈伸不利、天气变化加重、昼轻夜重、遇寒痛增等。

【应用注意事项】 本品辛热燥烈，阴虚内热、血热妄行者禁服。《神农本草经疏》载："久服损阴伤目。阴虚内热，阴虚咳嗽吐血，表虚有热汗出，自汗盗汗，脏毒下血，因热呕恶，火热腹痛，法并忌之。"

【临床应用】

1. 治卒心痛 桂末若干，干姜末，温酒服方寸匕，须臾，六七服，瘥。（摘录自《肘后备急方》）

2. 治少阴病，下利清谷，里寒外热，手足厥逆，脉微欲绝，身反不恶寒，其人面色赤，或腹痛，或干呕，或咽痛，或利止脉不出者 甘草二两（炙），附子大者一枚（生用，去皮，破八片），干姜三两（强人可四两）。上三味，以水三升，煮取一升二合，去滓，分温再服，其脉即出者愈。（摘录自《伤寒论》通脉四逆汤）

3. 治中寒水泻 干姜（炮）研末，饮服二钱。（摘录自《备急千金要方》）

4. 治头目眩晕吐逆 川干姜二两(炮),甘草一两(炙赤色)。上二味,㕮咀为粗末。每服四五钱,用水二盏,煎至八分,食前热服。(摘录自《传信适用方》止逆汤)

5. 治妊娠呕吐不止 干姜一两,人参一两,半夏二两。上三味,末之,以生姜汁糊为丸,如梧子大。每服十丸,日三服。(摘录自《金匮要略》干姜人参半夏丸)

6. 治伤寒下之后,复发汗,昼日烦躁不得眠,夜而安静,不呕不渴,无表证,脉沉微,身无太热者 干姜一两,附子一枚(生用,去皮,切八片)。上二味,以水三升,煮取一升,去滓,顿服。(摘录自《伤寒论》干姜附子汤)

7. 治脾寒疟疾 干姜、高良姜等分。为末。每服一钱,水一盏,煎至七分服。(摘录自《外台秘要》)

8. 治寒痢青色 干姜切豆大,每米饮服六七枚,日三夜一。(摘录自《肘后备急方》)

9. 治吐血不止 干姜为末,童子小便调服一钱。(摘录自《备急千金要方》)

10 治吐、下血 当归、阿胶各八分,川芎五分,蒲黄一钱,柏叶一钱五分,炒姜炭七分。上水煎,百草霜末点服。(摘录自《观聚方要补》断红饮)

11. 治脾胃虚弱,饮食减少,易伤难化,无力、肌瘦 干姜(频研)四两,以白饧切块,水浴过,入铁铫熔化,和丸梧子大。每空心米饮下三十丸。(摘录自《十便良方》)

12. 治肾着之病,其人身体重,腰中冷,如坐水中,形如水状,反不渴,小便自利,饮食如故,病属下焦,腰以下冷痛,腹重如带五千钱 甘草二两,白术各二两,干姜四两,茯苓四两。上四味,以水五升,煮取三升,分温三服。(摘录自《金匮要略》甘姜苓术汤)

13. 治暴赤眼 白姜末,水调,贴脚心。(摘录自《普济方》)

14. 治痈疽初起 干姜一两。炒紫,研末,醋调敷四围,留头。(摘录自《诸症辨疑》)

15. 治崩漏、吐血、便血而证属虚寒 干姜 6g,熟附片 6g,白术 12g,黄芪 12g,山茱萸 15g,生龙骨 12g,生牡蛎 12g,茜草 9g,陈棕炭 9g。水煎服。(摘录自《中药基础知识简编》姜附固冲汤)

16. 治经后期血色黑而有小腹痛 茯苓 15g,桂枝 4.5g,五味子 6g,干姜 3g,细辛 1.5g,水煎服。(摘录自《中药基础知识简编》茯苓五味姜辛汤)

17. 治功能性子宫出血 炮姜、棕榈炭、乌梅肉炭各等份,研细末,每服 6g,温开水送服。(摘录自《中国常用中草药》)

18. 治脾胃虚弱、腹痛泄泻 干姜 9g,白术 9g,党参 12g,甘草 3g,水煎服。(摘录自《中国常用中草药》)

【不良反应】 腐烂的干姜会产生一种毒性很强的物质黄樟素,能使肝细胞变质,诱发肝癌、食管癌。

参考文献

[1] 李佳惠,焦文雅,靳秋霞,等. 干姜苯丙素类成分及其抗氧化、降尿酸活性分析[J]. 食品科学,2023,44(11):26-31.

[2] 宋彩芳,李卫琴,张娅娅. 半夏干姜散外敷神阙穴对静脉镇痛泵引起胃肠道反应的疗效观察[J]. 浙江

中医杂志,2019,54(7):505.
[3] 吕莹,张栋,张超,等.附子与干姜不同比例配伍对急性心衰大鼠神经激素释放的影响[J].吉林中医药,2014,34(12):1280-1283.
[4] 余凌英,李星,蔡平君,等.干姜和炮姜对脾胃虚寒型胃溃疡大鼠药效学指标及肠道菌群的影响[J].中国药房,2022,33(20):2460-2465.
[5] 耿胜男,杨莉,李阳杰,等.基于网络药理学的干姜抗癌作用机制分析[J].药物评价研究,2019,42(9):1730-1740,1748.
[6] 江瑜.基于"生熟异治"质量标志物的干姜、炮姜质量控制研究[D].合肥:安徽中医药大学,2021.
[7] 刘俊伶,何晓艳,王飞.仲景治疗呕吐中生姜与干姜的运用[J].辽宁中医药大学学报,2022,24(11):162-165.

十一、化橘红

【来源】 本品为芸香科植物化州柚 *Citrus grandis* 'Tomentosa' 或柚 *Citrus grandis*(L.) Osbeck 的未成熟或近成熟的干燥外层果皮。前者习称"毛橘红",后者习称"光七爪""光五爪"。夏季果实未成熟时采收,置沸水中略烫后,将果皮割成 5 或 7 瓣,除去果瓤和部分中果皮,压制成形,干燥。

【炮制加工】

1. 化橘红 取原药材,除去杂质,润软,切丝,干燥即得。

2. 炒化橘红 取净化橘红丝,用文火炒至深黄色即可。

3. 蜜化橘红 取净化橘红丝,与用适量水稀释的炼蜜拌匀,用文火炒至黄色,不粘手时取出即可。化橘红每 100kg 用炼蜜 20kg。

【性味】 辛、苦,温。

【归经】 归肺、脾经。

【功能主治】 理气宽中,燥湿化痰。用于咳嗽痰多,食积伤酒,呕恶痞闷。

【用法用量】 3~6g。

【贮藏】 置阴凉干燥处,防蛀。

【化学及营养成分】

1. 糖类 如 D-木糖、D-葡萄糖、D-半乳糖、D-甘露糖、L-阿拉伯糖等。

2. 挥发油类 如柠檬烯、β-月桂烯、芳樟醇、桧烯、柠檬醛等。

3. 黄酮类 如柚皮苷、野漆树苷、新橙皮苷、枳属苷等。

4. 香豆素类 如 6-异丙氧基-7-甲氧基香豆素、5-羟基-8-(3′-甲基-2′-丁烯基)呋喃香豆素、紫花前胡苷、佛手酚、异欧前胡素、6′,7′-二羟基香柠檬素、马尔敏等。

5. 其他 如钙、钾、铝、硼、钛、铷、锶、铍、钴、镓等。

【质量评价】

1. 性状鉴别 ①化州柚:呈对折的七角或展平的五角星状,单片呈柳叶形。完整者展平后直径 15~28cm,厚 0.2~0.5cm。外表面黄绿色,密布茸毛,有皱纹及小油室;内表面黄白色或淡黄棕色,有脉络纹。质脆,易折断,断面不整齐,外缘有 1 列不整齐的下凹的油室,内侧稍柔而有弹性。气芳香,味苦、微辛。②柚:外表面黄绿色至黄棕色,无毛。

2. 显微鉴别 中果皮薄壁细胞形状不规则，壁不均匀增厚，有的作连珠状或在角隅处特厚。果皮表皮细胞表面观多角形、类方形或长方形，垂周壁增厚，气孔类圆形，直径18~31μm，副卫细胞5~7个，侧面观外被角质层，靠外方的径向壁增厚。偶见碎断的非腺毛，碎段细胞多至十数个，最宽处直径约33μm，具壁疣或外壁光滑、内壁粗糙，胞腔内含淡黄色或棕色颗粒状物。草酸钙方晶成片或成行存在于中果皮薄壁细胞中，呈多面形、菱形、棱柱形、长方形或形状不规则，直径1~32μm，长5~40μm。导管为螺纹导管和网纹导管。偶见石细胞及纤维。

3. 理化鉴别 取本品粉末0.5g，加甲醇5mL，超声处理15分钟，离心，取上清液作为供试品溶液。另取柚皮苷对照品，加甲醇制成每1mL含1mg的溶液，作为对照品溶液。照薄层色谱法试验，吸取上述两种溶液各2μL，分别点于同一高效硅胶G薄层板上，以乙酸乙酯-丙酮-冰醋酸-水（8∶4∶0.3∶1）为展开剂，展开，取出，晾干，喷以5%三氯化铝乙醇溶液，在105℃加热1分钟，置紫外光灯（365nm）下检视。供试品色谱中，在与对照品色谱相应的位置上，显相同颜色的荧光斑点。

【含量测定】 以十八烷基硅烷键合硅胶为填充剂；以甲醇-醋酸-水（35∶4∶61）为流动相；检测波长为283nm。理论板数按柚皮苷峰计算应不低于1000。取柚皮苷对照品适量，精密称定，加甲醇制成每1mL含60μg的溶液，即得。取本品粉末（过二号筛）约0.5g，精密称定，置具塞锥形瓶中，精密加入甲醇50mL，称定重量，水浴加热回流1小时，放冷，再称定重量，用甲醇补足减失的重量，摇匀，滤过，精密量取续滤液5mL，置50mL量瓶中，加50%甲醇至刻度，摇匀，即得。分别精密吸取对照品溶液与供试品溶液各10μL，注入液相色谱仪，测定，即得。本品按干燥品计算，含柚皮苷（$C_{27}H_{32}O_{14}$）不得少于3.5%。

【药理作用】

1. 化痰止咳 化橘红具有显著的止咳化痰作用，对慢性支气管炎和肺气肿均有良好的治疗效果。

2. 抗炎 化橘红中黄酮类化合物（如橙皮苷、柚皮苷）和多糖类物质通过抑制炎症介质（如前列腺素E_2、一氧化氮）的生成，下调核因子-κB信号通路的激活，减少促炎细胞因子的释放，从而发挥抗炎效果。

3. 抗氧化 化橘红中的黄酮含量较多，具有很强的抗氧化作用。

4. 免疫调节 化橘红多糖能显著提高正常小鼠的脾脏、胸腺指数及小鼠腹腔巨噬细胞的吞噬指数，促进小鼠T淋巴细胞的转化率，增强小鼠的细胞免疫功能。

5. 防治糖尿病心肌功能损伤 柚皮苷对心肌的炎症损伤有一定的抑制作用。

【食疗应用】

1. 化橘红南北杏炖鹧鸪 化橘红10g，南杏30g，北杏10g，鹧鸪1~2只，猪瘦肉50~100g，生姜3片。将化橘红、南北杏洗干净，用清水浸泡；将鹧鸪宰洗干净，去除脏杂；将猪瘦肉切成小块。将各物一同入炖盅，加入热开水1250mL（约5碗水量），加盖隔水炖2.5~3小时，食用时方下盐。本品具有祛湿化痰、止喘利气的功效。

2. 化橘红炖老母鸡 化橘红4~5g，老母鸡肉100g，生姜2片。将化橘红洗干净，用清水浸泡；将老母鸡肉切块；将所有材料一同放入炖盅，加热开水 250mL（约 1 碗量），加盖隔水炖 2.5~3 小时，食用时方下盐。本品具有健胃消滞、补中益气的功效。

3. 橘红瘦肉汤　化橘红 3g，瘦肉 50g，生姜 5g，冰糖 30g，纯净水 500mL。将化橘红片放入碗中，注入 90℃左右的水，加盖闷 30 分钟左右；把瘦肉切成小粒；将生姜切成薄片；将化橘红水、瘦肉粒、姜片放入小炖盅内，慢炖 120 分钟。如果受不了化橘红的苦味，炖到 90 分钟时，可加入冰糖 30g，再炖 30 分钟后关火。本品适合吸烟饮酒过多、喉咙不适的人士饮用。

【应用注意事项】 体虚、肺热、痰为黄痰者不宜使用。化橘红性温，对风寒导致的咳嗽、支气管炎、咽炎均有好的效果。因长期吸烟导致咳嗽的患者适合吃化橘红花。化橘红适合单独泡水喝。

【临床应用】

1. 治心中痰热，发为嘈杂　竹茹、制半夏、化橘红、云茯神、枣仁、炒远志、川石斛（摘录自《沈芊绿医案》）。

2. 治痰喘　化橘红、半夏各 15g，川贝母 9g。共研细末。每服 6g，开水送下。（摘录自《常见病验方研究参考资料》）

3. 治支气管炎　过江龙 30g，化橘红 15g，杏仁 9g。煎服。（摘录自《云南中草药》）

【不良反应】 个别患者服用化橘红后会出现虚弱、颤抖、腿肿胀疼痛、食欲不振。

参考文献

[1] 张秀明，陈志霞，林励．毛橘红与光橘红的化痰及抗炎作用比较研究[J]. 中药材，2004(2)：122-123.

[2] 董晶，肖移生，陈海芳，等．化橘红中主要活性成分对豚鼠气管平滑肌细胞增殖的影响[J]. 井冈山大学学报（自然科学版），2015，36(1)：88-90，106.

[3] 侯秀娟，沈勇根，徐明生，等．化橘红多糖的提取纯化及抗氧化活性研究[J]. 中国酿造，2012，31(9)：135-138.

[4] 董宏坡，江明树，朱伟杰．化橘红多糖对小鼠的免疫调节作用[J]. 中成药，2010，32(3)：491-493.

[5] 游琼，吴铿，黄海丽，等．化橘红有效成分柚皮苷对高糖诱导 CMECs 凋亡的抑制作用[J]. 中国心血管病研究，2014，12(7)：629-632，672.

十二、木瓜

【来源】 本品为蔷薇科植物贴梗海棠 *Chaenomeles speciosa* (Sweet) Nakai 的干燥近成熟果实。夏、秋二季果实绿黄时采收，置沸水中烫至外皮灰白色，对半纵剖，晒干。

【炮制加工】 洗净，润透或蒸透后切薄片，晒干。

【性味】 酸，温。

【归经】 归肝、脾经。

【功能主治】 舒筋活络，和胃化湿。用于湿痹拘挛，腰膝关节酸重疼痛，暑湿吐泻，转筋挛痛，脚气水肿。

【用法用量】 6~9g。

【贮藏】 置阴凉干燥处，防潮，防蛀。

【化学及营养成分】

1. 三萜类 木瓜中的五环三萜酸类化合物主要包括齐墩果酸、熊果酸、桦木酸、山楂酸和坡模醇酸，以齐墩果酸和熊果酸为代表。

2. 苯丙素类 以绿原酸、肉桂酸和咖啡酸为主，分别占 0.17%、0.18% 和 0.0017%。

3. 黄酮及其苷类 以芦丁、槲皮素、金丝桃苷为代表，分别占 0.006%、0.0005%、0.016%。

4. 氨基酸类 木瓜中含有多种氨基酸，如天冬氨酸、谷氨酸、丝氨酸、甘氨酸、组氨酸、精氨酸、苏氨酸、丙氨酸等。

5. 油脂类 含 9Z-十六碳烯酸甲酯、棕榈酸甲酯（十六烷酸甲酯）、9Z-十七碳烯酸甲酯、9Z,12Z-十八碳二烯酸甲酯、9Z-十八碳烯酸甲酯等。

6. 矿物元素 如钾、钠、钙、镁、铁、锰、铜、锌等。

7. 其他 如 β-谷甾醇、β-谷甾醇-β-D-葡萄糖苷、β-胡萝卜苷、(6S,9R)-长寿花糖苷等。

【质量评价】

1. 性状鉴定 果实多呈纵剖成对半的长圆形，长 4~9cm，宽 2~5cm，厚 1~2.5cm。外表面紫红色或红棕色，有不规则深皱纹；剖面边缘向内卷曲，果肉红棕色，中心部分凹陷，棕黄色。种子扁长三角形，多脱落，质坚硬。气微清香，味酸。以质坚实、味酸者为佳。

2. 显微鉴别 粉末呈棕红色。石细胞成群或单个散在，无色、淡黄色或橙黄色。呈类圆形、类长方形、长条形、长椭圆形、类三角形或类圆形，直径 12~82μm，长至 136μm，壁厚 5~20μm，层纹大多明显，孔沟细，少数分枝，有的胞腔含棕色或红棕色物。果肉薄壁细胞常破碎，壁较厚，极皱缩，胞腔含黄棕色或深棕色物。纤维成束，有时上下层交错排列，淡黄色或黄色，末端多圆钝，直径 11~27μm，壁层 5~12μm，木化，胞腔含棕色物。中果皮薄壁细胞淡黄色或棕色，偶含细小草酸钙方晶。果皮表皮细胞断面观呈类长方形，外壁厚 14~32μm，角质化，胞腔小，内含红棕色物。色素块黄棕色或棕色。网纹、螺纹导管，直径 5~27μm，壁厚约 2μm。

3. 理化鉴别 取本品粉末 1g，加 70% 乙醇 10mL，加热回流 1 小时，滤液供试验：取滤液 1mL，蒸干，残渣加醋酐 1mL 使溶解，倾入试管中，沿管壁加硫酸 1~2 滴，两液接触面显紫红色环，上层液显棕黄色（检查皂苷）；另取滤液滴于滤纸上，待干，喷洒三氯化铝试液，干燥后，于紫外光灯（365nm）下观察，显蓝色荧光。

【含量测定】 **齐墩果酸** 以十八烷基硅烷键合硅胶为填充剂；以甲醇-水-冰醋酸-三乙胺（265 : 35 : 0.1 : 0.05）为流动相；检测波长为 210nm；柱温 16~18℃。理论板数按齐墩果酸峰计应不低于 5000。取齐墩果酸对照品、熊果酸对照品适量，精密称定，加甲醇制成每 1mL 各含 0.1mg 的混合溶液，即得对照品溶液。取本品细粉约 0.5g，精密称定，置具塞锥形瓶中，精密加入甲醇 25mL，密塞，称定重量，超声处理（功率 250W，频率 40kHz）20 分钟，放冷，再称定重量，用甲醇补足减失的重量，摇匀，滤过，取续滤液，即得供试品溶液。分别精密吸取对照品溶液与供试品溶液各 20μL，注入液相色谱仪，测定，即得。本品按干燥品计算，含齐墩果酸（$C_{30}H_{48}O_3$）和熊果酸（$C_{30}H_{48}O_3$）的总量不得少于 0.50%。

【检查】 水分不得过10.0%。总灰分不得过5.0%。

【浸出物】 取本品粉末5g,加水50mL,振摇,放置1小时,滤过,滤液依法测定,pH值应为3.0~4.0。照醇溶性浸出物测定法项下的热浸法测定,用乙醇作溶剂,浸出物不得少于15.0%。

【药理作用】

1. 抗炎 木瓜苷可使炎症模型的高水平前列腺素E_2下降,刀豆蛋白A、脂多糖诱导的高水平T细胞、B细胞降低,T细胞亚型比例恢复平衡,炎症因子水平下降,从而达到治疗炎症免疫性疾病的目的。

2. 保肝 木瓜多糖能防止肝细胞肿胀,气球样变,并促进肝细胞修复,显著降低血清丙氨酸氨基转移酶水平。

3. 抗氧化 木瓜中的齐墩果酸对羟自由基和超氧阴离子自由基有较好的清除作用,并且清除率和浓度具有明显的量效关系。

4. 抗菌 新鲜木瓜汁和木瓜煎剂对肠道菌和葡萄球菌有较明显的抑菌作用,对肺炎链球菌抑菌作用较差。

5. 抗肿瘤 齐墩果酸、熊果酸、桦木酸、木瓜蛋白酶、木瓜凝乳蛋白酶均有抑制肿瘤的效果。木瓜总黄酮可剂量依赖性抑制程序性死亡因子-1与其配体的结合,降低肿瘤细胞表面的表达,促进机体对肿瘤的免疫应答,抑制肿瘤生长。

6. 其他 木瓜中的挥发油成分具有抗菌作用,特别是对革兰阳性菌较革兰阴性菌更加敏感。

【食疗应用】

1. 木瓜排骨汤 鲜木瓜1个,花生仁150g,猪排骨500g,红枣9枚,盐、味精各适量。将鲜木瓜去皮、子,洗净,切厚片;将花生用清水浸泡30分钟;将排骨洗净,剁成小块;将红枣去核,洗净。将上述原料全部放入砂锅中,加清水适量,用大火煮沸后,再改用小火炖3小时,加入盐、味精调味即可。佐餐食用,每天1~3次,每次150~200mL。本汤具有清热润燥、健脾通便之功效,适用于慢性胃炎、胃及十二指肠溃疡所致的消化不良,或口渴咽干,或春季过度烤火、过用暖气所致的咽喉疼痛者。

2. 木瓜烧猪瘦肉 猪肉(瘦)300g,木瓜30g,土豆(黄皮)100g,料酒10g,姜5g,大葱10g,盐3g,鸡精2g,鸡油35g。先将木瓜洗净,切成薄片;将猪瘦肉洗净,切成3cm见方的块;将土豆去皮,洗净,切成3cm见方的块;将姜切成片,葱切成段;将炒锅置武火上烧热,加入鸡油,待油烧至六成热;放入姜片、葱段爆香,随后放入猪瘦肉片、土豆块、料酒,炒至食材变色;加入少许汤,烧熟后加入盐、鸡精即成。本品具有舒筋活络、化湿和胃之功效,适于风湿痛、关节不利等症患者食用。

3. 木瓜粥 用木瓜30g,桑枝15g,薏苡仁30g,粳米100g。将木瓜、桑枝放入锅中,加水煎煮后去渣留汁;将薏苡仁、粳米放入药汁中,熬至米烂粥熟,加红糖适量,稍煮溶化即可。每日早、晚服食,连服数日。本品可用于小腿抽筋、脚气水肿的日常调理。

4. 酸木瓜炒鸡 小公鸡1只,酸木瓜2个,冰糖、猪油、白酒各100g。将新鲜的小公鸡

(一定要小公鸡)切成小方块;将酸木瓜切成薄片;放猪油入锅,油热后先倒酸木瓜;酸木瓜炒软后放鸡块,炒至鸡肉离骨;再加冰糖适量、白酒20g,翻炒后即可出锅。本品具有舒筋活络、缓解挛急的功效,适用于湿浊中焦之腹痛、吐泻、转筋等症。

5. 木瓜羹 木瓜100g,银耳15g,北杏10g,银杏12g,冰糖适量。将上述材料共入锅炖煲,20分钟后即可食用。本品能养阴润肺,滋润皮肤,延缓衰老,适用于燥热咳嗽、干咳无痰、痰中带血等症。

【应用注意事项】 湿热偏盛、小便淋沥者慎服。《医学入门》载:"忌铅、铁。"《神农本草经疏》载:"下部腰膝无力,由于精血虚、真阴不足者不宜用。伤食脾胃未虚、积滞多者,不宜用。"《食疗本草》载:"不可多食,损齿及骨。"

【临床应用】

1. 治吐泻转筋 木瓜干一两,吴茱萸半两(汤七次),茴香一分,甘草(炙)一钱。上锉为散,每服四大钱,水一盏半,姜三片,紫苏十叶,煎七分,去滓,食前服。(摘录自《三因极一病证方论》木瓜汤)

2. 治风湿客搏,手足腰膝不能举动 木瓜一枚,青盐半两。上用木瓜去皮脐,开窍填吴茱萸一两,去枝,将线系定,蒸热细研,入青盐半两,研令匀,丸如梧桐子大,每服四十丸,茶酒任下,以牛膝浸酒服之尤佳。食前。(摘录自《杨氏家藏方》木瓜丸)

3. 治腰痛,补益壮筋骨 牛膝二两(温酒浸,切,焙),木瓜一枚(去顶、穰,入艾叶一两蒸熟),巴戟(去心)、茴香(炒)、木香各一两,桂心半两(去皮)。上为细末,入熟木瓜并艾叶同杵千下,如硬,更下蜜,丸如梧子大,每服二十丸,空心盐汤下。(摘录自《御药院方》木瓜丸)

4. 治筋急项强,不可转侧 宣州木瓜二个(取盖去穰),没药二两(研),乳香一两(研)。上二味纳木瓜中,用盖子合了,竹签定之,饭上蒸三四次,烂,研成膏子,每服三五匙,地黄酒化下(生地黄汁半盏,无灰上酝二盏和之,用八分一盏,热暖化膏)。(摘录自《普济本事方》木瓜煎)

5. 治湿脚气,上攻心胸,壅闷痰逆 木瓜一两(干者),陈橘皮一两(汤浸,去白瓤,焙),人参一两(去芦头),桂心半两,丁香半两,槟榔二两。上件药,捣罗为末,炼蜜和捣三二百杵,丸如梧桐子大,每服不计时候,以生姜汤下三十丸。(摘录自《太平圣惠方》木瓜丸)

6. 治积年气块,脐腹疼痛 木瓜一两(三枚),硇砂二两(以醋一盏,化去夹石)。上件木瓜切开头,去瓤子,纳硇砂、醋入其间,却以瓷碗盛,于日中晒,以木瓜烂为度,却研。更用米醋五升,煎上件药如稀汤,以一瓷瓶子盛,密盖,用时旋以附子末和丸,如弹子大,每服,以热酒化一丸服之。(摘录自《太平圣惠方》木瓜丸)

7. 治赤白痢 木瓜、车前子、罂粟壳各等份。上为细末,每服二钱,米饮调下。(摘录自《普济方》木瓜散)

8. 治脐下绞痛 木瓜一二片,桑叶七片,大枣三枚,碎之。以水二升,煮取半升,顿服之。(摘录自《必效方》)

9. 治荨麻疹 木瓜六钱,水煎,分二次服,每日一剂。(摘录自《中草药新医疗法资料选编》)

【不良反应】 有报道个别患者服用木瓜丸发生变态反应，皮肤突然瘙痒，出现红斑，伴有呼吸急促、烦躁不安等。

参考文献

[1] 黄家钰，王玉丽，李婷，等．木瓜的化学成分、药理作用及加工利用研究进展[J]．中南农业科技，2023，44(1)：241-245，253.

[2] 覃洪含，陈壮，肖刚，等．广西凌云产川木瓜总黄酮保肝降酶作用的实验研究[J]．右江民族医学院学报，2016，38(3)：268-270.

[3] 田冰梅，谢晓梅，吴杰，等．宣木瓜提取物的体外抗氧化活性研究[J]．中医药临床杂志，2015，27(1)：105-107.

[4] 谢海伟，文冰．木瓜药理成分及产品开发研究进展[J]．生命科学研究，2012，16(1)：79-84.

[5] Xie XF，Cai XQ，Zhu SY，et al.Chemical composition and antimicrobial activity of essential oils of *Chaenomeles speciosa* from China [J].Food Chemistry，2007，100(4)：1312-1315.

十三、白芷

【来源】 本品为伞型科植物白芷 *Angelica dahurica*（Fisch.ex Hoffm.）Benth.et Hook.f. 或杭白芷 *Angelica dahurica*（Fisch.ex Hoffm.）Benth.et Hook.f.var.*formosana*（Boiss.）Shan et Yuan 的干燥根。夏、秋间叶黄时采挖，除去须根及泥沙，晒干或低温干燥。

【炮制加工】 除去杂质，分开大小个，略浸，润透，切厚片，干燥。

【性味】 辛，温。

【归经】 归胃、大肠、肺经。

【功能主治】 养血调经，敛阴止汗，柔肝止痛，平抑肝阳。用于血虚萎黄，月经不调，自汗，盗汗，胁痛，腹痛，四肢挛痛，头痛眩晕。

【用法用量】 3~9g。

【贮藏】 贮存于干燥容器内，置阴凉干燥处，防蛀。

【化学及营养成分】

1. 挥发油类 从白芷挥发油中鉴定出的化合物有 39 种，以单萜和倍半萜及其衍生物为主。

2. 香豆素类 主要有欧前胡素、异欧前胡素、补骨脂素、水合氧化前胡素、佛手苷内酯、白当归脑、花椒毒酚、氧化前胡素、白当归素等。

3. 糖类 白芷多糖分子中存在酰胺结构。组成白芷多糖的单糖有葡萄糖、半乳糖、甘露糖、鼠李糖、阿拉伯糖和木糖。

4. 氨基酸 白芷含有 8 种人体必需的氨基酸，分别为赖氨酸、色氨酸、亮氨酸、异亮氨酸、缬氨酸、甲硫氨酸、苏氨酸、苯丙氨酸。

5. 矿物元素 白芷含有钠、钾、钙、镁、铁、锌、铜、锰等，其中钙、铁的含量较高。

【质量评价】

1. 性状鉴别 ①白芷：根为圆锥形，长 7~24cm，直径 1.5~2cm。表面灰黄色或黄棕色，较光滑，皮孔样横向凸起散生，并有支根痕。质硬，断面类白色，粉性，皮部散有棕色油点，形成层环圆形，棕色。以独枝、条粗壮、质硬、体重、粉性足、香气浓者为佳。②杭白芷：根呈圆锥形，长 10~20cm，直径 2~2.5cm。上部近方形或类方形，表面灰棕色，有多数皮孔样横向凸起，长 0.5~1cm，略排成四纵行，顶端有凹陷的茎痕。质坚实较重，断面白色，粉性，皮部密布棕色油点，形成层环棕色，近方形。气芳香，味辛、微苦。

2. 显微鉴别 ①白芷：形成层呈圆环状；木质部占根的 1/3，导管呈放射状排列。②杭白芷：木栓层为 10 余列木栓细胞。皮层中有油管分布。韧皮部宽广，筛管群略呈径向排列；油管较多。形成层略呈方形。木质部占根的 1/2，导管稀疏散列。本品薄壁细胞含淀粉粒，有的含草酸钙簇晶。

3. 理化鉴别 取本品粉末 0.5g，加乙醚 10mL，浸泡 1 小时，时时振摇，滤过，滤液挥干乙醚，残渣加醋酸乙酯 1mL 使溶解，作为供试品溶液；另取欧前胡素、异欧前胡素对照品，加醋酸乙酯制成每 1mL 各含 1mg 的混合溶液，作为对照品溶液。照薄层色谱法试验，吸取上述两种溶液各 4μL，分别点于同一以羧甲基纤维素钠为黏合剂的硅胶 G 薄层板上，以石油醚（30~60℃）–乙醚（3：2）为展开剂，在 25℃以下展开，取出，晾干，置紫外光灯（365nm）下检视。供试品色谱中，在与对照品色谱相应的位置上，显相同颜色的荧光斑点。

【含量测定】

1. 欧前胡素 以十八烷基硅烷键合硅胶为填充剂；以甲醇–水（55：45）为流动相；检测波长为 300nm。理论板数按欧前胡素峰计算应不低于 3000。取欧前胡素对照品适量，精密称定，加甲醇制成每 1mL 含 10μg 的溶液，即得对照品溶液。取本品粉末（过三号筛）约 0.4g，精密称定，置 50mL 量瓶中，加甲醇 45mL，超声处理（功率 300W，频率 50kHz）1 小时，取出，放冷，加甲醇至刻度，摇匀，滤过，取续滤液，即得供试品溶液。分别精密吸取对照品溶液与供试品溶液各 20μL，注入液相色谱仪，测定，即得欧前胡素含量。本品按干燥品计算，含欧前胡素（$C_{16}H_{14}O_4$）不得少于 0.080%。

2. 总香豆素 精密称取欧前胡素对照品适量 2.2mg，置 100mL 容量瓶中，加甲醇适量溶解，稀释至刻度，摇匀，即得。分别吸取对照品溶液 1mL、2mL、3mL、4mL、5mL 置 10mL 容量瓶中，加甲醇至刻度，300nm 波长测定吸光度。以吸光度为纵坐标，以浓度为横坐标，绘制标准曲线。取样品粉末（过 20 目筛）各 0.15mg，精密称定，置索氏提取器中，加入甲醇 85mL，加热回流 9 小时，提取液置 100mL 量瓶中，加甲醇至刻度，摇匀，即得供试品溶液。取供试品溶液，300nm 波长测吸光度，即得。

【检查】 水分不得过 14.0%。总灰分不得过 6.0%。

【浸出物】 照醇溶性浸出物测定法项下的热浸法，用稀乙醇作溶剂，浸出物不得少于 15.0%。

【药理作用】

1. 抗炎 从白芷中分离出的佛手苷内酯、水合氧化前胡素和白芷素，给大鼠腹腔注射能明显抑制炎症反应。从白芷中分离出的戊烯氧呋豆素能有效阻断在内毒素诱导下产生的炎症反应。

2. 镇痛　白芷中的香豆素类成分通过碳代谢、HIF-1 炎症等通路，进而影响核苷-磷酸生物合成及氧化还原辅酶代谢等生物过程发挥镇痛作用。

3. 抗肿瘤　戊烯氧呋豆素与异欧前胡素能强烈抑制癌性启动因子的初步环节，有效地对抗癌症诱导物质。异欧前胡素与水合氧化前胡素可抑制肿瘤细胞株，并呈现明显的量效关系。

4. 抗氧化　在一定质量浓度下，白芷提取物的抗氧化能力高于维生素 C，并呈现出剂量依赖性。白芷中的香豆素化合物具有抗氧化活性。

5. 抗菌　川白芷水煎剂能够对铜绿假单胞菌、大肠埃希菌、金黄色葡萄球菌及伤寒杆菌等产生抑制作用。

6. 降脂　白芷中的香豆素类成分具有分解脂肪的作用，同时还能抑制甘油三酯的合成。

【食疗应用】

1. 川芎白芷鱼头汤　鱼头 1 个，猪瘦肉 150g，白芷 5g，川芎 5g，山药 5g，枸杞子 5g，党参 10g。先将鱼头及猪瘦肉过油煎炒，另起锅加入高汤或开水，水开后将鱼头和猪肉捞至汤罐中，再把洗净的药材放入锅中，煮熟后将汤及药材倒入罐中，文火煮 90 分钟，加入调料即成。本品能够健脑益智，补肾养血，用于肾精亏损所致的失眠多梦、记忆力下降。

2. 白芷炖燕窝　白芷 9g，燕窝 9g，冰糖适量。将白芷、燕窝隔水炖至极烂，过滤去渣，加冰糖适量调味，再炖片刻即成。每日 1~2 次。本品能够补肺养阴，止咳止血，适用于肺阴亏虚所致的气喘、咳嗽、痰中带血等症。

【应用注意事项】　阴虚血热者忌服。《本草经集注》载："当归为之使，恶旋覆花。"《神农本草经疏》载："呕吐因于火者禁用；漏下赤白，阴虚火炽血热所致者勿用；痈疽已溃，宜渐减去。"

【临床应用】

1. 治头痛及目睛痛　白芷四钱，生乌头一钱。上为末，每服一字，茶调服。有人患眼睛痛者，先含水，次用此搐入鼻中，其效更速。（摘录自《朱氏集验医方》白芷散）

2. 治诸风眩晕，妇人产前产后乍伤风邪，头目昏重及血风头痛，暴寒乍暖，神思不清，伤寒头目昏晕等证　香白芷（大块，择白色新洁者，先以棕刷刷去尘土，用沸汤泡洗四五遍），为末，炼蜜和丸如弹子大。每服一丸，多用荆芥点腊茶细嚼下。（摘录自《百一选方》都梁丸）

3. 治鼻渊　辛夷、防风、白芷各八分，苍耳子一钱二分，川芎五分，北细辛七分，甘草三分。白水煎，连服四剂。忌牛肉。（摘录自《疡医大全》）

4. 治带下，肠有败脓，淋露不已，腥秽殊甚，脐腹冷痛，须此排脓　白芷一两，单叶红蜀葵根二两，芍药根（白者）、白矾各半两（矾烧枯，别研）。为末，同以蜡丸如梧子大，空肚及饭前，米饮下十丸或十五丸，候脓尽，仍别以他药补之。（摘录自《本草衍义》）

5. 治烧伤　白芷、紫草、忍冬藤各 30g，白凡士林 1kg，龙脑 3g，制膏外用。

6. 治大便风秘　香白芷炒为末，每服二钱，米饮入蜜少许，连进二服。（摘录自《十便良方》）

7. 治半边头痛 白芷、细辛、石膏、乳香、没药(去油)。上各味等份,为细末,吹入鼻中,左痛右吹,右痛左吹。(摘录自《种福堂公选良方》白芷细辛吹鼻散)

8. 治眉框痛,属风热与痰 黄芩(酒浸炒),白芷。上为末,茶清调二钱。(摘录自《丹溪心法》)

9. 治痈疽赤肿 白芷、大黄等份。为末,米饮服二钱。(摘录自《经验方》)

10. 治刀箭伤疮 香白芷嚼烂涂之。(摘录自《濒湖集简方》)

【不良反应】《药物图考》记载白芷"有小毒"。药理研究表明,小剂量的白芷毒素对动物延髓血管运动中枢、呼吸中枢、迷走神经及脊髓都有兴奋作用,能使血压上升,脉搏减慢,呼吸加深,并能引起流涎、呕吐。白芷含有白芷毒素,服用30~60g便能引起中毒。中毒后,患者出现恶心、呕吐、头晕、气短、心慌、大汗淋漓、血压升高、烦躁不安、惊厥、强直性痉挛、呼吸困难、心前区疼痛,最后死于呼吸中枢麻痹。

参考文献

[1] 卢晓琳,蒋运斌,袁茂华,等.熏硫与未熏硫白芷抗炎镇痛作用的对比研究[J].中药与临床,2015,6(5):39-43.
[2] 高小坤.白芷挥发油镇痛、镇静作用实验研究[J].现代中西医结合杂志,2013,22(35):3880-3882,3888.
[3] 鲜于梁艳.白芷愈伤组织总香豆素的提纯化及合成调控[D].保定:河北大学,2014.
[4] 曾英男,顾宇航,刘佳.白芷和金银花提取物的抗氧化研究[J].农产品加工,2019(9):6-8.
[5] 李巧玲,熊梓,汀杨虹,等.川白芷提取物对痤疮相关致病菌的抑制作用[J].中国皮肤性病学杂志,2021,35(1):26-29.

十四、白扁豆

【来源】 本品为豆科植物扁豆 *Dolichos lablab* L. 的干燥成熟种子。秋、冬二季采收成熟果实,晒干,取出种子,再晒干。

【炮制加工】

1. 白扁豆 除去杂质。用时捣碎。

2. 炒白扁豆 取净白扁豆,炒至微黄色,用时捣碎。

3. 扁豆仁 取净白扁豆,置沸水中煮至皮微鼓起和松软,捞出,倒入凉水,搓去皮,晒干,捣碎用;或炒黄用。

【性味】 甘,微温。

【归经】 归脾、胃经。

【功能主治】 健脾化湿,和中消暑。用于脾胃虚弱,食欲不振,大便溏泄,白带过多,暑湿吐泻,胸闷腹胀。炒白扁豆健脾化湿。用于脾虚泄泻,白带过多。

【用法用量】 9~15g。

【贮藏】 贮存于干燥容器内,置通风干燥处,防蛀。

【化学及营养成分】

1. 糖类 是白扁豆的主要成分,含量为50%左右,包括淀粉、棉子糖、水苏糖、果糖等。

2. 蛋白质类　主要在白扁豆种子中，约占种子的2.27%，包括胰蛋白酶抑制剂、淀粉酶抑制物、酪氨酸酶、豆甾醇、血球凝集素A、血球凝集素B等。

3. 维生素及矿物元素　白扁豆中含有维生素A、维生素B、维生素C，还含有钙、磷、铁及植酸钙镁等。

【质量评价】

1. 性状鉴别　种子扁椭圆形或扁卵圆形，长0.8~1.3cm，宽6~9mm，厚约7mm。表面淡黄白色或淡黄色，平滑，稍有光泽，有的可见棕褐色斑点，一侧边缘有隆起的白色半月形种阜。长7~10mm，剥去后可见凹陷的种脐，紧接种阜的一端有珠孔，另端有种脊。质坚硬，种皮薄而脆，子叶2片，肥厚，黄白色。气微，味淡，嚼之有豆腥气。以粒大、饱满、色白者为佳。

2. 显微鉴别　种皮为1列栅状细胞，种脐部位为2列，长26~213μm，宽526μm，壁自内向外渐增厚，近外方有光辉带；支柱细胞1列，种脐部位3~5列，哑铃状，长12~109μm，宽34~54μm，缢缩部宽10~25μm，其下为10数列薄壁细胞，多切向延长。最内1列种皮细胞小，类方形。子叶细胞内含淀粉粒。种脐部位栅状细胞的外侧有种阜，细胞类圆形或不规则长圆形，内含淀粉粒，内侧有管胞岛，椭圆形细胞壁网状增厚，其两侧有星状组织，细胞星芒状，有大的细胞间隙，有的胞腔含棕色物。

【检查】水分不得过14.0%。

【药理作用】

1. 抗菌，抗病毒　白扁豆对镰刀霉、丝核菌具有抗菌活性，并对人类免疫缺陷病毒的反转录及人类免疫缺陷病毒侵染过程中涉及的甘油水解酶α-葡萄糖苷酶和β-葡萄糖苷酶有抑制作用。

2. 抗氧化　白扁豆多糖对超氧离子自由基和羟自由基有不同程度的清除作用，且可提高超氧化物歧化酶和谷胱甘肽过氧化物酶活力，增强抗氧化能力。

3. 保护神经　白扁豆多糖可通过减少Bax的表达，相对提高Bel-2的表达及其与Bax比例，从而阻断由缺氧诱导的神经细胞凋亡以保护神经。

4. 保肝　白扁豆多糖可降低脂肪肝模型大鼠的肝指数和血清中的丙氨酸氨基转移酶、胆固醇和甘油三酯水平，改善肝组织病理形态，上调超氧化物歧化酶和谷胱甘肽过氧化物酶的表达，对脂肪肝起到防治作用。

5. 抗肿瘤　白扁豆凝集素和糖肽类生物活性因子可以通过效应细胞被激活，选择性抑制肿瘤病毒，缓解癌性疼痛，可作为抗肿瘤辅助药物。

6. 其他　白扁豆还具有提高造血功能、升高白细胞计数、降血糖、降低胆固醇等作用。

【食疗应用】

1. 白扁豆黄连散　白扁豆100g，川黄连粉10g。将白扁豆、川黄连粉混合搅匀，备用。每次服10g，粳米汤送下，每日2~3次。本品具有清肝和胃之功，可用于妊娠剧吐属肝胃不和者。

2. 白扁豆粳米粥　白扁豆50g（鲜品加倍），粳米100g。将白扁豆与粳米同煮稀粥即可。

随意服食。本品具有健脾利湿解暑之功效,可用于脾胃虚弱、暑湿泻痢、夏季烦渴诸证的调理。

【应用注意事项】 本品不宜多食,以免壅气伤脾。《本草经集注》载:"患寒热病者不可食。"《食疗本草》载:"患冷气人勿食。"

【临床应用】

1. **治久嗽咯血而致的肺痿,吐白涎,胸膈满闷,食少** 白扁豆(饭上蒸)、生姜各半两,枇杷叶(去毛)、半夏(汤浸七次)、人参(去芦)、白术各一分,白茅根三分。上细锉,水三升,煎至一升,去滓,下槟榔末一钱,和匀分四服,不拘时候。(摘录自《普济本事方》白扁豆散)

2. **治脾胃虚弱,饮食不进而呕吐泄泻者** 莲子肉(去皮),薏苡仁、缩砂仁、桔梗(炒令深黄色)各一斤,白扁豆一斤半(姜汁浸,去皮,微妙),白茯苓、人参(去芦)、甘草(炒)、白术、山药各二斤。上为细末,每服二钱,枣汤调下,小儿量岁数加减服。(摘录自《太平惠民和剂局方》参苓白术散)

3. **治霍乱** 扁豆一升,香薷一升。以水六升煮取二升,分服。单用亦得。(摘录自《备急千金要方》)

4. **治消渴饮水** 白扁豆浸去皮,为末,以天花粉汁同蜜和丸梧子大,金箔为衣。每服二三十丸,天花粉汁下,日二服。忌炙煿酒色。次服滋肾药。(摘录自《仁存堂经验方》)

5. **治赤白带下** 白扁豆炒为末,用米饮每服二钱。(摘录自《永类钤方》)

6. **治疖肿** 鲜扁豆适量。加冬蜜少许,同捣烂敷患处。(摘录自《福建药物志》)

7. **治恶疮连痂痒痛** 捣扁豆,封,痂落即差。(摘录自《肘后备急方》)

8. **治慢性肾炎,贫血** 扁豆30g,红枣20粒。水煎服。(摘录自《福建药物志》)

9. **治伏暑引饮,口燥咽干,或吐或泻** 用白扁豆(微炒)、厚朴(去皮,姜汁炙)各二钱,香薷(去土)二钱。水一盏,入酒少许,煎七分,沉冷。不拘时服。一方加黄连姜汁炒黄色,如有抽搦,加羌活。(摘录自《卫生易简方》)

10. **治心脾肠热,口舌干燥生疮** 扁豆(炒)、蒺藜子(炒)各二两。上二味,粗捣筛。每服五钱匕,水一盏半,煎至一盏,去滓,日三服,不拘时。(摘录自《圣济总录》扁豆汤)

11. **治一切药毒** 白扁豆(生)晒干为细末,新汲水调下二三钱匕。(摘录自《百一选方》)

【不良反应】 暂未发现不良反应。

参考文献

[1] Ye X Y, Wang H X, Ng T B.Dolichin, a new chitinase-like antifungal protein isolated from field beans (*Dolichos lablab*) [J].Biochemical & Biophysical Research Communications.2000, 269 (1): 155-159.

[2] 刘富岗,弓建红,杨云,等.白扁豆等4种中药多糖体外抗氧化活性研究[J].河南科学,2009,27(10):1212-1215.

[3] 胡国柱,姚于飞,文珠,等.白扁豆多糖对神经细胞缺氧性凋亡的保护[J].中药药理与临床,2012,28(1):91-94.

[4] 陈志飘.白扁豆多糖防治酒精性脂肪肝的实验研究[D].恩施:湖北民族学院,2007:6.

[5] Moein M, Moein S, Fard T, et al.Scavenging evaluation of different free radicals by three species of *ziziphus* and their fractions [J].Iranian journal of science and technology, 2017, 55 (41): 249-255.

[6] 佚名.改变一生的超级食物[J].报刊荟萃,2012(9):78.

十五、龙眼肉(桂圆)

【来源】 本品为无患子科植物龙眼 *Dimocarpus longan* Lour. 的假种皮。夏、秋二季采收成熟果实,干燥,除去壳、核,晒至干爽不黏。

【炮制加工】 烘干或晒干,剥去果皮,取其假种皮;或将果实入开水中煮 10 分钟,捞出摊放,使水分散失,再烤一昼夜,然后剥取假种皮,晒干。

【性味】 甘,温。

【归经】 归心、脾经。

【功能主治】 补益心脾,养血安神。用于气血不足,心悸怔忡,健忘失眠,血虚萎黄。

【用法用量】 9~15g。

【贮藏】 置通风干燥处,防潮,防蛀。

【化学及营养成分】

1. 三萜类 主要为木栓烷型三萜。从龙眼壳(干)中分离的三萜类化合物主要为龙眼三萜 A 和龙眼三萜 B,从龙眼叶中分离得到的三萜类化合物主要为表无羁萜醇和无羁萜。

2. 酚类 从龙眼中分离得到的酚类化合物共 21 种,主要是没食子酸及其衍生物,如没食子酸、没食子酰葡萄糖苷、鞣花酸、云实素等。

3. 甾体类 主要为β-谷甾醇、β-胡萝卜苷、豆甾醇、(24R)-豆甾-4-烯-3-酮、豆甾醇-D-葡萄糖苷等。

4. 有机酸类 包括烟酸、对羟基苯甲酸、呋喃丙烯酸、二十四碳酸、丁二酸等。

5. 挥发油类 主要为苯并噻唑、苯并异噻唑、新戊酸 6-烯酯等。

6. 核苷类 龙眼肉中的 9 种核苷包括尿嘧啶、腺苷、尿苷、胞苷、胸腺嘧啶、肌苷、鸟苷、胸苷、腺嘌呤。

【质量评价】

1. 性状鉴别 假种皮为不规则块片,常黏结成团,长 1~1.5cm,宽 1~3.85cm,厚约 1mm。黄棕色至棕色,半透明。外表面(近果皮的一面)皱缩不平;内表面(黏附种子的一面)光亮,有细纵皱纹。质柔润,有黏性。气微香,味甚甜。以片大而厚、色黄棕、半透明、甜味浓者为佳。

2. 显微鉴别 假种皮表面观:外表皮细胞形状不一,垂周壁有时可见细小念珠状增厚。内表皮细胞垂周壁念珠状增厚较明显,平周壁有时有大的圆纹孔。内外表皮细胞可见少数杆状、棒状、针状、菱形或不规则形的草酸钙结晶,长 5~17μm,直径 1~3μm。

3. 理化鉴别 取本品粉末 1g,加乙酸乙酯 20mL,超声处理 20 分钟,滤过,滤液蒸干,残渣加乙酸乙酯 1mL 使溶解,作为供试品溶液。另取龙眼肉对照药材 1g,同法制成对照药材溶液。照薄层色谱法试验,吸取上述两种溶液各 10μL,分别点于同一硅胶 G 薄层板上,以环己烷-丙酮(4∶1)为展开剂,展开,取出,晾干,喷以 5% 香草醛硫酸溶液,在 105℃加热至斑点显色清晰。供试品色谱中,在与对照药材色谱相应的位置上,显相同颜色的斑点。

【含量测定】 **葡萄糖** 精密称取 105℃干燥至恒重的无水葡萄糖 50mg,置于 500mL 的量瓶中,加适量蒸馏水溶解并稀释至刻度,摇匀,备用。称取龙眼肉(干果肉)50g,加水

500mL 煎煮 3 次，每次 1 小时，残渣用水洗涤 3 次，过滤，合并滤液，浓缩至相对密度 1.10（60℃），加乙醇使含醇量达 50%，冷藏 12 小时，过滤，滤液回收乙醇至无醇味，冷藏 12 小时，过滤，滤液加水稀释至 100mL，即葡萄糖供试液。取葡萄糖供试品贮备液 0.5mL，置于 1000mL 量瓶中，稀释至刻度，即得供试品溶液。精密吸取对照品贮备液 0.2mL、0.3mL、0.4mL、0.5mL、0.6mL、0.7mL，分别置于 10mL 棕色量瓶中，各加蒸馏水至 2.0mL，再分别加 5% 苯酚试剂 1.0mL，摇匀，迅速滴加浓硫酸 6.0mL，即刻摇匀，放置 5 分钟后，置沸水浴中加热 15 分钟，取出，加水至 10mL，放冷水中冷却 30 分钟。另以蒸馏水 2.0mL，同上操作作为空白对照，于 490nm 处测定吸收度；绘制标准曲线。精密吸取标准品溶液 0.5mL，6 份，分别测定吸收度，求平均值，对照标准曲线即得。

【检查】 水分不得过 15.0%。总灰分不得过 4.0%。

【浸出物】 照水溶性浸出物测定法项下的热浸法测定，浸出物不得少于 70.0%。

【药理作用】

1. 抗氧化 龙眼的抗氧化活性主要集中在龙眼总提取物和龙眼多糖。龙眼肉提取液具有清除自由基和提高细胞免疫力的作用，龙眼多糖对超氧阴离子自由基和羟自由基有清除作用，对脂质过氧化物也具有抑制作用。

2. 抗癌 龙眼肉水浸液对宫颈癌 JTC26 肿瘤细胞具有显著抑制作用，抑制率明显高于博来霉素，几乎与长春新碱相当。

3. 降血糖 龙眼核提取物可抑制 α-葡萄糖苷酶的活性，并在一定范围内呈现出量效关系。龙眼核提取液可有效缓解经四氧嘧啶诱发的糖尿病小鼠体内的高血糖症状。

4. 抗菌 龙眼核水提取物、95% 乙醇提取物、丙酮提取物、乙酸乙酯提取物均有抗菌活性，其中 95% 乙醇提取物的抗菌活性最强。

5. 增强免疫 龙眼多糖可增强小鼠迟发型变态反应，提高细胞吞噬率及吞噬指数。龙眼肉提取液可增加小鼠碳粒廓清速率，增加小鼠脾重，增强网状内皮系统活性。另有研究发现，龙眼壳提取物可显著增强细胞的吞噬能力。

6. 调节内分泌 龙眼肉乙醇提取物可降低雌性大鼠血清中催乳素、雌二醇、睾酮的含量，增加卵泡刺激素、孕酮的含量，影响大鼠性腺轴的内分泌功能。

7. 其他 龙眼肉提取物可增加睡眠频率和睡眠时间，且具有抗焦虑和增强记忆的作用。

【食疗应用】

1. 龙眼肉粥 龙眼肉 10~15g，大枣 3~5 枚，粳米 30g，红糖适量。将龙眼肉、大枣、粳米同置锅内，加水煮成粥，再加入红糖即可。空腹食用。本品具有补心养血、开胃益脾、安神益智之功，可用于心脾虚弱引起的头晕失眠、惊悸怔忡、心慌气短及贫血健忘、神经衰弱、自汗盗汗等，亦治女性产后浮肿、气血虚弱。

2. 龙眼丹参汤 龙眼肉 30g，远志肉 15g，丹参 15g。将上述材料加水同煮，去渣，加红糖调味即可。本品能够养心安神，活血通脉，可用于心功能不全、心脾两虚兼瘀血者的日常调理。

3. 糖桂圆百合莲　龙眼肉 50g，百合 50g，莲子 50g，白糖 50g。将龙眼肉、百合、莲子洗净；将上述 3 味放入碗中加清水，放锅内蒸；莲子熟后，加白糖 50g，再蒸 10 分钟，即可食用。本品能够补益心脾，用于心脾虚之心悸、气短、失眠之调养。

4. 龙眼枸杞粥　龙眼肉、枸杞子、糯米、粳米各 15g。将上述材料放入锅中，加水共煮粥即可。每日 1 剂，分早、晚 2 次服完。本品具有补益气血之功，可用于贫血患者的调理。

5. 龙眼桑椹兔肉汤　龙眼肉 30g，桑椹 15g，枸杞子 15g，兔肉 250g，盐适量。将龙眼肉、桑椹、枸杞子洗干净；将兔肉洗净，切块，洗去血水；将全部原料放入锅中，加清水适量，用大火煮沸后，改小火煮 2 小时，加盐调味即可。本品能够滋阴养血，补心安神，可用于血虚引起的心悸。

6. 葡萄龙眼雪泡　龙眼肉（干）30g，葡萄 120g，奶精少许，糖水适量。将葡萄洗净，与龙眼肉一同放入榨汁机榨成汁，再将调好的汁倒入雪克杯中，加入奶精、糖水和适量清水后，旋紧瓶盖摇成雪泡状，倒入杯中即可。本品具有补益心脾、舒筋活血之功，可用于血虚引起的心悸。

7. 龙眼肉炖甲鱼　甲鱼 1 只（1500g），龙眼肉 10g，山药 30g，生姜 5 片。将甲鱼宰杀，去头和四肢、内脏，洗净，去甲壳，切成小块，洗去血水；将全部用料一起放入砂锅中，加开水适量，文火炖 2 小时，调味即可。饮汤食肉。本品具有滋阴养血的功效，可用于慢性肝炎属肝阴不足者。

8. 糖渍龙眼　鲜龙眼 500g，白糖 50g。将龙眼去皮、核后放入碗中，加白糖反复上笼蒸、晾 3 次，至色泽变黑。将变黑的龙眼拌白糖少许，拌匀即可。每次吃 4~5 个，每日 2 次。本品具有养心血、安心神的功效，用于心血不足或病后体虚引起的心悸、失眠、健忘等。

【应用注意事项】　内有痰火及湿滞停饮者忌服。《本草汇言》载："甘温而润，恐有滞气，如胃热有痰、有火者；肺受风热，咳嗽有痰有血者，又非所宜。"《药品化义》载："甘甜助火，亦能作胀，若心肺火盛，中满呕吐及气膈郁结，皆宜忌用。"

【临床应用】

1. 治心脾气血两虚所见心悸怔忡、健忘失眠、盗汗、体倦食少、面色萎黄、舌淡、苔薄白、脉细弱等及脾不统血证所致便血、皮下紫癜、妇女崩漏、月经超前、量多色淡，或淋漓不止，舌淡、脉细弱等　白术、当归、白茯苓、黄芪（炒）、龙眼肉、远志、酸枣仁（炒）各一钱，木香五分，甘草（炙）三分，人参一钱。（摘录自《正体类要》归脾汤）

2. 大补气血　自剥好龙眼肉，盛竹筒式瓷碗内，每肉一两，入白洋糖一钱，素体多火者，再加入西洋参片，如糖之数，碗口罩以丝绵一层，日日于饭锅上蒸之，蒸至百次。凡衰羸老弱，别无痰火、便滑之病者，每以开水瀹服一匙，大补气血，力胜参、芪，产妇临盆，服之尤妙。（摘录自《随息居饮食谱》玉灵膏）

3. 温补脾胃，助精神　龙眼肉不拘多少，上好烧酒内浸百日，常饮数杯。（摘录自《万氏家抄方》龙眼酒）

4. 治思虑过度，劳伤心脾，健忘怔忡　白术、茯苓（去木）、黄芪（去芦）、龙眼肉、酸枣仁（炒，去壳）各一两，人参、木香（不见火）各半两，甘草（炙）二钱半。上细切，每服四钱，水一盏

半，生姜五片，枣一枚，煎至七分，去滓温服，不拘时候。（摘录自《济生方》归脾汤）

5. 治脾虚泄泻 龙眼干十四粒，生姜三片。煎汤服。（摘录自《泉州本草》）

6. 治妇人产后浮肿 龙眼干、生姜、大枣。煎汤服。（摘录自《泉州本草》）

【不良反应】 暂未发现不良反应。

参考文献

[1] 张黎明，曲玮，梁敬钰．龙眼化学成分及药理活性研究进展[J]．海峡药学，2013，25(1)：4-7.

[2] 蔡长河，唐小浪，张爱玉，等．龙眼肉的食疗价值及其开发利用前景[J]．食品科学，2002(8)：328-330.

[3] 黄儒强，刘学铭，曾庆孝．龙眼核提取物对 α-葡萄糖苷酶抑制作用的研究[J]．现代食品科技，2005(2)：62-63.

[4] 黄晓冬．4 种龙眼核提取物的总黄酮含量、体外抗菌活性与抗氧化活性[J]．食品科学，2011，32(11)：43-47.

[5] 许兰芝，王洪岗，耿秀芳，等．龙眼肉乙醇提取物对雌性大鼠垂体-性腺轴的作用[J]．中医药信息，2002，19(5)：57-58.

十六、生姜

【来源】 本品为姜科植物姜 *Zingiber officinale* Rosc. 的新鲜根茎。秋、冬二季采挖，除去须根及泥沙。

【炮制加工】

1. 生姜 取原药材，除去杂质，洗净，用时切厚片。

2. 煨姜 将鲜生姜洗净，用草纸包裹，放在清水中浸湿，直接放在火中煨，以草纸焦黑、姜熟为度；或直接将鲜生姜放火中烤熟。

【性味】 辛，微温。

【归经】 归肺、脾、胃经。

【功能主治】 解表散寒，温中止呕，化痰止咳。用于风寒感冒，胃寒呕吐，寒痰咳嗽。

【用法用量】 3~9g。

【贮藏】 置阴凉潮湿处，或埋入湿沙内，防冻。

【化学及营养成分】

1. 挥发油类 如莰烯、茨烯、水芹烯和松油醇等。

2. 姜辣素类 如姜酚、姜烯酚、姜酮酚、姜油酮等。

3. 二苯基庚烷类 主要包括 1,5–环氧–3R–羟基–1–(3,4–二羟基–5–甲氧基苯基)–7–(4–羟基–3–甲氧基苯基) 庚烷等。

4. 其他 如多糖类、黄酮类、氨基酸类，以及铁、锰、铜、锌、硒、镉、镁 7 种矿物元素和生姜蛋白酶等化学成分。

【质量评价】

1. 性状鉴别 本品呈不规则块状，略扁，具指状分枝，长 4~18cm，厚 1~3cm。表面黄褐色或灰棕色，有环节，分枝顶端有茎痕或芽。质脆，易折断，断面浅黄色，内皮层环纹明显，维管束散在。气香特异，味辛辣。

2. 理化鉴别 取本品碎末 1g，加乙酸乙酯 20mL，超声处理 10 分钟，滤过，滤液蒸干，残渣加乙酸乙酯 1mL 使溶解，作为供试品溶液。另取 6–姜辣素对照品，加甲醇制成每 1mL 含 0.5mg 的溶液，作为对照品溶液。照薄层色谱法试验，吸取供试品溶液 6μL、对照品溶液 4μL，分别点于同一硅胶 G 薄层板上，以石油醚（60~90℃）– 三氯甲烷–乙酸乙酯（2：1：1）为展开剂，展开，取出，晾干，喷以香草醛硫酸试液，在 105℃加热至斑点显色清晰。供试品色谱中，在与对照品色谱相应的位置上，显相同颜色的斑点。

【含量测定】

1. 6–姜辣素 以十八烷基硅烷键合硅胶为填充剂；以乙腈–甲醇–水（40：5：55）为流动相；检测波长为 280nm。理论板数按 6–姜辣素峰计算应不低于 5000。取 6–姜辣素对照品适量，精密称定，加甲醇制成每 1mL 含 0.1mg 的溶液，即得。取本品碎末约 0.8g，精密称定，置具塞锤形瓶中，精密加入甲醇 25mL，称定重量，加热回流 30 分钟，放冷，再称定重量，用甲醇补足减失的重量，摇匀，滤过，取续滤液，即得。分别精密吸取对照品溶液 8μL 与供试品溶液 20μL，注入液相色谱仪，测定，即得。最终本品含 6–姜辣素（$C_{17}H_{26}O_4$）不得少于 0.050%。

2. 6–姜酚 依利特 C_{18} 色谱柱（4.6min×25cm×5μm）；乙腈–水（40：60）为流动相；流速 1mL/mim；检测波长为 280nm；柱温 25℃；理论板数按 62 姜酚峰计为 1000。精密称取 6–姜酚对照品 5mg，置 10mL 棕色量瓶中，加甲醇溶解并稀释至刻度，摇匀，即得（每 1mL 中含 6–姜酚 0.5mg，避光低温保存）。精密称取姜油约 0.2g，置 10mL 棕色量瓶中，用甲醇溶解并稀释至刻度，摇匀。精密吸取上述溶液 1mL，置 5mL 棕色量瓶中，用甲醇溶解并稀释至刻度，摇匀，用微孔滤膜过滤，即得。依法分别制备 6–姜酚对照品溶液、生姜超临界提取物供试品溶液，在上述色谱条件下分别注入液相色谱仪测定，即得。本品中含 6–姜酚不得低于 8.0%。

【药理作用】

1. 抗氧化 生姜提取物具有较强的抗氧化作用，可降低过氧化氢诱导体外培养的人脐静脉内皮细胞氧化应激损伤。

2. 抗癌 生姜提取物对艾氏腹水癌实体生长和小鼠移植性肉瘤 S180 具有明显的抑制作用。

3. 止呕 生姜脂溶性部位具有抗化疗、止呕吐的作用，其作用机制可能与其能够拮抗 5–羟色胺受体有关。

4. 其他 生姜对小鼠肠道具有调节作用，能提高肠道局部免疫功能，同时增加肠道益生菌的数量。生姜汁可显著抑制家兔离体十二指肠平滑肌收缩，且浓度越大，抑制效果越明显。

【食疗应用】

1. 姜乳蒸饼 生姜 500g，面粉适量。将鲜生姜捣碎，绞取汁液，盛于瓷盆内，撇去上层黄清液，取下层白而浓者，阴干，刮取其粉，名为姜乳。每日用姜乳适量与面粉拌和做饼蒸熟，每日清晨空腹食 1~2 块。本品有驻颜润肤、防衰老的功效。未老先衰者长期服用，可保持童颜。

2. 生姜茶 红茶 3g，生姜 10g，红糖适量。将生姜洗净，去皮，切成薄片，与茶叶同放砂锅内,加水适量,煎煮取汁。温服,服后盖被,卧床休息。每日1~2剂,每剂分1~2次服用。本品具有发汗解表的功效,适用于风寒感冒初起,症见咳嗽咽痒、鼻塞流涕等。风热感冒者忌用。

3. 姜糖饮 生姜10g,红糖15g。将生姜洗净,切丝,用开水闷泡5分钟,文火熬2~3分钟,加红糖水调溶,趁热顿饮,服后盖被出微汗。本品适用于外感风寒初起,症见发热恶寒、头痛、身痛等。

4. 姜茶 红茶1~3g,鲜生姜3片。将上述2味以沸水冲泡,加盖闷泡3~5分钟即可;也可用鲜姜15g取汁调茶服。代茶温饮,每日服用1~2剂。本品具有温中和胃、降逆止呕的功效,适用于呕吐、恶心。胃痛见胃脘灼热、泛酸嘈杂、口干口苦、舌红苔黄者不宜服用。

5. 姜藕饮 藕90g,生姜10g。将藕与生姜分别捣烂,绞取汁,混匀后徐徐饮用。本品适用于胃热而胃气不和,症见恶心呕吐、烦渴喜饮等。

6. 槟榔生姜饮 槟榔10g,莱菔子10g,生姜3片,白糖少量。将莱菔子炒黄,与槟榔一起打碎,放入砂锅,加水煎汤,煮沸后加入生姜片略煮片刻,取汁,频频温饮。本品适用于宿食停滞,症见呕吐食少、脘腹胀痛、大便难下等。

【应用注意事项】 本品助火伤阴,故热盛及阴虚内热者忌服,如肺热咳嗽、吐血、痈肿疮毒、大便干燥者不要过食生姜。《随息居饮食谱》载:"内热阴虚,目赤、喉患、血证、疮痛、呕泻有火、暑热时疟、热哮火喘、胎产、痧胀及时病后、痧痘后,均忌之。"俗语云:"早上吃姜,胜过吃参汤;晚上吃姜,等于吃砒霜(早上吃姜有益,晚上吃姜有害)。"生姜味辛性温,含有挥发油、姜辣素、树脂及淀粉等。姜能增强和加速血液循环,刺激胃液分泌,兴奋肠胃,促进消化,还有抗菌作用。早上吃一点姜,对健康有利,但晚上吃姜,会让人上火,劳命伤身。一般来说,服用生姜最好带皮一块吃。生姜性温,有发散的作用,一次不要食用过多,以3~5片为宜,否则可能会引起口干舌燥、咽痛等症状,并且对肾脏有一定的刺激。肝炎、糖尿病、干燥综合征、多汗者忌食生姜。腐烂的生姜会产生一种叫黄樟素的剧毒物质,能引发食管癌和肺癌。因此,腐烂变质的生姜不可食用。患有目疾、痈疮和痔疮者不可多食生姜。

【临床应用】

1. 治呕吐,百药不差 生姜一两,切如绿豆大,以醋浆七合,于银器煎取四合,空腹服。(摘录自《食医心镜》)

2. 治病人胸中似喘不喘,似呕不呕,似哕不哕,彻心中愦愦然无奈者 半夏半升,生姜汁一升。上二味,以水三升,煮半夏,取二升,内生姜汁,煮取一升半,小冷。分四服,日三夜一服。止,停后服。(摘录自《金匮要略》生姜半夏汤)

3. 治三十年咳嗽 白蜜一斤,生姜二斤(取汁)。上二味,先称铜铫知斤两讫,纳蜜复秤知数,次纳姜汁,以微火煎,令姜汁尽,唯有蜜斤两在,止。旦服如枣大,含一丸,日三服。禁一切杂食。(摘录自《备急千金要方》)

4. 治劳嗽 蜂蜜、姜汁各四两,白萝卜汁、梨汁、人乳各一碗。共熬成膏,早晚滚汤服数匙。(摘录自《经验广集》五汁膏)

5. 治伤寒，汗出解之后，胃中不和，心下痞硬，干噫食臭，胁下有水气，腹中雷鸣下利者 生姜(切)四两，甘草(炙)三两，人参三两，干姜一两，黄芩三两，半夏(洗)半升，黄连一两，大枣(擘)十二枚。上八味，以水一斗，煮取六升，去滓，再煎取三升。温服一升，日三服。(摘录自《伤寒论》生姜泻心汤)

6. 治心胸胁下有邪气结实，硬痛胀满者 生姜一斤，捣渣，去汁，慢炒待润；用绢包于患处款款熨之。稍可，又将渣和匀前汁，炒干再熨，许久豁然宽快。(摘录自《伤寒六书》)

7. 治霍乱心腹胀痛，烦满短气，未得吐下 生姜一斤(切)，以水七升，煮取二升，分为三服。(摘录自《肘后备急方》)

8. 治风湿痹痛 姜汁和黄明胶熬。(摘录自《本草从新》)

9. 治中气昏厥，亦有痰闭者 生姜五钱，半夏、陈皮、木香各一钱五分，甘草八分。水煎，临服时加童便一盏。(摘录自《本草汇言》)

10. 治时行寒疟 生姜四两，白术二两，草果仁一两。水五大碗，煎至二碗，未发时早饮。(摘录自《本草汇言》)

11. 治胃气虚，风热，不能食 姜汁半鸡子壳，生地黄汁少许，蜜一匙头。和水三合，顿服。(摘录自《食疗本草》)

12. 治腹满不能服药 煨生姜，绵裹纳下部中，冷即易之。(摘录自《梅师集验方》)

13. 治手脱皮 鲜姜一两。切片，用酒二两，浸二十四小时后，涂搽局部，一日二次。(摘录自《中草药新医疗法资料选编》)

14. 治秃头 生姜捣烂，加温，敷头上，二三次。(摘录自《贵州中医验方》)

15. 治诸疮痔漏，久不结痂 生姜连皮切大片，涂白矾末，炙焦研细，贴之勿动。(摘录自《普济方》)

16. 治发背初起 生姜一块，炭火炙一层刮一层，为末，以猪胆汁调涂。(摘录自《海上方》)

17. 治赤白癜风 生姜频擦之良。(摘录自《易简方》)

18. 治猘犬咬人 捣姜根汁饮之。(摘录自《肘后备急方》)

19. 治蝮蛇毒 末姜薄之，干复易。(摘录自《备急千金要方》)

20. 治跌仆伤损 姜汁和酒调生面贴之。(摘录自《易简方》)

21. 治牙齿疼痛，日夜呻吟 老生姜切片，安瓦上，用炭火，却将白矾掺姜上，候焦为末，擦疼处。(摘录自《海上方》赴筵散，又名晋矾散)

22. 治百虫入耳 姜汁少许滴之。(摘录自《易简方》)

23. 治疗手脱皮 生姜 30g，切片，用酒 100mL，浸 24 小时后，涂于患处，每天 2 次。(摘录自《中草药新医疗法资料选编》)

24. 治秃头 生姜捣烂，加温，敷头上，每天 2~3 次。(摘录自《贵州中医验方》)

【不良反应】 口服大剂量生姜可致鼻出血，有报道外敷生姜及芋头后出现皮肤紫癜，伴头痛、头昏、全身不适、食欲不振，以及皮肤、巩膜发黄，尿呈酱油色，或有溶血性贫血迹象。大量生姜挥发油能引起口干、喉痛，吸收后由肾脏排泄，可刺激肾脏发炎。

参考文献

[1] 粟君,马萍,罗建勋,等.生姜提取物抗氧化应激的实验研究[J].西南国防医药,2018,28(12):1145-1148.

[2] 徐岑毅,唐文娟,叶丽钦,等.足三里姜粉贴敷对缓解实体肿瘤患儿化疗后恶心呕吐的效果[J].上海护理,2020,20(12):28-31.

[3] 梁梅兴,徐小青,杨丽,等.生姜超声穴位导入法联合常规止呕治疗防治化疗相关性恶心呕吐的临床观察[J].实用中西医结合临床,2021,21(18):54-55,156.

[4] 陶俊,寇硕,唐小云.生姜对小鼠肠道菌群及局部免疫功能的调节作用[J].牡丹江医学院学报,2019,40(5):15-17.

[5] 谭伟婷,苏庆道,唐晶晶,等.生姜汁对家兔离体十二指肠收缩作用的影响[J].海南医学院学报,2020,26(1):12-17.

十七、肉豆蔻

【来源】 本品为肉豆蔻科植物肉豆蔻 *Myristica fragrans* Houtt. 的干燥种仁。

【炮制加工】

1. 肉豆蔻 除去杂质,洗净,干燥。

2. 麸煨肉豆蔻 取净肉豆蔻,加入麸皮,麸煨温度150~160℃,约15分钟,至麸皮呈焦黄色,肉豆蔻呈棕褐色,表面有裂隙时取出,筛去麸皮,放凉。用时捣碎。每100kg肉豆蔻用麸皮40kg。

【性味】 辛,温。

【归经】 归脾、胃、大肠经。

【功能主治】 温中行气,涩肠止泻。用于脾胃虚寒,久泻不止,脘腹胀痛,食少呕吐。

【用法用量】 3~10g。

【贮藏】 置阴凉干燥处,防蛀。

【化学及营养成分】

1. 挥发油类 含挥发油8%~15%,主要为香桧烯、α-蒎烯、β-蒎烯、松油-4-烯醇、γ-松油烯、柠檬烯、冰片烯等。

2. 脂肪油类 含脂肪油25%~46%。脂肪油中主含三肉豆蔻酸甘油酯和少量的三油酸甘油酯等。

3. 木脂素类 总木脂素含量为0.9%~2.2%,主要为肉豆蔻醚、脱氢二异丁香酚和利卡灵-B。

4. 其他 如矿物元素。

【质量评价】

1. 性状鉴别 种仁卵圆形或椭圆形,长2~3.5cm,宽1.5~2.5cm。表面灰棕色至暗棕色,有网状沟纹,常被有白色石灰粉;宽端有浅色圆形隆起(种脐的部位)。狭端有暗色下陷处(合点的部位),两端间有明显的纵沟(种脊的部位)。质坚硬,难破碎,碎断面可见棕黄或暗棕色外胚乳向内伸入,与类白色的内胚乳交错,形成大理石样纹理。纵切时可见宽端有小的腔隙,内藏小型干缩的胚，子叶卷曲。气强烈芳香，味辛辣、微苦。以个大、体重、坚实、破开后香气浓者为佳。

2. 显微鉴别 种仁黄切面：外胚乳分内外两层，外层细胞扁平，切向延长，内含黄棕色物质；内层细胞长方形，含红棕色物质，伸入内胚乳形成错入组织，其中常有一个维管束，并有多数油细胞散在，油细胞直径 42~140cm，含挥发油滴。内胚乳细胞多角形，含多量脂肪油、淀粉粒及糊粉粒，糊粉粒中有拟晶体。内胚乳有含棕色物质的细胞散在。

3. 理化鉴别 取本品粉末 2g，加乙醚 8mL，振摇，冷浸 2 小时，取滤液 2mL，置蒸发皿中，待乙醚挥散后，加茴香醛的硫酸试液 0.5mL，则显粉红色，渐变紫色。取本品粉末 2g，加石油醚（60~90℃）10mL，超声处理 30 分钟，滤过，取滤液作为供试品溶液。另取肉豆蔻对照药材 2g，同法制成对照药材溶液。照薄层色谱法试验，吸取上述两种溶液各 5μL，分别点于同一高效硅胶 G 预制薄层板上，以石油醚（60~90℃）-乙酸乙酯（9：1）为展开剂，展开缸中预饱和 15 分钟，展开，取出，晾干，喷以 5% 香草醛硫酸溶液，在 105℃加热至斑点显色清晰。供试品色谱中，在与对照药材色谱相应的位置上，显相同颜色的斑点。

【含量测定】

1. 去氢二异丁香酚 以十八烷基硅烷键合硅胶为填充剂；以甲醇-水（75：25）为流动相；检测波长为 274nm。理论板数按去氢二异丁香酚峰计算应不低于 3000。取去氢二异丁香酚对照品适量，精密称定，加甲醇制成每 1mL 含 30μg 的溶液，即得对照品溶液。取本品粉末（过二号筛）约 0.5g，精密称定，置具塞锥形瓶中，精密加入甲醇 50mL，称定重量，超声处理(功率 250W，频率 40kHz）30 分钟，放冷，再称定重量，用甲醇补足减失的重量，摇匀，滤过，取续滤液，即得供试品溶液。分别精密吸取对照品溶液与供试品溶液各 10μL，注入液相色谱仪，测定，即得。本品按干燥品计算，含去氢二异丁香酚（$C_{20}H_{22}O_4$）不得少于 0.10%。

2. 丁香酚、肉豆蔻醚和榄香脂素 HP-5MS 毛细管柱（0.25mm×30m×0.25μm）；升温程序：起始温度 40℃，保持 1 分钟，以 5℃ /min 的速率升高到 220℃，保持 1 分钟；进样口温度为 240℃；载气为氮气（99.99%），流速 1mL/min，分流比为 10：1；进样量 1μL；检测器为 FID，检测温度为 250℃。取本品粉末 1.0g，精密称定，分别置 50mL 的三角瓶中，加入乙酸乙酯 30mL，超声（功率 500W，频率 40kHz）处理 1 小时，过滤，用乙酸乙酯冲洗残渣 3 次（每次乙酸乙酯用量 5mL），合并滤液和洗液，减压回收乙酸乙酯近干，用乙酸乙酯定容至 5mL 量瓶中，取 1mL 溶液微孔滤膜（0.45μm）滤过，得供试品溶液备用。精密称取丁香酚、肉豆蔻醚和榄香脂素的对照品适量，用乙酸乙酯溶解并定容至 5mL 量瓶中，制成浓度分别为 1.06mg/mL、2.00mg/mL、1.01mg/mL 的混合储备液，微孔滤膜（0.45μm）滤过，得对照品溶液密封备用。取供试品和对照品溶液在上述色谱条件下测量，即得。

3. 挥发油 取本品粗粉约 20g，精密称定，照挥发油测定法测定，本品含挥发油不得少于 6.0%（mL/g）。

【检查】 水分不得过 10.0%。

【药理作用】

1. 抑菌 肉豆蔻挥发油对金黄色葡萄球菌、枯草杆菌、大肠埃希菌、黄曲霉和酿酒酵母菌均有良好的抑菌活性。

2. 抗氧化 肉豆蔻及其炮制品醇提物均具有抗氧化能力，但炮制后抗氧化作用降低，可能与炮制后挥发油、木脂素类成分含量降低有关。

3. 抗癌 肉豆蔻乙酸乙酯提取物通过上调上皮性钙黏附蛋白，下调基质金属蛋白酶-2及基质金属蛋白酶-2的表达，显著抑制人结肠癌HCT-116细胞的增殖、侵袭和转移，促进细胞凋亡。

4. 抗炎 肉豆蔻挥发油能够抑制环氧合酶表达，从而减缓注射完全弗氏佐剂导致的肿胀、机械性诱发痛、高温诱发痛。

5. 降血糖、血脂 肉豆蔻衣木脂素对过氧化酶体增殖物α、过氧化酶体增殖物γ双重受体有激活作用，从而增强胰岛素敏感性，并改善脂质代谢紊乱。这提示肉豆蔻用于治疗2型糖尿病的潜在价值。

6. 保肝 肉豆蔻醚具有抑制一氧化氮、细胞因子的抗炎特性，含有肉豆蔻的混合物可以保护由乙酰氨基酚和四氯化碳诱导的小鼠急性肝损伤。

7. 抗抑郁 肉豆蔻挥发油对小鼠行为绝望模型和慢性不可预知应激模型大鼠有明显的抗抑郁作用，其抗抑郁机制可能与提高脑内五羟色胺含量及降低单胺氧化酶的活性有关。

8. 抗心律失常 肉豆蔻挥发油能抗大鼠心律失常，可能通过负性频率、负性传导作用及增加冠脉流量起到保护心脏的作用。

9. 抗寄生虫 肉豆蔻挥发油具有杀虫的作用，可杀灭天蛾科的幼虫、绿豆象、弓形寄生虫、蟑螂、烟草甲、烟粉虱等。

10. 其他 肉豆蔻水提取物能缓解溴酸钾对肾脏的毒性，起到保护肾脏的作用，肉豆蔻还具有止泻、治疗胃溃疡、抗血小板活性等作用。

【食疗应用】

1. 豆蔻饼 肉豆蔻30g，面粉100g，生姜120g，红糖100g。先将肉豆蔻去壳，研成极细粉末；将生姜洗净后刮皮，捣烂后加入冷开水250g，然后绞取生姜汁；将面粉、豆蔻末、红糖一同加入生姜水和匀，做成小饼，后放入平底锅中烙熟即可。本品具有温中健脾、消食止泻之功效，适用于小儿脾虚腹泻或受凉导致的水泻。小儿热痢或湿热泻下者不宜食用。

2. 参芪乌鸡汤 乌骨鸡1只，党参50g，肉豆蔻10g，八角茴香5g。将乌骨鸡保留心、肝，去其他内脏，将辅料放入鸡腹内，再加调料炖熟即可。本品能够温补脾胃，益气养血，适用于产后母体的气血恢复。

3. 肉豆蔻粥 肉豆蔻1.5~3g，粳米30~60g，生姜2片。将肉豆蔻研末，备用；将粳米煮粥，煮沸10分钟左右，加入肉豆蔻末及生姜，同煮至粥熟。每日空腹服1~2次。本品能够行气消胀，温中开胃，涩肠止泻，用于胃脘胀满、胃中冷痛、食欲不佳。

【应用注意事项】 湿热泻痢及阴虚火旺者禁用。《雷公炮炙论》载："勿令犯铜。"《神农本草经疏》载："大肠素有火热及中暑热泄暴注，肠风下血，胃火齿痛及湿热积滞方盛，滞下初起，皆不宜服。"

【临床应用】

1. 治水泻无度，肠鸣腹痛 肉豆蔻(去壳，为末)一两，生姜汁二合，白面二两。上三味，将姜汁和面作饼子，裹肉豆蔻末，煨令黄熟，研为细散，每服二钱匕，空心米饮调下，日午再服。(摘录自《圣济总录》肉豆蔻散)

2. 治大人、小儿肠胃虚弱，冷热不调，脏腑受寒，下痢赤白 人参、当归(去芦)、白术(焙)各六钱，肉豆蔻(面裹，煨)半两，肉桂(去粗皮)、甘草(炙)，各八钱，白芍药一两六钱，木香(不见火)一两四钱，诃子(去核)一两二钱。罂粟壳(去蒂、盖)三两六钱。(摘录自《太平惠民和剂局方》纯阳真人养脏汤)

3. 治脾胃虚弱，大便不实，饮食不思，或泄泻腹痛等 肉豆蔻二两，补骨脂四两，五味子二两，吴茱萸(浸，炒)一两。上为末，生姜八两，红枣一百枚，煮熟取枣肉和末丸，如桐子大。每服五七十丸，空心或食前白汤送下。(摘录自《证治准绳》四神丸)

4. 治水湿胀如鼓，不食者，病可下 肉豆蔻、槟榔、轻粉各一分，黑牵牛一两半(取头末)。上为末，面糊为丸，如绿豆大。每服十丸至二十丸，煎连翘汤下，食后，日三服。(摘录自《宣明论方》肉豆蔻丸)

5. 治霍乱呕吐不止 肉豆蔻一两(去壳)，人参一两(去芦头)，厚朴一两(去粗皮，涂生姜汁，炙令香熟)。上药捣，粗罗为散。每服三钱，以水一大盏，入生姜半分，粟米二撮，煎至五分，去滓，不计时候温服。(摘录自《太平圣惠方》)

6. 治脾泄气痢 豆蔻二颗，米醋调面裹之，置灰中煨令黄焦，和面碾末，更以炒党子末一两，相和。又焦炒陈廪米为末，每用二钱匕，煎饮调前二物三钱匕，旦暮各一。(摘录自《续传信方》)

7. 治疗五更泄泻 破故纸四两(炒香)，肉豆蔻二两(生)。上为细末，用大肥枣四十九个，生姜四两，切片同煮，枣烂去姜，取枣剥去皮核用肉，研为膏，入药和杵，丸如梧子大。每服三十丸，盐汤下。(摘录自《普济本事方》二神丸)

【不良反应】 过量服用肉豆蔻会导致中毒，轻者出现幻觉或恶心、眩晕，重者出现神志不安、昏迷、瞳孔放大、呼吸变慢、反射消失，甚至死亡。

参考文献

[1] 蒋鸣 . 肉豆蔻挥发油抑菌作用研究[J]. 中国调味品，2021，46(1):63-66.

[2] 袁子民，刘欢，贾天柱，等 . 肉豆蔻及炮制品醇提取物的抗氧化作用[J]. 长春中医药大学学报，2015，31(5):930-932.

[3] 范磊，邓皖利，张洪平，等 . 维药肉豆蔻提取物对人结肠癌 HCT-116 细胞的抑制作用[J]. 现代中西医结合杂志，2015，24(10):1031-1034.

[4] Zhang W K，Tao S S，Li T T，et al.Nutmeg oil alleviates chronic inflammatory pain through inhibition of COX-2 expression and substance P release in vivo [J].Food&Nutrition Research，2016，60:30849.

[5] Han K L，Choi J S，Lee J Y，et al.Therapeutic potential of peroxisome proliferators-activated receptor-α/γ dual agonist with alleviation of endoplasmic reticulum stress for the treatment of diabetes[J].Diabetes，2008，57(3):737-745.

[6] Saiki P，Kawano Y，Nakajima Y，et al.Novel and stable dual-color IL-6 and IL-10 reporters derived from RAW 264.7 for anti-inflammation screening of natural products [J].International Journal of Molecular Sciences，

2019,20(18):4620.

[7] 孙婷婷.肉豆蔻挥发油抗抑郁作用及机制研究[D].郑州:河南中医学院,2014.

[8] 张子英,伊乐,爱民,等.肉豆蔻挥发油对大鼠心肌的保护作用[J].内蒙古中医药,2013,32(13):123-124.

[9] Wong C,Crystal K,Coats J.Three molecules found in rosemary or nutmeg essential oils repel ticks(dermacentor variabilis) more effectively than DEET in a non-human assay [J].Pest Management Science,2020,77(3):1348-1454.

[10] 马可,南星梅,赵婧,等.肉豆蔻的药理和毒理作用研究进展[J].中药药理与临床,2022,38(1):218-224.

十八、肉桂

【来源】 本品为樟科植物肉桂 *Cinnamomum cassia* Presl 的干燥树皮。多于秋季剥取,阴干。

【炮制加工】 除去杂质及粗皮,用时捣碎。

【性味】 辛、甘,大热。

【归经】 归肾、脾、心、肝经。

【功能主治】 补火助阳,引火归原,散寒止痛,温通经脉。用于阳痿宫冷,腰膝冷痛,肾虚作喘,虚阳上浮,眩晕目赤,心腹冷痛,虚寒吐泻,寒疝腹痛,痛经经闭。

【用法用量】 1~5g。

【贮藏】 置阴凉干燥处。

【化学及营养成分】

1. 挥发油类 肉桂含挥发油 1.98%~2.06%,主要含桂皮醛,还含乙酸桂皮酯、桂皮酸乙酯、苯甲酸苄酯、苯甲醛、香豆精、β-荜澄茄烯、菖蒲烯、β-榄香烯、原儿茶酸、反式桂皮酸等。

2. 糖类 如 D-呋喃葡萄糖、D-木糖、D-核糖、D-阿拉伯糖、半乳糖、-D-吡喃葡萄糖等,以 D-呋喃葡萄糖占比最大,为 38.64%。

3. 二萜及其苷类 如瑞诺烷类二萜及其苷类。

4. 多酚类 如 3′-甲基-左旋-表儿茶精、5,3′-二甲基-左旋-表儿茶精、左旋-表儿茶精-3-O-β-葡萄糖苷、原矢车菊素 B2-6-C-β-D-葡萄糖苷、原花青素-A、原花青素-B、阿魏酸等。

5. 黄酮及其苷类 如芹菜素、槲皮素、芫花素、山柰酚、山柰酚-3-O-L-鼠李糖苷、山柰酚-3-O-芦丁苷、茳草苷等。

6. 其他 肉桂中含钙、铜、铁、镁、锌、锶、钒、镉、铬、钴、铝、锰、钼、镍、磷、铅、砷、硒 18 种矿物元素。

【质量评价】

1. 性状鉴别 本品呈浅槽状(企边桂),两端斜削;或呈卷筒状(油筒桂),长 30~50cm,宽或筒径 3~10cm,厚 2~8mm。外表面灰棕色,稍粗糙,有多数微凸起的皮孔及少数横裂纹,并有灰色地衣斑块;内表面棕红色,平滑,有细纵纹,指甲刻划显油痕。质坚实而脆,折断面颗粒性,外层棕色,内层红棕色而油润,近外层有 1 条浅黄色切向线纹(石细胞环带)。香气浓烈特异，味甜、辣。以外表面细致、皮厚体重、不破碎、油性大、香气浓、甜味浓而微辛、嚼之渣少者为佳。

2. 显微鉴别　肉桂树皮横切面木栓细胞数列，最内层细胞外壁增厚，木化。皮层较宽厚，散有石细胞、油细胞及黏液细胞。中柱鞘部位有石细胞群排列成近于连续的环层，外侧伴有纤维束，石细胞外壁较薄。韧皮部约占树皮的1/2，射线宽1~2列细胞，含细小草酸钙针晶；纤维常2~3个成束；油细胞随处可见，较韧皮薄壁细胞稍大；有黏液细胞。本品薄壁细胞含淀粉粒。

3. 理化鉴别　取本品粉末0.5g，加乙醇10mL，冷浸20分钟，时时振摇，滤过，取滤液作为供试品溶液。另取桂皮醛对照品，加乙醇制成每1mL含1μL的溶液，作为对照品溶液。照薄层色谱法试验，吸取供试品溶液2~5μL、对照点溶液2μL，分别点于同一硅胶G薄层板上，以石油醚（60~90℃）-乙酸乙酯（17∶3）为展开剂，展开，取出，晾干，喷以二硝基苯肼乙醇试液。供试品色谱中，在与对照品色谱相应的位置上，显相同颜色的斑点。

【含量测定】

1. 桂皮醛　以十八烷基硅烷键合硅胶为填充剂；以乙腈-水（35∶75）为流动相；检测波长为290nm。理论板数按桂皮醛峰计算应不低于3000。取桂皮醛对照品适量，精密称定，加甲醇制成每1mL含10μg的溶液，即得对照品溶液。取本品粉末（过三号筛）约0.5g，精密称定，置具塞锥形瓶中，精密加入甲醇25mL，称定重量，超声处理（功率350W，频率35kHz）10分钟，放置过夜，同法超声处理一次，再称定重量，用甲醇补足减失的重量，摇匀，滤过。精密量取续滤液1mL，置25mL量瓶中，加甲醇至刻度，摇匀，即得供试品溶液。分别精密吸取对照品溶液与供试品溶液各10μL，注入液相色谱仪，测定，即得。本品按干燥品计算，含桂皮醛（C_9H_8O）不得少于1.5%。

2. 挥发油　照挥发油测定法测定，本品含挥发油不得少于1.2%（mL/g）。

【检查】　水分不得过15.0%。总灰分不得过5.0%。

【药理作用】

1. 抑菌　肉桂的乙醇提取物对肉中常见的腐败菌和致病菌包括大肠埃希菌、枯草芽孢杆菌、金黄色葡萄球菌、黑曲霉、青霉菌、啤酒酵母，均有较强的抑制作用，对青霉菌的抑制效果最好。

2. 抗炎　肉桂醇提取物可显著降低完全弗氏佐剂诱导的关节炎大鼠的关节肿胀度及白细胞介素-1β和肿瘤坏死-α水平。

3. 抗氧化　肉桂乙醇提取物可清除超氧化物阴离子，具有抗超氧化物的活性。

4. 抗肿瘤　肉桂醛可能通过调节p21和CDK4的蛋白表达来抑制人肝癌细胞HepG2的增殖。

5. 降血糖，降血脂　肉桂多酚能使胰岛β细胞的阳性细胞数量增加，细胞的AKT信号通路被激活，分泌更多胰岛素，促进糖原合成，最终降低血糖含量。

6. 保护心血管　肉桂酸预处理能减少大鼠心肌缺血再灌注损伤，发挥心肌保护作用。

7. 保护消化系统　肉桂醛可调节肠道上皮细胞中紧密连接蛋白和氨基酸转运蛋白的

表达，改善肠黏膜屏障功能，促进营养物质的吸收。

8. 调节神经系统 肉桂能提高大脑海马体突触间的信息传递能力，提高小鼠学习和记忆功能，有治疗阿尔茨海默病的作用。

9. 其他 肉桂还有止痛、镇静、调节内分泌、杀虫及抗醛糖还原酶等作用。

【食疗应用】

1. 肉桂粥 肉桂粉 1~2g，粳米 100g，砂糖适量。先将粳米放入锅中，加水如常法煮为稀粥，然后把肉桂粉调入粥中，再改用文火，煮沸即可。早晚空腹温服。本品能够补肾温阳，用于肾阳不足、下焦虚冷、畏寒肢凉、遗尿、尿频，或脾阳不振、脘腹冷痛、食少溏泻、寒疝奔豚，或虚寒痛经、宫冷不孕等。

2. 肉桂茴香炖鸽肉 鸽子 500g，肉桂 3g，茴香 5g，生姜 5g，盐 10g，味精 6g。将鸽子洗净，肉桂、茴香洗净，生姜切片。锅内加水烧开，放入鸽子稍煮片刻，去血污，捞起待用。将鸽子、姜片、茴香、肉桂一起放入炖盅，加清水炖 2 小时，加入盐、味精即成。本品能够散寒理气，养肝益血，适用于虚寒型痛经患者食用。

3. 羊肉肉桂汤 肉桂 6g，羊肉 500g。将桂皮与羊肉同炖煮，加调料调味即可。本品无论是吃肉还是喝汤，都可以起到温中健胃、暖腰膝、治腹冷、除气胀的作用。

【应用注意事项】 阴虚火旺、里有实热、血热妄行出血者及孕妇均禁服。畏赤石脂。

【临床应用】

1. 治肾气虚乏，下元衾冷，脐腹疼痛，夜多旋溺，脚膝缓弱，肢体倦怠，面色黧黑，不思饮食；脚气上冲，少腹不仁；虚劳不足，渴欲饮水，腰重疼痛，少腹拘急，小便不利；男子消渴，小便反多；妇人转胞，小便不通等证 牡丹皮、白茯苓、泽泻各三两，熟干地黄八两，山茱萸、山药各四两，附子（炮，去皮、脐）、肉桂（去粗皮）各二两。上为末，炼蜜丸如梧子大。每服十五丸至二十五丸，温酒下。空心食前，日二服。（摘录自《太平惠民和剂局方》八味丸）

2. 治元阳不足，命门火衰，脾胃虚寒，饮食少进，或呕恶膨胀，或翻胃噎膈，或怯寒畏冷，或脐腹多痛，或大便不实，泻痢频作，或小溲自遗，虚淋寒疝，或寒侵溪谷而肢节痹痛，或寒在下焦而水邪浮肿，及真阳不足之神疲气怯，心跳不宁，四体不收，阳衰无子等证 大怀熟地八两，山药（炒）四两，山茱萸（微炒）三两，枸杞（微炒）四两，鹿角胶（炒珠）四两，菟丝子（制）四两，杜仲（姜汤炒）四两，当归三两（便溏勿用），肉桂二两（渐可加至四两），制附子二两（渐可加至五六两）。上药先将熟地蒸烂杵膏，加炼蜜丸如弹子大，每嚼服二三丸，以滚白汤送下。（摘录自《景岳全书》右归丸）

3. 治冷气攻心腹痛，多呕，不欲饮食 桂心一两，高良姜一两（锉），当归一两（锉，微炒），草豆蔻一两半（去皮），厚朴二两[去粗皮，涂生姜汁（炒），令香熟]，人参一两（去芦头）。上件药，捣筛为散，每服三钱，以水一中盏，煎至六分，去滓，不计时候，稍热服。（摘录自《太平圣惠方》桂心散）

4. 治濡泻水痢久不止 桂（去粗皮）、附子（炮裂，去皮、脐）、干姜（炮）、赤石脂各一两。上四味，捣罗为末，炼蜜丸，如梧桐子大，每服二十丸，空心食前米饮下，日三服。（摘录自《圣济总录》桂附丸）

5. 治鹤膝风，贴骨疽及一切阴疽 熟地一两，肉桂一钱（去粗皮，研粉），麻黄五分，鹿角胶三钱，白芥子二钱，姜炭五分，生甘草一钱。煎服。（摘录自《外科全生集》阳和汤）

6. 治冒暑伏热，引饮过多，脾胃受湿，水谷不分，清浊相干，阴阳气逆，霍乱呕吐，脏腑不调 甘草（锉，长寸）三十斤，干姜（炮炒）四斤，杏仁（去皮、尖，砂炒）四斤四两，肉桂（去粗皮，炙）四斤。上先将甘草用白砂炒及八分黄熟，次入干姜同炒，令姜裂，次入杏仁又同炒，候杏仁不作声为度，用筛隔净，后入桂一处捣罗为散。每服二钱，煎至七分，去滓温服。如烦躁，井华水调下，不计时候，以沸汤点服亦得。（摘录自《太平惠民和剂局方》大顺散）

7. 治久寒积冷，心腹疞痛，胁肋胀满，泄泻肠鸣，自利自汗，米谷不化 荜茇、肉桂各四斤，干姜(炮)、高良姜各六斤。上为细末，水煮面糊为丸，如梧桐子大。每服二十粒，米饮汤下，食前服之。（摘录自《太平惠民和剂局方》大已寒丸）

8. 治寒疝气，来往冲心腹痛 桂心四两，生姜三两，吴茱萸二两。上三味，切，以酒一大升，煎至三合，去滓，分温三服，如人行六七里，一服。忌生葱。（摘录自《姚僧坦集验方》桂心汤）

9. 治真寒腰痛，六脉弦紧，口舌青，阴囊缩，身战栗 肉桂三钱，附子三四钱（急则用生附子），杜仲二钱，热服。（摘录自《罗氏会约医镜》桂附杜仲汤）

10. 治小儿下痢赤白，腹痛不可食 桂心、黄连各等份。上为末，白糊丸小豆大三十丸，米汤送下。（摘录自《普济方》桂连丸）

11. 治小儿睡中遗尿，不自觉者 官桂（为末）、雄鸡肝一具，等份。捣烂，丸如绿豆大，温汤送下，日三服。（摘录自《万病回春》桂肝丸）

12. 治产后余寒，下痢便脓血赤白，日数十行，腹痛时时下血 桂心、甘草各二两，白蜜一升，干姜二两，当归三两，赤石脂十两（绵裹），附子一两（炮，去皮，破）。上七味，以水六升，煮取三升，纳蜜，再沸，分三服。（摘录自《千金翼方》桂心汤）

13. 治打仆伤破，腹中有瘀血 桂心、当归各二两，蒲黄一升。上三味，治下筛。以酒服方寸匕，日三夜一。（摘录自《备急千金要方》）

14. 治牛皮癣 官桂、良姜、细辛各 5 分，斑蝥 10 个（研碎）。白酒 3 两，浸渍 7 天，每天震摇 1 次，浸出有效成分，滤取清汁，为缓和白酒的局部刺激，加入甘油 30mL。先将患处用温水洗软，再用药水涂擦，每日或隔日 1 次。不宜饮酒和吃刺激性食品。（摘录自《中药通报》）

【不良反应】 肉桂可刺激胃肠黏膜，大量或长期服用时可致胃痛、食欲不振、便秘等症状。长期服用还能引起水肿、尿少短赤、膀胱炎及口渴等症状。其对中枢系统有明显的抑制作用，可引起头晕、目眩、食欲不振、烦躁、面色潮红、舌麻，严重者还可引起抽搐、痉挛、惊厥等。

参考文献

[1] 南洋，徐鹏，高宁，等．肉桂的化学成分及抑菌作用探索[J]．中国调味品，2016，41(3)：158-160.

[2] Sharma H，Chauhan P，Singh S.Evaluation of the anti-arthritic activity of *Cinnamomum cassia* bark extract in experimental models [J].Integrative Medicine Research，2018，7(4)：366-373.

[3] Lin C C，Wu S J，Chang C H，et al.Antioxidant activity of *Cinnamomum cassia* [J].Phytotherapy Research，

2003,17(7):726-730.
[4] 王旭林,王萍,侯玉龙,等.肉桂醛对肝癌 HepG2 细胞 p21 和 CDK4 蛋白的影响[J].实用肿瘤杂志,2016,31(4):344-348.
[5] 廖作庄,徐灵源,王金妮,等.肉桂多酚对链脲佐菌素致糖尿病小鼠的保护作用[J].西安交通大学学报(医学版),2019,40(1):162-166.
[6] 郝霁萍,高宇勤,贺少辉,等.肉桂酸预处理对大鼠心肌缺血再灌注损伤的影响及机制[J].中国循证心血管医学杂志,2016,8(7):800-803.
[7] Sun K,Lei Y,Wang R,et al.Cinnamic aldehyde regulates the expression of tight junction proteins and amino acid transporters in intestinal porcine epithelial cells [J].Journal of Animal Science and Biotechnology,2017,8(1):66.
[8] 杨坦.肉桂改善阿尔茨海默病大鼠学习记忆通过抑制海马氧化应激[J].中医临床研究,2017,9(2):8-11.
[9] 林红强,周柏松,谭静,等.肉桂的化学成分、药理活性及临床应用研究进展[J].特产研究,2018,40(2):65-69.

十九、当归

【来源】 本品为伞形科植物当归 *Angelica sinensis*(Oliv.)Diels 的干燥根。秋末采挖,除去须根及泥沙,待水分稍蒸发后,捆成小把,上棚,用烟火慢慢熏干。

【炮制加工】

1. 当归 拣去杂质,洗净,闷润,稍晾至内外湿度适宜时,切片晒干。

2. 酒当归 取当归片,用黄酒喷淋均匀,稍闷,置锅内用微火炒,取出,放凉(每 50kg 当归片用黄酒 5kg)。

【性味】 甘、辛,温。

【归经】 归肝、心、脾经。

【功能主治】 补血活血,调经止痛,润肠通便。用于血虚萎黄,眩晕心悸,月经不调,经闭痛经,虚寒腹痛,风湿痹痛,跌仆损伤,痈疽疮疡,肠燥便秘。

【用法用量】 6~12g。

【贮藏】 置阴凉干燥处,防潮,防蛀。

【化学及营养成分】

1. 挥发油类 主要有藁本内酯,占 45%,其次为正丁烯夫内酯。挥发油中还含有亚丁基苯酞及 Δ2,4–二氢酞酐、丁醇、乙酸。低沸点部分有多种烃类,包括 3 种萜烯。东当归及北海当归的根含挥发油约 0.2%。

2. 维生素类 如维生素 B_{12}(0.25~40μg/100g)、维生素 A 类物质(以维生素 A 计,为 0.0675%)。

3. 苯酞类 如东当归酞内酯、亚丁基苯酞、蛇床酞内酯、异蛇床酞内酯、瑟丹酸内酯。

4. 矿物元素 如钙、铜、锌、铁、钾等。

5. 其他 当归中含有蔗糖(40%)、油酸、亚油酸;含有不皂化成分,如谷甾醇;还含有倍半萜烯类、对–聚伞花素、烟酸、多种氨基酸、脂肪酸、亚叶酸及生物素等类似物质。根的水溶性部分含阿魏酸、丁二酸、尿嘧啶、腺嘌呤、东莨菪素、伞形酮、香荚兰酸及胆碱,醚溶性部分含镰叶芹醇、镰叶芹酮、镰叶芹二醇。

【质量评价】

1. 性状鉴别　根头及主根粗短，略呈圆柱形，长1.5~3.5cm，直径1.5~3cm，下部有3~5条或更多的支根，多弯曲，长短不等，直径0.4~1cm。表面呈黄棕色或棕褐色，有不规则纵皱纹及椭圆形皮孔；根头部具横纹，顶端残留多层鳞片状叶基。质坚硬，易吸潮亦软，断面黄白色或淡黄棕色，形成层环黄棕色，皮部有多数棕色油点及裂隙，木部射线细密。有浓郁的香气，味甜、辛，微苦。以主根粗长、油润、外皮色黄棕、肉质饱满、断面色黄白、气浓香者为佳。

2. 显微鉴别　本品横切面：木栓层为数列细胞。栓内层窄，有少数油室。韧皮部宽广，多裂隙，油室和油管类圆形，直径25~160μm，外侧较大，向内渐小，周围分泌细胞6~9个。形成层成环。木质部射线宽3~5列细胞；导管单个散在或2~3个相聚，呈放射状排列；薄壁细胞含淀粉粒。粉末淡黄棕色。韧皮薄壁细胞纺锤形，壁略厚，表面有极微细的斜向交错纹理，有时可见菲薄的横隔。梯纹导管和网纹导管多见，直径约至80μm。有时可见油室碎片。

3. 理化鉴别　取本品粉末0.5g，加乙醚20mL，超声处理10分钟，滤过，滤液蒸干，残渣加乙醇1mL使溶解，作为供试品溶液。另取当归对照药材0.5g，同法制成对照药材溶液。照薄层色谱法试验，吸取上述两种溶液各10μL，分别点于同一硅胶G薄层板上，以正己烷-乙酸乙酯（4∶1）为展开剂，展开，取出，晾干，置紫外光灯（365nm）下检视。供试品色谱中，在与对照药材色谱相应的位置上，显相同颜色的荧光斑点。取本品粉末3g，加1%碳酸氢钠溶液50mL，超声处理10分钟，离心，取上清液用稀盐酸调节pH值至2~3，用乙醚振摇提取2次，每次20mL，合并乙醚液，挥干，残渣加甲醇1mL使溶解，作为供试品溶液。另取阿魏酸对照品、藁本内酯对照品，加甲醇制成每1mL各含1mg的溶液，作为对照品溶液。照薄层色谱法试验，吸取上述3种溶液各10μL，分别点于同一硅胶G薄层板上，以环己烷-二氯甲烷-乙酸乙酯-甲酸（4∶1∶1∶0.1）为展开剂，展开，取出，晾干，置紫外光灯（365nm）下检视。供试品色谱中，在与对照品色谱相应的位置上，显相同颜色的荧光斑点。

【含量测定】

1. 阿魏酸　以十八烷基硅烷键合硅胶为填充剂；以乙腈-0.085%磷酸溶液（17∶83）为流动相；检测波长为316nm；柱温35℃。理论板数按阿魏酸峰计算应不低于5000。取阿魏酸对照品适量，精密称定，置棕色量瓶中，加70%甲醇制成每1mL含12μg的溶液，即得。取本品粉末（过三号筛）约0.2g，精密称定，置具塞锥形瓶中，精密加入70%甲醇20mL，密塞，称定重量，加热回流30分钟，放冷，再称定重量，用70%甲醇补足减失的重量，摇匀，静置，取上清液滤过，取续滤液，即得。本品按干燥品计算，含阿魏酸（$C_{10}H_{10}O_4$）不得少于0.050%。

2. 挥发油　照挥发油测定法测定，本品含挥发油不得少于0.4%（mL/g）。

【检查】　水分不得过15.0%，总灰分不得过7.0%，酸不溶性灰分不得过2.0%。

【药理作用】

1. 抗凝血　当归有较强的抗凝血和抗血栓作用。当归水煎液及其有效成分阿魏酸钠均能抑制由二磷酸腺苷、胶原诱导的血小板聚集作用。

2. 促凝血 有研究者在研究当归多糖及其硫酸酯抗凝血作用的同时，发现其具有双向调节作用：能升高全血低切黏度，增强红细胞的聚集性，促进血小板聚集。当归多糖与血小板源性生长因子、血小板生成素都具有促 MJD7e 细胞增殖和抵抗无血清培养诱导的 MJD7e 细胞凋亡的作用，当归多糖、血小板源性生长因子、血小板生成素的作用相当。

3. 抗炎 当归在处方中的配比越高，抗炎活性越好。当归拈痛丸可显著降低痛风性肾病模型大鼠血清中肌酐、尿素氮的含量，并对肾组织有明显保护作用。当归 A_3 活性(1mg/kg、5mg/kg、10mg/kg)可剂量依赖性地抑制二甲苯所致的小鼠耳郭肿胀和角叉莱胶所致的大鼠足趾肿胀。脂多糖可显著增加离体大鼠子宫 Cox-2 mRNA 和蛋白表达水平。

4. 镇痛 有研究表明，当归精油能明显缩短小鼠扭体潜伏期，减少扭体次数，明显缓解小鼠痛经。

5. 抗惊厥 丁苯酞能降低低灌注后血脑屏障通透性增高，保护受损的神经元及胶质细胞，是神经血管单元保护剂。丁苯酞可能通过干预 MMP-2 影响慢性低灌注大鼠大脑淀粉样物质 Aβ40 沉积，发挥其治疗作用。

6. 保肝 当归提取物可减轻肝纤维化，提高肝细胞超氧化物歧化酶和降低丙二醛，并对多种肝损伤模型具有保护作用。当归中化合物 ZDG1 对四氯化碳诱导的大鼠肝纤维化有明显的预防作用，可改善肝纤维化大鼠的精神状态、饮食、毛色泽，增加其体重，保护肝细胞，降酶，改善肝脏代谢功能，降低血清天冬氨酸氨基转移酶、丙氨酸氨基转移酶，提高白蛋白及白蛋白与球蛋白比值，减轻肝细胞的变性坏死、炎症反应，减少胶原纤维的增生，降低肝组织纤维化指标，有明显的抗肝纤维化作用。

7. 抗神经损伤 大鼠海绵体神经钳夹损伤可致阴茎组织一氧化氮合酶的活性降低，当归注射液能一定程度地避免阴茎组织一氧化氮合酶的活性下降。

8. 抗血小板聚集及抗血栓 当归挥发油成分正丁烯基苯酚和藁本内酯有抑制血小板聚集的作用。阿魏酸钠能明显抑制血小板聚集，抑制血栓素 A_2 的释放，选择性抑制血栓素 A_2 合成酶活性，使前列环素 I_2 与血栓素 A_2 的比值升高。在血小板聚集活性上，当归挥发油部分强于非挥发性部分，但是在凝血酶原时间上，非挥发性部分活性强于挥发油部分。

9. 抗肿瘤 当归中的当归多糖具有抗肿瘤的作用。当归多糖能抑制黄曲霉素 B_1 的致肝癌作用，腹腔注射当归多糖后亦能延长腹腔接种艾氏腹水癌细胞的小鼠的生存时间。有研究表明，岷县当归五种多糖样品对小鼠移植性肿瘤 EC、Hep、S180、Lewis、B16 等瘤株具有一定程度的抑制作用，并与某些化疗药物具有协同作用，能减轻化疗药物的不良反应。

【食疗应用】

1. 当归烧羊肉 当归、干地黄各 15g，干姜 10g，羊肉 250g。将羊肉洗净、切块，入油中炒至发白，放入中药，加水、盐、酒等，以小火煨至羊肉烂熟即成。饮汤吃肉。羊肉、当归、地黄补虚益血，干姜温中健胃，可用于血虚体弱，或虚寒腹痛。

2. 当归羊肉汤 当归、党参各 15g，黄芪 30g，生姜 10g，羊肉 500g。将羊肉切片，各药用纱布包扎，加水一同煎煮至肉烂熟。饮汤吃肉。党参、黄芪补气，羊肉补血，当归补血活血、止痛，生姜温中健胃。本品可用于产后气血虚亏、发热自汗、肢体疼痛。

3. 当归肉桂酒　当归 30g，熟地黄 50g，红花 15g，肉桂 6g，甜酒 1000g。用甜酒浸泡各药 1~2 周以上即成。当归补血活血，调经止痛；熟地黄滋阴补血；红花、肉桂活血通经；甜酒可行血脉。本品可用于血虚，或有瘀滞的经闭、月经不调。

4. 当归大枣粥　当归 15g，去核大枣 10 枚，大米 50g，白糖适量。将当归切片，放入砂锅中，先用温水浸泡，再煎煮，滤渣取汁；加入大米、大枣及适量清水熬煮，待米烂粥稠时加入白糖调味即可。空腹温服，每日 1 剂，分早、晚两次服用。本品可养血调经，活血止痛，润肠通便，治疗月经失调、痛经等，还可辅助治疗营养性贫血、产后贫血、产后便秘等。

5. 当归酒　当归、白术各 10g，龙眼肉 15g，枸杞子 30g，黑豆 50g，白酒 500mL。将黑豆捣碎，与当归、白术、龙眼肉、枸杞子一起装入布袋中，再浸于白酒中，密封保存 7 日即可。每日早、晚各服用 1 次，每次不超过 50mL。常饮此酒，可养肝补血，起到延年益寿的作用。本品适用于体虚、失眠多梦者。

6. 当归桃仁粥　当归、桃仁各 15g，陈皮适量，大米 50g。将当归、桃仁放入砂锅中，加入水，大火煮沸后改用小火煎煮半小时，去渣后放入大米，煮成粥。温服，每日 1 剂。本品具有活血养血、行气调经的功效，善治月经失调、小腹冷痛等不适。

7. 当归乌鸡汤　乌骨鸡 1000g，女贞子 25g，当归 50g，龙眼肉 15g，盐 5g。将乌骨鸡切块后洗净，放入滚开水中，高火煮 3 分钟后捞起。将女贞子、当归（切片）、龙眼肉、乌骨鸡放入器皿内，加入滚开水 1kg，中火煮 40 分钟，食用时放盐调味即可。本品补血养心，滋阴养虚，健脑安神，通便，抗衰老。每周 1 次，月经期间忌食，以免引起月经量多。

8. 当归羊肉汤　羊肉片 500g，当归 25g，党参 25g，黄芪 30g，清水 1L，醪糟 4 汤匙(60mL)，姜 1 块(切丝)，酱油 1 汤匙(15mL)，盐 1 茶匙(5g)，冰糖 5g。锅中倒入清水，用大火烧开，将党参、黄芪用水冲洗一下，放入锅中，用中火煮 20 分钟。将羊肉片倒入锅中，水开后撇去浮沫。放入醪糟、姜丝，调入酱油、盐和冰糖即可。本品可增强御寒能力，强身健体，适合产妇血气两虚、四肢冰冷，又觉头晕眼花者。

9. 归参猪心汤　猪心 1 个，当归 15g，党参 20g（或人参 10g）。将党参、当归洗净，入水中煮 30 分钟，去药渣再加入适量清水，放入猪心和生姜、葱、胡椒、食盐，煮至猪心烂熟即可。本方有益气、养血、补血之功效，适用于心悸怔忡、气短乏力、贫血及神经衰弱等症。

【应用注意事项】　湿阻中满及大便溏泄者慎服。

【临床应用】

1. 治室女月水不通　当归（切，焙）一两，干漆（炒烟出）、芎䓖各半两。上三味，捣罗为末，炼蜜和丸如梧桐子大。每服二十丸，温酒下。（摘录自《圣济总录》当归丸）

2. 治月经逆行从口鼻出　先以京墨磨汁服止之，次用当归尾、红花各三钱，水一钟半，煎八分，温服。（摘录自《简便单方》）

3. 治血崩　当归一两，龙骨二两（炒赤），香附子三钱（炒），棕毛灰五钱。上为末，米饮调三四钱，空心服。（摘录自《儒门事亲》当归散）

4. 治血瘕痛胀，脉滞涩者　当归三两，桂心两半，白芍两半（酒炒），蒲黄二两（炒），血竭三两，延胡两半。为散，酒煎三钱，去渣温服。（摘录自《医略六书》当归蒲延散）

5. 治妇人带下五色，腹痛，羸瘦，食少 当归一两（锉，微炒），鳖甲一两（涂醋炙微黄，去裙襕），川大黄一两（锉碎，微炒），白术三分，胡椒半两，诃黎勒皮三分，槟榔三分，枳壳三分（麸炒微黄，去瓤），荜茇半两。上件药捣罗为末，炼蜜和捣三二百杵，丸如梧桐子大，每于食前以温酒下三十丸。（摘录自《太平圣惠方》当归丸）

6. 治妇人怀娠，腹中休痛 当归三两，芍药一斤，茯苓四两，白术四两，泽泻半斤，芎䓖半斤（一作三两）。上六味，杵为散，取方寸匕，酒和，日三服。（摘录自《金匮要略》当归芍药散）

7. 治妊娠小便难，饮食如故 当归、贝母、苦参各四两。上三味，末之，炼蜜丸如小豆大，饮服三丸，加至十丸。（摘录自《金匮要略》归母苦参丸）

8. 治妊娠胎动不安，腰腹疼痛 当归半两（锉），葱白一分（细切）。上二味，先以水三盏，煎至二盏，入好酒一盏，更煎数沸，去滓，分作三服。（摘录自《圣济总录》安胎饮）

9. 治产后败血不散，结聚成块（俗呼儿枕），疼痛发歇不可忍 当归一两（锉，微炒），鬼箭羽一两，红蓝花一两。上药捣筛为散，每服三钱，以酒一中盏，煎至六分，去滓，不计时候温服。（摘录自《太平圣惠方》当归散）

10. 治瘛疭，或颤振，或产后不省人事，口吐痰涎 当归、荆芥穗等份。上为细末，每服三钱，水一盏，酒少许，煎至七分，灌下咽，即有生理。（摘录自《妇人大全良方》交加散）

【不良反应】 过量口服当归煎剂、散剂偶有疲倦、嗜睡等反应，停药后可消失。当归挥发油穴位注射可使患者出现发热、头痛、口干、恶心等，可自行缓解。大剂量给药，会导致血压下降，剂量再加大则导致血压骤降，呼吸停止。

参考文献

[1] 李欣怡，向超群，陈启文，等．当归药用价值与上市药品研究进展[J]．中草药，2025，56(3)：1037-1049.
[2] 赵青，雨点，王瑞琼，等．中药当归润肠通便的理论与实践研究进展[J]．时珍国医国药，2024，35(14)：3252-3256.
[3] 杨爱梅，杨秀娟，杨志军，等．从《医学衷中参西录》浅谈张锡纯应用当归的经验[J]．中国民族民间医药，2024，33(18)：85-88.
[4] 杨白梅，朱田田，晋玲，等．当归综合利用及产业化研究进展[J]．中草药，2024，55(23)：8235-8244.
[5] 王一杰，王瑞琼，杜丽东，等．当归药食两用安全性研究概述[J]．甘肃中医药大学学报，2024，41(3)：76-80.

二十、肉苁蓉

【来源】 本品为列当科植物肉苁蓉 *Cistanche deserticola* Y.C.Ma 或管花肉苁蓉 *Cistanche tubulosa*（Schenk）Wight 的干燥带鳞叶的肉质茎。春季苗刚出土时或秋季冻土之前采挖，除去茎尖。切段，晒干。

【炮制加工】

1. 肉苁蓉片 除去杂质，洗净，润透，切厚片，干燥。

2. 酒苁蓉 取净肉苁蓉片，照酒炖或酒蒸法炖或蒸至酒吸尽。

【性味】 甘、咸，温。

【归经】 归肾、大肠经。

【功能主治】补肾阳，益精血，润肠通便。用于肾阳不足，精血亏虚，阳痿不孕，腰膝酸软，筋骨无力，肠燥便秘。

【用法用量】6~10g。

【贮藏】置通风干燥处，防蛀。

【化学及营养成分】

1. 苯乙醇苷类 如毛蕊花糖苷、2′-乙酰基毛蕊花糖苷、肉苁蓉苷C、肉苁蓉苷D、异毛蕊花糖苷、管花苷B、管花苷E、盐生肉苁蓉苷D、盐生肉苁蓉苷E、松果菊苷等。

2. 木脂素及其苷类 如(+)-丁香脂素-4′-O-β-D-吡喃葡萄糖苷、(+)-麦奥迪脂素-4′-O-β-D-吡喃葡萄糖苷、(+)-松脂素单甲基醚-β-D-葡萄糖苷、落叶松脂醇-4′-O-β-D-葡萄糖苷、落叶松脂醇-4-O-β-D-葡萄糖苷、橙皮素A、阿拉善苷A等。

3. 糖类 如半乳糖、葡萄糖、鼠李糖、阿拉伯糖、果糖、甘露糖等。

4. 挥发性成分 如二乙基二硫化物、苯甲醛、3-甲氧基-苯胺、2,3,4,5-四甲基-2-环戊烯-1-酮、苄醇、苯乙醛、2,3,3a,4,7,7a-六羟基茚-1-酮、薄荷醇、长叶薄荷酮、2-甲基-3-辛烯、丁香酚、1,2-二甲氧基-4-(2-丙烯基)-苯、石竹烯、α-石竹烯、4-己基-2,5-二甲基-3-呋喃乙酸、石竹烯氧化物、喇叭醇、2-甲基-环戊醛、2,3-二甲基-4-甲氧基苯酚、3-二十碳烯、香橙烯氧化物、4,5-二乙基-1,2-二甲基-环已二烯和二十六烷。

5. 其他 如8-表马钱子酸、京尼平苷、芒柄花苷、尿囊素、半乳糖醇，以及缬氨酸、赖氨酸、蛋氨酸、精氨酸等17种氨基酸，还有锂、锰、铁、铜、锌、硒、锶、钼、碘和钙10种矿物元素。

【质量评价】

1. 性状鉴别 ①肉苁蓉：呈扁圆柱形，稍弯曲，长3~15cm，直径2~8cm。表面棕褐色或灰棕色，密被覆瓦状排列的肉质鳞叶，通常鳞叶先端已断。体重，质硬，微有柔性，不易折断，断面棕褐色，有淡棕色点状维管束，排列成波状环纹。气微，味甜、微苦。②管花肉苁蓉：呈类纺锤形、扁纺锤形或扁柱形，稍弯曲，长5~25cm，直径2.5~9cm。表面棕褐色至黑褐色。断面颗粒状，灰棕色至灰褐色，散生点状维管束。

2. 理化鉴别 取本品粉末1g，加甲醇20mL，超声处理15分钟，滤过，滤液浓缩至近干，残渣加甲醇2mL使溶解，作为供试品溶液。另取松果菊苷对照品、毛蕊花糖苷对照品，加甲醇分别制成每1mL含1mg的溶液，作为对照品溶液。照薄层色谱法试验，吸取上述3种溶液各2μL，分别点于同一聚酰胺薄层板上，以甲醇-醋酸-水(2∶1∶7)为展开剂，展开，取出，晾干，置紫外光灯(365nm)下检视。供试品色谱中，在与对照品色谱相应的位置上，显相同颜色的荧光斑点。

【含量测定】**松果菊苷、毛蕊花糖苷** 以十八烷基硅烷键合硅胶为填充剂；以甲醇为流动相A，以0.1%甲酸溶液为流动相B；检测波长为330nm。理论板数按松果菊苷峰计算应不低于3000。取松果菊苷对照品、毛蕊花糖苷对照品适量，精密称定，加50%甲醇制成每1mL各含0.2mg的混合溶液，即得。取本品粉末(过四号筛)约1g，精密称定，置100mL棕色量瓶中，精密加入50%甲醇50mL，密塞，摇匀，称定重量，浸泡30分钟，超声处理40分钟(功率250W，频率35kHz)，放冷，再称定重量，加50%甲醇补足减失的重量，摇匀，静置，取上清液，滤过，取续滤液，即得。分别精密吸取对照品溶液与供试品溶液各 10μL，注入液相色谱仪，测定，即得。本品按干燥品计算，肉苁蓉含松果菊苷（$C_{35}H_{46}O_{20}$）和毛蕊花糖苷（$C_{29}H_{36}O_{15}$）的总量不得少于 0.30%；管花肉苁蓉含松果菊苷（$C_{35}H_{46}O_{20}$）和毛蕊花糖苷（$C_{29}H_{36}O_{15}$）的总量不得少于 1.5%。

【药理作用】

1. 抗衰老作用 肉苁蓉有一定程度的抗衰老作用。肉苁蓉可使小鼠红细胞超氧化物歧化酶的活性明显增强，使小鼠心肌脂褐质含量明显降低。亦可延长果蝇的平均寿命、半数致死天数和最高寿命。

2. 调整内分泌，促进代谢 肉苁蓉对阳虚和阴虚动物的肝脾核酸含量下降和升高有调整作用；肉苁蓉有激活肾上腺、释放皮质激素的作用。

3. 调节免疫活性 肉苁蓉多糖是肉苁蓉发挥免疫调节作用的物质基础，能够促进淋巴细胞的增殖，改善机体免疫功能，激活免疫细胞，同时能显著提高巨噬细胞吞噬及分泌功能，从而活化巨噬细胞，起到调节免疫活性的作用。

4. 抗骨质疏松 肉苁蓉具有双向调节骨吸收和骨形成的作用，能够提高骨密度，进而起到抗骨质疏松的作用。

5. 保肝护肝 从肉苁蓉多糖中分离出来的一种多糖组分可以降低丙二醛、甘油三酯含量，调节相关酶的活性，从而起到对酒精性肝损伤的保护作用。

6. 润肠通便 松果菊苷是肉苁蓉的主要活性成分之一，能够促进肠道上皮细胞的增殖和存活率，提高肠道功能。

7. 其他 肉苁蓉能促进淋巴细胞的增殖与分化，增强吞噬细胞活性，预防高原性脑水肿。

【食疗应用】

1. 苁蓉煲羊腰 羊腰 1 对，肉苁蓉 30g。将羊腰去臊，备用；将肉苁蓉切片，装入纱布袋；将羊腰、肉苁蓉一同放入砂锅中，加适量水煲汤至熟，拣去纱布袋，加入盐即成。本品取肉苁蓉补肾壮阳之功效，适用于性功能低下、慢性前列腺炎、前列腺肥大、神经衰弱、腰膝冷痛酸软等肾阳虚证。

2. 苁蓉羊肉羹 肉苁蓉 15g，羊肉 150g。将肉苁蓉切碎，置于砂锅中，煎至熟烂后取汁；将羊肉切块，放入砂锅中，加药汁及适量水烧开，用文火炖至羊肉熟烂，加葱、姜、盐各适量，水淀粉勾芡即成。本品取肉苁蓉温补肾阳之功效，适用于性功能减退、老年体弱、久病体虚之人服用。健康人亦可常服。

3. 苁蓉鸡 黑公鸡 1 只，肉苁蓉 30g，白酒 50g。将公鸡切块，入沸水中汆去血水，捞出；将鸡块与肉苁蓉放在砂锅中，加白酒、葱、姜、水各适量烧开，用文火炖至鸡肉熟烂，拣去葱、姜，加胡椒粉、盐、味精即成。本品温补肾阳，适用于性功能障碍、慢性前列腺炎、慢性肾炎、神经衰弱、老年体弱等。

4. 肉苁蓉粥 取肉苁蓉 30g，鹿角胶 5g，羊肉 100g，粳米 150g。将肉苁蓉煎水取汁，然后与切成小块的羊肉及粳米一起煮粥，快熟的时候下鹿角胶，煮至粥熟即可食用。本品适用于肾虚、阳痿泄精、精血不足、妇女宫寒不孕等。

5. 苁蓉猪肝汤 肉苁蓉25g，猪肝100g。将猪肝洗净，切片，加水2碗同苁蓉共煮至1碗，调味服食，每日1剂。本品可养肝益肾，适用于肾阳亏损及精气不足之贫血、阳痿、遗精等。

6. 狗鞭苁蓉菟丝汤 狗鞭1具，菟丝子、肉苁蓉各10g。将狗鞭洗净，切片；余药布包；锅中加清水适量，将狗鞭、菟丝子、肉苁蓉同炖熟，去药包，食鞭饮汤。本品可补肾，壮阳，缩尿，适用于肾阳虚衰之小便频多、余沥不尽、腰膝酸痛等。

7. 杞鞭苁蓉壮阳汤 牛鞭1具，枸杞子15g，肉苁蓉30g，鸡肉500g。将牛鞭剖开，洗净；锅中加清水，用武火烧沸后，下狗鞭，去浮沫；再下鸡肉、枸杞子、肉苁蓉、生姜、胡椒、料酒等，文火炖至鞭熟，取出鞭、肉切片，放回汤中；再加盐、味精、葱花等调味，煮沸即成。本品可滋补肝肾，适用于肝肾阴亏所致的腰膝酸软、遗精等。

8. 巴戟苁蓉鸡肠汤 巴戟天12g，肉苁蓉12g，鸡肠1具。将鸡肠剪开，清洗肠内、外壁，再用盐擦洗，洗净后切成段；将巴戟天、肉苁蓉用纱布袋包好，扎紧袋口，与鸡肠共入砂锅中，加水，放入盐、姜片；先用武火煮沸，再用文火煎熬60分钟即成。喝汤食肠。本品温补肺肾，固精止遗，用治肺肾阳虚气弱导致的阳痿、早泄、遗精、滑精、遗尿、夜尿多、气短喘促。

9. 肉苁蓉羹 肉苁蓉30g，甘薯50g，羊肉100g，葱、姜片、盐各适量。将肉苁蓉刮去鳞，用酒洗，去黑汁，切成薄片；将甘薯、羊肉洗净后各切成薄片；将肉苁蓉、甘薯、羊肉共放入锅中，加入姜片和水适量，先用武火煮沸，再用文火煎煮35分钟，放入葱、盐即成。本品温补肝肾，主治肾阳虚衰、肝血不足所致的阳痿、腰痛、头晕目暗、耳鸣等。

10. 复元汤 山药50g，肉苁蓉20g，菟丝子10g，核桃仁2个，瘦羊肉500g，羊脊骨1具，粳米100g，葱白3根，生姜、花椒、料酒、胡椒粉、八角、食盐各适量。将羊脊骨剁成数节，用清水洗净；将羊肉洗净，氽去血水，再洗净，切成5cm厚的条块；将山药、肉苁蓉、菟丝子、核桃仁用纱布袋装好扎紧；将生姜拍破，葱切段；将中药及食物同时放入砂锅内，注清水适量，开武火烧沸，打去浮沫，再放入花椒、八角、料酒，转文火继续煮，炖至肉熟烂，出锅装碗，加胡椒粉、食盐调味，即可食用。本品温补肾阳，适用于肾阳不足、肾精亏损之耳鸣眼花、腰膝无力、阳痿早泄等症。

11. 决明苁蓉蜂蜜茶 炒决明子、肉苁蓉各10g，蜂蜜适量。将决明子、肉苁蓉共入茶杯中，用沸水冲泡，盖闷10分钟，调入蜂蜜适量即成。代茶频饮。本品润肠通便，主治习惯性便秘和老年性便秘。

【应用注意事项】 胃弱便溏、相火旺者忌服。《本草蒙筌》载："忌经铁器。"《神农本草经疏》载："泄泻禁用，肾中有热，强阳易兴而精不固者忌之。"《药品化义》载："相火旺，胃肠弱者忌用。"《得配本草》载："忌铜、铁。火盛便闭、心虚气胀，皆禁用。"

【临床应用】

1. 治男子五劳七伤，阴痿不起，积有十年，痒湿，小便淋沥，溺时赤时黄 肉苁蓉、菟丝子、蛇床子、五味子、远志、续断、杜仲各四分。上七物，捣筛，蜜和为丸如梧子。平旦服五丸，日再。（摘录自《医心方》苁蓉丸）

2. 治下部虚损，腹内疼痛，不喜饮食，平补 肉苁蓉二斤，酒浸三日，细切，焙干。上一味，捣罗为末，分一半，醇酒煮作膏，和一半入臼中捣五百下，丸如梧桐子大。每服二十丸，加至三十丸，温酒或米饮下，空心食前。（摘录自《圣济总录》肉苁蓉丸）

3. 补精败，面黑劳伤 苁蓉四两（水煮令烂，薄切细研），精羊肉，分为四度，下五味，以米煮粥，空心服之。（摘录自《药性论》）

4. 强筋健髓 苁蓉、鳝鱼。为末，黄精酒丸服之。（摘录自《本草拾遗》）

5. 治虚损，暖下元，益精髓，利腰膝 肉苁蓉（酒浸一宿，刮去皱皮，炙干）、蛇床子、远志（去心）、五味子、防风（去芦头）、附子（炮裂，去皮、脐）、菟丝子（酒浸三日，曝干，别捣为末）、巴戟（巴戟天）、杜仲（去粗皮，炙微黄，锉）。上件药各一两，捣罗为末，炼蜜和丸。如梧桐子大。每日空心，以温酒下二三十丸，盐汤下亦得，渐加至四十丸为度。（摘录自《太平圣惠方》肉苁蓉丸）

6. 治肾虚白浊 肉苁蓉、鹿茸、山药、白茯苓等份。为末，米糊丸梧子大。枣汤每下三十丸。（摘录自《圣济总录》）

7. 治胃虚冷，中脘气满，不能传化，善饥不能食 人参末二钱，生附子末半钱，生姜一分（切碎）。上三味和匀，用水七合，煎至二合，以鸡子一枚，取清，打转，空心顿服。（摘录自《圣济总录》温胃煮散）

8. 治聤耳，累年脓水不绝，臭秽 肉苁蓉一两，龙胆(龙胆草)一两，白茅根一两。上件药，烧为灰，细研，以少蜜和匀后，入鲤鱼胆汁三枚，搅令稀，即以细绢，捩取稀者，沥入耳中，捻作梃子，以薄纸裹塞耳。（摘录自《太平圣惠方》）

9. 治发汗，利小便，亡津液，大腑秘结，老人、虚人皆可服 肉苁蓉（酒浸，焙）二两，沉香（别研）一两。上为细末，用麻子仁（火麻仁）汁打糊为丸，如梧桐子大。每服七十丸，空心用米饮送下。（摘录自《济生方》润肠丸）

10. 治高年血液枯槁，大便燥结，胸中作闷 大肉苁蓉三两，白酒浸，洗去鳞甲，切片，白汤三碗，煎一碗，顿服。（摘录自《先醒斋医学广笔记》）

11. 治消中易饥 肉苁蓉、山茱萸、五味子。为末，蜜丸梧子大。每服盐汤下二十丸。（摘录自《医学指南》）

12. 治破伤风，口噤身强 以肉苁蓉切作片子，晒干，用一小盏子，底上穿一孔合盖，火烧，药如香烟从孔中出，熏疮口。（摘录自《小儿卫生总微论方》）

13. 治小便纯血，血下则凝，亦无痛处，惙惙短气，由阳气不固，阴无所守，五液注下 菟丝子(拣净，酒浸一宿，乘润捣烂，再焙)、肉苁蓉(洗，切，焙)、鹿茸(去毛，截片酥炙)、干地黄等份。上为细末，煮糊为丸，如梧桐子大。饮下三十粒，空心服。（摘录自《全生指迷方》苁蓉丸）

14. 治遗精 肉苁蓉、桑螵蛸、芡实各 15g，莲米（莲子）18g，黑芝麻 30g。共为末，蜜丸。早晚服，每次 9g，开水送下。（摘录自《锦方选集》）

【不良反应】 暂未发现不良反应。

参考文献

姚辛敏，周晓洁，周妍妍．肉苁蓉化学成分及药理作用研究进展[J]．中医药学报，2021，49(2)：93-97.

二十一、佛手

【来源】 本品为芸香科植物佛手的 *Citrus medica* L.var. *sarcodactylis* Swingle 干燥果实。秋季果实尚未变黄或变黄时采收，纵切成薄片，晒干或低温干燥。

【炮制加工】 除去杂质，或润透，切丝，干燥。

【性味】 辛、苦、酸，温。

【归经】 归肝、脾、胃、肺经。

【功能主治】 疏肝理气，和胃止痛，燥湿化痰。用于肝胃气滞，胸胁胀痛，胃脘痞满，食少呕吐，咳嗽痰多。

【用法用量】 3~10g。

【贮藏】 置阴凉干燥处，防霉，防蛀。

【化学及营养成分】

1. 黄酮类 如香叶木素、香叶木苷、橙皮苷、3,5,6–三羟基–4′,7–二甲氧基黄酮、新橙皮苷、甲基橙皮苷、橙皮素。

2. 香豆素类 如柠檬内酯、白当归素、5–异戊烯基–7–甲氧基香豆素、β–谷甾醇、滨蒿内酯等。

3. 挥发性成分 如柠檬烯、γ–萜品烯、α–松萜、β–松萜、芳樟醇、乙酸芳樟酯、橙花醛和香叶醛等。

4. 糖类 如葡萄糖、鼠李糖、木糖、甘露糖和半乳糖等。

5. 其他 如氨基酸、矿物元素和维生素等。

【质量评价】

1. 性状鉴别 果实呈卵形或长圆形，先端裂瓣如拳或指状，常皱缩或卷曲。外表面橙黄色、黄绿色或棕绿色，密布凹陷的窝点，有时可见细皱纹。内表面类白色，散有黄色点状或纵横交错的维管束。质硬而脆，受潮后柔软。气芳香，果皮外部味辛、微辣，内部味甘而后苦。以皮黄肉白、香气浓郁者为佳。川佛手片片小质厚，不平整。长 4~6cm，宽约 3cm，厚约 3mm。绿边白瓤，稍有黄色花纹。质较坚，易折断。气清香，味甜微苦。广佛手片片大质薄，多抽皱。长 6~10cm，宽 3~6cm，厚 1~2mm。黄边白瓤，花纹明显，质较柔。气味较淡薄。

2. 显微鉴别 果皮横切面：外果皮为 1 列方形成长方形的或类圆形，近外果皮的 2~3 列细胞较小，壁略厚，内含草酸钙棱晶，长 10~26μm，宽 6~16μm；外侧有大型油室 1~2 列，椭圆形，或圆形，径向 270~600μm，切向 180~450μm。中果皮内侧散有较多的细小维管束及橙皮苷结晶。果皮最内层为 1 列排列整齐的细小薄壁细胞，其内的组织多颓废。果实顶端指尖分枝的横切面，可见导管内或少数薄壁细胞中常含有黄色簇针状橙皮苷结晶。果皮粉末特征：薄壁细胞及油室碎片较多；外果皮细胞呈不规则多角形，细胞壁略厚，气孔圆形，时可察见；方晶或棱晶存在于多角形、壁略厚的薄壁细胞中；具梯纹、螺纹及环纹导管；具簇针状橙皮苷结晶，黄色。

3. 理化鉴别 取本品粉末 1g，加无水乙醇 10mL，超声处理 20 分钟，滤过，滤液浓缩至干，加无水乙醇 0.5mL 使溶解，作为供试品溶液。另取佛手对照药材 1g，同法制成对照药材溶液。吸取上述两种溶液各 2μL，分别点于同一硅胶 G 薄层板上，以环己烷-醋酸乙酯(3∶1)为展开剂，展开，取出，晾干，置紫外光灯(365nm)下检视。供试品色谱中，在与对照药材色谱相应的位置上，显相同颜色的荧光斑点。

【含量测定】 **橙皮苷** 以十八烷基硅烷键合硅胶为填充剂；以甲醇-水-冰醋酸(33∶63∶2)为流动相；检测波长为 284nm。理论板数按橙皮苷峰计算应不低于 5000。取橙皮苷对照品适量，精密称定，加甲醇制成每 1mL 含 15μL 的溶液，即得对照品溶液。取本品粉末(过五号筛)约 0.5g，精密称定，置具塞锥形瓶中，精密加入甲醇 20mL，称定重量，加热回流 1 小时，放冷，再称定重量，用甲醇补足减失的重量，摇匀，滤过，取续滤液，即得供试品溶液。分别精密吸取对照品溶液与供试品溶液各 10μL，注入液相色谱仪，测定，即得。本品按干燥品计算，含橙皮苷($C_{28}H_{34}O_{15}$)不得少于 0.030%。

【检查】 水分不得过 15.0%。

【浸出物】 照醇溶性浸出物测定法项下的热浸法测定，用乙醇作溶剂，浸出物不得少于 10.0%。

【药理作用】

1. 抗炎 柠檬烯可抑制一种能刺激嗜酸性粒细胞趋化因子的活性氧的产生、核转录因子的激活，减少单核细胞趋化蛋白的产生。

2. 抗癌 佛手柑内酯能诱导人肝癌细胞凋亡。

3. 降血脂 佛手黄酮类提取物可降低血清总胆固醇、丙二醛等物质的含量，提高血清中一氧化氮的含量、肝组织载脂蛋白 E 的表达水平，从而阻断动脉粥样硬化进程。

4. 抗抑郁 有研究者采用小鼠强迫游泳实验和小鼠悬尾实验，发现佛手水蒸气蒸馏法提取的挥发油具有一定的抗抑郁活性。另有最新研究指出，吸入佛手挥发油可在一定程度上缓解全髋关节置换患者术后的焦虑与疼痛。

5. 抗氧化 佛手总黄酮对羟自由基、氧自由基、1,1-二苯基-2-三硝基苯肼和 2,2′-联氮-双-3-乙基苯并噻唑啉-6-磺酸自由基有明显的清除作用，其作用强弱与使用剂量具有一定的关联。

6. 抗菌 佛手提取物及主要成分对金黄色葡萄球菌、大肠埃希菌、铜绿假单胞菌和枯草芽孢杆菌 4 种常见菌种均具有优异的抗菌活性。

7. 杀虫 金佛手精油对秀丽隐杆线虫具有良好的杀虫作用。

【食疗应用】

1. 佛手粥 佛手 15g，粳米 100g，冰糖少许。先将佛手煎汤去渣，再入冰糖、粳米，同煮为粥。早晚温热服食。本品具有健脾养胃、理气止痛之功，适用于脾胃虚弱导致的胸闷、纳食不振、嗳气呕吐等消化不良之症。

2. 佛手延胡山楂汤 佛手、延胡索各 6g，山楂 10g。将上述 3 种材料共入锅中，煎汤取汁。饮服，每日 1 剂，连服 3~5 天。本品能够益气养血，用于气血两虚患者的调理。

3. 佛手排骨 排骨 200g，佛手片 6g，丹参 15g，核桃仁 5 个，蔗糖 50g。先将排骨洗净，放入锅中，加水煮沸；再将佛手片、丹参入锅中煮30分钟；再将核桃仁、蔗糖捣烂成泥，入汤中，用文火煮10分钟即可。本品具有活血行气、补肾健脑之功，适用于精神疲惫、失眠健忘、神经过敏等症的调理。

【应用注意事项】 阴虚火旺、无气滞者慎服。

【临床应用】

1. 治胁肋疼痛，心烦易怒，胸闷不舒，嗳气泛恶，纳谷不香，消化不良等症 佛手120g，五加皮30g，木瓜、青皮各12g，栀子、陈皮各15g，良姜、砂仁、肉桂各9g，木香、公丁香各6g，当归18g，白酒10kg，冰糖2.5kg。上药为粗末，装入绢袋内，入酒浸，文火煮之，滤清入冰糖即成。每服约30g，1日3次。（摘录自《全国中药成药处方集》佛手露）

2. 治食欲不振 佛手、生姜、枳壳各3g，黄连0.9g，水煎服，日1剂。（摘录自《全国中草药汇编》）

3. 治臌胀发肿 佛手四两，人中白三两。共为末，空腹白汤下。（摘录自《岭南采药录》）

4. 治肝郁胃痛 鲜佛手12~15g，开水冲泡代茶饮；或佛手、延胡索各6g，水煎服。（摘录自《全国中草药汇编》）

5. 开胃顺气祛寒，助消化 当归1两，肉桂8钱，广陈皮1两，零陵香5钱，排草5钱，木香2钱，公丁香2钱，佛手6钱，白酒30斤，冰糖5斤。8味药置于布袋中，浸白酒内，文火煮之，约1小时后，再加入冰糖即成。每于饭前饭后服1~2杯。（摘录自《全国中药成药处方集》白玉露）

6. 治寒湿气滞，胸痞腹痛 陈佛手10两，炒枳实1两，白蔻仁1两，青皮3两，广陈皮3两，西砂仁1两，沉香2钱，广木香1两，粉甘草1两。上为细末，冷开水为丸，以蔻仁、砂仁、沉香、广木香4味为衣。每服2钱，温开水送下。（摘录自《全国中药成药处方集》沉香顺气丸）

7. 治胆胀，胁下痛胀 柴胡一钱，郁金二钱，广皮一钱，当归二钱，茯苓二钱，栀子皮一钱（姜汁炒），蒺藜四钱，枳壳一钱，合欢花二钱，佛手五分。（摘录自《医醇剩义》后辛汤）

8. 治肝郁脾虚 党参12g，炒白术10g，炒苍术10g，藿香10g，茵陈15g，当归12g，白芍12g，香附10g，佛手10g，山楂15g，泽兰15g，生牡蛎15g，王不留行12g。水煎服。（摘录自《关幼波方》益肝汤）

9. 治山岚瘴气，瘟疫时邪 苍术8钱，白芷3钱，细辛3钱，藿香5钱，降香5钱，菖蒲3钱，桔梗3钱，青木香5钱，川芎3钱，薄荷3钱，佛手5钱，真檀香4两(另研末)。(摘录自《集成良方三百种》蠲秽散）

【不良反应】 暂未发现不良反应。

参考文献

[1] 唐徐韵，陈盼碧，杜狄佳，等．穴位埋线对哮喘大鼠肺组织中p38MAPK信号通路及细胞间黏附分子-1、白细胞介素-4和嗜酸性粒细胞的影响[J]. 针刺研究，2022，47(2)：129-134.

[2] 赵丽萍，王超，田男，等．佛手柑内酯通过PI3K/Akt信号通路诱导人肝癌细胞HepG2和Hep3B凋亡的机制[J]. 中国实验方剂学杂志，2020，26(6)：73-78.

[3] 龚正,龚亮,吕培勇,等.佛手黄酮对高脂血症兔血脂及动脉粥样硬化相关危险因子水平的影响[J].微循环学杂志,2016,26(1):14-17.
[4] 芦红,吴月霞,杨丽嘉,等.川佛手提取物对小鼠的抗抑郁作用[J].郑州大学学报(医学版),2011,46(2):220-222.
[5] 方晟,陈俊淹,周瑾,等.金佛手酵素发酵过程中有机酸及其体外抗氧化性能分析[J].食品工业科技,2020,41(10):68-74.
[6] 汪晓辉,郭溶,聂晓彬,等.佛手抗菌活性及其药效成分橙皮苷对金黄色葡萄球菌的作用机制研究[J].中国抗生素杂志,2021,46(5):437-441.
[7] 朴栖西.金佛手精油及其微胶囊的杀虫活性及应用研究[D].上海:上海应用技术大学,2020.

二十二、沙棘

【来源】 本品系蒙古族、藏族习用药材。胡颓子科植物沙棘 *Hippophae rhamnoides* L. 的干燥果实。秋、冬二季果实成熟或冻硬时采收,除去杂质,干燥或蒸后干燥。

【炮制加工】 取原药材,除去杂质及灰屑,洗净,干燥。

【性味】 酸、涩,温。

【归经】 归脾、胃、肺、心经。

【功能主治】 健脾消食,止咳祛痰,活血散瘀。用于脾虚食少,食积腹痛,咳嗽痰多,胸痹心痛,瘀血经闭,跌仆瘀肿。

【用法用量】 3~10g。

【贮藏】 置通风干燥处,防霉,防蛀。

【化学及营养成分】

1. 黄酮类 如异鼠李素、山柰酚、槲皮素和杨梅素苷元等。

2. 酚类和有机酸类 如没食子酸、鞣花酸、木麻黄鞣亭、木麻黄鞣宁、栗木鞣花素、栎木鞣花素、新唢呐草素Ⅰ和新唢呐草素Ⅱ等。

3. 萜及甾体类 如熊果酸、2α-羟基熊果酸、羽扇豆醇、Δ5-麦角甾烯醇、β-谷甾醇、Δ7-豆甾烯醇、钝叶醇等。

4. 其他 如肌醇类化合物松醇、白雀木醇及生物碱等。

【质量评价】

1. 性状鉴别 果实类球形或扁球形,单个或数个粘连,单个直径5~8mm;表面棕红色或黑褐色,皱缩,多具短小果柄;果肉油润,质柔软。种子扁卵形,长2.5~4mm,宽约2mm,表面褐色,种脐位于狭端,另一端有珠孔,两侧各有一条纵沟;种皮较硬,击破后,子叶乳白色,油性。气微,味酸、涩。以粒大、肉厚、油润者为佳。

2. 显微鉴别 果实横切面观:外果皮细胞1列,壁稍厚,外被白色鳞状毛。中果皮较宽阔,细胞壁薄,内含众多橙黄色或鲜黄色颗粒状物及油滴。维管束外韧型,位于中果皮内侧,排列成环。内果皮为1列无色的镶嵌细胞,种皮细胞紧密排列成栅状。子叶细胞充满糊粉粒及脂肪油。

3. 理化鉴别 取异鼠李素项下的供试品溶液30mL,浓缩至约5mL,加水25mL,用乙酸乙酯提取2次,每次20mL,合并乙酸乙酯液,蒸干,残渣加甲醇1mL使溶解,作为供试品溶液。另取异鼠李素对照品、槲皮素对照品，加甲醇制成每1mL各含1mg的混合溶液，作为对照品溶液。照薄层色谱法试验，吸取上述两种溶液各2μL，分别点于同一含3%醋酸钠溶液制备的硅胶G薄层板上，以甲苯-乙酸乙酯-甲酸（5∶2∶1）为展开剂，展开，取出，晾干，喷以三氯化铝试液，置紫外光灯（365nm）下检视。供试晶色谱中，在与对照品色谱相应的位置上，显相同颜色的荧光斑点。

【含量测定】

1. 总黄酮 取芦丁对照品20mg，精密称定，置50mL量瓶中，加60%乙醇适量，置水浴上微热使溶解，放冷，加60%乙醇至刻度，摇匀。精密量取25mL，置50mL量瓶中，加水稀释至刻度，摇匀，即得对照品溶液（每1mL含芦丁0.2mg）。精密量取对照品溶液1mL、2mL、3mL、4mL、5mL，6mL，分别置25mL量瓶中，各加30%乙醇至6.0mL，加5%亚硝酸钠溶液1mL，混匀，放置6分钟，再加10%硝酸铝溶液1mL，摇匀，放置6分钟。加氢氧化钠试液10mL，再加30%乙醇至刻度，摇匀，放置15分钟，以相应试剂为空白，照紫外-可见分光光度法，在500nm的波长处测定吸光度，以吸光度为纵坐标，浓度为横坐标，绘制标准曲线。取本品粗粉约2g，精密称定，加60%乙醇30mL，加热回流2小时，放冷，滤过，残渣再分别加60%乙醇25mL，加热回流2次，每次1小时，滤过，合并滤液，置100mL量瓶中，残渣用60%乙醇洗涤，洗液并入同一量瓶中，用60%乙醇稀释至刻度，摇匀。精密量取25mL，置50mL量瓶中，加水至刻度，摇匀，作为供试品溶液。精密量取供试品溶液3mL，置25mL量瓶中，加30%乙醇至6mL，照标准曲线制备项下的方法，自"加5%亚硝酸钠溶液1mL"起，依法测定吸光度，从标准曲线上读出供试品溶液中含芦丁的重量（mg），计算，即得。本品按干燥品计算，含总黄酮以芦丁（$C_{27}H_{30}O_{16}$）计，不得少于1.5%。

2. 异鼠李素 以十八烷基硅烷键合硅胶为填充剂；以甲醇-0.4%磷酸溶液（58∶42）为流动相；检测波长为370nm。理论板数按异鼠李素峰计算应不低于3000。取异鼠李素对照品适量，精密称定，加甲醇制成每1mL含10μg的溶液，即得对照品溶液。取本品粉末（过三号筛）0.5g，精密称定，置具塞锥形瓶中，精密加入乙醇50mL，称定重量，加热回流1小时，放冷，再称定重量，用乙醇补足减失的重量，摇匀，滤过。精密量取续滤液25mL，置具塞锥形瓶中，加盐酸3.5mL，在75℃水浴中加热水解1小时，立即冷却，转移至50mL量瓶中，用适量乙醇洗涤容器，洗液并入同一量瓶中，加乙醇至刻度，摇匀，滤过，取续滤液，即得供试品溶液。分别精密吸取对照品与供试品溶液各10μL，注入液相色谱仪，测定，即得。本品按干燥品计算，含异鼠李素（$C_{16}H_{12}O_7$）不得少于0.10%。

【检查】 杂质不得过4%。水分不得过15.0%。总灰分不得过6.0%。酸不溶性灰分不得过3.0%。

【浸出物】 照醇溶性浸出物测定法项下的热浸法测定，用乙醇作溶剂，浸出物不得少于25.0%。

【药理作用】

1. 抗氧化 富集沙棘叶中的总黄酮可较好地清除DPPH自由基和ABTS自由基。

2. 抗菌 沙棘叶总黄酮对致病菌的作用效果呈现出浓度和时间依赖性，特别是金黄色葡萄球菌对其敏感性最高。

3. 抗癌 在结直肠癌 HCT116 细胞中,沙棘叶提取物能显著抑制癌细胞的增殖,上调凋亡相关蛋白胱天蛋白酶 12、胱天蛋白酶 9 的表达,下调 Bcl-2 蛋白表达,最终促进细胞凋亡。

4. 降血脂 有研究发现,沙棘叶提取物有助于改善高脂血症大鼠的体质量增长,并降低血清中的甘油三酯、总胆固醇、低密度脂蛋白水平,起到辅助降血脂的功效。

5. 降血糖 沙棘叶三萜酸粗提物亦可改善 2 型糖尿病大鼠空腹血糖和胰岛素抵抗,同时缓解其精神萎靡、体质量下降等一系列糖尿病症状。

6. 保肝 沙棘叶对四氯化碳所致的小鼠急性肝损伤具有保护作用,可显著提高肝脏超氧化物歧化酶水平,降低血清丙二醛和转氨酶含量,改善小鼠模型肝组织超微结构。

7. 调节肠道 有研究对沙棘叶茶灌胃小鼠进行小肠推进实验,根据排便时间和粪便数量,证实了沙棘叶茶具有润肠通便之作用。

8. 其他 沙棘在抗突变、延长凝血时间和调节机体免疫能力方面也具有一定的药用价值。

【食疗应用】

1. 沙棘豆腐 豆腐 250g,沙棘适量,蔗糖、果珍粉、豆粉若干。将蔗糖、果珍粉、豆粉加适量水制成浆,将沙棘取汁。将豆腐上浆,炸至金色,装盘,浇上沙棘汁即可。本品具有活血化瘀、化痰宽胸、补脾健胃、清热止血之功,适用于血滞神疲证。

2. 沙棘膏 在低温条件下将沙棘浆浓缩为沙棘膏。沙棘膏最大限度地保留了其原有的营养成分,不但食用方便,而且食法多样,加水稀释则为果酱,亦可作为食品馅料,或用来涂抹食品;将沙棘膏继续加水稀释后,可做成沙棘果茶,冷冻后风味更佳。本品能够预防呼吸系统疾病。

【应用注意事项】 湿热证及阴虚火旺者禁用沙棘。

【临床应用】

1. 治咳嗽痰多 沙棘、甘草、白葡萄干、栀子、广木香各等份,为末,加冰片少许。每次 1.5~3g,温开水送服。(摘录自《内蒙古中草药》)

2. 治胃痛、消化不良、胃溃疡、皮下出血、月经不调 沙棘干品 3~9g,水煎服;或将成熟果实砸烂,加水煎煮,药汁溶于水后,滤去渣,取滤液浓缩成膏,适量服用。

3. 治疗咽喉痛 将沙棘鲜果揉烂,用纱布包,挤压取汁液,加白糖,用温水冲服。

4. 治呼吸系统疾病 沙棘膏 180g,木香 150g,白葡萄干 120g,甘草 90g,栀子 60g。以上 5 味,除沙棘膏、白葡萄干外,其余木香 3 味粉碎成粗粉,加白葡萄干,粉碎,烘干,粉碎成细粉,混匀后,加沙棘膏混匀,烘干,再粉碎成细粉,过筛。

5. 化瘀行血,通经催产 藏木香 30g,小叶莲 50g,干姜 40g,沙棘膏 38g,诃子肉 75g,蛇肉(制)25g,大黄 90g,方海 25g,北寒水石(煅)100g,硇砂 17g,碱花(制)125g。(摘录自《中华人民共和国药典》十一味能消丸)

【不良反应】 暂未发现不良反应。

参考文献

[1] 黄彬彬.沙棘叶总黄酮的精制工艺及抗氧化性能研究[D].泉州:华侨大学,2016.
[2] 张益娜,翁琴.沙棘叶总黄酮的抑菌性研究[J].农产品加工(学刊),2008(9):25-27.
[3] 张欣.沙棘叶提取物对结直肠癌细胞 HCT116 的抑制作用[D].太原:山西大学,2020.
[4] 董睿方.沙棘叶品质评价及其降血脂抗疲劳作用研究[D].上海:上海师范大学,2016.
[5] 张璐.沙棘叶三萜酸粗提物降血糖活性实验研究[D].太原:山西大学,2016.
[6] 李淑珍,武飞,杨宁,等.沙棘叶黄酮对小鼠急性肝损伤的保护作用[J].四川师范大学学报(自然科学版),2016,39(5):765-769.
[7] 邹元生,聂勇,李新兰.沙棘叶茶改善胃肠道(通便)功能试验初报[J].国际沙棘研究与开发,2011,9(3):31-33.
[8] 丁肇俊,叶健文,马佳琪,等.沙棘叶化学成分及药理作用研究进展[J].世界中医药,2023,18(5):714-720.

二十三、花椒

【来源】 本品为芸香科植物青椒 *Zanthoxylum schinifolium* Sieb et Zucc. 或花椒 *Zanthoxylum bungeanum* Maxim 的干成熟燥果皮。秋季采收成熟果实,晒干,除去种子和杂质。

【炮制加工】

1. 花椒　除去椒目、果柄等杂质。

2. 炒花椒　取净花椒,照清炒法炒至有香气。

【性味】 辛,温。

【归经】 归脾、胃、肾经。

【功能主治】 温中止痛,杀虫止痒。用于脘腹冷痛,呕吐泄泻,虫积腹痛;外治湿疹,阴痒。

【用法用量】 3~6g,外用适量,煎汤熏洗。

【贮藏】 置通风干燥处。

【化学及营养成分】

1. 挥发油类　如柠檬烯、桉树脑、水芹烯、β-月桂烯、α-蒎烯、桧萜、松油烯、桧烯、罗勒烯、侧柏烯、丁香烯、4-萜品醇、芳樟醇乙酸酯、芳樟醇、松油醇、沉香醇、胡椒酮和薄荷酮等。

2. 生物碱类　如异喹啉衍生物碱类、喹啉衍生物碱类、苯并菲啶衍生物碱类和喹诺酮衍生物碱类。

3. 黄酮类　如芦丁、金丝桃苷、槲皮素、橙皮苷等。

4. 苯丙素类　如绿原酸、芝麻素、赫尼亚林、桉脂素等。

5. 其他　如肽类、甾醇类、烯醇类等化合物。

【质量评价】

1. 性状鉴别　①青椒:1~3 个球形分果。每一分果直径 3~4mm,顶端具短小喙尖。外表面草绿色、黄绿色或棕绿色,有网纹及多数凹下的油点。内果皮灰白色。果柄无毛茸。果皮质薄脆,气清香,味辛微甜。②花椒:由 1~2 个,偶由 3~4 个球形分果组成,每一分果直径 4.5~5mm,自先端沿腹缝线或腹背缝线开裂,常呈基部相连的两瓣状。分果顶端具微细小喙,基部大多具1~2个颗粒状未发育离生心皮,直径1~2mm。外表面深红色、紫红色或棕红色,皱缩,有众多点状凸起的油点。内果皮光滑,淡黄色,薄革质,与中果皮部分分离而卷曲。果柄直径约0.8mm,被稀疏短毛。果皮革质,稍韧,有特异香气,味持久、麻辣。

2. 显微鉴别 ①青椒:外果皮细胞平周壁角质层纹理不规则排列,细胞内充满橙皮苷结晶;下皮细胞壁平直,稍增厚;中果皮油室约20个;维管束约10个,其外有木化厚壁纤维群;薄壁细胞含众多淀粉粒,草酸钙结晶少见。②花椒:外果皮表皮细胞是1列,平周壁角质纹理稀疏,有气孔;下皮细胞1~2列,较大,细胞内均含棕色块状物及颗粒状色素。中果皮宽广,具椭圆形油室9~12个;维管束外韧型,14~20个环列,其外有木化厚壁纤维群,薄壁细胞含较多草酸钙簇晶及少量草酸钙方晶。内果皮细胞多为梭形,少数类圆形、类方形或呈石细胞状,上下层细胞常镶嵌状排列,内表皮细胞1列,小型。

3. 理化鉴别 取本品粉末2g,加乙醚10mL,充分振摇,浸渍过夜,滤过,滤液挥至约1mL,作为供试品溶液。另取花椒对照药材2g,同法制成对照药材溶液。照薄层色谱法试验,吸取上述两种溶液各5μL,分别点于同一硅胶G薄层板上,以正己烷-醋酸乙酯(4∶1)为展开剂,展开,取出,晾干,置紫外光灯(365nm)下检视。供试品色谱中,在与对照药材色谱相应的位置上,显相同的红色荧光主斑点。

【含量测定】 **挥发油** 照挥发油测定法测定,本品含挥发油不得少于1.5%。

【药理作用】

1. 镇痛 花椒麻味素可有效抑制Aδ机械痛觉感受器,并可通过封锁感觉神经元上的电压门钠离子通道而抑制动作电位的激发来达到镇痛的目的。

2. 抗炎 花椒水提物及精油通过抑制TLR4及其相关下游信号通路的激活及炎性细胞因子的表达,发挥抗溃疡性结肠炎的作用。

3. 杀虫止痒 花椒挥发油中所含的桉树脑、β-水芹烯、萜品油烯等化合物的协同杀虫作用较好,可用于玉米象、赤拟谷盗及人体螨虫的抑杀。

4. 抗氧化 花椒油对羟自由基的清除作用与同等浓度的维生素C等效,可抑制超氧自由基,纯化后的花椒叶总黄酮的还原能力强于维生素C。花椒多酚类化合物有较强的还原能力,能有效地清除活性氧自由基,抑制脂质体过氧化。

5. 抗肿瘤 花椒具有一定的抗肿瘤活性,对嗜铬细胞瘤有一定的杀伤作用。

6. 抑菌 花椒对炭疽杆菌、白喉棒状杆菌、肺炎双球菌、溶血性链球菌、金黄色葡萄球菌、柠檬色及白色葡萄球菌等革兰阳性菌,以及大肠埃希菌、变形杆菌、铜绿假单胞菌、伤寒杆菌、副伤寒杆菌、霍乱弧菌等肠内致病菌均有显著抑制作用。

7. 降血脂,抗血栓 花椒挥发油通过抗脂质过氧化损伤及降低血清过氧化脂质水平,起到抗主动脉粥样硬化的作用。

8. 局部麻醉 花椒水回流提取液的坐骨神经传导作用与盐酸利多卡因类似,均能显著降低大鼠坐骨神经传导最高电位,且升高大鼠坐骨神经传导最低电位。

【食疗应用】

1. 花椒油 花椒10~12g,麻油100~200mL。先把麻油放入锅内煎熬,有烟雾后,放入花椒继续煎熬，至微焦，捞出弃去，待油微温时即可。饮用，以上为1次量。本品能够杀虫通便，适用于小儿蛔虫性肠梗阻。有肠坏死或阑尾蛔虫可能者不宜食用；对其他类型肠梗阻也不相宜。

2. 花椒粥　花椒3g（去籽），粳米50g，味精、盐、香油、葱末、姜末各适量。将花椒微炒，碾成细末；将粳米淘洗干净；将粳米加入锅中，加水适量，用武火烧沸后改文火慢熬，粥成后，加入调料调匀即成。每日2次，每次1碗，早晚服用。本品能够温中除湿，散寒止痛，杀虫驱蛔，可用于胃脘冷痛、呕吐呃逆、寒湿泄泻等症。

3. 花椒火腿汤　花椒5g，火腿肉150g，葱白10g，生姜5g，细盐少许。将火腿洗净切片，将肉片与花椒一起放入锅中，加水适量，煎汤，煮沸后加葱、姜，文火煨烂，撇去浮油，加食盐烧煮即可。本品具有温中止痛、健脾开胃之功，适用于胃寒呃逆、恶心呕吐、虚寒胃痛等。

【应用注意事项】　阴虚火旺者忌服。孕妇慎服。

【临床应用】

1. 治妇人阴痒不可忍，非以热汤抱洗有不能已者　花椒、吴萸、蛇床各一两，藜芦五钱，陈茶一撮，烧盐二两。水煎，熏洗。（摘录自《医级》椒茱汤）

2. 治手足皴裂　（花）椒四合，水煮之，去滓。渍之半食顷，出令燥，须臾复浸，干涂羊、猪髓脑。（摘录自《僧深集方》）

【不良反应】　过量服用花椒可引起中毒，表现为恶心、口干、头晕，严重时可出现抽搐、谵妄、昏迷、呼吸困难等。

参考文献

[1] 王朝晖．花椒挥发油镇痛作用的实验研究[J]．中国药房，2011，22(3)：218-219.

[2] 边甜甜，司昕蕾，牛江涛，等．花椒挥发油部位经清炒法炮制前后在小鼠体内的抗炎与镇痛作用[J]．中国临床药理学杂志，2019，35(4)：369-371，376.

[3] 赵媛．青花椒提取物对桃蚜和小菜蛾的生物活性研究[D]．保定：河北农业大学，2007.

[4] 徐怀德，范菁华．大孔吸附树脂分离纯化花椒叶总黄酮及其产品抗氧化功能研究[J]．食品科学，2010，31(14)：111-115.

[5] 黄海潮，王如意，周伟民．花椒挥发油对嗜铬细胞瘤细胞的杀伤作用[J]．黑龙江医药，2010，23(4)：514-515.

[6] 祝丹，郑桐，陈玉，等．野花椒化学成分研究[J]．华中师范大学学报(自然科学版)，2009，43(3)：424-427.

[7] 马建旸，石应康，方定志．花椒挥发油对实验性动脉粥样硬化的影响[J]．四川大学学报(医学版)，2005(5)：696-699.

[8] 司昕蕾，边甜甜，牛江涛，等．花椒不同提取方法传导麻醉作用及成分鉴定[J]．中华中医药杂志，2020，35(5)：2311-2315.

二十四、橘皮（或陈皮）

【来源】　本品为芸香科植物橘 *Citrus reticulata* Blanco 及其栽培变种的干燥成熟果皮。药材分为“陈皮”和“广陈皮”。采摘成熟果实，剥取果皮，晒干或低温干燥。

【炮制加工】　除去杂质，喷淋水，润透，切丝，阴干。

【性味】　苦、辛，温。

【归经】 归肺、脾经。

【功能主治】 理气健脾，燥湿化痰。用于胸脘胀满，食少吐泻，咳嗽痰多。

【用法用量】 内服：煎汤，3~9g；或入丸、散。

【贮藏】 置阴凉干燥处，防霉，防蛀。

【化学及营养成分】

1. 挥发油类 本品含挥发油 2%~4%，主要为柠檬烯、γ-松油烯、β-月桂烯、α-松油醇等，以柠檬烯占比最高。

2. 黄酮类 本品含橙皮苷 6.35%~9.93%，另含新橙皮苷、柑橘素、川陈皮素、芸香苷、二氢川陈皮素及 5-去甲二氢川陈皮素等。

3. 生物碱类 如辛弗林、N-甲基酪胺。

4. 色素 如 β-柠乌素、橘红素、隐黄素、六氢番茄红素等。

5. 矿物元素 如硒、钾、钠、钙、镁、铜、锌、铁、锶。

6. 其他 如果胶、多糖、纤维素、香豆素、肌醇、维生素等。

【质量评价】

1. 性状鉴别 ①陈皮：常剥成数瓣，基部相连，有的呈不规则的片状，厚 1~4mm。外表面橙红色或红棕色，有细皱纹及凹下的点状油室；内表面浅黄白色，粗糙，附黄白色或黄棕色筋络状维管束。质稍硬而脆。气香，味辛、苦。②广陈皮：常 3 瓣相连，形状整齐，厚度均匀，约 1mm。点状油室较大，对光照视，透明清晰。质较柔软。

2. 显微鉴别 本品粉末呈黄白色至黄棕色。中果皮薄壁组织众多，细胞形状不规则，壁不均匀增厚，有的作连珠状。果皮表皮细胞表面观多角形、类方形或长方形，垂周壁增厚，气孔类圆形，直径 18~26μm，副卫细胞不清晰；侧面观外被角质层，靠外方的径向壁增厚。草酸钙方晶成片存在于中果皮薄壁细胞中，呈多面形、菱形或双锥形，直径 3~34μm，长 5~53μm，有的一个细胞内含有由两个多面体构成的平行双晶或 3~5 个方晶。橙皮苷结晶大多存在于薄壁细胞中，黄色或无色，呈圆形或无定形团块，有的可见放射状条纹。螺纹、孔纹和网纹导管及管胞较小。

3. 理化鉴别 取本品粉末 0.3g，加甲醇 10mL，加热回流 20 分钟，滤过，取滤液 5mL，浓缩至 1mL，作为供试品溶液。另取橙皮苷对照品，加甲醇制成饱和溶液，作为对照品溶液。照薄层色谱法试验，吸取上述两种溶液各 2μL，分别点于同一用 0.5% 氢氧化钠溶液制备的硅胶 G 薄层板上，以乙酸乙酯-甲醇-水（100∶17∶13）为展开剂，展至约 3cm，取出，晾干，再以甲苯-乙酸乙酯-甲酸-水(20∶10∶1∶1)的上层溶液为展开剂，展至约 8cm，取出，晾干，喷以三氯化铝试液，置紫外光灯（365nm）下检视。供试品色谱中，在与对照品色谱相应的位置上，显相同颜色的荧光斑点。

【含量测定】 **橙皮苷** 以十八烷基硅烷键合硅胶为填充剂；以甲醇-醋酸-水（35∶4∶61）为流动相；检测波长为 283nm。理论板数按橙皮苷峰计算应不低于 2000。取橙皮苷对照品适量，精密称定，加甲醇制成每 1mL 含 0.4mg 的溶液，即得。取本品粗粉约 1g，精密称定，置索氏提取器中，加石油醚（60~90℃）80mL，加热回流 2~3 小时，弃去石油醚，药渣挥干，加甲醇 80mL，再加热回流至提取液无色，放冷，滤过，滤液置 100mL 量瓶中，用少量甲醇分数次洗涤容器，洗液滤入同一量瓶中，加甲醇至刻度，摇匀，即得。分别精密吸取对照品溶液与供试品溶液各 5μL，注入液相色谱仪，测定，即得。本品按干燥品计算，含橙皮苷（$C_{28}H_{34}O_{15}$）不得少于 3.5%。

【药理作用】

1. 降压　川陈皮素可影响血管内皮细胞功能，提高一氧化氮和前列环素 I_2 的含量，使高血压大鼠血压下降。

2. 促消化　川陈皮素和橘皮素能促进正常小鼠小肠推进运动，增强肠蠕动的功能。橙皮苷能通过增加乳酸菌属和双歧杆菌属的比例来影响肠道微生物区系，具备潜在的益生元效应。

3. 抑菌　陈皮黄酮对大肠埃希菌、金黄色葡萄球菌和枯草芽孢杆菌均有不同程度的抑菌效果，其中对大肠埃希菌的抑菌效果最佳。

4. 抗炎　川陈皮素、橙皮苷可抑制 NF-κB 和促炎细胞因子，如白细胞介素-1β、白细胞介素-6 和肿瘤坏死因子-α 等，发挥抗炎潜力。

5. 抗肿瘤　陈皮可抑制肿瘤细胞的生长和增殖，诱导加快肿瘤细胞凋亡，抑制肿瘤细胞的迁移，以及调节肿瘤细胞周期和蛋白表达。

6. 神经保护　橙皮苷可改善神经生长因子和内源性抗氧化防御功能，减少神经炎症和凋亡途径，发挥神经保护潜力，且显著改善脑血流量、认知和记忆功能。

7. 抗血小板聚集　陈皮在体外具有抗人血小板聚集作用（聚集抑制率为 64.7%），其作用与阿司匹林相当。

8. 降脂　1% 多甲氧基黄酮的膳食可以显著降低血清极低密度脂蛋白含量的 19%~27%、低密度脂蛋白胆固醇及甘油三酯含量的 32%~40%。

9. 抗衰老，抗氧化　陈皮提取物有明显的清除自由基、羟自由基和抗脂质过氧化作用，对自由基引起的细胞膜氧化损伤有保护作用。

10. 杀虫，抑制微生物　陈皮提取物对胡萝卜微管蚜、豆蚜、红花指管蚜和桃蚜及截形叶螨、山楂叶螨均有较强的杀虫活性。

【食疗应用】

1. 陈皮瘦肉粥　陈皮 9g，墨鱼骨 12g，瘦肉片 50g，大米适量。将陈皮、墨鱼骨与大米煮粥，熟后去陈皮、墨鱼骨，加入瘦肉片再煮熟，食盐调味后食用。本品降逆止呕，健脾顺气，主要治疗胃癌腹胀。

2. 橘皮饮　橘皮 10~15g，杏仁 10g，老丝瓜 10g。上 3 味以水煮 15 分钟，以汁代饮，可加入少许白糖。冬天热饮，春、秋温服，夏可凉饮。本品理气祛痰，主治湿痰内蓄之咳喘病及癫痫。

3. 橘皮粥　橘皮 15g，粳米 100g，白糖适量。将橘皮洗净煮水，约煮 20 分钟，去渣留汁，用汁煮粥，加白糖调味；或将橘皮洗净，研细末，待粥欲成时放入，稍煮片刻，放白糖拌匀。每日早、晚食之。本品理气调中，燥湿化痰，主治脘腹胀满、消化不良、食欲不振、恶心呕吐、咳嗽多痰。

4. 橘枣饮 大枣10枚,鲜橘皮3g。将大枣用火先炒焦,和橘皮放入保温杯内,以沸水冲泡10分钟,饭前代茶频饮。本品健脾理气和胃,主治食欲不振、消化不良。

5. 陈皮豆腐干 陈皮15g,豆腐干250g,干辣椒1个,酱油、白糖、生姜、黄酒、麻油、味精、盐、花椒、植物油、葱、鲜汤各适量。将豆腐干切丝。炒锅置火上,放油烧热,下豆腐干丝炸透捞出。将干辣椒和陈皮也放入锅中炸,捞出,碾末。锅留底油,倒入炸干辣椒末、花椒、生姜、葱、炸豆腐干丝,加黄酒、酱油、白糖、盐、味精、鲜汤,烧开后,改小火焖一会儿,再改中火收汁,撒入陈皮末,翻炒几下,淋上麻油即成。佐餐随意食。本品具有补益脾胃、理气开胃的功效,适用于高脂血症、动脉硬化症、冠心病、高血压、脂肪肝及单纯性肥胖等。

6. 橘茶饮 茶叶2g,橘皮2g,红糖30g。将上述材料放入茶杯中,冲入开水,浸泡6分钟。每日午后服1次。本茶具有镇咳化痰、健脾开胃的功效,适用于支气管炎。

7. 陈皮茶 陈皮10g,红茶5g。将陈皮切粒,与红茶一同放入杯中,冲入沸水,浸泡3~5分钟后饮服。本品具有行气消积的功效,适用于酒后脾胃气滞、胃脘不适等。

8. 枳壳陈皮汤 枳壳、陈皮各10g。将上药洗净,放入茶杯中,加入沸水适量,加盖闷10分钟后饮服,每日1~2剂。本品具有行气消食的功效,适用于酒积腹胀、恶心欲吐。

9. 核桃生姜陈皮饮 陈皮9g,核桃1只,生姜3片,红糖适量。将陈皮、核桃、生姜共水煎服,加入适量红糖,代茶饮。本品适用于咳嗽痰多。

10. 陈皮参芪煲猪心 陈皮3g,党参20g,黄芪15g,猪心1只,姜15g,葱15g,盐3g,料酒15g,胡萝卜150g。将陈皮、党参、黄芪洗净;将陈皮切3cm见方的片;将党参切段,黄芪切片;将胡萝卜切4cm见方的块;将猪心洗净,切成3cm见方的块。将锅置中火上烧热,加入植物油,烧六成热时,放入猪心、胡萝卜、料酒、盐、党参、陈皮、黄芪。加水500mL,烧沸,再用文火煲熟即成。本品具有补心气、益气血、疏肝解郁的功效,适用于冠心病。

【应用注意事项】 气虚及阴虚燥咳患者不宜,吐血证慎服。《神农本草经疏》载:"中气虚,气不归元者,忌与耗气药同用;胃虚有火呕吐,不宜与温热香燥药同用;阴虚咳嗽生痰,不宜与半夏、南星等同用;疟非寒甚者,亦勿施。"《本草从新》载:"无滞勿用。"《得配本草》载:"痘疹灌浆时,俱禁用。"

【临床应用】

1. 治脾胃不调,冷气暴折,客乘于中,寒则气收聚,聚则壅遏不通,是以胀满,其脉弦迟 黄橘皮四两,白术二两。上为细末,酒糊和丸如桐子大,煎木香汤下三十丸,食前。(摘录自《鸡峰普济方》宽中丸)

2. 治胸痹、胸胁胀满 陈皮30g,枳实9g,生姜15g,水煎服。(摘录自《中国常用中草药》)

3. 治胸痹,胸中气塞,短气 橘皮一斤,枳实三两,生姜半斤。上三味,以水五升,煮取二升,分温再服。(摘录自《金匮要略》橘枳姜汤)

4. 治干呕哕、手足厥者 橘皮四两,生姜半斤。上二味,以水七升,煮取三升,温服一升。(摘录自《金匮要略》橘皮汤)

5. 治哕逆 橘皮二升,竹茹二升,大枣三十枚,生姜半斤,甘草五两,人参一两。上六味,以水一斗,煮取三升,温服一升,日三服。(摘录自《金匮要略》橘皮竹茹汤)

6. 治呕吐、呃逆 陈皮 12g，竹茹 12g，大枣五枚，生姜 9g，人参 3g，水煎服。（摘录自《中国常用中草药》）

7. 治反胃吐食 真橘皮，以壁土炒香为末，每服二钱，生姜三片，枣肉一枚，水二钟，煎一钟，温服。（摘录自《仁斋直指方》）

8. 治痰膈气胀 陈皮三钱。水煎热服。（摘录自《简便单方》）

9. 治大便秘结 陈皮（不去白，酒浸）煮至软，焙干为末，复以温酒调服二钱。（摘录自《普济本事方》）

10. 治卒食噎 橘皮一两（汤浸去瓤）。焙为末，以水一大盏，煎取半盏，热服。（摘录自《食医心镜》）

11. 治疳瘦 陈橘皮一两，黄连一两五钱（去须，米泔浸一日）。上为细末，研入麝香五分，用猪胆七个，分药入在胆内，浆水煮，候临熟，以针微扎破，以熟为度，取出以粟米粥和丸绿豆大，每服十丸至二三十丸，米饮下，量儿大小与之，无时。久服消食和气，长肌肉。（摘录自《小儿药证直诀》橘连丸）

12. 治产后吹奶 陈皮一两，甘草一钱。水煎服，即散。（摘录自《本草纲目》）

13. 治鱼骨鲠在喉中 含橘皮即下。（摘录自《太平圣惠方》）

14. 治疗急性乳腺炎 取陈皮 1 两，甘草 2 钱。每日 1 剂，煎服 2 次；严重者可每日 2 剂，煎服 4 次。据临床观察，发病在 1~2 天内治疗者，大都获得良好效果，治愈率在 70% 以上，一般 2~3 天即愈。发病时间越长，疗效越差。已化脓者无效。

15. 治产后小便不通 陈皮一两，去白，为末，空心，温酒调二钱，一服便适。（摘录自《妇人大全良方》）

16. 治小儿脾疳泄泻 陈皮 50g，青橘皮、诃子肉、甘草（炙）各 25g，研为粗末，每次取 10g，以水 300mL 煎至 180mL，饭前温服。（摘录自《新编中草药图鉴》）

17. 治乳痈未成即散，已成即溃，立刻止痛 陈皮去白尽，五钱，麝香一分。研细，酒调服二钱。（摘录自《疡医大全》）

18. 解酒毒及酒渴 柑子皮焙为末，入盐少许，沸汤点一钱服，名曰独醒汤。（摘录自《东医宝鉴》）

19. 治卒心痛 用橘皮去白，炙少许，煎饮之。（摘录自《众妙仙方》）

【不良反应】 服用过量陈皮可引起便血和消化道穿孔。有些患者服用陈皮后会出现过敏反应，表现为喷嚏不止、流涕溢泪、胸闷不适、腹胀肠鸣、腹痛、腹泻、眼睑轻度水肿等，或皮肤奇痒，出现粟状红色丘疹。

参考文献

[1] 祁云龙，李淑珍，朱大岭．川陈皮素对高血压大鼠的血压调节作用及机制[J]. 哈尔滨医科大学学报，2019，53(1)：35-38，43.

[2] 傅曼琴，肖更生，吴继军，等．广陈皮促消化功能物质基础的研究[J]. 中国食品学报，2018，18(1)：56-64.

[3] Estruel-Amades S，Massot-Cladera M，Pérez-Cano F J，et al.Hesperidin effects on gut microbiota and gut-associated lymphoid tissue in healthy rats [J].Nutrients，2019，11(2)：324.

[4] 王慧芳,邵圣娟,王曼,等.陈皮总黄酮提取及抑菌活性初探[J].食品工业科技,2018,39(8):130-135.
[5] 张艳艳,卢艳花.陈皮黄酮川陈皮素的分离纯化及抗炎止血作用研究[J].辽宁中医杂志,2014,41(6):1238-1239.
[6] Gong Y,Dong R,Gao X,et al.Neohesperidin prevents colorectal tumorigenesis by altering the gut microbiota[J].Pharmacological Research,2019,148:104460.
[7] Hajialyani M,Hosein Farzaei M,Echeverría J,et al.Hesperidin as a neuroprotective agent:a review of animal and clinical evidence[J].Molecules,2019,24(3):648.
[8] 黄曼婷,吴焕林,徐丹苹.化橘红黄酮抗血小板聚集作用及其构效关系研究[J].中药新药与临床药理,2017,28(3):268-272.
[9] 俞静静,苏洁,颜美秋,等.陈皮降脂药效与黄酮类成分的相关性研究[J].中国中药杂志,2019,44(15):3335-3342.
[10] 姚勤,张玉英,吴凯源,等.川陈皮素改善衰老认知功能损伤的作用与机制[J].生物化学与生物物理进展,2019,46(6):578-586.

二十五、黄芥子

【来源】 本品为十字花科植物芥 *Brassica juncea*(L.)Czern.et Coss. 的干燥成熟种子。夏末秋初果实成熟时采割植株,晒干,打下种子,除去杂质。

【炮制加工】

1. 芥子 除去杂质。用时捣碎。

2. 炒芥子 取净芥子,照清炒法炒至深黄色有香辣气。用时捣碎。

【性味】 辛,温。

【归经】 归肺经。

【功能主治】 温肺豁痰利气,散结通络止痛。用于寒痰喘咳,胸胁胀痛,痰滞经络,关节麻木、疼痛,痰湿流注,阴疽肿毒。

【用法用量】 3~10g,煎、丸、散剂。

【贮藏】 置通风干燥处,防潮。

【化学及营养成分】

1. 芥子苷及其衍生物 如芥子苷、芥子碱和芥子酸等。

2. 脂肪酸和酯类 多以甘油单、双、三脂肪酰基甘油酯形式存在,包括芥酸、亚油酸、亚麻酸、油酸、棕榈酸和硬脂酸等。芥子苷水解后所得挥发油名为芥子油,含有异硫氰酸的甲酯、异丙酯、烯丙酯、丁酯等。

3. 维生素及甾类 如硫胺素、核黄素、烟酸和维生素 C 等。

【质量评价】

1. 性状鉴别 种子形状与白芥子相似而较小,直径 1.2~1.8mm,表面呈鲜黄色至黄棕色,少数为暗红棕色。气微,味极辛辣。以粒饱满、均匀、鲜黄色、无杂质者为佳。

2. 显微鉴别 黄芥子与白芥子的主要区别点为下皮细胞近半月形;栅状细胞较宽,近方形,宽约 20μm。

3. 理化鉴别 取本品粉末 1g,加甲醇 50mL,超声处理 1 小时,滤过,滤液蒸干,残渣加甲醇 5mL 使溶解,作为供试品溶液。另取芥子碱硫氰酸盐对照品,加甲醇制成每 1mL 含

1mg 的溶液，作为对照品溶液。照薄层色谱法试验，吸取上述两种溶液各 5~10μL，分别点于同一硅胶 G 薄层板上，以乙酸乙酯-丙酮-甲酸-水(3.5∶5∶1∶0.5)为展开剂，展开，取出，晾干，喷以稀碘化铋钾试液。供试品色谱中，在与对照品色谱相应的位置上，显相同颜色的斑点。

【含量测定】 **芥子碱**　以十八烷基硅烷键合硅胶为填充剂；以乙腈-0.08mol/L 磷酸二氢钾溶液(10∶90)为流动相；检测波长为 326nm。理论板数按芥子碱峰计算应不低于 3000。取芥子碱硫氰酸盐对照品适量，精密称定，加流动相制成每 1mL 含 0.2mg 的溶液，即得。取本品细粉约 1g，精密称定，置具塞锥形瓶中，加甲醇 50mL，超声处理 20 分钟(功率 250W，频率 20kHz)，滤过，滤渣再用甲醇同法提取 3 次，滤液合并。减压回收溶剂至干，残渣加流动相溶解，转移至 50mL 量瓶中，用流动相稀释至刻度，摇匀，滤过，取续滤液，即得。分别精密吸取对照品溶液与供试品溶液各 10μL，注入液相色谱仪，测定，即得。本品按干燥品计算，含芥子碱以芥子碱硫氰酸盐($C_{16}H_{24}NO_5 \cdot SCN$)计，不得少于 0.50%。

【药理作用】

1. 抗刺激　将芥子粉除去脂肪油后做成芥子硬膏，可用作抗刺激剂(使用刺激性药物于皮肤局部，其作用不仅限于用药部位，还牵涉其他部位，产生治疗作用时，称为抗刺激作用)，治疗神经痛、风湿痛、胸膜炎及扭伤等。

2. 止呃，催吐　小量芥子可刺激胃黏膜，增加胃液及胰液的分泌，有时可缓解顽固性呃逆。内服大量芥子可迅速引起呕吐，可用于麻醉性药物中毒之治疗。

3. 抗肿瘤　芥子对乳腺癌有一定作用。

4. 祛痰　芥子苷经酶水解后产生的芥子油，对黏膜有轻度刺激作用，能反射性增加支气管的分泌，有祛痰作用。

5. 抑菌　芥子水浸液在试管内对毛癣菌、黄癣菌等真菌有不同程度的抑制作用。异硫氰酸苄酯为广谱抗菌剂。

6. 其他　芥子可作为刺激性祛痰药内服，并可治疗腹痛。

【食疗应用】

1. 黄芥子甲鱼汤　黄芥子 12g，紫苏子 12g，莱菔子 15g，鲜海带 50g，活甲鱼 350g，清水、鸡汤各适量。将紫苏子、莱菔子、黄芥子装入纱布袋中，扎紧袋口备用。将海带洗净泥沙，切成小方片。将活甲鱼宰杀放血，去除内脏及爪甲，将甲鱼背壳、腹板剔除，留下裙边，将甲鱼肉切成小块备用。将甲鱼块、海带、中药袋放入砂锅中，加入葱、姜、蒜、胡椒、黄酒、盐等调味品，等比例加入鸡汤和水。用大火煮沸甲鱼汤 5 分钟后改小火久煲，至甲鱼、海带烂熟为止。可食肉喝汤。此药膳补益身体，软坚散结，消除癌肿，适合各种癌症患者食用，尤其是鼻咽癌、肺癌、乳腺癌、淋巴癌、脑瘤、食管癌、胃癌、肝癌等恶性肿瘤患者经常食用。

2. 黄芥子粥　将黄芥子择净，放入锅中，加清水适量，浸泡 5~10 分钟后，水煎取汁，加大米煮粥。每日 1 剂，连续 2~3 天。本品温肺祛痰，通络止痛，适用于咳嗽气喘，胸膈满闷，肢体关节疼痛、麻木等。

【应用注意事项】 肺虚久嗽、阴虚火旺及胃热盛者忌用。

【临床应用】

1. 治感寒无汗 水调芥子末填脐内，以热物隔衣熨之，取汗出妙。（摘录自《简便单方》）

2. 治上气呕吐 芥子二升，为末，蜜丸，寅时以井花水服，如梧子七丸，日二；亦可作散，空腹服之；及可酒浸服，并治脐下绞痛。（摘录自《备急千金要方》）

3. 治妇人中风、口噤、舌本缩 芥子一升，细研，以醋三升，煎取一升，涂颔颊下。（摘录自《太平圣惠方》）

4. 治关节炎 芥末一两，醋适量。将芥末先用少量开水湿润，再加醋调成糊状，摊在布上再盖一层纱布，贴敷痛处。三小时后取下，每隔三至五天贴一次。（摘录自《单方验方新医疗法选编》）

5. 治阴证伤寒，腹痛厥逆 芥菜子研末，水调贴脐上。（摘录自《生生编》）

6. 治大人小儿痈肿 芥子末，汤和敷纸上贴之。（摘录自《备急千金要方》）

7. 治肿及瘰疬 捣小芥子末，醋和作饼子，贴肿及瘰疬，数看消即止，恐损肉。（摘录自《肘后备急方》）

8. 治咽喉闭塞不通甚者 芥子三两，上捣，细罗为散，以水蜜调为膏，涂于外喉下熁之，干即易之。（摘录自《太平圣惠方》）

9. 治耳聋 芥子捣碎，以男儿乳和，绵裹纳之。（摘录自《备急千金要方》）

10. 治眉毛不生 芥菜子、半夏等份。为末，生姜自然汁调搽。（摘录自《孙天仁集效方》）

【不良反应】 外敷黄芥子有刺激作用，可使局部皮肤充血发红，甚则使皮肤起疱。过量服用黄芥子可致胃肠道炎症。

参考文献

[1] 卢凯慧，关海星，朱庆均．芥子碱在肿瘤、心血管系统疾病及呼吸系统疾病治疗中的作用机制研究进展[J]. 山东医药，2024，64(17)：113-115.

[2] 范晓良，张纯，傅跃青，等．贴敷方药白芥子散的研究进展[J]. 中国中医药科技，2022，29(6)：1138-1141.

[3] 吴玉强，戴忠华，陈晓艺，等．白芥子本草考证[J]. 中国当代医药，2022，29(7)：28-30，35.

[4] 刘晓莉，樊黎，袁永辉．芥子碱对四种乳腺癌细胞的抑制作用研究[J]. 内蒙古中医药，2016，35(2)：146.

二十六、芫荽

【来源】 本品为伞形科植物芫荽 *Coriandrum sativum* L.，以全草与成熟的果实入药。全草春夏可采，切段晒干。夏季采果实，去杂质，晒干。芫荽又称胡荽、香菜等。

【炮制加工】 鲜用或洗净，晒干，切碎用。

【性味】 辛，温。

【归经】 归肺、胃经。

【功能主治】 发表透疹，健胃，消谷，治五脏，补不足，利大小肠，通小腹气，拔四肢热，止头痛，疗痧疹、豌豆疮不出，作酒喷之，立出，通心窍。

【用法用量】 10~15g；外用全草适量，煎水熏洗。

【贮藏】 置阴凉干燥处，防潮，防蛀。

【化学及营养成分】

1. 挥发油 果中含挥发油，油中主要为芳樟醇、对伞花烃、α-蒎烯、β-蒎烯、α-萜品烯、γ-萜品烯、牛儿醇、龙脑、水芹烯莰烯、脂肪油、岩芹酸等。

2. 香豆素类 如芫荽异香豆精、二氢芫荽异香豆精、芫荽异香豆酮A、芫荽异香豆酮B。

3. 黄酮类 如芦丁、异槲皮素等。

4. 酚酸类 如咖啡酸、没食子酸、绿原酸等。

【质量评价】 **性状鉴别** 多卷缩成团，茎、叶枯绿色，干燥茎直径约1mm，叶多脱落或破碎，完整的叶一至二回羽状分裂。根呈须状或长圆锥形，表面类白色。具浓烈的特殊香气，味淡、微涩。

【药理作用】

1. 降血糖 芫荽的乙醇提取物能极强地降低血清葡萄糖的作用，其能显著增加胰岛β细胞的活性，促进释放胰岛素。

2. 抗氧化 芫荽中含有多种能减少自由基形成的抗氧化活性成分，可以清除自由基和保护抗氧化防御系统。

3. 抗焦虑 芫荽的主要挥发成分是芳樟醇和脂肪醛。研究表明，在光暗实验中，芳樟醇能明显表现出抗焦虑作用。

4. 抗菌 芫荽对细菌有着明显的抑制效果，可以有效抑制或杀灭大肠埃希菌、金黄色葡萄球菌、黑曲霉、酿酒酵母、粉红单端孢和霍乱沙门氏菌等致病性微生物。

5. 拟胆碱 芫荽水提取物对大鼠空肠和蛙腹直肌标本均有拟胆碱作用。此作用在芫荽加热后出现。

6. 其他 芫荽能够很好地抑制铅在人体内沉淀，也能良好地降低血脂，能明显减少胆固醇和甘油三酯的合成并促进其代谢，对高脂血症具有预防及治疗作用的潜力。芫荽也具有抗肿瘤及解毒作用。

【食疗应用】

1. 芫荽黄豆饮 黄豆10g，芫荽30g。先将黄豆浸泡，洗净，加适量水煎煮15分钟后，再加入芫荽，继煎15分钟即成。本品适用于防治流行性感冒。

2. 芫荽煮猪肝 鲜芫荽100g，鲜猪肝250g，姜适量。将芫荽洗净，猪肝洗净切片，生姜切碎；锅中加水500mL，水烧开后入猪肝、生姜，猪肝将熟时入芫荽、盐即可。本品用于脾胃不和、嗳气泛酸、不欲饮食。

3. 芫荽炖猪蹄 猪蹄2只，芫荽30g，通草10g，葱、姜、盐各适量。将猪蹄洗净，和通草一起放入锅中，加水，小火炖至猪蹄将要熟烂时，加入芫荽，再炖10分钟，吃肉喝汤。本品治疗产后缺乳。

4. 芫荽竹叶茶 芫荽30g，淡竹叶30g，白茅根30g。将上述3味水煎服，代茶饮，日2次。本品治小便不通。

5. 芫荽猪大肠 芫荽100g，猪大肠500g，姜丝、葱末、黄酒、酱油、盐、植物油、湿淀粉各适量。将猪大肠用盐和醋搓洗干净。将芫荽洗净切碎后灌入猪大肠，两端用丝线扎紧。

锅中加水300mL,放入猪大肠,煮至八成熟,捞出,除去肠内芫荽渣,切片。起锅油热,投入葱、姜,煸炒出味,随即放入大肠片、黄酒、酱油、盐炒匀,勾薄芡。单食或佐餐。本品用于痔疮出血。

【应用注意事项】 痧疹已透,或虽未透出而热毒壅滞,非风寒外束者忌服。《本草纲目》载:"凡服一切补药及药中有白术、牡丹者,不可食此。"《神农本草经疏》载:"气虚人不宜食。疹痘出不快,非风寒外侵及秽恶之气触犯者,不宜用。"《食疗本草》载:"久冷人食之,脚弱……又不得与斜蒿同食,食之令人汗臭,难瘥。不得久食,此是熏菜,损人精神。"

【临床应用】

1. 治风寒感冒、头痛鼻塞 紫苏叶、生姜各6g,芫荽9g,水适量,煎汤饮。

2. 治热毒气盛,生疱疮如豌豆 鲜芫荽(切碎)10g,鲜生地黄(切碎)150g,捣绞取汁,空腹一次性饮用。

3. 治麻疹不透 鲜全草煎服,或加浮萍煎服,也可用鲜芫荽捣烂后擦前胸后背。

4. 治消化不良 芫荽与陈皮、神曲、生姜配伍,水煎服。

5. 降血压 芫荽、葛根各10g,水煎服,早晚各1次,每次50mL。

【不良反应】 暂未发现不良反应。

参考文献

郭红转,陆占国,李健.芫荽的研究开发现状[J].食品研究与开发,2005,26(2):104-106.

二十七、杜仲叶

【来源】 本品为杜仲科植物杜仲 *Eucommia ulmoides* Oliv. 的干燥叶。夏、秋二季枝叶茂盛时采收,晒干或低温烘干。

【炮制加工】 除去杂质,刮去粗皮,洗净,润透,切成方块或丝条,晒干。

【性味】 微辛,温。

【归经】 归肝、肾经。

【功能主治】 补肝肾,强筋骨。用于肝肾不足,头晕目眩,腰膝酸痛,筋骨痿软。

【用法用量】 10~15g。

【贮藏】 置干燥处。

【化学及营养成分】

1. 黄酮类 如芦丁、山柰酚、槲皮素、紫云英苷、金丝桃苷、异槲皮苷、槲皮苷等。

2. 酚酸类 如绿原酸、咖啡酸、原儿茶酸、松柏苷、紫丁香苷等。

3. 木脂素类 包括松脂醇二葡萄糖苷、松脂醇单葡萄糖苷、丁香脂素单葡萄糖苷、丁香脂素二葡萄糖苷等。

4. 萜类和甾体类化合物 如倍半萜、降倍半萜类化合物和紫罗兰酮类化合物。

5. 其他 如多糖、脂肪酸、氨基酸等。

【质量评价】

1. 性状鉴别 本品多破碎，完整叶片展平后呈椭圆形或卵形，长 7~15cm，宽 3.5~7cm。表面黄绿色或黄褐色，微有光泽，先端渐尖，基部圆形或广楔形，边缘有锯齿，具短叶柄。质脆，搓之易碎，折断面有少量银白色橡胶丝相连。气微，味微苦。

2. 显微鉴别 本品粉末呈棕褐色。橡胶丝较多，散在或贯穿叶肉组织及叶脉组织碎片中，灰绿色，细长条状，多扭结成束，表面显颗粒性。上、下表皮细胞表面观呈类方形或多角形，垂周壁近平直或微弯曲，呈连珠状增厚，表面有角质条状纹理；下表皮可见气孔，不定式，较密，保卫细胞有环状纹理。非腺毛单细胞直径 10~31μm，有细小疣状凸起，可见螺状纹理，胞腔内含黄棕色物。

3. 理化鉴别 取本品粉末（过三号筛）约 1g，精密称定，置具塞锥形瓶中，精密加入 50% 甲醇 25mL，称定重量，加热回流 30 分钟，放冷，再称定重量，用 50% 甲醇补足减失的重量，摇匀，滤过，取续滤液，即得供试品溶液。另取杜仲叶对照药材 1g，加甲醇 25mL，加热回流 1 小时，放冷，滤过，滤液作为对照药材溶液。再取绿原酸对照品，加甲醇制成每 1mL 含 1mg 的溶液，作为对照品溶液。照薄层色谱法试验，吸取上述 3 种溶液各 5~10μL，分别点于同一硅胶 H 薄层板上，以乙酸丁酯–甲酸–水（7∶2.5∶2.5）的上层溶液为展开剂，展开，取出，晾干，置紫外光灯（365nm）下检视。供试品色谱中，在与对照药材色谱和对照品色谱相应的位置上，显相同颜色的荧光斑点。

【含量测定】 **绿原酸** 以十八烷基硅烷键合硅胶为填充剂；以乙腈–0.4% 磷酸溶液（13∶87）为流动相；检测波长为 327nm。理论板数按绿原酸峰计算应不低于 2000。取绿原酸对照品适量，精密称定，置棕色量瓶中，加 50% 甲醇制成每 1mL 含 50μg 的溶液，即得。取本品粉末（过三号筛）约 1g，精密称定，置具塞锥形瓶中，精密加入 50% 甲醇 25mL，称定重量，加热回流 30 分钟，放冷，再称定重量，用 50% 甲醇补足减失的重量，摇匀，滤过，取续滤液，即得。分别精密吸取对照品溶液与供试品溶液各 10μL，注入液相色谱仪，测定，即得。本品按干燥品计算，含绿原酸（$C_{16}H_{18}O_9$）不得少于 0.080%。

【药理作用】

1. 降血压 杜仲叶是高质量的无不良反应的天然降压药物，其降低血压的有效成分是松脂醇二葡萄糖苷。

2. 提高免疫力 杜仲叶浸提物制剂促进小鼠免疫力功能的效果优于冬虫夏草。

3. 止咳平喘祛痰 杜仲叶含有许多黄酮类化合物，黄酮类化合物的平喘作用与其分子结构中的不饱和酮结构有关，而且酮基的氧亲和能力越强，其止咳平喘祛痰作用越强。

4. 抗补体 有研究者通过实验建立了补体抑制剂药物的筛选体系，证实了杜仲叶及其提取物的确有抑制补体溶血作用，其药效成分是杜仲叶的代谢产物环烯醚萜苷类中的半缩醛。

5. 抗肿瘤 杜仲叶具有抗肿瘤的作用，有效成分是多种木脂素、京尼平苷、京尼平苷酸。

6. 抗人类免疫缺陷病毒 有研究者经过实验发现，杜仲叶具有抗人类免疫缺陷病毒的作用，且不良反应小。

7. 保护神经系统、脑和视网膜的发育 杜仲叶中富含亚麻酸，有利于神经系统、脑和视网膜的发育。

8. 安胎 杜仲叶冲剂能抑制离体大鼠子宫收缩和具有抗垂体后叶收缩子宫的作用，对垂体后叶引起的孕小鼠流产具有安胎作用。

9. 抗疲劳与愈伤 杜仲叶可致大鼠肉芽肿成熟，以及胶原在肉芽中沉积，促进伤口愈合进程。

10. 抗衰老 杜仲叶可以促进机体代谢和预防老年骨质疏松。

11. 镇静 杜仲叶有镇静的作用。

【食疗应用】

1. 杜仲叶大米粥 杜仲叶 10g，大米 100g，白糖适量。将杜仲叶洗干净后放进盛水的锅里，煮几分钟后，将杜仲叶取出，保留煮杜仲叶的水，然后加入大米，开始熬制杜仲叶大米粥，粥煮好后加入适量的白糖。本品美味又有营养价值，可以补肝养肾，降低血压。

2. 杜仲叶茶 杜仲叶、黄姜片、白糖各适量。将杜仲叶和黄姜片一起放入锅中，加适量清水，用武火烧沸，再改文火慢煮 15 分钟，放入适量的白糖即可。本品有助于祛寒暖胃，降压减脂，冷却后亦可以当作凉茶饮用。

3. 杜仲叶饮料 杜仲叶、茶叶、山楂各适量。将杜仲叶、茶叶、山楂风干研磨，将杜仲叶、茶叶、山楂按重量 10∶3∶5 的比例倒入锅中，加水熬煮，制成饮料。本品可以提升人体抗疲劳、抗氧化的能力。

【应用注意事项】 杜仲叶不能过量服用，否则会引起恶心、头晕、腹胀、腹痛等不良反应。

【临床应用】

1. 补肝肾、强筋骨 杜仲叶常用于治疗肝肾不足、腰膝酸软、筋骨痿软等症状。其主要功效是补肝肾、强筋骨，配伍药物包括枸杞子、山药等。这些药物可以增强杜仲叶的补益效果，适用于肝肾不足引起的腰膝酸软、头晕目眩等症状。

2. 降血压 杜仲叶具有显著的降血压作用，适用于高血压患者，配伍药物包括天麻、川芎等。这些药物有协同作用，可增强降压效果，同时减少不良反应。

3. 抗骨质疏松 杜仲叶在治疗骨质疏松方面有一定的疗效，尤其是能够调节钙代谢和骨密度，配伍药物包括续断、补骨脂等。这些药物可以增强杜仲叶的骨保护作用，适用于骨质疏松患者。

4. 抗氧化，抗疲劳 杜仲叶具有显著的抗氧化和抗疲劳作用，配伍药物包括黄芪、当归等。这些药物可以增强杜仲叶的抗氧化效果，适用于因疲劳引起的体力下降和免疫力低下。

【不良反应】 杜仲叶进入胃肠道后可能会对胃肠道黏膜产生刺激，导致患者出现恶心、呕吐、腹泻等不适症状。有些人可能会对杜仲叶过敏，主要表现为皮肤瘙痒、皮疹、呼吸困难等。杜仲叶在代谢过程中产生的某些物质可能会对肝脏产生刺激，如果长时间使用，可能会造成肝功能受损。

参考文献

[1] 李婉玉，张家旭，谢兴文，等．杜仲叶化学成分、药理活性及现代应用研究进展[J]. 天然产物研究与开发 2024，36(5)：900-917：

[2] 龚志南．全杜仲胶囊在骨科中的药理作用特点及临床应用研究[A]//首届江西省科协学术年会江西省中医药学术发展论坛论文集[C]. 南昌：江西省科学技术协会江西省中医药学会，2010：300-304.

[3] 张桂霞，宋昕，郭六雷，等．全杜仲胶囊治疗新发轻度高血压的临床效果[J]. 临床合理用药杂志，2022，15(16)：54-56.

[4] 陈奕雯，陈美龄，王晓乾，等．杜仲颗粒对高血压肾病患者血管内皮功能、血压及尿微量白蛋白水平的影响[J]. 广西医学，2021，43(16)：1932-1934.

[5] 杨慧丽，杨俊娟，翟桂荣，等．杜仲颗粒联合拉贝洛尔治疗妊娠期高血压的疗效观察[J]. 现代药物与临床，2021，36(2)：279-282.

二十八、苦杏仁

【来源】 本品为蔷薇科植物山杏 *Prunus armeniaca* L.var.*ansu* Maxim.、西伯利亚杏 *Prunus sibirica* L.、东北杏 *Prunus mandshurica*（Maxim.）Koehne 或杏 *Prunus armeniaca* L. 的干燥成熟种子。夏季采收成熟果实，除去果肉及核壳，取出种子，晒干。

【炮制加工】

1. **苦杏仁** 用时捣碎。

2. **焯苦杏仁** 取净苦杏仁，照焯法，去皮，用时捣碎。

3. **炒苦杏仁** 取焯苦杏仁，照清炒法，炒至黄色，用时捣碎。

【性味】 苦，微温；有小毒。

【归经】 归肺、大肠经。

【功能主治】 降气止咳平喘，润肠通便。用于咳嗽气喘，胸满痰多，肠燥便秘。

【用法用量】 5~10g，生品入煎剂后下。

【贮藏】 置阴凉干燥处，防蛀。

【化学及营养成分】

1. **氰类** 含苦杏仁苷 30% 以上。

2. **脂肪类** 含脂肪油 35%~50%，主要为亚麻酸、亚油酸等。

3. **挥发性成分** 如苯甲醛、1–己醇、2–戊基呋喃、苄醇、1–辛醇、α–氧代苯乙腈、壬醛、2–莰酮、5–甲基–2–(1–甲基)–环己酮、冰片等。其中，最主要的成分为苯甲醛，占挥发油的 89.1%。

4. **黄酮类** 如总黄酮，约占 1.2%。

5. **维生素类** 如维生素 E、维生素 A、维生素 B_1、维生素 B_2、维生素 C 等。

6. **其他** 如蛋白质、氨基酸、矿物元素等。

【质量评价】

1. **性状鉴别** 干燥种子，呈心脏形，略扁，长 1~1.5cm，宽约 1cm，顶端渐尖，基部钝圆，左右不对称。种皮红棕色或暗棕色，自基部向上端散出褐色条纹，表面有细微纵皱；尖端有不明显的珠孔，其下方侧面脊棱上，有一浅色棱线状的种脐，合点位于底端凹入部，自合点至种脐，有一颜色较深的纵线，是为种脊，种皮菲薄，内有乳白色肥润的子叶两片，富于油质，接合面中间，常有空隙，胚根位于其尖端，味苦，有特殊的杏仁味。以颗粒均匀、饱满肥厚、味苦、不发油者为佳。

杏仁有甜、苦之分，栽培杏所产者甜的较多，野生的一般均为苦的。从原植物来看，西伯利亚杏、东北杏及野生山杏的杏仁为苦杏仁，而杏及山杏的栽培种，有些是苦杏仁，有些是甜杏仁。

2. 显微鉴别 种子中部横切面观显示如下。①杏仁：外种皮细胞1列，散有长圆形、卵圆形，偶有贝壳形及顶端平截呈梯形的黄色石细胞，高38~95μm，宽30~57μm。埋在薄壁组织部分壁较薄，纹孔及孔沟较多；凸出部分壁较厚，纹孔较少或无。种皮下方为细胞皱缩的营养层，有细小维管束。内种皮细胞1列，含黄色物质。外胚乳为数列颓废的薄壁细胞。内胚乳为1列长方形细胞，内含糊粉粒及脂肪油。②野杏仁：种皮表面石细胞单个或2~5个(或更多)散在于种皮薄壁细胞中，石细胞呈类多角形或梭形，纹孔大而密；侧面观呈贝壳形、类圆形、卵圆形、类方形、类多角形或梭形，径向27~76μm，底部宽18~60μm，凸出于表皮层的部分呈半月形、弓形或圆拱形，约占高度的一半，色较淡，壁厚5~8μm，层纹及纹明显，底部壁厚3~5μm，层纹无或极少，纹孔密。③山杏仁：石细胞表面观较宽扁，呈类圆形、卵圆形、类多角形、类方形，纹孔大而密；侧面观多为宽贝壳形、类圆形或扁梭形，少见长圆形或卵圆形，高46~84μm，宽34~68μm。④东北杏仁：石细胞多为较高的长贝壳形，顶端较小，向基部渐宽大，高46~95μm，宽41~91μm，纹孔及孔沟均细密。

3. 理化鉴别 取本品0.5g，置带塞试管中，加5%硫酸溶液3mL充分摇匀，在试管口放一用三硝基苯酚钠溶液湿润的滤纸条，塞紧塞子，试管置40~50℃水浴中加热10分钟，滤纸条由黄色变砖红色。取本品粉末2g，置索氏提取器中，加二氯甲烷适量，加热回流2小时，弃去二氯甲烷液，药渣挥干，加甲醇30mL，加热回流30分钟，放冷，滤过，滤液作为供试品溶液。另取苦杏仁苷对照品，加甲醇制成每1mL含2mg的溶液，作为对照品溶液。照薄层色谱法试验，吸取上述两种溶液各3μL，分别点于同一硅胶G薄层板上，以三氯甲烷-乙酸乙酯-甲醇-水(15∶40∶22∶10)5~10℃放置12小时的下层溶液为展开剂，展开，取出，立即用0.8%磷钼酸的15%硫酸乙醇溶液浸板，在105℃加热至斑点显色清晰。供试品色谱中，在与对照品色谱相应的位置上，显相同颜色的斑点。

【含量测定】 **苦杏仁苷** 以十八烷基硅烷键合硅胶为填充剂；流动相：甲醇-乙腈-水(9∶9∶82)；流速：1.0mL/min；柱温：室温；检测波长：210nm。理论板数按苦杏仁苷峰计应不低于4000。精密称取以五氧化二磷干燥24小时的苦杏仁苷对照品14.64mg，置100mL量瓶中，加甲醇溶解并稀释至刻度，摇匀，即得0.1464mg/mL对照品溶液。取苦杏仁粉末0.2g，精密称定，置100mL量瓶中，精密加正己烷2mL，密塞，轻轻振摇使样品充分分散后，加入甲醇95mL，超声处理30分钟，放冷至室温，加甲醇至刻度，摇匀，滤过，弃去初滤液，取续滤液用0.45μm微孔滤膜滤过，作为供试品溶液。在上述色谱条件下，分别精密吸取对照品溶液和供试品溶液10μL，注入液相色谱仪，测定，即得。本品含苦杏仁苷($C_{20}H_{27}NO_{11}$)不得少于3.0%。

【检查】 过氧化值不得过0.11。

【药理作用】

1. 镇咳平喘 苦杏仁苷经大鼠口服后，在肺组织中的浓度明显高于血浆和其他组织，具有高度的组织分布特异性，被机体吸收后迅速向肺部分布，发挥镇咳平喘的作用。

2. 抗炎镇痛 苦杏仁苷通过抑制炎症因子白细胞介素-17A、白细胞介素-23及趋化因子的表达，抑制NF-κB、p38MAPK信号通路的过度激活，干预脂多糖诱导的小鼠腹腔巨噬细胞RAW264.7炎症模型。

3. 抗肿瘤 苦杏仁通过阻滞肿瘤细胞G_0/G_1期或S期，调节整联蛋白β_1和β_4而发挥抗膀胱癌作用。

4. 抗氧化 不同品种的苦杏仁都有较强的还原力，以及羟基、DPPH和ABTS自由基清除率。

5. 抗器官纤维化 苦杏仁苷具有减轻四氯化碳诱导的大鼠肝纤维化作用。

6. 调节免疫 苦杏仁苷可以提高乙型肝炎病毒-T细胞活性，通过JAK2-STAT3通路调控CD_4^+/CD_8^+T细胞，减弱乙型肝炎病毒-T细胞受到的免疫抑制作用，增强细胞干扰和杀伤性细胞因子的分泌，增强对乙型肝炎病毒相关HCC细胞活力、侵袭和迁移的抑制作用，以及对相关细胞凋亡的促进作用。

7. 降脂 苦杏仁黄酮提取物、苦杏仁苷、维生素E和低浓度的槲皮素具有降低细胞内甘油三酯的能力。

8. 改善肠道功能 苦杏仁通过修复部分SCF/c-kit信号通路、促进Cx43的表达，从而发挥改善肠道功能的作用。

9. 杀虫 苦杏仁精油对试验昆虫具有较好的杀灭活性，对家蝇、白纹伊蚊及黏虫具有很好的熏蒸活性，对黄粉虫的胃毒活性高于阳性对照藜芦碱。

【食疗应用】

1. 杏仁汤 苦杏仁10g，板栗50g，麻仁10g，芝麻15g。将苦杏仁去皮、尖，砸碎；将板栗炒熟，去外壳；将芝麻炒香，麻仁打碎；将上药共入砂锅中，加适量的水，煮汁去渣。饮汤剂，空腹，每日晨起服1次。本品具有宣气润肠通便之功，用于气滞便燥之便秘。

2. 杏仁茶 苦杏仁、粳米各6g。将杏仁去皮，与粳米加水共磨成浆，加糖煮沸。每日1次，做茶饮。本品具有宣肺止咳、健脾化痰之功，可用于伤风咳嗽、气喘痰多的患者。

【应用注意事项】 阴虚咳嗽及大便溏泄者忌服。《本草经集注》载："得火良。恶黄芪、黄芩、葛根、胡粉。畏蘘草。"《神农本草经疏》载："阴虚咳嗽，肺家有虚热、热痰者忌之。"《本草正》载："元气虚陷者勿用，恐其沉降太泄。"《本经逢原》载："亡血家尤为切禁。"《本草从新》载："因虚而咳嗽便闭者忌之。"

【临床应用】

1. 治外感温燥证，头痛，身热不甚，口渴咽干鼻燥，干咳无痰，或痰少而黏，舌红，苔薄白而干，脉浮数而右脉大者 桑叶一钱，杏仁一钱五分，沙参二钱，象贝一钱，香豉一钱，栀皮一钱，梨皮一钱。水二杯，煮取一杯，顿服之，重者再作服。（摘录自《温病条辨》桑杏汤）

2. 治肺热壅盛证，身热不解，有汗或无汗，咳逆气急，甚或鼻扇，口渴，舌苔薄白或黄，脉

浮滑而数 麻黄四两(去节),杏仁五十个(去皮、尖),甘草二两,石膏半斤(碎,绵裹)。上四味,以水七升,煮麻黄,去上沫,纳诸药,煮取二升,去滓,温服一升。(摘录自《伤寒论》麻黄杏仁甘草石膏汤)

3. 治津枯便秘,大便干燥,难摄难出,口干欲饮,舌燥少苔,脉细涩 桃仁、杏仁(炒,去皮)各一两,柏子仁半两,松子仁一钱二分半,郁李仁一钱(炒),陈皮四两(另为末)。上将五仁别研为膏,入陈皮末研匀,炼蜜为丸,如梧子大,每服五十丸,空心米饮下。(摘录自《世医得效方》五仁丸)

4. 治上气喘急 桃仁、杏仁(并去双仁、皮、尖,炒)各半两。上二味,细研,水调生面少许,和丸如梧子大。每服十丸,生姜、蜜汤下,微利为度。(摘录自《圣济总录》双仁丸)

5. 治久病大肠燥结不利 杏仁八两,桃仁六两(俱用汤泡去皮),蒌仁十两(去壳,净),三味总捣如泥,川贝八两,陈胆星四两(经三制者),同贝母研极细,拌入杏、桃、蒌三仁内,神曲四两,研末,打糊为丸,梧子大。每早服三钱,淡姜汤下。(摘录自《方脉正宗》)

6. 治暴下水泻及积痢 杏仁二十粒(汤浸去皮、尖),巴豆二十粒(去膜油令尽)。上件研细,蒸枣肉为丸,如芥子大,朱砂为衣。每服一丸,食前。(摘录自《杨氏家藏方》朱砂丸)

7. 治上气,头面风,头痛,胸中气满奔豚,气上下往来,心下烦热,产妇金疮 杏仁一升,捣研,以水一斗滤取汁,令尽,以铜器煻火上从旦煮至日入,当熟如脂膏,下之。空腹酒服一方寸匕,日三,不饮酒者,以饮服之。(摘录自《备急千金要方》杏仁膏)

8. 治肺寒卒咳嗽 细辛半两(捣为末),杏仁半两(汤浸,去皮、尖、双仁,麸炒微黄,研如膏)。上药,于铛中熔蜡半两,次下酥一分,入细辛、杏仁,丸如羊枣大。不计时候,以绵裹一丸,含化咽津。(摘录自《太平圣惠方》)

9. 治久患肺喘,咳嗽不止,睡卧不得者 杏仁(去皮、尖,微炒)半两,胡桃肉(去皮)半两。上件入生蜜少许,同研令极细,每一两作一十丸。每服一丸,生姜汤嚼下,食后临卧。(摘录自《杨氏家藏方》杏仁煎)

10. 治肺病咯血 杏仁四十个,以黄蜡炒黄,研,入青黛一钱,作饼,用柿饼一个,破开包药,湿纸裹,煨熟食之。(摘录自《本草纲目》)

11. 治眼疾翳膜遮障,但瞳子不破者 杏仁三升(汤浸去皮、尖、双仁)。每一升,以面裹,于煻灰火中炮热,去面,研杏仁压取油,又取铜绿一钱与杏油同研,以铜箸点眼。(摘录自《圣济总录》杏仁膏)

12. 治气喘促浮肿,小便淋沥 杏仁一两,去皮、尖,熬研,和米煮粥极熟,空心吃二合。(摘录自《食医心镜》)

【不良反应】 苦杏仁会引起中毒。轻度中毒表现为口中苦涩流涎,唇舌麻木感,恶心呕吐,咽喉有紧迫感,头痛、头晕,四肢无力,胸闷心悸,精神不振或者烦躁不安等。少数患者有腹泻、体温升高症状。严重中毒表现为呕吐频繁,呼吸微弱,意识不清,继而发展为意识丧失,牙关紧闭,四肢抽搐,惊厥,皮肤发亮,体温降低,血压下降,脉搏减弱,呼吸困难或不规则,并可带氢氰酸气味,瞳孔散大,对光反应迟钝,四肢阵发性痉挛。心电图检查可见心律不齐、早搏等。

参考文献

[1] 杨玉妃,谢冰晶,黄瑞林. 大鼠口服苦杏仁苷组织分布和血浆药物代谢动力学研究[J]. 按摩与康复医学,2021,12(4):91-93,90.
[2] 钟晓琴,李冷,卢传坚,等. 苦杏仁苷对脂多糖诱导的 RAW264.7 巨噬细胞炎症模型的影响[J]. 中药新药与临床药理,2018,29(3):257-263.
[3] 聂振,周洁,王启辉,等.β-葡萄糖苷酶激活苦杏仁苷诱导膀胱癌 EJ 细胞凋亡的实验研究[J]. 现代泌尿外科杂志,2013,18(2):113-116.
[4] 刘梦培,铁珊珊,张丽华,等. 杏仁及杏仁皮多酚超声提取优化及抗氧化能力差异性研究[J]. 食品工业科技,2017,38(23):159-163,169.
[5] 王诗洋,王枭,徐祖清,等. 苦杏仁苷通过抑制氧化应激及炎症反应减轻四氯化碳诱导的大鼠肝纤维化作用[J]. 现代免疫学,2020,40(6):471-475,481.
[6] 伍玉南. 苦杏仁苷通过 JAK2/STAT3 通路促进 T 细胞活性抑制 HBV 相关性肝癌进展的机制研究[D]. 长沙:湖南中医药大学,2019.
[7] 王海洋. 苦杏仁生产高值精细化学品工艺研究[D]. 北京:中国石油大学(北京),2019.
[8] 徐立宇,陈新宇. 苦杏仁对老年慢传输型便秘大鼠结肠组织干细胞因子、酪氨酸激酶受体、间隙连接蛋白 43 表达的影响[J]. 中华老年病研究电子杂志,2020,7(2):22-25.
[9] 于新池. 苦杏仁精油的提取、化学成分及其生物活性[D]. 咸阳:西北农林科技大学,2016.

二十九、玫瑰花

【来源】 本品为蔷薇科植物玫瑰 *Rosa rugosa* Thunb. 的干燥花蕾。春末夏初花将开放时分批采摘,及时低温干燥。

【炮制加工】 拣去杂质,摘除花柄及蒂。

【性味】 甘、微苦,温。

【归经】 归肝、脾经。

【功能主治】 行气解郁,和血散瘀,调经止痛。用于肝气郁结所致的胸膈满闷,脘胁胀痛,乳房肿胀,月经不调,痢疾,泄泻,跌打损伤,新久风痹,吐血咯血,赤白带下,乳痈,肿毒。

【用法用量】 3~6g。内服:煎汤;浸酒或熬膏。

【贮藏】 密闭,置阴凉干燥处。

【化学及营养成分】

1. 挥发油 如香茅醇、牻牛儿醇、橙花醇、丁香油酚、苯乙醇、芳樟醇、芳樟醇、甲酸酯 β-香茅醇、香茅醇甲酸酯、香茅醇乙酸酯、牻牛儿酸甲酸酯、牻牛儿酸乙酸酯、3-甲基-1-丁醇、反式-β-罗勒烯、十五烷、2-十三烷酮、l-戊醇、l-己醇、3-己烯醇、乙酸己酯、乙酸-3-己烯酯、苯甲醇、甲基丁香油酚等。

2. 有机酸类 如枸橼酸、苹果酸、奎尼酸等。

3. 黄酮类 如槲皮素、异槲皮素。

4. 糖类 如葡萄糖、果糖、蔗糖、木糖等。

5. 其他 如胡萝卜素、维生素 C 等。

【质量评价】

1. 性状鉴别 花蕾或花略呈球形、卵形或不规则团块,直径 1.5~2cm。花托呈壶形或半球形，与花萼基部相连，花托无宿梗或有短宿梗。萼片5枚，披针形，黄绿色至棕绿色，伸展或向外反卷，其内表面（上表面）被细柔毛，显凸起的中脉。花瓣5片或重瓣，广卵圆形，多皱缩，紫红色，少数黄棕色。雄蕊多数，黄褐色，着生于花托周围。有多数花柱在花托口集成头状。体轻、质脆。香气浓郁，味微苦、涩。以花朵大、完整、瓣厚、色紫、色泽鲜、不露蕊、香气浓者为佳。

2. 显微鉴别 萼片表面观：上表面非腺毛较密，单细胞，多弯曲，长136~680μm，壁厚，木化。下表面具多细胞腺毛，腺柄多细胞排成多列，长50~340μm，基部常有数条短小的毛状凸起，腺头多细胞集成扁球形，直径64~180μm。气孔不定式。薄壁细胞含草酸钙簇晶。花粉粒极面观：略呈三角形，直径25~30μm，短轴20~25μm。具3孔沟类圆形，直径4~4.6μm。表面具条状雕纹。花梗（近花托部）横切面观：表皮细胞1列，排列整齐，有单细胞非腺毛及腺毛。皮层外侧为数列较小的厚壁细胞，向内为薄壁细胞，常含草酸钙簇晶。维管束外韧型，韧皮部相连呈环状；木质部束的导管3~6个。髓部薄壁细胞中含草酸钙簇晶。

3. 理化鉴别 取本品粗粉2g，加乙醚20mL，振摇浸泡1小时，滤过。取滤液22mL，置蒸发皿中，挥干乙醚，滴加数滴5%香草醛浓硫酸液即显紫红色。

【浸出物】 照醇溶性浸出物测定法项下的热浸法测定，用20%乙醇作溶剂，浸出物不得少于28.0%。

【药理作用】

1. 对心脑血管系统的影响 玫瑰花具有营养心肌、增加心肌血流量、降低血黏度和血小板聚集率等作用，其能抗心肌缺血，缩小心肌梗死范围，作用强度与硝苯地平相似。玫瑰精油对小鼠局灶性脑缺血（大脑中动脉栓塞模型）损伤有保护作用。另有研究发现，玫瑰精油具有抗血栓和抗血小板聚集作用。

2. 抗氧化 玫瑰花总黄酮和总多糖具有较强的抗氧化性能，并且随着质量、浓度的增加，其抗氧化性能亦不断增强，呈现出良好的量效关系。总黄酮清除自由基的能力均强于总多糖，但是总黄酮抑制脂质过氧化的作用却弱于总多糖。

3. 抑菌 玫瑰露对细菌有明显的抑制作用，尤其是对沙门氏菌的抑菌效果最强，而对霉菌和酵母菌的抑菌效果并不明显。香茅醇为玫瑰精油的主要成分，故推测香茅醇在玫瑰精油的抗菌活性中起主要作用。玫瑰精油不仅可以抑制细菌生长，在一定浓度时，还可以完全杀死细菌。

4. 调节血脂，降血糖 给高脂血症大鼠饲喂一定剂量的玫瑰花黄酮，可降低大鼠的血清总胆固醇、甘油三酯水平，提升高密度脂蛋白胆固水平，具有降低血脂的功能。玫瑰花黄酮能够有效降低四氧嘧啶糖尿病小鼠模型的血糖水平，在降低小鼠血糖的同时，能够显著地降低丙二醛的含量，提高超氧化物歧化酶和谷胱甘肽过氧化物酶的活性，表明了玫瑰花黄酮有清除自由基、提高抗氧化作用的能力。这可能是玫瑰花降低生物体内血糖水平的一个重要机制。

5. 抑制乳腺癌 香茅醇和丁香油酚是玫瑰花挥发油的主要成分，香茅醇能显著抑制人乳腺癌 MCF-7 细胞的增殖，同时引起其 G_1 期阻滞，更高浓度时引起 G_2/M 期阻滞，但其并非进一步通过破坏甲羟戊酸的合成来发挥抗乳腺癌的作用。丁香油酚可通过氧化破坏、膜改变、核酸损伤等途径增加乳腺癌 MCF-7 细胞对化疗的敏感性。

6. 其他 玫瑰花微粉有抗抑郁作用。对有强迫游泳和悬尾两种行为绝望抑郁模型的小鼠灌服玫瑰花微粉，可明显减轻小鼠抑郁症状。玫瑰花露可通过调节核转录因子抑制紫外线诱导的永生化角质形成细胞株凋亡。玫瑰花香含有芳香族物质，如酯类、醇类、醛类、酮类和萜烯类等，这些物质能够刺激人的呼吸中枢，调节人的神经系统，从而促进人体吸进氧气，排出二氧化碳，大脑因得到充分的氧气供应，而精力旺盛，思维清晰、敏捷，心理高级认知功能得到提高。

【食疗应用】

1. 玫瑰花糕 玫瑰花 25g，粳米粉、糯米粉各 250g，白糖 250g。将粳米粉与糯米粉拌匀；将糖用水化开，把玫瑰花揉碎拌入糖水中；将玫瑰糖水徐徐拌入粉内，迅速搅拌，使粉均匀受潮，并泛出半透明色，成糕粉；将糕粉放入糕模内，用武火蒸 12~15 分钟即可。本品有理气解郁、化痰益智的功效。

2. 玫瑰花酱 蜂蜜 1 碗，干玫瑰花 30 朵。将干玫瑰花的花瓣取下，放入温水中泡一下，然后沥干水分；锅中放水烧开，下花瓣，大火煮沸后转中小火慢慢煮，并用筷子搅拌，煮到水分快干时关火晾凉；倒入蜂蜜搅拌均匀，搅拌至如果酱般黏稠；将玫瑰花酱放入密封的容器后再放入冰箱保存。食用时可以直接用水冲饮，或直接涂面包食用。本品有滋补肝脾的功能，对胃病、腰腿痛、风湿性关节炎、支气管炎等 10 余种慢性疾病有辅助疗效。本品也是美容食品，长期食用能防止皮肤干裂、老化，有滋润皮肤的功效。

3. 玫瑰玻璃肉 鲜玫瑰花 2 朵，肥猪肉 400g，芝麻、白糖各适量。将肥猪肉切成小条加湿淀粉拌匀；将鲜玫瑰花洗干净，切成粗丝；再把芝麻淘洗干净，炒熟；将炒锅烧热，倒入生油，烧至六成热，将浆好的猪肉逐条入锅中油炸，捞出沥油；锅内留底油少许，放入白糖，翻炒至能挂长丝，随即下肉条翻炒几下，待糖全裹在肥猪肉上面，投入芝麻、鲜玫瑰花丝，迅速翻炒几下，盛在抹好油的平盘内，晾凉即可。本品具有补肺健脾、理气和血的功效，适用于脾胃虚弱、阴虚咳嗽、食欲不振、消化不良、便秘等。

4. 玫瑰豆腐 鲜玫瑰花 1 朵，豆腐 2 块，鸡蛋 1 枚，面粉、白糖、淀粉、青丝各适量。将玫瑰花洗干净，切成丝，放在盘内；将豆腐切成小块；将鸡蛋打入碗内，加上湿淀粉、面粉，搅成鸡蛋糊；将豆腐块沾上干淀粉，再挂上蛋糊，下油锅炸至金黄色，捞出，沥去油；炒锅内放少许清水，下白糖搅炒，使其熔化起大泡，放入炸好的豆腐块翻炒几下，放入鲜玫瑰丝及青丝，见糖发白时盛入盘内，再撒上白糖即成。此菜具有益气和胃、和血散瘀的功效，适用于肝胃气痛、腹胀、消渴、乳痈、肿毒等。

5. 冰糖玫瑰 玫瑰花 50g，冰糖适量。将玫瑰花洗净晾干，放入碗内，加入冰糖和适量的水，放入蒸笼内，用碟子盖好碗，蒸 15 分钟，出笼即成。本品甘甜清香，具有理气解郁、和血散瘀的功效，适用于肝胃气痛、吐血、月经不调、痢疾、肿毒等。

6. 玫瑰香蕉 鲜玫瑰花 1 朵，香蕉 500g，鸡蛋 1 枚，面粉、白糖、芝麻、淀粉各适量。将香蕉去皮，切成块；将鲜玫瑰花摘洗净，控干水分，切成粗丝；将鸡蛋打入碗内，加面粉、湿淀粉拌匀，调成面糊；将芝麻淘洗干净炒熟；将炒锅置火上，注入生油，烧五成热；将香蕉块粘一层面糊，逐块入油锅，炸呈金黄色时捞出，控净油；锅内留底油少许，放入白糖，待糖炒至黄色时下入炸好的香蕉块，翻炒几下，使白糖全部裹在香蕉上面；在白糖香蕉上撒上熟芝麻仁，翻炒几下，盛入抹好油的平盘内；菜上撒鲜玫瑰花丝即可。本品具有健脾胃、通肠道的功效，适用于肝胃气痛、烦渴、痔血、肿毒、便结等。

7. 玫瑰香橼汁 玫瑰花 6g，香橼 6g。将玫瑰花、香橼一同煎水取汁。本品有疏肝理气止痛的功效。

8. 玫瑰鲤鱼 赤小豆 500g，活鲤鱼 1 条，玫瑰花 15g，盐适量。将鲤鱼洗净，去肠杂；锅中加适量水，放入鲤鱼、赤小豆、玫瑰花，共煮至熟，加适量盐调味，去玫瑰花后即可食用。本品可理气活血，健脾祛湿，适用于慢性肝炎及气滞血瘀者。

9. 玫瑰粥 玫瑰花 5 朵，茉莉花 10g，粳米 100g，冰糖适量。将玫瑰花、茉莉花、粳米分别洗净；将粳米放入盛有适量水的锅内，煮沸后改小火煮成稀粥，加入玫瑰花、茉莉花、冰糖稍煮即可。本品可疏肝解郁，健脾和胃，适用于肝气郁结引起的胸胁胀痛、痛经等症。

10. 玫瑰露酒 鲜玫瑰花 350g，白酒 1500g，冰糖 200g。将玫瑰花泡入酒中，同时放入冰糖，用瓷坛贮藏，浸泡月余即可饮用，每次饮用 5~10mL。本品可调中活血解郁，适用于肝气郁结所致的乳房胀痛、乳腺良性增生等。

【应用注意事项】 阴虚火旺者慎服。

【临床应用】

1. 治肝胃气痛 玫瑰花阴干，冲汤代茶服。（摘录自《本草纲目拾遗》）

2. 治肝郁吐血，月汛不调 玫瑰花蕊三百朵，初开者，去心蒂；新汲水砂铫内煎取浓汁，滤去渣，再煎，白冰糖一斤收膏，早晚开水冲服。瓷瓶密收，切勿泄气。如专调经，可用红糖收膏。（摘录自《饲鹤亭集方》玫瑰膏）

3. 治肺病咳嗽吐血 鲜玫瑰花捣汁炖冰糖服。（摘录自《泉州本草》）

4. 治新久风痹 玫瑰花（去净蕊蒂，阴干）三钱，红花、全当归各一钱。水煎去滓，好酒和服七剂。（摘录自《百草镜》）

5. 治肝风头痛 玫瑰花四至五朵，合蚕豆花三至四钱，泡开水代茶频饮。（摘录自《泉州本草》）

6. 治噤口痢 玫瑰花阴干煎服。（摘录自《本草纲目拾遗》）

7. 治乳痈初起，郁证 玫瑰花初开者，阴干、燥者三十朵。去心蒂，陈酒煎，食后服。（摘录自《百草镜》）

8. 治乳痈 玫瑰花七朵，母丁香七粒。无灰酒煎服。（摘录自《本草纲目拾遗》）

9. 治肿毒初起 玫瑰花去心蒂，焙为末一钱。好酒和服。（摘录自《百草镜》）

【不良反应】 暂未发现不良反应。

参考文献

[1] 贾佼佼,苗明三.玫瑰花的化学、药理及应用分析[J].中医学报,2014,29(9):1337-1338,1350.
[2] 仲婕.玫瑰花的新药用价值[J].中国医药科学,2011,1(16):9-11.
[3] 厍文波,甘露,安晓晶,等.玫瑰精油对小鼠局灶性脑缺血的作用研究[J].农垦医学,2011,33(2):143-147.
[4] 厍文波,甘露,安晓晶,等.玫瑰精油抗血栓形成作用[J].食品科学,2011,32(11):270-272.
[5] 帕尔哈提·柔孜,阿依姑丽·艾合麦提,朱昆,等.玫瑰花瓣总黄酮和总多糖的体外抗氧化活性[J].食品科学,2013,34(11):138-140.
[6] 王军喜,赵文红,韩珍,等.玫瑰露抑菌效果研究[J].广东农业科学,2012,3(1):79-90.
[7] 何熹,韩宁.CO_2超临界萃取法提取玫瑰类黄酮及其保健功能研究[J].安徽农业科学,2009,37(26):12699-12700.
[8] 周达,鲁晓翔,罗成.玫瑰花黄酮对糖尿病小鼠的降血糖作用[J].食品工业科技,2011,32(2):319-321.
[9] 王歌,王瑞平,邹玺.疏肝法治疗乳腺癌的研究概况[J].中华中医药杂志,2013,28(8):2370-2373.
[10] 李小英,齐美凤,宋达,等.玫瑰花微粉抗抑郁活性及初步安全性研究[J].云南中医中药杂志,2013,34(3):46-48.
[11] 韩志武,王美芝,王龙源,等.玫瑰花露抑制紫外线诱导HaCaT细胞凋亡的研究[J].中国药房,2013,24(7):592-595.

三十、松花粉

【来源】 本品为松科植物马尾松 *Pinus massoniana* Lamb.、油松 *Pinus tabulieformis* Carr.或同属数种植物的干燥花粉。春季花刚开时,采摘花穗,晒干,收集花粉,除去杂质。

【炮制加工】 筛去杂质,晒干或烘干。

【性味】 甘,温。

【归经】 归肝、脾经。

【功能主治】 燥湿敛疮,收敛止血,祛风益气。用于湿疹,黄水疮,皮肤糜烂,脓水淋漓,外伤出血,尿布性皮炎。

【用法用量】 外用:适量,撒敷患处。内服:煎汤,3~6g;浸酒或调服。

【贮藏】 置干燥处,防潮。

【化学及营养成分】

1. 油脂类 如柚皮素、花旗松素、双氢山柰酚、山柰酚、柑橘查耳酮、异鼠李素-3-O-β-D-吡喃葡萄糖苷、山柰酚-3-O-β-D-吡喃葡萄糖苷、酪醇、杜鹃醇等。

2. 矿物元素 以钾、镁、硫、锰、锌、铁的含量较多。

3. 维生素 如维生素A、维生素C、维生素E等。

4. 其他 如去氢分支酸和多种酶,包括苹果酸合成酶、酸性磷酸酶、异柠檬酸裂合酶、羟基苯甲酸酯葡萄糖基转移酶。

【质量评价】

1. 性状鉴别 干燥松花粉为淡黄色的细粉末,体质轻飘,易飞扬,手捻有滑润感,不沉于水。气微香,味有油腻感。以黄色、细腻、无杂质、流动性较强者为佳。

2. 显微鉴别 取本品,置显微镜下观察,花粉粒椭圆形,长45~55μm,直径29~40μm,表面光滑，两侧各有一膨大的气囊，气囊壁有明显的网状纹理，网眼多角形。

【药理作用】

1. 增强免疫 花粉多糖能激活巨噬细胞的吞噬能力，而其所含的维生素（维生素 A、维生素 C、维生素 E 等）及矿物质成分（铁、锌等）是机体免疫系统正常运作的必要物质。

2. 增强消化功能 松花粉中富含维生素（尤其是维生素 B_1）及膳食纤维，能促进肠道蠕动，增强消化功能，并能促使胃液正常分泌。

3. 延缓衰老 松花粉富含黄酮类化合物、维生素、超氧化物歧化酶等抗氧化成分，可以清除体内过多的自由基，并能抑制脂质的过氧化反应。

4. 促进肝脏代谢 松花粉富含单糖，有助于肝糖原的生成。其富含的抗氧化物质能减轻脂质过氧化损伤。其富含的氨基酸能增强肝细胞活性，并能促进肝脏代谢平衡。

【食疗应用】

1. 松花粉酒 松花粉 100g，白酒 1000mL。用绢布袋装入松花粉，扎紧袋口，浸于酒中，密封浸泡 10 天，经常摇动，启封去药袋，每次饭后饮服 10~15mL。本品可以养血祛风，益气平肝，适用于风眩头晕、高血压等。

2. 松花粉鸡蛋糖汤 松花粉 1 匙，鸡蛋 1 只，白糖适量。锅内加水适量，水开后，鸡蛋去壳下入锅内，蛋熟后加入白糖和松花粉，搅匀即可饮。本品滋阴润燥，养心安神，用于性欲减退之阳痿。

3. 松花山药生地粥 生地黄 20g，山药 20g，松花粉 3g，粳米 50g，冰糖适量。将生地黄以水浸泡 15 分钟，武火烧开，再转文火煎煮 15 分钟，去渣留汁，入粳米、山药煮粥，将成时加冰糖适量，稍煎待溶即成。食用之前放松花粉。本品滋阴润燥，益气和中。

4. 松花粉芝麻糊 黑芝麻、糯米粉、松花粉各适量。将黑芝麻、糯米粉炒熟后，加入适量松花粉，搅匀备用。食用时，取适量松花芝麻粉，加温开水制成芝麻糊。本品能够滋补肝肾，润燥美容。

5. 松花粉炖排骨 排骨 300g，松花粉适量。将排骨洗净，放入锅中，加入松花粉和适量水炖煮即可。本品能够滋补身体，增强免疫力。

6. 松花粉牛奶 牛奶 200g，松花粉适量。在新鲜的牛奶中加入松花粉，充分搅拌至粉奶融合。本品口感醇厚，牛奶中有淡淡的松花香气，有助于滋补身体。

7. 松花饼 糯米粉 200g，松花粉 60g。将混合好的粉类加入适量的温水（约 100mL）搅拌成面团。将面团分割成小剂子，每个剂子约 30g。放入适量的黄豆粉和白砂糖（约 10g），再次揉圆并拍平。在面团表面均匀地撒上一层松花粉，使其表面光滑且带有松花香味。大火蒸制 50~60 分钟，取出后稍微冷却，即可切片享用。本品有助于健脾养胃、美容养颜。

8. 松花粉蛋炒饭 米饭 100g，鸡蛋 1 个，松花粉 5g。将鸡蛋在碗中打散，将米饭加入鸡蛋液中拌匀，入炒锅中，再加入松花粉和其他调料翻炒几下即成。本品能够补充蛋白质，富含营养。

9. 松花糊 松花粉 3g，牛奶 150g，蜂蜜、藕粉各适量。将松花粉与蜂蜜、藕粉、牛奶等混合搅匀，制成糊状食品食用。本品能够滋补身体，美容养颜。

【应用注意事项】 血虚内热者慎服。

【临床应用】

1. 治胃脘痛 松花粉3g。冲酒服。(摘录自《广西本草选编》)

2. 治湿疹 松花粉、黄柏、苦参各60g,青黛15g,松香30g。先将前4味研为细末,再将松香熔化,同麻油调药末,涂搽患处,每日1次。(摘录自《湖北中草药志》)

3. 治新生儿红臀、小儿夏季汗疹 松花粉外扑,并保持局部干燥。(摘录自《浙江药用植物志》)

4. 治外伤出血,黄水疮 松花粉适量,撒敷患处。(摘录自《四川中药志》1982年)

5. 治吐血、咯血、便血 松花粉6g。分3次服,冷开水送下。(摘录自《四川中药志》)

6. 治疫毒下痢 松花二钱,薄荷叶煎汤,入蜜一匙调服。(摘录自《惠直堂经验方》)

7. 治小儿久泻身热 炒松花一钱,炒红曲二钱。共研,白糖调下。(摘录自《鲟溪单方选》)

【不良反应】《四川中药志》载:"体弱便结,溺黄者忌用。"

参考文献

[1] 仕薇琳,任紫嫣,曹存凤,等.松花粉对铅中毒小鼠学习和记忆障碍的改善作用[J].食品与科学,2014,35(19):277.

[2] 回晶,林家帅,李天翼,等.松花粉黄酮提取物体外抗氧化作用的研究[J].辽宁大学,2014,41(3):111-112.

[3] 谢姣,王华,任廷远,等.松花粉的功效及应用展望[J].食品与药品,2011,13(3):139-141.

[4] 赵立新,喻陆.松花粉抗衰老作用的实验研究[J].现代医学,2004(2):33-36.

三十一、砂仁

【来源】 本品为姜科植物阳春砂 *Amomum villosum* Lour.、绿壳砂 *Amomum villosum* Lour. var.*xanthioides* T.L.Wu et Senjen 或海南砂 *Amomum longiligulare* T.L.Wu 的干燥成熟果实。夏、秋间果实成熟时采收,晒干或低温干燥。

【炮制加工】 除去杂质。用时捣碎。

【性味】 辛,温。

【归经】 归脾、胃、肾经。

【功能主治】 化湿开胃,温脾止泻,理气安胎。用于湿浊中阻,脘痞不饥,脾胃虚寒,呕吐泄泻,妊娠恶阻,胎动不安。

【用法用量】 煎服,3~6g,入煎剂宜后下。

【贮藏】 置阴凉干燥处。

【化学及营养成分】

1. 挥发油类 砂仁中含有1.7%~3.0%挥发油,主要包括乙酸龙脑酯、樟脑、龙脑、崁烯、α-蒎烯、β-蒎烯及α-柯巴烯等。

2. 多酚类 主要有槲皮素、儿茶素、槲皮苷、异槲皮苷。

3. 多糖类 砂仁中主要含有2种多糖，多糖的提取率达到5.84%。

4. 其他 如有机酸，以及矿物元素钴、铅、氮、银、镁、钾、铁、硼、铜、镍、锌、锰、磷等。

【质量评价】

1. 性状鉴别 ①阳春砂仁：果实呈椭圆形、卵圆形或卵形，具不明显的3钝棱，长1.2~2.5cm，直径0.8~1.8cm，表面呈红棕色或褐棕色，密被弯曲的刺状凸起，纵走棱线状的维管束隐约可见，先端具凸起的花被残基，基部具果柄痕或果柄；果皮较薄，易纵向开裂，内表面淡棕色，可见明显纵行的维管束及菲薄的隔膜，中轴胎座，3室，每室含种子6~20颗，种子集结成团。种子不规则多角形，长2~5mm，直径1.5~4mm，表面红棕色至黑褐色，具不规则皱纹，外被淡棕色膜质假种皮，较小一端有凹陷的种脐，合点在较大一端，种脊凹陷成一纵沟。气芳香而浓烈，味辛凉、微苦。②绿壳砂仁：果实卵形、卵圆形或椭圆形，隐约呈现3钝棱，长1.2~2.2cm，直径1~1.6cm，表面棕色、黄棕色或褐棕色，密被略扁平的刺状凸起；果皮内表面淡黄色或褐黄色；每室含种子8~22颗；种子不规则多角形，长2~4m，直径2~4mm，表面淡棕色或棕色，具较规则的皱纹。气芳香，味辛、微苦。③海南砂仁：果实卵圆形、椭圆形、梭状椭圆形或梨形，具有明显的3钝棱，长1~2cm，直径0.7~1.7cm，呈灰褐色或灰棕色，被片状、分枝的短刺；果皮厚而硬，内表面多红棕色；每室含种子4~24颗，种子多角形，长2.5~4mm，直径1.5~2mm，表面红棕色或深棕色，具不规则的皱纹。气味稍淡。以个大、坚实、仁饱满、气香浓者为佳。

2. 显微鉴别 阳春砂种子横切面：假种皮有时残存。种皮表皮细胞1列，径向延长，壁稍厚；下皮细胞1列，含棕色或红棕色物。油细胞层为1列油细胞，长76~106μm，宽16~25μm，含黄色油滴。色素层为数列棕色细胞，细胞多角形，排列不规则。内种皮为1列栅状厚壁细胞，黄棕色，内壁及侧壁极厚，细胞小，内含硅质块。外胚乳细胞含淀粉粒，并有少数细小草酸钙方晶。内胚乳细胞含细小糊粉粒及脂肪油滴。粉末灰棕色。内种皮厚壁细胞红棕色或黄棕色，表面观多角形，壁厚，非木化；胞腔内含硅质块，断面观为1列栅状细胞，内壁及侧壁极厚，胞腔偏外侧，内含硅质块。种皮表皮细胞淡黄色，表面观长条形，常与下皮细胞上下层垂直排列；下皮细胞含棕色或红棕色物。色素层细胞皱缩，界限不清楚，含红棕色或深棕色物。外胚乳细胞类长方形或不规则形，充满细小淀粉粒集结成的淀粉团，有的包埋有细小草酸钙方晶。内胚乳细胞含细小糊粉粒及脂肪油滴。油细胞无色，壁薄，偶见油滴散在。

3. 理化鉴别 取砂仁挥发油，加乙醇制成每1mL含20μL的溶液，作为供试品溶液。另取醋酸龙脑酯对照品，加乙醇制成每1mL含10μL的溶液，作为对照品溶液。照薄层色谱法试验，吸取上述两种溶液各1μL，分别点于同一硅胶G薄层板上，以环己烷-醋酸乙酯(22∶1)为展开剂，展开，取出，晾干，喷以5%香草醛硫酸溶液，加热至斑点显色清晰。供试品色谱中，在与对照品色谱相应的位置上，显相同的紫红色斑点。

【含量测定】

1. 挥发油 阳春砂、绿壳砂种子团含挥发油不得少于3.0%(mL/g)；海南砂种子团含挥发油不得少于1.0%(mL/g)。

2. 乙酸龙脑酯 DB-1毛细管柱(100%二甲基聚硅氧烷为固定相)(柱长30m,内径0.25mm,薄膜厚度0.25μm);柱温100℃,进口温度230℃,检测器(FID)250℃;分流比10∶1。理论板数按乙酸龙脑酯峰计算应不低于10000。取乙酸龙脑酯对照品适量,精密称定,加无水乙醇制成每1mL含0.3mg的溶液,即得。取本品粉末(过三号筛)约1g,精密称定,置具塞锥形瓶中,精密加入无水乙醇25mL,密塞,称定重量,超声处理(功率300W,频率40kHz)30分钟,放冷,用无水乙醇补足减失的重量,摇匀,过滤,取续滤液,即得。分别精密吸取对照品溶液与供试品溶液各1μL,注入气相色谱仪,测定,即得。砂仁含乙酸龙脑酯($C_{12}H_{20}O_2$)不得少于0.90%。

【药理作用】

1. 保护胃肠道 砂仁对胃肠道的保护作用主要包括抗胃溃疡,影响胃动力及肠胃细胞生物电的影响。砂仁挥发油会在一定程度上影响到胃酸的分泌和胃蛋白酶的产生,抑制二者的产生量,从而有效地保护胃黏膜。

2. 镇痛抗炎 砂仁提取物治疗可预防肠黏膜炎的发生和发展,能够减轻溃疡性结肠炎大鼠的肠道炎症。

3. 抑菌,调节菌群 砂仁挥发油不仅对真菌具有抑制作用,还对细菌有抑制作用。从目前的研究结果来看,抑制作用对象主要包含了以下菌类:(金黄色)葡萄球菌、沙门氏菌、枯草芽孢杆菌、铜绿假单胞菌和肺炎克雷伯菌等。

4. 抗氧化 从砂仁中提取出的总黄酮的抗氧化性能较强,且活性较高。

5. 保肝 砂仁挥发油通过肠-肝轴抑制非酒精性脂肪性肝病。砂仁挥发油能有效地抑制内源性脂质的合成,并减少肝脏组织中脂质的积累,通过促进闭锁小带蛋白-1和闭锁蛋白的表达,有效调节肠道菌群,改善慢性低度炎症,发挥保肝作用。

6. 其他 砂仁具有一定的降血糖、抗肥胖和改善阿尔茨海默病的作用。

【食疗应用】

1. 砂仁粥 砂仁4.5g,粳米50g,白糖适量。将砂仁研为细末,备用;以粳米煮粥,待熟时放入砂仁末,再炖片刻,至粥稠熟烂,加白糖调味即成。早、晚餐温热服食。本品暖脾胃,助消化,调中气,适用于脾胃虚寒性腹痛泻痢、消化不良、脘腹胀满、食欲不振、气逆呕吐等症。

2. 砂仁内金橘皮粥 鸡内金、干橘皮各5g,砂仁3g,粳米60g,白糖适量。将鸡内金、干橘皮、砂仁共研成细末,待粥熬至将熟时下入,直至粥熟烂离火,调入白糖即成。每日1剂,连用7~10日。本品消食导滞,适用于小儿疳积、胃纳减少、恶心呕吐、消化不良、烦躁哭闹等。

3. 砂仁蒸鲫鱼 鲜鲫鱼约250g,砂仁末6g,麻油、盐各少许。将鲫鱼去鳞、腮、开腹弃肠杂,洗净,备用;将砂仁末以油、盐拌匀,纳入鱼腹中,以线缝合,置盘上,大碗盖严,上锅隔水蒸熟即成。佐膳服食。每日1次,连用3~5日。本品醒脾开胃,利水止呕,适用于妊娠呕吐、水肿及胎动不安等。

4. 砂仁苏梗莲子汤 砂仁5g,紫苏梗9g,莲子60g。先将莲子以清水浸泡半天,再入锅中加水煮炖，至九成熟时加入紫苏梗、砂仁，用文火煮至莲子熟透即可。吃莲子喝汤。每日1剂，连用5~7日。本品理气宽中，止痛安胎，适用于女性胎动不安等症。

5. 砂仁荜茇鲫鱼汤 砂仁10g，荜茇10g，陈皮10g，大鲫鱼1000g，大蒜2头，胡椒10g，辣椒、葱、盐、酱油、菜籽油各适量。将鲫鱼去鳞、鳃和内脏，洗净；在鲫鱼腹内装入陈皮、砂仁、荜茇、大蒜、胡椒、辣椒、葱、盐，将鱼腹以线缝合；取锅1只，放入菜籽油烧热，将鲫鱼入油中煎3分钟，加入酱油和水适量，炖熟即成。弃药，吃肉喝汤，佐膳酌量食用。本品温中散寒，理气健脾，和胃止呕，补虚，适用于寒性腹痛和虚性腹痛患者食用。

6. 砂仁糖醋益母羹 砂仁10g，益母草15g，米醋15g，红砂糖30g。将益母草、砂仁共煎去渣取汁，再加入米醋、红糖炖至成羹。日分2次服，连用3~5日。本品理气活血止痛，适用于气滞血瘀型痛经，症见少腹疼痛、月经淋漓不断、血色紫黑有血块、胸胁作胀等。

7. 砂仁佛手山楂酒 砂仁30g，佛手30g，山楂30g，米酒500g。将砂仁、佛手、山楂共浸入米酒中，7日后可饮。每日早、晚各1次，每次15~30g。本品理气解郁活血，适用于气郁型月经后期，症见经期延后、月经量少色暗有块、小腹及胸胁乳房胀闷不舒、精神忧郁等。

8. 砂仁木香鸡蛋面 砂仁2g，木香2g，白面粉60g，鸡蛋1个。将砂仁、木香共研细粉，与面粉混匀，打入鸡蛋，加水适量和面，将面擀成面条，如一般面条煮炖调味食用。本品能补充机体营养不足，健脾消食，增进食欲，促进吸收，适用于小儿厌食症。

9. 砂仁肚条 砂仁末10g，猪肚100g，姜、葱、花椒、胡椒粉、料酒、猪油、盐、味精、淀粉各适量。将猪肚下沸水焯烫捞出，刮去内膜，切条；锅中加猪油烧热，放入姜、葱，下肚条与砂仁末、胡椒粉、料酒、盐、味精炒匀，淀粉勾芡即成。每食适量。本品醒脾开胃，健脾益气，用于治疗夏月感受暑湿，胸闷纳呆，气短体倦。

10. 砂仁荷叶饼 砂仁20g，发酵面3000g，白糖1100g，熟猪油1000g，苏打粉20g。将砂仁去灰、壳，洗净，烘干，研末，与白糖、苏打粉一同放入发面中反复揉匀，放几分钟再揉匀，搓成长圆条，切成80个剂子，刷熟猪油做成荷叶形，入笼，用旺火蒸10分钟即成。每次可服2块，日服2次。本品健脾开胃，化湿祛痰，适用于女子痰湿所致月经过少、经色淡红、质黏腻如痰、胸闷呕恶、形体肥胖，或月经来后又连续停数月、形胖体乏者。

【应用注意事项】 阴虚血燥者慎用。《海药本草》载："得诃子、鳖甲、豆蔻、白芜荑等良。"《神农本草经疏》载："腹痛属火，泄泻得之暑热，胎动由于血热，咽痛由于火炎，小儿脱肛由于气虚，肿满由于湿热，上气咳逆由于火冲迫肺，而不由于寒气所伤，皆须详察简别，难以概用。"《药品化义》载："肺有伏火，忌之。"《得配本草》载："孕妇气虚、血热胎动、肺热咳嗽、气虚肿满，四者禁用。"

【临床应用】

1. 和胃气，消宿食，理腹痛，快膈，调脾 沉香一两，缩砂仁、乌药二味各二两，净香附四两，甘草（炙）一两二钱。上除沉香不过火，余四味锉焙，仍同沉香研为细末。每服一钱，用温盐汤无时调服，或空心烧盐汤调下亦好，及紫苏枣汤尤妙。（摘录自《活幼心书》缩砂饮）

2. 消食和中，下气，止心腹痛 砂仁炒研，袋盛浸酒，煮饮。（摘录自《本草纲目》缩砂酒）

3. 治痰气膈胀 砂仁捣碎，以萝卜汁浸透，焙干为末。每服一二钱，食远，沸汤服。（摘

录自《简便单方》）

4. 治气虚肿满，痰饮结聚，脾胃不和，变生诸症者　人参一钱，白术二钱，茯苓二钱，甘草七分，陈皮八分，半夏一钱，砂仁八分，木香七分，生姜二钱。水煎服。（摘录自《古今名医方论》香砂六君子汤）

5. 治妊娠胃虚气逆，呕吐不食　缩砂仁不拘多少。上为细末。每服二钱，入生姜自然汁少许，沸汤点服，不拘时候。（摘录自《济生方》缩砂散）

6. 治冷滑下痢不禁，虚羸　缩砂仁、炮附子（末）、干姜、厚朴、陈橘皮等份。为丸。日二，服四十丸。（摘录自《药性论》）

7. 治妊娠偶有所伤，胎动不安，疼痛不可忍　缩砂不以多少，和皮炒黑色，一方用仁置熨斗内，略炒为细末，热酒调下二钱。不饮酒者，米饮调下。觉腹中热则胎已安矣。（摘录自《医学纲目》）

8. 治小儿滑泄，肛头脱出　缩砂一两。去皮为末，每用一钱，以猪腰子一片批开，入药末在内，绵系，米泔煮熟，与儿食之，次服白矾丸。（摘录自《小儿卫生总微论方》缩砂散）

9. 治牙齿疼痛　缩砂，常嚼之。（摘录自《仁斋直指方》）

10. 破滞气，消宿食，开胃进食　木香、砂仁各五钱，枳实（麸炒）一两，白术（米泔浸，炒）二两。上为末，荷叶裹，烧饭为丸，桐子大。每服五十丸，白术汤下。（摘录自《景岳全书》香砂枳术丸）

11. 治一切气疾，心腹胀满，胸膈噎塞，嗳气吞酸，胃中痰逆呕吐，及宿酒不解，不思饮食　缩砂仁八两，香附子（炒去毛）三十二两，甘草四两。上为细末。每服一钱，用盐汤点下。（摘录自《太平惠民和剂局方》快气汤）

【不良反应】 偶有患者口服砂仁出现变态反应。

参考文献

[1] Jafri M A, Farah, JAved K, et al. Evaluation of the gastric antiulcerogenic effect of large cardamom (fruits of *Amomum subulatum* Roxb) [J]. Journal of Ethnopharmacology, 2001, 75 (2-3): 89-94.

[2] Chen Z, Ni W, Yang C, et al. Therapeutic effect of *Amomum villosum* on inflammatory bowel disease in rats [J]. Frontiers in Pharmacology, 2018, 9.

[3] 张世洋，王晶，李生茂，等．四种常见姜科化湿中药挥发油化学成分及体外抗菌活性比较研究[J]．辽宁中医杂志，2018，45(11)：2378-2385，2462.

[4] 张晓虹，陈烷莹，丁仪，等．阳春砂仁挥发油微乳制备、抗氧化研究进展[J]．广州化工，2022，50(21)：30-32.

[5] Lu S, Zhang T, Gu W, et al. Volatile oil of *Amomum villosum* inhibits nonalcoholic fatty liver disease via the gut-liver axis [J]. Biomed Research International, 2018, 2018: 16.

[6] 林文新，黄丽平，邓敏贞，等．益智仁和砂仁有效成分对岗田酸诱导阿尔兹海默病细胞模型的作用研究[J]．中医学报，2018，33(1)：106-110.

三十二、香橼

【来源】 本品为芸香科植物枸橼 *Citrus medica* L. 或香圆（西南香圆）*Citrus wilsonii* Tanaka 的干燥成熟果实。秋季果实成熟时采收，趁鲜切片，晒干或低温干燥。香圆亦可整个或对剖两半后，晒干或低温干燥。

【炮制加工】 未切片者，打成小块；切片者，润透，切丝，晾干。

【性味】 辛、苦、酸，温。

【归经】 归肝、脾、肺经。

【功能主治】 疏肝理气，宽中，化痰。用于肝胃气滞，胸胁胀痛，脘腹痞满，呕吐噫气，痰多咳嗽。

【用法用量】 3~9g。

【贮藏】 置阴凉干燥处，防霉，防蛀。

【化学及营养成分】

1. 挥发油类 由脂肪族、芳香族、萜类及其含氧衍生物，如醇、醛、酮、酯等组成。

2. 黄酮类 是柑橘属的重要化学成分，如柚皮苷、橙皮苷等，多以苯丙氨酸-酪氨酸为起点，经莽草酸和乙二酸-丙二酸复合途径形成。

3. 香豆素类 包括简单香豆素、呋喃香豆素、伞形酮、紫罗兰酮、黄酮香豆素、香豆素酮及其衍生物、香豆素酸苷和香豆素酸苷元等。

4. 生物碱类 如辛弗林、N-甲基酪胺和二氢咖啡酰酪胺。

5. 萜类 诺米林是枸橼的最主要萜类成分。

【质量评价】

1. 性状鉴别 ①枸橼：为圆形或长圆形片，直径3~10cm，厚2~5mm。横切面边缘略呈波状，外果皮黄绿色或浅橙黄色，散有凹入的油点；中果皮厚1.5~3.5cm，黄白色，较粗糙，有不规则的网状凸起(维管束)。瓤囊11~16瓣，有时可见棕红色皱缩的汁胞残留；种子1~2颗。中轴明显，宽至1.2cm。质柔韧。气清香，味微甜而苦辛。以片色黄白、香气浓者为佳。②香圆：类球形或圆形片状，直径4~7cm。表面灰绿色或黄棕色，较粗糙，密布凹陷小油点，顶端有花柱残痕及圆圈状环纹，习称“金钱环”，基部有果柄痕。质坚硬，横切面边缘油点明显，中果皮厚约0.5cm，瓤囊9~12瓣，棕色或淡棕色，间有黄白色种子。气香，味酸而苦。以个大、皮粗、色黑绿、香气浓者为佳。

2. 理化鉴别 取本品粉末2g，加石油醚(60~90℃)30mL，浸泡1小时，超声处理20分钟，滤过，滤液挥干，残渣加石油醚(60~90℃)1mL使溶解，作为供试品溶液。另取香橼对照药材1g，同法制成对照药材溶液。用照薄层色谱法试验，吸取上述两种溶液各5~10μL，分别点于同一硅胶G薄层板上，以环己烷-乙酸乙酯(5∶1)为展开剂，展开，取出，晾干，喷以3%香草醛硫酸溶液，加热至斑点显色清晰。供试品色谱中，在与对照药材色谱相应的位置上，显相同颜色的主斑点。

【含量测定】 **柚皮苷** 以十八烷基硅烷键合硅胶为填充剂；以甲醇-水-冰醋酸(30∶63∶3)为流动相；检测波长为284nm。理论板数按柚皮苷峰计算应不低于4000。取柚皮苷对照品适量，精密称定，加50%甲醇制成每1mL含30μg的溶液，即得。取本品粉末(过五号筛)约75mg，精密称定，置具塞锥形瓶中，精密加入50%甲醇25mL，称定重量，加热回流1小时，放冷，再称定重量，用50%甲醇补足减失的重量，摇匀，滤过，精密量取续滤液

2mL，置 10mL 量瓶中，加 50% 甲醇至刻度，摇匀，滤过，取续滤液，即得。分别精密吸取对照品溶液与供试品溶液各 20μL，注入液相色谱仪，测定，即得。本品按干燥品计算，含柚皮苷($C_{27}H_{32}O_{14}$)不得少于 2.5%。

【药理作用】

1. 抗氧化 枸橼精油有较强的 DPPH 自由基清除能力，清除率为 62.84%。

2. 抗菌 枸橼精油对黑曲霉、青霉、酿酒酵母、大肠杆菌、金黄色葡萄球菌、枯草芽孢杆菌等有良好的抑制作用。香橼精油中少量的单萜类化合物即可破坏细胞膜的渗透性，使蛋白质变性，破坏细菌的酶系统，抑制微生物生长。

3. 抗炎，抗过敏 香圆中的柚皮苷可阻断 NF-κB 的信号传导，从而减轻脂多糖诱导的小鼠急性肺损伤；柚皮素可抑制多种类型细胞（如脂肪细胞、肝细胞、巨噬细胞等）的促炎信号通路，显著抑制肿瘤坏死因子-α、白细胞介素-33、白细胞介素-6、白细胞介素-1β 等炎症因子的产生。

4. 抗肿瘤 香豆素类化合物抗肿瘤的主要机制是调节半胱天冬酶依赖性凋亡，减少各器官和组织中细胞凋亡相关基因-2 的表达。细胞凋亡相关基因-2 可导致癌变和正常细胞中致癌突变的积累，香圆中的香豆素类成分蛇床子素可减少其表达，从而促进神经胶质瘤细胞的凋亡。

5. 止痛 香橼是治疗头痛的传统药物，其有效成分为黄酮、多糖和有机酸。

【食疗应用】

1. 香橼片 香橼适量。将香橼切片，于通风处晾干，用适量食盐腌渍，放入玻璃瓶或瓷罐中备用。每次 10~20g，用开水冲至咸淡适宜为度时服用。本品治食滞胃胀痛。

2. 香橼陈附茶 香橼 10g，陈皮 10g，香附 10g。将上述 3 味用水煎。代茶饮用，每日 2~3 次。本品治肝胃不和、脘胁胀痛、呕吐噫气、食少。

3. 香橼半夏茶 香橼 10g，法半夏 10g，茯苓 15g，生姜 3 片。将上述 4 味用水煎。代茶饮用，每日 2~3 次。本品治痰饮咳嗽、胸膈不利。

4. 香橼粥 鲜香橼 1 个，山楂 20g，大枣 5 枚，大米适量。将上物洗净，加水煮粥。每日上午食用。本品适用于肝郁气滞型脂肪肝。

5. 香橼米醋浸海带 海带 120g，米醋 1000mL，香橼 9g。将香橼、海带在米醋中浸泡 7 日。每日吃海带 6~9g，连食 2 周。本品适用于肝郁气滞型单纯性甲状腺肿。

6. 香橼膏 香橼适量。将香橼制成粗粉，用水煮烂熟，以炼蜜拌匀成膏。每服 2 匙。本品适用于咳嗽。

7. 冰糖香橼 鲜香橼 1~2 个，麦芽糖适量。将鲜香橼切碎，放在有盖的碗中，加入等量的麦芽糖，隔水蒸数小时，以香橼稀烂为度。每日服 1 匙，早、晚各 1 次。本品适用于痰湿咳嗽、哮喘。阴虚血燥者不宜服。

8. 香橼甘蔗汤 干香橼 2 只（熬浓汁），甘蔗汁 5 碗，生姜汁 1 茶杯。将上述材料和匀即可。早、晚各服大半茶杯。本品治反胃。

【应用注意事项】 阴虚血燥及孕妇气虚者慎服。

【临床应用】

1. 治臌胀 陈香橼一枚(连瓤),大核桃肉二枚(连皮),缩砂仁二钱(去膜)。各煅存性为散,砂糖拌调。空腹顿服。(摘录自《本经逢原》)

2. 治气逆不进饮食或呕哕 陈极香橼二个,真川贝三两(去心),当归一两五钱(炒黑),白通草(烘燥)一两,陈西瓜皮一两,甜桔梗三钱。共研细末,用白檀香劈碎煎浓汁泛为丸,如桐子大,每服三钱,开水送下。大虚者酌用。(摘录自《梅氏验方新编》香橼丸)

3. 治胃病、消化不良 陈香橼,焙燥研细末30g,川椒、小茴香各6g,共研末混合拌匀,每次服3g,每日2次,温开水送服。

4. 治三日疟 陈香橼一枚,去顶皮,入研细明雄黄,同内火中煅之,取出研极细。每服七分,干咽下,不用水。(摘录自《串雅外编》)

5. 治脘腹胀满,嗳气 香橼60g,炒莱菔子90g,醋炒香附45g,醋炒香棱、醋炒莪术、陈皮、泽泻、茯苓各30g,山楂肉、青皮各15g,神曲20g。研末和匀,水冷为丸,每服6g,每天2次,温开水送服。(摘录自《中国常用中草药》

【不良反应】过量服用香橼会导致中毒,表现为伸、屈肌同时收缩,抽搐,吞咽困难,烦躁不安,牙关紧闭等。

参考文献

[1] Xu L S, Wang L Z, Jiang Z Y. Chemical components, anti-fungus and DPPH radical scavenging activities of volatile oils from fingered citron compare with citron, lemon and ponkan [J]. Journal of Zhejiang Normal University (Natural Sciences), 2018, 41(1): 84-91.

[2] Hammer K A, Heel K A. Use of multiparameter flow cytometry to determine the effects of monoterpenoids and phenylpropanoids on membrane polarity and permeability in staphylococci and enterococci [J]. International Journal of Antimicrobial Agents, 2012, 40(3): 239-245.

[3] Zeng W, Jin L, Zhang F, et al. Naringenin as a potential immunomodulator in therapeutics [J]. Pharmacological Research, 2018(135): 122-126.

[4] Esra Küpeli Akkol, Gen Y, Büra Karpuz, et al. Coumarins and coumarin-related compounds in pharmacotherapy of cancer [J]. Cancers, 2020, 12(7): 1959.

[5] A S W, A A Z, E D B, et al. Coumarins modulate the anti-glioma properties of temozolomide [J]. European Journal of Pharmacology, 2020(881): 173207.

[6] 严辉,高明亮,查玉玲,等.香橼化学成分和药理作用研究进展及其质量标志物预测分析[J].中国现代应用药学,2022,39(7):976-988.

三十三、香薷

【来源】本品为唇形科植物石香薷 *Mosla chinensis* Maxim. 或江香薷 *Mosla chinensis* '*Jiangxiangru*' 的干燥地上部分。前者习称"清香薷",后者习称"江香薷"。夏、秋二季茎叶茂盛、果实成熟时采割,除去杂质,晒干。

【炮制加工】除去残根及杂质,切段。

【性味】辛,微温。

【归经】归肺、胃经。

【功能主治】 发汗解表，和中利湿。用于暑湿感冒，恶寒发热，头痛无汗，腹痛吐泻，小便不利。

【用法用量】 3~9g。

【贮藏】 置阴凉干燥处。

【化学及营养成分】

1. 挥发油类 全草含挥发油 0.10%，主要包括香荆芥酚、α-反式香柑油烯、β-丁香烯、百里香酚、葎草烯、β-甜没药烯、4-松油烯醇、γ-松油烯、对聚伞花素、α-水芹烯、β-蒎烯、崁烯、α-蒎烯等。

2. 黄酮类 从香薷中分离出的黄酮类化合物均为氧苷，苷元主要有黄芩素-7-甲醚、木犀草素、槲皮素、金圣草黄素、芹菜素、木蝴蝶素 A、山柰酚等。

3. 苷类 主要有 4-羟基-2,6 二甲氧基苯基-β-D-吡喃葡萄糖苷、4-羟基-3,5-二甲氧基苯基-β-D-吡喃葡萄糖苷、3,4,5-三甲氧基苯基-β-D-吡喃葡萄糖苷等。

4. 香豆素类 主要有香薷素、香薷酮、二氢香薷素和 6,7-二羟基-2H-色烯-2-酮等。

5. 其他 如钾、钙、磷、镁、锰、铁、锌、锶等矿物元素。

【质量评价】

1. 性状鉴别 ①青香薷：长 30~50cm，基部紫红色，上部黄绿色或淡黄色，全体密被白色茸毛。茎方柱形，基部类圆形，直径 1~2mm，节明显，节间长 4~7cm；质脆，易折断。叶对生，多皱缩或脱落，叶片展平后呈长卵形或披针形，暗绿色或黄绿色，边缘有 3~5 疏浅锯齿。穗状花序顶生及腋生，苞片圆卵形或圆倒卵形，脱落或残存；花萼宿存，钟状，淡紫红色或灰绿色，先端 5 裂，密被茸毛。小坚果 4，直径 0.7~1.1mm，近圆球形，具网纹。气清香而浓，味微辛而凉。②江香薷：长 55~66cm。表面黄绿色，质较柔软。边缘有 5~9 疏浅锯齿。果实直径 0.9~1.4mm，表面具疏网纹。

2. 显微鉴别 ①青香薷：上表皮细胞多角形，垂周壁波状弯曲，略增厚；下表皮细胞壁不增厚，气孔直轴式，以下表皮为多。腺鳞头部 8 细胞，直径 36~80pm，柄单细胞。上下表皮具非腺毛，多碎断，完整者 1~6 细胞，上部细胞多弯曲呈钩状，疣状凸起较明显。小腺毛少见，头部圆形或长圆形，1~2 细胞，柄甚短，1~2 细胞。②江香薷：上表皮腺鳞直径约 90μm，柄单细胞，非腺毛多由 2~3 细胞组成，下部细胞长于上部细胞，疣状凸起不明显，非腺毛基足细胞 5~6，垂周壁连珠状增厚。

3. 理化鉴别 取香薷挥发油，加乙醚制成每 1mL 含 3μL 的溶液，作为供试品溶液。另取麝香草酚对照品、香荆芥酚对照品，加乙醚分别制成每 1mL 含 1mg 的溶液，作为对照品溶液。照薄层色谱法试验，吸取上述 3 种溶液各 5μL，分别点于同一硅胶 G 薄层板上，以甲苯为展开剂，展开，展距 15cm 以上，取出，晾干，喷以 5% 香草醛硫酸溶液，在 105℃加热至斑点显色清晰。供试品色谱中，在与对照品色谱相应的位置上，显相同颜色的斑点。

【含量测定】

1. 挥发油 本品含挥发油不得少于 0.60%（mL/g）。

2. 麝香草酚与香荆芥酚 以聚乙二醇（PEG）-20M 为固定液，涂布浓度 10%，柱温 190℃。

理论板数按麝香草酚峰计算应不低于1700。取麝香草酚对照品、香荆芥酚对照品适量，精密称定，加无水乙醇分别制成每1mL各含0.3mg的溶液，即得。取本品粉末（过二号筛）约2g，精密称定，置具塞锥形瓶中，精密加入无水乙醇20mL，密塞，称定重量，振摇5分钟，浸渍过夜，超声处理（功率250W，频率50kHz）15分钟，放冷，再称定重量，用无水乙醇补足减失的重量，摇匀，用铺有活性炭1g的干燥滤器滤过，取续滤液，即得。分别精密吸取对照品溶液与供试品溶液各2μL，注入气相色谱仪，测定，即得。本品按干燥品计算，含麝香草酚（$C_{10}H_{14}O$）与香荆芥酚（$C_{10}H_{14}O$）的总量不得少于0.16%。

【药理作用】

1. 抑菌 江香薷的醋酸乙酯提取物对金黄色葡萄球菌、大肠埃希菌和枯草芽孢杆菌等常见菌有显著的体外抗菌效果。

2. 抗氧化 石香薷总黄酮具有清除各种活性氧自由基和抑制脂质过氧化反应、抑制机体脂质生物膜损伤等作用。

3. 解热镇痛 香薷挥发油具有中枢抑制的作用，可降低小鼠的正常体温，对酵母菌所致发热大鼠有解热作用，提高小鼠的痛阈，并在0.1~0.3mg/kg呈量效关系。

4. 提高免疫力 黄芪多糖和香薷挥发油联合用药对肺气虚证小鼠具有一定的免疫调控作用，可升高白细胞介素-1α、白细胞介素-2，改善小鼠因肺气虚引起的呼吸无力、动作迟缓、毛发松散的症状，改善因烟熏造成的小鼠肺组织炎性改变。

5. 抗病毒 石香薷水提物具有较强的抗流感病毒活性，通过调节感染小鼠血清细胞因子，增强机体抗病毒感染的功能。

【食疗应用】**香薷粥** 粳米50g，香薷5g，绿豆20g。取香薷水煎，滤去渣后备用。将绿豆淘洗干净，和粳米同煮粥，到粥临熟时加入香薷汁，再煮一二沸即可。每天吃2~3次，待凉食。本品适用于夏季中暑。

【临床应用】

1. 治脾胃不和，胸膈痞滞，内感风冷，外受寒邪，憎寒壮热，身体疼痛，肢节倦怠，霍乱呕吐，脾疼翻胃，中酒不醒，四时伤寒头痛 白扁豆（炒）、茯神、厚朴（去皮，姜汁炒）各一两，香薷（去土）二两，甘草（炙）半两。上为细末。每服二钱，沸汤点服。（摘录自《太平惠民和剂局方》香薷汤）

2. 治霍乱吐利，四肢烦疼，冷汗出，多渴 香薷二两，蓼子一两。上二味粗捣筛。每服二钱匕，水一盏，煎七分，去滓温服，日三。（摘录自《圣济总录》香薷汤）

3. 治霍乱腹痛吐痢 生香薷（切）一升，小蒜一升（碎），厚朴六两（炙），生姜十两。上四味切，以水一斗，煮取三升，分三服，得吐痢止，每服皆须温。（摘录自《救急方》香薷汤）

4. 治暴水风水气，水肿，或疮中水，通身皆肿 干香薷一斤，白术七两。上二味，捣术下筛，浓煮香薷取汁，和术为丸，如梧子大。每服十丸，日夜四五服，利小便极良。夏取花、叶合用亦佳。忌青鱼、海藻、菘菜、桃、李、雀肉。（摘录自《僧深集方》香薷术丸）

5. 治水肿 香薷12g，冬瓜皮30g，赤小豆20g，水煎服。（摘录自《中国民间百草良方》）

6. 治小儿呼吸道感染 香薷、藿香、荆芥、半夏、茯苓、党参、柴胡、黄芩各10g，甘草5g。

每剂药煎汁，煮沸 15~20 分钟，每 2 小时 2~3 匙，每天 4~6 次。

7. 治夏日伤暑，恶风发热，腹痛吐泻，小便黄赤 香薷、厚朴、桂枝各 6g，茯苓、炒扁豆各 12g，猪苓、泽泻、白术各 9g，炒黄连 3g，水煎服。（摘录自《中国常用中草药》）

8. 治口臭 香薷 9g，水煎含漱。（摘录自《中药临床应用》）

9. 治中暑感冒 鲜香薷 2 棵，水煎服；香薷、薄荷各 9g，水煎服。（摘录自《陕西中草药素材》）

10. 治急性肾炎，浮肿少尿 香薷、白术各 6g，水煎服。（摘录自《陕西中草药素材》）

11. 治夏季感冒，恶寒发烧，头痛无汗，呕吐腹泻 香薷 6g，炒扁豆 3g，姜厚朴 3g，水煎服。（摘录自《实用中药手册》）

12. 治暑温初起复感风寒，症见恶寒发热、无汗、心烦面赤、口渴，苔白 香薷 6g，金银花 9g，鲜扁豆花 9g，厚朴 6g。水煎服，每日 1 剂。

13. 治暑湿感冒高热无汗、头痛咳嗽、身重困倦、胸闷泛呕、食欲不振或呕吐腹泻 香薷 6g，厚朴 4g，炒扁豆 12g，金银花 9g，连翘 9g。水煎服。

14. 治夏季中暑 香薷 100g，厚朴 20g，生姜 6 片。水煎服。

15. 治暑湿感冒 香薷 12g，羌活 10g，紫苏叶 12g，厚朴 12g，淡豆豉 10g，藿香 12g。水煎 2 次，混合，取汁洗浴全身，每次 10~20 分钟，每日 2 次，每日换药 1 剂，3 日为 1 个疗程。

16. 治小儿夏伤暑湿，身热无汗，呕吐泄泻，脘腹胀痛等 白扁豆 20~40g，香薷 15g。将白扁豆、香薷加水 2 碗，煎煮 25 分钟。每日 3 次，温热服用。

【应用注意事项】 香薷的推荐剂量一般为 3~9g，不宜久煎，以免引起胃脘不适。内服宜煎汤服用，外用则可用汁液涂敷于患处。香薷饮等复方制剂需在医生指导下使用，不可长期大量服用。

【不良反应】 暂未发现不良反应。

参考文献

[1] 李秋香，董伟，赵国巍，等．香薷精油成分及其抗氧化、抗菌活性研究[J]．天然产物研究与开发，2023：1-14.

[2] Ren R Q，Li J，Wang N Y，et al.In vitro antioxidant，antibacterial and anti-tumor activities of total flavonoids from Elsholtzia densa Benth [J].Tropical Journal of Pharmaceutical Research，2018，16(12)：2935.

[3] 刘梦婷，罗飞亚，曾建国．石香薷精油成分分析及其抗菌抗氧化活性[J]．中成药，2020，42(11)：3091-3095.

[4] 刘香萍，敬雪敏．香薷精油化学成分及其生物活性研究[J]．黑龙江八一农垦大学学报，2018，30(3)：35-39.

[5] 冯是燕，杜江超，杨嘉莹，等．5 种唇形科植物挥发油的化学成分及抗流感病毒活性研究[J]．中国药学杂志，2022，57(11)：896-909.

三十四、黑胡椒

【来源】 本品为胡椒科植物胡椒 *Piper nigrum* L. 的干燥近成熟或成熟果实。秋末至次春果实呈暗绿色时采收，晒干，为黑胡椒。

【炮制加工】 除去杂质及灰屑。用时粉碎成细粉。

【性味】 辛,热。

【归经】 归胃、大肠经。

【功能主治】 温中散寒,下气,消痰。用于胃寒呕吐,腹痛泄泻,食欲不振,癫痫痰多。

【用法用量】 0.6~1.5g,研粉吞服;外用适量。

【贮藏】 密闭,置阴凉干燥处。

【化学及营养成分】

1. 生物碱类 主要包括胡椒碱、胡椒酰胺、次胡椒酰胺、胡椒亭碱、胡椒油碱B等,胡椒碱含量最高、活性最广。

2. 挥发性成分 胡椒的果实、梗、叶和花中均含有α-蒎烯、β-蒎烯、β-石竹烯、β-榄香烯、D-大根香叶烯、左旋-β-蒎烯等成分。

3. 其他 从胡椒果实和胡椒叶中可分离到木脂素类、三萜类、黄酮类等其他类化合物,包括荜澄茄脂素、裂榄宁、月桂酸、棕榈酸等。

【质量评价】

1. 性状鉴别 呈球形,直径3.5~5mm。表面黑褐色,具隆起网状皱纹,顶端有细小花柱残迹,基部有自果轴脱落的疤痕。质硬,外果皮可剥离,内果皮灰白色或淡黄色。断面黄白色,粉性,中有小空隙。气芳香,味辛辣。

2. 显微鉴别 粉末暗灰色。外果皮石细胞类方形、长方形或形状不规则,直径19~66μm,壁较厚。内果皮石细胞表面观类多角形,直径20~30μm;侧面观方形,壁一面薄。种皮细胞棕色,多角形,壁连珠状增厚。油细胞较少,类圆形,直径51~75μm。淀粉粒细小,常聚集成团块。

3. 理化鉴别 取本品粉末少量,加硫酸1滴,显红色,渐变红棕色,后转棕褐色。取本品粉末0.5g,加无水乙醇5mL,超声处理30分钟,滤过,取滤液作为供试品溶液。另取胡椒碱对照品,置棕色量瓶中,加无水乙醇制成每1mL含4mg的溶液,作为对照品溶液。照薄层色谱法试验,吸取上述两种溶液各2μL,分别点于同一硅胶G薄层板上,以甲苯-乙酸乙酯-丙酮(7∶2∶1)为展开剂,展开,取出,晾干,喷以10%硫酸乙醇溶液,加热至斑点显色清晰,分别置日光和紫外光灯(365nm)下检视。供试品色谱中,在与对照品色谱相应的位置上,显相同颜色的斑点或荧光斑点。

【含量测定】 **胡椒碱** 以十八烷基硅烷键合硅胶为填充剂;以甲醇-水(77∶23)为流动相;检测波长为343nm。理论板数按胡椒碱峰计算应不低于1500。取胡椒碱对照品适量,精密称定,置棕色量瓶中,加无水乙醇制成每1mL含20μg的溶液,即得。取本品中粉约0.1g,精密称定,置50mL棕色量瓶中,加无水乙醇40mL,超声处理(功率250W,频率20kHz)30分钟,放冷,加无水乙醇至刻度,摇匀,滤过,精密量取续滤液10mL,置25mL棕色量瓶中,加无水乙醇至刻度,摇匀,滤过,取续滤液,即得。分别精密吸取对照品溶液与供试品溶液各10μL,注入液相色谱仪,测定,即得。本品按干燥品计算,含胡椒碱($C_{17}H_{19}NO_3$)不得少于3.3%。

【药理作用】

1. 抗癌　胡椒碱能通过影响凋亡信号的激活和抑制细胞周期的进程，抑制多种类型癌细胞的增殖和存活。

2. 抗氧化　黑胡椒的不同溶剂提取物均具有一定的抗氧化活性并呈现明显的量效关系，其中60%乙醇和正丁醇提取物对氧自由基的清除作用强于相同浓度的维生素C。

3. 抗菌　黑胡椒的水解产物对金黄色葡萄球菌、蜡样芽孢杆菌、大肠埃希菌、肺炎克雷伯菌、伤寒沙门氏菌、铜绿假单胞菌等表现出了较强的抗菌活性。

4. 调节免疫　胡椒乙醇提取物可以调节辅助性T细胞和调节性T细胞等淋巴细胞比例的平衡，减少血清中总免疫球蛋白的水平和组胺释放，改善炎症细胞的纤维化和炎症细胞浸润。

5. 保护中枢神经　胡椒具有抗惊厥、抗抑郁等生理活性。胡椒乙醇提取物可以显著改善氯化铝诱导的阿尔茨海默病大鼠的学习和记忆缺陷，与抗胆碱酯酶活性和预防神经变性有关。

6. 降血脂　大鼠灌胃胡椒乙酸乙酯和水提取物可以显著降低体质量、脂肪百分比，并可改善高脂饮食诱发的高脂血症。

7. 杀虫　胡椒乙醇提取物具有杀灭埃及伊蚊幼虫的作用，其中所含的油酸是灭蚊的有效成分。

【食疗应用】**胡椒生姜汤**　生姜30g（微煨），黑胡椒1g（研粉）。将上述材料加水煎。代茶饮用，日服1剂。本品温中和胃止呕，适用于胃寒呕吐、呃逆。

【应用注意事项】阴虚有火者忌服。《海药本草》载：“不宜多服，损肺。”《本草备要》载：“多食损肺，走气动火，发疮痔、脏毒、齿痛目昏。”《随息居饮食谱》载：“多食动火烁液，耗气伤阴，破血堕胎，发疮损目，故孕妇及阴虚内热、血证、痔患，或有咽喉、口齿、目疾者皆忌之。绿豆能制其毒。”

【临床应用】

1. 治五脏风冷，冷气心腹痛，吐清水　胡椒，酒服之佳，亦宜汤服。（摘录自《食疗本草》）

2. 治心下大痛　胡椒四十九粒，乳香一钱。研匀，男用生姜，女用当归，酒下。（摘录自《寿域神方》）

3. 治胃痛　大红枣（去核）七个，每个纳入白胡椒七粒，线扎好，饭锅上蒸七次，共捣为丸，如绿豆大。每服七丸，温滚水下，如壮实者用十丸。服后痛止，而胃中作热作饥，以粥饭压之即安。此寒食痰饮皆治。（摘录自《百草镜》）

4. 治反胃呕哕吐食，数日不定　胡椒三分（末），生姜一两（微煨，切）。上件药，以水二大盏，煎取一盏，去滓，分温三服。（摘录自《太平圣惠方》）

5. 治翻胃及不怡饮食　半夏（汤洗十遍）、胡椒。上等分，为细末，姜汁为丸，如梧桐子大。每服三五十丸，姜汤下。（摘录自《百一选方》）

6. 治翻胃　胡椒一味，醋浸之，晒干，醋浸不计遍数，愈多愈好，碾末醋糊为丸。淡醋汤下十丸，加至三四十丸。（摘录自《证治要诀》）

7. 治夏月冷泻及霍乱　胡椒碾末，饭丸梧子大。每米饮下四十丸。（摘录自《卫生易

简方》)

8. 治霍乱吐泻 胡椒四十九粒,绿豆一百四十九粒。研匀,木瓜汤服一钱。(摘录自《本草纲目》)

9. 治小肠淋,砂石难出,疼痛 胡椒、朴硝各一两。上二味,捣罗为细散。温汤调下二钱匕,并二服。(摘录自《圣济总录》二拗散)

10. 治阴囊湿疹 胡椒十粒。研成粉,加水2000mL,煮沸。外洗患处,每天2次。(摘录自《草医草药简便验方汇编》)

11. 治风虫牙痛 胡椒、荜茇等份。为末,蜡丸,麻子大。每用一丸,塞蛀孔中。(摘录自《卫生易简方》)

12. 治风虫客寒,三般牙痛,呻吟不止 胡椒九粒,绿豆十一粒,布裹捶碎,以丝绵包作一粒,患处咬定,涎出吐去。(摘录自《韩氏医通》)

13. 治冻伤 胡椒10%,白酒90%。把胡椒浸于白酒内,7天后过滤使用。涂于冻伤处,每日1次。(内蒙古《中草药新医疗法资料选编》)

14. 治蜈蚣咬伤 胡椒,研末调敷。(摘录自《多能鄙事》)

15. 治反胃呕吐 胡椒末1g,生姜30g,水煎服。(摘录自《中国常用中草药》)

16. 治霍乱吐泻 胡椒49g,绿豆149粒,共研末,用木瓜煎汤送服,每次3g。(摘录自《中国常用中草药》)

【不良反应】 长期或大量服用黑胡椒,可引起腹痛、腹泻等胃肠炎症反应,亦能诱发痔疮,升高血压,并引起心慌、烦躁等症状。

参考文献

[1] Rather R A, Bhagat M.Cancer chemoprevention and piperine: molecular mechanisms and therapeutic opportunities [J].Frontiers in Cell&Developmental Biology, 2018(6): 10.

[2] 李利华.黑胡椒提取物的抗氧化活性研究[J].中国调味品,2016,41(9):36-39.

[3] Chalana G, Sihag S, Kumar A, et al.Expression profiling of immune genes associated with black pepper (*Piper nigrum*) powder supplementation in the diets of broiler chickens [J].Animal Biotechnology, 2022: 1-7.

[4] Rengasamy B, Shofiul A, Insu K, et al.Neuroprotective effects of black pepper and its bioactive compounds in age-related neurological disorders [J].Aging&Disease.2023, 14(3): 750-777.

[5] Pereira A S P, Banegas-Luna A J, Peña-García J, et al.Evaluation of the anti-diabetic activity of some common herbs and spices: providing new insights with inverse virtual screening [J].Molecules, 2019, 24(22): 4030.

[6] Santiago V S, Alvero R G, Villaseñor I M.Aedes aegypti larvicide from the ethanolic extract of *Piper nigrum* black peppercorns [J].Natural Product Research, 2015, 29(5): 441-443.

三十五、益智仁

【来源】 本品为姜科植物益智 *Alpinia oxyphylla* Miq. 的干燥成熟果实。5~6月间果实呈褐色、果皮茸毛减少时采摘,除去果柄,晒干。

【炮制加工】

1. 益智仁 取益智仁置锅内,炒至外壳焦黑,取出冷透,除去果壳,取仁捣碎用。

2. 盐益智仁 取益智仁用盐水拌匀,微炒,取出放凉。

【性味】 辛,温。

【归经】 归脾、肾经。

【功能主治】 温脾,暖肾,固气,涩精。治冷气腹痛,中寒吐泻,多唾,遗精,小便余沥,夜多小便。

【用法用量】 内服:煎汤,3~9g;或入丸、散。

【贮藏】 置阴凉干燥处,防霉,防蛀。

【化学及营养成分】

1. 倍半萜类 含有益智烯酮 H、3α,4α,8β,3-三甲基-3β-羟基-6β-异丁基-20(29)-倍半萜、2-甲基-6-异丙基-7-羟甲基萘、顺式-氧非林酮、(E)-λ-12,14-二烯-15 等。

2. 二苯庚烷类 含 α-羟甲基糠醛、邻苯二甲酸-双(2′-乙基庚基)酯、1-(4′-羟基苯基)-7-(3″-甲氧基-4″-羟基苯基)-4-烯-3-庚酮等。

3. 黄酮类 如杨芽黄素、白杨素、良姜素、山柰酚-4′-O-甲醚。

4. 挥发油类 如油酸、亚油酸、棕榈酸、香草酸、3,5-二羟基-4-甲氧基苯甲酸、γ-榄香烯、瓦伦烯、α-芹子烯、马兜铃酮、β-紫罗兰酮。

5. 甾体及其苷类 包括 20-丙基-β-谷甾醇、β-谷甾醇、胡萝卜苷、β-胡萝卜苷、谷甾醇棕榈酸酯等。

6. 其他 如 3-甲氧基-4 羟基-二苯己烷、原儿茶酸、丁二酸-1-(5-甲酰基-2-呋喃)甲酯-4-正丁酯、正壬烷基木糖醇等。

【质量评价】

1. 性状鉴别 本品呈椭圆形,两端略尖,长 1.2~2cm,直径 1~1.3cm。表面棕色或灰棕色,有纵向凹凸不平的凸起棱线 13~20 条,顶端有花被残基,基部常残存果梗。果皮薄而稍韧,与种子紧贴,种子集结成团,中有隔膜将种子团分为 3 瓣,每瓣有种子 6~11 粒。种子呈不规则的扁圆形,略有钝棱,直径约 3mm,表面灰褐色或灰黄色,外被淡棕色膜质的假种皮;质硬,胚乳白色。有特异香气,味辛,微苦。

2. 显微鉴别 本品种子横切面:假种皮薄壁细胞有时残存。种皮表皮细胞类圆形、类方形或长方形,略径向延长,壁较厚;下皮为 1 列薄壁细胞,含黄棕色物;油细胞 1 列,类方形或长方形,含黄色油滴;色素层为数列黄棕色细胞,其间散有较大的类圆形油细胞 1~3 列,含黄色油滴;内种皮为 1 列栅状厚壁细胞,黄棕色或红棕色,内壁与侧壁极厚,胞腔小,内含硅质块。外胚乳细胞充满细小淀粉粒集结成的淀粉团。内胚乳细胞含糊粉粒和脂肪油滴。粉末黄棕色。种皮表皮细胞表面观呈长条形,直径约至 29μm,壁稍厚,常与下皮细胞上下层垂直排列。色素层细胞皱缩,界限不清楚,含红棕色或深棕色物,常碎裂成不规则色素块。油细胞类方形、长方形,或散列于色素层细胞间。内种皮厚壁细胞黄棕色或棕色,表面观多角形,壁厚,非木化,胞腔内含硅质块;断面观细胞 1 列,栅状,内壁和侧壁极厚,胞腔偏外侧,内含硅质块。外胚乳细胞充满细小淀粉粒集结成的淀粉团。内胚乳细胞含糊粉粒和脂肪油滴。

3. 理化鉴别 取益智仁挥发油，加无水乙醇制成每1mL含10μL的溶液，作为供试品溶液。另取益智对照药材，同法制成对照药材溶液。照薄层色谱法试验，吸取上述两种溶液各5~10μL，分别点于同一硅胶GF_{254}薄层板上，以环己烷-乙酸乙酯(9∶1)为展开剂，展开，取出，晾干，置紫外光灯(254nm)下检视。供试品色谱中，在与对照药材色谱相应的位置上，显相同颜色的斑点；喷以二硝基苯肼乙醇试液，放置片刻，斑点渐变为橙红色。

【含量测定】

1. 挥发油 本品种子含挥发油不得少于1.0%(mL/g)。

2. 圆柚酮 色谱柱为Diamonsil-C_{18}柱(5μm，250mm×4.6mm)；流动相为乙腈-水(65∶35)；检测波长为235nm；流速为1.0mL/min；柱温为35℃在选定条件下，圆柚酮与样品中其他组分色谱峰达基线分离，其理论板数大于4000。精密称取圆柚酮对照品适量，用甲醇稀释成每1mL含圆柚酮0.48mg对照品储备液。取一定量的对照品储备液，用甲醇稀释为0.0192mg/mL的对照品溶液。取益智仁粗粉0.2g，精密称定，置具塞锥形瓶中，加甲醇25mL，称定重量，超声提取30分钟，放冷至室温，再称定重量，用甲醇补足减少重量，摇匀，过滤，取续滤液，用微孔滤膜(0.45um)，滤过，即得。分别精密吸取对照品溶液与供试品溶液各10μL，注入液相色谱仪，测定，即得。本品按干燥品计算，含圆柚酮的量不少于0.15%。

【药理作用】

1. 抗菌 益智仁中分离出的黄酮类成分，对金黄色葡萄球菌、枯草芽孢杆菌等具有良好的抑制效果。

2. 调节排尿 从益智仁中提取的多糖成分，可通过增加膀胱逼尿肌蛋白激酶A蛋白的表达，降低老年尿失禁大鼠的排尿量，增加血液中抗利尿激素和醛固酮的含量，改善大鼠脾脏、胸腺和肾上腺素系数，对尿失禁具有较好的治疗效果。

3. 治疗糖尿病肾病 益智仁提取物可控制诱导型一氧化氮合酶的活性和线粒体，调控早老素相关菱形样蛋白的表达，从而改善糖尿病肾病的症状。

4. 保护神经 从益智仁中分离出的原儿茶酸单体，可增强细胞内源性抗氧化酶的活力，抑制活性氧的产生，阻止半胱氨酸蛋白酶-3的激活途径，从而对类帕金森病细胞模型有保护作用。

5. 保肝 原儿茶酸和白杨素可降低天冬氨酸氨基转移酶、丙氨酸氨基转移酶、甘油三酯的含量，通过抗氧化应激减少肝细胞内脂肪，对非酒精性脂肪肝细胞起到保护作用。

6. 改善肠胃功能 益智仁石油醚和乙酸乙酯部位可使腺苷环化酶含量增加，改善胃寒的症状。

7. 镇静催眠 益智仁水提物，醇提物氯仿部位、正丁醇部位均可抑制小鼠自主活动，增加戊巴比妥钠阈下剂量引起的小鼠入睡率和阈上剂量的睡眠维持时间，具有较好的镇静催眠作用。

8. 抗肿瘤 益智酮甲、杨芽黄素、白杨素、胡萝卜苷、氧化黄酮醇B、邻苯二甲酸-双(2′-乙基庚基)酯、1-(4′-羟基苯基)-7-(3″-甲氧基-4″-羟基苯基)-4-烯-3-庚酮等13个单体成分具有良好的抗肿瘤活性。

【食疗应用】

1. 益智仁粥　粳米50g,益智仁5g。将益智仁研为细末。将粳米淘洗后放入砂锅内,加入清水,先用武火煮沸,再用文火熬成稀粥。调入益智仁末和少量盐,稍煮片刻,待粥稠停火即可。本品具有温肾助阳、固精缩尿、温脾止泻的功效,适合脾寒泄泻、腹中冷痛、泄泻、遗精、尿频、遗尿、夜多小便、多唾流涎者服用。温热病及阴虚火旺者忌服。

2. 益智仁茶　益智仁50g,酒适量。将上药加酒,水煎。饮用。本品温肾止遗,适用于遗精、遗尿由肾元不足、下焦虚寒所致。

【应用注意事项】阴虚火旺或因热而患遗精、尿频、崩漏带下者忌服。

【临床应用】

1. 治伤寒阴盛,心腹痞满,呕吐泄利,手足膝冷,及一切冷气奔冲,心胁脐腹胀满绞痛　川乌(炮,去皮、脐)四两,益智(去皮)二两,干姜(炮)半两,青皮(去白)三两。上件为散。每服三钱,水二盏,入盐一捻,生姜五片,枣二个,擘破,同煎至八分,去滓,温服,食前。(摘录自《太平惠民和剂局方》益智散)

2. 治腹胀忽泻,日夜不止,诸药不效,此气脱也　益智子仁二两。浓煎饮之。(摘录自《世医得效方》)

3. 治梦泄　益智仁二两(用盐二两炒,去盐),乌药一两半(炒)。上为末,用山药一两为糊,和丸如梧子大。每服五十九,空心临卧盐汤下,以朱砂为衣。(摘录自《世医得效方》三仙丸)

4. 治漏胎下血　益智仁半两,缩砂仁一两。为末。每服三钱,空心白汤下,日二服。(摘录自《本草纲目》)

5. 治疝痛,连小腹挛搐,叫呼不已　益智仁、干姜(炮)、甘草(炙)、茴香(炒)各三钱,乌头(炮,去皮)、生姜各半两,青皮(去白)二钱。上细切。每服四钱,水二盏,入盐少许,煎至七分,去滓,空心食前温服。(摘录自《济生方》益智仁汤)

6. 治白浊腹满,不拘男妇　益智仁(盐水浸炒)、厚朴(姜汁炒)等份。姜三片,枣一枚,水煎服。(摘录自《永类钤方》)

7. 治小便赤浊　益智子仁、茯神各二两,远志、甘草(水煮)各半斤。为末,酒糊丸,梧子大。空心姜汤下五十丸。(摘录自《本草纲目》)。

8. 治小便频数,夜卧遗尿　益智仁(盐水炒)400g,乌药400g,山药400g。3味粉碎成细粉,用水泛丸。(摘录自《广东省药品标准》缩泉丸)

9. 治腹痛、泄泻、多唾　益智仁、白术、党参、茯苓各9g,木香6g,水煎服。(摘录自《中国常用中草药》)

【不良反应】暂未发现不良反应。

参考文献

[1] 高林林,王倩,张竞雯,等.春砂仁和益智仁中黄酮类物质的精制及其抑菌和抗肿瘤功能研究[J].食品安全质量检测学报,2019,10(14):4659-4666.

[2] HanY, Wu J, Liu Y, et al.Therapeutic effect and mechanism of polysaccharide from *Alpiniae oxyphyllae* fructus on urinary incontinence [J].International Journal of Biological Macromolecules, 2019(128): 804-813.

[3] 韦祎,谢毅强,罗嘉莉,等.南药益智仁对糖尿病肾病氧化应激 iNOS 及 PARL mRNA 表达的影响[J].中国医药导刊,2018,20(12):752-755.
[4] 赵梦帆,杜秋争,左莉华,等.益智仁在神经系统中作用机制的研究进展[J].中药药理与临床,2021,37(3):230-235.
[5] 陈益耀,陈轶,何周桃,等.原儿茶酸、白杨素对非酒精性脂肪肝细胞模型的抗氧化作用[J].中西医结合肝病杂志,2018,28(5):294-296,322.
[6] 刘廷富,高莉莉,仝若平,等.刘佃温中医药内服加灌肠结合治疗溃疡性结肠炎经验[J].中医药临床杂志,2020,32(6):1063-1066.
[7] 随家宁,李芳婵,郭勇秀,等.益智仁化学成分、药理作用及质量标志物研究进展[J].药物评价研究,2020,43(10):2120-2126.
[8] 王亚玲.益智仁乙酸乙酯部位化学成分及生物活性的研究[D].郑州:郑州大学,2019.

三十六、高良姜

【来源】 本品为姜科植物高良姜 *Alpinia officinarum* Hance 的干燥根茎。夏末秋初采挖,除去须根及残留的鳞片,洗净,切段,晒干。

【炮制加工】 取原药材,拣净杂质,水洗,稍浸,捞出,润透,切片,晾干。《本草纲目》载:“高良姜、红豆蔻,并宜炒过入药,亦有以姜同吴茱萸、东壁土炒过入药用者。”

【性味】 辛,热。

【归经】 归脾、胃经。

【功能主治】 温胃散寒,消食止痛。用于脘腹冷痛,胃寒呕吐,嗳气吞酸。

【用法用量】 内服:煎汤,3~6g;或入丸、散。

【贮藏】 置阴凉干燥处。

【化学及营养成分】

1. 二苯基庚烷类 如姜黄素、二氢姜黄素、六氢姜黄素、八氢姜黄素(3R,5R)-1-(4-羟苯基)-7-苯基-3 等。

2. 黄酮类 如高良姜素、槲皮素、山柰酚、山柰素、异鼠李素、槲皮素-3-甲醚和高良姜素-3-甲醚等。

3. 挥发油类 1,8-桉油精是高良姜挥发油的主要成分,占总挥发油的 47.3%。另外,高良姜还含有 β-蒎烯、莰烯、α-松油醇、樟脑和葑酮乙酸盐等挥发性成分。

4. 糖苷类 如 β-谷甾醇-β-葡萄糖苷、豆甾醇葡萄糖苷、菜油甾醇葡萄糖苷。

【质量评价】

1. 性状鉴别 干燥根茎,圆柱形,弯曲,多分歧,长 4~6cm,直径 1~1.5cm,表面暗红棕色,有纵皱纹与灰棕色波状环节,每节长 0.5~1cm,下侧面有圆形的细根残痕。质坚硬,不易折断,断面红黄色或棕红色,较粗糙。气芳香,味辛辣。以粗壮、坚实、红棕色、味香辣者为佳。

2. 显微鉴别 本品横切面,表皮细胞外壁增厚,有的含红棕色物。皮层中叶迹维管束较多,外韧型。内皮层明显。中柱外韧型维管束甚多,束鞘纤维成环,木化。皮层及中柱薄壁组织中散有多数分泌细胞,内含黄色或红棕色树脂状物;薄壁细胞充满淀粉粒。

3. 理化鉴别 取本品粉末 5g,置圆底烧瓶中,加水 200mL,连接挥发油测定器,自测定器上端加水使充满刻度部分，并溢流入烧瓶为止，加正己烷 3mL，连接回流冷凝管，加热至微沸，并保持 2 小时，放冷，取正己烷液作为供试品溶液。另取高良姜对照药材 5g，同法制成对照药材溶液。照薄层色谱法试验，吸取上述两种溶液各 10μL，分别点于同一硅胶 G 薄层板上，以甲苯-乙酸乙酯（19∶1）为展开剂，展开，取出，晾干，喷以 5% 香草醛硫酸溶液，在 105℃加热至斑点显色清晰。供试品色谱中，在与对照药材色谱相应的位置上，显相同颜色的斑点。

【含量测定】 **高良姜素** 以十八烷基硅烷键合硅胶为填充剂；以甲醇-0.2% 磷酸溶液（55∶45）为流动相；检测波长为 266nm。理论板数按高良姜素峰计算应不低于 6000。取高良姜素对照品适量，精密称定，加甲醇制成每 1mL 含 40μg 的溶液，即得。取本品粉末（过四号筛）约 0.2g，精密称定，置具塞锥形瓶中，精密加入甲醇 50mL，密塞，称定重量，加热回流 1 小时，放冷，再称定重量，用甲醇补足减失的重量，摇匀，滤过，取续滤液，即得。分别精密吸取对照品溶液与供试品溶液各 10μL，注入液相色谱仪，测定，即得。本品按干燥品计算，含高良姜素（$C_{15}H_{10}O_5$）不得少于 0.70%。

【药理作用】

1. 抗菌抗炎 高良姜对多种菌种的抑制效果明显，具有良好的抗菌活性。高良姜挥发油对酵母菌、革兰阳性菌及革兰阴性菌的生长均有较明显的抑制作用。

2. 抗氧化 高良姜素具有保护 DNA 免受氧化损伤的作用，并且能有效清除其他氧化基团，其作用机制涉及氢离子转移和单电子转移两种直接机制和络合 Fe^{2+} 的间接机制，并且络合位点位于 4-羰基、5-羟基之间。

3. 抗肿瘤 高良姜素多与其他抗肿瘤药物联合应用，可增强抗肿瘤效果。

4. 抗炎 高良姜素能够抑制脂多糖诱导的巨噬细胞炎症反应，使得肿瘤坏死因子-α、白细胞介素-1β、白细胞介素-6、基质金属蛋白酶-2、基质金属蛋白酶-9 的表达下调。

5. 保护胃肠道 高良姜总黄酮能有效降低胃溃疡指数，并减少炎症介质的释放，促进胃泌素和胃动素的分泌，对乙醇所致的急性胃炎具有保护作用。

【食疗应用】 **高良姜粥** 高良姜 20g，粳米 100g。将高良姜切成细丝，加适量水，用小火煎煮 20 分钟，与粳米煮成粥。本品有温胃散寒、暖中止吐的功效，适用于霍乱吐泻腹痛、虚寒胃痛、得暖则减、遇冷即发或加重。

【应用注意事项】 阴虚有热者忌服。《神农本草经疏》载："胃火作呕，伤暑霍乱，火热注泻，心虚作痛，法咸忌之。"

【临床应用】

1. 治卒心腹绞痛如刺，两胁支满，烦闷不可忍 高良姜五两，厚朴二两，当归、桂心各三两。上四味，㕮咀，以水八升，煮取一升八合，分二服，日三。若一服痛止，便停，不须更服，强者作二服，弱者分三服。（摘录自《备急千金要方》高良姜汤）

2. 治心脾疼痛，宽胸下气，进美饮食，疗一切冷物所伤 干姜（炮）、良姜（去芦）。上件等份为细末，面糊为丸，如梧桐子大。每服十五丸至二十丸，食后，橘皮汤下。妊娠妇人不宜服。（摘录自《太平惠民和剂局方》二姜丸）

3. 治心脾痛 高良姜、槟榔等份，各炒。上为细末，米饮调下。（摘录自《百一选方》）

4. 治心口一点痛，乃胃脘有滞或有虫，多因恼怒及受寒而起，遂致终身不瘥 高良姜（酒洗七次，焙，研）、香附子（醋洗七次，焙，研）。上二味，须要各焙、各研、各贮，否则无效。如病因寒而得者，用高良姜二钱，香附末一钱；如病因怒而得者，用高良姜一钱，香附末二钱，如病因寒怒兼有者，用高良姜一钱五分，香附末一钱五分，以米饮汤加入生姜汁一匙，盐一撮，为丸服之立止。（摘录自《良方集腋》良附丸）

5. 治霍乱吐利腹痛 火炙高良姜令焦香。每用五两，以酒一升，煮取三四沸，顿服。（摘录自《外台秘要》）

6. 治霍乱呕吐不止 高良姜（生锉）。上一味，粗捣筛。每服三钱匕，水一盏，枣一枚（去核），煎至五分，去滓，用水沉冷，顿服立定。（摘录自《圣济总录》冰壶汤）

7. 治诸寒疟疾 良姜、白姜各等份。上二味，火上煅，留性，为末。每服三钱，雄猪胆一个，水一盏，温和胆汁调下。（摘录自《续本事方》）

8. 治风牙疼痛，不拘新久，亦治腮颊肿痛 高良姜一块（约二寸），全蝎一枚（瓦上焙干）。上为末。以手指点药，如齿药用，须擦令热彻，须臾吐出少涎，以盐汤漱口。（摘录自《百一选方》逡巡散）

9. 治胃寒气滞，疼痛 高良姜 60g，香附 60g，共研细末，水泛为丸，每服 3g。

10. 治小儿厌食症 高良姜、陈皮、大黄、白术、焦三仙各等份，粉碎过筛，用凡士林调成膏状，取莲子大小贴敷肚脐。

11. 胸胁胀满 高良姜 15g，厚朴 6g，当归 9g，肉桂 9g，水煎分 3 次服。（摘录自《中国常用中草药》）

12. 治牙髓炎 高良姜、白芍、干姜、雄黄、细辛、冰片共研细末，喷入口腔内。

【不良反应】 高良姜可能会刺激胃肠道平滑肌，导致恶心和呕吐，过量使用时症状更为明显。部分患者在使用高良姜后可能会出现腹痛和腹泻的症状，这可能是由于药物对胃肠道的刺激作用。

参考文献

[1] 黄赛金，尹爱武，罗紫英，等 . 高良姜挥发油抑菌及抗氧化作用研究[J]. 食品工业科技，2015，36(19)：112-115.

[2] 林好，冯娇，黄庆谱，等 . 高良姜素对 DNA 氧化损伤的保护作用及其机制研究[J]. 中国食品添加剂，2021，32(5)：1-7.

[3] 许奕夫，姚鑫 . 高良姜素抑制乳腺癌转移作用机制研究[J]. 中草药，2016，47(10)：1731-1739.

[4] 胡欢 .UCH-L1 和高良姜素对 LPS 诱导的炎症反应的研究[D]. 广州：广州医科大学，2017.

[5] Lin K，Wang Y，Gong J，et al.Protective effects of total flavonoids from *Alpinia officinarum* rhizoma against ethanol-induced gastric ulcer in vivo and in vitro [J].Pharmaceutical Biology，2020，58(1)：854-862.

三十七、黄芪

【来源】 本品为豆科植物蒙古黄芪 *Astragalus membranaceus*（Fisch.）Bge.var.*mongholicus*（Bge.）Hsiao 或膜荚黄芪 *Astragalus membranaceus*（Fisch.）Bge. 的干燥根。春、秋二季采挖，除

去须根和根头，晒干。

【炮制加工】 除去杂质，大小分开，洗净，润透，切厚片，干燥。

【性味】 甘，微温。

【归经】 归肺、脾经。

【功能主治】 补气升阳，固表止汗，利水消肿，生津养血，行滞通痹，托毒排脓，敛疮生肌。用于气虚乏力，食少便溏，中气下陷，久泻脱肛，便血崩漏，表虚自汗，气虚水肿，内热消渴，血虚萎黄，半身不遂，痹痛麻木，痈疽难溃，久溃不敛。

【用法用量】 9~30g。

【贮藏】 置通风干燥处，防潮，防蛀。

【化学及营养成分】

1. 黄酮类 如芒柄花素、毛蕊异黄酮等。

2. 皂苷类 如黄芪皂苷甲、黄芪皂苷乙、黄芪皂苷丙、大豆皂苷Ⅰ、异黄芪皂苷Ⅱ等。

3. 氨基酸类 如天冬酰胺、8-氨基丁酸等。

4. 多糖类 如黄芪多糖Ⅰ、黄芪多糖Ⅱ、黄芪多糖Ⅲ等。

5. 其他 如棕榈酸、甜菜碱、羽扇豆醇、淀粉酶，以及铜、铁、锰、锌等矿物元素。

【质量评价】

1. 性状鉴别 本品呈圆柱形，有的有分枝，上端较粗，长 30~90cm，直径 1~3.5cm。表面淡棕黄色或淡棕褐色，有不整齐的纵皱纹或纵沟。质硬而韧，不易折断，断面纤维性强，并显粉性，皮部黄白色，木部淡黄色，有放射状纹理和裂隙，老根中心偶呈枯朽状，黑褐色或呈空洞。气微，味微甜，嚼之微有豆腥味。

2. 显微鉴别 本品横切面木栓细胞多列；栓内层为 3~5 列厚角细胞。韧皮部射线外侧常弯曲，有裂隙；纤维成束，壁厚，木化或微木化，与筛管群交互排列；近栓内层处有时可见石细胞。形成层成环。木质部导管单个散在或 2~3 个相聚；导管间有木纤维；射线中有时可见单个或 2~4 个成群的石细胞。薄壁细胞含淀粉粒。粉末黄白色。纤维成束或散离，直径 8~30μm，壁厚，表面有纵裂纹，初生壁常与次生壁分离，两端常断裂成须状，或较平截。具缘纹孔导管无色或橙黄色，具缘纹孔排列紧密。石细胞少见，圆形、长圆形或形状不规则，壁较厚。

3. 理化鉴别 取本品粉末 3g，加甲醇 20mL，加热回流 1 小时，滤过，滤液加于中性氧化铝柱（100~120 目，5g，内径为 10~15mm）上，用 40% 甲醇 100mL 洗脱，收集洗脱液，蒸干，残渣加水 30mL 使溶解，用水饱和的正丁醇振摇提取 2 次，每次 20mL，合并正丁醇液，用水洗涤 2 次，每次 20mL，弃去水液，正丁醇液蒸干，残渣加甲醇 0.5mL 使溶解，作为供试品溶液。另取黄芪甲苷对照品，加甲醇制成每 1mL 含 1mg 的溶液，作为对照品溶液。照薄层色谱法试验，吸取上述两种溶液各 2μL，分别点于同一硅胶 G 薄层板上，以三氯甲烷-甲醇-水（13∶7∶2）的下层溶液为展开剂，展开，取出，晾干，喷以 10% 硫酸乙醇溶液，在 105℃加热至斑点显色清晰，分别置日光和紫外光灯（365nm）下检视。供试品色谱中，在与对照品色谱相应的位置上，日光下显相同的棕褐色斑点；紫外光（365nm）下显相同的橙黄色荧光斑点。

取本品粉末 2g，加乙醇 30mL，加热回流 20 分钟，滤过，滤液蒸干，残渣加 0.3% 氢氧化钠溶液 15mL 使溶解，滤过，滤液用稀盐酸调节 pH 值至 5~6，用乙酸乙酯 15mL 振摇提取，分取乙酸乙酯液，用铺有适量无水硫酸钠的滤纸滤过，滤液蒸干。残渣加乙酸乙酯 1mL 使溶解，作为供试品溶液。另取黄芪对照药材 2g，同法制成对照药材溶液。照薄层色谱法试验，吸取上述两种溶液各 10μL，分别点于同一硅胶 G 薄层板上，以三氯甲烷-甲醇（10∶1）为展开剂，展开，取出，晾干，置氨蒸气中熏后，置紫外光灯（365nm）下检视。供试品色谱中，在与对照药材色谱相应的位置上，显相同颜色的荧光主斑点。

【含量测定】

1. 黄芪甲苷 取黄芪甲苷对照品适量，精密称定，加 80% 甲醇制成每 1mL 含 0.5mg 的溶液，即得。取本品粉末（过四号筛）约 1g，精密称定，置具塞锥形瓶中，精密加入含 4% 浓氨试液的 80% 甲醇溶液（取浓氨试液 4mL，加 80% 甲醇至 100mL，摇匀）50mL，密塞，称定重量，加热回流 1 小时，放冷，再称定重量，用含 4% 浓氨试液的 80% 甲醇溶液补足减失的重量，摇匀，滤过，精密量取续滤液 25mL，蒸干，残渣用 80% 甲醇溶解，转移至 5mL 量瓶中，加 80% 甲醇至刻度，摇匀，滤过，取续滤液，即得。分别精密吸取对照品溶液 2μL（或 5μL）、10μL，供试品溶液 10~20μL，注入液相色谱仪，测定，以外标两点法对数方程计算，即得。本品按干燥品计算，含黄芪甲苷（$C_{41}H_{68}O_{14}$）不得少于 0.080%，

2. 毛蕊异黄酮葡萄糖苷 取毛蕊异黄酮葡萄糖苷对照品适量，精密称定，加甲醇制成每 1mL 含 50μg 的溶液，即得。取本品粉末（过四号筛）约 1g，精密称定，置圆底烧瓶中，精密加入甲醇 50mL，称定重量，加热回流 4 小时，放冷，再称定重量，用甲醇补足减失的重量，摇匀，滤过，精密量取续滤液 25mL，回收溶剂至干，残渣加甲醇溶解，转移至 5mL 量瓶中，加甲醇至刻度，摇匀，即得。分别精密吸取对照品溶液与供试品溶液各 10μL，注入液相色谱仪，测定，即得。本品按干燥品计算，含毛蕊异黄酮葡萄糖苷（$C_{22}H_{22}O_{10}$）不得少于 0.020%。

【药理作用】

1. 增强免疫力 黄芪能够提高机体的免疫功能，增强抵抗力，对于常见的感冒、咳嗽等疾病有一定的预防和辅助治疗作用。同时，黄芪还可以调节免疫系统，对于自身免疫性疾病如类风湿关节炎、红斑狼疮等有一定的治疗作用。

2. 抗疲劳 黄芪具有抗疲劳作用，能够提高机体的耐受力，对于因劳累、压力等引起的疲劳有一定的缓解作用。长期服用黄芪还可以改善睡眠质量，提高精神状态。

3. 抗氧化 黄芪中含有丰富的抗氧化成分，能够清除体内的自由基，减缓衰老过程。对于心血管疾病、糖尿病等慢性病的预防和辅助治疗有一定的作用。

4. 抗炎 黄芪具有抗炎作用，对于炎症性疾病如支气管炎、肺炎等有一定的治疗作用。同时，黄芪还可以改善微循环，对于痔疮、静脉曲张等疾病有一定的缓解作用。

5. 抗肿瘤 黄芪中的某些成分具有抗肿瘤作用，可以抑制肿瘤细胞的生长和扩散。对于癌症患者，黄芪可以作为辅助治疗手段，提高患者的生活质量和生存期。

6. 保护心脑血管 黄芪可以扩张血管，降低血压，改善心脑血管功能，预防心脑血管疾病。

【食疗应用】

1. 当归黄芪乌鸡汤　乌鸡 250g，当归 15g，黄芪 20g。将乌鸡洗净切块；将当归、黄芪洗净，与乌鸡一齐置瓦锅内，加水适量，用文火煮熟，调味即可。喝汤、吃肉，每天早、晚各 1 小碗。本品气血双补，固肾调精，适用于月经病、气血不足、肾虚者，症见经期不准、经量少而色淡、神疲气短、多梦失眠、头昏腰酸、面色苍白等。长期服用，可使女性气血调和，皮肤滑润白皙，富有光泽。

2. 黄芪枸杞乳鸽　黄芪、枸杞子各 30g，乳鸽 1 只，料酒、盐、味精、姜片、鸡清汤、鸡油各适量。将洗净的乳鸽放入沸水中氽一会儿，捞出斩块，放炖盅内，加入黄芪、枸杞子，并将料酒、盐、味精、姜片、鸡清汤同放炖盅内，上笼蒸至肉熟烂，淋上鸡油即可。本品补气壮阳，固表止汗，解毒祛风，适用于中气虚弱、体倦乏力、表虚自汗及痈疽疮溃久不愈合之人食用。

3. 人参黄芪粥　人参 4g，黄芪 18g，糯米 70g，白糖 4g，白术 8g。将人参、黄芪、白术切成薄片，用清水煎成浓汁，滤出药汁后，早、晚分别取汁煮糯米粥，加白糖食用。每日吃 2 次。本品补正气，抗衰老，美容颜。

4. 黄芪山地糊　黄芪 30g，山药 100g，生地黄 15g。将黄芪、生地黄煎水取汁；将山药研为粉末；将前汁煮沸，频频撒入山药粉，搅匀，煮成面糊食。黄芪、山药补气益脾，生地黄养阴清热，三者均能降血糖。本品用于糖尿病气虚阴亏者，症见口渴口干、尿频。

5. 补虚正气粥　黄芪 20g，党参 10g，粳米 100g，白糖适量。将黄芪、党参用清水浸泡 40 分钟，按水煮提取法提取浓缩液 30mL。另起锅煮粳米粥，待粳米粥将成时加入浓缩液，稍煮片刻即可。早、晚各食 1 次，服时酌加白糖。本品补正气，疗虚损，抗衰老，用于内伤劳倦、年老体弱、久病身瘦、心慌气短、体虚自汗、脾虚久泻、食欲不振等症。喝粥期间忌食萝卜和茶叶。

6. 黄芪黄豆煲猪脚　猪脚 1500g，黄芪 10g，黄豆 100g，葱、姜各适量。将猪脚洗净；将黄豆泡发，待用；将葱切段，姜切片；锅中加水，把猪脚放入锅中烧开后加入料酒，烫 3 分钟捞出，再用冷水洗去猪脚上的白沫；将黄芪放入布包中，然后将黄芪、猪脚、黄豆、葱、姜一起放入砂锅，大火烧开，再转小火慢炖到猪脚熟烂，按口味放入调料即可。黄芪补气，猪脚补充胶原蛋白，黄豆富含蛋白质及多种矿物元素。因此，此汤可以补气养颜。

7. 黄芪川芎粥　川芎 6g，黄芪 15g，糯米 50~100g。将川芎、黄芪水煎取汁，与糯米煮成粥。早、晚温热服食。本品可补气安胎，适用于胎动不安。

8. 黄芪鲤鱼　黄芪 30g，鲤鱼 500g。将鱼去鳞、鳃和内脏，与黄芪同置砂锅内，加清水共煮，调味，鱼熟烂后饮汤食鱼。本品可补益脾胃，适用于脾胃虚弱、消瘦乏力及营养不良性浮肿等。

9. 黄芪茶　黄芪 30~60g。用开水冲泡黄芪代茶饮。本品长期服用，可治疗过敏性鼻炎。

10. 黄芪煮鸡　生黄芪 30g，鸡 1 只（1000~1500g）。将鸡洗净，除去内脏，与黄芪加酒共煮，煮至鸡肉熟烂即可。每日 1 次，食鸡喝汤。本品用于体虚、产后或病后体弱、肾炎低蛋白血症。

11. 黄芪红枣汤　生黄芪、大枣各 30g。将上述材料加水共煮。每日 1 剂，食枣喝汤。

本品用于气血不足、病后体虚、体弱多病。

12. 黄芪芝麻煲大肠 猪大肠1副，黑芝麻10g，黄芪30g。将大肠洗净，与后2味共炖汤。佐餐服。本品可益气固脱，适用于大便困难而脱肛者。

【应用注意事项】 每次服用黄芪量最好不要超过15g，最好分成2~3次服用，避免出现过量的情况。如果过量服用，患者可能出现头晕，甚至会造成睡眠质量变差，以及双颊泛红、心情烦躁等。如果患者属于肾虚湿热体质，则不宜用饮用黄芪水。在服用黄芪的时候，不应和黄连、大黄、败酱草及栀子一起泡水服用。肺结核患者不建议单独使用黄芪泡水喝，会容易出现口干舌燥及身体发热。怀孕期间的女性服用黄芪很有可能会导致羊水减少。

【临床应用】

1. 治风水或风湿证 防己一两，黄芪一两一分，白术三分，甘草半两（炙）。（摘录自《金匮要略》防己黄芪汤）

2. 治内伤发热 黄芪（病甚、劳役、热者一钱）、甘草，以上各五分（炙），人参三分（去芦，有嗽去之）。以上三味，除湿热烦热之圣药也。当归身二分（酒焙干，或日干，以和血脉），橘皮二分或三分（不去白，以导气，又能益元气，得诸甘药乃可，若独用泻脾胃），升麻二分或三分（引胃气上腾而复其本位，便是行春升之令），柴胡二分或三分（引清气，行少阳之气上升），白术三分（除胃中热，利腰脊间血）。（摘录自《脾胃论》补中益气汤）

3. 治自汗 黄芪、防风各一两，白术二两。上每服三钱，水一盅半，姜三片，煎服。（摘录自《圣济总录》玉屏风散）

4. 治疮毒 瓜蒌一个（大者，杵），当归（酒拌）、黄芪（盐水炒）、白芍药、甘草各一两半，熟地、天花粉、金银花、皂刺（炒）各一两。上每用药五两，以无灰酒五茶钟，入瓷器内，厚纸封口，再用油纸重封，置汤锅内盖煮至药香，取出分服，直至疮愈。（摘录自《景岳全书》秘方托里散）

【不良反应】 个别人群对黄芪可能存在过敏反应，出现皮肤瘙痒、红斑、喉咙肿胀、呼吸困难等。黄芪具有升压作用，对高血压患者来说，过量使用可能会导致血压升高，加重病情。黄芪一般具有利尿作用，过量使用可能导致体内水分和电解质失衡，引起腹泻、恶心、呕吐等胃肠道不适症状。黄芪具有温和的药性，但对阴虚体质的人来说，可能会导致体内阳气过盛，从而消耗津液，可能加重患者阴虚的情况。

参考文献

[1] 曾雯，周胜强，黄佳，等．黄芪免疫调节活性成分及其药理作用进展[J]. 上海中医药杂志，2025，59(1)：80-88.

[2] 郭罗琴，方豫东．黄芪及其主要活性成分促创面修复的机制研究进展[J]. 中国中西医结合外科杂志，2025，31(1)：156-159.

[3] 魏德舒，孙延平，王知斌，等．黄芪中黄酮类成分提取分离的研究进展[J]. 化学工程师，2024，38(12)：58-62.

[4] 王丹阳，冯毅晖，潘加豪，等．黄芪的主要化学成分及药理作用[J]. 新农民，2024(24)：126-128.

[5] 寇梦佳，焦扬，曹芳．黄芪及其化学成分用于肺系疾病的研究进展[J]. 环球中医药，2024，17(8)：1662-1668.

[6] 吴娇,仝芳超.黄芪的化学成分、药理作用及临床应用[J].滨州医学院学报,2024,47(1)68-75.
[7] 田永强,陈云峰,刘华.黄芪资源及其化学成分研究进展[J].宁夏农林科技,2023,64(12):44-46,49.

三十八、紫苏

【来源】 本品为唇形科植物紫苏 *Perilla frutescens*(L.) Britt. 的干燥叶(或带嫩枝)。夏季枝叶茂盛时采收,除去杂质,晒干。

【炮制加工】 取原药材,除去杂质及老梗;或喷淋清水,稍润,切碎宽丝,干燥。

【性味】 辛,温。

【归经】 归肺、脾经。

【功能主治】 解表散寒,行气和胃。用于风寒感冒,咳嗽呕恶,妊娠呕吐,鱼蟹中毒。

【用法用量】 内服:煎汤,5~9g。外用:捣敷或煎水洗。

【贮藏】 置阴凉干燥处。

【化学及营养成分】

1. 黄酮类 是紫苏中的重要组成成分,包括木犀草素、木犀草素-7-O-葡萄糖苷、紫苏异酮、芹菜素、芹菜素-7-O-葡萄糖苷、5-羟基-6,7-二甲氧基黄酮、野黄芩苷等。

2. 酚酸类 紫苏中含有丰富的酚酸类化合物,目前从紫苏叶中分离的酚酸类物质主要有迷迭香酸、咖啡酸、原儿茶醛等,还含有少量的阿魏酸。

3. 萜类 紫苏中含有丰富的萜类化合物,单萜类主要有紫苏醛、紫苏烯、芳樟醇,半倍萜类主要有杜松醇、α-荜澄茄油烯,三萜类有齐墩果酸、熊果酸等。

4. 挥发油类 紫苏中含挥发油约 0.5%,其成分主要有紫苏醛、柠檬烯、香薷酮、弯刀酮、β-丁香烯、α-香柑油烯及芳樟醇等。

5. 甾体类 目前已经从紫苏中分离出来的甾体类化合物有 20-异戊烷-孕甾-3β、14-二醇、β-谷甾醇、胡萝卜苷、菜油甾醇及豆甾醇等。

【质量评价】

1. 性状鉴别 叶多皱缩卷曲、破碎,完整者展平后呈卵圆形,长 4~11cm,宽 2.5~9cm。先端长尖或急尖,基部圆形或宽楔形,边缘具圆锯齿。两面紫色或上表面绿色,下表面紫色,疏生灰白色毛,下表面有多数凹点状的腺鳞。叶柄长 2~7cm,紫色或紫绿色。质脆。带嫩枝者,枝的直径 2~5mm,紫绿色,断面中部有髓。气清香,味微辛。以叶完整、色紫、香气浓郁为佳。

2. 显微鉴别 上表皮细胞垂周壁波状弯曲,外壁角质层纹理呈断续波状;下表皮细胞较小,垂周壁波状弯曲,角质层纹理不明显。两面均有腺鳞和腺毛,以下表面为多,腺鳞的腺头扁圆形,4~8 细胞,直径 44~106μm,柄单细胞;腺毛腺头 1~2 细胞,柄单细胞。非腺毛 1~7 细胞,中部细胞有时缢缩,长 80~980μm,基部直径 30~100μm。气孔直轴式,下表皮较多。

3. 理化鉴别 本品叶表面制片:表皮细胞中某些细胞内含有紫色素,滴加 10% 盐酸溶液,立即显红色;或滴加 5% 氢氧化钾溶液,即显鲜绿色,后变为黄绿色。取紫苏叶的挥发油,加正己烷制成每 1mL 含 10μL 的溶液,作为供试品溶液。另取紫苏醛对照品,加正己烷制成每 1mL 含 10μL 的溶液,作为对照品溶液。照薄层色谱法试验,吸取上述两种溶液各 2μL,

分别点于同一硅胶G薄层板上，以正己烷-乙酸乙酯(15∶1)为展开剂，展开，取出，晾干，喷以二硝基苯肼乙醇试液。供试品色谱中，与对照品色谱相应的位置上，显相同颜色的斑点。取本品粗粉0.5g，加甲醇25mL，超声处理30分钟，滤过，滤液浓缩至干，加甲醇2mL使溶解，作为供试品溶液。另取紫苏叶对照药材0.5g，同法制成对照药材溶液。照薄层色谱法试验，吸取上述两种溶液各3μL，分别点于同一硅胶G薄层板上，以乙酸乙酯-甲醇-甲酸-水(9∶0.5∶1∶0.5)为展开剂，展开，取出，晾干，喷以10%硫酸乙醇试液，在105℃加热至斑点显色清晰，置紫外光灯(365nm)下检视。供试品色谱中，与对照药材色谱相应的位置上，显相同颜色的荧光斑点。

【含量测定】 **挥发油** 本品含挥发油不得少于0.40%(mL/g)。

【药理作用】

1. 解热 给家兔灌胃紫苏叶煎剂或浸剂生药2g/kg，对静脉注射伤寒混合菌苗引起的发热有微弱的解热作用。

2. 抗菌 紫苏在体外对金黄色葡萄球菌、乙型链球菌、白喉杆菌、炭疽杆菌、伤寒杆菌、铜绿假单胞菌、变形杆菌、肺炎杆菌、枯草杆菌及蜡样芽孢杆菌等有明显的抗菌作用。紫苏叶油对自然界污染的黑曲霉菌、青霉菌和酵母菌也有明显的抑制作用。紫苏水煎剂在体外对孤儿病毒有抑制作用。

3. 降血糖 紫苏叶嫩芽提取物能降低2型糖尿病小鼠的空腹血糖、血清胰岛素、总胆固醇和甘油三酯水平，且能显著改善葡萄糖不耐受和胰岛素敏感性，降低肝脏糖异生蛋白表达。

4. 促凝血 紫苏水提液可缩短血凝时间、血浆复钙时间和凝血活酶时间，对内源性凝血系统有促进作用。

5. 抗抑郁 紫苏叶中的迷迭香酸、紫苏醛等物质具有抗抑郁作用，其机制与调节单胺递质、消炎抗氧化、调节下丘脑-垂体-肾上腺轴功能等有关。

6. 促消化 紫苏酮对肠括约肌有刺激作用，可促进肠蠕动，使肠内物质运动加速。

7. 镇静 紫苏叶提取物中的紫苏醛与豆甾醇协同具有镇静、镇痛活性。从紫苏中分离出的莳萝芹菜脑可使环己烯巴比妥诱导的睡眠时间延长，在一定范围内呈剂量依赖关系。

8. 止血 紫苏注射剂肌内注射能明显缩短凝血时间，皮下注射能缩短出血时间，静脉注射能明显缩小微小动脉和静脉口径，并能缩小小动脉分支处的毛细血管前括约肌，使毛细血管血流减慢，甚至停止。

【食疗应用】

1. 紫苏粥 粳米100g，紫苏叶10~15g。先以粳米煮粥，粥成时加入紫苏叶，稍煮即可。本品宣肺解表，散寒行气。

2. 紫苏薄荷粥 紫苏叶6g，薄荷5g，生姜3片，粳米100g。将粳米加水煮粥；将紫苏叶、薄荷洗净，切碎，与生姜一起放入沸粳米粥中，再煮片刻，趁热服食。本品宣肺解表。

3. 生姜紫苏叶鸡蛋汤 生姜、鲜紫苏叶各25g，鸡蛋1个。将各物洗净，姜拍裂。将鸡蛋在碗中打散；起锅烧油，倒入鸡蛋煎至金黄色，加清水500mL，煮沸20分钟后，下紫苏叶、生姜，滚至刚熟，下适量盐便可。此汤既能暖胃降逆止呕，又能散寒清解外感，亦可用于女性妊娠反应，症见泛恶干呕、吐清涎。但本汤稍温燥，风热外感、胃热、虚火者慎用。

4. 凉拌紫苏叶　紫苏叶300g，盐2g，味精2g，酱油5g，香油5g。将紫苏叶摘去杂物，用清水洗净，放入沸水锅内焯透，捞出，再用清水洗一洗，挤干水分，备用。将紫苏叶用刀切成小块，直接放入盘内，加入盐、味精、酱油、香油拌匀，即可食用。此菜具有解毒、散寒、理气的功效。

5. 紫苏红糖水　紫苏叶15g，红糖6g。将紫苏叶水煎取汁，加红糖饮用。本品治寒泻。

6. 紫苏姜茶　紫苏叶60g，姜汁10滴。将紫苏叶水煎取汁，加姜汁代茶饮用。本品可解食鱼、蟹中毒。

7. 鲜紫苏叶滚鱼头　紫苏叶15g，大鱼头1个，生姜3片，生葱少许。将紫苏叶洗净，切碎；将鱼头开边、去鳃、洗净、盐拌腌，拍上干生粉；起油锅下姜，下鱼头稍煎，加入少许绍酒，加入清水1250mL，滚沸至刚熟；下紫苏叶、葱，稍滚，加盐调味便可。本品有解毒祛湿的功效。

8. 姜苏红糖饮　紫苏叶3g，生姜3g，红糖15g。将生姜切丝，与洗净的紫苏叶一同放入茶杯中，用沸水200~300mL冲泡，加盖闷5分钟，加入红糖，趁热顿服。本品适用于风寒感冒、头痛发热、恶心呕吐。

9. 紫苏粥　紫苏叶10~15g，白术30g，粳米100g。将白术、粳米洗净，加水煮粥，趁热时加紫苏叶。佐餐食用。本品适用于咳嗽、痰白而稀，或见恶寒发热、无汗、头痛、身痛、鼻塞、流清涕等。

10. 紫苏叶北杏鸡蛋汤　紫苏叶15~35g，北杏10g，鸡蛋2个，生姜1片。将紫苏叶、北杏洗净，稍浸泡；将鸡蛋去壳煎熟；锅中加入清水1250mL和生姜、紫苏叶、北杏，用武火烧沸后，改用文火煮约15分钟，下煎蛋稍滚片刻，加入适量食盐，弃去紫苏叶、北杏即可。本汤具有发散风寒、止痰止咳的功效，适用于急、慢性支气管炎属风寒者，症见咳嗽痰稀、胸闷不渴、咽痒、鼻塞流涕、微恶风寒等，也可防治风寒感冒。

11. 紫苏生姜大枣汤　鲜紫苏叶10g，生姜3块，大枣15g。先将大枣放在清水中洗净，去核；将生姜切成片；将紫苏叶洗净，切成丝，与生姜片、大枣一起放入盛有温水的砂锅中，用大火煮沸，再改用小火炖30分钟，挑去紫苏叶、生姜片，留下大枣，继续煮15分钟即成。本汤具有暖胃散寒、助消化、行气的功效。

12. 梅苏糖　乌梅250g，紫苏叶50g，白砂糖500g。先将乌梅取肉，用清水洗净；将紫苏叶洗净，碾碎成细粉；将白砂糖放在锅中，加水少许，以小火煎熬至较稠时，加入乌梅肉、紫苏叶粉，调匀即停火。趁热将糖倒在表面涂过食用油的大搪瓷盘中，待稍冷将糖压平，用刀划成小块，冷却即成。本糖具有解毒和中、生津止渴的功效，夏季经常食用可防治中暑发热、口渴、呕吐、腹泻等症。

【应用注意事项】温病、气弱及阴虚者忌服。《神农本草经疏》载："病属阴虚，因发寒热，或恶寒及头痛者，慎毋投之，以病宜敛宜补故也。火升作呕者，亦不宜服。"《本草通玄》载："久服泄人真气。"

【临床应用】

1. 治伤风发热 苏叶、防风、川芎各一钱五分，陈皮一钱，甘草六分。加生姜二片煎服。（摘录自《不知医必要》苏叶汤）

2. 治卒得寒冷上气 干苏叶三两，陈橘皮四两，酒四升，煮取一升半，分为再服。（摘录自《肘后备急方》）

3. 治咳逆短气 紫苏茎叶（锉）一两，人参半两。上二味，粗捣筛，每服三钱匕，水一盏，煎至七分，去滓，温服，日再。（摘录自《圣济总录》紫苏汤）

4. 治伤寒啘不止 赤苏一把，水三升，煮取二升，稍稍饮。（摘录自《肘后备急方》）

5. 治胎气不和，凑上心腹，胀满疼痛，谓之子悬 大腹皮、川芎、白芍药、陈皮（去白）、紫苏叶、当归（去芦，酒浸）各一两，人参、甘草（炙）各半两。上㕮咀，每服四钱，水一盏半，生姜五片，葱白七寸，煎至七分，去滓，空心温服。（摘录自《济生方》紫苏饮）

6. 治金疮出血 嫩紫苏叶、桑叶，同捣贴之。（摘录自《永类钤方》）

7. 治蛇虺伤人 紫苏叶捣汁饮之。（摘录自《备急千金要方》）

8. 风寒感冒轻症 紫苏叶 5g，陈皮、香附各 4g，荆芥、秦艽、防风、蔓荆子、炙甘草各 3g，生姜 9g。上味粗末，水煎服，盖被取微汗。（摘录自《中国常用中草药》）

【不良反应】 暂未发现不良反应。

参考文献

[1] 钟萍，汪镇朝，刘英孟，等．紫苏叶挥发油化学成分及其药理作用研究进展[J]．中国实验方剂学杂志，2021，27(13)：215.

[2] Kin D H，Kim S J，Yu K Y，et al.Anti-hyperglycemic effects and signaling mechanism of *Perilla frutescens* sprout extract [J].Nutrition Research&Practice，2018，12(1)：20.

[3] Song Y C，Sun R X，Ji Z Y，et al.*Perilla* aldehyde attenuates CUMS-induced depressive-like behaviors via regulating TXNIP/TRX/NLRP3 pathway in rats [J].Life Sciences，2018(206)：117.

[4] Kwon Y O，Hong J T，Oh K W.Rosmarinic acid potentiates pentobarbital-induced sleep behaviors and non-rapid eye movement(NREM) sleep through the activation of GABA A-ergic systems [J]. Biomolecules&Therapeutics，2017，25(2)：105.

三十九、紫苏子

【来源】 本品为唇形科植物紫苏 *Perilla frutescens*(L.)Britt. 的干燥成熟果实。秋季果实成熟时采收，除去杂质，晒干。

【炮制加工】

1. 紫苏子 除去杂质，洗净，干燥。

2. 炒紫苏子 取净紫苏子，照清炒法炒至有爆声。

【性味】 辛，温。

【归经】 归肺经。

【功能主治】 降气消痰，平喘，润肠。用于痰壅气逆，咳嗽气喘，肠燥便秘。

【用法用量】 3~9g。

【贮藏】 置通风干燥处，防蛀。

【化学及营养成分】

1. 脂肪油类 紫苏子因产地不同，含油率在30%~50%，主要含不饱和脂肪酸，其中以多烯不饱和脂肪酸-α-亚麻酸为主。

2. 氨基酸类 总氨基酸含量达18.67%，必需氨基酸的含量占8.04%。紫苏子含有动物必需氨基酸含量较高，尤其是赖氨酸和含硫氨基酸均高于玉米、小麦等常见谷物。

3. 矿物元素 钾、钙、镁、磷、铁、锰、铜、锌等含量较丰富。

4. 其他 如谷维素、β-胡萝卜素，以及多元酚、维生素 B_1、维生素 B_2、维生素E等。

【质量评价】

1. 性状鉴别 本品呈卵圆形或类球形，直径约1.5mm。表面灰棕色或灰褐色，有微隆起的暗紫色网纹，基部稍尖，有灰白色点状果梗痕。果皮薄而脆，易压碎。种子黄白色，种皮膜质，子叶2，类白色，有油性。压碎有香气，味微辛。以颗粒饱满、均匀、灰棕色、无杂质者为佳。

2. 显微鉴别 本品粉末灰棕色。种皮表皮细胞断面观细胞极扁平，具沟状增厚壁；表面观呈类椭圆形，壁具致密雕花钩纹状增厚。外果皮细胞黄棕色，断面观细胞扁平，外壁呈乳凸状；表面观呈类圆形，壁稍弯曲，表面具角质细纹理。内果皮组织断面观主为异形石细胞，呈不规则形；顶面观呈类多角形，细胞间界限不分明，胞腔星状。内胚乳细胞大小不一，含脂肪油滴；有的含细小草酸钙方晶。子叶细胞呈类长方形，充满脂肪油滴。

3. 理化鉴别 取本品粉末1g，加甲醇25mL，超声处理30分钟，滤过，滤液蒸干，残渣加甲醇1mL使溶解，作为供试品溶液。另取紫苏子对照药材，同法制成对照药材溶液。照薄层色谱法试验，吸取上述两种溶液各2μL，分别点于同一硅胶G薄层板上，以正己烷-甲苯-乙酸乙酯-甲酸（2∶5∶2.5∶0.5）为展开剂，展开，取出，晾干，喷以三氯化铝试液，置紫外光灯（365nm）下检视。供试品色谱中，与对照药材色谱相应的位置上，显相同颜色的斑点。

【含量测定】 **迷迭香酸** 以十八烷基硅烷键合硅胶为填充剂；以甲醇-0.1%甲酸溶液（40∶60）为流动相；检测波长为330nm。理论板数按迷迭香酸峰计算应不低于3000。取迷迭香酸对照品适量，精密称定，加甲醇制成每1mL含80μg的溶液，即得。取本品粉末（过二号筛）约0.5g，精密称定，置具塞锥形瓶中，精密加入80%甲醇50mL，密塞，称定重量，加热回流2小时，放冷，再称定重量，用80%甲醇补足减失的重量，摇匀，滤过。精密量取续滤液，即得。分别精密吸取对照品溶液10μL与供试品溶液20μL，注入液相色谱仪，测定，即得。本品按干燥品计算，含迷迭香酸（$C_{18}H_{16}O_8$）不得少于0.25%。

【药理作用】

1. 降血脂 紫苏子的脂肪油提取物具有明显的降血脂作用。大豆肽和紫苏子油制成的制剂降脂肽可以显著降低高脂血症模型大鼠的血清总胆固醇及甘油三酯含量，且停药后仍可使血清中的甘油三酯含量维持在较低水平。

2. 调节神经递质 紫苏子中的脂肪油能促进小鼠脑内核酸及蛋白质的合成，调节小鼠脑内单胺类神经递质水平。

3. 止咳、平喘 从紫苏子中提取的脂肪油有明显的止咳和平喘作用。小鼠腹腔注射紫苏子油，对组胺和乙酰胆碱所致的支气管哮喘，能明显延长出现喘息性抽搐的潜伏期。

4. 抗衰老 紫苏油可明显降低脑及肝中丙二醛的含量，对脑的作用优于肝，还可显著提高红细胞中超氧化物歧化酶的活力。

5. 抗过敏 炒紫苏子醇提物可与肥大细胞作用，能明显降低IgE所致的Ⅰ型过敏反应，有抗过敏作用。α-亚麻酸转化可直接抑制花生四烯酸向二十碳物质（致敏物质）的代谢。

6. 其他 紫苏子油具有抑制结肠癌、肾脏肿瘤的作用；紫苏子种皮具有防止油脂及其他食品、物品氧化的作用。

【食疗应用】

1. 紫苏茶 紫苏子15g。将紫苏子捣碎研末，放入杯中，冲入沸水，代茶饮用。每日1剂。本茶具有下气开郁、祛痰定喘的功效，适用于痰浊型实喘，症见喘促咳嗽、痰多而黏腻、咳吐不爽、胸中满闷、恶心呕吐，甚则心悸不眠等。

2. 紫苏子粥 紫苏子10g，粳米50g，冰糖适量。将紫苏子捣碎装入纱布袋内置锅中，加水1000mL，煮沸30分钟，过滤得药液；将粳米淘洗干净后，置锅中，加水适量煮粥；粥成后，加入药液，煮沸5分钟，调入冰糖即可。每日2次，每次1碗。本品适用于咳嗽痰喘、气粗息高、脚气浮肿等症。

3. 杏苏紫苏莱菔粥 杏仁、紫苏子、莱菔子各10g，大米50g，紫苏叶6g。将杏仁、紫苏子、莱菔子水煎，去渣取汁，加入粳米煮粥，粥将成时加入紫苏叶（布包），再煮片刻，去紫苏叶，调味食用。每日分2次热食。本粥具有温肺散寒、降气平喘的功效，适用于寒喘。

4. 苏子降气粥 前胡、制半夏、当归、生姜、紫苏子各10g，陈皮、厚朴各6g，炙甘草4g，肉桂1.5g，粳米100g，红糖适量。将前9味药水煎取汁，加入淘洗干净的粳米，一同煮粥，粥成时加红糖调味。每日早、晚温热服，5日为1个疗程。本粥具有降气平喘、温化痰饮的功效，适用于支气管炎。

5. 三子粥 萝卜子10g，紫苏子10g，白芥子3g，粳米100g，盐适量。将萝卜子、紫苏子、白芥子碾碎后，加水1000mL，煎煮30分钟，去渣取汁。将粳米淘洗干净，加入药汁煮粥，粥熟时加盐调味即成。本粥具有行气宽中、下气消痰、润肠通便的功效，适用于气管炎、支气管炎、咳嗽痰喘、便秘等症。阴虚阳亢者不宜食用。

6. 三子通便茶 紫苏子15g，莱菔子20g，牵牛子10g。将以上3种原料放入有盖杯中，用开水冲泡。代茶频饮，一般冲泡3~5次。本茶具有行气消积、润肠通便的功效。年老体弱者慎用。

7. 紫苏子麻仁粥 紫苏子10~15g，麻子仁10~15g，粳米100g。先将紫苏子、麻子仁捣烂如泥，然后加水慢研，滤汁去渣，再同粳米煮为稀粥食用。每日2次，每次1碗。本粥具有润肠通便的功效，适用于老年人、产妇及病后、体质弱者的大便不通、燥结难解。

【应用注意事项】 肺虚咳嗽、脾虚便溏者忌服。《本经逢原》载："性主疏泄，气虚久嗽、阴虚喘逆、脾虚便滑者，皆不可用。"

【临床应用】

1. 治小儿久咳嗽，喉内痰声如扯锯，吼喘 苏子一钱，巴豆五钱（去皮，炒），杏仁五钱（去尖，炒），老年又加白蜡三钱。共为末，大人用三钱，小儿用一钱，白滚水送下。（摘录自《滇南本草》苏子散）

2. 治气喘咳嗽，食痞兼痰 紫苏子、白芥子、萝卜子。上三味，各洗净，微炒，击碎，看何证多，则以所主者为君，余次之，每剂不过三钱，用生绢小袋盛之，煮作汤饮，随甘旨，代茶水啜用，不宜煎熬太过。若大便素实者，临服加熟蜜少许，若冬寒，加生姜三片。（摘录自《韩氏医通》三子养亲汤）

3. 治脚气及风寒湿痹，四肢挛急，脚肿不可践地 紫苏子二两（捣令碎，水二升，研漉取汁），粳米二合。上以紫苏子汁煮作粥，和葱、豉、椒、姜，空腹食之。（摘录自《太平圣惠方》）

4. 治消渴变水，服此令水从小便出 紫苏子（炒）三两，萝卜子（炒）三两。为末，每服二钱，桑根白皮煎汤服，日二次。（摘录自《本草纲目》）

5. 治食蟹中毒 紫苏子捣汁饮之。（摘录自《金匮要略》）

6. 治梦遗 紫苏子一升，炒为末，酒服方寸匕，日再服。（摘录自《外台秘要》）

7. 治痰涎壅盛，喘咳气短，胸膈满闷，咽喉不利 紫苏子、法半夏各 9g，当归、肉桂各 6g，炙甘草 4.5g，前胡、姜炙厚朴各 3g，生姜 2 片，大枣 2 枚。水煎服。

【不良反应】 暂未发现不良反应。

参考文献

[1] 马海英，张玉杰．紫苏籽油与亚麻籽油合用安全性及降血脂作用研究[J]. 现代预防医学，2022，49(23)：4300-4305，4378.

[2] Xing H Z，Hong Y T，Jian G，et al.The anti-tussive，anti-inflammatory effects and sub-chronic toxicological evaluation of perilla seed oil. [J].Journal of the science of food and agriculture，2020，101(4)：1419-1427.

[3] 星萍，陈晓平，邢钰彬，等．紫苏迷迭香酸对 D-半乳糖衰老模型小鼠的抗氧化作用[J]. 食品科技，2021，46(4)：222-227.

[4] 邢钰彬，刘思佳，星萍，等．紫苏叶乙醇提取物的抗过敏活性及其作用机制[J]. 现代食品科技，2021，37(7)：23-30.

[5] 赵奕栋，孙文豪，陈天源，等．紫苏叶有效成分药理作用研究进展[J]. 江苏中医药，2022，54(8)：79-82.

[6] Shams U，Hassan S，Abbas S Q，et al.Computational exploration of anti-cancer potential of GUAIANE dimers from *Xylopia vielana* by targeting B-Raf kinase using chemo-informatics，molecular docking，and MD simulation studies [J].Anti-cancer Agents In Medicinal Chemistry.2022，22(4)：731-746.

[7] 张红玉，李会珍，张志军，等．基于体外实验和网络药理学探讨紫苏粕多肽抗氧化应激的作用机制[J]. 食品与发酵工业，2024，50(10)：49-159.

四十、蝮蛇

【来源】 本品为蝰科动物蝮蛇 *Agkistrodon halys*（Pallas）除去内脏的全体。东北、浙江、江西、河南、华南均有。

【炮制加工】 **蝮蛇粉** 将蝮蛇杀死，烘干或焙干，研成细粉。

【性味】 甘，温；有小毒。

【归经】归肝经。

【功能主治】祛风，通络，攻毒，定惊。主治风湿痹痛，疥癣，破伤风，中风不遂，胸痹心痛，胃痛，肿瘤，瘰疬，项痈，痘疹及麻风病等。

【用法用量】内服：浸酒，每条蝮蛇用60%vol白酒1000mL浸3个月，每次饮5~10mL，日饮1~2次；或烧存性，研成细粉，每次0.5~1.5g，日服2次。外用：适量，油浸、酒渍或烧存性研末调敷。

【贮藏】置阴凉干燥处，防霉，防蛀。

【化学及营养成分】

1. 蛋白质类 蝮蛇毒的主要成分为蛋白质，含有蛋白水解酶、磷酸单酯酶、磷酸二酯酶、L-氨基酸氧化酶、核糖核酸酶、5′-核苷酸酶等。

2. 其他 蝮蛇全体含胆甾醇、牛磺酸、脂肪酸、脂质、挥发油等。其中脂肪酸类成分以油酸、亚油酸、花生四烯酸等不饱和脂肪酸为主，另见微量的奇数（碳）脂肪酸。脂质类成分以磷脂和胆固醇居多，内脏中以甘油三酯和胆固醇居多。

【质量评价】

1. 性状鉴别 本品呈圆盘状，盘径6~8cm，头居中，体背黑灰色，有的个体有圆形黑斑，背鳞起棱，多脱落。腹面可见剖除内脏的沟槽，脱落的腹鳞长条形，半透明。尾部较短，长6~8cm。质坚韧，不易折断。气腥。骨骼特征：鼻骨前端较突出，躯干椎的棘突较低矮，基本不后倾，椎体下突尖端较平截，多数呈长短不等的竖刀状，尾椎脉突侧面观亦短竖刀状。

2. 显微鉴别 鳞片呈长椭圆形，长径3.2~3.5mm，短径1.2~1.3mm，有背棱，端突2个，长径178~196μm，短径107~221μm。乳突长三角形、长条形或多角形。扫描电镜观察：背鳞表面无凸起，却有纵向树枝交错排列的纹理，其表面具网格状纹饰，端窝2个，其表面有网状纹饰，有背棱。

【药理作用】

1. 抗凝血 蝮蛇毒和蝮蛇抗栓酶能抗血小板聚集，其效价较阿司匹林强数十倍，并具有纤溶酶和纤溶酶原激活因子的双重作用，能显著降低血中纤维蛋白原含量，呈量效关系，且可降低血液黏度，改善微循环。

2. 对心血管的作用 适当剂量的蝮蛇抗栓酶具有抗脂质过氧化损伤、保护抗氧化酶活性及稳定细胞膜的作用；大剂量时对心血管系统有严重损害，可致血压下降，心电图S-T段降低，T波低平或倒置；严重中毒时可出现心律不齐，室性心动过速，心电图S-T段明显上升，T波倒置，甚至出现室颤及心脏停搏等。

3. 抗肿瘤 蝮蛇抗栓酶对小鼠肉瘤有一定的抑制作用，对体外培养的人癌细胞有一定的选择杀伤作用。

4. 抗炎 蝮蛇蛇体蒸馏液腹腔注射对大鼠蛋清性足趾肿胀和棉球肉芽肿均有抑制作用。其挥发油腹腔注射对角叉莱胶引起的大鼠足肿胀有一定的抑制作用。

5. 降颅压 蝮蛇抗栓酶对正常颅内压有降低作用，对颅内压升高有预防作用。

6. 其他 蝮蛇水提物有抗衰老和清除氧自由基的作用。蝮蛇有抗炎、镇痛、阻滞神经-

肌肉接头传递等作用。

【食疗应用】 **蝮蛇酒** 蝮蛇 1 条，人参 15g。将蝮蛇放进净器中，用白酒 1000g 醉死，加人参，经 7 日后饮。不拘时频饮，随量。本品祛风解毒，适用于牛皮癣。

【应用注意事项】 阴虚血亏者慎服，孕妇禁服。

【临床应用】

1. 治大风及诸恶风，恶疮瘰疬，皮肤顽痹，半身枯死，皮肤手足脏腑间重疾 活蛇一条，着器中，以醇酒一斗投之，埋于马溺处，周年以后开取，酒味犹存，蛇已消化。（摘录自《本草品汇精要》）

2. 治白癞 大蝮蛇一枚。切勿令伤，以酒渍之，大者一斗，小者五升，以糠火温，令熟，乃取蛇一寸许，以腊月猪膏和，敷疮。（摘录自《肘后备急方》）

3. 治破伤风牙关紧急，口噤不开，口面歪斜，肢体弛缓 天南星一枚（重三分者，炮），地龙五条（醋炙），土虺蛇一条（去头、尾、肠、皮、骨，醋炙）。上为末，醋煮面和丸，如绿豆大。每服三丸至五丸，生姜酒下，稀葱粥投，汗出即瘥。（摘录自《普济方》天南星丸）

4. 治一般肿毒，创伤溃烂久远等症 蝮蛇，去其首、尾，剖腹除肠，锉，浸油中，五十日后，微蒸取用，外涂。（摘录自《外科调宝记》蝮蛇油）

5. 治瘰疬搭背 蝮蛇一条，香油一斤。先将香油放入瓷罐内，而后把蝮蛇放入浸泡，封口，埋地下，百日后取出，晒半干，捣成膏状物，敷患处。（摘录自《吉林中草药》）

6. 治胃痉挛 蝮蛇，酒浸一年以上，每食前饮一杯，一日三次，连续二十日有效。（摘录自《动植物民间药》）

7. 治遗溺 蝮蛇一钱，鸡舌香二分。上二味细末，临卧白汤送下。七岁至十五岁，每服五分；十五岁以上每服一钱。（摘录自《新本草纲目》）

8. 治风湿性关节疼痛 蝮蛇粉每服 0.6g，日服 2 次，连服 3 个月；或饮蝮蛇酒。（摘录自《山东药用动物》）

9. 治麻风 蝮蛇 1 尾，用 60%vol 白酒 10000mL 浸泡 3 个月，每日服 1~2 次，每次 5~10mL。（摘录自《山东药用动物》）

10. 治软组织化脓性感染 蝮蛇 1~2 条，紫花地丁 1 两。取活蝮蛇置于瓶中，加入 70% 乙醇或 60%vol 白酒 1000mL，加紫花地丁，封口，置于阴凉处，约 3 个月后即可使用，放置时间愈长愈好，药液用完后可随时添加。用脱脂棉蘸取药液敷患处，再用塑料布盖于药棉之上，每日更换数次，保持药棉湿润。（摘录自《中药制剂汇编》蝮蛇地丁酒）

【不良反应】 部分患者可能对蝮蛇抗栓酶或其成分产生过敏反应，表现为皮疹、瘙痒、呼吸困难等症状，严重者可出现过敏性休克。

参考文献

[1] 朱俊蓉，陆雪玲，黄周，等．蝮蛇特异性抗体的制备及其效价测定[J]．蛇志，2024，36(1)：24-26，41.

[2] 邹莉．蝮蛇抗栓酶联合左旋咪唑治疗脑动脉炎的临床效果及对血液流变学的影响[J]．临床合理用药，2023，16(35)：53-55，59.

[3] Anjana S，Christopher J，Sanjaya K，et al.Clinical and pharmacological investigation of myotoxicity in Sri

Lankan Russell's viper(*Daboia russelii*) envenoming [J].PLoS neglected tropical diseases,2016,10(12):e0005172.

四十一、橘红

【来源】 本品为芸香科植物橘 *Citrus reticulata* Blanco 及其栽培变种的干燥外层果皮。秋末冬初果实成熟后采收,用刀削下外果皮,晒干或阴干。

【炮制加工】 除去杂质,切碎。

【性味】 辛、苦,温。

【归经】 归肺、脾经。

【功能主治】 散寒,燥湿,利气,消痰。用于风寒咳嗽,喉痒痰多,食积伤酒,呕恶痞闷。

【用法用量】 3~9g。

【贮藏】 置阴凉干燥处,防蛀。

【化学及营养成分】

1. 多糖类 橘红多糖是由 D-木糖、D-葡萄糖、D-半乳糖、D-甘露糖、L-阿拉伯糖和 1 个未知物等组成的复杂多糖。

2. 挥发油类 如柠檬烯、β-月桂烯、芳樟醇、桧烯、柠檬醛等。

3. 黄酮类 主要为柚皮苷和野漆树苷,二者含量之和占橘红黄酮类物质总量的 84% 以上。

4. 香豆素类 如 6-异丙氧基-7-甲氧基香豆素、5-羟基-8-(3′-甲基-2′-丁烯基)呋喃香豆素、紫花前胡苷等。

【质量评价】

1. 性状鉴别 本品呈长条形或不规则薄片状,边缘皱缩向内卷曲。外表面黄棕色或橙红色,存放后呈棕褐色,密布黄白色凸起或凹下的油室。内表面黄白色,密布凹下透光小圆点。质脆易碎。气芳香,味微苦、麻。

2. 显微鉴别 本品粉末淡黄棕色。果皮表皮细胞表面观多角形、类方形或长方形,垂周壁增厚,气孔类圆形,直径 18~26μm,副卫细胞不清晰;侧面观外被角质层,径向壁的外侧增厚。油室碎片的外围薄壁细胞壁微增厚。草酸钙方晶成片存在于薄壁组织中。

3. 理化鉴别 取本品粉末 0.3g,加甲醇 10mL,加热回流 20 分钟,滤过,取滤液 5mL,浓缩至 1mL,作为供试品溶液。另取橙皮苷对照品,加甲醇制成饱和溶液,作为对照品溶液。照薄层色谱法试验,吸取上述两种溶液各 2μL,分别点于同一用 0.5% 氢氧化钠溶液制备的硅胶 G 薄层板上,以乙酸乙酯-甲醇-水(100∶17∶13)为展开剂,展开约 3cm,取出,晾干,再以甲苯-乙酸乙酯-甲酸-水(20∶10∶1∶1)的上层溶液为展开剂,展至约 8cm,取出,晾干,喷以三氯化铝试液,置紫外光灯(365nm)下检视。供试品色谱中,在与对照品色谱相应的位置上,显相同颜色的荧光斑点。

【含量测定】 **橙皮苷** 以十八烷基硅烷键合硅胶为填充剂;以甲醇-水(40∶60)为流动相;检测波长为 284nm。理论板数按橙皮苷峰计算应不低于 2000。取橙皮苷对照品适量,精密称定，加甲醇制成每1mL含60μg的溶液，即得。取本品粉末(过四号筛)约0.2g，精密称定，加甲醇20mL，加热回流1小时，放冷，转移至50mL量瓶中，用少量甲醇分次洗涤容器和残渣，洗液并入同一量瓶中，加甲醇至刻度，摇匀，滤过，取续滤液，即得。精密吸取对照品溶液与供试品溶液各10μL，注入液相色谱仪，测定，即得。本品按干燥品计算，含橙皮苷($C_8H_{30}O_{15}$)不得少于1.7%。

【药理作用】

1. 化痰止咳　从橘红中分离得到多糖类成分具有显著的止咳化痰作用，对慢性支气管炎和肺气肿均有良好的治疗效果。

2. 抗炎　柚皮苷与水合橘皮内酯具有抑制气管平滑肌细胞增殖的作用，对慢性呼吸系统疾病的气道炎症有一定的抗炎作用。

3. 抗氧化　粗多糖及其两个纯化组分均具有较好的抗氧化清除自由基的能力，并且抗氧化能力与多糖浓度之间存在良好的相关性。

4. 免疫调节　橘红对免疫反应具有双向调节作用。一方面，它可以抑制炎症反应，减少炎症因子的产生，如白细胞介素-6、肿瘤坏死因子-α等；另一方面，它还能促进免疫细胞的活化，增强机体对病原体的防御能力。

5. 保护心肌　橘红对糖尿病心肌功能损伤具有一定的防治和修复功能，其机制与抑制心肌p38-MAPK信号通路有关。

【食疗应用】

1. 橘红茶　橘红1片，绿茶5g，竹沥汁20mL。前2味用开水冲泡，再入锅中隔水炖20分钟，再冲入竹沥汁。代茶饮。本品清热化痰，适用于咳嗽多痰、痰黏似胶、不易咳出。

2. 橘红糖　白砂糖500g，橘红细粉100g。将白砂糖放入锅中，加少许水，以小火煎熬至较黏稠时，加入橘红细粉，调匀，再煎熬至铲挑起呈丝状，而不粘手，关火。将糖倒入表面涂有食用油的搪瓷盘中，待稍冷，将糖分割成块即可。本品经常食用，有健脾开胃、止咳化痰的功效，适用于食欲不振、消化不良、咳嗽痰多。

3. 橘红糕　橘红粉10g，白糖200g，米粉500g。将橘红研磨成细末，与白糖混合均匀。糯米粉中加入适量水，揉成面团。将橘红和白糖的混合物包裹在糯米面团中，放入蒸锅中，用沸水旺火蒸熟。本品有健脾消食、化痰止咳的功效，适用于食欲不振、消化不良、咳嗽痰多等症。

【应用注意事项】　阴虚燥咳及久嗽气虚者不宜服。

【临床应用】

1. 治痰饮为患，或呕吐恶心，或头眩心悸，或中脘不快，或发为寒热，或因食生不和　半夏(汤洗七次)、橘红各五两，白茯苓三两，甘草(炙)一两半。上为㕮咀，每服四钱，用水一钱，生姜七片，乌梅一个，同煎六分，去滓，热服，不拘时候。(摘录自《太平惠民和剂局方》二陈汤)

2. 治风痰麻木　橘红一斤，逆流水五碗，煮烂去滓，再煮至一碗。顿服取吐。不吐加瓜蒂末。(摘录自《摘元方》)

3. 治产后脾气不利，小便不通　橘红为末，每服二钱，空心，温酒下。(摘录自《妇人大

全良方》)

【不良反应】 暂未发现不良反应。

参考文献

[1] Chen X, Lai Y, Song X, et al. Polysaccharides from *Citrus grandis* associate with luteolin relieves chronic pharyngitis by anti-inflammatory via suppressing NF-κB pathway and the polarization of M1 macrophages [J]. International Journal of Immunopathology&Pharmacology, 2018(32): 1-7.

[2] 钟仁兴, 丁子禾, 杨燕妮, 等. 基于网络药理学分析的橘红痰咳液主治“痰、咳、喘”的药效物质基础与作用机制研究[J]. 药学学报, 2020, 55(9): 2134-2144.

[3] 臧青民, 李秋珊, 徐燕波, 等. 超声波辅助双水相体系优化橘红花总黄酮提取工艺及其抗氧化活性[J]. 化学试剂, 2022, 44(4): 557-563.

[4] 曹晨蕾, 陈鼎文, 林天锋, 等. 橘红胶囊联合桉柠蒎肠溶软胶囊治疗慢性阻塞性肺疾病临床研究[J]. 新中医, 2021, 53(22): 71-74.

[5] Ahmed I N, Hussain M B, Lateif Z Q, et al. Cardioprotection by *Citrus grandis* (L.) peel ethanolic extract in alloxan-induced cardiotoxicity in diabetic rats [J]. BioMed Research International, 2022, 2022: 2807337.

四十二、薤白

【来源】 本品为百合科植物小根蒜 *Allium macrostemon* Bge. 或薤 *Allium chinensis* G.Don 的干燥鳞茎。夏、秋二季采挖，洗净，除去须根，蒸透或置沸水中烫透，晒干。

【炮制加工】

1. 薤白 取原药材，拣去杂质，簸筛去须毛。

2. 炒薤白 将净薤白入锅内，文火炒至外表面呈现焦斑为度，取出放凉。

【性味】 辛、苦，温。

【归经】 归心、肺、胃、大肠经。

【功能主治】 通阳散结，行气导滞。用于胸痹疼痛，痰饮咳喘，泻痢后重。

【用法用量】 内服：煎汤，5~10g，鲜品 30~60g；或入丸、散，亦可煮粥食。外用：适量，捣敷；或捣汁涂。

【贮藏】 置干燥处，防蛀。

【化学及营养成分】

1. 甾类及甾体皂苷类 薤白中的主要活性成分为甾体皂苷，母核主要为螺甾烷和呋甾烷 2 种类型。

2. 挥发性成分 含量占 50% 以上，主要成分为甲基烯丙基三硫、二甲基三硫、甲基丙基二硫和二甲基二硫，其次为甲基烯丙基二硫和甲基丙基三硫。

3. 多糖 薤白多糖是薤白的主要有效成分之一，主要由阿拉伯糖、葡萄糖、鼠李糖、半乳糖等组成。

4. 氨基酸类 薤白富含游离氨基酸，如苏氨酸、精氨酸、组氨酸、赖氨酸等 17 种常见的氨基酸。

5. 生物碱类 主要含有 N-对香豆酰酪胺、N-顺式-对香豆酰酪胺等。

6. 黄酮类　如山柰酚苷、槲皮素苷、山柰酚 3,7-二葡萄糖苷、山柰酚 3,4′-二葡萄糖苷、槲皮素-3-O-葡萄糖苷、山柰酚-3-O-葡萄糖苷和异鼠李素-3-O-葡萄糖苷等。

7. 其他　如亚油酸、棕榈酸、油酸、花生酸、硬脂酸,以及钙、镁、磷、铁、铜等 20 多种矿物元素。

【质量评价】

1. 性状鉴别　①小根蒜:不规则卵圆形,长 0.5~2.0cm,直径 0.7~1.8cm。表面黄白色或淡黄棕色,皱缩,半透明,有纵沟及皱纹或有类白色膜质鳞片包被,顶端有残存茎基或茎痕,基部有凸起的鳞茎盘。质坚硬,角质样,不易破碎,断面黄白色。微有蒜气,味微辣。以个大、饱满、质坚、黄白色、半透明者为佳。②薤:略扁的长卵形,高 1~3cm,直径 0.3~1.2cm。表面淡黄棕色或棕褐色,具浅纵皱纹。质较软,断面可见鳞叶 2~3 层。嚼之粘牙。

2. 显微鉴别　①小根蒜:鳞叶表皮细胞类长方形,长 60~260μm,宽 20~60μm,少数呈多角形,无细胞间隙。偶见气孔散在,圆形,直径 10~16μm,副卫细胞 5~6 个。较老的鳞叶表皮细胞中可见草酸钙方晶,长 5~10μm,多单个存在;少数具 2~4 个方晶。导管主要为螺纹导管,直径 6~16μm。②薤:鳞叶外表皮细胞,细胞壁无明显增厚。鳞叶内表皮细胞较大,长 258~668pm。

3. 理化鉴别　取本品粉末 4g,加正己烷 20mL,超声处理 20 分钟,滤过,滤液挥干,残渣加正己烷 1mL 使溶解,作为供试品溶液。另取薤白对照药材 4g,同法制成对照药材溶液。照薄层色谱法试验,吸取上述两种溶液各 10μL,分别点于同一硅胶 G 薄层板上,以正己烷-乙酸乙酯(10∶1)为展开剂,展开,取出,晾干,喷以 10% 硫酸乙醇溶液,在 105℃加热至斑点显色清晰,置紫外光灯(365nm)下检视。供试品色谱中,在与对照药材色谱相应位置上,显相同颜色的荧光斑点。

【药理作用】

1. 抗血小板聚集　薤白中的腺苷、挥发油和皂苷类成分均具有较强的抑制血小板聚集作用,薤白皂苷可抑制腺苷二磷酸、花生四烯酸、血小板活化因子诱导的血小板聚集,并能抑制血小板-中性粒细胞间的相互作用。

2. 抗肿瘤　薤白具有良好的抗肿瘤作用,对肝癌、胃癌、乳腺癌、宫颈癌、肺癌、鼻咽癌等肿瘤细胞表现出细胞毒性。

3. 抗氧化　薤白不同极性部位均有不同程度的体外抗氧化活性,其中正丁醇相活性最强,乙酸乙酯相和乙醇相次之。薤白总皂苷抗氧化能力随着浓度的增加呈逐渐增强的趋势,且薤白叶片的总皂苷在一定浓度下抗氧化能力强于鳞茎。

4. 降血脂　由薤白的提取物制成的制剂(血滞通胶囊),通过胆固醇逆向转运活化和高密度脂蛋白水平升高来平衡高脂血症引起的胆固醇功能异常,从而预防小鼠的高脂血症。

5. 抑菌　薤白挥发油可抑制酿酒酵母、青霉、大肠埃希菌、金黄色葡萄球菌 4 种常见的菌种。薤白皂苷对常见的细菌、霉菌和酿酒酵母具有明显的抑制作用。

6. 平喘　薤白单味药对支气管哮喘的即时止喘疗效显著,显效率可达 21.4%~45%。

7. 提高免疫功能　薤白能增加小鼠免疫器官脾脏和胸腺的重量、碳粒廓清指数 K 及吞噬指数，即可以促进单核巨噬细胞的吞噬功能，提高机体的特异性免疫功能。

【食疗应用】

1. **薤白粥** 薤白 30g，粳米 60g。将粳米煮粥；将薤白洗净切碎，入煮沸的粳米粥中，加少许盐、味精调味即可。温热服食，每日 2 次，连服 10 日为 1 个疗程。本品有宽胸行气止痛的作用，适用于冠心病之胸闷不舒或心绞痛、老年人慢性肠炎、细菌性痢疾。

2. **薤白炖猪肚** 猪肚 1 个，薤白 150g，薏苡仁适量。将薤白、薏苡仁清洗干净，放入猪肚中，用绳扎住。锅中加水和适量食盐、胡椒，炖猪肚至熟软。分 3~4 次服。本品补脾胃，进饮食，适用于脾胃虚弱、少食消瘦、饮食不消。

3. **薤白小米粥** 薤白 30g，鸡蛋 3 枚（去黄），人参 10g，小米 30g。将人参洗净，用清水煎煮，取汁备用。将薤白洗净切碎，鸡蛋去黄留清，与人参汤一同加入锅中，加入小米，三味材料同煮至粥熟，煮熟后搅拌均匀，趁温热时服用。如有反胃症状，可逐渐加入粳米。本品补脾胃。

【应用注意事项】 气虚者慎用。《食疗本草》载："发热病，不宜多食。"《本草汇言》载："阴虚发热病，不宜食也。"《本草从新》载："滑利之品，无滞勿用。"《随新居饮食谱》载："多食发热，忌与韭同。"

【临床应用】

1. **治胸痹之病，喘息咳唾，胸背痛，短气，寸口脉沉而迟，关上小紧数** 瓜蒌实一枚（捣），薤白半升，白酒七升。上三味，同煮，取二升。分温再服。（摘录自《金匮要略》瓜蒌薤白白酒汤）

2. **治胸痹，不得卧，心痛彻背者** 瓜蒌实一枚，薤白三两，半夏半升，白酒一斗。上四味，同煮，取四升。温服一升，日三服。（摘录自《金匮要略》瓜蒌薤白半夏汤）

3. **治胸痹，心中痞，气结在胸，胸满，胁下逆抢心** 枳实四枚，厚朴四两，薤白半斤，桂枝一两，瓜蒌一枚（捣）。上五味，以水五升，先煮枳实、厚朴，取二升，去滓，纳诸药，煮数沸，分温三服。（《金匮要略》枳实薤白桂枝汤）

4. **治赤白痢下** 薤白一握。切，煮作粥食之。（摘录自《食医心镜》）

5. **治奔豚气痛** 薤白捣汁饮之。（摘录自《肘后备急方》）

6. **治霍乱干呕不息** 薤一虎口。以水三升煮，取半，顿服，不过三作。（摘录自《独行方》）

7. **治灸疮肿痛** 薤白(切)一升，猪脂一升(细切)。以苦酒浸经宿，微火煎三上三下，去滓，敷上。（摘录自《梅师集验方》）

8. **治手足瘑疮** 醋一升温令沸，以生薤一把纳中，封疮上。（摘录自《备急千金要方》）

9. **治咽喉肿痛** 薤根，醋捣，敷肿处，冷即易之。（摘录自《太平圣惠方》）

10. **治鼻渊** 薤白三钱，木瓜花三钱，猪鼻管四两。水煎服。（摘录自《陆川本草》）

11. **治食诸鱼骨鲠** 小嚼薤白，令柔，以绳系中，持绳端，吞薤到鲠处，引之。（摘录自《肘后备急方》）

12. **治妊娠胎动，腹内冷痛** 薤白一升，当归四两。水五升，煮二升，分二服。（摘录自《古今录验方》）

13. **治牙痛、头痛** 鲜薤白、红糖各 15g，捣烂敷足掌心。（摘录自《福建药物志》）

14. **治扭伤肿痛** 鲜薤白、酒捣烂敷于患处。（摘录自《福建药物志》）

15. 治细菌性痢疾 薤白 10g,地棉草 30g,水煎服;或薤白、黄柏各 30g,水煎服。(摘录自《中药临床应用大全》)

【不良反应】 过量服用薤白可引起严重腹泻。

参考文献

[1] 王志鹏,封慧,郭茗,等.薤白皂苷对血小板聚集及血小板-中性粒细胞间相互作用的影响[J].中国中医药信息杂志,2018,25(1):33-37.

[2] Wang Y H,Yi X M,Xiang L M,et al.Furostanol saponins from Chinese onion induce G2/M cell-cycle arrest and apoptosis through mitochondria-mediate pathway in HepG2 cells [J].Steroids,2019,148(14),11-18.

[3] 吴琦.藠头有效成分的提取及生物活性研究[D].武汉:武汉工程大学,2018.

[4] Meng X B,Zhu T,Yang D H,et al.Xuezhitong capsule,an extract of *Allium macrostemon* Bunge,exhibits reverse cholesterol transport and accompanies high-density lipoprotein levels to protect against hyperlipidemia in ApoE-/-mice [J].Annals of Translational Medicine,2019,7(11):239.

[5] 岳玉秀.小根蒜挥发油抑菌活性的研究[J].食品研究与开发,2017,38(14):17-20.

四十三、藿香

【来源】 本品为唇形科植物广藿香 *Pogostemon cablin*(Blanco) Benth. 的干燥地上部分。枝叶茂盛时采割,日晒夜闷,反复至干。

【炮制加工】

1. 鲜藿香 取新鲜药材,除去杂质、枯叶、老梗及根,切段。鲜藿香主要用于解暑。

2. 藿香 取原药材,拣去杂质,除去残根及老茎,先将叶摘下另放,茎用水润透,切段,晒干,然后与叶和匀。

3. 藿梗 取广藿香梗,除去杂质,洗净捞出,闷润至透,切斜片,低温干燥或晒干。

4. 藿香叶 取广藿香,拣去杂质,去梗取叶,筛去灰屑。

【性味】 辛,微温。

【归经】 归脾、胃、肺经。

【功能主治】 快气,和中,辟秽,祛湿。治暑湿、寒湿、湿温及湿阻中焦所致的寒热头痛、胸脘痞闷、食少身困、呕吐泄泻、疟疾、痢疾、口臭,以及妊娠恶阻、胎动不安。

【用法用量】 内服:煎汤,6~10g;或入丸、散。外用:煎水含漱;或烧存性研末调敷。

【贮藏】 置阴凉干燥处,防潮。

【化学及营养成分】

1. 萜类 是广藿香挥发油中最丰富的一类化学成分,主要以倍半萜为主,还包括少量的二萜和三萜类化合物。

2. 黄酮类 从广藿香地上部分或全草中已分离到 34 种黄酮类单体化合物,按结构分类,主要包括黄酮、黄酮醇类、二氢黄酮类、查尔酮类及异黄酮类。黄酮及黄酮醇类化合物数量最多,约占广藿香黄酮化合物的 80%。

3. 苯丙素类 包括 4 种苯丙素苷类,分别为毛蕊花糖苷、紫葳新苷I、列当苷、(−)-丁香树脂酚-4-O-β-D-葡萄糖苷。

4. 氮类 如广藿香吡啶、表愈创吡啶、大豆脑苷Ⅰ、大豆脑苷Ⅱ和尿嘧啶。

5. 甾体类 如豆甾醇、β-谷甾醇、胡萝卜苷、豆甾烷-3,6-二酮和豆甾-4-烯-3-酮等。

6. 醛酮酸酯类 广藿香中还存在多种醛酮酸酯类化学成分,包括有机酸类、醛类、酯类、吡喃酮类。

【质量评价】

1. 性状鉴别 长30~90cm,常对折或切断扎成束。茎方柱形,多分枝,直径0.2~1cm,四角有棱脊,四面平坦或凹入成宽沟状;表面暗绿色,有纵皱纹,稀有毛茸;节明显,常有叶柄脱落的疤痕,节间长3~10cm;老茎坚硬、质脆,易折断,断面白色,髓部中空。叶对生;叶片深绿色,多皱缩或破碎,完整者展平后呈卵形,长2~8cm,宽1~6cm,先端尖或短渐尖,基部圆形或心形,边缘有钝锯齿,上表面深绿色,下表浅绿色,两面微具毛茸。茎顶端有时有穗状轮伞花序,呈土棕色。气芳香,味淡而微凉。以茎枝色绿、叶多、香气浓者为佳。

2. 显微鉴别 茎表面观:表皮细胞多角形,轴向延长。具气孔及毛茸,气孔直轴式。非腺毛多为1~4细胞;腺毛头部1~2细胞,柄单细胞;腺鳞偶见,头部多为8个细胞,柄单细胞。叶表面观:表皮细胞垂周壁波状弯曲。气孔直轴式,主要分布在下表皮,上下表皮者具毛茸,上表皮非腺毛多为1~2细胞,长16~80μm,下表皮非腺毛多为1~4细胞,长70~460μm,毛茸圆锥形,表面有疣状凸起,基底部细胞3~4层,呈放射状排列,角质层纹理较明显。

3. 理化鉴别 取本品粗粉适量,照挥发油测定法测定,取挥发油0.5mL,加乙酸乙酯稀释至5mL,作为供试品溶液。另取百秋李醇对照品,加乙酸乙酯制成每1mL含2mg的溶液,作为对照品溶液。照薄层色谱法试验,吸取上述两种溶液各1~2μL,分别点于同一硅胶G薄层板上,以石油醚(30~60℃)-乙酸乙酯-冰醋酸(95∶5∶0.2)为展开剂,展开,取出,晾干,喷以5%三氯化铁乙醇溶液。供试品色谱中显一黄色斑点;加热至斑点显色清晰,供试品色谱中,在与对照品色谱相应的位置上,显相同的紫蓝色斑点。

【含量测定】**百秋李醇** HP-5毛细管柱(交联5%苯基甲基聚硅氧烷为固定相)(柱长为30m,内径为0.32mm,膜厚度为0.25μm);程序升温:初始温度150℃,保持23分钟,以每分钟8℃的速率升温至230℃,保持2分钟;进样口温度为280℃,检测器温度为280℃;分流比为20∶1。理论板数按百秋李醇峰计算应不低于50000。取正十八烷适量,精密称定,加正己烷制成每1mL含15mg的溶液,作为内标溶液。取百秋李醇对照品30mg,精密称定,置10mL量瓶中,精密加入内标溶液1mL,用正己烷稀释至刻度,摇匀,取1μL注入气相色谱仪,计算校正因子。取本品粗粉约3g,精密称定,置锥形瓶中,加三氯甲烷50mL,超声处理3次,每次20分钟,滤过,合并滤液,回收溶剂至干,残渣加正己烷使溶解,转移至5mL量瓶中,精密加入内标溶液0.5mL,加正己烷至刻度,摇匀,吸取1μL,注入气相色谱仪,测定,即得。本品按干燥品计算,含百秋李醇($C_{15}H_{26}O$)不得少于0.10%。

【药理作用】

1. 促消化 广藿香对胃肠道平滑肌呈双向调节作用。广藿香的水提物、去油水提物和挥发油均可抑制离体兔肠的自发收缩性,以及乙酰胆碱、氯化钡引起的痉挛性收缩,不同程度地增加胃酸分泌，提高胃蛋白酶活性，增强胰腺分泌淀粉酶的功能，提高血清淀粉酶活力。

2. 抗菌　广藿香水提物和挥发油对沙门氏菌、大肠埃希菌、志贺杆菌、金黄色葡萄球菌等细菌和白念珠菌、新型隐球菌、申克氏孢子丝菌、羊毛状小孢子菌、石膏样小孢子菌、黑根霉菌等多种真菌有明显的抑制作用，其中广藿香酮是抗真菌的主要成分之一。

3. 抗病毒　藿香中的黄酮类物质具有抗病毒活性，该物质可用来抑制及消灭上呼吸道病原体，即所谓鼻病毒的繁殖增长。

4. 抗炎、镇痛及解热　藿香挥发油对角叉莱胶、蛋清致大鼠足肿胀、二甲苯致小鼠耳郭肿胀等急性炎症都有明显的抑制作用，对由物理、化学刺激引起的疼痛有较强的镇痛作用，对由 2,4-二硝基苯酚引起的大鼠发热有一定的解热作用。

5. 其他　藿香还有镇吐、抑制子宫收缩及抗毒蛇与蚊虫咬伤等药理作用。

【食疗应用】

1. 藿香粥　藿香粉 10g，粳米 50g。先将粳米放入锅中，加水煮粥，待米花将开时，加入藿香粉，再炖至粥熟即成。每日早、晚各服 1 剂。本品解暑祛湿，开胃止呕，适用于夏季感受暑湿之邪，症见发热胸闷、食欲不振、呕恶吐泻、精神不振等。

2. 藿香七鲜茶　鲜藿香、鲜佩兰、鲜荷叶、鲜竹叶、鲜薄荷、鲜芦根、鲜石斛各 10g。将上述 7 味洗净切碎，共入锅中加水适量，煎汁去渣即成。代茶频饮，每日 1 剂。本品芳香化浊，清凉解暑，生津止渴，适用于小儿夏季之发热口渴等症。

3. 藿兰菊豆英草汤　鲜藿香 12g，鲜佩兰 12g，野菊花 10g，绿豆衣 12g，蒲公英 12g，生甘草 6g。将上述诸药共入锅中，加水 400mL，煎至 200mL。10 岁以下儿童药量减半，加水 200mL，煎至 100mL。代茶饮用。本品清热解毒，适用于小儿痱子等。

4. 藿香荆芥防风粥　藿香 5g，荆芥 5g，防风 10g，粳米 50g。将荆芥、防风、藿香共入锅中，水煎去渣取汁，再同粳米煮为稀粥。每日 1 剂，连用 3~5 日为 1 个疗程。本品祛邪解表，和胃止呕，适用于外邪犯胃引起的呕吐。

5. 藿香佩兰二花汤　藿香、扁豆花、佩兰、金银花各 9g，白糖适量。将上述诸品共入锅中，加水煎 10 分钟，去渣取汁，加入白糖溶化即成。每日 1 剂，连服 3~5 日。本品散热解毒，治疗暑湿伤表型流行性感冒。

6. 藿香露　藿香叶约 50g。将藿香叶剪碎，放入烧瓶内，加入适量清水，盖上瓶塞，接好冷凝管，用酒精炉给烧瓶加热，待烧开后收取蒸馏液即可。每日 2~3 次，每次 1 杯约 150mL，温热饮用 4 天左右。本品清暑芳香，适用于感受暑湿之邪而引起的胸闷气滞、呕吐恶心、食欲不振、泄泻、口臭等症。夏季常饮，效果显著。

7. 藿香扁豆饮　鲜藿香 30g，鲜荷叶 30g，鲜扁豆汁 30g。将上述 3 味药用开水浸泡，代茶频饮。本品清暑热，爽神志，主治中暑或因暑热引起的恶心、呕吐。

8. 藿叶羹　藿香叶 500g，葱白 1 握。将上述材料以豉汁煮，调和作羹。空腹饮用。本品散热解烦。

9. 藿香佩兰茶　茶叶 6g，藿香 9g，佩兰 9g。将上述材料以沸水冲泡，代茶饮。本品解暑热，止吐泻，适用于中暑，症见头痛、头晕、口渴。

【应用注意事项】 阴虚火旺、邪实便秘者忌服。《神农本草经疏》载："阴虚火旺，胃弱欲呕及胃热作呕，中焦火盛热极，温病热病，阳明胃家邪实作呕作胀，法并禁用。"《本经逢原》载："其茎能耗气，用者审之。"

【临床应用】

1. **治伤寒头疼，寒热，喘咳，心腹冷痛，反胃呕恶，气泻霍乱，脏腑虚鸣，山岚瘴疟，遍身虚肿，产前、后血气刺痛，小儿疳伤** 大腹皮、白芷、紫苏、茯苓(去皮)各一两，半夏曲、白术、陈皮(去白)、厚朴(去粗皮，姜汁炙)、苦梗各二两，藿香(去土)三两，甘草(炙)二两半。上为细末，每服二钱，水一盏，姜三片，枣一枚，同煎至七分，热服。如欲出汗，衣被盖，再煎并服。(摘录自《太平惠民和剂局方》藿香正气散)

2. **治暑月吐泻** 滑石(炒)二两，藿香二钱半，丁香五分。为末，每服一二钱，淅米泔调服。(摘录自《禹讲师经验方》)

3. **治霍乱吐泻** 陈皮(去白)、藿香叶(去土)。上等份，每服五钱，水一盏半，煎至七分，温服，不拘时候。(摘录自《百一选方》回生散)

4. **治疟** 高良姜、藿香各半两。上为末，均分为四服，每服以水一碗，煎至一盏，温服，未定再服。(摘录自《鸡峰普济方》藿香散)

5. **香口去臭** 藿香洗净，煎汤，时时噙漱。(摘录自《摘元方》)

6. **治妊娠呕吐** 藿香梗、竹茹各9g，砂仁4.5g，水煎服。(摘录自《安徽中草药》)

7. **治胎气不安，气不升降，呕吐酸水** 香附、藿香、甘草各二钱。为末，每服二钱，入盐少许，沸汤调服之。(摘录自《太平圣惠方》)

8. **治冷露疮烂** 藿香叶、细茶等份。烧灰，油调涂叶上贴之。(摘录自《包会应验方》)

9. **治刀伤流血** 土藿香末搽上即愈。(摘录自《滇南本草》)

10. **治夏季受暑，头昏，胸闷，恶心，胃口不开** 藿香、佩兰各9g，砂仁、木香各4.5g，神曲6g，水煎服。(摘录自《安徽中草药》)

【不良反应】 藿香中的成分可能刺激胃肠道，导致恶心和呕吐，严重时可能导致脱水和电解质失衡；可能导致皮肤红斑、瘙痒等过敏反应，严重者可能出现过敏性休克。

参考文献

[1] Xu W, Wang N, Ding HR, et al. Effects of *Pogostemon cablin* on gastrointestinal function of rats with syndrome of damp retention in middle-jiao [J]. China Journal of Chinese Materia Medica, 2017, 42(23): 4649-4655.

[2] Wan F, Peng F, Xiong L, et al. In vitro and in vivo antibacterial activity of patchouli alcohol from *Pogostemon cablin* [J]. Chinese Journal of Integrative Medicine, 2016, 27(2): 125-130.

[3] Zhang W, Zhang J J, Guo Q F, et al. Research progress in pharmacological effects of patchouli alcohol [J]. Chinese Journal of Experimental Traditional Medical Formulae, 2020, 26(3): 213-221.

四十四、覆盆子

【来源】 本品为蔷薇科植物华东覆盆子 *Rubus chingii* Hu 的干燥果实。夏初果实由绿变绿黄时采收，除去梗、叶，置沸水中略烫或略蒸，取出，干燥。

【炮制加工】

1. 覆盆子　取原药材，筛去灰屑，拣净杂质，去柄。

2. 酒覆盆子　取净覆盆子，加酒拌匀，闷润至酒尽为时，置锅内，用文火炒至微干，取出放凉。每100kg覆盆子加黄酒12kg。《雷公炮炙论》载："用酒蒸一宿，以东流水淘两遍，又晒干方用为妙也。"《本草纲目》载："采得捣作薄饼，晒干密贮，临时以酒拌蒸尤妙。"

3. 盐覆盆子　取净覆盆子，加盐水拌匀，闷润至盐水被吸尽后，置蒸笼内蒸透，取出放凉。每100kg覆盆子用食盐2kg。

【性味】 甘、酸，温。

【归经】 归肝、肾、膀胱经。

【功能主治】 益肾，固精，缩尿。用于肾虚遗尿，小便频数，阳痿早泄，遗精滑精。

【用法用量】 内服：煎汤，6~12g；或入丸、散，亦可浸酒或熬膏。

【贮藏】 置干燥阴凉处。

【化学及营养成分】

1. 生物碱类　如D-1,2,3,4-四氢异喹啉-3-羧酸、1-氧代-1,2-二氢异喹啉-3-羧酸甲酯和1,4-二氢-4-氧代喹啉-2-羧酸。

2. 有机酸类　如对羟基苯甲酸、没食子酸、鞣花酸、齐墩果酸、乌苏酸、2α-羟基乌苏酸，2α-羟基齐墩果酸、硬脂酸和三十二烷酸等。

3. 黄酮类　如椴树苷、山柰酚、槲皮素-3-O-β-D-吡喃葡糖苷和槲皮素等。

4. 甾醇类　如β-谷甾醇、胡萝卜苷、豆甾-4-烯-3β和6α-二醇等。

5. 香豆素类　从覆盆子中已分离出的香豆素类化合物有七叶内酯、七叶内酯苷和欧前胡内酯等。

6. 其他　覆盆子还含有谷氨酸、天冬氨酸等17种氨基酸，以及钙、镁、磷、铜、锌、铁、钴、锰等矿物元素。

【质量评价】

1. 性状鉴别　本品为聚合果，由众多小核果聚合而成，略呈圆锥形或类球形，上端钝圆，底部较平坦，高0.6~1.3cm，直径0.5~1.2cm。表面灰绿色或淡棕色，密被灰白色或灰绿色短绒毛，宿萼棕色，5裂，先端多折断，上有多数残存花丝，下有果柄痕或连有细果柄。小核果约呈半月形，背面隆起，腹面有凸起棱线；表面棕色，背面及先端有灰白色毛，腹面及两侧有网状凹纹。质硬，内含棕色种子1粒。气清香，味微酸涩。以颗粒完整、饱满、色黄绿、具酸味者为佳。

2. 显微鉴别　小核果横切面：外果皮1列细胞，角质层处缘细波状；背面有单细胞非腺毛。中果皮为数至十数列细胞，有的含草酸钙簇晶；最外2~3列为厚角组织；维管束外韧型，周围有纤维网细胞；最内1~4列细胞壁条状或网状增厚。内果皮为多列纤维，外缘呈8~10个脊状凸起，纤维细长，壁木化，外侧2~12列纤维沿果轴平行排列，内侧6~11列与之相垂直。种皮内、外表皮细胞均含棕色色素，其间为数列薄壁细胞，种脊维管束位于果实腹侧。胚乳及子叶细胞含脂肪油及糊粉粒，后者还含细小草酸钙簇晶。粉末呈黄棕色。非腺毛单细胞，多平直，有的略弯曲或先端弯成钩状，完整者长37~362μm，直径7.20μm，壁厚，木化，胞腔线形或不明显，有的表面可见双螺状裂纹。果皮表皮细胞断面观类长方形，外被角质层；表面观类多角形，垂周壁念珠状增厚，其间有非腺毛残存足部，似石细胞状，孔沟较粗，气孔不定式，副卫细胞4~6个。内果皮纤维上下层垂直、斜向交错或平行排列；纤维较细长，直径约9μm，壁稍厚，木化。草酸钙簇晶直径9~40μm。网纹细胞管状、长卵形或卵形，直径7~26μm，壁有网状或细条状增厚纹理，木化或微木化。另有种皮表皮细胞及螺纹导管。子叶及细胞含有糊粉粒、脂肪油及细小簇晶。

【含量测定】 **椴树苷** 本品按干燥品计算，含椴树苷（$C_{30}H_{26}O_{13}$）不得少于0.04%。

【药理作用】

1. 抗氧化 覆盆子中含有大量的超氧化物歧化酶和大量的花青素，二者结合可使抗氧化能力进一步增强。研究表明，覆盆子甲醇酸相和乙酸乙酯相具有良好的抗氧化性。覆盆子糖蛋白也具有良好的抗氧化性。

2. 抗衰老 覆盆子乙酸乙酯提取物可以抑制阿尔茨海默病发生的差异性蛋白表达，这些差异蛋白就是覆盆子治疗阿尔茨海默病的靶点蛋白，这也为临床上治疗阿尔茨海默病提供了研究依据。

3. 调节糖代谢 覆盆子酮具有剂量依赖性降血糖效果，增加胰岛素分泌，各剂量对四氧嘧啶造成的胰腺损伤都有一定修复作用。

4. 抗肿瘤 各浓度覆盆子水提取物对人原发性肝癌细胞的增殖均有抑制作用，其抑制作用与浓度呈明显正相关。

5. 免疫调节 覆盆子的4种提取组分：水提取液、醇提取液、粗多糖和正丁醇组分均有促进淋巴细胞增殖的作用。

【食疗应用】

1. 黄精枸杞牛尾汤 带皮牛尾1条（约750g），黄精20g，枸杞子50g，覆盆子10g，芡实10g，龙眼肉10g，姜片30g。将枸杞子分为两份，一份25g水煮取浓缩汁，另一份用清水洗净备用。将牛尾刮洗干净，剁成段，放入开水锅内氽一下，取出。将牛尾、黄精、覆盆子、芡实、姜片、枸杞子放在瓦罐内，加入清汤、料酒、味精、酱油、盐，用武火烧滚后，再加入枸杞子浓缩汁，转用文火炖烂，拣出姜、葱，连瓦罐上桌食用。本品补肝肾，强筋骨，适用于肾虚者，如男子阳痿、早泄，女子月经不调、性欲减退、腰膝酸痛等症。

2. 覆盆子小米粥 覆盆子20个，小米适量。将小米放入锅中加水煮粥，待粥将成时放入覆盆子，调匀煮熟。随饮食之。本品养阴宁心，适用于心悸者。

【应用注意事项】 肾虚有火、小便短涩者慎服。《神农本草经疏》载："强阳不倒者忌之。"《本草汇言》载："肾热阴虚、血燥血少之证戒之。"《本草从新》："小便不利者勿服。"

【临床应用】

1. 治阳事不起 覆盆子，酒浸，焙研为末，每旦酒服三钱。（摘录自《濒湖集简方》）

2. 添精补髓，疏利肾气，不问下焦虚实寒热，服之自能平秘 甘州枸杞子八两，菟丝子八两（酒蒸，捣饼），辽五味子二两（研碎），覆盆子四两（酒洗，去目），车前子二两（扬净）。上各药俱择道地精新者，焙晒干，共为细末，炼蜜丸，梧桐子大。每服空心九十九，上床时五十丸，白沸汤或盐汤送下，冬月用温酒送下。(摘录自《摄生众妙方》五子衍宗丸)

3. 治肺虚寒　覆盆子，取汁作煎为果，仍少加蜜，或熬为稀汤，点服。(摘录自《本草衍义》)

4. 补诸虚　熟干地黄二两，菟丝子、五味子、枸杞子、覆盆子、牛膝、胡芦巴、绵黄芪。以上各一两，上为末，炼蜜丸，如桐子大。每服三十五十丸，食前以生地黄汁熬成膏，每服半匙，用酒调送下。(摘录自《普济方》覆盆子丸)

5. 治膀胱虚冷，小便频数不禁　覆盆子(酒浸，炒)四两，木通一两二钱，甘草五钱。共为末。每早服三钱，白汤调送。(摘录自《本草汇言》)

6. 治尿崩症，年老体虚小便失禁　覆盆子 9g，山药、益智仁、乌梅各 6g，炙甘草 4.5g，水煎服。(摘录自《安徽中草药》)

7. 壮筋骨，益子精，明目，黑鬓发　覆盆子(去萼)一两，远志(去心)一两，杜仲(去皮，炒去丝)一两，柏子仁(炒香，另捣之)二两，枸杞子(焙干)二两，地肤子(焙微香)一两，破故纸(盐焙)二两，山茱萸(取肉)二两，山药(另取末)二两，胡桃仁(去皮，另研)二两。上件一十味为细末，将山药末同白面酒调为糊丸，如梧桐子大，每服四五十丸，空心温酒下。(摘录自《御药院方》覆盆子丸)

8. 治遗尿　覆盆子、桑螵蛸、菟丝子、龙骨、牡蛎各 9g，肉桂 3g，五味子 45g，水煎服。(摘录自《中国常用中草药》)

9. 治遗精早泄　覆盆子 12g，沙苑子 9g，莲须 9g，龙骨 20g，山茱萸 12g，水煎服。(摘录自《中国常用中草药》)

10. 治肝肾不足，视物昏花　覆盆子 9g，楮实子 9g，菟丝子 12g，枸杞子 9g，制首乌 9g，水煎服。(摘录自《中国常用中草药》)

【不良反应】 暂未发现不良反应。

参考文献

[1] 亓婷婷. 覆盆子总糖蛋白抗衰老活性及其分离、纯化研究[D]. 郑州:郑州大学,2016.

[2] 刘敏,李昆,谢一辉,等. 覆盆子黄酮对 $A\beta_{25\text{-}35}$ 诱导 PC12 细胞凋亡的影响及其机制研究[J]. 时珍国医国药,2018,29(12):2828-2831.

[3] Fatima N, Hafizur R M, Hameed A, et al. Ellagic acid in emblica officinalis exerts anti-diabetic activity through the action on β-cells of pancreas [J]. European Journal of Nutrition, 2017, 56(2): 591-601.

[4] Zhang H P, Liu J R, Li G D, et al. Fresh red raspberry phytochemicals suppress the growth of hepatocellular carcinoma cells by PTEN/AKT pathway [J]. The International Journal of Biochemistry&Cell Biology, 2018(104): 55-65.

四十五、草果

【来源】 本品为姜科植物草果 *Amomum tsao-ko* Crevost et Lemaire 的干燥成熟果实。秋季果实成熟时采收，除去杂质，晒干或低温干燥。栽培或野生于疏林下。分布于云南、广西、贵州等地。

【炮制加工】

1. 草果 拣净杂质，置锅内文火炒至外壳焦黄色并微鼓起，取出稍凉，碾去壳，过筛取仁。

2. 姜草果仁 取草果仁，加姜汁与水少许，拌匀，微炒，取出，放凉。每 50kg 草果仁用鲜姜 5kg 取汁。

【性味】 辛，温。

【归经】 归脾、胃经。

【功能主治】 燥湿温中，截疟除痰。用于寒湿内阻，脘腹胀痛，痞满呕吐，疟疾寒热，瘟疫发热。

【用法用量】 内服：煎汤，3~6g；或入丸、散。

【贮藏】 置阴凉干燥处。

【化学及营养成分】

1. 挥发油类 油中的主要成分为 α-蒎烯、β-蒎烯、1,8-桉叶素、ρ-聚伞花烃、芳樟醇、α-松油醇、橙花叔醇、壬醛、癸醛、反-2-十一烯醛、橙花醛、牻牛儿醇。

2. 矿物元素 如锌、铜、铁、锰、钴。

3. 香辛成分 草果的香辛成分主要为挥发油中的反-S-烯醛。

4. 其他 除上述成分外，草果还含有香叶醇、草果酮、二芳基庚烷、黄烷醇及其杂合体等化合物。其中，二芳基庚烷和黄烷醇及其杂合体是草果的主要降血糖活性成分。

【质量评价】

1. 性状鉴别 果实椭圆形，长 2~4.5cm，直径 1~2.5cm，表面呈棕色或红棕色，具 3 钝棱及明显的纵沟及棱线，先端有圆形凸起的柱基，基部有果柄或果柄痕，果皮坚韧，内分 3 室，每室含种子 7~24 粒，种子集结成团。种子呈多面形，直径 5~7mm，呈黄棕色或红棕色，具灰白色膜质假种皮，中央有凹陷合点，较狭端腹面有圆窝状种脐，种脊凹陷成 1 纵沟。气芳香，味辛、辣。以个大、饱满、色红棕、气味浓为佳。

2. 显微鉴别 种子横切面：类肾形，外周微波状。假种皮细胞多列，壁稍弯曲；种皮表皮细胞 1 列，径向延长，排列较整齐，壁厚稍弯曲，外被角质层；下皮细胞 1 列，不含色素；油细胞 1 列，较大，切向延长约至 139μm；色素层细胞 5~9 列，内含棕黄色或淡黄色物；内种皮厚壁细胞褐红色、棕红色或黄红色，径向延长约至 132μpm，内壁厚约至 85μm，端胸腔内硅质块直径 20~38μm。外胚乳细胞充满由微小淀粉粒集结而成的淀粉团，有的尚含细小草酸钙方晶或簇晶；内胚乳含糊粉粒。胚细胞含糊粉粒，并含脂肪油滴。

3. 理化鉴别 取本品挥发油，加乙醇制成每 1mL 含 50μL 的溶液，作为供试品溶液。加取桉油精对照品，加乙醇制成每 1mL 含 20μL 的溶液，作为对照品溶液。吸取上述两种溶液各 1μL，分别点于同一硅胶 G 薄层板上，以正己烷-醋酸乙酯(17∶3)为展开剂，展开，取出，晾干，喷以 5% 香草醛硫酸溶液，于 105℃烘数分钟，供试品色谱中在与对照品色谱相应的位置上，显相同的蓝色斑点。

【含量测定】 照挥发油测定法测定。本品种子团含挥发油不得少于 1.4%(mL/g)。

【药理作用】

1. 抗乙肝病毒　有研究者采用乙肝病毒的脱氧核糖核酸（HBV-DNA）斑点杂交法技术对170种中草药进行了体外抑制乙型肝炎病毒（HBV）的实验研究，结果表明，受试的170种中草药中有19种对纯化的HBV-DNA有不同程度的抑制作用，其中草果、黄连、北山楂、虎杖、猪苓和大黄为高效药。

2. 抗胃溃疡　草果提取物混悬液2.0g/kg剂量对吲哚美辛、利血平引起的胃溃疡有明显的抑制作用。另外，有研究采用托弗试剂和酚酞二步酸碱滴定法测胃液游离酸及总酸度，采用Metti法测定胃蛋白酶活性，结果表明草果对大鼠胃液的总酸度有明显的降低作用，显著抑制胃蛋白酶的活性。

3. 镇痛　草果不同炮制品水煎液均具有明显的镇痛作用，对小鼠腹腔注射10%的草果水煎液（包括生品、炒品及姜制品）10分钟后腹腔注射3种不同浓度水煎液均能明显减少小鼠扭体次数。不同的草果水煎液对离体肠管标本均具有拮抗肾上腺素引起的回肠运动抑制作用，改善乙酰胆碱引起的回肠痉挛。

4. 抗氧化性和抗诱变　有研究者采用索氏提取器萃取16种香辛料油树脂，用亚油酸通气气泡氧化法测定其抗氧化性。结果表明，16种香辛料均有抗氧化性且有剂量-效应关系，同时用能排除样品抑菌作用的改良Ames试验，发现丁香、草果、肉豆蔻、小茴香、大茴香、白胡椒的抗诱变作用较强。

5. 镇咳祛痰　本品所含的α-蒎烯和β-蒎烯有镇咳祛痰作用。1,8-桉油素有镇痛、解热、平喘等作用。

6. 抗炎、抗菌　β-蒎烯有较强的抗炎作用，并有抗真菌作用。香叶醇有抗细菌和真菌作用，对须毛癣菌和奥杜安氏小孢子菌的最低抑菌浓度为0.39mg/mL。

7. 保肝护肝　草果中的有效成分能够促进肝脏细胞的修复和再生，具有保肝护肝的功效。

8. 调节肠胃　草果中的有效成分能够促进肠胃蠕动，缓解胃肠不适，特别是对胃病、消化不良等有很好的疗效。

9. 其他　小剂量香叶醇能抑制大鼠的自发活动，小量口服有轻度利尿作用，香叶醇还有驱豚鼠蛔虫作用。

【食疗应用】

1. 草果赤豆炖青鸭　鸭1500g，草果15g，赤小豆250g，盐10g，葱25g。将鸭毛剃净，除去头、尾和内脏，洗净；将赤小豆淘洗干净；将赤小豆同草果、盐、葱装入青鸭腹内；将鸭放入锅内，加清水适量，置武火烧沸，再改文火炖2小时至鸭熟即成。本方具有健脾开胃、利水消肿的作用，适用于虚热、咳嗽、水肿、小便不利、小儿热惊、头生疮肿等。

2. 草果豆蔻煲乌骨鸡　乌骨鸡500g，草果5g，草豆蔻5g，盐2g，味精1g。将乌骨鸡宰杀、洗净；将草果、草豆蔻放入乌骨鸡腹内，以竹签缝好切口，加水煮沸，放入盐、味精食用。本方具有温中健胃的作用，适用于虚寒妊娠腹痛。

3. 团鱼汤　甲鱼1000g，羊肉500g，草果5g。将甲鱼放入沸水锅内烫死，去头、爪、甲壳及内脏，洗净，切丁；将羊肉洗净，切块，同草果放碗中，加生姜及清水适量，用武火烧沸后转文火炖至肉熟，加食盐、葱花、味精、胡椒粉等调味服食。每周2剂。本品可滋阴和胃，利水除湿，适用于骨蒸劳热、脚气病等。

4. 草果猪肾粥 草果3g，猪肾1对，大米30g。将猪肾去筋膜，洗净，切片，与草果同煎取汁，加大米煮为稀粥服食，每日1剂。本品可温肾除湿，散寒止痛，适用于寒湿痹阻所致的腰痛等。

5. 肉桂羊肉汤 羊肉1000g，肉桂10g，草果5个，香菜及调味品适量。将羊肉洗净，切块，余药用布包，加水同炖沸后，调入胡椒、姜末、食盐、黄酒等，炖至羊肉熟烂后，去药包，调入葱花、味精及香菜等，再煮一二沸即成。每日1剂。本品可健脾温肾，适用于脾肾阳虚所致的四肢不温、纳差食少、腰膝酸软、脘腹冷痛等。

6. 草果牛肉汤 草果6g，牛肉200g。将草果、牛肉切成小块，用水适量煮汤，加盐和调料，食牛肉喝汤。本品对肝病手足心凉、胃寒、饮食停滞、上腹胀满者，有祛寒除湿、消食止痛的食疗作用，但胃热便结者不宜服用。

7. 草果山楂酒 草果10g，山楂5g，白酒250mL。将草果、山楂洗净，晾干，泡入白酒中7日即可。每次饮10~15mL，每日2次。本品温中燥湿，消食化积，适用于食滞胃脘胀痛、消化不良者。

8. 赤豆草果炖鸡 赤豆30g，草果6g，母鸡1只，调味品适量。将母鸡去毛、内脏，洗净，同赤豆、草果同放砂锅内，加入清水及葱、姜、味精、盐等，用武火煮沸后，转文火炖至肉、豆烂熟，再加味精适量即可。每周2剂。本品可利水消肿，凡属阳气不足、气不化水而引起的肢体水肿均可服食。

【应用注意事项】 气虚或血亏，无寒湿实邪者忌服。《本草蒙筌》载："大耗元阳，老弱虚羸，切宜戒之。"《神农本草经疏》载："凡疟不由于瘴气；心痛胃脘痛由于火而不由于寒；湿热瘀滞，暑气外侵而成滞下赤白、里急后重及泄泻暴注、口渴；湿热侵脾因作胀满或小便不利，咸属暑气温热，皆不当用。"

【临床应用】

1. 治疟疾，胃中寒痰凝结，不易开解 草果、常山、知母、乌梅、槟榔、甘草、穿山甲。水煎服。(摘录自《慈幼新书》草果饮)

2. 治瘅疟，脉采弦数，但热不寒，或热多寒少，膈满能食，口苦舌干，心烦，渴水，小便黄赤，大腑不利 青皮(去白)、厚朴(姜制炒)、白术、草果仁、柴胡(去芦)、茯苓(去皮)、半夏(汤泡七次)、黄芩、甘草(炙)各等分。细锉。每服四钱，水一盏半，姜五片，煎至七分，去滓，温服，不拘时候。(摘录自《济生方》清脾汤)

3. 治肿寒疟疾不愈，振寒少热，面青不食，或大便溏泄，小便反多 草果仁、附子(炮，去皮、脐)。上等份，细锉。每服半两，水二盏，生姜七片，枣一枚，煎至七分，去滓温服，不拘时候。(摘录自《济生方》果附汤)

4. 治脾痛胀满 草果仁二个。酒煎服之。(摘录自《仁斋直指方》)

5. 治肠胃冷热不和，下痢赤白，及伏热泄泻，脏毒便血 草果子、甘草、地榆、枳壳(去穰，麸炒)。上等份，为粗末。每服二钱，用水一盏半，煨姜一块，拍碎，同煎七分，去滓服，不拘时

候。(摘录自《传信适用方》草果饮)

6. 治温疫初起,先憎寒而后发热,日后但热而无憎寒,初起二三日,其脉不浮不沉而数,昼夜发热,日晡益甚,头身疼痛 槟榔二钱,厚朴一钱,草果仁五分,知母一钱,芍药一钱,黄芩一钱,甘草五分。用水一钟,煎八分,午后温服。(摘录自《温疫论》达原饮)

【不良反应】 过量服用草果可导致中毒,甚至引起死亡。

参考文献

[1] 李文,邹正宇,查赣,等.170种中草药抗乙型肝炎病毒的实验研究[J]. 世界华人消化杂志,1999,7(1):89-90.

[2] 徐国钧. 常用中药材品种整理和研究(第三册)[M]. 福州:福建科学技术出版社,1997.

[3] Qiu Sai-hong, Shou Di-wu, Chen Li-feng, et al.Pharmacological comparison between volatile oil and water extract [J].China Journal of Chinese Materia Medica, 1999, 24(5): 297-299.

[4] Hong Dong-xu, Cui Hong-bin, Shao Li-jun, et al.A study on antioxidation effect and antimutagenicity of spice oleoresins [J].Chinese Journal of Food Hygiene, 1995, 7(3): 21-23.

四十六、姜黄

【来源】 本品为姜科植物姜黄 *Curcuma longa* L. 的干燥根茎。冬季茎叶枯萎时采挖,洗净,煮或蒸至透心,晒干,除去须根。

【炮制加工】

1. 姜黄 拣去杂质,用水浸泡,捞起,润透后切片,晾干。

2. 片姜黄 拣去杂质及残留须根,刷洗泥屑,晾干。

【性味】 辛、苦,温。

【归经】 归脾、肝经。

【功能主治】 破血行气,通经止痛。用于胸胁刺痛,胸痹心痛,痛经经闭,癥瘕,风湿肩臂疼痛,跌仆肿痛。

【用法用量】 内服:煎汤,3~10g;或入丸,散。外用:适量。

【贮藏】 置阴凉干燥处。

【化学及营养成分】

1. 姜黄素类 姜黄素、对-二羟基二桂皮酰甲烷(双去甲氧基姜黄素)、对-羟基桂皮酰阿魏酰基甲烷(去甲氧基姜黄素)、二氢姜黄素。

2. 挥发油 如姜黄酮、芳香-姜黄酮、姜黄烯、芳-香姜黄烯、桉叶素、松油烯、莪术醇、α-蒎烯、β-蒎烯、柠檬烯、芳樟醇、丁香烯龙脑等。

3. 倍半萜类 姜黄新酮、姜黄酮醇A、姜黄酮醇B、大牻牛儿酮-13醛、4-羟基甜没药-2,10-二烯-9-酮、4-甲氧基-5-羟基甜没药-2,10-二烯-9-酮、2,5-二羟基-甜没药-3,10-二烯、原莪术二醇、莪术双环烯酮、去氢莪术二酮、(4S,5S)-大牻牛儿酮-4,5-环氧化物、α-姜黄酮、甜没药姜黄醇、莪术烯醇、异原莪术烯醇、莪术奥酮二醇、原莪术烯醇、表原莪术烯醇、4,5-二羟基-甜没药-2,10-二烯。

4. 黄酮类 如芦丁、杨梅素、槲皮素、芹菜素、山柰酚等。

5. 酚酸类 包括没食子酸、原儿茶酸、羟基苯甲酸、香草酸、咖啡酸、丁香酸、香兰酸、反式-4-羟基肉桂酸、阿魏酸及介子酸等。

6. 矿物元素 如钾、钠、镁、钙、锰、铁、铜、锌等。

7. 多糖 如姜黄多糖A、姜黄多糖B、姜黄多糖C、姜黄多糖D。

8. 其他 如菜油甾醇、豆甾醇、β-谷甾醇、胆甾醇、脂肪酸。

【质量评价】

1. 性状鉴别 姜黄根茎呈不规则卵圆形、圆柱形或纺锤形，常弯曲，表面深黄色，粗糙，有皱缩纹理和明显环节，并有圆形分枝痕及须根痕。质坚实，不易折断，断面呈棕黄色至金黄色，角质样，有蜡样光泽。内皮层环纹明显，维管束呈点状散在。气香特异，味苦、辛。以质坚实、断面金黄、香气浓厚者为佳。

2. 显微鉴别 根茎横切面：外方4~10列木栓化细胞，常发生在皮层部，其外有时可见表皮及皮层细胞。皮层宽广，有叶迹维管束；内皮层明显。中柱鞘为1~2列细胞；维管束有限外韧维管束，近中柱鞘处较多，向内渐少。本品薄壁细胞含淀粉粒及棕色色素；薄壁组织中散有油细胞。

3. 理化鉴别 取本品粉末0.2g，加无水乙醇20mL，振摇，放置30分钟，滤过，滤液蒸干，残渣加无水乙醇2mL使溶解，作为供试品溶液。另取姜黄对照药材，同法制成对照药材溶液。再取姜黄素对照品，加无水乙醇制成每1mL含0.5mg的溶液，作为对照品溶液。照薄层色谱法试验，吸取上述3种溶液各4μL，分别点于同一硅胶G薄层板上，以三氯甲烷-甲醇-甲酸（96∶4∶0.7）为展开剂，展开，取出，晾干，分别置日光下及紫外光灯（365nm）下检视。供试品色谱中，在与对照药材色谱及对照品色谱相应的位置上，分别显相同颜色的斑点和荧光斑点。

【含量测定】

1. 姜黄素 以十八烷基硅烷键合硅胶为填充剂；以乙腈-4%冰醋酸溶液（48∶52）为流动相；检测波长为430nm。理论板数按姜黄素峰计算应不低于4000。取姜黄素对照品适量，精密称定，加甲醇制成每1mL含10μg的溶液，即得。取本品细粉约0.2g，精密称定，置具塞锥形瓶中，精密加入甲醇10mL，称定重量，加热回流30分钟，放冷，再称定重量，用甲醇补足减失的重量，摇匀，离心，精密量取上清液1mL，置20mL量瓶中，加甲醇稀释至刻度，摇匀，即得。分别精密吸取对照品溶液与供试品溶液各5μL，注入液相色谱仪，测定，即得。本品按干燥品计算，含姜黄素（$C_{21}H_{20}O_6$）不得少于1.0%。

2. 挥发油 照挥发油测定法测定，本品含挥发油不得少于7.0%（mL/g）。

【检查】 水分不得过16.0%。总灰分不得过7.0%。

【浸出物】 照醇溶性浸出物测定法项下的热浸法测定，用稀乙醇作溶剂，不得少于12.0%。

【药理作用】

1. 抗炎 姜黄素对小鼠和大鼠的急性、亚急性、慢性炎症具有抗炎作用。姜黄素能对抗角叉莱胶诱发的大鼠脚趾肿胀。姜黄素钠可逆地抑制尼古丁、乙酰胆碱、5-羟色胺、氯化钡及组胺诱发的离体豚鼠回肠收缩，类似于非固醇类抗炎药。

2. 抗氧化　姜黄素分子结构中的酚羟基在姜黄素的抗氧化活性中起决定性作用。姜黄素及其结构类似物通过抗过氧化脂质达到保护生物膜的作用。

3. 保肝　姜黄素可通过多种途径发挥抗肝纤维化作用。其不仅在体内、体外可以抑制HSC由静止表型向活化表型的转化，使其活化标志物α-SMA表达减少，还可以抑制HSC增殖，诱导HSC凋亡，使胶原合成减少，减轻肝纤维化大鼠肝内胶原的沉积，从多方面抑制肝纤维化的发生、发展。

4. 抗肿瘤　用鼠Dalton氏淋巴腹水瘤细胞进行组织培养及在体实验，姜黄醇提物能抑制癌细胞生长，能抑制中国仓鼠卵巢细胞生长，并对淋巴细胞具有细胞毒性作用，减少动物肿瘤的生长，其活性成分主要是姜黄素。在巴豆油的促进下，7,12-二甲基苯蒽能诱发小鼠产生乳头癌，姜黄素可明显减少在此情况下乳头癌产生的机会。

5. 对心血管系统的作用　姜黄素可完全阻滞C反应蛋白（CRP）介导的人冠状动脉内皮细胞膜表面TM和内皮细胞活化蛋白C受体密度下调，抑制血栓形成。姜黄素有抑制钠-钾泵活性的作用。在治疗心衰时，其有可能产生与洋地黄、毒毛旋花苷G等强心剂类似的功效。

6. 利胆　姜黄提取物、姜黄素、挥发油、姜黄酮及姜烯、龙脑和倍半萜醇等都有利胆作用，能增加胆汁的生成和分泌，并能促进胆囊收缩，而以姜黄素的作用最强。

7. 降血脂　姜黄醇或醚提取物、姜黄素和挥发油灌胃，对实验性高脂血症大鼠和家兔都有明显的降血浆总胆固醇和β脂蛋白的作用，并能降低肝胆固醇，纠正α脂蛋白和β脂蛋白比例失调。

8. 其他　姜黄素可抑制前列腺素的生物合成。姜黄还可杀蝇。姜黄的氯仿和乙醚提取物在体外对发癣菌和石膏样小孢子菌有抑制作用。姜黄素可抑制肺泡炎性细胞的前炎症细胞因子肿瘤坏死因子-α、白细胞介素-1β和白细胞介素-8的产生。

【食疗应用】

1. 姜黄大米粥　姜黄粉10g，大米50g，白糖适量。先将大米淘净，加清水适量煮沸后纳入姜黄，煮至粥成服食，每日1~2剂。本品可活血化瘀，行气止痛，适用于跌打损伤、瘀血肿胀、时作疼痛。

2. 姜黄猪心　姜黄粉10g，猪心1个，调料适量。将猪心洗净，纳姜黄于猪心中，用线扎紧，置锅中，加清水适量，用武火煮沸后，改文火煮至猪心烂熟，取出猪心切片，调味服食。本品可养心益气，活血化瘀，适用于冠心病心绞痛。

3. 姜黄杏仁奶　将磨碎的生姜、生蜂蜜、鲜榨柠檬汁、1茶匙蜂花粉、整条或半条香蕉一同放入果汁机，再加入用酥油或椰子油调制而成的姜黄酱，最后加入杏仁奶一起打成果昔。

4. 姜黄拌黄瓜　将黄瓜切丝、切片后加入姜黄，即可食用。黄瓜含有丰富的水分和膳食纤维，食用后可以起到补充水分、促进新陈代谢的作用。黄瓜还含有丰富的膳食纤维，食用后可以起到促进肠胃蠕动的作用，润肠通便。

5. 姜黄饼　面粉、生姜、黄油各适量。将生姜拍碎，加入黄油、面粉拌匀，用小火烘烤，制成黄饼。生姜具有发汗解表、温肺化饮的功效，适当吃姜黄饼可缓解风寒感冒引起的咳嗽、咳痰等症状，也可缓解胃寒呕吐。

6. 姜黄糯米粥 大米、糯米、红糖各适量。上述材料加水一同煮粥。本品较为温和，同时可搭配多种食物，均衡饮食，有助于补充营养。

7. 姜黄大枣粥 大枣、黄芪、红糖各适量。上述材料加水一同煮粥。本品较为温和，适量食用有助于改善气血亏虚。

8. 姜黄炒蛋 在鸡蛋中加入姜黄粉一起打散、搅拌均匀，然后一起炒，不仅可以获得更好的食物色泽，还可以同时获得姜黄和鸡蛋的营养成分。

9. 姜黄冰沙 将姜黄粉和新鲜水果、冰块放入榨汁机，做成冰沙。本品清凉可口，适合夏季食用。

10. 姜黄茶 将姜黄和蜂蜜一起用温水冲泡，就能做出一杯美味健康的茶饮。若喜欢喝茶，也可以在里面加入一些茶叶。

11. 姜黄炒时蔬 在炒好的蔬菜中加入1~2茶匙研磨碎的姜黄，简单翻炒一下，就能做出一道美味的姜黄炒时蔬。

12. 姜黄南瓜派 在南瓜面糊中加入1茶匙姜黄粉并搅拌均匀，将面糊倒入模具，放在烤箱中，就能烤出美味的姜黄南瓜派。

【应用注意事项】 血虚无气滞血瘀者及孕妇慎服。

【临床应用】

1. 治心痛不可忍 姜黄(微炒)、当归(切，焙)各一两，木香、乌药(微炒)各半两。上四味，捣罗为散，每服二钱匕，煎茱萸醋汤调下。(摘录自《圣济总录》姜黄散)

2. 治九种心痛，发作无时，及虫痛不可忍者 姜黄三分，槟榔半两，干漆(捣碎，炒令烟出)半两，石灰(炒令黄色)一两。上药为细末，每服二钱，温酒调下，不拘时候。(摘录自《杨氏家藏方》姜黄散)

3. 治胃炎、胆道炎、腹胀闷、疼痛、呕吐、黄疸 姜黄一钱五分，黄连六分，肉桂三分，延胡索一钱二分，广郁金一钱五分，绵茵陈一钱五分。水煎服。(摘录自《现代实用中药》)

4. 治臂背痛，非风非痰 姜黄、甘草、羌活各一两，白术二两。每服一两，水煎。腰以下痛，加海桐皮、当归、芍药。(摘录自《赤水玄珠》姜黄散)

5. 治室女月水滞涩，调顺营气 姜黄、丁香、当归(切，焙)、芍药各半两。上四味，捣细罗为散，每服二钱匕，温酒调下。经脉欲来，先服此药，不拘时候。(摘录自《圣济总录》姜黄散)

6. 治经水先期而至，血涩少，其色赤者 当归、熟地、赤芍、川芎、姜黄、黄芩、丹皮、延胡索、香附(制)各等份。水煎服。(摘录自《医宗金鉴》姜芩四物汤)

7. 治妊娠胎漏，下血不止，腹痛 姜黄一两，当归一两(锉，微炒)，熟干地黄一两，艾叶一两(微妙)，鹿角胶一两(捣碎，炒令黄燥)。上药，捣筛为散，每服四钱，以水一中盏，入生姜半分，枣三枚，煎至六分，去滓，每于食前温服。(摘录自《太平圣惠方》姜黄散)

8. 治产后腹痛 姜黄二分，没药一分。上为末，以水及童子小便各一盏，入药煎至一盏半，分作三服，通口服，约人行五七里，再进一服。(摘录自《普济方》姜黄散)

【不良反应】 暂未发现不良反应。

参考文献

[1] Priyadarsini K I, Maity D K, Naik G H, et al.Role of phenolic O-H and methylene hydrogen on the free radical reactions and antioxidant activity of curcumin [J].Free Radical Biology and Medicine, 2003, 35(5): 475-484.

[2] Nan B, Yang H, Yan S, et al.Creactive protein decreases expression of thrombomodulin and endothelial protein C receptor in human endothelial cells [J].Surgery, 2005, 138(2): 212-222.

[3] Mahmoud Y A.Curcumin modulation of Na, K-ATPase: phosphoenzyme accumulation, decreased K^+ occlusion, and inhibition of hydrolytic activity [J].British Journal of Pharmacology, 2005, 145(2): 236-245.

四十七、荜茇

【来源】 本品为胡椒科植物荜茇 *Piper longum* L. 的干燥近成熟或成熟果穗。果穗由绿变黑时采收,除去杂质,晒干。

【炮制加工】 拣除杂质,去柄,筛净灰屑,用时捣碎。《雷公炮炙论》载:“凡使(荜茇),先去梃用头,醋浸一宿,焙干,以刀刮去皮、粟子,令净方用,免伤人肺,令人上气。”

【性味】 辛,热。

【归经】 归胃、大肠经。

【功能主治】 温中散寒,下气止痛。用于脘腹冷痛,呕吐,泄泻,寒凝气滞,胸痹心痛,头痛,牙痛。

【用法用量】 1~3g。外用适量,研末塞龋齿孔中。

【贮藏】 包装后放阴凉干燥处,注意防止霉变或虫蛀。

【化学及营养成分】

1. 生物碱类 如胡椒碱、荜茇壬二烯哌啶、荜茇十一碳三烯哌啶、荜茇明宁碱、二氢荜茇明宁碱、胡椒酰胺、几内亚胡椒酰胺等。

2. 脂肪酸及其衍生物 如棕榈酸、四氢胡椒酸、N-异丁基癸二烯-反2-反4-酰胺等。

3. 其他 如十一碳-1-烯-3,4-甲撑二氧苯、芝麻素、双异桉脂素、长柄胡椒碱等。

【质量评价】

1. 性状鉴别 果穗为圆柱形,稍弯曲,由多数小浆果集合而成,长1.5~3.5cm,直径0.3~0.5cm。表面呈黑褐色或棕色,有斜向排列整齐的小凸起,基部有果穗梗残余或脱落痕;质硬而脆,易折断,断面不整齐,颗粒状。小浆果球形,直径约1mm。有特异香气,味辛辣。以肥大、饱满、坚实、色黑褐、气味浓者为佳。

2. 显微鉴别 果穗横切面:果穗轴正中为薄壁组织,有一轮外韧维管束,中央有的有空隙。每个浆果呈纵切面观,其顶端有的可见微凸起的柱头薄壁细胞,外果皮为1列多角形表皮细胞,浅黄色,偶见小腺毛,表皮下有2~4列厚角组织。中果皮外侧有石细胞及油细胞散在。此外,另有油细胞层,靠近内果皮处有细小维管束分布。内果皮为1列方形或径向延长的薄壁细胞。种皮为2~3列棕褐色扁平细胞。外胚乳薄壁细胞充满淀粉粒;内胚乳细胞及胚仅见于种子上端。各浆果间的中果皮薄壁组织界线不易区分。有的部位可见两浆果间存在的苞片，为径向延长的薄壁细胞组成，亦有油细胞及维管束分布。粉末呈灰褐色。石细胞类圆形、长卵形或多角形，直径 25μm，长至 170μm，壁较厚，有的层纹明显。油细胞类圆形，直径 25~60μm。内果皮细胞长多角形，垂周壁不规则疣状增厚，有的似连珠状。种皮碎片深棕色，表面现长条形或类方形，直径 12~40μm，壁厚 3~9μm。淀粉粒细小，常聚成团块。

3. 理化鉴别 取本品粉末 0.8g，加无水乙醇 5mL，超声处理 30 分钟，滤过，取滤液作为供试品溶液。另取胡椒碱对照品，置棕色量瓶中，加无水乙醇制成每 1mL 含 4μg 的溶液，作为对照品溶液。照薄层色谱法试验，吸取上述两种溶液各 2μL，分别点于同一硅胶 G 薄层板上，以甲苯-乙酸乙酯-丙酮（7∶2∶1）为展开剂，展开，取出，晾干，置紫外光灯（365nm）下检视。供试品色谱中，在与对照品色谱相应的位置上，显相同的蓝色荧光斑点；喷以 10% 硫酸乙醇溶液，加热至斑点显色清晰，在与对照品色谱相应的位置上，显相同的褐黄色斑点。

【含量测定】 **胡椒碱** 以十八烷基硅烷键合硅胶为填充剂；以甲醇-水（77∶23）为流动相；检测波长 343nm。理论板数按胡椒碱峰计算应不低于 1500。取胡椒碱对照品适量，精密称定，置棕色量瓶中，加无水乙醇制成每 1mL 含 20mg 的溶液，即得。取本品中粉约 0.1g，精密称定，置 50mL 棕色量瓶中，加无水乙醇 40mL，超声处理（功率 250W，频率 20kHz）30 分钟，放冷，加无水乙醇至刻度，摇匀，滤过，精密量取续滤液 10mL，置 25mL 棕色量瓶中，加无水乙醇至刻度，摇匀，滤过，取续滤液，即得。分别精密吸取对照品溶液与供试品溶液各 10μL，注入液相色谱仪，测定，即得。本品按干燥品计算，含胡椒碱（$C_{17}H_{19}NO_3$）不得少于 2.5%。

【检查】 杂质不得过 3%。水分不得过 11.0%。总灰分不得过 5.0%。

【药理作用】

1. 抗菌 荜茇挥发油抗真菌活性的构效关系可能与其结构中含有四碳的碳链有关；荜茇的甲醇提取物在 300mg/kg 剂量下作用于 15 个临床重要菌株，均具有明显的抗菌、抗炎活性，且抗炎活性强于抗菌活性。

2. 对中枢神经系统的作用 大鼠腹腔注射胡椒碱，有明显的抗戊四氮致惊厥作用，使惊厥率显著降低，对电惊厥和听源性发作亦有明显对抗作用；其抗惊厥作用强度与苯妥英钠、三甲双酮类似。小鼠注射胡椒碱，5 分钟后即闭目、低头、伏卧、很少活动，30 分钟的活动次数从 244 次降为 95 次。胡椒碱与硫喷妥钠有协同作用。

3. 抗肿瘤 荜茇乙醇提取物隔日给药会显著抑制仓鼠分化性鳞状癌细胞的增殖，发挥抗癌作用。

4. 调节脂代谢 从荜茇乙醇提取物中分离得到的荜茇明宁碱、胡椒碱等具有抗高血脂活性；荜茇中的几内亚胡椒酰胺可抑制胆固醇酰基转移酶的活性，从而调节胆固醇代谢。

5. 调理脾胃 荜茇具有健脾胃、促进消化的作用，可用于治疗脾胃虚弱、食欲不振、腹胀、腹泻等消化系统问题。其常被用于配伍其他草药，如半夏、陈皮等，以增强药效。

6. 其他 此外，荜茇甲醇提取物具有抗氧化活性及清除自由基能力；荜茇乙醇提取物可以通过降低羟脯氨酸及血清酶水平，抑制胶原沉积，抵抗四氯化碳引起的肝纤维化，起到治疗慢性肝损伤的作用。

【食疗应用】

荜茇现多被用作调味品，有矫味、增香的作用，不仅与八角茴香、小茴香、肉桂、丁香、孜然、高良姜、咖喱、芝麻等做成复合性调料，成为卤味香料之一，还可长时间腌制，可作为火锅原料的配方之一，常用于粤菜卤水和重庆火锅底料的配方中。此外，荜茇还可用于烧、烤、烩、煮等烹饪方式，在福建、云南、广西、广东、海南等地用之稍多。

1. 荜茇炖头蹄　荜茇 6g，羊头 1 个，羊蹄 4 个，干姜、葱白各 30g，胡椒粉 10g，盐 5g，豆豉 15g。将荜茇洗净；将羊头、羊蹄洗净；将干姜洗净，切薄片；将葱白洗净，切段。将荜茇、羊头、羊蹄、干姜、葱白、胡椒粉同放炖锅内，加水适量，置武火上烧沸，再用文火煮 45 分钟，加入盐、豆豉即成。每日 2 次，佐餐食用。本品能够温脾胃，补虚劳，用于腹胀、腹痛患者。

2. 荜茇粥　荜茇 30g，胡椒 30g，桂 15g。将上述材料打成细末，加三大碗水，加豆豉适量，一同煎煮，煮熟后弃去药渣，加米适量作粥，空服食之。本品辅助治疗脾胃虚弱、心腹冷气病痛，烦闷不能食。

3. 荜茇烧黄鱼　将黄鱼宰杀洗净。把荜茇、砂仁、陈皮、胡椒装入鱼腹，并放入葱、盐、酱油各适量。锅中放油烧热，下鱼煎熟，加水适量，炖熟即可。本品益气补中。

4. 荜茇炒蛋　将 2 个鸡蛋打入碗中，搅散；将荜茇研磨成粉末，将 0.5g 荜茇末及少许盐加入蛋液中搅拌均匀；起锅热油后倒入鸡蛋液，煎熟即可食用。鸡蛋性平，味甘，归脾、胃、肺经，《本草纲目》中记载鸡蛋："精不足者，补之以气，故卵白能清气，治伏热、目赤、咽痛诸疾。形不足者，补之以味，故卵黄能补血，治下痢、胎产诸疾。"荜茇炒蛋可用于治疗虚寒胃痛，也可用于治疗伤寒病后余邪未清所致形寒肢冷、不欲饮食等症。妇人生产或流产后服用荜茇炒蛋能补血，有助于恢复。

5. 荜茇猪肚汤　将新鲜猪肚用盐、面粉反复搓洗干净去秽味，冷水下锅，加入料酒及姜片煮开后，再次冲洗干净；将煮好的猪肚切成薄片，重新煮一锅开水，加入猪肚片、生姜片炖煮至软烂；出锅前加入适量的荜茇末、食盐、鸡精、葱花调味即可。猪肚性微温，味甘，无毒，可补虚损，健脾胃，治虚劳羸弱、泄泻、下痢、消渴、小便频数、小儿疳积。《日华子本草》中载猪肚："补虚损，杀劳虫，止痢。""酿黄糯米蒸捣为丸，甚治劳气，并小儿疳蛔黄瘦病。"荜茇猪肚汤可用于小儿疳积食补，改善小儿食欲及消化功能，亦可用于寒证之久泻久痢者，还可用于消渴病中焦虚寒、胃肠功能紊乱者，荜茇与猪肚皆属温热品，同食温补效果好。

6. 荜茇炒田鸡　将新鲜田鸡去皮，宰杀洗净，切成小块，用少许盐及生粉腌制 10 分钟；热锅倒油，将生姜片、大蒜粒下锅爆香后加入田鸡块，炒香后加入适量清水大火烧开后转中小火煮透 20 分钟；田鸡块煮至软烂后，加入荜茇末、食盐、酱油、糖调味，喜食辣者可加入少许辣椒，大火收汁后起锅装盘食用。田鸡性凉，味甘，归膀胱、肾、胃经，《本草从新》中描述田鸡："一名蛙，解热毒、利水，甘，寒，解劳热热毒，利水消肿，馔食调疳瘦，补虚损，尤宜产妇，捣汁服，治虾蟆瘟病。"肾病水肿患者服用荜茇炒田鸡可利水消肿，产妇服之有助于产后康复。

【应用注意事项】　实热郁火、阴虚火旺者均忌服。《本草衍义》载："多服走泄真气，令人肠虚下重。"《本草纲目》载："辛热耗散，能动脾肺之火，多用令人目昏，食料尤不宜之。"

【临床应用】

1. 治脾虚呕逆，心腹痛，面色青黑，腰胯冷疼 荜茇、木香、附子(炮裂，去皮、脐)、胡椒、桂枝(去粗皮)、干姜(炮)、诃黎勒皮(焙)各半两，厚朴(去粗皮，生姜汁炙)一两半。上捣罗为末，炼蜜和丸，如梧桐子大，每日空心粥饮下十五丸。(摘录自《圣济总录》荜茇丸)

2. 治妇人血气不和，疼痛不止，及下血无时，月水不调 真蒲黄(炒)、荜茇(盐炒)各等分。上为末，炼蜜和丸，如梧桐子大，每服三十丸，空心温酒吞下，如不能饮，米饮下。(摘录自《普济方》土神丸)

3. 治伤寒积冷，脏腑虚弱，心腹疼痛，胁肋胀痛，泄泻肠鸣，自利自汗，米谷不化 高良姜、干姜(炮)各六斤，肉桂(去粗皮)、荜茇各四斤。上为细末水煮面糊为丸，梧桐子大，每服二十丸，米饮汤下，食前服。(摘录自《太平惠民和剂局方》大已寒丸)

4. 治飧泄气痢，腹胀满，不下食 荜茇半两，肉豆蔻(去壳，半生半煨)一两，干姜(炮)半两，诃黎勒(半生半炮，去核)一两，白术三分，甘草(半生半炙，锉)半两，木香(半生半炒)一两。上七味，捣罗为散。每服二钱匕，空心米饮调下，日晚再服。(摘录自《圣济总录》荜茇散)

5. 治瘴气成块，在腹不散 荜茇一两，大黄一两。并生为末，入麝香少许，炼蜜丸梧子大。每冷酒服三十丸。(摘录自《永类钤方》)

【不良反应】 暂未发现不良反应。

参考文献

[1] Mahajan A, Saxena D B. Antifungal activity of some dihydrocarveol derivatives [J]. Phytochemical Pesticides, 2005, 17(2): 6-8.

[2] Vaghasiva Y, Nair R, Chanda S. Investigation of some Piper species for antibacterial and anti-inflammatory property [J]. International Journal of Pharmacology, 2007, 3(5): 400-405.

[3] 毕赢，吴霞，陈筱清. 荜茇化学成分及药理活性研究进展[J]. 中国药学杂志，2011, 46(22): 1697-1700.

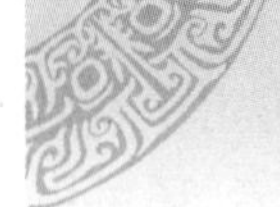

第二节　平性药

一、山药

【来源】 本品为薯蓣科植物薯蓣 *Dioscorea opposita* Thunb. 的干燥根茎。冬季茎叶枯萎后采挖，切去根头，洗净，除去外皮及须根，干燥，习称“毛山药”；也有选择肥大顺直的干燥山药，置清水中，浸至无干心，闷透，切齐两端，用木板搓成圆柱状，晒干，打光，习称“光山药”。

【炮制加工】

1. 山药 除去杂质，分开大小个，泡润至透，切厚片，干燥。

2. 麸炒山药 取净山药片，照麸炒法炒至黄色。

【性味】 甘，平。

【归经】 归脾、肺、肾经。

【功能主治】 补脾养胃，生津益肺，补肾涩精。用于脾虚食少，久泻不止，肺虚喘咳，肾虚遗精，带下，尿频，虚热消渴。麸炒山药补脾健胃。用于脾虚食少，泄泻便溏，白带过多。

【用法用量】 内服：煎汤，15~30g，大剂量60~250g；或入丸、散。外用：适量，捣敷。补阴，宜生用；健脾止泻，宜炒黄用。

【贮藏】 置通风干燥处，防蛀。

【化学及营养成分】

1. 皂苷类　主要包括纤细薯蓣皂苷、延龄草皂苷、薯蓣皂苷等。

2. 多糖类　山药水提取液中含有大量的多糖，如山药多糖RDPS-I、α-异构体吡喃己糖环等。

3. 氨基酸类　山药中含有18种氨基酸成分，8种是人体必需氨基酸。

4. 脂肪酸类　山药中含有18种饱和脂肪酸，软脂酸为最主要成分；含有9种不饱和脂肪酸，主要为亚油酸、亚麻酸和油酸。

5. 矿物元素　如锌、铁、锰、铜、硒等。

6. 其他　3,4-二羟基苯乙胺、多酚氧化酶、黄酮、蛋白质、甾醇类化合物及盐酸多巴胺。

【质量评价】

1. 性状鉴别　①毛山药：略呈圆柱形，稍扁而弯曲，长15~30cm，直径1.5~6cm。表面黄白色或浅棕黄色，有明显纵皱及栓皮未除尽的痕迹，并可见少数须根痕，两头不整齐。质坚实，不易折断，断面白色，颗粒状，粉性，散有浅棕黄色点状物。无臭，味甘，微酸，嚼之发黏。②光山药：呈圆柱形，两端齐平，长7~16cm，直径1.5~3cm，粗细均匀，挺直。表面光滑，洁白，粉性足。以条粗、质坚实、粉性足、色洁白者为佳。

2. 显微鉴别　块茎横切面观显示基本组织中黏液细胞类圆形，直径34~85μm，长85~115μm，内含草酸钙针晶束，长约52μm。维管束散在，外韧型，四周有一列薄壁性维管束鞘；后生木质部导管直径约50μm。树脂道分布在薄壁细胞间，内充满黄褐色树脂物。本品薄壁细胞含众多淀粉粒。粉末呈白色或淡黄色。淀粉粒多单粒，类圆形、长圆形或卵形，直径6~17μm，长17~31μm，脐点呈点状、飞鸟状，位于较小端，大粒层纹明显。草酸钙针晶束存在于黏液细胞中，针晶长80~240μm。导管为具缘纹孔及网纹导管，也有螺纹及环纹导管，直径12~48μm。筛管分子复筛板上的筛域极为明显，排成网状。纤维少数，细长，直径约14μm，壁甚厚，木化。

3. 理化鉴别　取本品粉末5g，加二氯甲烷30mL，加热回流2小时，滤过，滤液蒸干，残渣加二氯甲烷1mL使溶解，作为供试品溶液。另取山药对照药材5g，同法制成对照药材溶液。照薄层色谱法试验，吸取上述两种溶液各4μL，分别点于同一硅胶G薄层板上，以乙酸乙酯-甲醇-浓氨试液（9∶1∶0.5）为展开剂，展开，取出，晾干，喷以10%磷钼酸乙醇溶液，在105℃加热至斑点显色清晰。供试品色谱中，在与对照药材色谱相应的位置上，显相同颜色的斑点。

【含量测定】 **伪原薯蓣皂苷**　以十八烷基硅烷键合硅胶为填充剂；以乙腈为流动相A，

以水为流动相B,进行梯度洗脱;检测波长为203nm;柱温40℃。理论板数按伪原薯蓣皂苷峰计算应不低于15000。取伪原薯蓣皂苷对照品适量,精密称定,加75%乙醇制成每1mL含0.1mg的溶液,即得对照品溶液。取本品粉末(过四号筛)约2g,精密称定,置具塞锥形瓶中,精密加入75%乙醇50mL,称定重量,密塞,放置过夜,超声处理(功率250W,频率40kHz)30分钟,放冷,再称定重量,用75%乙醇补足减失的重量,摇匀,滤过,精密量取续滤液25mL,蒸干,残渣加甲醇适量超声处理使溶解,转移至5mL量瓶中,加甲醇至刻度,摇匀,滤过,取续滤液,即得供试品溶液。分别精密吸取对照品溶液与供试品溶液各10~20μL,注入液相色谱仪,测定,即得伪原薯蓣皂苷含量。本品按干燥品计算,含伪原薯蓣皂苷($C_{51}H_{82}O_{21}$)不得少于0.050%。

【浸出物】 照水溶性浸出物测定法项下的冷浸法测定,浸出物不得少于7.0%。

【药理作用】

1. 降血糖 山药水提多糖对四氧嘧啶引起的糖尿病具有预防和治疗作用,并可对抗肾上腺素和外源性葡萄糖引起的血糖升高。

2. 降血脂 山药多糖可以显著降低糖尿病模型鼠的血糖水平,增加葡萄糖的耐受性,也可以降低高脂血症模型大鼠的总胆固醇、甘油三酯及低密度脂蛋白的含量。

3. 抗氧化 有研究发现,山药多糖与黄酮类成分具有不同程度的抗氧化作用,能够清除自由基,同时减少红细胞的溶血。

4. 调节脾胃 山药对正常大鼠的胃排空及血清淀粉酶的分泌有抑制作用,可增强小肠的吸收功能。

5. 促进肠蠕动 山药水煎液具有促进小肠蠕动及肠道内容物排空的作用。生山药、清炒山药、土炒山药、麸炒山药4种山药对恢复肠道节律性活动的作用有差别,以生品、清炒、土炒略好。

6. 保肝 山药水提物能明显改善四氯化碳所致的急性肝损伤小鼠的肝功能状况,其作用可能与抗氧化和增强机体清除自由基的能力有关。

7. 调节免疫 山药可刺激或调节免疫系统,增加白细胞数量和增强其吞噬作用;山药多糖对环磷酰胺引起的细胞免疫抑制,有不同程度的抑制作用;还能使T细胞数量增加,提高淋巴细胞功能。

8. 抗肿瘤 山药多糖被认为是山药发挥抗肿瘤作用的主要活性成分,具有免疫调节和增强白细胞吞噬作用,对肿瘤治疗具有潜在作用。

9. 其他 山药水溶性多糖能直接清除自由基,还能降低自由基对细胞膜的脂质过氧化作用。山药水煎液还有延缓衰老的作用。

【食疗应用】

1. 山药粥 山药60g,粳米(或糯米)100~150g。将上述食材同煮粥,用食盐调味食用。本品有健脾益胃、补肾固精、止泄泻、长肌肉、治消渴的作用,适用于食欲不振、大便滑泄、慢性久痢、虚劳咳喘、阴虚劳热、慢性肾炎、男子遗精、女性白带、小儿消化不良、老年糖尿病等。

2. 山药蛋黄粥 山药粉200g与鸡蛋黄3个调匀,加适量水,煮成糊状食用。本品有健脾止泻的作用,适用于大肠滑泄不固、泄泻日久等。

3. 参苓山药汤圆 人参、茯苓、山药各10g。将上述材料蒸熟,共捣成泥状,与豆沙泥30g,白糖、熟猪油适量,制成汤圆馅,用揉好的糯米粉包成汤圆,下开水锅中煮熟,即可食用。本品有补脾健胃、益气补肾的作用,适用于消化不良、气短懒言、腰膝酸软等症。健康人食用本品更能使精力旺盛、步履轻盈。

4. 山药茯苓包子 山药粉、茯苓粉100g。上述材料加适量水调成糊状,蒸半小时,再加入白糖300g,面粉200g及猪油、青丝(海带丝)、红丝(胡萝卜丝)少许,制成包子馅,用经食用碱发酵的软面包成包子,蒸熟即可食用。本品有益脾气、补气、涩精的作用,连续食用,可治脾胃不健、身体虚弱、食欲不振、消渴、尿频、遗精、遗尿等。健康人食用本品更能增强精力,旺盛食欲,增强体质,祛病延年。

5. 一品山药 鲜山药500g,蒸熟去皮,加面粉150g,揉成面团,压成圆饼状,上面摆适量核桃仁和什锦果料,蒸20分钟,最后在圆饼上浇上一层由蜂蜜(1汤匙)、白糖(100g)和猪油、芡粉(少许)加热混合而成的糖蜜汁,即可食用。本品形色美观,味香爽口,并有滋肾养阴的功效,适用于肾虚体弱、消渴、尿频、遗精等。

6. 淫羊藿山药面 鲜山药400g,蒸熟去皮,捣成泥状;淫羊藿15~20g,水煎去渣,取药汁与龙眼肉100g加水同煮,煮好后加入适量酒和酱油调味,与山药泥搅拌调匀,将汤煮成米汤状,分别装入5个大碗内作面汤用。将煮熟的面条放入汤内调和食用。淫羊藿有健脑之效,加之龙眼肉为增智、益脑、养神之物,配以山药,故有健脑强身、增强记忆力之作用。

7. 山药羊肉粥 鲜山药200g,羊肉、粳米各150g。先将山药去皮,切成小块,羊肉去筋膜,切块,备用。将粳米下锅,加水煮,待煮至米开花时,先下羊肉,煮沸10余分钟后,再下山药,煮至汤稠、肉香即可;或加调料食之。此粥有益气温阳、滋阴养血、健脾补肾、固元抗衰的功效,可作为脾肾两虚者的食疗补方,尤适宜于小儿、老年体虚气弱者。

8. 山药黄瓜粥 山药60g,黄瓜150g,糯米50g。先将山药加工成细粉;将黄瓜洗净,榨汁;糯米加水煮粥,粥将成时,加入山药粉、黄瓜汁,搅拌煮沸后,即可食用。本品具有滋润皮肤的作用,可用于美容健身。

9. 珠玉二宝粥 生山药、生薏苡仁各60g,柿霜饼24g。先将山药、薏苡仁捣成粗渣,煮至烂熟,再将柿霜饼切碎,调入溶化,随意食之。此粥健脾养肺,主治肺脾阴虚、饮食懒进、虚劳咳嗽,并治一切阴虚之证。

【应用注意事项】 湿盛中满或有实邪积滞者慎服。《本草经集注》载:“恶甘遂。”《随息居饮食谱》载:“肿胀、气滞诸病均忌。”

【临床应用】

1. 治脾胃虚弱,不思进饮食 山芋、白术各一两,人参三分。上三味,捣罗为细末,煮白面糊为丸,如小豆大,每服三十丸,空心食前温米饮下。(摘录自《圣济总录》山芋丸)

2. 治心腹虚膨,手足厥冷,或饮过苦涩凉剂,晨朝未食先呕,或闻食即吐,不思饮食 山药一味,锉如小豆大,一半炒热,一半生用,为末,米饮调下。(摘录自《普济方》)

3. 补下焦虚冷,小便频数,瘦损无力 薯蓣于沙盆内研细,入铫中,以酒一大匙,熬令香,旋添酒一盏,搅令匀,空心饮之,每旦一服。(摘录自《太平圣惠方》)

4. 治诸风眩晕,益精髓,壮脾胃 薯蓣粉同曲米酿酒;或同山茱萸、五味子、人参诸药浸酒煮饮。(摘录自《本草纲目》山药酒)

5. 治小便多,滑数不禁 白茯苓(去黑皮),干山药(去皮,白矾水内湛过,慢火焙干用之)。上二味,各等分,为细末,稀米饮调服。(摘录自《儒门事亲》)

6. 治妇人赤白带下 生山药一两,生龙骨六钱,生牡蛎六钱,海螵蛸四钱,茜草三钱,水煎服。(摘录自《医学衷中参西录》清带汤)

7. 治真阴不足证,腰酸腿软,头晕眼花,耳聋失眠,遗精滑泄,自汗盗汗,口燥舌干,舌红少苔,脉细 大怀熟地八两,山药(炒)四两,枸杞四两,山萸肉四两,川牛膝(酒洗,蒸熟)三两(精滑者,不用),菟丝子(制)四两,鹿胶(敲碎,炒珠)四两,龟胶(切碎,炒珠)四两(无火者,不必用)。上先将熟地蒸烂,杵膏,加炼蜜丸,桐子大。每食前用滚汤或淡盐汤送下百余丸。亦可水煎服,用量按原方比例酌减。(摘录自《景岳全书》左归丸)

8. 治肾阴虚证,腰膝酸软,头晕目眩,耳鸣耳聋,盗汗,遗精,消渴,骨蒸潮热,手足心热,舌燥咽痛,牙齿动摇,足跟作痛,以及小儿囟门不合,舌红少苔,脉沉细数 熟地黄八钱,山萸肉、干山药各四钱,泽泻、牡丹皮、茯苓(去皮)各三钱。上为末,炼蜜为丸,如梧子大。空心,温水化下三丸。(摘录自《小儿药证直诀》六味地黄丸)

9. 治乳癖结块及诸痛日久,坚硬不溃 鲜山药捣烂,和芎藭末、白糖霜,涂患处。涂上奇痒不可忍,忍之良久渐止。(摘录自《本经逢原》)

10. 治小便多,滑数不禁 白茯苓(去黑皮),干山药(去皮,白矾水内湛过,慢火焙干用之)。上二味,各等份,为细末,稀米饮调服。(摘录自《儒门事亲》)

【不良反应】 有食用山药后发生变态反应的报道,表现为面部瘙痒,局部红斑、红肿,颈及躯干有少许充血性斑块及丘疹。《雷公炮制药性解》载:"单服多食,亦能滞气。"

参考文献

[1] Li Q, Li WZ, Gao QY, et al. Hypoglycemic effect of Chinese yam (*Dioscorea opposita* rhizoma) polysaccharide in different structure and molecular weight [J]. Journal of Food Science, 2017, 82(10): 2487-2494.

[2] Yu L, Zhang J, Jiao J, et al. Effect of nano yam polysaccharide on the blood glucose and blood lipid in rats [J]. Pakistan Journal of Pharmaceutical Sciences, 2020, 33(1): 481-487.

[3] 王丽霞,刘安军,舒媛,等.山药蛋白多糖体外抗氧化作用的研究[J].现代生物医学进展,2008,8(2):242-245.

[4] 姜红波.山药的药理活性研究及产品开发现状[J].化学与生物工程,2011,28(4):9-12.

[5] 刘伟萍,金国平,陈培波,等.山药水提物对四氯化碳所致小鼠急性肝损伤的改善作用[J].郑州大学学报,2008,43(5):885-888.

[6] 范晓阳,侯彦婕,贾世艳,等.山药化学成分及皂苷类成分药理作用的研究进展[J].中医药信息,2021,38(9):79-84.

[7] 徐增莱,汪琼,赵猛,等.淮山药多糖的免疫调节作用研究[J].时珍国医国药,2007,18(5):1040-1041.

[8] 赵国华,李志孝,陈宗道.山药多糖 RDPS-1 组分的纯化及理化性质的研究[J].食品与发酵工业,2002,28(9):1-4.

二、乌梢蛇

【来源】 本品为游蛇科动物乌梢蛇 *Zaocys dhumnades*（Cantor）的干燥体。多于夏、秋二季捕捉，剖开蛇腹或先剥去蛇皮留头、尾，除去内脏，盘成圆盘状，干燥。

【炮制加工】

1. 乌梢蛇肉　去头及鳞片后，用黄酒闷透，除去皮、骨，干燥。

2. 酒（炙）乌梢蛇　取净乌梢蛇段，照酒炙法炒干。每 100kg 乌梢蛇用黄酒 20kg。

【性味】 甘，平。

【归经】 归肝经。

【功能主治】 祛风，通络，止痉。用于风湿顽痹，麻木拘挛，中风口眼㖞斜，半身不遂，抽搐痉挛，破伤风，麻风，疥癣。

【用法用量】 9~12g。

【贮藏】 置于干燥处，防霉，防蛀。

【化学及营养成分】

1. 氨基酸类　乌梢蛇含有赖氨酸、亮氨酸、天冬氨酸、谷氨酸、甘氨酸、丙氨酸、苏氨酸、丝氨酸、胱氨酸、缬氨酸、甲硫氨酸、异亮氨酸、络氨酸、苯丙氨酸、组氨酸、精氨酸、脯氨酸 17 种氨基酸。

2. 矿物元素　如钙、铜、铁、钾、镁、锰、铝、钠、镍、磷及锌等。

3. 其他　蛋白质、脂肪、果糖-1,6-二磷酸酯酶、蛇肌醛缩酶及胶原蛋白。

【质量评价】

1. 性状鉴别　干燥品多卷成圆盘状，盘径约 16cm。头扁圆形，盘于中央，口内有多数刺状小牙。尾部渐细，尾端插入外缘的腹腔内，脊部高耸呈屋脊状，俗称剑脊。通体呈乌黑色，表面可见菱形细鳞，腹部剖开，边缘内卷，内表面呈黄白色或熏成灰黑色；可见到排列整齐的肋骨。质坚韧，气腥，味淡。以身干、皮黑褐色、肉黄白色、脊背有棱、质坚实者为佳。

2. 显微鉴别　粉末呈黄色或淡棕色。角质鳞片具折光性，表面隐约可见细粒状物，并具纵向条纹，平直或微弯曲，有的表面具极细密的平行纹理。表皮表面可见棕色或棕黑色色素颗粒，连成网状、分枝状或聚集成团。横纹肌纤维侧面观多呈条块状，较挺直，边缘平整，横纹细密，平直或微波状，有的不清晰。骨碎片呈不规则碎块，骨陷窝为长梭形，大多同方向排列，骨小管密而稍粗。

3. 理化鉴别　取供试品粉末 3g，加乙醚 15mL，水浴回流提取 2 小时，提取液浓缩至干，再加甲醇 10mL 溶解，过滤后定容至 10mL，吸取 1mL，置 2mL 量瓶中加甲醇定容，作为供试品溶液。取乌梢蛇对照药材，加入 25mL 乙醚，同法制成对照药材溶液。分别吸取供试品和对照药材溶液各 10μL，分别点于硅胶 G 薄层板上，分别以丙酮-70% 乙醇-25% 氨水（20∶15.5∶6.5）和丁醇-乙醇-氨水（4∶1∶0.5）为展开剂，展开后取出晾干，直接置紫外线灯下（254nm）检视，可看到供试品和对照品在相同的位置上显 4 个清晰、分离效果良好的斑点，其中 2 个斑点呈现强烈荧光。

【含量测定】**粗蛋白含量分析** 分别取蛇肉适量，加5倍量的水，匀浆器粉碎，提取、离心，残渣再加5倍量水碾匀提取，离心合并上清液，加3倍量丙酮，混匀，过滤，沉淀用丙酮洗3次，真空干燥得粗蛋白，称量。

【浸出物】照醇溶性浸出物测定法项下的热浸法测定，本品含醇溶液浸出物不得少于12.0%。

【药理作用】

1. 抗炎，镇痛 腹腔注射乌梢蛇水煎液及醇提取液，对大鼠琼脂性足肿和二甲苯致鼠耳肿胀均有显著的抑制作用。腹腔注射乌梢蛇水煎液及醇提取液，均有显著镇痛作用。

2. 抗惊厥 乌梢蛇水煎液及醇提取液能抑制小鼠电惊厥的发生，醇提取液尚能对抗小鼠戊四氮惊厥的发生。

3. 改善关节炎症 乌梢蛇水解液能降低大鼠胶原性关节炎的发病率，改善关节炎症状。

4. 解五步蛇毒 给予中五步蛇毒的小鼠乌梢蛇血清，可使凝血时间转为正常，说明乌梢蛇血清可对抗五步蛇毒。

【食疗应用】

1. 乌蛇酒 乌梢蛇适量，白酒适量。将乌梢蛇浸于白酒中，以能淹过蛇体为度，浸泡10~15日。每日服10mL，每日2次。本方可活血、通络、祛风、解毒，既可用来治疗风湿痹痛，又可防治麻风病。

2. 三蛇酒 乌梢蛇、眼镜蛇、蝮蛇各等份，白酒适量。将三蛇浸泡于白酒中，浸泡10~15日。每次服25~50mL，每日2次。本方具有祛风湿、通经络的作用，可用于风湿痹痛或类风湿关节炎、类风湿脊柱炎等。

3. 乌蛇汤 乌梢蛇1条，切片煮汤，加猪油、盐、姜少许调味，饮汤吃肉。本品有祛风除湿和解毒的作用，对于荨麻疹、湿疹脓疮也有一定的预防或治疗效果。

【应用注意事项】血虚生风者慎用。

【临床应用】

1. 治风痹，手足缓弱，不能伸举 乌蛇三两（酒浸，炙微黄，去皮骨），天南星一两（炮裂），干蝎一两（微炒），白附子一两（炮裂），羌活一两，白僵蚕一两（微炒），麻黄二两，防风三分，桂心一两。上为末，炼蜜和捣二三百杵，丸如梧桐子大。每服不计时候，以热豆淋酒下十丸。（摘录自《太平圣惠方》乌蛇丸）

2. 治小儿惊厥，病急慢惊风 乌蛇三寸（炙，去皮、骨），鼠粪（新者）五十粒，皂角一锭（不蚛者）。上用新瓦上煅存性，入麝香少许，为末。金银汤调服少许。（摘录自《卫生家宝》乌蛇散）

3. 治一切干湿癣 乌蛇一两(酒浸，去皮、骨，炙)，干荷叶半两，枳壳三分(麸炒)。上为散，每服一钱匕，空心蜜酒服下，日晚再服。（摘录自《圣济总录》三味乌蛇散）

4. 治面神经麻痹 乌梢蛇、制白附子、香白芷、三棱、莪术、僵蚕、炮穿山甲片（现用替代品）各10g，石见穿、板蓝根、生黄芪各30g，蜈蚣末、全蝎末各3g(均分冲)。水煎服，日服2次。

5. 治疥疮 乌梢蛇15g，桃仁、红花、赤芍、当归、川芎、生地黄各10g，蒲公英30g，僵蚕10g，薏苡仁40g。水煎服。热甚加金银花、黄芩；湿重加苍术、茯苓；痒甚加蝉蜕、地肤子、白鲜皮。

【不良反应】 暂未发现不良反应。

参考文献

[1] 郑艳青,王艳敏.乌梢蛇的化学成分及分析方法研究进展[J].中国药业,2006,15(21):59.
[2] 刘冲,刘荫贞,乐智勇,等.乌梢蛇本草考证及研究概况[J].亚太传统医药,2016,12(24):82-84.
[3] 戴莉香,周小江,李雪松,等.乌梢蛇的化学成分研究[J].西北药学杂志,2011,26(3):162-163.
[4] 沈杰,鲍建芳,张之澄,等.乌梢蛇水解液对大鼠胶原性关节炎的防治作用.上海免疫杂志,2002,22(4):257-259.

三、乌梅

【来源】 本品为蔷薇科植物梅 *Prunus mume*(Sieb.)Sieb.et Zucc. 的干燥近成熟果实。夏季果实近成熟时采收,低温烘干后闷至色变黑。

【炮制加工】

1. 乌梅肉 取净乌梅,水润使软或蒸软,去核。

2. 乌梅炭 取净乌梅,照炒炭法炒至皮肉鼓起。

【性味】 酸、涩,平。

【归经】 归肝、脾、肺、大肠经。

【功能主治】 敛肺,涩肠,生津,安蛔。用于肺虚久咳,久泻久痢,虚热消渴,蛔厥呕吐腹痛。

【用法用量】 6~12g。

【贮藏】 贮存于干燥容器内,密闭,置阴凉干燥处。

【化学及营养成分】

1. 有机酸类 是乌梅的主要活性成分之一,多以脂肪族和芳香族有机酸呈现,如枸橼酸、苹果酸、酒石酸等。

2. 氨基酸类 如L-天冬氨酸、L-丝氨酸、L-丙氨酸等。

3. 甾醇类 如β-谷甾醇、菜油甾醇、5-燕麦甾醇和胆甾醇。

4. 黄酮类 如槲皮苷、牡荆素、芦丁、金丝桃苷等。

5. 挥发油类 主要有醛类、醇类、芳香类、酸类等化合物,如壬酸、苯甲醇、愈疮木酚、苯甲醇等。

6. 糖类 主要有鼠李糖、木糖、甘露糖、葡萄糖和半乳糖的中性多糖等。

7. 生物碱类 2,2,6,6-四甲基哌啶酮和叔丁基脲等。

8. 其他 苦杏仁苷、苦味酸、3-羟基-3-甲酯基戊二酸等化合物。

【质量评价】

1. 性状鉴定 核果类球形或扁球形,直径2~3cm。表面呈棕黑色至乌黑色,皱缩于放大镜下可见毛茸,基部有圆形果梗痕。果肉柔软或略硬,果核坚硬,呈椭圆形,棕黄色,表面有凹点,内含卵圆形、淡黄色种子1粒。有焦酸气,味极酸而涩。以个大、肉厚、柔润、味极酸者为佳。

2. 显微鉴别 果肉粉末呈棕黑色。非腺毛大多为单细胞,少数为2~5个细胞,平直或弯曲作镰刀状,呈浅黄棕色,长32~400μm,直径16~49μm,壁厚,非木化或微木化,表面有时可见螺纹交错的纹理,基部稍圆或平直,胞腔常含棕色物。中果皮薄壁细胞皱缩,有时含草酸钙簇晶,直径26~35μm。纤维单个或数个成束散列于薄壁组织中,呈长梭形,直径6~29μm,壁厚3~9μm,非木化或微木化。表皮细胞表面观类多角形,胞腔含黑棕色物,有时可见毛茸脱落后的疤痕。石细胞少见,呈长方形、类圆形或类多角形,直径20~36μm,胞腔含红棕色物。

3. 理化鉴别 取本品粗粉0.1g,加蒸馏水5mL,沸水浴中煮20分钟,滤过。滤液于水浴上蒸干,以乙醇1mL溶解供点样。柠檬酸和苹果酸醇溶液为对照品。分别点样于同一硅胶G薄层板上,以醋酸丁酯-甲酸-水(4∶2∶2)上层液展开,用0.1%溴甲酚绿醇溶液显色。供试品色谱中,在与对照品色谱的相应位置上,显相同的黄色斑点。

【含量测定】

1. 枸橼酸 以十八烷基硅烷键合硅胶为填充剂;以乙腈-0.5%磷酸二氢铵溶液(3∶97)(用磷酸调节pH值至3.0)为流动相;检测波长为210nm。理论板数按枸橼酸峰计算应不低于7000。取枸橼酸对照品适量,精密称定,加水制成每1mL含0.5mg的溶液,即得对照品溶液。取本品最粗粉约0.2g,精密称定,精密加入水50mL,称定重量,加热回流1小时,放冷,再称定重量,用水补足减失的重量,摇匀,离心,取上清液,即得供试品溶液。分别精密吸取对照品溶液10μL与供试品溶液5μL,注入液相色谱仪,测定,即得枸橼酸($C_6H_8O_7$)。本品按干燥品计算,含枸橼酸($C_6H_8O_7$)不得少于12.0%。

2. 柠檬酸 以十八烷基硅烷键合硅胶为填充剂;流动相:0.8%磷酸氢二铵($NH_4H_2PO_4$)水溶液;流速:0.6mL/min;检测波长:214nm;柱温:25℃;进样量:10μL。精密称取经五氧化二磷干燥至恒重的柠檬酸对照品0.6051g,置50mL量瓶中,从中精密吸取1mL置10mL量瓶中,加入流动相定容至刻度,摇匀,经0.45μm微孔滤膜过滤,即得浓度为1.210mg/mL的对照品溶液。分别取净乌梅、乌梅炭,适量粉碎成粗粉使全部通过二号筛,精密称取粉末各0.5g,分别置50mL具塞锥形瓶中,精密加入甲醇25mL后,称定重量,超声提取1小时,放冷,再称定重量,用甲醇补足减失重量,摇匀,过滤;精密量取续滤液2mL挥干甲醇后,用流动相定容至10mL量瓶中,摇匀,经0.45μm微孔滤膜滤过,即得柠檬酸供试品溶液。分别精密吸取对照品溶液10μL、供试品溶液10μL,注入高效液相色谱仪,即得。

【检查】 水分不得过16.0%。总灰分不得过5.0%。

【浸出物】 照水溶性浸出物测定法项下的热浸法测定,浸出物不得少于24.0%。

【药理作用】

1. 抗氧化 乌梅醇提物对2,2-联苯基-1-苦基肼基、2,2′-联氨基二苯酚和超氧阴离子自由基具有较高的清除能力。乌梅中的有机酸可以通过调控Nrf2/ARE信号通路,从而抑制活性氧(ROS)过量产生,发挥保护心肌细胞免受损伤的作用。

2. 抑菌 乌梅对金黄色葡萄球菌、革兰阳性菌、肺炎克雷伯菌、白念珠菌等均有抑制作用。

3. 抗炎　乌梅提取液可以通过抑制白细胞介素-4、白细胞介素-13 分泌及降低 PAR-2 蛋白表达，缓解肥大细胞脱颗粒模型的炎症症状。

4. 抗癌　乌梅提取物可以通过抑制 TPA 诱导结肠癌细胞 HT29 迁移，从而降低结肠癌 COX-2 mRNA 表达，减缓癌症病变的速度。

5. 抗惊厥及镇静催眠　乌梅水煎液可以增加小鼠戊巴比妥钠阈下剂量，延长小鼠的睡眠时间和尼可刹米引起的小鼠的惊厥发作潜伏期。

6. 镇咳　乌梅种仁、核壳、净乌梅对浓氨水引起的咳嗽小鼠均有明显的镇咳作用，且核壳和种仁的镇咳作用更强。

7. 抑制黑素　乌梅酸性成分提取物通过抑制酪氨酸酶活性，降低紫外线促黑色素生成，调控黑色素细胞的一氧化氮合酶表达，阻断一氧化氮黑色素信号传导，从而抑制黑素的合成。

8. 其他　抗病毒、抗纤维、抗变态反应及降血脂等。

【食疗应用】

1. 生姜乌梅饮　乌梅肉 10g，生姜 10g，红糖适量。上 3 味加水 300mL，煮沸 10 分钟即可。每服 100mL，日 2 次。本品能够和胃止呕，生津止渴，适用于天热口渴、津少欲饮。

2. 乌梅粥　乌梅 15~20g，冰糖适量，粳米 100g。先将乌梅煎取浓汁去渣，加入粳米煮粥，熟后加冰糖少许，即可食用。本品具有益气化积之功效，适用于气虚、口渴、不欲食。

3. 乌梅麦冬冰糖汤　乌梅 30g，麦冬 15g，冰糖适量。将乌梅、麦冬共入砂锅中，水煎 2 次，去渣合汁，加入冰糖稍炖即成。本品具有涩肠止痢、清热、养阴生津之功效，可用于湿热型细菌痢疾的调理。

4. 乌梅茵陈蜜　乌梅肉 250g，茵陈 100g，蜂蜜 1000g。将乌梅、茵陈共入砂锅中，水煎 2 次，去渣合汁 2 大碗，同蜂蜜共倒入大瓷盆中，加盖，上锅隔水蒸 2 小时，离火，冷却，装瓶备用。每次 1~2 匙，每日 2 次，饭后开水冲服，3 个月为 1 个疗程。本品具有消炎止痛、利胆解毒之功，常用可增强胆囊功能，促进胆汁分泌，适用于慢性胆囊炎患者的调理。

5. 乌梅萝卜汤　乌梅 3 枚，新鲜萝卜 250g，食盐少许。将萝卜洗净，切片备用。先煎乌梅，去渣取汁半碗，再同萝卜片入锅中，加水适量煮汤，入食盐调味即成。本品能消积滞、化痰、下气宽中，适用于饮食积滞引起的胸闷、烧心、腹胀、气逆等症。

【应用注意事项】　有实邪者忌服，胃酸过多者慎服。《药品化义》载："咳嗽初起，气实喘促，胸膈痞闷，恐酸以束邪气，戒之。"《得配本草》载："疟痢初起者禁用。"

【临床应用】

1. 治久咳肺虚证，久咳不已，咳甚则气喘自汗，痰少而黏，脉虚数　人参、款冬花、桑白皮、桔梗、五味子、阿胶、乌梅各一两，贝母半两，罂粟壳八两。上为末，每服三钱，白汤点服，咳住止后服。方中乌梅酸涩收敛肺气，加强敛肺止咳之效，为臣药。（摘录自《卫生宝鉴》九仙散）。

2. 治蛔厥证，腹痛时作，心烦呕吐，时发时止，手足厥冷，亦治久痢久泻　乌梅三百枚，细辛六两，干姜十两，黄连十六两，当归四两，附子六两（炮，去皮），蜀椒四两（出汗），桂枝六两（去皮），人参六两，黄柏六两。上十味，异捣筛，合治之，以苦酒渍乌梅一宿，去核，蒸之，五斗米下，饭熟，捣成泥，和药，令相得，内臼中，与蜜杵二千下，丸如梧桐子大。(摘录自《伤寒论》乌梅丸)。

3. 治虫积腹痛，不思饮食，食则吐蛔，或者烦躁，厥逆，且有面赤，口燥，舌红，脉数身热等 胡连一钱，炒川椒十粒，白雷丸三钱，乌梅肉两朵，生川柏八分，尖槟榔二枚(磨汁冲)。(摘录自《通俗伤寒论》连梅安蛔汤)

4. 治久咳不已 乌梅肉(微炒)、罂粟壳(去筋膜，蜜炒)等份，为末。每服二钱，睡时蜜汤调下。(摘录自《本草纲目》)

5. 治消渴，止烦闷 乌梅肉二两(微炒)，为末。每服二钱，水二盏，煎取一盏，去滓，入豉二百粒，煎至半盏，去滓，临卧时服。(摘录自《简要济众方》)

6. 治天行下痢不能食者 黄连一升，乌梅二十枚(炙燥)。并得捣末，蜡如棋子大，蜜一升，合于微火上，令可丸，丸如梧子大。一服二丸，日三。(摘录自《补缺肘后方》)

7. 治劳疟劣弱者 乌梅十四枚，豆豉二合，桃、柳枝各一虎口握，甘草三寸长，生姜一块。以童子小便二升，煎七合，温服。(摘录自《本草图经》)

8. 治大便下血不止 乌梅三两(烧存性用)。上为细末，好醋打米糊丸，如梧桐子大，每服七十丸，空心食前，用米饮送下。(摘录自《济生方》)

9. 治化脓性指头炎 乌梅肉加适量的食醋研烂，或用乌梅 2 份，凡士林 1 份，制成乌梅软膏外敷，每日上药 1 次。此方对脉管炎所引起的指(趾)头溃疡也有效。(摘录自《草医草药简便验方汇编》)

10. 治一切疮肉出 乌梅烧为灰，杵末敷上，恶肉立尽。(摘录自《刘涓子鬼遗方》)

11. 治咽喉肿痛 乌梅一两，双花二两，雄黄四钱。共为细末，炼蜜为丸，每丸一钱。一次一丸，含化徐徐咽下，日三次。(《中草药新医疗法资料选编》)

12. 治小儿头疮，积年不差 乌梅肉，烧灰细研，以生油调涂之。(摘录自《太平圣惠方》)

13. 治伤寒四五日，头痛壮热，胸中烦痛 乌梅十四个，盐五合。水一升，煎取一半服，吐之。(摘录自《梅师集验方》)

【不良反应】 孟诜云："多食损齿。"《日华子本草》载："多啖伤骨，蚀脾胃，令人发热。"

参考文献

[1] 杨莹菲，胡汉昆，刘萍，等．乌梅化学成分、临床应用及现代药理研究进展[J]. 中国药师，2012，15(3)：415.

[2] 刘梦茵，刘芳，周涛，等．乌梅乙醇提取物抑菌作用及其抑菌成分分析[J]. 食品科学，2011，32(17)：190-193.

[3] 朱海燕，吴贤波，金贤国，等．酸味中药乌梅对肥大细胞脱颗粒及相关信号传导通路的影响[J]. 时珍国医国药，2015，26(9)：2096-2098.

[4] 徐超．乌梅提取物预防大肠癌发生发展的实验研究[D]. 南京：南京中医药大学，2016.

[5] 黎同明，高洁，王桂香．乌梅水煎液镇静催眠及抗惊厥作用实验研究[J]. 中医学报，2011，26(7)：818-820.

[6] 陈林，陈鸿平，刘友平，等．乌梅不同部位药理作用研究[J]. 中国药房，2007(27)：2089-2090.

[7] 张理平，王英豪，张海燕，等．乌梅抑制黑色素的机制[J]. 福建中医药大学学报，2011，21(5)：12-14.

[8] 杨亚湉，王瑞，钱程程，等．乌梅化学成分、药理作用研究进展及质量标志物预测[J]. 中成药，2023，45(5)：1583-1588.

四、火麻仁

【来源】 本品为桑科植物大麻 *Cannabis sativa* L. 的干燥成熟果实。秋季果实成熟时采收，除去杂质，晒干。

【炮制加工】

1. 火麻仁 除去杂质及果皮。

2. 炒火麻仁 取净火麻仁，照清炒法炒至微黄色，有香气。

【性味】 甘，平。

【归经】 归脾、胃、大肠经。

【功能主治】 润肠通便。用于血虚津亏，肠燥便秘。

【用法用量】 9~15g。

【贮藏】 置阴凉干燥处，防热，防蛀。

【化学及营养成分】

1. 脂肪油类 火麻仁中含有丰富的脂肪油，其中多元不饱和脂肪酸主要有油酸、亚油酸、亚麻酸、棕榈油酸、二十碳二烯酸等；饱和脂肪酸有硬脂酸、花生酸、豆蔻酸、己酸、2-甲基-丙酸、山嵛酸、木蜡酸、棕榈酸等。

2. 大麻酚类 多存在于果皮中，主要有大麻酚、大麻二酚、Δ9-四氢大麻酚、9-四氢大麻酚酸等。

3. 挥发油类 是火麻仁中的一类重要成分，主要包括烃类、芳香族及其衍生物、脂肪族化合物及其含氧衍生物。

4. 氨基酸类 火麻仁中含有赖氨酸、色氨酸、苯丙氨酸、甲硫氨酸、苏氨酸等 7 种人体所需的必需氨基酸。

5. 维生素和矿物元素 如维生素 B、维生素 E、维生素 K 等维生素，以及铁、锰、锌等矿物元素。

6. 其他 如碳水化合物、树脂、色素、纤维素等。

【质量评价】

1. 性状鉴别 果实呈扁卵圆形，长 3~5mm，宽 3~4mm。表面呈灰褐色或灰绿色，有细微的白色或棕色网纹，顶端略尖，基部有圆形的果柄痕，两侧有棱，果皮薄而脆，易破碎。种皮暗绿色，胚弯曲，被菲薄胚乳。子叶与胚根等长，乳白色。富油性。气微，味淡，嚼后稍有舌干麻感。以粒大、种仁饱满者为佳。

2. 显微鉴别 粉末特征呈深棕色。外果皮石细胞多成片，显淡黄色。表面观呈不规则多角形，垂周壁深波状弯曲，有的分枝呈星状，直径 13~54μm，壁厚 3~11μm，长约 90μm，外平周壁稍有纹理，层纹清晰，纹孔细密，胞腔大，有的含棕黄色物。断面观呈长方形，细胞界限不明显。网状果皮细胞成片，呈黄棕色。细胞小，直径 6~10μm，壁薄，波状弯曲。内果皮石细胞成片，呈黄棕色或淡黄色。顶面观呈类圆形或类多角形，胞间层细波状弯曲，垂周壁甚厚，孔沟细密，与胞间层相连，胞腔明显。断面观呈栅状，长 70~215μm，宽约至 52μm，胞间层不规则弯曲，径向壁厚，近内壁渐薄，细胞界限不甚明显。草酸钙簇晶多存在于皱缩的果皮薄壁细胞中，直径4~13μm。种皮表皮细胞呈黄色或黄棕色，细胞界限不甚明显，壁薄，有类圆形间隙。子叶细胞含脂肪油滴。

3. 理化鉴别 取本品粉末2g，加乙醚50mL，加热回流1小时，滤过，药渣再加乙醚20mL洗涤，弃去乙醚液，药渣加甲醇30mL，加热回流1小时，滤过，滤液蒸干，残渣加甲醇2mL使溶解，作为供试品溶液。另取火麻仁对照药材2g，同法制成对照药材溶液。照薄层色谱法试验，吸取上述两种溶液各2μL，分别点于同一硅胶G薄层板上，以甲苯–醋酸乙酯–甲酸（15∶1∶0.3）为展开剂，展开，取出，晾干，喷以1%香草醛乙醇溶液–硫酸（1∶1）混合液，在105℃加热至斑点显色清晰。供试品色谱中，在与对照药材色谱相应的位置上，显相同颜色的斑点。

【药理作用】

1. 调节肠道 火麻仁在治疗和预防便秘、调节肠道微环境方面效果显著。慢性便秘是老年人常见的疾病，火麻仁富含膳食纤维，可以改善老年人的慢性便秘。

2. 对免疫的影响 火麻仁蛋白能明显增强小鼠刀豆凝集素A诱导的脾淋巴细胞转化和迟发型变态反应，提高小鼠抗体生成数和半数溶血值，增强小鼠巨噬细胞吞噬能力，增加小鼠外周血液中T淋巴细胞百分比。

3. 降压 火麻仁中的ω–3多不饱和脂肪酸可减少体内炎症和血管壁脂质堆积，起到降低血压的作用。

4. 对心血管的影响 火麻仁中可分离出抗氧化和抗高血压的肽，火麻仁中的甾醇及其衍生物（谷甾醇、樟脑甾醇、环芳香烃醇）和生育酚也会影响脂质代谢。

5. 对中枢神经系统的影响 火麻仁对于神经退行性疾病及神经炎症具有显著的药理活性。

6. 降糖 火麻仁中的肽类及多糖也具有一定的生物活性。一些寡肽表现出抑制葡糖苷酶的活性，这表明火麻仁可以作为潜在的降血糖药物。

7. 其他 火麻仁具有改善皮肤病、抗氧化和抗衰老的作用。

【食疗应用】

1. 紫苏麻仁粥 紫苏子10g，火麻仁15g，粳米100g。将紫苏子、火麻仁捣烂，加十倍量水，分3次研磨，滤其汁，与粳米同煮成粥。本品能够润肠通便，适用于产妇体虚肠燥、大便干结难解者。

2. 麻仁栗子糕 火麻仁、芝麻仁各适量，栗子粉30g，玉米粉30g，红糖适量。将芝麻仁淘净，沥去水分，火麻仁研成细末。将芝麻仁、火麻仁末、玉米粉放入盆内拌匀，再加栗子粉、红糖、清水调和，做成糕坯，后用武火蒸15~20分钟即可。本品作早餐食用，可以润肠通便，适用于便秘等症。

3. 黄芪火麻仁蜂蜜饮 蜜炙黄芪20g，火麻仁10g，蜂蜜15g。先将火麻仁拣杂，打碎，与拣杂洗净后切成片的黄芪一同入砂锅，加水适量，煎煮30分钟，用洁净纱布过滤，去渣，取汁放入容器，稍凉趁温热时兑入蜂蜜，拌匀即成。每日早晨空腹顿服。本品具有补气润肠通便之功，适用于大肠癌患者气虚便秘，症见粪质并不干硬，但临厕不易排解，神疲乏力。

4. 芝麻润肠糕　黑芝麻60g，菟丝子30g，桑椹30g，火麻仁15g，糯米粉600g，粳米粉200g，白糖30g。先将黑芝麻拣杂，淘净后晾干，入锅，用小火炒至香熟，备用。将菟丝子、桑椹、火麻仁分别拣杂，放入砂锅，加水适量，大火煮沸后，改用小火煎煮20分钟，去渣留汁，待用。将糯米粉、粳米粉、白糖放入盆中，兑入菟丝子、桑椹、火麻仁药汁及清水适量，搓揉成软硬适中的面团，制作成糕，在糕上抹上一层植物油，均匀撒上黑芝麻，入笼屉，上笼，用大火蒸熟，即成。每日2次，每次50g或100g，随意服食。本品能够滋补肝肾，润肠通便，适用于肝肾亏虚、津血不足、肠燥失润引起的便秘。

5. 火麻地瓜糙米粥　火麻仁9g，紫苏子6g，当归9g，地瓜1个，糙米1杯。将火麻仁、紫苏子、当归洗净后放入药袋，地瓜洗净，削皮，切块备用。糙米洗净后，与药袋、地瓜一起放入锅中加水煮沸，后改小火续煮50分钟即可。本品具有养血顺气、润肠通便之功，适用于气滞便秘及血虚便秘患者的日常饮食。

6. 火麻香蕉酸奶　火麻仁6g，原味酸奶300mL，香蕉1根。将火麻仁捣碎或研粉备用，香蕉去皮、切块，加上酸奶、火麻仁一同放入榨汁机内搅打匀即可。本品能够清热润肠通便，用于热结便秘。

【应用注意事项】　脾肾不足之便溏、阳痿、遗精、带下者慎服。《本草经集注》载："畏牡蛎、白薇，恶茯苓。"《本草从新》载："肠滑者尤忌。"《药性通考》载："脾气虚者，不可多服，产后宜戒，不宜虚症。"

【临床应用】

1. 治伤寒趺阳脉浮而涩，浮则胃气强，涩则小便数，浮涩相搏，大便则硬，其脾为约　麻子仁二升，芍药半斤，枳实半斤(炙)，大黄一斤(去皮)，厚朴一尺(炙，去皮)，杏仁一升(去皮、尖，熬，别作脂)。上六味，蜜和丸，如梧桐子大。饮服十丸，日三服，渐加，以知为度。(摘录自《伤寒论》麻子仁丸)

2. 治寸白虫　吴茱萸细根一把(熟捣)，大麻子三升(熬，捣末)。上二味，以水三升和搦取汁，平旦顿服，至巳时，与好食令饱，须臾虫出，不瘥，明旦更合服之。不瘥，三日服。(摘录自《备急千金要方》)

3. 治五淋，小便赤少，茎中疼痛　冬麻子一升，杵研，滤取汁二升，和米三合，煮粥，着葱、椒及熟煮，空心服之。(摘录自《食医心镜》)

4. 治痢后四肢浮肿　大麻仁、商陆、防风、附子、陈橘皮、防己各一两。上六味，锉如麻豆，每服五钱匕，以水一盏半，入赤小豆一百粒，同煎至八分，去滓食前服。(《圣济总录》麻仁汤)

5. 治产后大便秘涩　麻仁(研如泥)、枳壳、人参各一两，大黄半两。上为末，炼蜜丸如梧桐子大，空心温酒下二十丸。(摘录自《证治准绳》麻仁丸)

6. 治聤耳，脓水不止　麻子一合，花胭脂一分。都研为末，满耳塞药，以绵轻拥。(摘录自《太平圣惠方》)

7. 治金疮腹中瘀血　大麻子三升，大葱白二十枚。各捣令熟，着九升水，煮取一升半，

顿服之。若血出不尽,腹中有脓血,更合服,当吐脓血耳。(摘录自《备急千金要方》二物汤)

8. 治产后血不去 麻子五升,捣,以酒一斗渍一宿,明旦去滓,温服一升,先食服,不瘥,夜服一升。忌房事一月,将养如初产法。(摘录自《备急千金要方》麻子酒)

9. 治骨髓风毒疼痛,不可运动者 大麻仁水中浸取沉者一大升,漉出曝干,炒,待香热,即入木臼捣极细如白粉,平分为十帖。每用一帖,取无灰酒一大瓷汤碗研麻粉,旋滤取白酒,直令麻粉尽,余壳即去之,都合酒一处,煎取一半,待冷热得所,空腹顿服,日服一帖。(摘录自《箧中方》大麻仁酒)

10. 治风水腹大,脐腰重痛,不可转动 冬麻子半升,碎,水研滤取汁,米二合,以麻子汁煮作稀粥,着葱、椒、姜、豉,空心食之。(摘录自《食医心镜》)

【不良反应】 可有中毒反应,表现为恶心、呕吐、腹泻等;还可见肢体麻木、烦躁不安,重者可见精神错乱、血压下降、昏迷抽风等。《食性本草》载:“多食损血脉,滑精气,妇人多食发带疾。”

参考文献

[1] Opyd P M, Jurgoński A, Fotschki B, et al.Dietary hemp seeds more effectively attenuate disorders in genetically obese rats than their lipid fraction [J].Journal of Nutrition, 2020, 150(6): 1425-1433.

[2] Sam samikor M, Mackay D, Mollard R C, et al.A double-blind, randomized, crossover trial protocol of whole hemp seed protein and hemp seed protein hydrolysate consumption for hypertension [J].Trials, 2020(21): 1-13.

[3] 张际庆,夏从龙,段宝忠,等.火麻仁的药理作用研究进展及开发应用策略[J].世界科学技术-中医药现代化,2021,23(3):750-757.

[4] Opyd P M, Jurgoński A, Fotschki B, et al.Dietary hemp seeds more effectively attenuate disorders in genetically obese rats than their lipid fraction [J].Journal of Nutrition, 2020, 150(6): 1425-1433.

五、天麻

【来源】 本品为兰科植物天麻 *Gastrodia elata* Bl. 的干燥块茎。立冬后至次年清明前采挖,立即洗净,蒸透,敞开低温干燥。

【炮制加工】 洗净,润透或蒸软,切薄片,干燥。

【性味】 甘,平。

【归经】 归肝经。

【功能主治】 息风止痉,平抑肝阳,祛风通络。用于小儿惊风,癫痫抽搐,破伤风,头痛眩晕,手足不遂,肢体麻木,风湿痹痛。

【用法用量】 3~10g。

【贮藏】 置通风干燥处,防蛀。

【化学及营养成分】

1. 芳香族类 如单苄基类、多芳香取代糖苷类、多苄醚类、聚苄基类、杂原子芳香族类。

2. 甾体类 包括β-谷甾醇、3β,5α,6β-三羟基豆甾烷、薯蓣皂苷元、豆甾烷-3,5-二烯、菜油甾醇、γ-谷甾醇和豆甾醇。

3. 有机酸及酯类 小分子有机酸,包括柠檬酸、棕榈酸、琥珀酸。此外,还有一些小分子酯类，如 6-柠檬酸单甲酯、1-柠檬酸单乙酯。

4. 糖类 除多糖外，天麻中还含有蔗糖、天麻双糖等小分子糖类。

5. 氨基酸类 包括 7 种必需氨基酸和 9 种非必需氨基酸。

6. 其他 如腺苷、腺嘌呤、尿苷、尿嘧啶、鸟苷等核苷类化合物。

【质量评价】

1. 性状鉴别 椭圆形或长条形，略扁，皱缩而稍弯曲，长 3~15cm，宽 1.5~6cm，厚 0.5~2cm。表面呈黄白色至黄棕色，有纵皱纹及由潜伏芽排列而成的横环纹多轮，有时可见棕褐色菌索。顶端有红棕色至深棕色鹦嘴状的芽或残留茎基；另端有圆脐形疤痕。质坚硬，不易折断，断面较平坦，黄白色至淡棕色，角质样。气微，味甘。

2. 显微鉴别 粉末呈黄白色至黄棕色。厚壁细胞椭圆形或类多角形，直径 70~180μm，壁厚 3~8μm，木化，纹孔明显。草酸钙针晶成束或散在，长 25~75（93）μm。用甘油醋酸试液装片观察含糊化多糖类物的薄壁细胞无色，有的细胞可见长卵形、长椭圆形或类圆形颗粒，遇碘液显棕色或淡棕紫色。螺纹导管、网纹导管及环纹导管直径 8~30μm。

3. 理化鉴别 取本品粉末 1g，加甲醇 10mL，超声处理 30 分钟，滤过，滤液浓缩至干，残渣加甲醇 1mL 使溶解，作为供试品溶液。另取天麻对照药材 1g，同法制成对照药材溶液。再取天麻素对照品，加甲醇制成每 1mL 含 1mg 的溶液，作为对照品溶液。照薄层色谱法试验，吸取供试品溶液和对照药材溶液各 10μL，对照品溶液 5μL，分别点于同一硅胶 G 薄层板上，以二氯甲烷-乙酸乙酯-甲醇-水（2：4：2.5：1）为展开剂，展开，取出，晾干，喷以对羟基苯甲醛溶液（取对羟基苯甲醛 0.2g，溶于乙醇 10mL 中，加 50% 硫酸溶液 1mL，混匀），在 120℃加热至斑点显色清晰，置日光下检视。供试品色谱中，在与对照药材色谱和对照品色谱相应的位置上，显相同颜色的斑点。

【含量测定】 **天麻素和对羟基苯甲醇** 以十八烷基硅烷键合硅胶为填充剂；以乙腈-0.05% 磷酸溶液（3：97）为流动相；检测波长为 220nm。理论板数按天麻素峰计算应不低于 5000。取天麻素对照品、对羟基苯甲醇对照品适量，精密称定，加乙腈-水（3：97）混合溶液制成每 1mL 含天麻素 50μg、对羟基苯甲醇 25μg 的混合溶液，即得对照品溶液。取本品粉末（过三号筛）约 2g，精密称定，置具塞锥形瓶中，精密加入稀乙醇 50mL，称定重量，超声处理（功率 120W，频率 40kHz）30 分钟，放冷，再称定重量，用稀乙醇补足减失的重量，滤过，精密量取续滤液 10mL，浓缩至近干无醇味，残渣加乙腈-水（3：97）混合溶液溶解，转移至 25mL 量瓶中，用乙腈-水（3：97）混合溶液稀释至刻度，摇匀，滤过，取续滤液，即得供试品溶液。分别精密吸取对照品溶液与供试品溶液各 5μL，注入液相色谱仪，测定，即得。本品按干燥品计算，含天麻素（$C_{13}H_{18}O_7$）和对羟基苯甲醇（$C_7H_8O_2$）的总量不得少于 0.25%。

【药理作用】

1. 抗衰老 有明显老年症状的患者，甚至暮年垂危的高龄患者，在传统药物治疗效果不佳的情况下，服用天麻制剂能转危为安。对于久病体衰的患者，使用天麻制剂会有明显的起色，康复很快。

2. 双向调节作用 天麻能把高血压患者的血压降至正常，并且稳定下来，也能将低血压患者的血压升至正常,亦能稳定下来。天麻食疗能使瘦人壮实,亦能使胖人减肥。

3. 心脑血管系统的调整作用 据报道,用天麻制剂每日30g(分3次服)治疗头昏、眼花、半身不遂、阿尔茨海默病、梅尼埃病、冠心病、脑血栓、脑栓塞、高血压、低血压等心脑血管系统疾病,能起到不错的效果。

4. 调整机体免疫功能 有报道用天麻配合其他产品治愈类风湿关节炎266例,红斑狼疮3例。这说明天麻对各种风湿病和其他免疫系统疾病有显著效果。

5. 促进内分泌系统功能正常 在临床中,很多过早闭经的女性在服用天麻后月经恢复了正常,很多失去性功能的患者在服用天麻后性功能恢复了正常。天麻对糖尿病和其他内分泌疾病治疗效果明显。

6. 抗癌 有报道采用天麻制剂内服治疗胃癌7例,结果发现,患者癌肿逐渐变软,逐渐缩小,效果良好。另有研究者用天麻制剂治疗咽癌2例,亦有效。

7. 促进细胞再生 无论是内伤还是外创,天麻都能增强新陈代谢,促进组织细胞再生。

8. 防护放化疗损伤 天麻对放疗和化疗造成的损伤有防护作用。

9. 抗噪声 天麻能防治噪声对人体功能造成的混乱,应用天麻可消除噪声所致的学习障碍。

10. 灭菌消炎,抑制病毒 天麻制剂可提高白细胞数量,治疗白细胞减少症,以增强人体的抗病消炎能力。天麻对化脓球菌、大肠埃希菌、金黄色葡萄球菌都有一定的抑制作用。

11. 治疗贫血 据报道,用天麻制剂每日20g治疗贫血,能有效增加红细胞和血小板的数量。

【食疗应用】

1. 天麻炖鸡 天麻片100g,人参20g,枸杞子30g,香菇50g,老母鸡1只(重2000g)。将天麻、人参、枸杞子、香菇洗净水发;将老母鸡宰杀,去毛、内脏、嘴尖、爪尖,洗净;天麻、人参、枸杞子、香菇发好后,一同装入鸡腹内,置入高压锅;炖熟后,食鸡肉、天麻、人参、枸杞子,喝汤。本品具有平肝息风、祛风止痛、大补元气、滋补肝肾、益精明目、强身健体、抗严寒等功效。

2. 天麻煮鸡 鸡1只(1000~2000g),鲜天麻500~1000g,白糖、盐、味精各适量。将鸡去内脏后洗净,切成块状,鲜天麻切成片状(1cm厚),一同放入高压锅内炖煮,鸡肉熟时,加少许调料,即可食用。本品美味可口,可增智、明目、健脑、安神。

3. 天麻煮鸡蛋 天麻片30g,鸡蛋3个,水1000g。将天麻片放锅内加水煮,煮30分钟后,打入鸡蛋煮熟,即可食用。本品清汤爽口,食用方便,具有治疗头痛、目眩的功效。

4. 天麻蒸鸡蛋 天麻粉6g,鸡蛋1个。将鸡蛋一头开一小孔,灌入天麻粉,用浸湿的白纸贴在鸡蛋的小孔上。将鸡蛋孔向上放入蒸笼内蒸熟后,去壳食用。早晚各食1次,10天为1个疗程,停服2天再服,连服3个疗程。本品对子宫脱垂有一定的辅助治疗作用。

5. 天麻蒸羊脑子 天麻片50g,洗净的羊脑子2副。将天麻、羊脑子同放入瓷盆内,加入适量水,隔水蒸熟后食用。本品具有祛风开窍、通脉活血、镇静、滋补等功效,适用于肝虚型高血压、动脉硬化、梅尼埃病、神经衰弱、头晕眼花及脑血管意外导致的半身不遂等症。

6. 天麻粥　天麻10g，糯米100g，枸杞子适量。将天麻洗净，切成薄片。将糯米洗净，放入锅中，加入适量的清水，浸泡30分钟。将泡好的糯米连同天麻放入锅中，加入适量的清水。将锅置于火上，大火煮沸后转小火煮30分钟至糯米熟烂。可加入适量的枸杞子，再煮2~3分钟即可。本品具有镇静和安神的作用，可帮助缓解失眠和多梦等问题，改善睡眠质量。

7. 天麻鲤鱼　天麻25g，鲜鲤鱼1500g，川芎10g，茯苓10g，调料适量。将鱼去鳞、鳃、内脏，洗净，装入盆内。川芎、茯苓切成大片，用第2次米泔水泡上，再将天麻放入泡过川芎、茯苓的米泔水中浸泡4~6小时，捞出，置米饭上蒸透，切片，放入鱼腹内。将鱼置于盆内，放入葱、姜、清水各适量，上笼蒸30分钟，去掉姜、葱。清水加白糖、食盐、味精、胡椒粉、香油各适量，烧干，用水豆粉勾芡，浇在天麻鱼上，即可食用。本品平肝息风，定惊止痛，行气活血，适用于虚火头痛、眼黑肢麻，以及神经衰弱、高血压、头昏等。

8. 天麻钩藤汤冲藕粉　天麻9g，钩藤12g，石决明15g，藕粉20g，白糖适量。将天麻、钩藤、石决明用干净的白布（或纱布）包好，放入适量清水煎煮后去渣，然后用此汤冲熟藕粉。在冲熟的藕粉中调入适量白糖，顿服。日服1剂，连服4~5天。本品平肝潜阳，滋肾养肝，用于梅尼埃病属肝风眩晕者。

9. 天麻炖甲鱼　甲鱼1只(约450g)，天麻片15g，调料适量。用沸水将甲鱼稍烫一下后，刮去表面泥膜，挖净体内油脂。用甲鱼胆在甲鱼壳背上涂1周，将甲鱼腹向上置于容器中，再将天麻片、葱、姜覆盖其上，加黄酒适量后，容器加盖，隔水炖1.5~2小时。用麻油或蒜泥等调汁水，蘸食炖熟的天麻及甲鱼，并喝汤。本品滋养肝肾，平肝潜阳，活血散瘀，适用于高血压等。

10. 天麻烧牛尾　牛尾1000g，老母鸡500g，天麻20g，鲜汤2000g，精盐10g，鸡精5g，料酒10g，葱、姜、白糖、淀粉、胡椒粉等各适量。将老母鸡进行初加工，下锅煮1~2小时制成鲜汤。将天麻洗净放入汤罐，加清水上蒸笼蒸透后切成薄片。将牛尾按骨缝剁开，放入锅内加清水、料酒、葱、姜，煮沸除去异味和浮沫。将老母鸡汤、天麻汤、牛尾汤放在一起再煮1个小时，然后调味，放入天麻片勾芡并淋上香油，即可食用。本品能益气，定惊，养肝，祛风湿，强筋骨，主治风湿性腰膝痛、四肢麻木、手足不遂等症状。

11. 天麻肉片汤　天麻、猪肉各适量。天麻浸软，切片待用。肉片做汤，加入天麻片3~6g共煮。本品适用于肝阳上亢或风痰上扰之眩晕、头痛等症，现多用于高血压、耳源性眩晕等。

【应用注意事项】　对天麻过敏者、孕妇等群体不适宜食天麻。

【临床应用】

1. 治偏正头痛，首风攻注，眼目肿疼昏暗，头目旋运，起坐不能　天麻一两半，附子（炮裂，去皮、脐）一两，半夏（汤洗七遍，去滑）一两，荆芥穗半两，木香半两，桂（去粗皮）一分，芎䓖半两。上七味，捣罗为末，入乳香和匀，滴水为丸，如梧桐子大。每服五丸，渐加至十丸，茶清下，日三。（摘录自《圣济总录》天麻丸）

2. 消风化痰，清利头目，宽胸利膈，治心忪烦闷，头晕欲倒，项急，肩背拘倦，神昏多睡，肢节烦痛，皮肤瘙痒，偏正头痛，鼻齆，面目虚浮　天麻半两，芎䓖二两。为末，炼蜜丸如芡子

大。每食后嚼一丸，茶酒任下。(摘录自《普济方》天麻丸)

3. 治中风手足不遂，筋骨疼痛，行步艰难，腰膝沉重 天麻二两，地榆一两，没药三分(研)，玄参、乌头(炮制，去皮、脐)各一两，麝香一分(研)。上六味，除麝香、没药细研外，同捣罗为末，与研药拌匀，炼蜜和丸如梧桐子大。每服二十丸，温酒下，空心晚食前服。(摘录自《圣济总录》天麻丸)

4. 妇人风痹，手足不遂 天麻(切)、牛膝、附子、杜仲各二两。上药细锉，以生绢袋盛，用好酒一斗五升，浸经七日，每服温饮下一小盏。(摘录自《十便良方》天麻酒)

5. 治风湿脚气，筋骨疼痛，皮肤不仁 天麻(生用)五两，麻黄(去根、节)十两，草乌头(炮，去皮)、藿香叶、半夏(炮黄色)、白面(炒)各五两。上六味，捣罗为细末，滴水丸如鸡头大，丹砂为衣。每服一丸，茶酒嚼下，日三服，不拘时。(摘录自《圣济总录》天麻丸)

6. 治小儿风痰搐搦，急、慢惊风，风痫 天麻四两(酒洗，炒)，胆星三两，僵蚕二两(俱炒)，天竺黄一两，明雄黄五钱。俱研细，总和匀，半夏曲二两，为末，打糊丸如弹子大。用薄荷、生姜泡浓汤，调化一丸，或二三丸。(摘录自《本草汇言》)

7. 治小儿诸惊 天麻半两，全蝎(去毒，炒)一两，天南星(炮，去皮)半两，白僵蚕(炒，去丝)二钱。共为细末，酒煮面糊为丸，如天麻子大。一岁每服十丸至十五丸。荆芥汤下，此药性温，可以常服。(摘录自《魏氏家藏方》天麻丸)

【不良反应】 食欲大减、体重下降。天麻有降血压的作用，如果长期使用，可能出现低血压的表现，如头晕等症状。天麻还会导致反应迟钝、心跳加快。

参考文献

[1] 于涵，张俊，陈碧清，等 . 天麻化学成分分类及其药理作用研究进展[J]. 中草药，2022，53(17)：5553-5564.
[2] 李云，王志伟，刘大会，等 . 天麻化学成分研究进展[J]. 山东科学，2016，29(4)：24-29.

六、甘草

【来源】 本品为豆科植物甘草 *Glycyrrhiza uralensis* Fisch.、胀果甘草 *Glycyrrhiza inflata* Bat. 或光果甘草 *Glycyrrhiza glabra* L. 的干燥根。春、秋二季采挖，除去须根，晒干。

【炮制加工】 除去杂质，洗净，润透，切厚片，干燥。

【性味】 甘，平。

【归经】 归心、肺、脾、胃经。

【功能主治】 补脾益气，清热解毒，祛痰止咳，缓急止痛，调和诸药。用于脾胃虚弱，倦怠乏力，心悸气短，咳嗽痰多，脘腹、四肢挛急疼痛，痈肿疮毒，缓解药物毒性、烈性。

【用法用量】 1.5~9g。

【贮藏】 置通风干燥处，防蛀。

【化学及营养成分】

1. 三萜皂苷类 如 18α-甘草次酸、18α-羟基甘草次酸甲酯、光甘草酸、甘草内酯等。

2. 黄酮类 如甘草黄酮、异佛莱心苷、芹菜素、柚皮素、乌拉尔醇等。

3. 多糖类　甘草多糖是一种杂多糖，其单糖组分主要以甘露糖、鼠李糖、葡萄糖、半乳糖和阿拉伯糖为主。

4. 香豆素类　如甘草芳香豆素、甘草香豆素、甘草酚等。

5. 其他　如多种脂肪酸、生物碱、挥发油、氨基酸类化合物、紫檀类化合物和芪类化合物等。

【质量评价】

1. 性状鉴别　甘草根呈长圆柱形，长 30~100cm，直径 0.6~3.5cm。表面呈红棕色、暗棕色或灰褐色，有明显的皱纹、沟纹及横长皮孔，并有稀疏的细根痕，外皮松紧不一，两端切面中央稍下陷。质坚实而重，断面呈纤维性，黄白色，有粉性，横切面有明显的形成层环纹和放射状纹理，有裂隙。根茎表面有芽痕，横切面中心有髓。气微，味甚甜而特殊。以皮细紧、色红棕、质坚实、断面色黄白、粉性足者为佳。光果甘草根茎及根质地较坚实。表面呈灰棕色，皮孔细而不明显。断面为纤维性，裂隙较少。气微，味甜。胀果甘草根茎及根本质粗壮，多呈灰棕色至灰褐色。质坚硬，易潮。断面呈淡黄色或黄色，纤维性，粉性少。味甜或带苦。根茎不定芽多而粗大。

2. 显微鉴别　甘草木栓层为数列整齐的木栓细胞。皮层较窄。韧皮部有纤维束，其周围薄壁细胞常含草酸钙方晶，形成晶鞘纤维。韧皮部射线多弯曲，常现裂隙，束间形成层不明显。本质部射线宽 3~5 列细胞，导管较大，单个散在或 2~3 个成群。木纤维束周围薄壁细胞亦含方晶。根茎有髓。本品薄壁细胞含淀粉粒。光果甘草韧皮部射线平直，裂隙少。胀果甘草韧皮部及本质部的射线细胞多皱缩而形成裂隙。

3. 理化鉴别　取本品粉末 1g，加乙醚 40mL，置水浴上加热回流 1 小时，滤过，药渣加甲醇 30mL，置水浴上加热回流 1 小时，滤过，滤液蒸干，残渣加水 40mL 使溶解，水溶液用正丁醇提取 3 次，每次 20mL，合并正丁醇液，用水洗涤 3 次，弃去水液，正丁醇液蒸干，残渣加甲醇 5mL 使溶解，作为供试品溶液。另取甘草酸铵对照品，加甲醇制成每 1mL 含 2mg 的溶液，作为对照品溶液，吸取上述溶液各 1~2μL，分别点于同一用 1% 氢氧化钠溶液制备的硅胶 G 薄层板上，以醋酸乙酸-甲酸-冰醋酸-水（30：2：2：4）为展开剂，展开，取出，晾干，喷以 10% 硫酸乙醇溶液，在 105℃烘至显色清晰，置紫外光灯（365nm）下检视，供试品色谱在与对照品色谱相应的位置上，显相同的橙黄色荧光斑点。

【含量测定】 **甘草苷**　以十八烷基硅烷键合硅胶为填充剂，以乙腈为流动相 A，以 0.05% 磷酸溶液为流动相 B，进行梯度洗脱；检测波长为 237nm。理论板数按甘草苷峰计算应不低于 5000。取甘草苷对照品、甘草酸铵对照品适量，精密称定，加 70% 乙醇分别制成每 1mL 含甘草苷 20μg、甘草酸铵 0.2mg 的溶液，即得对照品溶液（甘草酸重量=甘草酸铵重量/1.0207）。取本品粉末（过三号筛）约 0.2g，精密称定，置具塞锥形瓶中，精密加入 70% 乙醇 100mL，密塞，称定重量，超声处理（功率 250W，频率 40kHz）30 分钟，放冷，再称定重量，用 70% 乙醇补足减失的重量，摇匀，滤过，取续滤液，即得供试品溶液。分别精密吸取对照品溶液与供试品溶液各 10μL，注入液相色谱仪，测定，即得。本品按干燥品计算，含甘草苷（$C_{21}H_{22}O_9$）不得少于 0.50%，甘草酸（$C_{12}H_{62}O_{16}$）不得少于 2.0%。

【检查】 水分不得过 12.0%。总灰分不得过 7.0%。酸不溶性灰分不得过 2.0%。重金属及有害元素，照铅、镉、砷、汞、铜测定法（原子吸收分光光度法或电感耦合等离子体质谱法）测定，铅不得过百万分之五；镉不得过千万分之三；砷不得过百万分之二；汞不得过千万分之二；铜不得过百万分之二十。照农药残留量测定法（有机氯类农药残留量测定）测定，总六六六不得过千万分之二；总滴滴涕不得过千万分之二；五氯硝基苯不得过千万分之一。

【药理作用】

1. 抗肿瘤 甘草具有抑制肿瘤细胞增殖、促进肿瘤细胞凋亡等作用。异甘草素可增强促凋亡基因的蛋白表达，减少抗凋亡基因蛋白表达，致使黑色素瘤细胞的凋亡。

2. 抗炎 甘草总黄酮能够下调一氧化氮合酶、环氧化酶 2 表达，以及细胞外调节蛋白激酶的磷酸化水平，最终发挥抗炎活性。

3. 降糖 甘草酸、18β-甘草次酸、异甘草素和异甘草苷有改善胰岛素抵抗的作用，发现其均可诱导糖酵解和糖原合成，并调节脂肪酸合成，从而发挥降糖作用。

4. 祛痰 甘草酸、甘草次酸及甘草的黄酮类化合物具有镇咳、祛痰、平喘、肺保护及抗呼吸道病原体等作用。

5. 抑制胃液分泌 甘草流浸膏灌胃后，能吸附胃酸，故能降低胃酸浓度，对基础胃液分泌量亦有抑制作用。

6. 调节免疫 甘草多糖能够剂量依赖性地促进人外周血 γδT 细胞增殖，增加干扰素-γ和肿瘤坏死因子-α 的分泌，具有增强免疫的作用。

7. 神经保护 18β-甘草次酸能抑制炎症因子表达，减少氧化应激，降低神经细胞损伤，对局灶性脑缺血再灌注大鼠的神经具有保护作用。

8. 抗氧化 甘草茎叶中提取的黄酮类化合物在体外具有良好的抗氧化能力，对 2,2-联苯基-1-苦基肼基自由基和羟自由基均具有较好的清除作用。

9. 解毒 甘草酸或其钙盐有较强的解毒作用，对白喉毒素、破伤风毒素有较强的解毒作用，对于一些过敏性疾病、动物实验性肝炎、河豚毒及蛇毒亦有解毒作用。

10. 其他 解痉，保肝，抑制胃液分泌及保护胃黏膜等。

【食疗应用】

1. 甘豆汤 黑豆 54g，甘草 6g，生姜 7 片。上药水煎服，每日 2 次。本方能够祛风解毒，用于诸烦渴、风热入肾。

2. 甘草汤 甘草、芍药各 15g，通草 9g，羊肉 1500g。将上述材料用水 3000mL，煮取 2000mL，去肉纳药，煮取 1200mL，去渣。每天分 5 次温服，白天 3 次，夜晚 2 次。本品具有补益精血、通络止痛之功，可用于产后寒热恍惚、狂言见鬼证，属产后中风、脏气虚弱所致者。

3. 甘草三豆饮 绿豆 10g，赤小豆 10g，黑豆 10g，生甘草 3g。上 4 味加水浸泡 1 小时后，煮开，文火煨至烂熟。以上为 1 次量，每日服 2~3 次。本品清热利湿解毒，用于小儿水痘的辅助治疗。

4. 甘草小麦汤　甘草 9g，小麦 24g，大枣 5 粒，瘦肉 90g。将上述材料洗净，大枣去核，瘦肉切成块状，用适量清水煮约 1 小时，加盐调味即成。随意服食即可。本品具有养心安神、益气除烦之功，用于神经衰弱、失眠盗汗、妇女癔症的调理。

5. 蜜枣甘草汤　蜜枣 8 枚，生甘草 6g。将蜜枣、生甘草加清水 2 碗煎至 1 碗，去渣。饮服，每日 2 次。本品具有补中益气、解毒润肺、止咳化痰之功效，适用于慢性支气管炎、肺结核导致的咳嗽、咽干、喉痛等症。

【应用注意事项】　湿主中满，呕吐及水肿胀满者禁服甘草。甘草不宜与甘遂、大戟、芫花、海藻同用。《医学入门》载："痢疾初作，皆不可用。"《药品化义》载："味厚而太甜，补药中不宜多用，恐恋膈不思食也。"《本草正》载："中满者勿加，恐其作胀，速下者勿入，恐其缓功。"

【临床应用】

1. 治脾阳不足，脾不统血所见大便带血，先便后血，及吐血、衄血、妇人崩漏，血色暗淡，四肢不温，面色萎黄等症　甘草、干地黄、白术、附子(炮)、阿胶、黄芩各三两，灶中黄土半斤。上七味，以水八升，煮取三升，分温二服。(摘录自《金匮要略》黄土汤)

2. 治心动悸，脉结代，虚痨肺痿，咳嗽，涎唾多，形瘦短气，虚烦不眠，自汗盗汗　炙甘草四两，生姜三两，人参二两，生地黄一斤，桂枝三两，阿胶二两，麦冬(去心)半升，麻仁半升，大枣三十枚。水煎服，阿胶烊化，冲服。(摘录自《伤寒论》炙甘草汤)

3. 治中阳不足之痰饮病，胸胁支满，目眩心悸，或短气而咳，舌苔白滑，脉弦滑　茯苓四两，桂枝三两，白术三两，甘草(炙)二两。以水六升，煮取三升，去渣，分温三服。(摘录自《金匮要略》苓桂术甘汤)

4. 治小儿痢，渴不止　炙甘草、乌梅肉各一分，煨柯子皮二分。研为末，每服一钱，加生姜水煎服。(摘录自《太平圣惠方》甘草散)

5. 治风湿相搏，骨节疼烦，掣痛不得屈伸，近之者痛剧，汗出短气，小便不利，恶风不欲去衣，或身微肿　炙甘草、白术各二两，炮附子二枚，桂枝四两。水煎服，分三次服。(摘录自《伤寒论》甘草附子汤)

6. 治热嗽　甘草二两，猪胆汁浸五宿，漉出炙香，捣罗为末，炼蜜和丸，如绿豆大，食后薄荷汤下十五丸。(摘录自《圣济总录》凉膈丸)

7. 治荣卫气虚，脏腑怯弱，心腹胀满，全不思食，肠鸣泄泻，呕哕吐逆　人参(去芦)、茯苓(去皮)、甘草(炙)、白术各等份。上为细末，每服二钱，水一盏，煎至七分，通口服，不拘时。入盐少许，白汤点亦得。(摘录自《太平惠民和剂局方》四君子汤)

8. 治肺痿吐涎沫而不咳者　甘草四两(炙)，干姜二两(炮)。上药细切，以水三升，煮取一升五合，去滓，分温再服。(摘录自《金匮要略》甘草干姜汤)

9. 治少阴病二三日，咽痛，与甘草汤不差者　桔梗一两，甘草二两。上二味，以水三升，煮取一升，去渣，温分再服。(摘录自《伤寒论》桔梗汤)

10. 治胃及十二指肠溃疡　瓦楞子五两(煅，研细末)，甘草一两(研细末)，混匀，每服二钱，每日 3 次。(摘录自《中草药新医疗法资料选编》甘楞散)

11. 治妇人脏躁，喜悲伤，欲哭，数欠伸 甘草三两，小麦一升，大枣十枚。上三味，以水六升，煮取三升，温分三服。亦补脾气。（摘录自《金匮要略》甘麦大枣汤）

12. 治小儿热嗽 用甘草二两，在猪胆汁中浸五天，取出炙后研细，和蜜做成丸子，如绿豆大。每服十丸，饭后服，薄荷汤送下。

【不良反应】 若长期大量服用甘草，可引起脘闷、纳呆、水肿等症状。

参考文献

[1] 肖先，李春燕，刘晓龙，等．甘草的主要化学成分及药理作用研究进展[J]．新乡医学院学报，2023，40(3)：280-285.

[2] 杨晓露，刘朵，卞卡，等．甘草总黄酮及其成分体外抗炎活性及机制研究[J]．中国中药杂志，2013，38(1)：99.

[3] 程丽娜，曹世杰，曲明，等．甘草主要成分改善 L6 大鼠成肌细胞胰岛素抵抗的机制[J]．中国实验方剂学杂志，2020，26(4)：88.

[4] 林香花，冯可青，郑素歌．甘草次酸对哮喘大鼠肺泡灌洗液白细胞计数及血清相关炎症因子的影响[J]．中国老年学杂志，2016，36(11)：2613.

[5] 孙舒玉，何小鹃，柴旺，等．甘草多糖对人外周血 γδT 细胞的免疫调节作用[J]．中国实验方剂学杂志，2013，19(6)：242.

[6] 王志国，吴椋冰，关雷，等．18β-甘草次酸对局灶性脑缺血再灌注损伤的保护作用[J]．中国新药杂志，2017，26(11)：1315.

[7] 刁会，王丽，谭睿陟，等．异甘草素通过降低 ROS 产生抑制顺铂诱导的 NRK-52E 细胞衰老[J]．中国老年学杂志，2020，40(10)：2182.

[8] 赵小梅，宫嫚，董捷鸣，等．甘草炮制雷公藤降低其肝毒性作用的初步研究[J]．中国中药杂志，2017，42(1)：119.

七、白果

【来源】 本品为银杏科植物银杏（白果树、公孙树）*Ginkgo biloba* L. 的干燥成熟种子。秋季种子成熟时采收，除去肉质外种皮，洗净，稍蒸或略煮后，烘干。

【炮制加工】

1. 白果仁 取白果，除去杂质及硬壳，用时捣碎。

2. 炒白果仁 取净白果仁，炒至有香气，用时捣碎。

【性味】 甘、苦、涩，平；有毒。

【归经】 归肺经。

【功能主治】 敛肺定喘，止带缩尿。用于痰多喘咳，带下白浊，遗尿尿频。

【用法用量】 4.5~9g。

【贮藏】 贮存于干燥容器内，炒白果仁密闭，置通风干燥处，防蛀。

【化学及营养成分】

1. 黄酮类 如银杏双黄酮、异银杏黄素、金松双黄酮和银杏黄素。

2. 萜内酯类 包括二萜内酯类和倍半萜内酯，目前已从白果内分离出银杏内酯 A、银杏内酯 B、银杏内酯 C、银杏内酯 M、银杏内酯 J、白果内酯等。

3. 酚酸类 是一类 6-烷基或 6-烯基水杨酸的衍生物，以白果外种皮中含量最高，主要有白果酸、白果酚、白果二酚、氢化白果酸、氢化白果亚酸、漆树酸和原儿茶酸等，银杏叶及白果仁中也含有较高的酚酸类成分。

4. 有机酸类　白果仁含20种有机酸成分，以油酸、亚油酸、二十碳三烯酸为主，其中不饱和脂肪酸占总量的87.11%。

5. 其他　如白果多糖、肉豆蔻醛、(Z,Z)-7，10-十六二烯醛、(Z)-13-十八烯醛、2,3-丁二醇等。

【质量评价】

1. 性状鉴定　除去外种皮的种子呈卵形或椭圆形，长1.5~3cm，宽1~2.2cm。外壳（中种皮骨质，光滑，表面黄白色或淡棕黄色，基部有一圆点状凸起，边缘各有1条棱线，偶见3条棱线。内种皮膜质，红褐色或淡黄棕色。种仁扁球形，淡黄色，胚乳肥厚，粉质，中间有空隙；胚极小。气无，味微甘、苦。以壳色黄白、种仁饱满、断面色淡黄者为佳。

2. 显微鉴别　粉末呈淡黄棕色。淀粉粒单粒长圆形、圆形或卵圆形，长5~18μm，脐点点状、裂缝状、头鸟状或三叉状，大粒可见层纹。石细胞类圆形、长圆形或贝壳形，长61~322μm，直径27~125μm，壁厚，纹孔及孔沟明显，可见层纹，有的胞腔含黄棕色或红棕色物。内种皮薄壁细胞类方形、长方形或多角形。胚乳细胞类圆形或长圆形，含淀粉粒。具缘纹孔管胞多破碎，直径33~72μm，末端渐尖或钝圆。

3. 理化鉴别　取本品粉末10g，加甲醇40mL，加热回流1小时，滤过，滤液蒸干，残渣加水15mL使溶解，通过少量棉花滤过，滤液通过聚酰胺小柱（80~100目，3g，内径10~15mm），用水70mL洗脱，洗脱液用醋酸乙酯振摇提取2次，每次40mL，合并醋酸乙酯液，蒸干，残渣加甲醇1mL使溶解，作为供试品溶液。另取银杏内酯A、银杏内酯C对照品，加甲醇制成每1mL各含0.5mg的混合溶液，作为对照品溶液。照薄层色谱法试验，吸取上述两种溶液各10μL，分别点于同一以含4%醋酸钠的羧甲基纤维素钠溶液为黏合剂的硅胶G薄层板上，以甲苯-醋酸乙酯-丙酮-甲醇（10：5：5：0.6）为展开剂，展开，取出，晾干，喷以醋酐，在140~160℃加热30分钟，置紫外光灯（365nm）下检视。供试品色谱中，在与对照品色谱相应的位置上，显相同颜色的荧光斑点。

【含量测定】**总黄酮**　准确称取芦丁标准试剂28mg，用体积分数为60%的乙醇溶液溶解完全，转入50mL容量瓶中，用体积分数为60%的乙醇定容至刻度。分别吸取上述标准溶液1mL、2mL、4mL、6mL、8mL、10mL于6只25mL的容量瓶中，加入2.0mL 1%亚硝酸钠（$NaNO_2$）溶液，摇匀，放置5分钟，加入2.0mL 1%氯化铝（$AlCl_3$）溶液，摇匀，放置5分钟。再加入10mL 1mol/L氢氧化钾溶液，用60%乙醇定容。10分钟后在波长为510nm处分别测定其吸光度。将白果在60℃烘箱中干燥后，去壳，粉碎成粉末，称取约3g，加石油醚定容到25mL容量瓶中，摇匀，60℃水浴锅中回流浸提20分钟，过滤，滤渣再次用石油醚提取，合并两次的滤液，回收石油醚，称取石油醚提取物的质量。将滤渣再用甲醇提取两次，测甲醇提取物的质量。再将提取物用甲醇定容至25mL容量瓶，于波长510nm下，以甲醇作空白对照，测定各品种的吸光度值。利用芦丁标准曲线计算总黄酮的含量。

【药理作用】

1. 抗氧化 白果中黄酮类成分及萜内酯类成分等具有抗自由基氧化、抗炎的药理作用。

2. 抗炎 白果糊剂外用对耳郭肿胀模型小鼠、足趾肿胀模型大鼠的急性炎症具有良好的抗炎作用。

3. 抗菌 白果提取物具有抑制黑曲霉菌、黄曲霉菌、米曲霉菌、大肠埃希菌、铜绿假单胞菌、金黄色葡萄球菌的作用,其醇提物对黄曲霉和金黄色葡萄球菌的抑制效果较好,且抑制细菌的能力强于抑制真菌。

4. 保护神经 银杏内酯及白果内酯具有神经保护、抗细胞凋亡、恢复缺血区供血、抑制兴奋性毒性与能量代谢、调节星形胶质细胞的作用,可显著治疗缺血性脑卒中。

5. 抗肿瘤 白果外种皮提取物对移植瘤的生长有显著的抑制作用,并且可干预肺癌细胞免疫逃逸。

【食疗应用】

1. 白果炖鸡 白果仁 15g,莲子 15g,糯米 15g,胡椒 3g,乌鸡 1 只。将乌鸡去毛和内脏,洗净,将其余材料装入鸡腹中,外用线缚定,加水适量,用小火炖至烂熟,加入食盐即可。空腹食用,亦可佐餐。本品能大补气血,收摄止带,适用于身体虚弱、气血不足、少食体倦、带下病。

2. 白果苡仁汤 白果 8~12 枚(去壳),薏苡仁 60~100g,同煮汤,用适量白糖或冰糖调味食用。本品有健脾利湿、止痛清热、排脓祛风、抗肿瘤的作用,适用于脾虚泄泻、痰喘咳嗽、小便淋痛、水肿、糖尿病、青年扁平疣等。

3. 白果蒸鸡蛋 干白果仁 2 枚,研末备用。将鸡蛋一端打一小孔塞入白果粉,用纸封口朝上,蒸熟食用。本品有补虚收敛的作用,可治女性白带过多、小儿消化不良腹泻、小儿遗尿等。

4. 白果膀胱汤 猪膀胱 100~200g,洗净切块;白果 5 枚,炒熟去壳;覆盆子 10~15g。上述材料同煮汤,用适量食盐调味,即可食用。本品有补肝肾、缩小便的作用,适用于夜多小便、小儿遗尿等。

5. 白果圆子羹 糯米小圆子 30 个,白糖、白果各 90g,香蕉、橘子各 1 个,生梨、苹果各半个,大枣 30g,菠萝蜜、桂花、芝麻、猪板油各适量,或再备玫瑰酱、枣泥各适量。将香蕉、橘子等水果切成小丁,糯米圆子以炒熟研细的芝麻、白糖、猪板油擹透作馅,或以玫瑰酱、白果末、大枣泥等作馅。大火烧水至沸后,加白糖再烧开,下入圆子煮至变色,浮至水面时即下入切好的水果丁,烧滚,撒入湿淀粉,勾成半厚芡,撒上桂花即可。每服 1 碗,早晚各 1 次。本品能够润肺止咳,生津止渴,可用于肺阴虚导致的干咳及津液不足导致的口渴、便秘。

6. 白果贻贝咸粥 白果 10 颗,贻贝 150g,姜一小段,葱 2 根,白米饭 1 碗,盐适量。将贻贝、白果洗净后放入锅中,加 2 碗水煮开,再加入白米饭,煮开后转小火;姜洗净切丝,加入锅中煮至饭粒软透;葱洗净,切成葱花,撒在饭上,即可食用。本品具有温肾暖宫、固涩止带之功,可用于肾虚型白带。

【应用注意事项】 有实邪者忌服。《日用本草》载:“多食壅气动风,小儿食多昏霍,发惊引疳;同鳗鲡鱼食,患软风。”《本草纲目》载:“多食令人胪胀。”

【临床应用】

1. 治齁喘　白果二十一枚(去壳砸碎,炒黄色),麻黄三钱,苏子二钱,甘草一钱,款冬花三钱,杏仁一钱五分(去皮尖),桑皮三钱(蜜炙),黄芩一钱五分(微炒),法制半夏三钱(如无,用甘草汤泡七次,去脐用)。上用水三钟,煎二钟,作二服,每服一钟,不拘时。(摘录自《摄生众妙方》定喘汤)

2. 治赤白带下,下元虚惫　白果、莲肉、江米各五钱。为末,用乌骨鸡一只,去肠盛药煮烂,空心食之。(摘录自《濒湖集简方》)

3. 治久年咳嗽吐痰　陈细茶四两(略焙,为细末),白果四两(一半去白膜,一半去红膜,擂烂),核桃肉四两(擂),家蜜半斤。上药入锅内炼成膏。不拘时服。(摘录自《寿世保元》银杏膏)

4. 治肺结核　白果核 12g,白毛夏枯草 30g,水煎服。(摘录自《安徽中草药》)

5. 治慢性淋浊,女性带下及眩晕　白果仁、山药等份。焙燥,研细末,混合。每日 40g,分 3~4 次米汤或温开水调服。(摘录自《现代实用中药》)

6. 治诸般肠风脏毒　生银杏四十九个。去壳、膜,烂研,入百药煎末,丸如弹子大。每服三丸,空心细嚼米饮下。(摘录自《证治要诀》)

7. 治梦遗　银杏 3 粒。酒煮食,连食 4~5 日。(摘录自《湖南药物志》)

8. 治牙齿虫䘌　生银杏,每食后嚼一个,良。(摘录自《永类钤方》)

9. 治鼻面酒皶　银杏、酒酻糟。同嚼烂,夜涂旦洗。(摘录自《医林集要》)

10. 治头面癣疮　生白果仁切断,频擦取效。(摘录自《秘传经验方》)

11. 治下部疳疮　生白果,杵,涂之。(摘录自《济急仙方》)

12. 治乳痈溃烂　银杏半斤,以四两研酒服之,以四两研敷之。(摘录自《救急易方》)

【不良反应】　服用过量会导致中毒,可出现发烧、呕吐、腹泻、惊厥、抽搐、肢体强直、皮肤青紫、瞳孔散大、脉弱而乱,甚者昏迷不醒。

参考文献

[1] 张学非,曹泽彧,许治良,等.银杏内酯治疗脑缺血作用机制的研究进展[J].中草药,2016,47(16):2943-2948.

[2] 陈敏,李艳,刘保松,等.白果糊剂外用抗炎作用[J].中医学报,2016,31(8):1142-1145.

[3] 周晓辉,王瑱,邱立娟,等.银杏白果提取物抗氧化及抗菌研究[J].时珍国医国药,2018,29(3):577-580.

[4] 王俊.银杏外种皮提取物成分分析及其抗肿瘤免疫逃逸实验研究[D].扬州:扬州大学,2016.

八、白扁豆花

【来源】　本品为豆科扁豆属植物扁豆 *Dolichos lablab* L. 的花。7~8 月间采摘未完全开的花,迅速晒干或烘干,晒时要经常翻动,至干透。鲜用时随用随采。

【炮制加工】　去柄,筛去泥土,拣去杂质及黑色花朵。

【性味】　甘、淡,平。

【归经】 归脾、胃、大肠经。

【功能主治】 解暑化湿，和中健脾。主治夏伤暑湿，发热，泄泻，痢疾，赤白带下，跌打伤肿。

【用法用量】 内服：煎汤，3~9g；或研末；或捣汁。外用：适量，捣敷。

【贮藏】 置阴凉干燥处，密闭，防蛀。

【化学及营养成分】

1. 黄酮类 如木犀草素、大波斯菊苷、木犀草素-4′-O-β-D-葡萄糖苷、木犀草素-7-O-β-D-葡萄糖苷、野漆树苷。

2. 醇类 如D-甘露醇。

3. 其他 白扁豆花还含有丰富的蛋白质、脂肪及多种维生素和矿物质。

【质量评价】

1. 性状鉴别 本品多皱缩，展开后呈不规则的扁三角形，长1~1.5cm。花萼为钟状，呈绿褐色至棕褐色，5齿裂，外被白色短毛，上唇2齿几乎全部合生，较大，其余3齿较小，近等大；花冠呈蝶形，黄白色至黄棕色，龙骨瓣抱合成舟状，上弯几乎成直角；雄蕊10个，其中1个单生，另9个花丝基部合生成管状；雌蕊1个，呈黄色或微带绿色，上弯，柱头顶生，下方有短须毛，体轻。气微，味微甘。

2. 显微鉴别 本品粉末呈黄棕色，花粉粒类圆形至长圆形，直径35~50μm，表面有细网状雕纹，具3萌发孔。非腺毛甚多，有1~3个细胞，顶端细胞较长，先端多锐尖。腺毛头部有4~8个细胞，圆球形，柄有1~3个细胞。导管多为螺纹导管，直径约10μm。

3. 理化鉴别 取本品粉末（过三号筛）1g，加60%甲醇溶液40mL，超声处理（功率250W，频率25Hz）20分钟，滤过，滤液蒸干，残渣加60%甲醇溶液2mL使溶解，滤过，滤液作为供试品溶液。另取白扁豆花对照药材1g，同法制成对照药材溶液。再取芦丁对照品，加水制成每1mL含1mg的溶液，作为对照品溶液。照薄层色谱法试验，吸取供试品溶液与对照药材溶液各2~4μL，对照品溶液2μL，分别点于同一高效硅胶G薄层板上，以乙酸乙酯-冰乙酸-水（8∶1∶1）为展开剂，展开，取出，晾干。喷以5%三氯化铝乙醇溶液，在105℃加热至斑点显色清晰，置紫外光灯（365nm）下检视。供试品色谱中，在与对照药材色谱和对照品色谱相应的位置上，显相同颜色的荧光斑点。

【含量测定】 **芦丁** 以十八烷基硅烷键合硅胶为填充剂；以甲醇-1%冰乙酸溶液（35∶65）为流动相；流速为1.0mL/min；检测波长为360nm；柱温为30℃；进样量为10μL。理论板数按芦丁峰计算应不低于3000。取本品粉末（过三号筛）约1g，精密称定，置具塞瓶中，精密加60%甲醇溶液50mL，称定重量，超声处理（功率300W，频率50kHz）30分钟，取出，放至室温，称定重量，用60%甲醇溶液补足减失的重量，摇匀，滤过，作为供试品溶液。精密称取芦丁对照品10.30mg，置50mL棕色量瓶中，加60%甲醇溶液溶解并稀释至刻度，摇匀，作为储备液。精密吸取储备液2mL，置25mL棕色量瓶中，加60%甲醇溶液溶解并稀释至刻度，摇匀，作为对照品溶液。取样品分别吸取供试品溶液和对照品溶液各10μL，注入液相色谱仪，测定。按干燥品计算含量。

【药理作用】

1. 抗氧化　白扁豆花中含有一定的黄酮类化合物，其可降低体内丙二醛、一氧化氮的含量，提高超氧化物歧化酶、谷胱甘肽过氧化物酶的活性，进而维持体内自由基的平衡状态。

2. 抗菌消炎　白扁豆花中含有的黄酮类物质通过调节花生四烯酸代谢途径、细胞因子及其受体、氧自由基及其他途径等，对多种炎症引起的疾病有很好的治疗效果。

3. 抗病毒　白扁豆花中含有的黄酮类物质可在一定程度上抵抗流感病毒、单纯疱疹病毒、人类免疫缺陷病毒、柯萨奇病毒、呼吸道合胞病毒、轮状病毒的活性。

4. 防治心脑血管疾病　黄酮类化合物主要通过维持及恢复毛细血管的正常弹性，降低其通透性，减少脆性，增强其抵抗力，防止血细胞凝聚，临床用于防治脑出血、高血压等心脑血管疾病。

【食疗应用】

1. 扁豆花粥　干白扁豆花 10~15g，也可以直接取鲜品 25g，再取粳米 50~100g。先将粳米加水煮成稀粥，待粥将熟时，放入白扁豆花，也可将晒干的白扁豆花研成粉末倒入锅内。然后改用文火慢煮，再沸一两次，至粥变稠即可。每天分早晚 2 次温热服用。本品可以用于白带过多女性的日常调理。

2. 白扁豆花馄饨　择取洁净的白扁豆花胚(正开放者)，勿以水洗，只以滚水烫过后，和猪脊肉适量，葱 1 根，胡椒 7 粒，加酱汁一起拌匀，作馅。用烫白扁豆花的水和面，包上馅做成小馄饨，炙熟食下。本品可治一切泻痢。

【应用注意事项】 脾胃虚寒者慎用。

【临床应用】

1. 治疗暑温初起复感风寒，症见恶寒发热，无汗，心烦而赤，口渴，苔白，脉右洪大左反小者　香薷二钱，银花三钱，鲜扁豆花三钱，厚朴二钱，连翘二钱。(摘录自《温病条辨》新加香薷饮)

2. 治疗暑温经发汗后，暑证悉减，但头微胀，目不了了，余邪未解者，或暑伤肺经气分之轻证　鲜荷叶边二钱，鲜银花二钱，西瓜翠衣二钱，鲜扁豆花一枝，丝瓜皮二钱，鲜竹叶心二钱。水二杯，煮取一杯，日二服。(摘录自《温病条辨》清络饮)

3. 治妇人白崩　白扁豆花(紫者勿用)焙干为末，炒米煮饮入烧盐，空心服。(摘录自《奇效良方》)

【不良反应】 暂未发现不良反应。

参考文献

[1] 郝润华，王少康，孙桂菊．白扁豆花研究进展[C]//中国营养学会营养与保健食品分会，南京营养学会．中国营养学会营养与保健食品分会第十五次学术会议暨南京营养学会第三次学术会议论文集，2021：5.

[2] 欧阳立力，华萍．药食同源花类植物活性成分与药理作用研究进展[J]. 江西化工，2020，36(6)：58-60.

[3] 唐春丽，魏江存，滕红丽，等．黄酮类成分抗炎活性及其作用机制研究进展[J]. 中华中医药学刊，2021，39(4)：154-159.

[4] 祁建宏，董芳旭．黄酮类化合物药理作用研究进展[J]. 北京联合大学学报，2020，34(3)：89-92.

九、西红花

【来源】 本品为鸢尾科植物番红花 *Crocus sativus* L. 的干燥柱头。西红花原产于希腊及中东地区，我国引种栽培的西红花主要分布于上海、浙江、江苏等省市。其中，上海市崇明岛、长兴岛和浙江省建德市三都镇产量最大。西红花多生长于气候温暖、向阳的环境，栽培于疏松、肥沃、微碱性的平原砂质土壤中。

【炮制加工】 取原药，除去杂质。

【性味】 甘，平。

【归经】 归心、肝经。

【功能主治】 活血化瘀，凉血解毒，解郁安神。用于经闭癥瘕，产后瘀阻，温毒发斑，忧郁痞闷，惊悸发狂。

【用法用量】 煎汤，1~3g；或浸酒。

【贮藏】 置通风阴凉干燥处，避光，密闭。

【化学及营养成分】

1. 萜类 单萜类：包括藏红花醛等。二萜类：如西红花酸。三萜类和四萜类：分别有少数化合物被鉴定。

2. 黄酮类 主要存在于西红花花瓣中，包括黄酮（醇）及其糖苷和花色苷等，如山柰酚、异鼠李素、槲皮素及其糖苷类成分，以及飞燕草素、锦葵色素和牵牛花素的葡萄糖苷Ⅰ。

3. 蒽醌类 包括大黄素、2-羟基大黄素、1-甲基-3-甲氧基-8-羟基蒽醌-2-羧酸、1-甲基-3-甲氧基-6,8-二羟基蒽醌-2-羧酸等。

4. 酚酸类 如4-羟基苯甲酸、对香豆酸、芥子酸和咖啡酸等。

5. 胡萝卜素类 如西红花苷Ⅰ、西红花苷Ⅱ、西红花苷Ⅲ、西红花苷Ⅳ、西红花二甲酯、西红花苦苷等。

6. 挥发油类 主要成分是西红花醛，是西红花苦苷的分解产物。

7. 矿物元素 如钙、镁、铁、锰、锌、铜、镉、铅等。

8. 其他 如生物碱类、呋喃类、藏红花酸、藏红花苦素及其糖苷等。

【质量评价】

1. 性状鉴别 本品呈线形，三分枝，长约3cm。暗红色，上部较宽而略扁平，顶端边缘显不整齐的齿状，内侧有一短裂隙，下端有时残留一小段黄色花柱。体轻，质松软，无油润光泽，干燥后质脆易断。气特异，微有刺激性，味微苦。

2. 理化鉴别 取本品浸水中，可见橙黄色呈直线下降，并逐渐扩散，水被染成黄色，无沉淀，柱头呈喇叭状，有短缝；在短时间内，用针拨之不破碎。取本品少量，置白瓷板上，加硫酸1滴，酸液显蓝色经紫色缓缓变为红褐色或棕色。

【含量测定】 精密吸取对照品溶液与供试品溶液各10μL，注入液相色谱仪，测定，即得。本品按干燥品计算，含西红花苷Ⅰ（$C_{44}H_{64}O_{24}$）和西红花苷Ⅱ（$C_{38}H_{54}O_{19}$）的总量不得少于10.0%。

【药理作用】

1. 降血脂与抗动脉粥样硬化 西红花苷对各种高脂血症模型均有明显的降血脂作用。西红花苷降血脂的作用机制与其能选择性地抑制胰脂肪酶的活性，从而导致脂肪和胆固醇的吸收障碍有关。

2. 降血压与心脏保护 西红花苷具有一定的降血压作用，并通过抗氧化等作用来保护心脏功能。西红花苷静脉注射可降低正常血压与高血压大鼠的平均动脉血压（MABP），且呈量效关系。西红花苷（20mg/kg/d）能明显改善异丙肾上腺素诱导的大鼠心脏组织病理学和超微结构的损伤，从而保护心脏。

3. 抗细胞凋亡 西红花苷对由三羟胆甾醇、肿瘤坏死因子-α、过氧化氢（H_2O_2）等诱导的细胞凋亡具有抑制作用。

4. 抑制肿瘤细胞增殖 西红花苷具有明显的抗癌抑癌作用，对子宫颈癌、白血病、膀胱癌、结肠癌、直肠癌等细胞株都具有较强的抑制作用。

5. 抗氧化与抗自由基 活性氧的产生对机体的损伤是显而易见的。西红花苷可抑制活性氧的产生，从而具有明显的抗氧化和抗自由基的作用。缺血再灌注损伤可见明显的氧化损伤，西红花苷可对抗脑缺血过程的氧化应激。西红花苷预处理小鼠皮质微血管内皮细胞，可明显抑制其氧化反应，其细胞超微结构明显恢复。西红花苷可抑制 GRK2 从细胞质转运至细胞膜，并降低皮质微血管内 ERK1/2 的磷酸化和 MMP-9 的表达，从而拮抗过多的氧化应激。

6. 抗炎 西红花苷具有明显的抗炎作用。西红花苷体外给药，结果显示其对 COX-1、COX-2 酶具有双重抑制作用。在吲哚美辛诱导的大鼠胃炎模型中，西红花苷可明显抑制胃病病损的进展。西红花苷可明显抑制由 LPS 诱导的巨噬细胞系（RAW264.7）细胞中 PGE2 的表达，并抑制细胞中核转录因子 NF-κB 亚单位 p50 和 p65 的表达。

7. 降钙 钙离子作为第二信使，对细胞的生长发育有重要作用。西红花苷通过抑制钙的释放而具有明显的降钙作用。在含钙的 Hank's 培养基中，西红花苷（1.10μmol/L）对 5-羟色胺、组胺、过氧化氢引起的钙离子增高有显著的抑制作用，并呈一定的剂量依赖性。

【食疗应用】

1. 西红花蒸蛋 鸡蛋 150g，西红花 5 根，植物油 10g，盐 4g，玉米淀粉 5g，鸡汤适量。将鸡蛋打入碗中，加入清水、盐、玉米淀粉搅拌均匀，倒入玻璃汤碗内，上锅蒸熟；淀粉放碗内加水调成湿淀粉；炒锅注油烧热，添入鸡汤，放入西红花烧开；小火熬至汤色发黄，加入盐，用湿淀粉勾芡，浇在蒸熟的鸡蛋上即可。

2. 西红花茶 准备 5~10 根西红花，将西红花放入杯子中，用开水泡发，当茶饮用即可。经常用西红花泡水喝，能养生、保健和美容。

3. 西红花粥 方法一：准备 10~20 根西红花和 100g 大米，将西红花、大米和适量的清水共同熬煮成粥，即可食用。方法二：首先用开水浸泡西红花，然后用 100g 大米加适量清水煮沸，最后加入西红花水共同熬煮成粥，即可食用。西红花粥能有效治疗心绞痛、冠心病和跌打损伤等症。

4. 西红花煮饭 准备适量西红花和大米，将西红花用水浸泡得到西红花水，把西红花水和大米共同煮成米饭，即可食用。用西红花浸泡过的水会给大米染上一层黄色，而且会让米饭变得更清香可口。

5. 西红花奶酪 西红花3g，新鲜牛奶500g，少许蜂蜜，青稞炒面100g。首先把鲜奶加热，并放入一勺白醋继续加热，然后冷却15分钟让牛奶凝固成渣，之后将奶渣、西红花和蜂蜜放入盘子中搅拌均匀，接着加入青稞炒面再调匀，并用手揉成团，最后搭配奶酪来吃。

6. 西红花鸡肉卷 西红花2g，鸡蛋3个，鸡胸脯肉200g，面粉、淀粉各适量。首先把西红花放入开水中泡5分钟；然后调匀鸡蛋、面粉和淀粉，并摊在平底锅上煎熟成蛋皮；再把鸡胸脯肉剁成碎末，并加入适量盐和鸡精调匀，用蛋皮裹着鸡肉末并卷好，放火上蒸熟；接着把西红花水煮开并放入盐、鸡精和淀粉，做成芡汁；最后将用西红花染好色的芡汁浇在蒸熟的鸡肉卷上。

7. 西红花煨羊排 适量西红花和羊排。首先将羊排蒸熟并切成均匀的块，备用；然后准备西红花汁；之后将西红花汁和羊排块一起煨制好；接着做出西红花芡汁；最后把西红花芡汁浇在煨好的羊排上即可。

8. 红花五味气血茶 大枣1枚，生姜2片，菊花5朵，枸杞子8粒，西红花9根，冰糖少许。大枣去核，生姜切片。所有材料用开水冲泡，5分钟左右汤色变金黄即可。本品用于滋补养颜。

9. 西红花牛奶 牛奶放入锅中，放少量西红花，煮到沸即可饮用。本品用于助眠养颜。

10. 西红花烩萝卜 萝卜300g，西红花、盐少量，姜、葱各适量。将萝卜去皮煮熟，用酱油将表面上色，入六成热油锅中微炸。萝卜切片，放入碗中，灌入咸鲜味汁，上笼蒸至软，扣盘。用少量余油将姜、葱炒香，加汤烧沸，撇去姜、葱，放入西红花，调味，勾流芡，均匀淋于盘中即可。本品用于活血行气。

11. 西红花土豆沙拉 西红花5根，土豆2个，鸡蛋2个，培根2片，沙拉酱少许，盐、胡椒少许。取1个小杯子，放入西红花，用约20mL的热水，至少70℃浸泡，直到香味和颜色溶出。将切成小块的培根煎脆（也可以油炸）。将土豆、鸡蛋下水煮熟，用冷水将马铃薯、鸡蛋降温，去皮、蛋壳后，将土豆和鸡蛋搅拌碾碎，加入西红花水搅拌至均匀，让土豆泥变成金黄色，再加入沙拉酱让口感更黏稠。加入脆培根、盐和胡椒调味。本品用于调中益气。

12. 西红花烤羊排 带骨羊小排1.5kg，盐和胡椒各适量，大蒜2瓣，原味酸奶1杯，橄榄油2茶匙，柠檬皮（刮丝）1茶匙，西红花1/2茶匙，蜂蜜适量。将羊小排用叉子叉小洞。取密封袋，放入羊小排、大蒜、酸奶、橄榄油、柠檬皮、西红花，密封后腌制1天。隔日取出腌制的羊排后，将密封袋内的腌酱倒出备用。取一平底锅，放入羊排，中火，将富有油脂的那一面朝下先烤出羊油，待羊排变成咖啡色翻面，再煎到另一面也变色后起锅备用。将羊排放火炉上烤，一边烤一边刷密封袋中剩下的酱汁，大火烤10~15分钟即可。本品用于养阴补虚。

13. 西红花炖牛肉 牛腱条约1200g，洋葱1个切块，胡萝卜1根切块，番茄1颗切块，番茄酱200g，培根约5片，牛高汤1罐，大蒜10颗，盐、黑胡椒、奶酪各适量，西红花约0.5g。取一中锅，将牛高汤加热，水滚后放入西红花溶出香气和颜色，熄火静置备用。将牛腱条切块。将培根切片与洋葱、大蒜炒香，加入牛腱和盐、黑胡椒、奶酪等拌炒。炒至牛腱约5分熟后，加入番茄块、番茄酱、胡萝卜煮到起泡。将西红花牛肉高汤加入牛肉锅中煮滚,再转小火煮约2小时,直到胡萝卜和牛肉都熟烂即可。本品用于活血健胃。

【应用注意事项】 月经过多者及孕妇禁服。

【临床应用】

1. 用于血瘀诸证 西红花有活血祛瘀的功效,临床常用于血瘀所致的痛经、经闭、月经不调、产后恶露不净、腰腹疼痛、腹中包块疼痛、跌仆损伤肿痛,可单味煎服,也可与其他活血药配用以增强药力。如治痛经、经闭,配益母草、丹参等同用。治产后恶露不尽,配当归、赤芍等同用。本品活血之中又有散郁开结的功能,可用于各种痞结之证。由忧思郁结所致胸膈满闷、惊恐恍惚,单用本品冲汤服有效,或配郁金同用。

2. 用于温病热入营血,发斑,发疹 西红花能凉血解毒,可单用,或配清热解毒之品,如大青叶、板蓝根等。治麻疹热盛血郁,疹透不快或疹出过密,疹色晦暗不鲜者,常与紫草、赤芍配伍同用。

【不良反应】

1. 腹部不适 如腹痛、腹泻,甚或胃肠出血,腹部绞痛。

2. 刺激神经 西红花内含刺激神经的因子,如果长期服用会引起神经兴奋,扰乱睡眠等作息习惯。

3. 内分泌失调 西红花虽然对于调节女性身体有益,但是服用过量,会影响女性内分泌情况,造成内分泌失调,产生一系列不良反应。

4. 经期紊乱 对正常女性来说,月经一般是很有规律的。由于西红花内富含影响月经的各种成分,极易造成月经周期过短、经期增长、月经过多等,从而严重影响女性身体健康。

5. 中毒 大量食用西红花会有急性中毒的危险,有的可出现神志萎靡不清、震颤,严重者可致惊厥、呼吸先兴奋后抑制,甚至循环、呼吸衰竭;少数患者可出现头晕、皮疹和一过性荨麻疹等。这与西红花对神经系统的兴奋作用和过敏反应有关。引起红花中毒的主要原因有二:一是误用,二是用量过大。

参考文献

[1] 绪广林,余书勤,龚祝南,等.西红花苷对大鼠实验性高脂血症的影响及其机制研究[J].中国中药杂志,2005,30(5):369-372.

[2] Sheng L,Qian Z,Zheng S,et al.Mechanism of hypolipidemic effect of crocin in rats:crocin inhibits pancreatic lipase [J].European Journal of Pharmacology,2006,543(1):116-122.

[3] Imenshahidi M,Hosseinzadeh H,Javadpour Y.Hypotensive effect of aqueous saffron extract(*Crocus sativus* L.) and its constituents,safranal and crocin,in normotensive and hypertensive rats [J].Phytotherapy Research,2010,24(7):990-994.

[4] Goyal S N,Arora S,Sharma A K,et al.Preventive effect of crocin of *Crocus sativus* on hemodynamic,biochemical,histopathological and ultrastructural alterations in isoproterenol-induced cardiotoxicity in rats[J].Phytomedicine,2010,17(3):227-232.

[5] 刘娟,钱之玉.西红花苷对3β,5α,6β-三羟甾烷致内皮细胞凋亡和相关基因表达的影响[J].中国药科大学学报,2005,36(3):254-259.

[6] Xu G L,Qian Z Y,Yu S Q,et al.Evidence of crocin against endothelial injury induced by hydrogen peroxide in

vitro [J].Journal of Asian Natural Products Research,2006,8(1-2):79-85.
[7] 徐慧娟,仲任,赵艳霞,等.藏红花素对 HL-60 细胞增殖抑制和诱导凋亡作用及其机制[J]. 中国实验血液学杂志,2010,18(4):887-892.
[8] 赵培,罗春丽,吴小候,等.藏花素对膀胱移行细胞癌 T24 细胞增殖和凋亡的影响及作用机制研究[J]. 中国中药杂志,2008,33(15):1869-1873.
[9] Aung H H,Wang C Z,Ni M,et al.Crocin from *Crocus sativus* possesses significant anti-proliferation effects on human colorectal cancer cells [J].Experimental Oncology,2007,29(3):175-180.
[10] 陈阳,杨婷,黄娟,等.西红花苷和西红花酸在小鼠体内抗氧化活性对比研究[J]. 中国药理学通报,2010,26(2):248-251.
[11] Zheng Y Q,Liu J X,Wang J N,et al.Effects of crocin on reperfusion-induced oxidative/nitrative injury to cerebral microvessels after global cerebral ischemia [J].Brain Research,2007,1138:86-94.
[12] Xu G L,Li G,Ma H P,et al.Preventive effect of crocin in inflamed animals and in LPS-challenged RAW 264.7 cells [J].Journal of Agricultural and Food chemistry,2009,57(18):8325-8330.
[13] 绪广林,钱之玉,任萱.西红花苷对培养的牛内皮细胞内钙的调节作用[J]. 中国药科大学学报,2002,33(5):445-447.

十、芡实

【来源】 本品为睡莲科植物芡 *Euryale ferox* Salisb. 的干燥成熟种仁。秋末冬初采收成熟果实,除去果皮,取出种子,洗净,再除去硬壳(外种皮),晒干。

【炮制加工】 除去杂质。

【性味】 甘、涩,平。

【归经】 归脾、肾经。

【功能主治】 益肾固精,补脾止泻,除湿止带。用于遗精,滑精,遗尿,尿频,脾虚久泻,白浊,带下。

【用法用量】 内服煎汤,15~30g,或入丸、散剂。本品亦可煮粥食。

【贮藏】 置通风干燥处,防蛀。

【化学及营养成分】

1. 甾醇类 含 24-甲基胆甾-5-烯基-3-O-吡喃葡糖苷、24-乙基胆甾-5-烯基-3-O-吡喃葡糖苷、24-乙基胆甾-5,22E-二烯基-3-O-吡喃葡糖苷和木脂素苷异落叶松树脂醇-9-O-D-吡喃葡萄糖苷。

2. 黄酮类 黄酮类化合物为芡实的主要功效成分,含 5,7,4′-三羟基-二氢黄酮和 5,7,3,4,5′-五羟基二氢黄酮。

3. 木脂素类 如倍半新木脂素、芡实素 A、芡实素 B、芡实素 C。

4. 酚类 如焦性没食子酸、没食子酸、绿原酸、表儿茶素和芦丁等。

5. 碳水化合物 是芡实中最主要的营养物质,其中淀粉所占比重最大(≥70%),其含量随成熟过程呈不断上升趋势;还原性糖类含量随种子的成熟逐渐降低。

6. 蛋白质 芡实中含有丰富的醇溶蛋白、清蛋白、谷蛋白和球蛋白等蛋白质,粗蛋白含量可达 9.72%。

7. 其他 如维生素、钠、镁、磷、钾、钙、锰、铁、锌和铝等。

【质量评价】

1. 性状鉴别　种仁类圆球形，直径 5~8mm，有的破碎成块。完整者表面有红棕色或暗紫色的内种皮，可见不规则的脉状网纹，一端约 1/3 为黄白色。胚小，位于淡黄色一端的圆形凹窝内。质地较硬，断面白色，粉性。气无，味淡。以饱满、断面白色、粉性足、无碎末者为佳。

2. 显微鉴别　粉末特征呈类白色。淀粉粒主要为复粒，类圆形、长圆形或多角形，由数十至数百粒分粒组成，直径 12~29μm。分粒极细小，直径 1~5μm。外胚乳细胞多破碎，完整者呈长方形、长条形、长多角形或不规则形，细胞中充满淀粉粒。另可见内种皮细胞、色素层细胞和导管。

3. 理化鉴别　取本品粉末 2g，加二氯甲烷 30mL，超声处理 15 分钟，滤过，滤液蒸干，残渣加乙酸乙酯 2mL 使溶解，作为供试品溶液。另取芡实对照药材 2g，同法制成对照药材溶液。照薄层色谱法试验，吸取上述两种溶液各 10μL，分别点于同一硅胶 G 薄层板上，以正己烷–丙酮（5∶1）为展开剂，展开，取出，晾干，喷以 10% 硫酸乙醇溶液，在 105℃加热至斑点显色清晰。供试品色谱中，在与对照药材色谱相应的位置上，显相同颜色的斑点。

【检查】 水分不得过 14.0%。总灰分不得过 1.0%。

【药理作用】

1. 降血糖　芡实多糖可逆转四氧嘧啶诱导的高血糖小鼠模型小鼠体重减轻的症状，改善口服葡萄糖耐量，增加肝糖原含量和葡萄糖激酶活性，调节肝脏中葡萄糖激酶的 mRNA 表达，并提高血清胰岛素水平来降低血糖。

2. 抗氧化　芡实多糖能增强总抗氧化能力，提高超氧化物歧化酶和过氧化氢酶活性，降低丙二醛含量，有效对抗 H_2O_2 诱导的 HUVEC 和 VSMC 细胞损伤。

3. 抗疲劳　芡实多糖能显著提高小鼠负重游泳时间，改善机体代谢情况，加速肝糖原分解，增加能量供应。

4. 抗心肌缺血　芡实可降低大鼠心肌缺血再灌注的损伤程度，改善缺血后心室功能，减小心肌梗死面积，具有保护心脏的作用。

5. 抗神经细胞毒性　氧化应激与神经变性疾病，如阿尔茨海默病、帕金森病等密切相关。芡实已烷部分对由谷氨酸刺激的 N18–RE–105 神经细胞具有保护作用。

6. 抑菌　芡实多糖对枯草杆菌、酿酒酵母、大肠埃希菌和金黄色葡萄球菌等具有抑制作用。

【食疗应用】

1. 芡实糕　鲜芡实 1000g，大米粉 250g，白糖适量。将鲜芡实放入锅内加水煮熟后，去壳晾干，研粉；将芡实粉、大米粉、白糖一同加水拌匀，揉成面团，后做成芡实糕，蒸熟即可。每日早晚当点心温热服食 2~3 块，连用 5~7 天。本品具有补脾、益肾、固涩的作用，可用于小儿慢性脾虚泄泻、肾虚遗尿。

2. 芡实饺子　面粉 400g 做面皮；芡实 60g，瘦猪肉 400g，洋葱 8 个，嫩豌豆 4 小碗，盐、酱油、麻油、胡椒各适量，做馅；用面皮和馅包成饺子。本品具有健脾益肾之功，可用于腰膝酸痛、带浊、湿痹等。

3. 芡实薏苡仁炖老鸭 芡实、薏苡仁、山药各10g，老鸭肉200g，瘦猪肉100g，生姜2片，黄酒2茶匙。先将前3味淘洗干净，再将鸭肉去毛洗净，切成中块，瘦猪肉也切成中块。将以上用料倒入炖盅，加入沸水一碗半，盖上盅盖，隔水炖，待水烧开后，用中火再炖2.5~3小时。将炖盅取出，加入少许熟油、食盐、味精，咸淡随意。此汤肉有滋阴养胃、健脾益肾的功效，主要用于脾虚水肿、肾虚腰痛等。

4. 芡实山药糊 芡实500g，山药500g，糯米粉500g，白糖500g。先把芡实、山药一同晒干，碾成细粉，后与糯米粉及白糖一起拌匀，备用。用时取混合粉适量，加冷水调成稀糊状，加热烧熟即成。每日早晚温热空腹食用，每次用混合粉50~100g。本品具有健脾止泻之功效，可用于小儿脾虚久泻、消化不良、大便溏薄等的辅助治疗。

【应用注意事项】 大小便不利者禁服；食滞不化者慎服。《随息居饮食谱》载："凡外感前后，疟疸疳痔，气郁痞胀，溺赤便秘，食不运化及新产后皆忌之。"

【临床应用】

1. 治妇女白带黄色而由湿热引起 芡实（炒）、山药各30g，黄柏、车前子各6g，白果9g。水煎服。（摘录自《中药临床应用》易黄汤）

2. 治肾虚不固，遗精滑泄，神疲乏力，四肢酸软，腰痛耳鸣 沙苑蒺藜（炒）、芡实（蒸）、莲须二两，龙骨（酥炙）、牡蛎（盐水煮一日一夜，煅粉）一两，莲子粉为糊丸。盐汤下。（摘录自《医方集解》金锁固精丸）

3. 治梦遗漏精 芡实末、莲花蕊末、龙骨（别研）、乌梅肉（焙干，取末）各一两。上件煮山药，糊为丸，如鸡头大。每服一粒，温酒、盐汤任下，空心。（摘录自《杨氏家藏方》玉锁丹）

4. 治老幼脾肾虚热及久痢 芡实、山药、茯苓、白术、莲肉、薏苡仁、白扁豆各四两，人参一两。俱炒燥为末，白汤调服。（摘录自《方脉正宗》）

5. 治浊病 芡实粉、白茯苓粉。黄蜡化蜜和丸，梧桐子大。每服百丸，盐汤下。（摘录自《摘元方》分清丸）

6. 治小便频数及遗精 用秋石、白茯苓、芡实、莲子各二两，共研为末。加蒸枣做成丸子，如梧子大。每服三十丸，空心服，盐汤送下。

7. 治色欲过度，肾经虚寒，阴茎萎缩 潞参三钱，白术三钱（土炒），山药三钱（炒），巴戟天五钱（去心，盐水炒），覆盆子五钱（盐水炒），桑螵蛸三钱（盐水炒），附子片钱半，上元桂钱半（去皮，研），芡实三钱（炒），肉苁蓉一钱（洗净）。水煎，温服。（摘录自《揣摩有得集》暖肾助火汤）

8. 治遗精属脾肾虚弱者 芡实一斤（炒），莲肉（去心）一斤，胶枣肉一斤，熟地一斤，胡桃肉（去皮）二斤。上药研末。上以猪腰六个，掺大茴香蒸极熟，去筋膜，同前药末捣成饼。每日服二个，空心食前用滚白汤或好酒一二钟下。（摘录自《景岳全书》蟠桃果）

9. 治痰湿过盛 白术、山药、芡实各二斤，薏苡仁半斤，肉桂四两，砂仁一两。各为细末，蜜为丸，每日服一两。（摘录自《辨证录》纯一丸）

【不良反应】 会导致变态反应，表现为皮肤刺痒，并出现片状的密集如麻疹样的红色小丘疹。

参考文献

[1] Wu CY, Wang H, He XX, et al.The hypoglycemic and antioxidant effects of polysaccharides from the petioles and pedicels of *Euryale ferox* Salisb on alloxan-induced hyperglycemic mice [J].Food&Function, 2017, 8(10): 3803-3813.

[2] Wu C, Wang X, Wang H, et al.Extraction optimization, isolation, preliminary structural characterization and antioxidant activities of the cell wall polysaccharides in the petioles and pedicels of Chinese herbal medicine Qian (*Euryale ferox* Salisb.) [J].International Journal of Biological Macromolecules, 2014, 64(2): 458-467.

[3] 刘志国,赵文亚.芡实多糖对小鼠抗运动性疲劳作用的研究[J].中国农学通报,2012,28(21):269-271.

[4] Das S, Der P, Raychaudhui, et al.The effect of *Euryale ferox*(Makhana), an herb of aquatic origin, on myocardial ischemic reperfusion injury [J].Molecular&Cellular Biochemistry, 2006, 289(1-2): 55-63.

[5] Lee M R, Kim J H, Son E S, et al.Protective effect of extracts from *Euryale ferox* against glutamate-induced cytotoxicity in neuronal cells [J].Natural Product Sciences, 2009, 15(3): 162-166.

[6] 李湘利,刘静,燕伟,等.芡实多糖的抗氧化性及抑菌特性[J].食品与发酵工业,2014,40(11):104-108.

十一、赤小豆

【来源】 本品为豆科植物赤小豆 *Vigna umbellata* Ohwi et Ohashi 或赤豆 *Vigna angularis* Ohwi et Ohashi 的干燥成熟种子。秋季果实成熟而未开裂时拔取全株,晒干,打下种子,除去杂质,再晒干。

【炮制加工】 除去杂质,筛去灰屑。

【性味】 甘、酸,平。

【归经】 归心、小肠经。

【功能主治】 利水消肿,解毒排脓。用于水肿胀满,脚气浮肿,黄疸尿赤,风湿热痹,痈肿疮毒,肠痈腹痛。

【用法用量】 9~30g,外用适量,研末调敷。

【贮藏】 置干燥处,防蛀。

【化学及营养成分】

1. 蛋白质类　主要是 7S 球蛋白糖蛋白,含有 5% 中性糖和 0.5% 氨基糖。

2. 其他　如总黄酮、膳食纤维、色素、碳水化合物,以及钙、磷、铁等元素。

【质量评价】

1. 性状鉴别　赤小豆种子呈圆柱形而略扁,两端稍平截或圆钝,长 5~7mm,直径 3~5mm。表面呈紫红色或暗红棕色,平滑,稍具光泽或无光泽;一侧有线形凸起的种脐,偏向一端,白色,约为种子长度的 2/3,中央凹陷成纵沟;另一侧有一条不明显的种脊。质坚硬,不易破碎;剖开后种皮薄而脆,子叶 2 枚,乳白色,肥厚,胚根细长,弯向一端。气微,味微甘,嚼之有豆腥气。赤豆种子近矩圆形而稍扁,直径 4~6mm,与赤小豆的主要区别为种脐平而不凸起,中央也不凹陷。均以颗粒饱满、色紫红发暗者为佳。

2. 显微鉴别　赤小豆种子横切面:种皮表皮为 1 列栅状细胞,壁自内向外逐渐增厚,胞腔含淡红棕色物质,近外侧有 1 条光辉带。表皮下有 1 列哑铃状的支柱细胞。薄壁细胞 10 余列,位于支柱细胞内,其内侧数列细胞呈颓废状。位于种脐部位的表皮为 2 列栅状细胞,外侧有种阜，细胞含众多淀粉粒；内侧有管胞岛，细胞壁网状增厚，其两侧为星状组织，有大型细胞间隙，细胞呈星状。子叶表皮细胞近方形，叶肉细胞含淀粉粒及草酸钙结晶；淀粉众多，近圆形、肾形或圆三角形，直径 4~35μm，脐点呈星状或裂缝状，层纹明显；草酸钙方晶直径 3~13μm，簇晶 6~16μm。赤豆子叶叶肉细胞不含草酸钙簇晶，草酸钙方晶直径 3~6μm。

3. 理化鉴别 本品粗粉 1g，加 70% 乙醇溶液 10mL，沸水浴上加热 20 分钟，冷后滤过，取滤液 0.2mL，在水浴上蒸干，加醋酐 2~3 滴、硫酸 1~2 滴，显黄色，渐变为红色、紫红色。

【含量测定】 **赤小豆总黄酮** 取在 120℃干燥至恒重的芦丁对照品 25mg，精密称定，置 50mL 量瓶中，加 70% 乙醇溶液适量，超声处理使溶解，放冷，加 70% 乙醇溶液至刻度，摇匀。精密量取 20mL 置 50mL 量瓶中，加 70% 乙醇溶液至刻度，摇匀，即得每 1mL 中含无水芦丁 0.2mg 的芦丁对照品标准溶液。赤小豆及赤豆药材粉末 1.0g，精密称定，置 250mL 锥形瓶中，加 70% 乙醇溶液 35mL 于 75℃的水浴中回流提取 1.5 小时，放冷，过滤，滤液转移至 50mL 量瓶中，加 70% 乙醇至刻度，摇匀，作为供试品储备液。精密量取对照品溶液 1mL、2mL、3mL、4mL、5mL、6mL，分别置于 25mL 量瓶中，各加水使之成 6mL，再加 5% 亚硝酸钠溶液 1mL 摇匀，放置 6 分钟，加 10% 硝酸铝溶液 1mL 摇匀，放置 6 分钟，加氢氧化钠试液 10mL，再加水至刻度，摇匀，放置 15 分钟，以相应试剂为空白，在 500nm 波长处测定吸光度。以吸光度 A 为纵坐标，浓度 C（mg/mL）为横坐标，绘制标准曲线。精密量取 5mL 供试品储备液置于 25mL 容量瓶中，按上述方法测吸光度，结合标准曲线即得。

【检查】 水分不得过 14.0%。总灰分不得过 5.0%。

【药理作用】

1. 抗氧化 赤豆总黄酮提取物具有较强的体外抗氧化作用，对 Fe_2^+ 导致的大鼠原代肝细胞氧化损伤具有保护作用。

2. 降血糖 非胰岛素依赖型（2 型）糖尿病患者进食煮熟的整粒带皮赤小豆后，血糖指数、血糖曲线增殖面积及 C 肽曲线增殖面积减小。

3. 利尿 赤小豆三氯甲烷及正丁醇萃取部位具有显著的利尿作用。

【食疗应用】

1. 赤小豆粥 赤小豆 50g，粳米 50g。先将赤小豆用温水浸泡 2~3 个小时，后加水煮烂，再倒入粳米同煮。早晚温热顿服。本品能够利尿消肿，健脾止泻，清热解毒，催乳，用于湿热蕴结引起的腹胀、浮肿、小便不利，以及脚气、疮痈肿毒、黄疸、大便溏泄等。

2. 赤豆鲤鱼 赤小豆 50g，陈皮 6g，辣椒 6g，草果 6g，活鲤鱼 1 条（1000g），调味料、鸡汁各适量。将鲤鱼洗净，去鳞，挖去内脏，填入赤小豆、陈皮、辣椒、草果，放入盆内，加调味料、鸡汤，上笼蒸 1.5 小时即成。本品具有利水消肿之功，用于消渴水肿、黄疸脚气、小便频数等症。

3. 赤豆补脾粥 赤小豆 50g，山药 50g，芡实 25g，薏苡仁 25g，莲子 25g，大枣 10 枚，糯米 60g，白糖适量。以上诸品共入锅中，加水适量煮烂熟，加入白糖稍炖即成。每日分 2 次服用。本品能够补益脾胃，适用于脾胃虚弱、食少腹泻等。

4. 赤豆花生牛肉汤 牛肉 250g，赤小豆 200g，花生仁 150g，大蒜 100g。混合各物，加水煮烂，调味即可。吃肉喝汤，空腹温服，分 2 天服完。本品能够健脾化湿，补血益肾，清热解毒，适用于肝郁脾虚之慢性肝炎、早期肝硬化。

5. 赤小豆冬瓜炖乌鱼 鲜乌鱼1条(250g),冬瓜连皮500g,赤小豆60g,葱头3枚。上述材料加适量清水,共炖熟烂。本品能够补脾利水消肿,可用于急慢性肾炎所致的水肿、腹水。

【应用注意事项】 本品渗利伤津,阴虚津伤者慎服。

【临床应用】

1. 治脚气气急,大小便涩,通身肿,两脚气胀,变成水者 赤小豆半升,桑根白皮(炙,锉)二两,紫苏茎叶一握(锉,焙)。上三味除小豆外,捣罗为末。每服先以豆一合,用水五盏煮熟,去豆,取汁二盏半,入药末四钱匕,生姜一分,拍碎,煎至一盏半,空心温服,然后择取豆任意食,日再。(摘录自《圣济总录》赤小豆汤)

2. 治急黄身如金色 赤小豆一两,丁香一分,黍米一分,瓜蒂半分,熏陆香一钱,青布五寸(烧灰),麝香一钱(细研)。上药捣细罗为散,都研令匀。每服不计时候,以清粥饮调下一钱;若用少许吹鼻中,当下黄水。(摘录自《太平圣惠方》赤小豆散)

3. 治大小肠痈,湿热气滞瘀凝所致 赤小豆、薏苡仁、防己、甘草,煎汤服。(摘录自《疡科捷径》赤豆薏苡汤)

4. 治伤寒瘀热在里,身必黄 麻黄二两(去节),连翘二两,赤小豆一升,杏仁四十个(去皮、尖),大枣十二枚(擘),生梓白皮(切)一升,生姜二两(切),甘草二两(炙)。上八味,以水一斗,先煮麻黄再沸,去上沫,纳诸药,煮取三升,去滓,分温三服,半日服尽。(摘录自《伤寒论》麻黄连翘赤小豆汤)

5. 治小儿天火丹,肉中有赤如丹色,大者如手,甚者遍身,或痛或痒或肿赤 小豆二升,末之,鸡子白和如薄泥敷之,干则易。一切丹并用此方。(摘录自《备急千金要方》)

6. 治卒大腹水病 白茅根一大把,小豆三升,煮取干,去茅根食豆,水随小便下。(摘录自《补缺肘后方》)

7. 治水肿从脚起,入腹则杀人 赤小豆一升,煮令极烂,取汁四五升,温渍膝以下;若已入腹,但服小豆,勿杂食。(摘录自《独行方》)

8. 治脚气 赤小豆五合,蒜一头,生姜一分(并破碎),商陆根一条(切)。同水煮,豆烂汤成,适寒温,去蒜等,细嚼豆,空腹食之,旋旋啜汁令尽。(摘录自《本草图经》)

9. 治小儿诸疮肿毒 苎麻根三斤(连叶),赤小豆四升,上以水三斗煮,浴,日三四遍浸洗,妙。看冷热,避风。(摘录自《普济方》备急治白丹)

10. 治痛风 赤小豆,上为散。葱汁调敷。(摘录自《外科证治全书》赤豆散)

【不良反应】 陶弘景云:"性逐津液,久食令人枯燥。"《食性本草》载:"久食瘦人。"

参考文献

[1] 彭游,李仙芝,柏杨. 赤小豆活性成分的提取及保健功能研究进展[J]. 食品工业科技,2013,34(9):389-391,395.

[2] 王彤,何志谦,梁奕铨. 干豆对糖尿病患者血糖指数和C肽的影响[J]. 营养学报,1998(4):44-49.

[3] 闫婕,卫莹芳,钟熊,等. 赤小豆对小鼠利尿作用有效部位的筛选[J]. 四川中医,2010,28(6):53-55.

十二、阿胶

【来源】 本品为马科动物驴 *Equus Asinus* L. 的干燥皮或鲜皮经煎煮、浓缩制成的固体胶。

【炮制加工】

1. 阿胶 捣成碎块。

2. 阿胶珠 取阿胶，烘软，切成 1cm 左右的丁，用蛤粉烫至成珠，内无溏心时，取出，筛去蛤粉，放凉。

【性味】 甘，平。

【归经】 归肺、肝、肾经。

【功能主治】 补血滋阴，润燥，止血。用于血虚萎黄，眩晕心悸，肌痿无力，心烦不眠，虚风内动，肺燥咳嗽，劳嗽咯血，吐血尿血，便血崩漏，妊娠胎漏。

【用法用量】 3~9g，烊化兑服。

【贮藏】 密闭。

【化学及营养成分】

1. 蛋白质 胶原蛋白为其主要活性成分，还有核心蛋白聚糖、双糖链蛋白聚糖和胶原蛋白等。

2. 糖类 如硫酸软骨素、硫酸皮肤素和透明质酸等。

3. 挥发性成分 主要是吡嗪类、醛类、酯类、酮类等化合物。

4. 营养素 如铁、锌、锰、钡、锶等。

5. 脂肪酸 如油酸、亚油酸和棕榈酸。

【质量评价】

1. 性状鉴别 呈整齐的长方形块状，通常长约 8.5cm，宽约 3.7cm，厚约 0.7 或 1.5cm。表面呈棕黑色或乌黑色，平滑，有光泽。对光照视略透明。质坚脆易碎，断面呈棕黑色或乌黑色，平滑，有光泽。气微弱，味微甜。以色乌黑、光亮、透明、无腥臭气、经夏不软者为佳。

2. 理化鉴别 取本品粗粉 0.02g，置 2mL 安瓿中，加 6mol/L 盐酸溶液 1mL，熔封，置沸水浴中煮沸 1 小时，取出，加水 1mL，摇匀，滤过，用少量水洗涤滤器及滤渣，滤液蒸干，残渣加甲醇 1mL 使溶解，作为供试品溶液。另取甘氨酸对照品，加甲醇制成每 1mL 含 1mg 的溶液，作为对照品溶液。照薄层色谱法试验，吸取上述两种溶液各 2μL，分别点于同一硅胶 G 薄层板上，以苯酚-0.5% 硼砂溶液（4∶1）为展开剂，展开，取出，晾干，喷以茚三酮试液，在 105℃加热至斑点显色清晰。供试品色谱中，在与对照品色谱相应的位置上，显相同颜色的斑点。

【含量测定】 **L-羟脯氨酸** 以十八烷基硅烷键合硅胶为填充剂；以乙腈-0.1mol/L 醋酸钠溶液（用醋酸调节 pH 值至 6.5）（7∶93）为流动相 A，以乙腈-水（4∶1）为流动相 B，进行梯度洗脱；检测波长为 254nm；柱温为 43℃。理论板数按 L-羟脯氨酸峰计算应不低于 4000。取 L-羟脯氨酸对照品、甘氨酸对照品、丙氨酸对照品、L-脯氨酸对照品适量，精密称定，加 0.1mol/L 盐酸溶液制成每 1mL 分别含 L-羟脯氨酸 80μg、甘氨酸 0.16mg、丙氨酸 70μg、L-脯氨酸 0.12mg 的混合溶液，即得对照品溶液。取本品粗粉约 0.25g，精密称定，置 25mL 量瓶中，加 0.1mol/L 盐酸溶液 20mL，超声处理（功率 500W，频率 40kHz）30 分钟，放冷，加 0.1mol/L 盐酸溶液至刻度，摇匀。精密量取 2mL，置 5mL 安瓿中，加盐酸 2mL，150℃水解 1 小时，放冷，移至蒸发皿中，用水 10mL 分次洗涤，洗液并入蒸发皿中，蒸干，残渣加 0.1mol/L 盐酸溶液溶解，转移至 25mL 量瓶中，加 0.1mol/L 盐酸溶液至刻度，摇匀，即得供试品溶液。精密量取上述对照品溶液和供试品溶液各 5mL，分别置于 25mL 量瓶中，各加 0.1mol/L 异硫氰酸苯酯（PITC）的乙腈溶液 2.5mL、1mol/L 三乙胺的乙腈溶液 2.5mL，摇匀，室温放置 1 小时后，加 50% 乙腈至刻度，摇匀。取 10mL，加正己烷 10mL，振摇，放置 10 分钟，取下层溶液，滤过，取续滤液，即得。分别精密吸取衍生化后的对照品溶液与供试品溶液各 5μL，注入液相色谱仪，测定，即得。本品按干燥品计算，含 L-羟脯氨酸不得少于 8.0%，甘氨酸不得少于 18.0%，丙氨酸不得少于 7.0%，L-脯氨酸不得少于 10.0%。

【检查】 照水分测定法测定，水分不得过 15.0%。照铅、镉、砷、汞、铜测定法（原子吸收分光光度法或电感耦合等离子体质谱法）测定，铅不得过百万分之五；镉不得过千万分之三；砷不得过百万分之二，汞不得过千万分之二，铜不得过百万分之二十。本品水不溶物不得过 2.0%。

【药理作用】

1. 抗贫血 阿胶通过上调基因 ZNF471 和 THOC5 分别参与的 Kruppel 相关盒锌指蛋白通路和 THOC5 通路，对多种原因所导致的贫血均有较好的疗效。

2. 止血 阿胶通过拮抗血液肝素化和活化凝血因子表现出止血收敛的作用。

3. 免疫调控 小分子阿胶可通过提高小鼠血清溶血素含量和 T 淋巴细胞、辅助性 T 细胞、迟发超敏性 T 细胞占淋巴细胞的比例来提高免疫力。

4. 抗氧化 小分子阿胶具有较强的抗氧化活性，高占比的疏水性氨基酸、β-转角和无规卷曲结构与小分子阿胶的高抗氧化活性密切相关。

5. 抗疲劳 小分子阿胶能有效延长乙酰苯肼和环磷酰胺所致复合血虚模型大鼠游泳力竭时间，表明小分子阿胶具有抗疲劳的作用。

6. 抗肿瘤 阿胶经碱性蛋白酶水解后与银杏叶提取物联合使用，可增加对乳腺肿瘤细胞 MCF-7 和 MDA-MB-31 的抑制作用。

7. 减轻肺损伤 阿胶可以改善慢性阻塞性肺疾病大鼠肺功能，减轻肺组织炎性反应。

8. 改善阿尔茨海默病 阿胶能够通过神经元保护作用和减少 Aβ 沉积来显著改善去卵巢阿尔茨海默病小鼠的学习记忆能力。

【食疗应用】

1. 阿胶羹 阿胶 250g，黄酒 750g，冰糖 250g，桂圆肉 150g，大枣 500g，黑芝麻 150g，核桃肉 150g。将后面 4 味切碎，研粉备用；将阿胶在黄酒中浸泡 10 天左右，连同黄酒一起放入陶瓷或搪瓷容器内隔水煮至阿胶完全融化时，将桂圆肉等放入搅匀，蒸至冰糖融化即可。每天早晚各 1~2 匙，温开水冲服。本品具有滋补肝肾、益气安神、美容养颜的作用。

2. 阿胶炖肉 阿胶 6g，瘦猪肉 100g。先在锅中加水炖猪肉，熟后加入阿胶炖化，低盐调味即可。饮汤食肉。本品能够补血活血，滋阴润肺，可用于食管癌伴咯血、贫血患者的调理。

3. 阿胶鸡蛋羹 鸡蛋1只，阿胶9g。鸡蛋去壳搅匀，以清水1碗煮沸，加入阿胶融化，再倒入鸡蛋搅拌成羹，加食盐调味服食。本品能够滋阴补血安胎，可用于先兆流产。

4. 阿胶海参粥 阿胶10g，红糖20g，海参（干品）50g，粟米100g，葱花、姜末、盐、味精、黄酒等调料各适量。将阿胶洗净后加水煮沸，待完全烊化后，保温待用。将海参泡发，洗净后切成黄豆大小的小丁备用。淘净粟米，放入另一砂锅内，加适量水，大火煮开，改用小火煮至粟米酥烂，调入阿胶拌匀。加入海参丁及红糖，继续煮5~10分钟，加葱花、姜末、盐、味精。可烹入少量黄酒，再继续煨煮至沸，即可食用。本品能够养阴补肾，填精补血。老人及气血两亏者，以及肝肾阴虚者可以常服。

【应用注意事项】 脾胃虚弱、消化不良者慎服。《神农本草经疏》载："性黏腻，胃弱作呕吐者勿服；脾胃虚，食不消者亦忌之。"《本草备要》载："泻者忌用。"

【临床应用】

1. 治邪热久羁，阴血不足，虚风内动证 陈阿胶二钱（烊冲），生白芍三钱，石决明五钱（杵），双钩藤二钱，大生地（四钱），清炙草六分，生牡蛎四钱（杵），络石藤三钱，茯神木四钱，鸡子黄二枚（先煎代水）。（摘录自《通俗伤寒论》阿胶鸡子黄汤）

2. 治小儿肺虚有热证，咳嗽气喘，咽喉干燥，咳痰不多，或痰中带血，舌红少苔，脉细数 阿胶一两五钱（麸炒），黍粘子（炒香）、甘草（炙）各二钱五分，马兜铃五钱（焙），杏仁七个（去皮、尖，炒），糯米一两（炒）。上为末，每服一二钱，水一盏，煎至六分，食后温服（摘录自《小儿药证直诀》阿胶散）

3. 治产后虚羸，大便秘涩 阿胶（碎炒）、枳壳（浸，去瓤，麸炒）各二两，滑石（研飞为衣）半两。上为末，炼蜜丸如梧桐子大。每服二十丸，温水下，半日来未通再服。（摘录自《太平惠民和剂局方》阿胶枳壳丸）

4. 治损动母（胎），去血腹痛 阿胶二两（炙），艾叶二两。上二味，以水五升，煮取二升半，分三服。（摘录自《小品方》胶艾汤）

5. 治老人虚人大便秘涩 阿胶（炒）二钱，连根葱白三片，蜜二匙，新水煎，去葱，入阿胶、蜜溶开，食前温服。（摘录自《仁斋直指方》胶蜜汤）

6. 治阴虚动风证 生白芍六钱，阿胶三钱，生龟板四钱，干地黄六钱，麻仁二钱，五味子二钱，生牡蛎四钱，麦冬六钱，炙甘草四钱，鸡子黄二枚，鳖甲四钱。水八杯，煮取三杯，去滓，再入鸡子黄，搅令相得，分三次服。（摘录自《温病条辨》大定风珠）

7. 治久咳嗽 阿胶（炙燥）一两，人参二两。上二味，捣罗为散，每服三钱匕，豉汤一盏，入葱白少许，同煎三沸，放温，遇嗽时呷三五呷；依前温暖，备嗽时再呷之。（摘录自《圣济总录》阿胶饮）

8. 治便血如小豆汁 阿胶（炙令燥）、赤芍药、当归（切，焙）各一两，甘草（炙，锉）半两。上四味，粗捣筛，每服五钱匕，水一盏半，入竹叶二七片，同煎至八分，去滓，食前温服。（摘录自《圣济总录》阿胶芍药汤）

9. 治妇人有漏下者，有半产后因续下血，都不绝者，有妊娠下血者，假令妊娠腹中痛，为

胞阻　芎䓖、阿胶、甘草各二两，艾叶、当归各三两，芍药四两，干地黄四两。上七味，以水五升，清酒三升，合煮，取三升，去滓，内胶令消尽，温服一升，日三服，不差更作。（摘录自《金匮要略》胶艾汤）

10. 治产后下痢　粳米一合，蜡（如鸡子）一枚，阿胶、当归各六分，黄连十分。上五味切，以水六升半先煮米，令蟹目沸。去米内药煮，取二升，入阿胶、蜡消烊，温分三二服。（摘录自《僧深集方》胶蜡汤）

11. 治瘫缓风及诸风手足不遂，腰脚无力者　驴皮胶炙令微起，先煮葱豉粥一升，别贮；又以水一升，煮香豉二合，去滓，纳胶更煮六七沸，胶烊如饧，顿服之；及暖，吃前葱豉粥任意多少。如冷吃，令人呕逆。（摘录自《广济方》）

【不良反应】有报道称，口服阿胶钙口服液后会出现浑身发热、瘙痒，胸部、腹部及腰部出现大小不等的红斑。有报道称，个别患者服用阿胶后表现为牙龈出血、鼻出血不止、四肢皮肤有出血点、反复便血，并伴有四肢乏力、腰膝酸软、头晕纳差、烦躁不安等症状。

参考文献

[1] Li Y F, Zhang Z F, Yang L L, et al. Colla corii asini might upregulate ZNF471 and THOC5 by KRAB domain-containing zinc-finger protein pathway and THO complex subunit 5 pathway to improve anemia of pregnant women with thalassemia [J]. Annals of Hematology, 2019, 98(8): 1813-1826.

[2] 邸志权，姜志权，胡金芳，等. 阿胶补血、抗疲劳以及止血作用研究[J]. 药物评价研究，2018，41(4)：562-566.

[3] 邸志权，姜一朴，王延涛，等. 小分子阿胶对小鼠免疫功能的影响[J]. 药物评价研究，2018，41(9)：1602-1605，1667.

[4] 熊雅茹，傅红，杨方. 阿胶多肽的高分辨质谱鉴定及活性研究[J]. 天然产物研究与开发，2020，32(8)：1348-1356.

[5] 杜博玮，徐晓冰，郭尚伟，等. 高抗氧化性小分子阿胶的研究[J]. 北京化工大学学报（自然科学版），2019，46(6)：15-20.

[6] Xu X, Guo S, Hao X, et al. Improving antioxidant and antiproliferative activities of colla corii asini hydrolysates using *Ginkgo biloba* extracts [J]. Food Science&Nutrition. 2018, 6(4): 765-772.

[7] 那扎开提·艾尼瓦尔，胡广，张田甜，等. 阿胶对慢性阻塞性肺疾病大鼠肺功能及肺组织病理损伤的影响[J]. 基础医学与临床，2021，41(7)：970-974.

[8] 张晓双，白黎明，白璐. 阿胶对去卵巢小鼠学习记忆及海马 Aβ 影响的研究[J]. 中南药学，2021，19(8)：1600-1604.

十三、鸡内金

【来源】本品为雉科动物家鸡 *Gallus gallus domesticus* Brisson 的干燥沙囊内壁。杀鸡后，取出鸡肫，立即剥下内壁，洗净，干燥。

【炮制加工】

1. 鸡内金　洗净，干燥。

2. 炒鸡内金　取净鸡内金，炒至鼓起。

3. 醋鸡内金　取净鸡内金，炒至鼓起，喷醋，取出，干燥。每 100kg 鸡内金用醋 15kg。

【性味】甘，平。

【归经】 归脾、胃、小肠、膀胱经。

【功能主治】 健胃消食,涩精止遗,通淋化石。用于食积不消,呕吐泻痢,小儿疳积,遗尿,遗精,石淋涩痛,胆胀胁痛。

【用法用量】 3~10g。

【贮藏】 置干燥处,防蛀。

【化学及营养成分】

1. 蛋白质类 如胃蛋白酶、淀粉酶、类角蛋白等。

2. 氨基酸类 如精氨酸、亮氨酸、酪氨酸、缬氨酸、天冬氨酸、苏氨酸、谷氨酸、异亮氨酸、甘氨酸、苯丙氨酸、丙氨酸等。

3. 糖类 如鼠李糖、葡萄糖、岩藻糖、甘露糖和半乳糖等。

4. 矿物元素 如钾、镁、钙、锰、铜、锌、铁等。

【质量评价】 **性状鉴别** 为不规则的长椭圆形的片状物,有明显的波浪式皱纹,长约5cm,宽约3cm,表面呈金黄色、黄褐色或黄绿色,老鸡的鸡内金则微黑。质薄脆,易折断,断面呈胶质状,有光泽。气微腥,味淡微苦。以干燥、完整、个大、色黄者为佳。

【检查】 水分不得过15.0%。总灰分不得过2.0%。

【浸出物】 照醇溶性浸出物测定法项下的热浸法测定,用稀乙醇作溶剂,浸出物不得少于7.5%。

【药理作用】

1. 调节胃肠功能 鸡内金可对新斯的明所致的小肠运动亢进和阿托品引起的小肠运动抑制分别起到对抗和协同作用;可增强稀盐酸诱导的功能性消化不良大鼠的胃排空率和小肠推进率,并通过提高血清中胃泌素、胃动素的水平,改善大鼠的胃肠道功能。

2. 降血糖,降血脂 鸡内金多糖能有效预防高脂血症大鼠的脂代谢紊乱,提高机体脂代谢能力,改善血液流变学异常指标,降低其氧化应激水平。

3. 调节心脏功能 鸡内金能显著降低心肌缺血模型大鼠ST段抬高,防止心肌形态学异常改变,逆转血流动力学异常和血液流变学参数,纠正紊乱的超氧化物歧化酶、一氧化氮合酶、一氧化氮、丙二醛、肌酸激酶和乳酸脱氢酶水平。

4. 活血通经 鸡内金配山药可以通经,治闭经,有活血化瘀之疗效。

5. 抑制子宫肌瘤 生鸡内金配合桂枝茯苓胶囊可以有效抑制子宫肌瘤的生长,从而达到治疗子宫肌瘤的目的。

【食疗应用】

1. 鸡金糖 炙鸡内金50g,车前子60g,绵白糖100g。把炙鸡内金研成细末,过筛,另把车前子炒后研细末,把二者与绵白糖拌匀即可食用。每日早晚嚼服1~2匙,能够健脾消积,用于小儿疳积。

2. 鸡肠内金饼 公鸡肠1具(洗净,焙干,研粉),鸡内金30g(研粉),面粉250g。将上述材料混匀,稍加盐或糖,加水和面烙成薄饼。每食1~2份。本品具有补脾肺、缩小便之功,可用于遗尿。

3. 鸡内金饼 鸡内金10g，红枣30g，白术10g，干姜1g，面粉500g，白糖300g。将鸡内金、红枣、白术、干姜同入锅内，加清水用文火煮30分钟，去渣留汁备用。将药汁倒入面粉，加白糖揉成面团，待发酵后，加碱适量，做成饼。将饼置于蒸笼上，武火蒸15分钟后即成，早晚作点心食用，可常食。本品具有消食化积、健脾益胃之功。

【应用注意事项】 脾虚无积者慎服。

【临床应用】

1. 治大人小儿蚀透腮颊，初生如米豆，名金腮疮 上二味等份，捣罗为散，先用盐浆盥漱了贴之。（摘录自《圣济总录》二金散）

2. 治气郁成臌胀，兼治脾胃虚弱之郁滞，饮食不能运化 生鸡内金四钱（去净瓦石、糟粕，捣碎），于术三钱，生杭芍四钱，柴胡二钱，广陈皮二钱，生姜三钱。（摘录自《医学衷中参西录》鸡胵汤）

3. 治水臌、气臌并病，兼治单腹胀，及单气臌胀，单水臌胀 生鸡内金五钱（去净瓦石、糟粕，轧细），生于术（分量用时斟酌），鲜茅根二两（锉细）。（摘录自《医学衷中参西录》鸡胵茅根汤）

4. 治痟肾，小便滑数白浊，令人羸瘦 鸡肶胵一两(微炙)，黄芪半两，五味子半两。上药，粗捣，以水三大盏，煎至一盏半，去滓，食前分温三服。（摘录自《太平圣惠方》）

5. 虚劳，上焦烦热，小便滑数，不可禁止 鸡肶胵黄皮二两（微炙），菟丝子二两（酒浸三宿，曝干，捣为末），鹿茸一两（去毛，涂酥炙微黄），桑螵蛸半两（微炒）。上药捣细罗为散，每服以温清粥饮调下二钱。（摘录自《太平圣惠方》）

6. 治痞气积 黄牛脑子一个（同鸡肶胵酒浸一宿），公鸡肶胵一个，朴硝一碗（提净），轻粉、沉香、砂仁、木香各一钱。上件牛脑用铜锅焙干，将各项药入，杵千下，焙。每服一钱，烧酒调下，日三服。（摘录自《太平圣惠方》）

7. 治膈消 鸡内金五两，瓜蒌根五两，上为末，炼蜜为丸，如梧桐子大。（摘录自《圣济总录》鸡内金丸）

8. 治阴虚血少，头晕心悸 当归二钱，熟地二三钱，芍药（酒炒）二钱，山药（炒）二钱，枸杞二钱，炙甘草一钱。水二钟，煎七分，食远温服。（摘录自《景岳全书》小营煎）

9. 治胃阴不足型慢性胃炎、流行性出血热多尿期 生山药一两，生黄芪五钱，知母六钱，生鸡内金二钱（捣细），葛根钱半，五味子三钱，天花粉三钱。（摘录自《医学衷中参西录》玉液汤）

10. 治妇女经闭不行或产后恶露不尽 生黄芪三钱，党参二钱，于术二钱，生山药五钱，天花粉四钱，知母四钱，三棱三钱，莪术三钱，生鸡内金三钱（黄者）。（摘录自《医学衷中参西录》理冲汤）

【不良反应】 有患者冲服鸡内金后出现鼻出血。

参考文献

[1] 沈明，黄小强，阮美江．鸡内金对功能性消化不良模型大鼠胃肠功能改善作用[J]. 福建中医药，2019，

50(4):35-37.
[2] 蒋长兴,蒋顶云,熊清平,等.鸡内金多糖对高脂血症大鼠血脂、血液流变学及氧化应激指标的影响[J].中药药理与临床,2012,28(5):75-78.
[3] Xiong Q,Jing Y,Li X,et al.Characterization and bioactivities of a novel purified polysaccharide from Endothelium corneum gigeriae Galli [J].International Journal of Biological Macromolecules,2015,78:324-332.
[4] 邱扬,邓高丕.海螵蛸伍鸡内金在妇人病血瘀证中的应用[J].中医杂志,2017,58(5):430-431,443.
[5] 王小萍,崔英.生鸡内金对子宫肌瘤患者血流变及性激素的影响[J].实用中西医结合临床,2013,13(6):39,62.

十四、麦芽

【来源】 本品为禾本科植物大麦 *Hordeum vulgare* L. 的成熟果实经发芽干燥的炮制加工品。将麦粒用水浸泡后,保持适宜温、湿度,待幼芽长至约 0.5cm 时,晒干或低温干燥。

【炮制加工】

1. 生麦芽 除去杂质。

2. 炒麦芽 取净麦芽,炒至棕黄色,放凉,筛去灰屑。

3. 焦麦芽 取净麦芽,炒至焦褐色,放凉,筛去灰屑。

【性味】 甘,平。

【归经】 归脾、胃经。

【功能主治】 生麦芽健脾和胃,疏肝行气,用于脾虚食少,乳汁郁积。炒麦芽行气消食回乳,用于食积不消,妇女断乳。焦麦芽消食化滞,用于食积不消,脘腹胀痛。

【用法用量】 10~15g;回乳炒用 60g。

【贮藏】 置通风干燥处,防蛀。

【化学及营养成分】

1. 酶类 如 α-淀粉酶、β-淀粉酶、转化糖酶、催化酶、过氧化异构酶等。

2. 生物碱类 如大麦芽碱、腺嘌呤、胆碱、大麦芽胍碱 A、大麦芽胍碱 B、麦芽毒素(白瓜蒌碱)、甜菜碱等。

3. 其他 如多糖、黄酮、脂肪、钾、钙、铁、锌、锰、亮氨酸、氨基酸、维生素 B、维生素 D、维生素 E、细胞色素 C、α-生育三烯酚。

【质量评价】

1. 性状鉴别 果实呈梭形,长 8~12mm,直径 2.5~3.5mm。上端有长约 3mm 的黄棕色幼芽,下端有须根数条,纤细而弯曲,长 0.2~2.0cm,少数无须根。表面呈黄色或淡黄棕色,背面为外稃包围,具 5 脉,腹面为内稃包围,有腹沟 1 条。剥除内外稃后,即为果皮。果皮呈淡黄色,膜质,种皮薄,与果皮难分离,背面基部有长椭圆形的胚,淡黄白色,长 3~5mm,腹面中央有褐色纵沟 1 条。胚乳很大,为乳白色,粉质。气无,味微甜。本品以色黄粒大、饱满、芽完整者为佳。

2. 显微鉴别 本品粉末呈灰白色。淀粉粒单粒类圆形,直径 3~60μm,脐点呈人字形或裂隙状。稃片外表皮表面观栓细胞、硅细胞与长细胞、短细胞交互排列;栓细胞呈新月形;硅细胞呈扁圆形；长细胞壁厚，紧密深波状弯曲；短细胞呈类圆形，有稀疏壁孔。麦芒非腺毛细长，多碎断；稃片表皮非腺毛壁较薄，长 80~230μm；鳞片非腺毛锥形，壁稍厚，长 30~110μm。

3. 理化鉴别　取本品粉末 5g，加无水乙醇 30mL，超声处理 40 分钟，滤过，滤液加 50% 氢氧化钾溶液 1.5mL，加热回流 15 分钟，置冰浴中冷却 5 分钟，用石油醚（30~60℃）振摇提取 3 次，每次 10mL，合并石油醚液，挥干，残渣加乙酸乙酯 1mL 使溶解，作为供试品溶液。另取麦芽对照药材 5g，同法制成对照药材溶液。照薄层色谱法试验，吸取上述两种溶液各 2μL，分别点于同一硅胶 G 薄层板上，使成条状，以甲苯–三氯甲烷–乙酸乙酯（10∶10∶2）为展开剂，展开，取出，晾干，再以甲苯–三氯甲烷–乙酸乙酯（10∶10∶1）为展开剂，展开，取出，晾干，喷以 15% 硝酸乙醇溶液，在 100℃加热至斑点显色清晰，置紫外光灯（365nm）下检视。供试品色谱中，在与对照药材色谱相应的位置上，显相同颜色的荧光斑点。

【含量测定】 **麦黄酮**　以十八烷基硅烷键合硅胶为填充剂；以乙腈–水–四氢呋喃–甲酸（26∶74∶10∶1）为流动相；检测波长：350nm；体积流量：1.0mL/min；柱温：30℃；进样量：20μL。精密称取麦黄酮对照品 4.3mg，置 100mL 量瓶中，用甲醇超声溶解，加甲醇至刻度，即得对照品溶液。生麦芽样品 5g，精密称定，置 100mL 圆底烧瓶中，加 50mL 甲醇浸泡过夜，热回流提取 3 小时，提取液滤过置于 50mL 量瓶中，加甲醇至刻度。用 0.45μm 微孔滤膜滤过，即得供试品溶液。按上述条件，取对照品和供试品溶液测定即得。

【检查】 水分不得过 13.0%。总灰分不得过 5.0%。取本品 10g，照药材取样法，取对角两份供试品，检查出芽粒数与总粒数，计算出芽率（%）。本品出芽率不得少于 85%。

【药理作用】

1. 促进消化　麦芽含 α–淀粉酶和 β–淀粉酶。β–淀粉酶能将糖淀粉完全水解成麦芽糖，α–淀粉酶则使之分解成短直键缩合葡萄糖，后者可再被 β–淀粉酶水解成麦芽糖。同时，麦芽煎剂可促进胃酸与胃蛋白酶的分泌。

2. 催乳　麦芽有催乳作用，可使母鼠体内催乳素水平升高，乳腺腺泡扩张，以及乳汁充盈程度提高，但炮制后催乳作用减弱。

3. 抗氧化　麦芽提取物在体外有显著清除自由基的作用，能保护 DNA 的氧化断裂，且具有较强的还原力，有效增强抗氧化防御系统的防御能力。

4. 降血糖　大麦芽粗多糖具有降低糖尿病小鼠空腹血糖的作用，对餐后血糖也有一定的作用。

【食疗应用】

1. 麦芽膏　麦芽 120g，橘皮、炒白术各 30g，神曲 60g，米粉 150g，白糖适量。先将麦芽淘洗后晒干；后取新鲜橘皮，晒干后取 30g；再将麦芽、橘皮、炒白术、神曲一并放入，并研为细粉；最后把米粉、白糖同其和匀，加清水调和，如常法做成糕饼 15 块，放入碗内，在锅上蒸熟即可。每日服 2~3 块。本品能消食和中，健脾开胃，用于小儿消化不良、食欲不振、脘腹胀满等。

2. 麦芽山楂饮　炒麦芽 10g，炒山楂 6g，红糖适量。用水煮麦芽、山楂成汁，去渣后放入红糖。本品随意饮服，能够和胃，消食，导滞，适用于食积胃脘引起的嗳腐呕吐、心下堵闷、厌食不饥及小儿疳积等。

【应用注意事项】 哺乳期女性不宜食用。《神农本草经疏》载:“无积滞,脾胃虚者,不宜用。”《本草正》载:“妇有胎妊者不宜多服。”《药品化义》载:“凡痰火哮喘及孕妇,切不可用。”

【临床应用】

1. 治快膈进食 麦芽四两,神曲二两,白术、橘皮各一两。为末,蒸饼丸梧子大。每人参汤下三五十丸。(摘录自《本草纲目》)

2. 治饱食便卧,得谷劳病,令人四肢烦重,嘿嘿欲卧,食毕辄甚 大麦蘖一升,椒一两(并熬),干姜三两。捣末,每服方寸匕,日三四服。(摘录自《肘后备急方》)

3. 治小儿宿食不化,积滞痞块,面色萎黄,不思饮食,腹大膨胀 山楂(炒)、麦芽(炒)、神曲(炒)、槟榔(炒)、鸡内金(炒)、二丑(炒)各500g。共为细末。每服3g,加糖少许,温开水冲服,1日2次。(摘录自《北京市中药成方选集》化积散)

4. 治脾胃俱虚,不能消化水谷,胸膈痞闷,腹胁膨胀,连年累月,食减嗜卧,口无味 神曲六两,麦芽(炒)三两,干姜(炮)四两,乌梅肉(焙)四两。为末,蜜丸梧子大。每米饮下五十丸,日三服。(摘录自《太平惠民和剂局方》)

5. 治胃火上冲,呃逆不止 陈皮、山楂、麦芽、木通、泽泻、黄芩、石斛,上空腹煎水服。(摘录自《景岳全书》安胃饮)

6. 治脾胃失和,饮食不香 生山楂10kg,麦芽(炒)1.5kg,神曲(炒)1.5kg,炼蜜为丸,每服1丸,1日2次,温开水送服。(摘录自《北京市中药成方选集》大山楂丸)

7. 治米面五谷等积 陈仓米一两,陈皮、三棱(煨)、砂仁、麦芽各二钱,南木香一钱。上药研末,醋糊为丸,绿豆大。每服十五丸至二十丸,食远姜汤下。(摘录自《景岳全书》陈米三棱丸)

8. 治一切气郁,升降失司,胁肋痞塞疼痛 沉香、槟榔各二钱半,人参、诃子肉、大腹皮(锉,炒)各半两,乌药(锉)、麦芽(炒)、白术、神曲(炒)、厚朴(姜制)、紫苏叶各一两,香附(炒)一两半,姜黄、红皮、炙甘草各四两,京三棱(炮)、广茂(炮)、益智仁各二两。上为极细末,每服二钱,食前沸汤点服。(摘录自《医学发明》沉香导气散)

9. 治神经衰弱,贫血,消化不良 胎盘粉1.6kg,麦芽100g,党参400g,橘皮100g,黄芪400g,口服,每次4片。(摘录自《上海市药品标准》复方胎盘片)

10. 治疳热 白芜荑、黄连、神曲、麦芽(各炒)等份。上末,糊丸,如黍米大。空心米饮下。(摘录自《医学纲目》化虫丸)

【不良反应】 本品一般不见不良反应,个别服用后有口干、口苦、烦躁、腹泻等不良反应,停药可消失。《食性本草》载:“久食消肾,不可多食。”

参考文献

[1] 金学万,郁乃祥.炒麦芽水煎剂中的胰淀粉酶激活剂研究[J].中国中药杂志,1995(7):408-409,447.

[2] 魏安华,蔡亚玲,吴金虎,等.麦芽提取物对高泌乳素血症小鼠泌乳素水平的影响[J].医药导报,2009,28(11):1441-1443.

[3] 杨庆明.大麦及麦芽提取物抗氧化活性研究[D].兰州:西北师范大学,2009.

[4] 杨延超,徐德平.大麦芽多糖的降血糖活性及结构解析[J].食品与生物技术学报,2012,31(10):1087-1092.

十五、灵芝

【来源】 本品为多孔菌科真菌赤芝 *Ganoderma lucidum*(Leyss.ex Fr.)Karst. 或紫芝 *Ganoderma sinense* Zhao,Xu et Zhang 的干燥子实体。全年采收,除去杂质,剪除附有朽木、泥沙或培养基质的下端菌柄,阴干或在 40~50℃烘干。

【炮制加工】 除去杂质,大小分开,洗净,润透,切厚片,干燥。

【性味】 甘,平。

【归经】 归心、肺、肝、肾经。

【功能主治】 补气安神,止咳平喘。用于心神不宁,失眠心悸,肺虚咳喘,虚劳短气,不思饮食。

【用法用量】 6~12g。

【贮藏】 置干燥处,防霉,防蛀。

【化学及营养成分】

1. 矿物元素　包括锰、镁、钙、铜、锗、锶、锌、铁、铍、硼、铬、镍、钒、钛等。

2. 灵芝多糖　灵芝的多种药理活性大多和灵芝多糖有关,目前已分离出 200 多种。

3. 三萜类化合物　是灵芝的主要化学成分之一,目前为止已先后从赤灵芝实体和孢子粉中分离得到 103 种新的三萜类化学成分,如灵芝醇、灵芝醛和灵芝酸,其中灵芝酸目前已分离出 100 多种。

4. 腺苷　是以核苷和嘌呤为基本构造的活性物质。灵芝含有多种腺苷衍生物,如腺苷、甘露醇、麦角甾醇等。

5. 甾醇类　灵芝中的甾醇是从灵芝脂溶性分离物中提取的活性物质,含量比较高,仅麦角甾醇含量就达 3‰ 左右,已知从灵芝中分离出的甾醇有近 20 种。

6. 生物碱类　灵芝中的生物碱含量较低,如甜菜碱和 N-脒基甘氨酸。

7. 酶类　灵芝孢子中的蛋白质含量为 7.2%~7.9%,其中包括多种酶类,如超氧化物歧化酶。

8. 氨基酸类　灵芝中的氨基酸有天门冬氨酸、谷氨酸、精氨酸、赖氨酸等 20 余种,并发现有含硫氨基酸。

9. 其他　还可从灵芝中得到灵芝纤维素、脂肪酸、长链烷烃等,如苯甲酸、硬脂酸、棕榈酸、十九烷酸、廿二烷酸、廿四烷酸、卅一烷、廿四烷、甘露醇、海藻糖、烟酸等。

【质量评价】

1. 性状鉴别　本品粉末为浅棕色、棕褐色至紫褐色。菌丝散在或黏结成团,无色或淡棕色,细长,稍弯曲,有分枝,直径 2.5~6.5μm。孢子为褐色,卵形,顶端平截,外壁无色,内壁有疣状凸起,长 8~12μm,宽 5~8μm。

2. 显微鉴别　粉末特征:灵芝的粉末呈现浅棕色至棕褐色。菌丝体散在,淡棕色,细长，稍弯曲，有分枝，直径约为3.80μm。孢子为褐色，卵形，顶端平截，长8.27μm，宽5.53μm。在显微镜下，灵芝孢子的形状为卵圆形，一端平截或微凹入，具有双层壁，内壁具疣状凸起。破壁后呈碎渣状，偶见双层壁瓜子样完整孢子。菌丝体无色，分枝状，有的微弯曲，直径2.6~5.2μm。担孢子褐色，卵形，直径4~7μm，长8.5~11.5μm，一端平截，外孢壁光滑，内孢壁粗糙，具短凸起。

3. 理化鉴别 取本品粉末2g，加乙醇30mL，加热回流30分钟，滤过，滤液蒸干，残渣加甲醇2mL使溶解，作为供试品溶液。另取灵芝对照药材2g，同法制成对照药材溶液。照薄层色谱法试验，吸取上述两种溶液各4μL，分别点于同一硅胶G薄层板上，以石油醚（60~90℃）-甲酸乙酯-甲酸（15：5：1）的上层溶液为展开剂，展开，取出，晾干，置紫外光灯（365nm）下检视。供试品色谱中，在与对照药材色谱相应的位置上，显相同颜色的荧光斑点。取本品粉末1g，加水50mL，加热回流1小时，趁热滤过，滤液置蒸发皿中，用少量水分次洗涤容器，合并洗液并入蒸发皿中，置水浴上蒸干，残渣用水5mL溶解，置50mL离心管中，缓缓加入乙醇25mL，不断搅拌，静置1小时，离心（转速为每分钟4000转），取沉淀物，用乙醇10mL洗涤，离心，取沉淀物，烘干，放冷，加4mol/L三氟乙酸溶液2mL，置于10mL安瓿瓶或顶空瓶中，封口，混匀，在120℃水解3小时，放冷，水解液转移至50mL烧瓶中，用2mL水洗涤容器，洗涤液并入烧瓶中，60℃减压蒸干，用70%乙醇2mL溶解，置离心管中，离心，取上清液作为供试品溶液。另取半乳糖对照品、葡萄糖对照品、甘露糖对照品和木糖对照品适量，精密称定，加70%乙醇制成每1mL各含0.1mg的混合溶液，作为对照品溶液。照薄层色谱法试验，吸取上述两种溶液各3μL，分别点于同一高效硅胶G薄层板上，以正丁醇-丙酮-水（5：1：1）为展开剂，展开，取出，晾干，喷以对氨基苯甲酸溶液（取4-氨基苯甲酸0.5g，溶于冰醋酸9mL中，加水10mL和85%磷酸溶液0.5mL，混匀），在105℃加热约10分钟，置紫外光灯（365nm）下检视。供试品色谱中，在与对照品色谱相应的位置上，显相同颜色的荧光斑点。其中最强荧光斑点为葡萄糖，甘露糖和半乳糖荧光斑点强度相近，位于葡萄糖斑点上、下两侧，木糖斑点在甘露糖上，荧光斑点强度最弱。

【含量测定】

1. 灵芝多糖 取无水葡萄糖对照品适量，精密称定，加水制成每1mL含0.12mg的溶液，即得。精密量取对照品溶液0.2mL、0.4mL、0.6mL、0.8mL、1.0mL、1.2mL，分别置于10mL具塞试管中，各加水至2.0mL，迅速精密加入硫酸蒽酮溶液（精密称取蒽酮0.1g，加硫酸100mL使溶解，摇匀）6mL，立即摇匀，放置15分钟后，立即置冰浴中冷却15分钟，取出，以相应的试剂为空白，照紫外-可见分光光度法，在625nm波长处测定吸光度，以吸光度为纵坐标，浓度为横坐标，绘制标准曲线。取本品粉末约2g，精密称定，置于圆底烧瓶中，加水60mL，静置1小时，加热回流4小时，趁热滤过，用少量热水洗涤滤器和滤渣，将滤渣及滤纸置于烧瓶中，加水60mL，加热回流3小时，趁热滤过，合并滤液，置水浴上蒸干，残渣用水5mL溶解，边搅拌边缓慢滴加乙醇75mL，摇匀，在4℃放置12小时，离心，弃去上清液，沉淀物用热水溶解并转移至50mL量瓶中，放冷，加水至刻度，摇匀，取溶液适量，离心，精密量取上清液3mL，置25mL量瓶中，加水至刻度，摇匀，即得。精密量取供试品溶液2mL，置10mL具塞试管中，照标准曲线制备项下的方法，自“迅速精密加入硫酸蒽酮溶液（精密称取蒽酮 0.1g，加硫酸 100mL 使溶解，摇匀）6mL”起，同法操作，测定吸光度，从标准曲线上读出供试品溶液中无水葡萄糖的含量，计算，即得。本品按干燥品计算，含灵芝多糖以无水葡萄糖（$C_6H_{12}O_6$）计，不得少于 0.90%。

2. 三萜及甾醇　取齐墩果酸对照品适量，精密称定，加甲醇制成每 1mL 含 0.2mg 的溶液，即得。精密量取对照品溶液 0.1mL、0.2mL、0.3mL、0.4mL、0.5mL，分别置于 15mL 具塞试管中，挥干，放冷，精密加入新配制的香草醛冰醋酸溶液（精密称取香草醛 0.5g，加冰醋酸使溶解成 10mL，即得）0.2mL，高氯酸 0.8mL，摇匀，在 70℃水浴中加热 15 分钟，立即置冰浴中冷却 5 分钟，取出，精密加入乙酸乙酯 4mL，摇匀，以相应试剂为空白，照紫外-可见分光光度法，在 546nm 波长处测定吸光度，以吸光度为纵坐标、浓度为横坐标绘制标准曲线。取本品粉末约 2g，精密称定，置具塞锥形瓶中，加乙醇 50mL，超声处理（功率 140W，频率 42kHz）45 分钟，滤过，滤液置 100mL 量瓶中，用适量乙醇，分次洗涤滤器和滤渣，洗液并入同一量瓶中，加乙醇至刻度，摇匀，即得。精密量取供试品溶液 0.2mL，置于 15mL 具塞试管中，照标准曲线制备项下的方法，自“挥干”起，同法操作，测定吸光度，从标准曲线上读出供试品溶液中齐墩果酸的含量，计算，即得。本品按干燥品计算，含三萜及甾醇以齐墩果酸（$C_{30}H_{48}O_3$）计，不得少于 0.50%。

【药理作用】

1. 免疫调节作用　灵芝中分离出的蛋白多糖腹腔注射可使小鼠腹腔渗出液中的巨噬细胞、多形核白细胞增加，使绵羊红细胞免疫小鼠的脾脏溶血空斑形成细胞数明显增加，表明其有增强免疫的作用。

2. 抗肿瘤作用　灵芝子实体柄粗提取物对小鼠 S180 细胞的抑制率达 87.6%，其有效成分为多糖、三萜和蛋白质。

3. 保肝作用　对小鼠灌服灵芝酊能减轻四氯化碳中毒所致的肝病理损害。

4. 对心血管系统的作用　灵芝酊对离体蟾蜍心脏有强心作用。家兔腹腔注射赤芝酊可使心收缩力加强，心率变化不大，腹腔注射灵芝醇提取物，对垂体后叶素引起的兔心电图 T 波高耸有明显对抗作用，表明其对急性心肌缺血有一定的对抗作用。

5. 对呼吸系统的作用　小鼠气管酚红排泌实验证明，灵芝醇提取液及灵芝发酵液腹腔注射均有祛痰作用。

6. 抗血小板聚集及抗血栓作用　灵芝注射液在体外对二磷酸腺苷（ADP）和胶原诱导的人血小板聚集有明显抑制作用。健康人每日服紫芝 0.2g 共 1 个星期，对 ADP 诱导的血小板聚集也有明显抑制，对胶原诱导者作用较差。心肌梗死或脑梗死患者服灵芝 2 个星期，体内外试验结果表明，其能抑制 ADP 诱导的血小板聚集，服药后对体外血栓形成也有明显的抑制作用。

7. 抗过敏及免疫作用　灵芝可提高免疫功能，强化体质。当机体受某种抗原侵袭导致免疫功能亢进，产生各种变态反应或免疫性病理损害时，灵芝能抑制亢进的免疫水平，保持机体自身的稳定。

8. 美容作用 民间称灵芝为“长生不老”药，主要在于它具有养颜护肤之功效，能延缓人体衰老。现代科学技术研究发现，灵芝的美容作用主要与其所含的有机锗有关。有机锗能有效地透过皮肤表面，促进皮肤血液微循环，增加皮肤营养供给水平，增强皮肤细胞抗氧化酶活力，抑制射线诱发产生的活性氧自由基等。有机锗进入人体后能迅速与体内残留的重金属离子等有毒物质结合成锗化合物，经过20~24小时就随大小便排出体外，达到净化血液、促进细胞新陈代谢、防止老化的作用。

9. 抗神经衰弱作用 灵芝可用于神经衰弱症与失眠的治疗。灵芝提取物能激发运动性抑制，使运动性降低，使协调运动失调，呈现用量依赖性镇痛效果。

10. 其他 灵芝还有众多卓越的功效，如可刺激骨髓造血，升高白细胞计数，可用于各种原因（如放射线、药物）引起的白细胞减少症；通过提高机体的免疫能力，抵抗顽固性病毒如人类免疫缺陷病毒的侵袭；帮助机体提高对各种不良环境（如高原缺氧等）的耐受性；抑制子宫平滑肌过度收缩，治疗功能性子宫出血、流产。此外，对视网膜色素变性、脑发育不全症、进行性肌营养不良和萎缩性肌肉强直症、硬化症，灵芝都具有很显著的临床疗效。有研究显示，灵芝有很好的镇痛作用，对头痛、腰痛、神经痛、癌症疼痛等都有良好的效果。

【食疗应用】

1. 灵芝炖鸡 灵芝30g，鸡1只（约2000g），生姜、葱各15g，盐5g，料酒25g，胡椒粉、味精各适量。将鸡洗净入沸水中汆透去血水。捞出鸡，放入蒸钵内，加入灵芝、生姜、葱、盐、料酒、胡椒粉及清水500mL，用湿棉纸封钵口，上笼大火蒸约3小时至肉熟烂，取出蒸钵，揭去棉纸，加入味精即成。本品温补脾胃，适用于脾胃气虚、饮食减少、消化不良、反胃、腹泻等。

2. 灵芝炖乳鸽 灵芝3g，乳鸽1只，调料适量。将乳鸽去内脏、洗净，放入盅内，加水适量。将灵芝洗净切片，放入盅内，加绍酒、生姜片、葱、食盐、味精，隔水炖熟。本品补气益中，适用于中气虚弱、体倦乏力、表虚自汗、白细胞减少症等。

3. 灵芝薄荷饮 灵芝2g，薄荷、谷芽各5g，白糖25g，水250mL。将灵芝洗净切片，薄荷切节，谷芽炒香与灵芝加水和白糖煮熟至汤浓，下薄荷煎熬10分钟即成。本品清香怡人，是补脑益智的上乘佳品，适用于夏季烦热、气虚烦劳等。

4. 灵芝酒 灵芝100g，白酒或米酒1000g。将灵芝洗净切块，浸于酒中，封盖7日，早晚各1次，每次1~2小杯。本品补益内脏，强壮身体，延缓衰老，特别适用于神经衰弱、失眠健忘。

5. 灵芝鹌鹑蛋汤 将灵芝洗干净，切成块；将大枣掰开，去除核，洗干净；将鹌鹑蛋放在锅里，煮熟去壳。将上述材料全部放在锅里，用大火煮开之后再用小火慢炖，在灵芝散发出味道之后加入适量的白糖。本品具有补血的功效，能够减少皱纹的产生，具有延缓衰老的功效。

6. 灵芝莲子清鸡汤 将莲子、陈皮及灵芝全部洗干净，将鸡处理干净之后，与上药一起放在锅里面，大火烧开之后再用小火炖，至鸡肉炖熟为止。本品具有保健身体及健脾开胃的功效，特别适合于气血不足的人群。

7. 灵芝枸杞子乳鸽汤 将灵芝、乳鸽、枸杞子、生姜片全部洗干净，放在锅里面，加入水，大火烧开之后再用小火慢炖，直至乳鸽炖熟。本品具有保健脾胃及补气益血的功效，特别适合头晕眼花及精神萎靡的患者。

8. 灵芝银耳汤 将灵芝和银耳全部洗干净，放在锅里面，加入冰糖和清水，小火慢炖3小时，把银耳炖至黏稠即可。本品能够辅助治疗睡眠质量差，适用于咳嗽及心神不宁的人群。

9. 灵芝黑白木耳汤 将蜜枣、黑木耳、白木耳、灵芝全部洗干净，瘦肉洗干净、切碎。将上述材料全部放在锅里，加清水煮成汤。本品具有滋补身体的功效，也能够降低血压，补脑，防癌，预防各种慢性疾病。

10. 灵芝杞子南枣乳鸽汤 灵芝6g，枸杞子30g，南枣10枚，乳鸽1只，生姜1片。将上述材料一同放入锅中，加清水炖煮。本品健脾开胃，补益气血，养心安神，益精明目，用于精神不振、心悸失眠、头晕眼花。灵芝和鸽子一起搭配，有安神的作用，对于养心有好处，还有补气血的作用。

11. 灵芝炖猪蹄 取灵芝15g，猪蹄1只，料酒、盐、味精、葱段、姜片、猪油各适量。将猪蹄去毛、洗净，放入沸水锅中焯一段时间，捞出再洗净。将灵芝洗净、切片。在锅中放入猪油，烧热后加葱、姜煸香，放入猪蹄、水、料酒、味精、盐、灵芝，用武火烧沸，再改用文火炖至猪蹄熟烂，出锅即成。灵芝和猪蹄一起吃，有补充胶原蛋白的作用，还有补气血、安神的效果。

12. 灵芝莲心百合瘦肉汤 灵芝6g，莲子30g，百合30g，瘦肉200g。将上述材料放入锅中，加清水炖煮。本品安神健脾，清肺燥，止干咳，凡阴虚咳嗽或肺结核患者，可常服。

13. 灵芝黄芪酒 白酒10kg，灵芝0.2kg，黄芪0.2kg，党参0.15kg，白术0.1kg，白糖或冰糖2kg。将药材洗净后切片，用纱布袋包好，在白酒内浸20~30天，加入白糖或冰糖即可饮用。该酒呈橘红色，药香纯正，酒体柔软，口味爽，余香长。每天适量饮用，能显著提高人体细胞的吞噬功能，并可诱发人体产生干扰素，对慢性气管炎、慢性胃炎、神经衰弱等多种慢性病，以及肝、肾脏疾病均有不同疗效。灵芝有很好的补虚作用，本品有缓解神经衰弱的作用，还有养肝护肝的作用。

14. 灵芝河蚌煲冰糖 灵芝20g，用砂锅加水煎1小时，取汁，加入洗净的河蚌肉250g，煮熟，放入冰糖60g即成。每2~3天服1次。本品可治疗急慢性支气管炎、老年性慢性支气管炎、支气管哮喘、白细胞减少症、冠心病、高脂血症、心律失常、神经衰弱、早期肝硬化。

15. 灵芝麦片粥 灵芝10g，水煎取汁，麦片50g，同煮粥，加白糖1匙。本品能治疗神经衰弱者夜不能眠之症。

16. 灵芝蹄筋汤 灵芝15g；黄芪1g装纱布袋内，扎口；牛或猪蹄筋100g，洗净。上述材料加水共炖至熟烂，去药袋，调味，饮汤食肉。本品健脾安神，益肾养肝，适用于食欲不振、慢性肝炎、体虚乏力、神经衰弱等症。

17. 灵芝煲乌龟 乌龟1只，灵芝30g，大枣10枚，大枣去核。将乌龟放在锅中，用清水煮沸，捞出取肉，去内脏，切块略炒，与大枣、灵芝同入砂锅内煲汤，用调料调味即可。本品滋补健身，汤味鲜美，养血安神，适用于结核病、神经衰弱、高脂血症及肿瘤。

【应用注意事项】

1. 实证人群 如果患者外感病邪或体内脏腑功能失调、阴阳失衡等，可导致体内积聚大量病邪，正气虚衰而邪气亢盛，可出现恶寒、发热等症状，此时不宜吃灵芝，否则可能加重正邪的争斗，使不适症状加重。

2. 昏迷人群 现代医学研究发现，灵芝对中枢神经系统有抑制作用，如果患者处于昏迷状态，不建议吃灵芝，可能会加重症状。

3. 大出血患者 不宜服用，因灵芝可能延长血液凝固时间，加重出血。

4. 其他 手术后一周内的患者、儿童、孕妇不宜服用灵芝。灵芝性温，阴虚火旺者不宜服用。

【临床应用】

1. 治心神不宁，失眠，惊悸 灵芝味甘，性平，入心经，能补心血，益心气，安心神，故可用治气血不足、心神失养所致的心神不宁、失眠、惊悸、多梦、健忘、体倦神疲、食少等症。可单用研末吞服，或与当归、白芍、酸枣仁、柏子仁、龙眼肉等同用。

2. 治咳喘痰多 灵芝补益肺气，温肺化痰，止咳平喘，可治痰饮证，见形寒咳嗽、痰多气喘者，尤其对痰湿型或虚寒型疗效较好。可单用或与党参、五味子、干姜、半夏等益气敛肺、温阳化饮药同用。

3. 治虚劳 灵芝有补养气血的作用，故常用治虚劳短气、不思饮食、手足逆冷或烦躁口干等症，常与山茱萸、人参、地黄等补虚药配伍，如紫芝丸。

4. 治糖尿病 灵芝降血糖之原理是其能促进组织对糖的利用。灵芝多糖可通过促进胰岛细胞 GLUT2 蛋白的表达而有助于葡萄糖转运入 B 细胞，促进葡萄糖的代谢，引起胰岛细胞外钙离子内流而起到促胰岛素释放的作用，从而改善糖尿病症状。灵芝中的水溶性多糖，可减轻 2 型糖尿病的发病程度。

5. 治高血压 灵芝的各种制剂均有显著的降压作用，治疗老年高血压的总有效率为 84.5%。这是因为灵芝能阻止肾酵素与血浆球蛋白发生作用，从而阻断其形成血管紧张素，避免引起高血压，同时，灵芝能降低血中的胆固醇、甘油三酯及 β-脂蛋白，从而防止动脉粥样硬化的形成。灵芝对心肌梗死及脑栓塞均有预防作用，其主要有效成分为灵芝多糖和灵芝酸。同时，灵芝能延长和稳定其他降压药物的效果，主要表现在降血压、防止血管紧缩、促使血管扩张等方面。

6. 保肝解毒 灵芝对多种理化及生物因素引起的肝损伤有保护作用。无论在肝脏损害发生前还是发生后，服用灵芝都可保护肝脏，减轻肝损伤。灵芝能促进肝脏对药物、毒物的代谢，对于病毒性肝炎有确切的疗效。尤其是慢性肝炎，灵芝可明显消除头晕、乏力、恶心、肝区不适等症状，并可有效地改善肝功能，使各项指标趋于正常。所以，灵芝可用于治疗慢性中毒、各类慢性肝炎、肝硬化、肝功能障碍。

【不良反应】

1. 胃肠不适 部分人群食用灵芝后，可对胃肠造成刺激或加重胃肠负担，出现食欲不振、胃胀、胃部烧灼感等不适，或是有腹泻、便秘等情况。此时建议暂时停止使用灵芝，以免不适进一步加重。

2. 过敏反应 部分人群对灵芝过敏，使用灵芝或含灵芝的药物、食物后，出现头晕、皮肤瘙痒、面部潮红等，严重时还会出现呼吸困难、过敏性休克等。此时需立即停止使用，并遵医嘱使用盐酸西替利嗪片、氯雷他定片等。

参考文献

[1] 谢珍，业康，匡荣，等. 灵芝酸A药理作用及其机制研究新进展[J]. 中国药理学与毒理学杂志，2024，38(8):619-632.

[2] 闫晓慧，姜思亮，刘雪晴，等. 灵芝多糖的构效关系、提取工艺及药理作用研究进展[J]. 中医药学报，2024，52(4):117-122.

[3] 张若冰，杨玉赫，李陈雪，等. 灵芝多糖药理作用及机制的研究进展[J]. 天然产物研究与开发，2023，35(5):879-887.

[4] 谢怡琼，王琪瑞，孙思雅，等. 灵芝的药理作用和临床应用研究进展[J]. 临床医学研究与实践，2020，5(10):191-193.

[5] 李玲，孙元章，李刚. 灵芝生物活性成分及其药理作用研究进展[J]. 南方农业，2019，13(4):50-55.

十六、郁李仁

【来源】 本品为蔷薇科植物欧李 *Prunus humilis* Bge.、郁李 *Prunus japonica* Thunb. 或长柄扁桃 *Prunus pedunculata* Maxim. 的干燥成熟种子。前两种习称“小李仁”，后一种习称“大李仁”。夏、秋二季采收成熟果实，除去果肉和核壳，取出种子，干燥。

【炮制加工】 除去杂质，用时捣碎。

【性味】 辛、苦、甘，平。

【归经】 归脾、大肠、小肠经。

【功能主治】 润肠通便，下气利水。用于津枯肠燥，食积气滞，腹胀便秘，水肿，脚气，小便不利。

【用法用量】 6~10g。

【贮藏】 置阴凉干燥处，防蛀。

【化学及营养成分】

1. 黄酮类 如阿福豆苷、山柰苷、营实苷、郁李仁苷A、郁李仁苷B等。

2. 脂肪酸类 如棕榈酸、棕榈油酸、硬脂酸、油酸、亚油酸、亚麻酸、花生酸、顺-11-二十碳烯酸等。

3. 氨基酸类 如亮氨酸、苯丙氨酸、缬氨酸、异亮氨酸等。

4. 氰类 苦杏仁苷是郁李仁的主要有效成分之一。

5. 其他 如多糖和锰、铜、钾、镁、磷、钙、铁、锌、硒等矿物元素。

【质量评价】

1. 性状鉴别 干燥的成熟种子，略呈长卵形，长5~7mm，中部直径3~5mm。表面呈黄白色、黄棕色或深棕色，由基部向上，具纵向脉纹。顶端锐尖，基部钝曲，中间有圆脐。种皮薄，易剥落，种仁两瓣，白色，带油性。气微，味微苦。以颗粒饱满、淡黄白色、整齐不碎、不出油、无核壳者为佳。

2. 显微鉴别 郁李仁皮表面观种子中部种皮表皮细胞呈圆形、长多角形、椭圆形，直径 54~137μm，具细胞间隙；石细胞单个散在或 2~3 个相连，类圆形、长圆形，直径 32~98μm，侧壁边缘略呈波浪状弯曲，均匀增厚，约 5.5μm，侧壁孔沟较稀疏，形成大小不整齐的齿状壁，底壁纹孔不明显。近尖端处石细胞排列较紧密，呈椭圆形、类圆形、多角形、长多角形，直径 25~51μm，侧壁厚 6~16μm，孔沟较密，有的可见纹孔。合点处表皮细胞多角形，直径 18~31μm；石细胞较小，单个散在或 2~6 个聚集，多角形、类圆形，直径 12~41μm，侧壁厚约 5.5μm，孔沟明显，胞腔类多角形、椭圆形。种子中部横切面：内胚乳细胞约 11 层。

3. 理化鉴别 取本品粉末 0.5g，加甲醇 10mL，超声处理 15 分钟，滤过，滤液蒸干，残渣加甲醇 2mL 使溶解，作为供试品溶液。另取苦杏仁苷对照品，加甲醇制成每 1mL 含 4mg 的溶液，作为对照品溶液。照薄层色谱法试验，吸取上述两种溶液各 2μL，分别点于同一硅胶 G 薄层板上，以三氯甲烷–乙酸乙酯–甲醇–水（3∶8∶5∶2）10℃以下放置的下层溶液为展开剂，展开，取出，晾干，喷以磷钼酸硫酸溶液（磷钼酸 2g，加水 20mL 使溶解，再缓缓加入硫酸 30mL，混匀），在 105℃加热至斑点显色清晰。供试品色谱中，在与对照品色谱相应的位置上，显相同颜色的斑点。

【含量测定】 **苦杏仁苷** 以十八烷基硅烷键合硅胶为填充剂，以乙腈–水（12∶88）为流动相；检测波长为 210nm。理论板数按苦杏仁苷峰计算应不低于 4000。取苦杏仁苷对照品适量，精密称定，加甲醇制成每 1mL 含 20μg 的溶液，即得对照品溶液。取本品粉末（过二号筛）约 0.2g，精密称定，置具塞锥形瓶中，精密加入甲醇 20mL，称定重量，加热回流 1 小时，放冷，再称定重量，用甲醇补足减失的重量，摇匀，滤过，精密量取续滤液 1mL，置 10mL 量瓶中，加甲醇至刻度，摇匀，滤过，取续滤液，即得供试品溶液。分别精密吸取对照品溶液与供试品溶液各 10μL，注入液相色谱仪，测定，即得。照高效液相色谱法测定，本品按干燥品计算，含苦杏仁苷不得少于 2.0%。

【检查】 水分不得过 6.0%。酸败度照酸败度测定法测定，酸值不得过 10.0。羰基值不得过 3.0。过氧化值不得过 0.050。

【药理作用】

1. 泻下 郁李仁苷具有较强的致泻作用，其作用机制与番泻苷类似，为通过促进胃肠蠕动产生致泻作用，属大肠性泻剂。

2. 镇咳平喘 郁李仁苷能增强支气管黏膜分泌的作用，内服则有祛痰效果。有机酸亦有镇咳祛痰作用。郁李仁所含的苦杏仁苷在体内可产生微量的氢氰酸，对呼吸中枢呈镇静作用，使呼吸趋于安静而达到镇咳平喘作用。

3. 抗炎，镇痛 苦杏仁苷由两种葡萄糖分子组成，其中一种是抗肿瘤化合物氢氰酸，另一种是苯甲醛，具有镇痛作用。

4. 降血糖 苦杏仁苷提取物有体外降血糖作用，通过抑制小肠内 α–淀粉酶的活性来调节体内糖代谢。

5. 其他 郁李仁具有抗惊厥、扩张血管、降血压的作用，还可用于治疗水肿、慢性肾炎。

【食疗应用】

1. 郁李仁粥 郁李仁（微炒）30g，桑白皮 30g，粟米 150g。将郁李仁、桑白皮捣碎，每次

15g，以水1碗，煎至七分开，去渣，下粟米做粥，再加入生姜汁少许即可。本品具有清热利尿通气之功，适用于小儿水气、腹肚虚胀、头面浮肿、小便不利。

2. 郁李苡仁粥 郁李仁50g，薏苡仁50g。先煎郁李仁取汁，去渣，以郁李仁汁煮薏苡仁成稀粥即可。早晚当饭各服1碗。本品具有利尿通便消肿之功，可用于全身浮肿或轻度腹水者。

【应用注意事项】 阴虚液亏及孕妇慎服。《神农本草经疏》载："津液不足者，慎勿轻用。"《得配本草》载："大便不实者禁用。"

【临床应用】

1. 治婴儿大、小便不通，惊热痰实 郁李仁、大黄（酒浸半日，炒，为末）各一两，滑石（研细）半两。郁李仁研成膏，和大黄末、滑石为丸，米粒大，食前乳汁或薄荷煎汤送下。（摘录自《小儿药证直诀》郁李仁丸）

2. 治痔漏大便硬，脱肛作痛 郁李仁、皂角仁（另研）各一钱，枳实七分，秦艽、麻仁、当归尾、生地黄、苍术各五分，煨大黄、泽泻各三分。上为粗末，水煎，去渣，入皂角仁末调，食前服。（摘录自《兰室秘藏》当归郁李仁汤）

3. 治水肿胸满气急 郁李仁（炒）、桑根白皮（炙，锉）、赤小豆（炒）各三两，陈橘皮（汤浸去白，炒）二两，紫苏一两半，茅根（切）四两。上六味，粗捣筛。每服五钱匕，水三盏，煎至一盏，去渣温服。（摘录自《圣济总录》郁李仁汤）

4. 治血分、气血壅涩，腹胁胀闷，四肢浮肿，坐卧气促 郁李仁、牵牛子各一两，槟榔、干地黄各三分，桂、木香、青橘皮、延胡索各半两。上为细末，食前温酒调下二钱。（摘录自《鸡峰普济方》郁李仁散）

5. 治产后肠胃燥热，大便秘涩 郁李仁（研如膏）、朴硝（研）各一两，当归（切、焙）、生干地黄（焙）各二两。上四味，将二味粗捣筛，与别研者二味和匀。每服三钱匕，水一盏，煎至七分，去滓温服，未通更服。（摘录自《圣济总录》郁李仁饮）

6. 治风热气秘 郁李仁(去皮、尖，炒)、陈橘皮(去白，酒一盏煮干)、京三棱(炮制)各一两。上三味，捣罗为散。每服三钱匕，空心煎熟水调下。（摘录自《圣济总录》郁李仁散）

7. 治卒心痛 郁李仁三七枚，烂嚼，以新汲水下之，饮温汤尤妙；须臾痛止，却煎薄荷盐汤热呷之。（摘录自《至宝方》）

8. 治血汗 郁李仁研细，每服一钱匕，研鹅梨汁调下。（摘录自《圣济总录》如圣散）

9. 治积年上气，咳嗽不得卧 郁李仁一两。用水一升，研如杏酪，去滓，煮令无辛气，次下酥一枣许，同煮热，放温顿服之。（摘录自《圣济总录》郁李仁煎）

【不良反应】 过量食用可导致中毒，表现为食用数秒后不省人事，在20~30分钟致死。轻度中毒有口苦流涎、恶心呕吐、腹痛腹泻、头痛、心悸、呼吸困难、发绀、虚脱或阵发性痉挛、昏迷等。

参考文献

[1] 余伯阳，杨国勤，王弘敏，等．郁李仁类中药对小鼠小肠运动影响的比较研究[J]．中药材，1992(4)：36-38.

[2] 元艺兰. 郁李仁的药理作用与临床应用[J]. 现代医药卫生,2007,23(13):1987-1988.
[3] 田硕,武晏屹,白明,等. 郁李仁现代研究进展[J]. 中医学报,2018,33(11):2182-2183,2190.

十七、青果

【来源】 本品为橄榄科植物橄榄 *Canarium album* Raeusch. 的干燥成熟果实。秋季果实成熟时采收,干燥。

【炮制加工】 除去杂质,洗净,干燥,用时打碎。

【性味】 甘、酸,平。

【归经】 归肺、胃经。

【功能主治】 清热解毒,利咽,生津。用于咽喉肿痛,咳嗽痰黏,烦热口渴,鱼蟹中毒。

【用法用量】 5~10g。

【贮藏】 置干燥处,防蛀。

【化学及营养成分】

1. 多酚类 如没食子酸、3,4-二羟基苯甲酸乙酯、焦性没食子酸、邻羟基苯甲酸、鞣花酸和没食子酸乙酯等。

2. 三萜类 α-香树脂醇、β-香树脂醇、α-香树脂醇乙酸酯、β-香树脂酮和齐墩果酸等。

3. 黄酮类 如穗花杉双黄酮、槲皮素等。

4. 香豆素类 如滨蒿内酯、东莨菪内酯和(E)-3,3′-二羟基-4,4′-二甲氧基芪等。

5. 有机酸类 如苹果酸、柠檬酸、酒石酸、奎宁酸、草酸,以及少量的富马酸和乙酸。

6. 矿物元素 如铁、锰、铜、锌、镍、铬等。

7. 其他 蛋白质、脂肪和糖类。

【质量评价】

1. 性状鉴别 果实为纺锤形,两端钝尖,长 2.5~4cm,直径 1~1.5cm。表面呈棕黄色或黑褐色,有不规则深皱纹。果肉厚,呈灰棕色或棕褐色。果核为(内果皮)梭形,暗红棕色,表面具纵棱 3 条,其间各有 2 条弧形弯曲的沟;质坚硬,破开后其内多分 3 室,各有种子 1 颗。外种皮黄色,常紧贴于内果皮上,内种皮红棕色,膜质,胚乳极薄,子叶 2 片。气无,果肉味涩,久嚼微甜。以个大、坚实、肉厚、味先涩后甜者为佳。

2. 显微鉴别 果皮横切面观察显示外果皮表皮细胞 1 列,细胞呈类长方形,切向排列,内含黄棕色物,外被角质层。中果皮为数十列薄壁细胞,有维管束和色素物分布,亦有横向导管散在。草酸钙簇晶甚多,直径 4~45μm,草酸钙方晶边长 2.5~7.5μm。有颓废状细胞数列,径向或切向排列。内果皮坚硬,由石细胞组成。

3. 理化鉴别 取本品粉末 1g,加乙醇 10mL,超声处理 20 分钟,滤过,滤液蒸干,残渣加乙醇 1mL 使溶解,作为供试品溶液。另取青果对照药材 1g,同法制成对照药材溶液。再取没食子酸对照品,加乙醇制成每 1mL 含 0.5mg 的溶液,作为对照品溶液。照薄层色谱法试验,吸取上述 3 种溶液各 2μL,分别点于同一硅胶 G 薄层板上,以环己烷-乙酸乙酯-甲酸(8∶6∶1)为展开剂,展开,取出,晾干,喷以 2% 三氯化铁乙醇溶液。供试品色谱中,在与对照药材色谱和对照品色谱相应的位置上,显相同颜色的斑点。

【含量测定】 **没食子酸** 安捷伦 TC-C18 色谱柱;流动相:甲醇-0.1% 磷酸溶液(5∶95);流速:0.8mL/min;检测波长:273nm;柱温:35℃,进样量:5μL。精密称取没食子酸对照品 11.32mg,置 50mL 量瓶中,加入甲醇适量,振摇使之溶解,加甲醇稀释至刻度,摇匀,即得浓度为 0.2264mg/mL 对照品溶液。取本品适量,研细,取约 0.5g,精密称定,置具塞锥形瓶中,精密加入甲醇 50mL,称定重量,超声处理 40 分钟(功率 300W,频率 25kHz),放冷,称重,用甲醇补足减失的重量,摇匀,滤过,取续滤液,即得供试品溶液。分别吸取对照品溶液和供试品溶液 5μL,加入液相色谱仪,测定即得。

【检查】 水分不得过 12.0%。总灰分不得过 6.0%。

【浸出物】 照醇溶性浸出物测定法项下的热浸法测定,用稀乙醇作溶剂,浸出物不得少于 30.0%。

【药理作用】

1. 保肝 青果通过抑制肝细胞凋亡而减轻肝组织损伤,通过清除自由基、抗脂质过氧化而起到保肝作用。

2. 抑菌 青果总黄酮对金黄色葡萄球菌、枯草杆菌、大肠埃希菌、变形杆菌、痢疾杆菌、黑曲霉和青霉皆有抑制作用。

3. 利咽止咳 没食子酸、东莨菪内酯和滨蒿内酯为青果发挥清热利咽功效的有效成分。

4. 抗病毒 从青果中提取分离出的没食子酸有较好的抗乙型肝炎病毒效果。

5. 抗氧化 橄榄多酚提取物具有较高的自由基清除能力及较强的抗氧化能力。

6. 抗炎 青果水提液的乙酸乙酯部位能明显抑制由卡拉胶诱导的白细胞介素-1β、肿瘤坏死因子-α 的蛋白表达,从青果中提取到的总黄酮对炎症有明显的抑制作用。

【食疗应用】

1. 青果梨羹 青果 250g,听装梨块 300g,白糖、水豆粉各适量。将梨块切成指甲盖大小的片;将青果洗净,削去皮,切成指甲盖大小的片;净锅内放清水、白糖烧沸,放梨片、青果片、水豆粉,收汁成羹汤浓度,起锅即成。本品具有生津止渴、润燥化痰、清热解毒之功。

2. 青果玉竹百合汤 青果 230g,干百合 15g,玉竹 9g,白糖适量。将青果洗净,削去皮,切成指甲盖大小的片;净锅内放清水、干百合、玉竹,炖至熟烂,拣去玉竹,加入白糖、青果片,烧沸,起锅即成。本品能够清热解毒,生津止渴,滋阴润肺,利咽止咳。

3. 青果拌麒麟菜 青果 200g,干麒麟菜 25g,葱丝 10g,香油、白糖、醋、盐、味精各适量。将干麒麟菜洗净,用开水泡数小时,捞起,切成丝;将青果洗净,削去皮,切成丝,盛入盘中,加入麒麟菜丝、白糖、醋、盐、味精、香油,拌匀即成。本品能够清热化痰,解毒,开胃。

【应用注意事项】 本品味甘,性涩,表证初起者慎用。

【临床应用】

1. 治时行风火喉痛,喉间红肿 鲜青果、鲜莱菔,水煎服。(摘录自《王氏医案》青龙白虎汤)

2. 治心痛、胃脘痛 盐腌咸(橄)榄去核,以鲜明人中黄入满,用纸及泥包好煅透,滚水调下。(摘录自《本草求原》)

3. 治河豚鱼鳖诸毒,诸鱼骨鲠 橄榄捣汁或煎浓汤饮。无橄榄以核研末或磨汁服。(摘录自《随息居饮食谱》)

4. 固齿 青果四两,旱莲草一斤(青盐四两,用浅水浸煮,晒干),擦牙。(摘录自《疡医大全》)

5. 小儿痢后浮肿,及疟疾脾虚弱 厚朴(姜制)半两,青果(煨,去皮)半两,藿香(洗)半两,甘草(炙)半两,丁皮半两,干姜半两,半夏半两,上为散。(摘录自《普济方》草果饮)

6. 治白喉有外邪夹杂者 青果炭二钱,川黄柏一钱,川尖贝一钱,孩儿茶一钱,三梅片五分,薄荷叶一钱,凤凰衣五分,上为细末,吹之。(摘录自《喉科家训》吹喉凤衣散)

7. 治失音症,由实火上刑肺金者 活水芦根五钱,百合五钱,生地五钱,桔梗一钱五分,生甘草五分,青果两枚,水煎服。(摘录自《医方简义》和肺饮)

8. 治痏疮不收口 青果核(煅存性)七钱,冰片三分。(摘录自《千金珍秘方选》黑灵药)

9. 治白喉及喉风一切热证 青果炭三钱(烧存性),川贝、黄柏、儿茶、薄荷叶各一钱,冰片八分,凤凰衣五分,用时取少许,吹患处。(摘录自《喉症指南》青凤散)

10. 治咽喉肿痛,失音声哑,口燥舌干 鲜青果5kg,胖大海120g,锦灯笼60g,山豆根30g,天花粉120g,麦冬120g,诃子肉120g。每30g膏汁兑蜜30g,温开水调化送下。(摘录自《北京市中药成方选集》青果膏)

【不良反应】 有呕吐、腹泻等消化道反应。

参考文献

[1] 彭勃,苗明三,王颖芳,等. 橄榄解酒饮对大、小鼠急性酒精性肝损伤模型自由基代谢的影响[J]. 江苏中医药,2004(1):55-56.

[2] 曲中堂,项昭保,赵志强. 橄榄总黄酮抑菌作用研究[J]. 中国酿造,2010(4):62-64.

[3] 郑民实,孔庚星,张鑫,等. 没食子酸抗HBsAg/HBeAg的实验研究[J]. 解放军广州医高专学报,1997(1):10-13.

[4] 王恒,宋良科,汤昊,等. 不同种质青果清热利咽化学组分的研究[J]. 中国中药杂志,2010,35(6):669-672.

[5] 张亮亮,杨志伟,林益明. 橄榄多酚抗氧化活性研究[J]. 食品工业科技,2008(4):57-59.

[6] 何颖,杨桂林,胡祥宇,等. 青果总黄酮的抗炎作用研究[J]. 安徽农业科学,2012,40(5):2632,2650.

十八、代代花

【来源】 本品为芸香科植物代代花 *Citrus aurantium* L.var.*amara* Engl. 的花蕾。5~6月间采摘花蕾,先用急火烘至七八成干,显黄色后,再用文火烘至全干,切勿烘焦。放干燥处,防蛀、防霉。

【炮制加工】 取原材料,除去杂质,晾干。

【性味】 甘、微苦、辛,平。

【归经】 归肝、胃经。

【功能主治】 理气宽中，和胃止呕。用于胸中痞闷，脘腹胀痛，不思饮食，恶心呕吐。

【用法用量】 内服：煎汤，1.5~2.5g；或泡茶。

【贮藏】 贮存于干燥容器内，置阴凉干燥处。

【化学及营养成分】

1. 挥发油类 如萜烯类、倍半萜烯类、醇类、醛类酮类、酯类等含氧化合物。

2. 黄酮类 如柚皮苷、橙皮苷、苦橙苷、酸橙黄酮等。

3. 生物碱类 主要有辛弗林、N-甲基酪胺等。

4. 其他 代代花含有强心苷和非强心苷等多种成分，同时含有丰富的维生素类、人体必需氨基酸及香豆素类。

【质量评价】

1. 性状鉴别 花蕾略呈长卵圆形，先端稍膨大，长1~1.5cm，直径6~8mm，有梗。花萼呈灰绿色，皱缩不平，基部联合，裂片5片，有凹陷的小油点；花瓣5片，覆瓦状抱合，黄白色或浅黄棕色，表面有棕色油点和纵纹；雄蕊多数，黄色，花丝基部联合成数束；雌蕊呈棒状，子房倒卵形，暗绿色。体轻，质脆易碎。气香，味微苦。以色黄白、香气浓郁、无破碎者为佳。

2. 显微鉴别 粉末呈淡黄色。花粉粒众多，淡黄色，类球形，直径26~43μm，具4个萌发孔，表面有网状雕纹。花粉囊内壁细胞壁呈肋条状增厚。草酸钙结晶多存在于薄壁细胞中，呈方形、菱形，棱尖、锐尖或钝尖，直径5~13μm。非腺毛单细胞多破碎，有时可见2~3个分隔，直径16~26μm，壁厚约6μm。气孔可见，环式，副卫细胞6个。

【药理作用】

1. 抗炎 代代花中含有丰富的黄酮类成分，黄酮类成分中的橙皮苷与柚皮苷具有抗炎作用。

2. 抗菌 代代花挥发油中的柠檬烯等成分在抑制红色毛癣菌等皮肤致病菌和霉菌的同时，对白念珠菌、铜绿假单胞菌、大肠埃希菌、金黄色葡萄球菌等也具有抑制作用。

3. 抗肿瘤 代代花中的总黄酮表现为选择性细胞毒性作用，抗增殖和诱导凋亡。代代花中所含有的橘皮素等成分对人乳腺癌细胞和人结肠癌细胞增殖都能起到抑制作用。

4. 促进胃肠蠕动 代代花中所含的辛弗林可推进小鼠胃肠运动。

5. 拟交感 代代花中所含有的生物碱是间接肾上腺素激动剂，辛弗林、N-甲基酪胺能明显提高射血功能和心肌收缩性。辛弗林又为肾上腺素α受体激动剂，对血管收缩和升高血压起着至关重要的作用，N-甲基酪胺还能增加冠状动脉血流量和肾血流量，降低心肌耗氧量，有明显的利尿作用。

【食疗应用】 **代代花茶** 代代花5g，春砂花3g，炙甘草3g。上药以开水冲泡，代茶饮。本品具有调气疏肝、行气宽中、开胃止呕之功，用于胸闷不舒，脘腹胀满，不思饮食。

【应用注意事项】 阴虚火旺者慎服。

【临床应用】

1. 治胃脘作痛 代代花3g，制香附、川楝子、白芍各9g。水煎服。（摘录自《浙江药用植物志》）

2. 治胸腹胀满 代代花适量，沸水冲泡代茶饮；或代代花、玫瑰花、厚朴花各 3g。水煎服。（摘录自《浙江药用植物志》）

【不良反应】 暂未发现不良反应。

参考文献

[1] 刘文娥，林洁，陈艳霞，等．尤昭玲教授花类药物的应用经验总结[J]. 中华中医药杂志，2014，29(6)：1866-1868.

[2] 王婷，娄鑫，苗明三．代代花的现代研究与思考[J]. 中医学报，2017，32(2)：276-278.

[3] 姜明华，姜建国，杨丽．不同方法提取代代花中挥发油成分的 GC-MS 分析[J]. 现代食品科技，2010，26(11)：1271-1275，1279.

十九、枳椇子

【来源】 本品为鼠李科植物枳椇 *H.acerba* Lindl. 的带有肉质果柄的果实或种子。10~11 月果实成熟时采收，将果实连果柄一并摘下，晒干；或碾碎果壳，筛出种子，晒干。

【炮制加工】 取原药材，除去杂质及果柄，洗净，干燥，筛去灰屑，用时捣碎。

【性味】 甘，平。

【归经】 归心、脾、肺经。

【功能主治】 解酒毒，止渴除烦，止呕，利大小便。用于醉酒，烦渴，呕吐，二便不利。

【用法用量】 内服：煎汤，6~15g；或泡酒服。

【贮藏】 置阴凉干燥处，防霉、防蛀。

【化学及营养成分】

1. 黄酮类 主要为槲皮素、牡荆素 2″-O-β-D-葡萄糖苷、斯皮诺素、当药黄素、(2R,3R)-二氢杨梅素、双氢槲皮素、杨梅素、(－)-没食子儿茶素等。

2. 三萜皂苷类 主要为白桦酯醇、2α,3β-二羟基白桦脂酸、3β-羟基-18(19)-烯-齐墩果烷-28-甲酸等。

3. 生物碱类 关于枳椇子中的生物碱类研究较少。

4. 其他 如脂肪酸类等。

【质量评价】 **性状鉴别** 干燥带果柄的果实：果柄膨大，肉质肥厚，多分枝，弯曲不直，形似鸡爪，在分枝及弯曲处常更膨大如关节状，分枝多呈丁字形或相互呈垂直状，长 3~5cm 或更长，直径 4~6mm。表面呈棕褐色，略具光泽，有纵皱纹，偶见灰白色的点状皮孔。分枝的先端着生 1 枚钝三棱状圆球形的果实，果皮纸质，甚薄，3 室，每室含种子 1 粒。果柄质稍松脆，易折断，折断面略平坦，角质样，呈淡红棕色至红棕色。气微弱，味淡或稍甜。干燥种子：呈扁平圆形，背面稍隆起，腹面较平，直径 3~5mm，厚约 2mm。表面呈红棕色至红褐色，平滑光泽，基部有圆形点状的种脐，顶端有微凸的合点，腹面有一条纵行而隆起的种脊。种皮坚硬，厚约 1mm，胚乳乳白色，油质，其内包围有 2 片肥厚的子叶，呈淡黄色至草绿色，油质。气微弱，味苦而涩。以身干、色红棕、有光泽、无虫蛀、无杂质者为佳。

【药理作用】

1. 解酒　枳椇子水提液具有显著增强小鼠肝脏乙醇脱氢酶活性的作用。从枳椇子中提取的二氢黄酮Ⅰ、二氢黄酮Ⅱ、二氢黄酮Ⅲ对乙醇诱导的肌松作用有抑制作用。

2. 保肝　枳椇子水提取液预先灌胃给药能阻止乙醇所致的小鼠肝脏丙二醛（MDA）升高和谷胱甘肽（GSH）下降，并能对抗乙醇所致的胆固醇、三油酸甘油酯升高，对酒精所致小鼠肝脏脂质过氧化具保护作用，能延缓和防止乙醇所致的脂肪肝形成。

3. 抗实验性肝纤维化　枳椇子甲醇提取物能显著降低血清透明质酸（HA）、Ⅰ型前胶原（PCⅠ）、Ⅲ型前胶原（PCⅢ）及转化生长因子 β1（TGFβ1）含量，减轻肝脏胶原纤维增生程度，说明枳椇子具有抗早期肝纤维化的作用。

4. 抑制中枢神经　北枳椇皂苷能显著减少自发活动，并延长环己巴比妥导致的睡眠时间。

5. 抗肿瘤　枳椇子水提物对体外培养的人肝癌 BEL–7402 细胞生长有抑制作用；给接种小鼠肝癌瘤株 H22 的小鼠灌胃枳椇子水提物对肿瘤有显著抑制作用。

【食疗应用】

1. 枳椇子酒　干枳椇子 2 枚，低度烧酒 500mL。先将枳椇子洗净，用刀切开，浸入烧酒中，密封，1 周后启封饮用，每日 2 次，每次 20mL。本酒具有祛风胜湿的功效，适宜风湿性关节炎患者饮用。

2. 枳椇子鸡肝　干枳椇子 2 枚，黄鸡肝 1 具。先将枳椇子杵成细末，备用；将鸡肝洗净，用刀切十字刀花，盛于盘中，撒上枳椇子末、适量精盐，入笼中蒸 20 分钟取出食用。本品具有健脾消疳的效果，可用来治疗小儿疳积。

3. 枳椇子四莓汤　鲜枳椇子 4 枚，四匹瓦、蛇莓各 10g。以上 3 味用清水洗净后，共入瓦罐中，加水适量，先以旺火烧沸，再改用小火炖 20 分钟，滤出汤汁顿服。本汤具有祛风通络的功效，可用于治疗肝风内动、手足抽搐、小腹疼痛拘急、头风等。

4. 枳椇子粥　枳椇子 10g，大米 100g。将枳椇子洗净，放入锅中，加入清水适量，浸泡 5~10 分钟后，煎煮取汁，加大米煮为稀粥。每日 1 剂，共服 5~7 天。本品有除烦渴、解酒毒的功效，适用于酒醉烦渴、心胸烦闷、恶心呕吐等。

5. 枳椇猪肺汤　鲜枳椇子 120g，猪心、猪肺各 1 具，红蔗糖 30g。将枳椇子洗净，猪心、猪肺洗净并切成小块；将枳椇子、猪心、猪肺、红蔗糖共同放入瓦罐中，加清水 1000mL，文火慢炖 60 分钟后，调入少许盐、味精，即可食用。本品具有解渴除烦之功效，可作为酒痨吐血患者的饮食治疗。

6. 枳椇子汤　枳椇子 500g。将枳椇子放入砂锅中，加入适量水，先用武火煮沸，再以文火煎出浓汁。口渴者可少饮之，不分次数。本汤具有益胃生津、止消渴、解酒毒的功效。用于胃阴不足、口渴欲饮、饮不解渴、消谷善饥的消肌（糖尿病），亦治醉酒伤胃。脾胃虚寒者不宜服饮。

【应用注意事项】　脾胃虚寒者禁用。

【临床应用】

1. **治饮酒过多，又受酷热，津枯血涩，小便并多，肌肉销铄，专嗜冷物寒浆** 枳椇子二两，麝香一钱。为末，面糊丸，如梧子大。每服三十丸，空心盐汤吞下。(摘录自《世医得效方》，枳椇子丸)

2. **治饮酒过度，成劳吐血** 拐枣四两，红甘蔗一根。炖猪心肺服。(摘录自《重庆草药》)

3. **治小儿惊风、黄瘦、疳积** 枳椇果实一两。水煎服。(摘录自《湖南药物志》)

4. **治热病烦渴，小便不利** 枳椇子、知母各9g，金银花24g，灯心草3g，水煎服。(摘录自《青岛中草药手册》)

5. **治伤暑烦渴，头晕，尿少** 枳椇子、竹叶各30g，水煎服。(摘录自《华山药物志》)

6. **治冯氏瘫痪** 枳椇子150g，紫薇树皮15g，泡酒1000mL，早晚各服15~30mg。(摘录自《贵州草药》)

【不良反应】 暂未发现不良反应。

参考文献

[1] 崔佳琦，彭桂英，冯昊天，等．茯苓-葛根-枳椇子混合药粉对斑马鱼解酒保肝作用研究[J]. 现代中药研究与实践，2022，36(6)：24-28.
[2] 吴名草，郁星，沈旭丹，等．葛根枳椇子植物饮料对小鼠酒精性肝损伤的保护作用研究[J]. 粮油食品科技，2022，30(4)：157-163.
[3] 吾斯曼·艾海提，艾则孜江·艾尔肯．枳椇子抗肝纤维化作用网络药理学研究[J]. 中国药业，2022，31(16)：36-40.
[4] 王晓倩．枳椇子化学成分及其生物活性研究[D]. 宜春：宜春学院，2022.
[5] 徐方方，徐胜梅，蔡婉娜，等．北枳椇子化学成分的分离与鉴定[J]. 沈阳药科大学学报，2022，39(4)：375-379.
[6] 张奇，刘英，胡海峰，等．枳椇子乙酸乙酯部位抗肿瘤活性成分筛选[J]. 中国现代中药，2019，21(6)：782-785.

二十、枸杞子

【来源】 本品为茄科植物宁夏枸杞 *Lycium barbarum* L. 的干燥成熟果实。夏、秋二季果实呈红色时采收，热风烘干，除去果梗，或晾至皮皱后，晒干，除去果梗。

【炮制加工】

1. **枸杞子** 夏、秋二季果实呈红色时采收，热风烘干，除去果梗；或晾至皮皱后，晒干，除去果梗。

2. **炒枸杞子** 取净枸杞子，用文火炒至表面有焦斑点，取出放凉。

3. **盐枸杞子** 将食盐置于锅内，用文火炒热后，再加入枸杞子炒至黄色发胀时，筛去盐即可。

【性味】 甘，平。

【归经】 归肝、肾经。

【功能主治】 滋补肝肾，益精明目。用于虚劳精亏，腰膝酸痛，眩晕耳鸣，内热消渴，血虚萎黄，目昏不明。

【用法用量】 6~12g。

【贮藏】 置阴凉干燥处，防闷热，防潮，防蛀。

【化学及营养成分】

1. 糖类　主要有葡萄糖、鼠李糖、半乳糖、阿拉伯糖、甘露糖、岩藻糖、木糖等。

2. 挥发油类　枸杞子中含有的挥发油种类已有上百种，大多属于烃类、脂肪酸类、脂肪酸酯类、萜类、醇类、醛酮类和芳香族化合物等。

3. 有机酸类　主要有亚油酸、棕榈酸、阿魏酸、二氢异阿魏酸、咖啡酸、水杨酸。

4. 生物碱类　有甜菜碱、阿托品、莨菪碱、天仙子胺、褪黑素、烟酰胺等。

5. 黄酮类　主要有芦丁、槲皮素、山柰酚、金丝桃苷、桑色素、杨梅素、异鼠李素-3-O-芸香糖苷、异鼠李素等。

6. 香豆素类　有莨菪亭、异莨菪亭、七叶内酯等。

7. 色素类　主要由橙红色的类胡萝卜素及叶黄素类有色物质组成。

8. 氨基酸和维生素　代表性的氨基酸有精氨酸、脯氨酸、亮氨酸、异亮氨酸、缬氨酸。枸杞子鲜果中还富含维生素，主要有维生素 C。

9. 矿物元素　如铁、铜、锌、锗、锰、镁、钙、钾等。

10. 其他　含有吡咯衍生物，如 4-［甲酰基-5-(羟甲基)-1H-吡咯-1-基］丁酸、对羟基苯乙酮等。

【质量评价】

1. 性状鉴别　本品呈类纺锤形或椭圆形，长 6~20mm，直径 3~10mm。表面呈红色或暗红色，顶端有小凸起状的花柱痕，基部有白色的果梗痕。果皮柔韧，皱缩；果肉肉质，柔润。种子 20~50 粒，类肾形，扁而翘，长 1.5~1.9mm，宽 1~1.7mm，表面呈浅黄色或棕黄色。气微，味甜。

2. 显微鉴别　本品粉末呈黄橙色或红棕色。外果皮表皮细胞表面观呈类多角形或长多角形，垂周壁平直或细波状弯曲，外平周壁表面有平行的角质条纹。中果皮薄壁细胞呈类多角形，壁薄，胞腔内含橙红色或红棕色球形颗粒。种皮石细胞表面观不规则多角形，壁厚，波状弯曲，层纹清晰。

3. 理化鉴别　取本品 0.5g，加水 35mL，加热煮沸 15 分钟，放冷，滤过，滤液用乙酸乙酯 15mL 振摇提取，分取乙酸乙酯液，浓缩至 1mL，作为供试品溶液。另取枸杞子对照药材 0.5g，同法制成对照药材溶液。照薄层色谱法试验，吸取上述两种溶液各 5μL，分别点于同一硅胶 G 薄层板上，以乙酸乙酯-三氯甲烷-甲酸（3∶2∶1）为展开剂，展开，取出，晾干，置紫外光灯（365nm）下检视。供试品色谱中，在与对照药材色谱相应的位置上，显相同颜色的荧光斑点。

【含量测定】

1. 枸杞多糖　取无水葡萄糖对照品 25mg，精密称定，置 250mL 量瓶中，加水适量溶解，稀释至刻度，摇匀，即得（每 1mL 中含无水葡萄糖 0.1mg）。精密量取对照品溶液 0.2mL、0.4mL、0.6mL、0.8mL、1.0mL，分别置具塞试管中，分别加水补至 2.0mL，各精密加入 5% 苯酚溶液 1mL，摇匀，迅速精密加入硫酸 5mL，摇匀，放置 10 分钟，置 40℃水浴中保温 15 分钟，取出，迅速冷却至室温，以相应的试剂为空白，照紫外-可见分光光度法，在490nm的波长处测定吸光度，以吸光度为纵坐标，浓度为横坐标，绘制标准曲线。取本品粗粉约0.5g，精密称定，加乙醚100mL。加热回流1小时，静置，放冷，小心弃去乙醚液，残渣置水浴上挥尽乙醚。加入80%乙醇100mL，加热回流1小时，趁热滤过，滤渣与滤器用热80%乙醇30mL分次洗涤，滤渣连同滤纸置烧瓶中，加水150mL，加热回流2小时。趁热滤过，用少量热水洗涤滤器，合并滤液与洗液，放冷，移至250mL量瓶中，用水稀释至刻度，摇匀，精密量取1mL，置具塞试管中，加水1.0mL，照标准曲线的制备项下的方法，自"各精密加入5%苯酚溶液1mL"起，依法测定吸光度，从标准曲线上读出供试品溶液中含葡萄糖的重量(mg)，计算，即得。本品按干燥品计算，含枸杞多糖以葡萄糖($C_6H_{12}O_6$)计，不得少于1.8%。

2. 甜菜碱 取本品剪碎，取约2g，精密称定，加80%甲醇50mL，加热回流1小时，放冷，滤过，用80%甲醇30mL分次洗涤残渣和滤器，合并洗液与滤液，浓缩至10mL，用盐酸调节pH值至1，加入活性炭1g，加热煮沸，放冷，滤过，用水15mL分次洗涤，合并洗液与滤液，加入新配制的2.5%硫氰酸铬铵溶液20mL，搅匀，10℃以下放置3小时。用G_4垂熔漏斗滤过，沉淀用少量冰水洗涤，抽干，残渣加丙酮溶解，转移至5mL量瓶中，加丙酮至刻度，摇匀即得。取甜菜碱对照品适量，精密称定，加盐酸甲醇溶液(0.5→100)制成每1mL含4mg的溶液，即得。精密吸取供试品溶液5μL、对照品溶液3μL与6μL，分别交叉点于同一硅胶G薄层板上，以丙酮-无水乙醇-盐酸(10∶6∶1)为展开剂，预饱和30分钟，展开，取出，挥干溶剂，立即喷以新配制的改良碘化铋钾试液，放置1~3小时至斑点清晰，照薄层色谱进行扫描，波长：λ_s=515nm，λ_R=590nm，测量供试品吸光度积分值与对照品吸光度积分值，计算，即得。本品按干燥品计算，含甜菜碱($C_5H_{11}NO_2$)不得少于0.30%。

【药理作用】

1. 降血糖，降血脂 枸杞子具有良好的降血糖、降血脂作用，尤其在对2型糖尿病的中药治疗中被广泛应用。

2. 抗氧化应激 枸杞子多糖可增强超氧化物歧化酶和谷胱甘肽过氧化物酶的活性，降低丙二醛和活性氧自由基的含量，减少自由基的堆积，加快体内脂质过氧化物的清除，增加肝糖原和肌糖原的含量，减少氧化应激对机体的损伤。

3. 抗肿瘤 枸杞子中的总黄酮能够抑制人胃癌SGC-7901细胞的增殖，阻滞细胞周期，诱导胃癌细胞凋亡。

4. 抗氧化，抗衰老 枸杞子乙醇提取物、枸杞子多糖能提高D-半乳糖致衰老小鼠的学习记忆能力，减少心、肝、脑组织脂褐质的含量。

5. 增强机体免疫力 枸杞子能够增强机体免疫力，主要对机体中的T淋巴细胞、B淋巴细胞有一定的激活作用，以增强细胞免疫为主，同时能增强机体的体液免疫功能，以及对腹腔中的巨噬细胞吞噬功能和对肿瘤细胞杀伤活性有明显的促进作用，对多种生物活性因子有明显的调节作用。

6. 保肝 枸杞多糖对乙醇致酒精性肝损伤具有保护作用，可能与清除体内多余自由基、增强体内抗氧化能力及减轻炎症反应相关。

7. 保护视网膜　枸杞子提取物能有效抑制光诱导损伤所致 ARPE-19 细胞活力降低，减少细胞内活性氧的含量，提高 C57BL/6J 小鼠视网膜及血清的抗氧化能力，从而保护视网膜免受光诱导损伤。

【食疗应用】

1. 枸杞粥　枸杞子 30g，粳米 150g，加适量糖同煮粥，亦可以加咸豆豉佐膳，空腹食，治肝家火旺血衰。

2. 枸杞肉丝　枸杞子 100g，瘦猪肉 500g，竹笋 100g，猪油 30g，盐、白糖、麻油、味精、酱油、料酒各适量。将瘦猪肉洗净，去筋膜，切成 6cm 长的丝；将竹笋切成同样长的丝；将枸杞子洗净待用；炒锅加猪油烧热，肉丝、笋丝同时下锅，烹入料酒，加入白糖、酱油、盐、味精搅匀，投入枸杞子翻炒几下，淋入麻油，起锅即成。本品佐餐食，滋阴补肾，健身明目，适用于体虚乏力、神疲、肾虚眩晕、视物模糊、阳痿、腰痛等，也可作强身益寿之用。

3. 枸杞蒸鸡　枸杞子 15g，仔母鸡 1 只，葱、生姜、鲜汤、盐、料酒、胡椒粉、味精各适量。将仔母鸡宰杀，去毛、肠杂及爪，入锅内用沸水焯透，捞出冲凉，沥尽水分。将枸杞子洗净装入鸡腹，鸡腹朝上放入盆中，加入葱、生姜、鲜汤、盐、料酒、胡椒粉，用盆盖好，湿绵纸封口，上笼蒸 2 小时，去生姜、葱，加味精即成。本品具有滋补肝肾、祛病延年的功效，适用于养生保健。

4. 枸杞麦冬炒蛋丁　鸡蛋 4 个，枸杞子 10g，花生米 30g，猪瘦肉 50g，麦冬 10g，盐、淀粉、味精各适量。将枸杞子洗净，在沸水中略氽一下；将麦冬洗净，于水中煮熟后剁成碎末；将花生米炒脆；将猪瘦肉切成丁；将鸡蛋打在碗中，加盐打匀，隔水蒸熟，冷却后切成粒状备用；将锅置旺火上，加花生油，把猪肉丁炒熟，再倒进蛋粒、枸杞子、麦冬碎末，炒匀，加精盐，淀粉勾芡，加味精调味，盛入盘中铺撒脆花生米即可。本品佐餐食用，每日 2 次。本品具有滋补肝肾、强身明目的功效，适用于慢性肝炎、早期肝硬化等。

5. 枸杞炒瘦肉　枸杞子 10g，瘦猪肉 250g，莴笋 100g，猪油、盐、料酒、味精、香油、酱油、湿豆粉、生姜、葱白、肉汤、糖各适量。将枸杞子用温水洗干净；将猪肉洗净，切成丝，用湿豆粉、盐、料酒、酱油、白糖拌好；将莴笋去皮，洗净，切成丝；将生姜、葱白洗干净，切成丝；将锅烧热，下入猪油，待油稍冒烟时，放入肉丝炒散，再放入笋丝、姜丝、葱丝翻炒，倒入肉汤，加入枸杞子同煮熟，淋上香油，加味精即成。本品有祛斑增白的功效，常吃会使皮肤白嫩靓丽，适于面色黑或有黑斑者食用。

6. 枸杞龙井茶　枸杞子 15g，山楂 10g，龙井茶 3g。煎水代茶饮。本茶具有补肾填精、健脑益智的功效，适用于脑力劳动者记忆力减退、头昏脑涨。

7. 枸杞百合糯米粥　枸杞子 20g，百合、红糖各 30g，糯米 100g。将枸杞子、百合（去尖）洗净；将糯米淘洗干净，放入砂锅中，加入百合与枸杞子，加适量清水，以文火煨粥，粥成时加入红糖，拌匀。每日 1 剂，可分餐食用。本粥具有清心安神、润肺止咳、丰肌泽肤、乌发固齿、滋补肝肾的功效，适用于发枯肤黑、身体虚弱、神经衰弱、头目眩晕、身体消瘦者长期服用。

8. 枸杞猪肝瘦肉汤　猪肝 250g，瘦猪肉 250g，枸杞子 30g。将猪肝、猪肉分别洗净，切片，用调味料腌 10 分钟；将枸杞子洗净，放入锅内，加清水适量，放入猪肝、瘦猪肉煮至熟，调味即可。佐餐食用。本品具有养肝阴、清肝热的功效，适用于肝阴不足所致的视物不清，或风热目赤、眼涩流泪，也可用于夜盲症、眼结膜炎、视力减退等。

9. 聪耳明目茶 枸杞子、山茱萸各2匙，山药5~6片。将上述各味洗净，加水煎煮30分钟。代茶饮用，每日1剂。本茶具有滋养肝肾、补益肝血、聪耳明目的功效，适用于老年人肝肾阴虚、视物昏花、耳鸣、耳聋等。

10. 四味薯蓣膏 山药250g，枸杞子120g，鹿角胶60g，核桃肉240g，冰糖70g。鹿角胶用蛤粉炒脆研末，余4味用文火蒸熟至极烂，入鹿角胶粉拌匀，共捣为膏，防腐备用。每日3次，每次30g。本品补肾壮阳调经，适用于女子青春期由于肾虚所致的月经先后无定期，经量少，色淡暗，质清，或腰酸痛，或头晕耳鸣，舌淡苔少，脉细弱。

【应用注意事项】 本品滋腻，故有外邪实热及脾虚湿蕴便溏者忌服。

【临床应用】

1. 治肝肾不足，生花歧视，或干涩眼痛 熟地黄、山萸肉、茯苓、山药、丹皮、泽泻、枸杞子、菊花。炼蜜为丸。(摘录自《医级》杞菊地黄丸)

2. 治劳伤虚损 枸杞子三升，干地黄(切)一升，天门冬一升。上三物，细捣，曝令干，以绢罗之，蜜和作丸，大如弹丸，日二。(摘录自《古今录验方》枸杞丸)

3. 治肾经虚损，眼目昏花，或云翳遮睛 甘州枸杞子一斤。好酒润透，分作四份，四两用蜀椒一两炒，四两用小茴香一两炒，四两用芝麻一两炒，四两用川楝肉炒，拣出枸杞，加熟地黄、白术、白茯苓各一两，为末，炼蜜丸，日服。(摘录自《瑞竹堂经验方》四神丸)

4. 补虚，长肌肉，益颜色，肥健人 枸杞子二升，清酒二升，搦碎，更添酒浸七日，漉去滓，任情饮之。(摘录自《延年方》枸杞子酒)

5. 治虚劳，下焦虚伤，微渴，小便数 枸杞子一两，黄芪一两半(锉)，人参一两(去芦头)，桂心三分，当归一两，白芍药一两。捣筛为散。每服三钱，以水一中盏，入生姜半分，枣三枚，饧半分，煎至六分，去滓，食前温服。(摘录自《太平圣惠方》枸杞子散)

6. 安神养血，滋阴壮阳，益智，强筋骨，泽肌肤，驻颜色 枸杞子(去蒂)五升，圆眼肉五斤。上二味为一处，用新汲长流水五十斤，以砂锅桑柴火慢慢熬之，渐渐加水煮至杞、圆无味，方去渣，再慢火熬成膏，取起，瓷罐收贮。不拘时频服三匙。(摘录自《摄生秘剖》杞圆膏)

7. 治肝虚或当风眼泪 枸杞二升。捣破，纳绢袋中。置罐中，以酒一斗浸干，密封勿泄气，三七日。每日饮之，醒醒勿醉。(摘录自《太平圣惠方》)

8. 治目赤生翳 枸杞子捣汁，日点三五次。(摘录自《肘后备急方》)

9. 治疰夏虚病 枸杞子、五味子。研细，滚水泡封三日，代茶饮。(摘录自《摄生众妙方》)

10. 治肾虚劳损 枸杞子90g，生地黄30g，天冬30g，研细粉，炼蜜为丸，每服9g，每天2次。(摘录自《中国常用中草药》)

11. 治肾虚腰痛 枸杞子、狗脊各12g，水煎服。

12. 治肝肾阴虚，眼目昏花，渐生内障 枸杞子120g，茯苓240g，当归60g，青盐(另研)30g，菟丝子120g，共研细末，炼蜜为丸。每服9g，每天3次。

13. 治肾虚精少，阳痿，早泄，遗精，精冷，久不生育，或妇人不孕，以及肾虚腰痛，余

沥 枸杞子八两，菟丝子（酒蒸，捣饼）八两，五味子三两，覆盆子（酒洗，去目）四两，车前子二两，共为细末，炼蜜为丸，梧桐子大，每服空心九十丸，上床时五十丸，白沸酒或盐汤送下，冬月用温酒送下。（摘录自《摄生众妙方》五子衍宗丸）

【不良反应】 偶有变态反应，出现全身瘙痒、皮肤潮红、荨麻疹样风团等。

参考文献

[1] 马娇，张园园，马琴，等．低 GI 枸杞杂粮代餐粉的配方优化及其降血糖作用研究[J]. 食品与发酵工业，2024，50（11）：233-240.

[2] 史翠珍，史大祝，姜坤．枸杞多糖对胃癌模型大鼠免疫功能的影响[J]. 湖南师范大学学报（医学版），2018，15（2）：114-117.

[3] 李佳佳，张娜，李阳，等．黑枸杞提取物对油脂抗氧化作用的研究[J]. 应用技术学报，2022，22（4）：343-348.

[4] 杨露，赵冉，吴镇槐，等．枸杞原浆抗氧化及增强免疫活性研究[J]. 食品与机械，2022，38（9）：18-21，28.

[5] 张敏，岳坤，姜交华，等．枸杞子及其有效成分的药理作用研究进展[J]. 药物评价研究，2023，46（7）：1611-1619.

[6] 魏芬芬，王文娟，贺青华，等．枸杞多糖对小鼠酒精性肝损伤的保护作用及机制研究[J]. 药物评价研究，2019，42（5）：852-857.

[7] 姜小涵，窦仁慧，李艳，等．中医药治疗原发性视网膜色素变性临床用药规律探索研究[J]. 中国中医眼科杂志，2019，29（6）：442-446.

[8] 曹秀朋，陈霞，郭雅图，等．枸杞子提取物对光诱导视网膜损伤的保护作用[J]. 眼科新进展，2020，40（6）：510-515.

二十一、茯苓

【来源】 本品为多孔菌科真菌茯苓 *Poria cocos*（Schw.）Wolf 的干燥菌核。多于 7~9 月采挖，挖出后除去泥沙，堆置“发汗”后，摊开晾至表面干燥，再“发汗”，反复数次至现皱纹、内部水分大部散失后，阴干，称为“茯苓个”；或将鲜茯苓按不同部位切制，阴干，分别称为“茯苓皮”及“茯苓块”。

【炮制加工】 取茯苓个，浸泡，洗净，润后稍蒸，及时切取皮和块或切厚片，晒干。

【性味】 甘、淡，平。

【归经】 归心、肺、脾、肾经。

【功能主治】 利水渗湿，健脾宁心。用于水肿尿少，痰饮眩悸，脾虚食少，便溏泄泻，心神不安，惊悸失眠。

【用法用量】 9~15g。

【贮藏】 置干燥处，防潮。

【化学及营养成分】

1. 糖类 主要为 β-(1 → 3)-D-葡聚糖，同时还含有少量 β-(1 → 6) 葡聚糖支链，以及鼠李糖、木糖、甘露糖、半乳糖、葡萄糖等。

2. 三萜类 目前在茯苓中已分离得到 57 种三萜类化合物，物质骨架主要有 6 种：羊毛甾烷型、开环羊毛甾烷型、齿孔甾烷型、羊毛甾-7,9(11)-二烯型、7,8-脱氢羊毛甾烷型和开环齿孔甾烷型。

3. 其他 如甾体类、挥发油、脂肪酸、蛋白质、矿物元素等。

【质量评价】

1. 性状鉴别 ①茯苓个:呈类圆形、椭圆形、扁圆形或不规则团块,大小不一。外皮薄,呈棕褐色或黑棕色,粗糙,具皱纹和缢缩,有时部分剥落。质坚实,破碎面呈颗粒状,近边缘淡红色,有细小蜂窝样孔洞,内部白色,少数淡红色。气微,味淡,嚼之粘牙。以体重坚实、外皮色棕褐、皮纹细、无裂隙、断面白色细腻、粘牙力强者为佳。②茯苓皮:为削下的茯苓外皮,形状大小不一。外面呈棕褐色至黑褐色,内面呈白色或淡棕色。质较松软,略具弹性。③茯苓块:为去皮后切制的茯苓,呈块片状,大小不一,呈白色、淡红色或淡棕色。④赤茯苓:将棕红色或淡红色部分切成块状或片状。⑤白茯苓:切去赤茯苓后的白色部分。

2. 显微鉴别 本品粉末呈灰白色,不规则颗粒状团块和分枝状团块无色,遇水合氯醛液渐溶化。菌丝无色或淡棕色,细长,稍弯曲,有分枝,直径 3~8μm,少数至 16μm。

3. 理化鉴别 取本品粉末少量,加碘化钾碘试液 1 滴,显深红色。取本品粉末 1g,加乙醚 50mL,超声处理 10 分钟,滤过,滤液蒸干,残渣加甲醇 1mL 使溶解,作为供试品溶液。另取茯苓对照药材 1g,同法制成对照药材溶液。照薄层色谱法试验,吸取上述两种溶液各 2mL,分别点于同一硅胶 G 薄层板上,以甲苯–乙酸乙酯–甲酸(20 : 5 : 0.5)为展开剂,展开,取出,晾干,喷以 2% 香草醛硫酸溶液–乙醇(4 : 1)混合溶液,在 105℃加热至斑点显色清晰。供试品色谱中,在与对照药材色谱相应的位置上,显相同颜色的主斑点。

【药理作用】

1. 降糖 茯苓多糖通过减弱氧化应激,上调 PI3K/Akt/FOXO1 通路,下调糖异生关键酶 PEPCK 和 G6Pase 的蛋白表达,抑制肝脏糖异生,进而有效降低 2 型糖尿病模型的血糖水平,调节糖脂代谢。

2. 降血脂 茯苓多糖可调控血脂水平与胆固醇逆向转运过程,改善 ApoE–/–AS 小鼠肝脏脂质沉积。

3. 抗肿瘤 茯苓中的三萜类化合物茯苓酸通过 Smad2/3 调控 MMP/TIMP 的稳态平衡,从而抑制肾癌细胞的增殖、侵袭转移。

4. 抗心衰 茯苓汤通过作用于 AKT1、IL–6、TNF、TP53、CASP3 等靶点,发挥治疗射血分数保留型心力衰竭的作用。

5. 治疗妇科疾病 桂枝茯苓丸含药血清可以通过调控基因靶点 H19/miR–29b–3p 抑制多囊卵巢综合征小鼠卵巢颗粒细胞的自噬水平。

6. 保肝 茯苓多糖提取物通过调控代谢酶 CYP2E1 的表达和抑制 TLR4/NF–κB 炎症信号通路,以及减轻氧化应激和炎症损伤,抑制酒精性肝病的发展,从而对小鼠酒精性肝损伤起到保护作用。

7. 调节免疫 茯苓多糖对 SD 雄性大鼠腹腔巨噬细胞、脾脏细胞的增殖具有一定的刺激作用,可以提高其免疫性能。

8. 镇静 猪苓酸 C 等 10 种成分与镇静催眠总药效有较大的关联性,初步揭示了茯苓镇静催眠作用的药效物质基础。

【食疗应用】

1. 茯苓饼 白茯苓、大米粉、白砂糖各250~500g。将白茯苓研细粉，大米洗净后研粉。把白茯苓粉、大米粉、白砂糖混匀，加水调成糊，以微火在平底锅中烙成极薄煎饼即可。本品补气，健脾胃，适用于小儿气虚体弱、大便溏泄，或气虚浮肿等。

2. 茯苓酒 云茯苓60g，白酒500g。将茯苓泡入白酒中封固，浸至7天以上。本品有健脾益气的功效，适用于脾虚不运，不能营养四肢引起的肌肉麻痹、肢体沉重，甚或日渐消瘦者。

3. 茯苓粉 茯苓若干，研成粉。每日30g冲服。本品健脾利湿，适用于脾虚湿邪之阴黄。

4. 茯苓粥 赤茯苓、麦冬各30g(去心)，粟米60g。赤茯苓、麦冬煮汤取汁，同粟米煮粥，温食之。本品适用于胸闷结气、烦闷、恐悸、风热、惊邪、口干。

5. 茯苓百合粥 茯苓、百合各15g，粳米60g。茯苓、百合研成细粉，同粳米煮粥。每日1次。本品有降脂的功效，适用于高脂血症，症见神疲乏力、形寒肢冷、腰背酸痛，或体态肥胖、尿少浮肿、性功能减退，舌质淡胖，脉弦细无力。

【应用注意事项】 虚寒精滑或气虚下陷者忌服。《本草经集注》载："马蔺为之使。恶白蔹。畏牡蒙、地榆、雄黄、秦艽、龟甲。"《药性论》载："忌米醋。"《神农本草经疏》载："病人肾虚，小水自利，或不禁，或虚寒精清滑，皆不得服。"《得配本草》载："气虚下陷、水涸口干俱禁用。"

【临床应用】

1. 治太阳病，发汗后，大汗出，胃中干，烦躁不得眠，脉浮，小便不利，微热消渴者 猪苓十八铢(去皮)，泽泻一两六铢，白术十八铢，茯苓十八铢，桂枝半两(去皮)。上五味，捣为散。以白饮和，服方寸匕，日三服。(摘录自《伤寒论》五苓散)

2. 治小便多、滑数不禁 白茯苓(去黑皮)、干山药(去皮，白矾水内湛过，慢火焙干用之)。上二味，各等分，为细末。稀米饮调下服之。(摘录自《儒门事亲》)

3. 治水肿 白水(净)二钱，茯苓三钱，郁李仁(杵)一钱五分。加生姜汁煎。(摘录自《不知医必要》茯苓汤)

4. 治皮水，四肢肿，水气在皮肤中，四肢聂聂动者 防己三两，黄芪三两，桂枝三两，茯苓六两，甘草二两。上五味，以水六升，煮取二升，分温三服。(摘录自《金匮要略》防己茯苓汤)

5. 治心下有痰饮，胸胁支满目眩 茯苓四两，桂枝，白术各三两，甘草二两。上四味，以水六升，煮取三升，分温三服，小便则利。(摘录自《金匮要略》苓桂术甘汤)

6. 治卒呕吐，心下痞，膈间有水，眩悸者 半夏一升，生姜半斤，茯苓三两(一法四两)。上三味，以水七升煮取一升五合，分温再服。(摘录自《金匮要略》小半夏加茯苓汤)

7. 治飧泄洞利不止 白茯苓一两，南木香半两(纸裹，炮)。上二味，为细末，煎紫苏木瓜汤调下二钱匕。(摘录自《百一选方》)

8. 治湿泻 白术一两，茯苓(去皮)七钱半。上细切，水煎一两，食前服。(摘录自《保命集》茯苓汤)

9. 治胃反吐而渴，欲饮水者 茯苓半斤，泽泻四两，甘草二两，桂枝二两，白术三两，生

姜四两。上六味，以水一斗，煮取三升，纳泽泻再煮取二升半，温服八合，日三服（摘录自《金匮要略》茯苓泽泻汤）

10. 治丈夫元阳虚惫，精气不固，余沥常流，小便白浊，梦寐频泄，及妇人血海久冷，白带、白漏、白淫，下部常湿，小便如米泔，或无子息（不育） 黄蜡四两，白茯苓四两（去皮、作块，用猪苓一分，同于瓷器内煮二十余沸，出，日干，不用猪苓）。上以茯苓为末，熔黄蜡为丸，如弹子大。空心细嚼，满口生津，徐徐咽服，以小便清为度。（摘录自《太平惠民和剂局方》威喜丸）

11. 治心虚梦泄，或白浊 白茯苓末二钱。米汤调下，日二服。（摘录自《仁斋直指方》）

12. 治心汗，别处无汗，独心孔一片有汗，思虑多则汗亦多，病在用心，宜养心血 以艾汤调茯苓末服之。（摘录自《证治要诀》）

13. 治下虚消渴，上盛下虚，心火炎烁，肾水枯涸，不能交济而成渴证 白茯苓一斤，黄连一斤。为末，熬天花粉作糊，丸梧桐子大。每温汤下五十丸。（摘录自《德生堂经验方》）

14. 治头风虚眩，暖腰膝，主五劳七伤 茯苓粉同曲米酿酒饮。（摘录自《本草纲目》茯苓酒）

15. 治皯 白蜜和茯苓涂上，满七日。（摘录自《肘后备急方》）

16. 治脾虚食少，脘腹胀闷 茯苓15g，党参、白术各12g，枳实、陈皮、生姜各6g，水煎服。（摘录自《中国常用中草药》）

【不良反应】 有服用茯苓后引起变态反应和腹绞痛的报道。患者出现周身瘙痒、肢体酸痛、头晕、恶心欲吐，自述过去服茯苓时曾出现周身瘙痒。

参考文献

[1] 韩思婕，潘翔，朱芊芊，等．茯苓多糖调节2型糖尿病模型大鼠肝脏糖异生的机制研究[J]. 中国药房，2022，33（13）：1581-1587.

[2] 王琪格，曹媛，宋囡，等．茯苓多糖对ApoE-/-AS小鼠肝脏脂质沉积及胆固醇逆向转运相关蛋白表达的影响[J]. 世界科学技术——中医药现代化，2022，24（7）：2637-2643.

[3] 罗园园，冯心怡，褚泽文，等．茯苓酸通过Smads调控MMP/TIMP平衡抑制肾癌细胞侵袭转移的机制[J]. 中国实验方剂学杂志，2023，29（7）：76-83.

[4] 周健，邵正斌，戚先伟，等．防己茯苓汤治疗射血分数保留型心力衰竭的作用机制[J]. 中医药临床杂志，2022，34（10）：1910-1917.

[5] 陈海燕，朱鸿秋，朱影，等．桂枝茯苓丸含药血清对多囊卵巢综合征小鼠卵巢颗粒细胞自噬的影响[J]. 中成药，2022，44（10）：3137-3144.

[6] 姜悦航，张越，王妍妍，等．茯苓多糖提取物调控CYP2E1及NF-κB炎症通路改善小鼠酒精性肝病[J]. 中国中药杂志，2022，47（1）：134-140.

[7] 王萍，王玉堃，王尚明，等．茯苓多糖对大鼠免疫功能的影响[J]. 山东畜牧兽医，2022，43（8）：11-14，17.

[8] 王天合，李慧君，张丹丹，等．茯苓水提物UPLC指纹图谱的建立及其镇静催眠作用的谱效关系研究[J]. 中国药房，2021，32（5）：564-570.

二十二、桃仁

【来源】 本品为蔷薇科植物桃 *Prunus persica*（L.）Batsch 或山桃 *Prunus davidiana*（Carr.）Franch. 的干燥成熟种子。果实成熟后采收，除去果肉及核壳，取出种子，晒干。

【炮制加工】

1. 桃仁　除去杂质。用时捣碎。

2. 焯桃仁　取净桃仁，照焯法去皮。用时捣碎。

3. 炒桃仁　取焯桃仁，照清炒法炒至黄色。用时捣碎。

【性味】　苦、甘，平。

【归经】　归心、肝、大肠经。

【功能主治】　活血祛瘀，润肠通便。用于经闭，痛经，癥瘕痞块，跌仆损伤，肠燥便秘。

【用法用量】　内服：煎汤，4.5~9g；或入丸、散。外用：捣敷。

【贮藏】　置阴凉干燥处，防蛀。

【化学及营养成分】

1. 脂肪油类　其中不饱和脂肪酸以9-十六碳烯酸、9-十八碳烯酸、9,12-十八碳二烯酸、9,17-十八碳二烯酸为主，约占脂肪酸总量的50%。

2. 苷类　以苦杏仁苷、野樱苷等氰苷为主要有效成分。此外，还分离出扁桃酸-β龙胆二糖苷、扁桃酸-β-D-吡喃葡萄糖苷、苄基-β龙胆二糖苷、苄基-β-D-吡喃葡萄糖苷等成分。

3. 蛋白质　桃仁总蛋白中可分离出清蛋白、球蛋白、醇溶蛋白、谷蛋白等部分，其中清蛋白量达86.83%。

4. 挥发油类　萜类及挥发油主要有苯甲醛、苯甲酸、苯甲醇、罗勒烯、柠檬烯及樟脑等。

【质量评价】

1. 性状鉴别　桃仁种子呈扁椭圆形，先端具尖，中部略膨大，基部钝圆而偏斜，边缘较薄。长1.2~1.8cm，宽0.8~1.2cm，厚2~4mm。表面呈红棕色或黄棕色，有细小颗粒状凸起。尖端一侧有一棱线状种脐，基部有合点，并自该处分散出多数棕色维管束脉纹，形成布满种皮的纵向凹纹，种皮薄。子叶肥大，富油质。气微，味微苦。山桃仁种子呈卵圆形，基部偏斜，较小而肥厚。长0.9~1.5cm，宽约7mm，厚约5mm。种皮呈红棕色或黄棕色，表面颗粒较粗而密。均以饱满、种仁白、完整为佳。

2. 显微鉴别　①桃仁：黄白色。种皮外表皮为石细胞，单个散在或2~5个连接成行或聚集成群。侧面观多呈贝壳形、盔帽形或弓形，径向54~153μm，底部切向18~180μm，凸出于表皮层的部分呈拱形，壁厚约34μm，层纹细密整齐，孔沟无稀少，底部壁厚约12μm，层纹少见，孔沟及纹孔较密，胞腔内含淡棕色物，表面观呈类圆形、圆多角形，或类方形，纹孔大而较密。另有纺锤形石细胞，宽约至230μm。种皮外表皮细胞为橙红色或樱红色，呈类圆形或多角形，常与石细胞连生。种皮内表皮细胞呈淡黄棕色或红棕色，断面观为1列类长方形色素细胞，表面呈类多角形，垂周壁微波状弯曲。内胚乳细胞，壁稍厚，胞腔内含脂肪油滴。子叶细胞含糊粉及脂肪油滴。②山桃仁：黄白色。种皮外表皮石细胞，侧面观呈贝壳形、矩圆形、椭圆形或长条形，径向81~198μm，切向27~128μm，凸出部分近圆拱形，壁厚约34μm，层纹细密整齐，孔沟无或稀少，底部壁厚薄不匀，薄处层纹少见，孔沟较密，厚处层纹明显，无孔沟；表面观呈类圆形、类六角形、长多角形、类方形或类斜方形，有的一端锐尖，壁厚薄相间，角隅处特厚，层纹明显，壁厚处有孔沟。偶见非腺毛状石细胞，长至234μm，直径23~42μm。草酸钙簇晶少数，直径12~27μm。另有种皮外表皮细胞、种皮内表皮细胞、内胚乳细胞及子叶细胞。

3. 理化鉴别 取本品粗粉2g，加石油醚（60~90℃）50mL，加热回流1小时，滤过，弃去石油醚液，药渣再用石油醚25mL洗涤，弃去石油醚，药渣挥干，加甲醇30mL，加热回流1小时，放冷，滤过，取滤液作为供试品溶液。另取苦杏仁苷对照品，加甲醇制成每1mL含2mg的溶液，作为对照品溶液。照薄层色谱法试验，吸取上述两种溶液各5μL，分别点于同一硅胶G薄层板上，以三氯甲烷-乙酸乙酯-甲醇-水（15∶40∶22∶10）5~10℃放置12小时的下层溶液为展开剂，展开，取出，立即喷以磷钼酸硫酸溶液（磷钼酸2g，加水20mL使溶解，再缓缓加入硫酸30mL，混匀），在105℃加热至斑点显色清晰。供试品色谱中，在与对照品色谱相应的位置上，显相同颜色的斑点。

【含量测定】 **苦杏仁苷** 以十八烷基硅烷键合硅胶为填充剂；以甲醇-水（20∶80）为流动相；检测波长为210nm。理论板数按苦杏仁苷峰计算应不低于3000。取苦杏仁苷对照品适量，精密称定，加70%甲醇制成每1mL含苦杏仁苷80μg的溶液，即得。取本品粗粉约0.3g，精密称定，置具塞锥形瓶中，加石油醚（60~90℃）50mL，加热回流1小时，放冷，滤过，弃去石油醚液，药渣及滤纸挥干溶剂，放入原锥形瓶中，精密加入70%甲醇50mL，称定重量，加热回流1小时，放冷，再称定重量，用70%甲醇补足减失的重量，摇匀，滤过。精密量取续滤液5mL，置10mL量瓶中，加50%甲醇至刻度，摇匀，即得。分别精密吸取对照品溶液与供试品溶液各10μL，注入液相色谱仪，测定，即得。本品按干燥品计算，含苦杏仁苷（$C_{20}H_{27}NO_{11}$）不得少于2.0%。

【药理作用】

1. 保护心血管 桃仁及其提取物具有增加局部血流量、降低血液黏度、改善血液流变学等作用。

2. 保护神经 桃仁水提物和胆碱酯酶抑制剂他克林均可使大鼠海马区细胞外乙酰胆碱浓度上升，其中桃仁水提物对胆碱酯酶的抑制作用时效长达6小时，长于他克林。桃仁水提物对于中央胆碱能系统的长效作用使其有望用于治疗阿尔茨海默病药物的开发。

3. 调节免疫 桃仁及其提取物对于免疫系统具有双向调节的作用。针对免疫低下的状况，桃仁能提高机体的免疫功能。其中桃仁水提物可提高寒凝血瘀证模型大鼠的肝巨噬细胞数量，有助于提高寒瘀证大鼠的免疫功能。

4. 抗肿瘤 桃仁总蛋白能促进荷S180肉瘤小鼠的白细胞介素-2、白细胞介素-4分泌，使$CD4^+/CD8^+$值上升，抑制体内肉瘤的生长，并能作用于肿瘤细胞的G_1期及S期，诱导细胞凋亡；与环磷腺苷联用，也可使$CD4^+$和$CD8^+$细胞数量上升，使其比值恢复到正常水平。

5. 止咳平喘 桃仁中所含的苦杏仁苷水解生成的氢氰酸小剂量可镇静呼吸中枢，使呼吸运动趋于平缓而止咳。

6. 保肝 含苦杏仁苷的桃仁注射液可提高肝组织胶原酶的活性，抑制肝贮脂细胞的活化，促进胶原的分解，减轻肝窦毛细血管化程度，从而增加肝血流量，减轻肝损伤。

【食疗应用】

1. 桃仁莲藕汤　桃仁10g,莲藕250g,盐适量。将莲藕洗净,切成小块,加清水3大碗与桃仁同煮,加食盐少许调味,饮汤食藕。本汤具有活血化瘀、健脾养血的功效,适用于产后恶露不尽。

2. 二仙通幽茶　桃仁9粒,郁李仁6g,当归片5g,小茴香1g,西红花1.5g。将以上5味洗净,水煎30分钟,去渣取汁,上下午分饮。本茶具有润肠通便、行气活血的功效。

3. 五仁粥　芝麻仁、松子仁、核桃仁、桃仁(去皮、尖)、甜杏仁各10g,大米200g。将前5味原料混合碾碎,与淘洗干净的大米一同放入锅中,加水2000mL,用大火烧开后,改用小火熬煮成稀粥,可调入适量白糖。每日1剂,分数次食用。本粥具有润肠通便的功效。

4. 桃仁墨鱼　墨鱼1条,桃仁6g。将墨鱼去骨皮洗净,与桃仁同煮,鱼熟后去汤,食鱼肉。可作早餐食。本药膳具有补益精气、通调月经、收敛止血、美肤乌发、除斑消皱的功效,适用于黄褐斑及皮肤有皱纹者。

5. 桃仁山楂粥　桃仁10g,山楂20g,粳米50g。将桃仁、山楂加水煎汤,去渣取汁,加粳米煮粥。每日1次顿食,连用1个月。本粥具有活血、消痈、散结的功效,适用于反复发作的痤疮。

【应用注意事项】　无瘀滞者及孕妇忌服。《医学入门》载:"血燥虚者慎之。"《本草纲目》载:"香附为之使。"《神农本草经疏》载:"凡经闭不通由于血枯,而不由于瘀滞;产后腹痛由于血虚,而不由于留血结块;大便不通由于津液不足,而不由于血燥秘结,法并忌之。"

【临床应用】

1. 治妇人室女,血闭不通,五心烦热　桃仁(焙)、红花、当归(洗,焙)、杜牛膝等份,为末。每服三钱,温酒调下,空心食前。(摘录自《杨氏家藏方》桃仁散)

2. 治产后腹痛,干血着脐下,亦主经水不利　大黄三两,桃仁二十枚,䗪虫二十枚(熬,去足)。上三味,末之,炼蜜和为四丸,以酒一升煎一丸,取八合。顿服之,新血下如豚肝。(摘录自《金匮要略》下瘀血汤)

3. 治产后血闭　桃仁二十枚(去皮、尖),藕一块。水煎服之。(摘录自《唐瑶经验方》)

4. 治产后恶露不净,脉弦滞涩者　桃仁三钱,当归三钱,赤芍、桂心各钱半,砂糖三钱(炒炭)。水煎,去渣温服。(摘录自《医略六书》桃仁煎)

5. 治血癥,漏下不止　桃仁(去皮、尖,熬)、芍药、桂枝、茯苓、牡丹(去心)各等份。上五味为末,炼蜜和丸,如兔屎大。每日食前服一丸,不知,加至三丸。(摘录自《金匮要略》桂枝茯苓丸)

6. 治太阳病不解,热结膀胱,其人如狂,少腹急结　桃仁五十个(去皮、尖),大黄四两,桂枝二两(去皮),甘草(炙)二两,芒硝二两。上五味,以水七升,煮取二升半,去滓,内芒硝,更上火微沸,下火。先食温服五合,日三服,当微利。(摘录自《伤寒论》桃核承气汤)

7. 治伤寒蓄血,发热如狂,少腹硬满,小便自利　桃仁二十个(去皮、尖),大黄三两(酒洗),水蛭(熬)、虻虫(去翅、足,熬)各三十个。上四味,以水五升,煮取三升,去滓。温服一升,不下,更服。(摘录自《伤寒论》抵当汤)

8. **治热邪干于血分，溺血蓄血者** 桃仁三钱（研如泥），丹皮、当归、赤芍各一钱，阿胶二钱，滑石五钱。水煎服。（摘录自《温疫论》桃仁汤）

9. **治上气咳嗽，胸膈痞满，气喘** 桃仁三两，去皮、尖，以水一大升，研汁，和粳米二合，煮粥食。（摘录自《食医心镜》）

10. **治老人虚秘** 桃仁、柏子仁、火麻仁、松子仁等份。同研溶，白蜡和丸如桐子大，以少黄丹汤下。（摘录自《汤液本草》）

11. **治里急后重，大便不快** 桃仁（去皮）三两，吴茱萸二两，盐一两。上三味，同炒熟，去盐并茱萸。只以桃仁，空心夜卧不拘时，任意嚼五七粒至一二十粒。（摘录自《圣济总录》）

12. **治从高坠下，胸腹中有血，不得气息** 桃仁十四枚，大黄、硝石、甘草各一两，蒲黄一两半，大枣二十枚。上六味，细切，以水三升，煮取一升，绞去滓，适寒温尽服之。当下，下不止，渍麻汁一杯，饮之即止。（摘录自《备急千金要方》桃仁汤）

13. **治疟** 桃仁一百个，去皮、尖，于乳钵中细研成膏，不得犯生水，候成膏，入黄丹三钱，丸如梧桐子大。每服三丸，当发日用温酒吞下，如不饮酒，井花水亦得。（摘录自《证类本草》）

14. **治风劳毒肿挛痛，或牵引小腹及腰痛** 桃仁一升，去皮、尖，熬令黑烟出，热研如脂膏。以酒三升，搅和服，暖卧取汗。（摘录自《食医心镜》）

15. **治崩中漏下赤白不止，气虚竭** 烧桃核为末，酒服方寸匕，日三。（摘录自《备急千金要方》）

16. **治小儿烂疮初起，膘浆似火疮** 杵桃仁面脂敷上。（摘录自《子母秘录》）

17. **治聤耳** 桃仁熟捣，以故绯绢裹，纳耳中，日三易，以瘥为度。（摘录自《备急千金要方》）

18. **治风虫牙痛** 针刺桃仁，灯上烧烟出，吹灭，安痛齿上咬之。（摘录自《卫生家宝方》）

19. **治妇女血瘀经闭、痛经、跌打损伤、血瘀腹痛** 桃仁 9g，大黄 9g，桂枝 5g，炙甘草 5g，玄明粉（另冲服）6g，水煎服。（摘录自《中国常用中草药》）

20. **治子宫肌瘤或卵巢囊肿** 桃仁、牡丹皮各 9g，赤芍、桂枝各 12g，茯苓 15g，水煎服。（摘录自《中国常用中草药》）

21. **治大便秘结** 桃仁 9g，火麻仁 15g，郁李仁 12g，水煎服。（摘录自《山东中草药手册》）

【不良反应】

1. **毒性反应** 过量服用桃仁可致中毒，主要表现为氰中毒的特殊症状。早期可见恶心、呕吐、头痛、头晕、视物模糊、心跳加速，继之呼吸困难、胸闷，其后出现意识丧失、二便失禁、目凝、瞳孔散大、光反应消失、昏迷、呼吸表浅、血压下降、体温上升，甚则呼吸衰竭、心跳停止而死亡。

2. **变态反应** 如接触性皮炎，皮肤有刺痒感，并出现红色疹斑。

参考文献

[1] 洪秋语，伍亚男，招浩熙，等. 基于网络药理学及分子对接分析桃仁红花煎治疗心肌缺血再灌注损伤的

作用机制[J]. 中国当代医药,2022,29(14):14-17,31.

[2] Shuguang W, Guowan S, Xun Z, et al.Characterization and exploration of potential neuroprotective peptides in walnut(*Juglans regia*) protein hydrolysate against cholinergic system damage and oxidative stress in Scopolamine-Induced Cognitive and Memory Impairment Mice and Zebrafish. [J].Journal of Agricultural and Food Chemistry, 2021, 69(9): 2773-2783.

[3] M.R S, Riyadh H A, D.A A, et al.*Myrtus communis* Essential Oil; Anti-Parasitic Effects and Induction of the Innate Immune System in Mice with Toxoplasma gondii Infection [J].Molecules, 2021, 26(4): 1-10.

[4] 吕跃山,王雅贤,运晨霞,等. 桃仁总蛋白对荷瘤鼠 IL-2、IL-4 水平的影响[J]. 中医药信息,2004,21(4):60-61.

[5] 梁子成,龙依萍,张曾宇,等. 气滞血瘀型肝癌用药规律分析及核心药对作用机制的网络药理学研究[J]. 中医药导报,2021,27(9):171-175.

[6] Yamaji F, Kajiwara A, Tada A.423 The intercellular adhesion of human dermal lymphatic microvascular endothelial cells is decreased by cortisol and increased by peach kernel extract [J].Journal of Investigative Dermatology, 2019, 139(5): S73.

[7] 王伟,李宏丽,张云清. 桃仁陈皮饮治疗咳嗽变异性哮喘急性期(痰瘀阻肺证)的临床观察[J]. 中国中医急症,2023,32(5):869-872.

[8] Long H, Qingsheng Y, Hui P, et al.The mechanism of peach kernel and safflower herb-pair for the treatment of liver fibrosis based on network pharmacology and molecular docking technology: A review [J].Medicine, 2023, 102(16): 9.

二十三、桔梗

【来源】 本品为桔梗科植物桔梗 *Platycodon grandiflorum*(Jacq.) A.DC. 的干燥根。春、秋二季采挖,洗净,除去须根,趁鲜剥去外皮或不去外皮,干燥。

【炮制加工】 除去杂质,洗净,润透,切厚片,干燥。

【性味】 苦、辛,平。

【归经】 归肺经。

【功能主治】 宣肺,利咽,祛痰,排脓。用于咳嗽痰多,胸闷不畅,咽痛,喑哑,肺痈吐脓,疮疡脓成不溃。

【用法用量】 3~9g。

【贮藏】 置通风干燥处,防蛀。

【化学及营养成分】

1. 皂苷类 从桔梗中分离得到的皂苷类化合物均为齐墩果烷型的五环三萜,桔梗皂苷上所连的糖基主要有 D-葡萄糖、D-木糖、D-芹糖、L-阿拉伯糖、L-鼠李糖及其衍生物等。

2. 黄酮类 主要含有飞燕草素二咖啡酰芦丁醇糖苷、黄杉素、(2R,3R)-黄杉素-7-O-α-L-吡喃鼠李糖基-(1→6)-β-D-吡喃葡萄糖苷、槲皮素-7-O-葡萄糖苷等。

3. 酚类 主要为棕榈酸松柏醇酯、油酸松柏醇酯、咖啡酸、绿原酸、阿魏酸、异阿魏酸等。

4. 多糖类 桔梗根中的多糖是由大量果糖聚成的,主要为桔梗聚糖和菊糖型果聚糖。

5. 其他 桔梗根中含有 α-菠菜甾醇和其葡萄糖苷、Δ7-豆甾醇和白桦脂醇等甾醇类化合物。

【质量评价】

1. 性状鉴别 本品呈圆柱形或略呈纺锤形，下部渐细，有的有分枝，略扭曲，长7~20cm，直径0.7~2cm。表面呈白色或淡黄白色，不去外皮者表面为黄棕色至灰棕色；具纵扭皱沟，并有横长的皮孔样斑痕及支根痕。上部有横纹。有的顶端有较短的根茎或不明显，其上有数个半月形茎痕。质脆，断面不平坦，形成层环棕色，皮部类白色，有裂隙，木部淡黄白色。无臭，味微甜后苦。

2. 显微鉴别 木栓细胞有时残存，不去外皮者有栓皮层，细胞中含草酸钙小棱晶。皮层窄，常见裂隙。韧皮部乳管群散在，壁略厚，内含微细颗粒状黄棕色物。形成层成环。木质部导管单个散在或数个相聚，呈放射状排列。薄壁细胞含菊糖。取本品，切片，用稀甘油装片，置显微镜下观察，可见扇形或类圆形的菊糖结晶。

3. 理化鉴别 取本品粉末1g，加7%硫酸乙醇-水（1∶3）混合溶液20mL，加热回流3小时，放冷，用三氯甲烷振摇提取2次，每次20mL，合并三氯甲烷液，加水洗涤2次，每次30mL，弃去洗液，三氯甲烷液用无水硫酸钠脱水，滤过，滤液蒸干，残渣加甲醇1mL使溶解，作为供试品溶液。另取桔梗对照药材1g，同法制成对照药材溶液。照薄层色谱法试验，吸取上述两种溶液各10μL，分别点于同一硅胶G薄层板上，以三氯甲烷-乙醚(2∶1)为展开剂，展开，取出，晾干，喷以10%硫酸乙醇溶液，在105℃加热至斑点显色清晰。供试品色谱中，在与对照药材色谱相应的位置上，显相同颜色的斑点。

【含量测定】**桔梗皂苷D** 以十八烷基硅烷键合硅胶为填充剂；以乙腈-水（25∶75）为流动相；蒸发光散射检测器检测。理论板数按桔梗皂苷D峰计算应不低于3000。取桔梗皂苷D对照品适量，精密称定，加甲醇制成每1mL含0.5mg的溶液，即得。取本品粉末（过二号筛）约2g，精密称定，精密加入50%甲醇50mL，称定重量，超声处理（功率250W，频率40kHz）30分钟，放冷，再称定重量，用50%甲醇补足减失的重量；摇匀，滤过，精密量取续滤液25mL，置水浴上蒸干，残渣加水20mL，微热使溶解，用水饱和的正丁醇振摇提取3次，每次20mL，合并正丁醇液，用氨试液50mL洗涤，弃去氨液，再用正丁醇饱和的水50mL洗涤，弃去水液，正丁醇液蒸干，残渣加甲醇3mL使溶解，加硅胶0.5g拌匀，置水浴上蒸干，加于硅胶柱[100~120目，10g，内径为2cm，用三氯甲烷-甲醇（9∶1）混合溶液湿法装柱]上，以三氯甲烷-甲醇（9∶1）混合溶液50mL洗脱，弃去洗脱液，再用三氯甲烷-甲醇-水（60∶20∶3）混合溶液100mL洗脱，弃去洗脱液，继用三氯甲烷-甲醇-水（60∶29∶6）混合溶液100mL洗脱，收集洗脱液，蒸干，残渣加甲醇溶解，转移至5mL量瓶中，加甲醇至刻度，摇匀，滤过，即得。分别精密吸取对照品溶液5μL、10μL，供试品溶液10~15μL，注入液相色谱仪，测定，用外标两点法对数方程计算，即得。本品按干燥品计算，含桔梗皂苷D（$C_{57}H_{92}O_{28}$）不得少于0.10%。

【药理作用】

1. 镇咳祛痰 在体内和体外实验中，桔梗中的桔梗皂苷D和桔梗皂苷D_3增加了气道黏蛋白的释放，改善了气道呼吸功能。体内体外实验研究发现，桔梗根水提液可以刺激气道管腔黏液分泌，诱发咳嗽反射，从而促进痰液排出。

2. 抗炎 桔梗皂苷D通过激活Nrf2和抑制NF-κB信号通路，减轻吸烟导致的肺部炎症。

3. 治疗肥胖 桔梗提取物能降低血浆中甘油三酯、总胆固醇、瘦素和低密度脂蛋白胆固醇的水平，增加高密度脂蛋白胆固醇和脂联素的水平，抑制脂肪基因如脂肪酸合成酶和脂蛋白脂肪酶等的表达，增强脂肪分解基因如解偶联蛋白2等的表达，促进甘油三酯的代谢和排泄，从而帮助减肥。

4. 抗肿瘤 桔梗皂苷D可以增加口腔细胞鳞状细胞癌细胞中IκBκ蛋白的表达，抑制NF-κB信号通路，从而对癌细胞的生长进行抑制。

5. 保肝 桔梗总皂苷可以通过抑制酒精诱导的CYP2E1蛋白的表达升高，AMPKα和乙酰辅酶A羧化酶的磷酸化的恢复，来抑制肝中甘油三酯的积累，从而治疗酒精性脂肪肝。

6. 抗氧化 硒多糖是一种潜在的抗氧化剂，可以抑制细胞活力的降低，降低细胞凋亡率，提高超氧化物歧化酶的活性，降低丙二醛的水平。

7. 增强免疫力 桔梗中的多糖类成分可刺激抗炎因子的表达，对肠上皮细胞有较好的免疫调节作用，可增强免疫力。

8. 抗凝血 桔梗皂苷D可以抑制血小板聚集和组织血栓的形成。

9. 其他 桔梗还能治疗顺铂造成的肾损伤，增强小鼠认知功能，改善骨骼肌蛋白质合成和线粒体功能而增强运动功能等。

【食疗应用】

1. 腌桔梗菜 桔梗1000g，酱油500g，辣椒粉10g，芝麻20g，鸡精、白糖各适量。将桔梗去杂质、洗净，放入水中浸泡1天，撕成细丝，挤去水分，放入容器中，加入酱油、辣椒粉、芝麻和鸡精、白糖，拌匀，每天翻动1次，7天即可食用。本品具有开宣肺气、祛痰排脓的功效，适用于外感咳嗽、咽喉肿痛、肺痈、胸满胁痛等。

2. 桔梗炒肉片 桔梗30g，猪瘦肉400g，鸡精2g，料酒10mL，芡粉25g，生姜5g，鸡蛋1个，葱10g，红皮萝卜30g，盐3g，红柿子椒30g，素油50mL，味精2g。将桔梗放入清水中煮熟，捞起，切段或片；将猪瘦肉洗净，用沸水焯去血水，切薄片，用鸡蛋清、芡粉抓匀；将红皮萝卜、红柿子椒洗净，切块；将生姜切片，葱切段。将炒锅置武火上烧热，加入素油，烧六成熟时，加入生姜、葱爆香，下入肉片、料酒、红柿子椒、红皮萝卜片，炒熟，加入熟桔梗、盐、味精、鸡精即成。本品具有宣肺祛痰、排除脓肿的功效，适用于痰多、痰吐不畅、咽喉肿痛、疮痈肿毒等症。

3. 桔梗瓜菜 鲜桔梗150g，黄瓜50g，香醋、盐各适量。将鲜桔梗洗净，去皮，轻轻挤去水分，放入沸水锅内焯一下，捞出切片。将黄瓜洗净，去瓤切片，用盐稍腌去水。将桔梗和黄瓜一起放在盆中，加香醋拌匀即成。本品适用于咽喉肿痛、外感咳嗽、消渴、烦热、目赤肿痛等。

4. 葱白桔梗汤 葱白2根，桔梗6g，甘草3g。将桔梗、甘草放入锅中，煮沸5~7分钟后，加入葱白，焖1~2分钟，趁热饮用。每日早晚各1次。本品具有解毒散寒、清利咽喉的功效，适用于风寒外袭所致的咽炎。

5. 桔梗茶 桔梗10g，生甘草5g。将上药洗净、切碎，放在保温杯中，加沸水冲泡，加盖闷泡15分钟。代茶饮用。每日1剂,可冲泡2次。本茶具有清热解毒的功效,适用于急性咽炎、急性扁桃体炎及咽喉肿痛、吞咽不利等。阴虚咯血者忌用。

6. 石斛桔梗茶 金莲花5g,石斛10g,桔梗7g,甘草、龙井茶各3g。上述各味加入适量沸水,加盖闷泡15分钟。代茶服饮,并漱口。每日1剂。本茶具有清热解毒、养阴生津、化痰止咳的功效,适用于预防扁桃体炎急性发作。

7. 桔梗蒸雪梨 桔梗10g,雪梨1个,蜂蜜30mL。将桔梗洗净,润透,切片;将雪梨去皮,去核,切成薄片;将桔梗、雪梨放入炖盅内,加入开水适量,上笼用武火蒸35分钟,取出稍凉后放入蜂蜜即成。本品具有润肺止咳、润肠养血的功效,适用于肺热咳嗽、血虚肠燥便秘、月经不调等。

【应用注意事项】 阴虚久嗽、气逆及咯血者忌服。《本草经集注》载:"畏白及、龙眼、龙胆。"《药对》载:"忌猪肉。得牡蛎、远志,疗恚怒;得消石、石膏,疗伤寒。"朱震亨云:"下虚及怒气上升者不宜。"《本经逢原》载:"阴虚久嗽不宜用,以其通阳泄气也。"

【临床应用】

1. 治肺痈,咳而胸满,振寒脉数,咽干不渴,时出浊唾腥臭,久久吐脓如米粥者 桔梗一两,甘草二两。上二味,以水三升,煮取一升,分温再服,则吐脓血也。(摘录自《金匮要略》桔梗汤)

2. 治痰嗽喘急不定 桔梗一两半。捣罗为散,用童子小便半升,煎取四合,去滓温服。(摘录自《简要济众方》)

3. 治喉痹及毒气 桔梗二两。水三升,煮取一升,顿服之。(摘录自《备急千金要方》)

4. 治寒实结胸,无热证者 桔梗三分,巴豆一分(去皮、心,熬黑,研如脂),贝母三分。上三味为散,以白饮和服,强人半钱匕,羸者减之。病在膈上必吐,在膈下必利,不利,进热粥一杯,利过不止,进冷粥一杯。(摘录自《伤寒论》白散)

5. 治伤寒痞气,胸满欲死 桔梗、枳壳(炙,去穰)各一两。上锉如米豆大,用水一升半,煎减半,去滓,分二服。(摘录自《苏沈良方》枳壳汤)

6. 治牙疳臭烂 桔梗、茴香等份。烧研敷之。(摘录自《卫生易简方》)

7. 治鼻衄 桔梗为末,水服方寸匕,日四五服。(摘录自《备急千金要方》)

8. 治外感咳嗽,痰吐不爽 桔梗、远志、蜜炙款冬花各9g,炙甘草6g,水煎服。(摘录自《中国常用中草药》)

9. 治咳嗽痰多,胸闷不畅 桔梗、半夏各9g,陈皮、枳实各6g,生姜5片,水煎服。(摘录自《中国常用中草药》)

10. 治慢性咽炎 桔梗、甘草、射干各6g,玄参9g,水煎服。(摘录自《中国常用中草药》)

11. 治肺痈吐血 桔梗9g,冬瓜仁12g,薏苡仁15g,芦根30g,金银花30g,水煎服。(摘录自《青岛中草药手册》)

【不良反应】 临床有服用桔梗后诱发低血糖的报道。中成药桔梗片可致低血压反应等,还可致溶血及心、肝、肾等脏器损害,严重时呼吸抑制及休克。据《中药大辞典》记载,桔梗的主要成分为桔梗皂苷,口服能刺激胃黏膜,用量过大可致恶心、呕吐。有报道一患者在服用含有桔梗的方药后，开始于双上肢皮肤出现类似“麻疹”样淡红色疹点，高出皮肤，以大腿、胸腹居多且连成一片，瘙痒剧烈。

参考文献

[1] 钟渊涵，王玲珑，邱自超，等．基于代谢组学的去芹糖桔梗皂苷D镇咳祛痰机制研究[J]. 药学学报，2022，57（10）：3186-3194.

[2] 钱宇杰，蒋胜利，李波，等．加味桔梗汤加减治疗稳定期支气管扩张患者的效果及对支气管肺泡灌洗液炎症细胞和炎症因子的影响[J]. 广西医学，2022，44（4）：385-388，393.

[3] Hwang K A，Hwang Y J，Im P R，et al.Platycodon grandiflorum extract reduces high-fat diet-induced obesity through regulation of adipogenesis and lipogenesis pathways in mice [J].Journal of Medicinal Food，2019，22（10）：993-999.

[4] 马琳琳，杨新鸣，时思毛，等．桔梗皂苷D抗肿瘤作用机制研究进展[J]. 中医药信息，2023，40（4）：72-78.

[5] 侯巍，侯丽然，张云杰，等．纳米硒桔梗多糖复合物对CCl_4致小鼠肝损伤的保护作用[J]. 食品工业科技，2018，39（1）：308-311，317.

[6] 李卫，房雷雷，张彦青，等．桔梗多糖的复合酶提取、结构表征及抗氧化活性分析[J]. 食品工业科技，2023，44（18）：1-15.

[7] Pang D J，Huang C，Chen M L，et al.Characterization of inulin-type fructan from *Platycodon grandiflorus* and study on its prebiotic and immunomodulating activity [J].Molecules，2019，24（7）：1199.

[8] Luo Q，Wei G Y，Wu X Q，et al.Platycodin D inhibits platelet function and thrombus formation through inducing internalization of platelet glycoprotein receptors [J].Journal of Translational Medicine，2018，16（1）：311.

[9] Zhang W Z，Hou J G，Yan X T，et al.*Platycodon grandiflorum* saponins ameliorate cisplatin-induced acute nephrotoxicity through the NF-κB-mediated inflammation and PI3K/Akt/apoptosis signaling pathways [J]. Nutrients，2018，10（9）：1328.

[10] Yunkwon N，Jung S S，Ho Y P，et al.*Platycodon grandiflorum* root protects against Aβ-Induced cognitive dysfunction and pathology in female models of Alzheimer's Disease [J].Antioxidants，2021，10（2）：207.

[11] Kim Y A，Jin S W，Oh S H，et al.*Platycodon grandiflorum*-derived saponin enhances exercise function，skeletal muscle protein synthesis，and mitochondrial function [J].Food and Chemical Toxicology，2018，118：94-104.

二十四、荷叶

【来源】 本品为睡莲科植物莲 *Nelumbo nucifera* Gaertn. 的干燥叶。夏、秋二季采收，晒至七八成干时，除去叶柄，折成半圆形或折扇形，干燥。

【炮制加工】

1. 荷叶　喷水，稍润，切丝，干燥。

2. 荷叶炭　取净荷叶，照煅炭法煅成炭。

【性味】 苦，平。

【归经】 归肝、脾、胃经。

【功能主治】 清热解暑，升发清阳，凉血止血。用于暑热烦渴，暑湿泄泻，脾虚泄泻，血热吐衄，便血崩漏。荷叶炭收涩，化瘀止血，用于多种出血症及产后血晕。

【用法用量】 3~9g；鲜品 15~30g；荷叶炭 3~6g。

【贮藏】 置阴凉干燥处，防霉，防蛀。

【化学及营养成分】

1. 黄酮类　主要成分包括槲皮素、山柰酚、杨梅素、异槲皮素等。

2. 生物碱类 可分为阿朴啡类、去氢阿朴啡类、单苄基异喹啉类、双苄基异喹啉类及其他类型。

3. 挥发油类 挥发油的主要成分为L–抗坏血酸–2,6–二棕榈酸酯、植物醇、植酮、香叶基丙酮、β–紫罗兰酮等。

4. 其他 荷叶中还含有萜类、多糖、有机酸、多酚、维生素、氨基酸等其他功能性成分。

【质量评价】

1. 性状鉴别 本品呈半圆形或折扇形,展开后呈类圆形,全缘或稍呈波状,直径20~50cm。上表面呈深绿色或黄绿色,较粗糙;下表面淡灰棕色,较光滑,有粗脉21~22条,自中心向四周射出;中心有凸起的叶柄残基。质脆,易破碎。稍有清香气,味微苦。

2. 理化鉴别 本品粉末呈灰绿色。上表皮细胞表面观多角形,外壁乳头状或短绒毛状凸起,呈双圆圈状;断面观长方形,外壁呈乳头状凸起;气孔不定式,副卫细胞5~8个。下表皮细胞表面观垂周壁略波状弯曲,有时可见连珠状增厚。草酸钙簇晶多见,直径约至40μm。

【含量测定】 **荷叶碱** 以十八烷基硅烷键合硅胶为填充剂;以乙腈–水–三乙胺–冰醋酸(27∶70.6∶1.6∶0.78)为流动相;检测波长为270nm。理论板数按荷叶碱峰计算应不低于2000。取荷叶碱对照品适量,精密称定,加甲醇制成每1mL含16μg的溶液,即得。取本品粗粉约0.5g,精密称定,置具塞锥形瓶中,精密加入甲醇50mL,称定重量,加热回流2.5小时,放冷,再称定重量,用甲醇补足减失的重量,摇匀,滤过,精密量取续滤液5mL,置10mL量瓶中,加水至刻度,摇匀,即得。分别精密吸取对照品溶液与供试品溶液各20μL,注入液相色谱仪,测定,即得。本品按干燥品计算,含荷叶碱($C_{19}H_{21}NO_2$)不得少于0.10%。

【药理作用】

1. 降脂减肥 荷叶水提取物可抑制高脂饮食诱导的小鼠体内甘油三酯的积累,并将甘油三酯降解为游离脂肪酸和甘油,刺激脂肪分解,从而减少脂肪合成。

2. 抗氧化 荷叶黄酮提取物清除DPPH自由基、ABTS阳离子自由基的能力强;在体内能增强小鼠机体组织超氧化物歧化酶、谷胱甘肽、谷胱甘肽过氧化物酶等活性,降低丙二醛和一氧化氮含量。

3. 抑菌 荷叶提取物能够有效抑制包括细菌、真菌在内的多种微生物,且在中性至碱性环境下抑菌活性较强。荷叶中的黄酮类化合物和生物碱是荷叶抑菌活性的主要生物活性成分,它们对金黄色葡萄球菌、大肠埃希菌、白念珠菌等具有较强的抑菌活性。

4. 降糖 荷叶提取物对糖尿病小鼠体内的餐后血糖与空腹血糖水平具有明显的控制作用。在降低血糖的基础上,荷叶提取物还能降低高胆固醇血症、高甘油三酯血症,升高高密度脂蛋白胆固醇水平。

5. 心血管保护 荷叶碱可通过调控NF–κB通路,减轻血脂异常及血清与血管壁炎症;并通过MMP–2、MMP–9及TIMP–2通路进一步影响动脉粥样硬化的发生发展。荷叶碱能通过PPARγ/LXRα途径上调巨噬细胞源性泡沫细胞ABCA1表达,增加其介导的胆固醇流出,降低细胞内脂质蓄积,抑制泡沫细胞形成。

6. 保肝 荷叶发挥肝脏保护作用的主要成分为槲皮素、儿茶素、阿魏酸、芦丁和原儿茶酸等。这些成分通过抑制脂质过氧化，减少细胞内活性氧产生和上调谷胱甘肽水平，从而发挥保肝作用。

7. 保护神经系统　荷叶能降低大鼠神经功能评分，减轻脑梗死体积，改善脑梗死大鼠脑水肿情况，起到神经保护作用；并可下调缺血脑组织中 RhoA/ROCKⅡ信号通路表达，促进神经恢复。

8. 抗肿瘤　荷叶碱的抗肿瘤活性主要表现在两个方面，其一是抑制肿瘤细胞的生长，通过抑制 SOX2-AKT/STAT3-Slug 信号通路，从而抑制胶质瘤细胞 U87MG 和 U251 的生长；通过调节 NF-κB、Bcl-2、Bax 等相关蛋白的表达，将人肝癌细胞株 HepG2 阻滞于 G_0/G_1 期，诱导其发生凋亡。

【食疗应用】

1. 荷叶绿豆粥　鲜荷叶 1 大张，鲜竹叶 20 片，绿豆 20g，粳米 30g。将荷叶、竹叶洗净，煎水适量，取煎汁先煮绿豆至豆开花，再加粳米，煮成稀粥。早晚食用。本粥具有祛暑清热、和中养胃的功效，适用于夏季发热口渴、食欲不佳者。

2. 鲜荷叶老冬瓜汤　新鲜荷叶 2 张，老冬瓜 1500g，炒扁豆 12g，薏苡仁 12g，赤小豆 12g，猪苓 12g，泽泻 12g，木棉花 12g，灯心草 5 扎。将上述材料洗净，用清水浸泡片刻；将老冬瓜连皮、仁切成大块，并同新鲜荷叶等一起放入瓦煲内，加入清水 1800mL，武火煲沸后，改用文火煲两个半小时，加入盐或黄糖即成。此量可供 3~4 人食用。每日或隔日 1 次饮用。本品具有消暑、除烦、利尿的功效，适用于盛夏之时的口淡、口渴、烦躁、尿黄、失眠、纳差等症。

3. 荷叶粥　鲜荷叶 1 张（约 200g），粳米 100g。将米洗净，加水煮粥，粥将熟时将鲜荷叶覆盖粥上，焖约 15 分钟，揭去荷叶，粥呈淡绿色，再煮沸片刻即可。随时服用。本粥具有清暑、生津、止渴、降血脂、减肥的功效，适用于肥胖症、高脂血症、高血压、暑热烦渴等。

4. 荷叶小米粥　新鲜荷叶 2 张，小米 100g。将荷叶洗净，撕碎，水煎，去渣取汁，加入淘净的小米，共煮粥。空腹食用，每日 1 次。本粥具有益气降脂的功效，适用于各类肥胖症及高脂血症。

5. 荷叶黄花鱼　黄花鱼 500g，鲜荷叶 1 张，生姜 15g，葱 15g，料酒 10mL，胡椒粉 2g，盐 3g，酱油 10mL，胡萝卜 5g。将黄花鱼除去鳞、鳃及内脏，洗净，放入盐、料酒、胡椒粉，腌渍 30 分钟；将鲜荷叶洗净；将生姜、葱洗净，切丝；将胡萝卜洗净，去皮，切丝；将黄花鱼放入荷叶内，放入生姜、葱、胡萝卜丝，包紧，上笼用武火蒸 15 分钟，取出放入盘内，倒入酱油即可。本品具有祛暑减肥的功效，适于肥胖者食用。

6. 鲜荷叶汁　鲜荷叶 1 大张，冰糖适量。将荷叶榨汁，加冰糖即成。每日 3 次，每次服 150~200mL。本品具有止血凉血的功效，适用于血热型吐血、咯血。

7. 双荷汤　鲜荷叶 100g，藕节 200g，蜂蜜 50g。将荷叶去边和叶蒂，切碎，藕节亦切碎，共放入罐内，加蜂蜜捣烂，取出放入锅内，加水煮 1 小时。温饮，每日 2~3 次。本品适用于消化道出血之吐血、大便潜血等。

8. 荷叶莲藕炒豆芽　荷叶 200g，水莲子 50g，绿豆芽 150g，莲藕 100g，花生油适量，食盐、味精、水淀粉各少许。取莲子、荷叶加清水适量，文火煎汤后暂置一旁备用。将鲜藕切成细丝，用素油煸炒至七成熟。加入熟透的莲子和洗净的绿豆芽。将先煎出的汤浇上，加适量的食盐、味精，用水淀粉勾芡，盛出装盘，即可食用。莲子具有养肾补脾、养心养神功效；荷叶升发清阳；绿豆芽清热解毒。常吃此菜可健脾利湿，轻身消肿。炒菜时不可加酱油。

【应用注意事项】 气血虚者慎服。《本草从新》载："升散消耗，虚者禁之。"《随息居饮食谱》载："凡上焦邪盛，治宜清降者，切不可用。"《本草纲目》载："畏桐油、茯苓、白银。"《本草求真》载："服荷叶过多，令人瘦劣，非可常用。"

【临床应用】

1. 治秋时晚发之伏暑，并治湿温初起 连翘三钱（去心），杏仁二钱（去皮、尖，研），瓜蒌壳三钱，陈皮一钱五分，茯苓三钱，制半夏一钱，甘草五分，佩兰叶一钱。加荷叶二钱为引，水煎服。（摘录自《时病论》）

2. 治阳水浮肿 败荷叶烧存性，研末。每服二钱，米饮调下，日三服。（摘录自《证治要诀》）

3. 治雷头风证，头面疙瘩肿痛，憎寒发热，状如伤寒 荷叶一枚，升麻五钱，苍术五钱。水煎温服。（摘录自《内经类编试效方》清震汤）

4. 治阳乘于阴，以致吐血衄血 生荷叶、生艾叶、生柏叶、生地黄各等分。上研，丸鸡子大。每服一丸，水煎服。（摘录自《妇人大全良方》四生丸）

5. 治吐血不止 经霜败荷叶，烧存性，研末，新水服二钱。（摘录自《肘后备急方》）

6. 治吐血不止 嫩荷叶七个，擂水服。（摘录自《本草纲目》）

7. 治吐血咯血 荷叶焙干，为末，米饮下二钱匕。（摘录自《经验后方》）

8. 治崩中下血 荷叶（烧研）半两，蒲黄、黄芩各一两。为末。每空心酒服三钱。（摘录自《本草纲目》）

9. 治下痢赤白 荷叶烧研，每服二钱。红痢蜜、白痢砂糖汤下。（摘录自《本草纲目》）

10. 治产后血运，烦闷不识人，或狂言乱语，气欲绝 荷叶三片，蒲黄二两，甘草二两（炙微赤，锉）。上药捣筛为散。每服三钱，以水一中盏，煎至五分，入生地黄汁一合，蜜半匙，更煎三五沸，去滓，不计时候温服。（摘录自《太平圣惠方》荷叶散）

11. 治妊娠伤寒大热，闷乱燥渴，恐伤胎脏 卷荷叶嫩者（焙干）一两，蚌粉花半两。上为末。每服二钱，入蜜少许，新汲水调下，食前服。（摘录自《三因极一病证方论》罩胎散）

12. 治脱肛不收 贴水荷叶，焙，研，酒服二钱，仍以荷叶盛末坐之。（摘录自《经验良方》）

13. 治遍身风疠 荷叶三十枚，石灰一斗，淋汁，合煮渍之，半日乃出，数日一作。（摘录自《太平圣惠方》）

14. 治赤游火丹 新生荷叶，捣烂，入盐涂之。（摘录自《摘元方》）

15. 治黄水疮 荷叶烧炭，研细末，香油调匀，敷患处，一日二次。（摘录自《单方验方新医疗法选编》）

16. 治脚胫生疮，浸淫腿膝，脓水淋漓，热痹痒痛 干荷叶四个，藁本二钱半。上细切，

水二斗，煎至五升，去渣。温热得所，淋泄，仍服大黄左经汤。(摘录自《证治准绳》荷叶藁本汤)

17. 治漆疮 荷叶(燥者)一斤。以水一斗，煮取五升。洗了，以贯众末掺之，干则以油和涂。(摘录自《圣济总录》荷叶汤)

18. 治仆打坠损，恶血攻心，闷乱疼痛 火干荷叶五斤。烧令烟尽，细研，食前以童子热小便一小盏，调三钱匕，日三服。(摘录自《太平圣惠方》)

19. 治斧伤疮 荷叶烧研擦之。(摘录自《濒湖集简方》)

20. 治高脂血症 鲜荷叶 50g，加水煎煮，浓缩为 200mL 口服液。

21. 治高血压 干荷叶 3 张，大枣 7 枚，水煎服。

【不良反应】 暂未发现不良反应。

参考文献

[1] Kim B M, Cho B O, Jang S I. Anti-obesity effects of diospyros lotus leaf extract in mice with high-fat diet-induced obesity [J]. International Journal of Molecular Medicine, 2018, 43(1): 603-613.

[2] 李冲，勾玉婷，骞宇，等．荷叶黄酮对半乳糖诱导小鼠肝损伤的改善作用[J]. 食品与发酵工业，2021，47(21)：123-131.

[3] 陈绮梦，杨祖伟，李珍，等．荷叶提取液的性能探究[J]. 食品安全质量检测学报，2020，11(23)：8715-8720.

[4] 汤晓，马明．四种常见粽叶提取物的抑菌活性与稳定性[J]. 浙江农业学报，2022，34(6)：1287-1296.

[5] 王岩，翟硕莉，苑园园，等．荷叶提取物的抑菌性及其在草莓保鲜中的应用研究[J]. 农业科技与装备，2021(6)：62-64.

[6] 王婵，杨颖博．荷叶的化学成分与药理活性研究进展[J]. 现代中药研究与实践，2020，34(4)：74-81.

[7] 陈畅，谢永艳，黄丽萍．荷叶碱药理作用的研究进展[J]. 南京中医药大学学报，2021，37(4)：619-624.

[8] 邹瑾，赵真旺，吴洁，等．荷叶碱对巨噬细胞源性泡沫细胞 ABCA1 表达与胆固醇流出的影响及机制[J]. 中国动脉硬化杂志，2018，26(9)：872-876.

[9] 陈健，高晶淼，顾亚茹，等．黄芪总皂苷配伍荷叶总生物碱对高脂血症大鼠肝脏 AMPK/SREBP-1c/ACC 通路的影响[J]. 中药新药与临床药理，2023，34(1)：25-34.

[10] 郝如彬．基于 RhoA/ROCKⅡ信号通路探讨荷叶碱对脑缺血再灌注损伤保护的作用机制[D]. 长春：长春中医药大学，2020：18-24.

[11] Li Z, Chen Y, An T, et al. Nuciferine inhibits the progression of glioblastoma by suppressing the SOX2-AKT/STAT3-Slug signaling pathway [J]. Journal of Experimental&Clinical Cancer Research, 2019, 38(1): 139.

二十五、莱菔子

【来源】 本品为十字花科植物萝卜 *Raphanus sativus* L. 的干燥成熟种子。夏季果实成熟时采割植株，晒干，搓出种子，除去杂质，再晒干。

【炮制加工】

1. 莱菔子 除去杂质，洗净，干燥。用时捣碎。

2. 炒莱菔子 取净莱菔子，照清炒法炒至微鼓起。用时捣碎。

【性味】 辛、甘，平。

【归经】 归肺、脾、胃经。

【功能主治】 消食除胀，降气化痰。用于饮食停滞，脘腹胀痛，大便秘结，积滞泻痢，痰壅喘咳。

【用法用量】 4.5~9g。

【贮藏】 置阴凉干燥处，防霉，防蛀。

【化学及营养成分】

1. 硫苷类 为莱菔子的特征性成分，主要指硫代葡萄糖苷及其降解产物。

2. 生物碱类 主要以硫氰酸盐形式存在。

3. 脂肪酸及挥发油类 脂肪酸包括芥子酸、棕榈酸、亚油酸、硬脂酸、花生酸等；挥发性成分主要为烯类、酯类、硫类、酮类、醛类。

4. 糖类 炒莱菔子中多糖含量为 4.66%，生莱菔子中多糖含量为 3.47%，包括芥子酸葡萄糖苷类、芥子酸蔗糖酯、山柰酚-3、7-O-α-L-二鼠李糖苷等。

5. 其他 莱菔子中含正三十烷、γ-谷甾醇及 β-谷甾醇、氨基酸、维生素类及辅酶 Q 等。

【质量评价】

1. 性状鉴别 干燥种子呈椭圆形或近卵圆形而稍扁，长约 3mm，宽 2.5mm。表面呈红棕色，一侧有数条纵沟，一端有种脐，呈褐色圆点状凸起。用放大镜观察，全体均有致密的网纹。质硬，破开后可见黄白色或黄色的种仁；有油性。无臭，味甘、微辛。以粒大、饱满、油性大者为佳。

2. 显微鉴别 本品粉末呈淡黄色至棕黄色。种皮栅状细胞成片，呈淡黄色、橙黄色、黄棕色或红棕色，表面观呈多角形或长多角形，直径约至 15μm，常与较大的种皮下皮细胞重叠，可见类多角形或长多角形暗影。内胚乳细胞表面观呈类多角形，含糊粉粒和脂肪油滴。子叶细胞无色或呈淡灰绿色，壁薄，含糊粉粒及脂肪油滴。

3. 理化鉴别 取本品粉末 1g，加乙醚 30mL，加热回流 1 小时，弃去乙醚液，药渣挥干，加甲醇 20mL，加热回流 1 小时，滤过，滤液蒸干，残渣加甲醇 2mL 使溶解，作为供试品溶液。另取莱菔子对照药材 1g，同法制成对照药材溶液。再取芥子碱硫氰酸盐对照品，加甲醇制成每 1mL 含 1mg 的溶液，作为对照品溶液。照薄层色谱法试验，吸取上述 3 种溶液各 3~5μL，分别点于同一硅胶 G 薄层板上，以乙酸乙酯-甲酸-水(10：2：3)的上层溶液为展开剂，展开，取出，晾干，置紫外光灯(365nm)下检视。供试品色谱中，在与对照药材色谱和对照品色谱相应的位置上，显相同颜色的荧光斑点；喷以 1% 香草醛的 10% 硫酸乙醇溶液，加热至斑点显色清晰，显相同颜色的斑点。

【含量测定】 **芥子碱** 以苯基硅烷键合硅胶为填充剂；以乙腈 3% 冰醋酸溶液(15：85)为流动相；检测波长为 326nm。理论板数按芥子碱峰计算应不低于 5000。取芥子碱硫氰酸盐对照品适量，精密称定，置棕色量瓶中，加甲醇制成每 1mL 含 40mg 的溶液，即得。取本品粉末(过三号筛)约 0.5g，精密称定，置具塞锥形瓶中，精密加入 70% 甲醇 50mL，密塞，称定重量，超声处理(功率 250W，频率 50kHz)30 分钟，放冷，再称定重量，用 70% 甲醇补足减失的重量，摇匀，滤过，取续滤液，置棕色瓶中，即得。分别精密吸取对照品溶液与供试品溶液各 5μL，注入液相色谱仪，测定，即得。本品按干燥品计算，含芥子碱以芥子碱硫氰酸盐($C_{16}H_{24}NO_5 \cdot SCN$)计，不得少于 0.40%。

【药理作用】

1. 平喘、镇咳、祛痰 大剂量生莱菔子醇提取物和炒莱菔子醚提取物的镇咳、祛痰作用较强，小剂量炒莱菔子水提取物有一定的平喘作用。

2. 抗氧化 莱菔子水提取物对1,1-二苯基-2-三硝基苯肼、羟自由基的清除率分别为48.21%、10.60%，提示莱菔子有抗氧化活性。

3. 降血压，降血脂 莱菔子中的降压活性物质为芥子碱硫氰酸盐。莱菔子水溶性生物碱能激活一氧化氮-心肌-氧化氮合酶系统，使血管扩张，血压下降，并可能通过抗氧化损伤来保护靶器官。

4. 抗菌 莱菔素有抑菌作用，其抑菌机制在于莱菔素耐热，甚至水浴煮沸30分钟，活性仍没有明显的损失。

5. 抗突变，抗癌 莱菔素抑制食源性杂环胺诱导的基因突变的活性是莱菔硫烷的1.3~1.5倍，其抗突变作用的产生可能是由于莱菔素抑制了细胞色素P450酶的代谢活性。

6. 增强胃肠道动力 莱菔子水煎液可明显升高实验大鼠的小肠推进比，提示莱菔子有促胃肠动力的作用。

7. 改善泌尿系统 莱菔子有对抗肾上腺素的作用，其炒制品能增强膀胱逼尿肌收缩，改善排尿功能，治疗动力性尿路梗阻、前列腺增生引起的机械性尿路梗阻。

【食疗应用】

1. 槟榔莱菔子茶 槟榔10g，莱菔子10g，生姜3片，白糖少量。将莱菔子炒黄与槟榔一起打碎，放入砂锅，加水煎汤，煮沸后加入生姜片，略煮片刻，取汁。频频温饮。本品适用于宿食停滞、呕吐食少、脘腹胀痛、大便难下等。

2. 山楂莱菔子茶 焦山楂30g，莱菔子20g。将莱菔子捣碎，与焦山楂一同放入保温杯中，用沸水冲泡，代茶饮用。每日1剂。本茶具有消食除胀、理气止泻的功效，适用于伤食腹泻。

3. 鸡内金莱菔粥 鸡内金6g，莱菔子5g，粳米50g，白糖或精盐适量。将鸡内金焙干，莱菔子炒黄，共研细末；将粳米洗净，加适量水煮粥，粥将熟时放入鸡内金、莱菔子末，再煮至粥熟；加白糖或精盐少许。本品早晚食用，适用于食积蕴热导致的呕吐腹胀、大便秘结。

4. 三子养亲茶 白芥子10g，紫苏子10g，莱菔子10g。将上药洗净，捣碎，用纱布包裹，煎汤分服。代茶饮用。本茶具有化痰、消食、降气的功效，适用于痰壅气滞引起的慢性支气管炎、支气管哮喘、肺气肿等。痰热壅盛者不宜服用。

5. 莱菔子粥 莱菔子末15g，粳米100g。将莱菔子末与粳米同煮为粥。早晚温热食用。本粥具有化痰平喘、行气消食的功效，适用于慢性气管炎，肺气肿，小儿急慢性气管炎，咳嗽多痰，食滞引起的腹痛、不思饮食、面黄无华，小儿伤食、腹胀等症。

【应用注意事项】 无食积痰滞及中气虚者慎服。《本草从新》载："虚弱者服之，气喘难布息。"《得配本草》载："服补药者忌之。"

【临床应用】

1. 治积年上气咳嗽，多痰喘促，唾脓血 莱菔子一合，研，煎汤，食上服之。（摘录自《食医心镜》）

2. 治百日咳 白萝卜种子，焙燥，研细粉。白砂糖水送服少许，一日数回。(摘录自《江西中医药》)

3. 治齁喘痰促，遇厚味即发者 萝卜子淘净，蒸熟，晒研，姜汁浸蒸饼丸绿豆大。每服三十丸，以口津咽下，日三服。(摘录自《医学集成》清金丸)

4. 治高年咳嗽，气逆痰痞 紫苏子、白芥子、萝卜子。上三味各洗净，微炒，击碎，用生绢小袋盛之，煮作汤饮。随甘旨，代茶水啜用，不宜煎熬太过。(摘录自《韩氏医通》三子养亲汤)

5. 治一切食积 山楂六两，神曲二两，半夏、茯苓各三两，陈皮、连翘、萝卜子各一两。上为末，炊饼丸如梧子大。每服七八十丸，食远，白汤下。(摘录自《丹溪心法》保和丸)

6. 治气胀气臌 莱菔子，研，以水滤汁，浸缩砂一两，一夜，炒干，又浸又炒，凡七次，为末。每米饮服一钱。(摘录自《朱氏集验医方》)

7. 治痢疾有积，后重不通 莱菔子五钱，白芍药三钱，大黄一钱，木香五分。水煎服。(摘录自《方脉正宗》)

8. 治风秘气秘 萝卜子(炒)一合，擂水，和皂荚末二钱服。(摘录自《寿域神方》)

9. 治中风口噤 萝卜子、牙皂荚各二钱。以水煎服，取吐。(摘录自《本草纲目》)

10. 治风头痛及偏头痛 莱菔子半两，生姜汁半合。上相和，研极细，绞取汁，入麝香少许，滴鼻中搐入，偏头痛随左右用之。(摘录自《普济方》)

11. 治小儿盘肠气痛 萝卜子炒黄，研末。乳香汤服半钱。(摘录自《仁斋直指方》)

12. 治牙疼 萝卜子二七粒，去赤皮，细研。以人乳和，左边牙痛，即于右鼻中点少许，如右边牙疼，即于左鼻中点之。(摘录自《太平圣惠方》)

13. 治跌打损伤，瘀血胀痛 莱菔子二两，生研烂，热酒调敷。(摘录自《方脉正宗》)

14. 治目翳 萝卜子一粒，研细去壳，以灯草蘸唾津调点翳上。(摘录自《疡医大全》)

15. 治干脚气，心腹妨闷，脚膝疼痛 萝卜子一两(微炒)，羌活一两。上为粗散。每服四钱，水煎去渣，食前温服。(摘录自《太平圣惠方》)

16. 治扁平疣 莱菔子 30g，白芥子 30g，紫苏子 30g，糯米 250g，分别炒黄，共研细末，加蔗糖 100g 调匀，每服 10g，每天服 3 次。

17. 治食积气滞 炒莱菔子、炒山楂、炒神曲、炒谷芽、炒麦芽各 9g，水煎服。(摘录自《中国常用中草药》)

18. 治轻型肠粘连不完全性肠梗阻 炒莱菔子、厚朴各 9~15g，木香、乌药、桃仁、赤芍、番泻叶各 9g，芒硝 2g(冲服)，水煎服。(摘录自《中国常用中草药》)

【不良反应】 口干、头晕、声嘶、神志恍惚、四肢抽搐。

参考文献

[1] Lei G, Huan L, Bingqian L, et al. Traditional uses, phytochemistry, transformation of ingredients and pharmacology of the dried seeds of *Raphanus sativus* L. (Raphani Semen), A comprehensive review [J]. Journal of Ethnopharmacology, 2022, 294: 115387.

[2] Angela Z, Angelica S, Rossella P, et al. Evaluation of the efficacy of antioxidant extract from lemon by-products

on preservation of quality attributes of minimally processed radish (*Raphanus sativus* L.) [J].Antioxidants, 2023, 12(2): 235.

[3] 李华妮，郑连营，王艳艳，等. 莱菔子配伍蒺藜对自发性高血压大鼠的降压作用及机制研究[J]. 中国中医基础医学杂志，2021，27(5)：756-759，865.

[4] 高世杰，乔利，齐冬梅. 莱菔子水煎液降低自发性高血压大鼠血压的粪便代谢组学研究[J]. 时珍国医国药，2022，33(4)：853-856.

[5] 李春晓，范秋雨，王秀敏. 基于网络药理学和分子对接探究莱菔子的抗菌作用机制[J]. 中国畜牧杂志，2023，59(6)：284-292.

[6] 周秩武，张浤. 单药莱菔子在胃肠肿瘤术后快速康复中的应用效果[J]. 中国当代医药，2022，29(30)：64-66.

[7] 田飒，张兴展，王和银，等. 莱菔子神阙穴外敷联合常规护理干预胸腰椎骨折术后胃肠道功能障碍随机平行对照研究[J]. 实用中医内科杂志，2018，32(3)：62-64.

[8] 陈中华，龚浩，郑进福. 热敏灸配合莱菔子烫熨法促进肛肠外科手术后患者排尿的临床效果观察[J]. 中医临床研究，2019，11(20)：69-71.

二十六、莲子

【来源】 本品为睡莲科植物莲 *Nelumbo nucifera* Gaertn. 的干燥成熟种子。除去莲心者称莲肉。秋季果实成熟时采割莲房，取出果实，除去果皮，干燥。

【炮制加工】 莲肉略浸，润透，切开，去心，干燥。

【性味】 甘、涩，平。

【归经】 归脾、肾、心经。

【功能主治】 补脾止泻，益肾涩精，养心安神。用于脾虚久泻，遗精带下，心悸失眠。

【用法用量】 6~15g。

【贮藏】 贮存于干燥容器内，密闭，置通风干燥处，防霉，防蛀。

【化学及营养成分】

1. 生物碱类 从莲子心里提取分离得到的生物碱包括甲基莲心碱、莲心碱、异莲心碱、莲心季铵碱、荷叶碱、前荷叶碱和S-N-甲基异乌药碱。

2. 黄酮类 主要包括异夏佛托苷、槲皮素-3-O-新橙皮糖苷、夏佛托苷、异鼠李素-3-O-新橙皮糖苷、异牡荆苷、香叶木素-7-O-芸香糖苷、牡荆苷、荭草苷、异荭草苷等。

3. 甾醇及其酯类 β-谷甾醇、Δ5-燕麦甾烯醇和菜油甾醇是甾醇酯中的主要甾醇，亚油酸、油酸和山嵛酸是甾醇酯中的主要脂肪酸。

4. 挥发油类 莲子心中还含有挥发性成分，主要成分为Z-9,17-十八碳二烯醛、8,11-十八碳二烯酸甲酯、14-甲基-十五烷酸甲酯、芳姜黄酮等。

5. 糖类 含有木糖、葡萄糖、果糖、半乳糖和海藻糖等。

6. 其他 含有钙、磷、铁、维生素C、维生素E、维生素B_1、维生素B_2等，以及肉豆蔻酸、棕榈酸、油酸等脂肪酸。

【质量评价】

1. 性状鉴别 本品略呈椭圆形或类球形，长1.2~1.8cm，直径0.8~1.4cm。表面呈浅黄棕色至红棕色，有细纵纹和较宽的脉纹。一端中心呈乳头状凸起，深棕色，多有裂口，其周边略下陷。质硬，种皮薄，不易剥离。子叶2，黄白色，肥厚，中有空隙，具绿色莲子心。无臭，味甘，微涩；莲子心味苦。

2. 显微鉴别 本品粉末呈类白色。主为淀粉粒，单粒呈长圆形、类圆形、卵圆形或类三角形，有的具小尖凸起，直径4~25μm，脐点少数可见，裂缝状或点状；复粒稀少，由2~3分粒组成。色素层细胞黄棕色或红棕色，表面观呈类长方形、类长多角形或类圆形，有的可见草酸钙簇晶。子叶细胞呈长圆形，壁稍厚，有的作连珠状，隐约可见纹孔域。可见螺纹和环纹导管。

3. 理化鉴别 取本品粉末少许，加水适量，混匀，加碘试液数滴，呈蓝紫色，加热后逐渐褪色，放冷，蓝紫色复现。取本品粉末0.5g，加水5mL，浸泡，滤过，滤液置试管中，加α-萘酚试液数滴，摇匀，沿管壁缓缓滴加硫酸1mL，两液接界处出现紫色环。取本品粗粉5g，加三氯甲烷30mL，振摇，放置过夜，滤过，滤液蒸干，残渣加乙酸乙酯2mL使溶解，作为供试品溶液。另取莲子对照药材5g，同法制成对照药材溶液。照薄层色谱法试验，吸取两种溶液各2μL，分别点于同一硅胶G薄层板上，以正己烷-丙酮（7：2）为展开剂，展开，取出，晾干，喷以5%香草醛的10%硫酸乙醇溶液，在105℃加热至斑点显色清晰。供试品色谱中，在与对照药材色谱相应的位置上，显相同颜色的斑点。

【药理作用】

1. 抗癌 莲子心生物碱具有较好的抗肿瘤和抗癌作用，对人肝癌细胞株HepG2、胃癌细胞株SGC-7901、乳腺癌细胞株MCF-7和结肠癌细胞株RKO的增殖均具有明显的抑制作用，且呈浓度依赖性。

2. 降压 从莲子心中提取出的甲基莲心碱能有效降低各种动物的血压，与其对血管平滑肌的直接扩张作用有关。

3. 抗心律失常 莲子心总生物碱对结扎冠状动脉的大鼠具有显著的抗心律失常的作用。

4. 抗氧化和清除自由基 莲子心总生物碱具有抑制组织过氧化的作用，甲基莲心碱对羟自由基及DPPH自由基不仅具有清除能力，还具有良好的总还原能力，能够减少平滑肌细胞对脂质的摄取，进而减轻低密度脂蛋白导致的平滑肌细胞内脂质堆积作用，具有一定的预防和治疗动脉粥样硬化作用。

5. 抗纤维化 莲子心醇提物具有抗脂质过氧化反应和抑制肝星状细胞活化增殖的作用，表明其可能具有抗肝纤维化作用。

6. 抗糖尿病作用 莲子心及甲基莲心碱对实验性糖尿病及肥胖症大鼠有一定的降低血糖及调节血脂的作用。

7. 抗炎 异莲心碱、莲心碱、甲基莲心碱可降低脂多糖诱导的小胶质细胞NO释放，抑制白细胞介素-6、白细胞介素-1β及肿瘤坏死因子-α的释放，从而发挥抗神经炎症的作用。

8. 抗凝血 甲基莲心碱能够以剂量依赖的方式增加血管6-酮-前列腺素F1α和血小板环磷酸腺苷（cAMP）的水平，抑制花生四烯酸诱导的血小板中血栓素A_2的释放，表明其具有抗血小板聚集作用。

【食疗应用】

1. 莲子百合瘦肉煲　去心莲子 20g，百合 20g，猪瘦肉 100g。将莲子、百合洗净备用，肉用沸水焯一下捞出来备用；将材料加水放入锅中同煮，等百合熟烂后，根据个人口味加糖或盐调味食用。本品静心安神，补脾胃。莲子有收敛之性，肠燥便秘的人吃莲子会加重便秘。

2. 莲子芡实荷叶粥　莲子 60g，芡实 60g，鲜荷叶 1 张，粳米 100g，冰糖或白糖适量。将莲子用温水浸泡后去皮、心，芡实去壳，荷叶洗干净，剪成片；再将粳米洗净，放入锅中，加入莲子、芡实、荷叶及清水适量，用大火烧沸后，改用小火煮成粥，加入冰糖或白糖调味即成。每日服 2 次。本品具有补中益气、镇静安神、收涩止血的功效，适用于脾虚便溏、体质虚弱、心悸、带下、遗精、早泄等。

3. 莲子锅巴　莲子 50g，锅巴 100g，白糖适量。将莲子洗净、去心，与锅巴一同放入锅中，加水适量浸泡 30 分钟后煮成粥，待粥煮至浓稠时，放入白糖调味即成。每日 1 次。本品具有健脾涩肠、益气消食的功效，适用于脾虚便溏、消化不良、食欲不振等。

4. 莲子龙眼粥　莲子 30g，大枣 10 枚（去核），龙眼 30g，糯米 60g。以上材料共入锅中煮粥，食时加适量白糖。本品适用于心阴血亏、脾虚气弱引起的心悸、怔忡、健忘、少气、面黄肌瘦、大便溏软等。

5. 大枣莲子糖羹　大枣、莲子各 10g，红糖、淀粉各少许。将大枣、莲子洗净用水煮熟，加红糖、淀粉调成羹。饭前食用。本品具有养心安神、补脾益肾的功效，适用于心事虚烦、口舌干燥、失眠心悸、乏力、多梦不安、脾虚久泻等。

6. 桂花莲子粥　莲子 50g，枸杞子 20g，糯米 100g，糖桂花 5g，白糖适量。将莲子煮至半熟，加入枸杞子、糯米共煮粥，粥熟时加入桂花、白糖再煮片刻即可。每日分 2 次食用。本粥具有滋阴养血、健脾宁心的功效，适用于癌症化疗后气阴两虚者。

7. 沙参莲子粥　沙参 10g，莲子 15g，白果 10g，大米 100g。将莲子、白果去心；将沙参、大米洗净；以上各味加清水适量同煮为粥。每日 1 剂，连服 5~10 日。本粥具有养阴清肺、养心益肾的功效，适用于粉刺。

8. 莲子芡实汤　莲子 30g，芡实 60g，白糖适量。将莲子用温水浸 2 小时，与芡实加水适量煮粥，加白糖调服。早晚食用。本品适用于脾胃亏虚导致的久泻、梦遗滑精等。

【应用注意事项】　中满痞胀及大便燥结者忌服。《本草拾遗》载："生则胀人，腹中薏令人吐，食当去之。"《本草备要》载："大便燥者勿服。"《随息居饮食谱》载："凡外感前后，疟、疸、疳、痔，气郁痞胀，溺赤便秘，食不运化，及新产后皆忌之。"

【临床应用】

1. 治久痢不止　老莲子二两（去心），为末，每服一钱，陈米汤调下。（摘录自《世医得效方》）

2. 治下痢饮食不入，俗名噤口痢　鲜莲肉一两，黄连五钱，人参五钱。水煎浓，细细与呷。（摘录自《神农本草经疏》）

3. 治噤口痢　石莲不以多少，不炒，剥去壳，将肉并心，碾为细末。每服二钱，陈米饮调下。（摘录自《百一选方》）

4. 治心火上炎，湿热下盛，小便涩赤，淋浊崩带，遗精 黄芩、麦门冬（去心）、地骨皮、车前子、甘草（炙）各半两，石莲肉（去心）、白茯苓、黄芪（蜜炙）、人参各七钱半。上锉散。每三钱，麦门冬十粒，水一盏半，煎取八分，空心食前服。（摘录自《太平惠民和剂局方》清心莲子饮）

5. 治心经虚热，小便亦浊 石莲肉（连心）六两，炙甘草一两。细末。每服二钱，灯心煎汤调下。（摘录自《仁斋直指方》莲子六一汤）

6. 治小便白浊，梦遗泄精 莲肉、益智仁、龙骨（五色者）各等份。上为细末。每服二钱，空心用清米饮调下。（摘录自《奇效良方》莲肉散）

7. 补虚益损 莲实（去皮）不以多少，用好酒浸一宿，入大猪肚内，用水煮熟，取出焙干。上为极细末，酒糊为丸，如鸡头大。每服五七十丸，食前温酒送下。（摘录自《医学发明》水芝丸）

8. 治病后胃弱，不消水谷 莲肉、粳米各炒四两，茯苓二两。共为末，砂糖调和。每用两许，白汤送下。（摘录自《士材三书》莲肉糕）

9. 治反胃 石莲肉，为末，入些豆蔻末，米汤乘热调服。（摘录自《仁斋直指方》莲子散）

10. 治产后胃寒咳逆，呕吐不食，或腹作胀 石莲肉两半，白茯苓一两，丁香五钱。上为末。每服二钱，不拘时，用姜汤或米饮调下，日三服。（摘录自《妇人大全良方》石莲散）

11. 治小儿热渴不止 莲子30枚（超黄），浮萍一分。上用水一盏，加生姜少许，煎至五分，去渣，分三次温服。（摘录自《圣济总录》莲实汤）

12. 治气虚肾亏，心火上炎，口干舌燥，遗精淋浊 莲子肉18g，人参4g，黄芪12g，茯苓15g，柴胡、黄芩各7g，地骨皮、麦冬各9g，车前子10g，炙甘草5g，水煎服。（摘录自《中国常用中草药》）

13. 治脾虚泄泻 莲子、茯苓、补骨脂、六神曲各9g，山药15g，水煎服。（摘录自《中国常用中草药》）

【不良反应】 暂未发现不良反应。

参考文献

[1] Wu Y, Zhang J, Ni J, et al. Polysaccharide-based lotus seedpod surface-like porous microsphere as an efficient drug carrier for cancer treatment [J]. Cancer Management and Research. 2021, 13: 4067-4076.

[2] 蒋跃平，陈章义，莫芳，等．基于网络药理学的莲子心中生物碱类成分发挥传统安神功效的药理机制研究[J]．中国中药杂志，2019，44(19)：4225-4233.

[3] 孟雪莲，陈曼玲，陈长兰．莲子心生物碱活性成分的药理作用研究进展[J]．辽宁大学学报(自然科学版)，2019，46(3)：229-236.

[4] 刘坤，黄智霖，陈鸿庚，等．莲子心中黄酮苷类化合物分离鉴定及其抗氧化活性研究[J]．中华中医药学刊，2023，41(2)：97-100，265.

[5] 田文月，王珊，时伟朋，等．不同产地莲子心及其部分化学成分的抗氧化活性研究[J]．中华中医药学刊，2018，36(11)：2694-2697.

[6] Chen J, Zhang H, Li L, et al. Lp-PLA_2 (lipoprotein-associated phospholipase A_2) deficiency lowers cholesterol levels and protects against atherosclerosis in rabbits [J]. Arteriosclerosis, Thrombosis, and Vascular Biology. 2023, 43(1): 11-28.

[7] Ishikane S, Arioka M, Takahashi-Yanaga F.Promising small molecule anti-fibrotic agents: newly developed or repositioned drugs targeting myofibroblast transdifferentiation [J].Biochemical Pharmacology .2023, 214: 115663.
[8] Xu H, Gao H, Liu F, et al.Red-skin extracts of lotus seeds alleviate high-fat-diet induced obesity via regulating lipoprotein lipase activity [J].Foods.2022, 11(14): 2085.
[9] Shen L, Chu X, Zhang Z, et al.Structural characterization and in vitro anti-inflammatory estimation of an unusual pectin linked by rhamnogalacturonanⅠ and xylogalacturonan from lotus plumule [J]. International Journal of Biological Macromolecules.2022, 194: 100-109.

二十七、党参

【来源】 本品为桔梗科植物党参 *Codonopsis pilosula*(Franch.) Nannf.、素花党参 *Codonopsis pilosula* Nannf.var.*modesta*(Nannf.) L.T.Shen 或川党参 *Codonopsis tangshen* Oliv. 的干燥根。秋季采挖,洗净,晒干。

【炮制加工】

1. 党参片 除去杂质,洗净,润透,切厚片,干燥。

2. 米炒党参 取党参片,用米拌炒至表面呈深黄色,取出,筛去米,放凉。每 100kg 党参片用米 20kg。

【性味】 甘,平。

【归经】 归脾、肺经。

【功能主治】 健脾益肺,养血生津。用于脾肺气虚,食少倦怠,咳嗽虚喘,气血不足,面色萎黄,心悸气短,津伤口渴,内热消渴。

【用法用量】 9~30g。

【贮藏】 置通风干燥处,防蛀。

【化学及营养成分】

1. 黄酮类 如苜蓿素、芹菜素、木犀草素、大黄素等。

2. 甾体类 包括豆甾醇类和菠甾醇类,如豆甾醇、豆甾醇-β-D-葡萄糖苷、α-菠甾醇等。

3. 萜类 三萜、倍半萜和单萜类是从党参中分离得到的主要萜类化合物,其中分离得到最多的是三萜类化合物,包括羽扇豆烷型、木栓烷型和齐墩果烷型,如蒲公英萜醇、蒲公英萜酮、齐墩果酸、羽扇豆醇、蒲公英萜醇乙酸酯、刺囊酸-3-O-β-D-吡喃葡萄糖醛酸等。

4. 木脂素类 如党参苷Ⅰ~Ⅵ、丁香苷、甲基丁香苷、丁香脂素、落叶松脂醇和松脂酚等,其中党参苷Ⅰ~Ⅵ是党参属植物的特征成分。

5. 酚酸类 如阿魏酸、丁香酸、咖啡酸、党参酸、绿原酸等。

6. 生物碱类 如党参次碱、腺苷、党参碱、胆碱、烟碱等。

7. 糖类 党参中含有单糖、多糖和低聚糖等糖类物质,其中多糖是党参糖类物质的主要成分。党参多糖具有免疫调节、抗氧化、抗衰老、抗炎、降血糖等生物活性。目前已从党参的不同部位分离得到多种多糖,主要类型是杂多糖,目前发现的多糖有 CPP、CPP1a、CPP1b、CPP1c、CERP1、WCP-Ⅰ、S-CPPA1、CPPN、COP-W1、CTPN、CPO、CPSP-1、CTSP-1、CPPS3、

RCNP、RCAP1、RCAP-2 等。

8. 其他 如有机酸类、香豆素、酯类化合物、铁、锌、锰、硒等及 17 种氨基酸。

【质量评价】

1. 性状鉴别 ①党参：呈长圆柱形，稍弯曲，长 10~35cm，直径 0.4~2cm。表面呈灰黄色、黄棕色至灰棕色，根头部有多数疣状凸起的茎痕及芽，每个茎痕的顶端呈凹下的圆点状；根头下有致密的环状横纹，向下渐稀疏，有的达全长的一半，栽培品环状横纹少或无；全体有纵皱纹和散在的横长皮孔样凸起，支根断落处常有黑褐色胶状物。质稍柔软或稍硬而略带韧性，断面稍平坦，有裂隙或放射状纹理，皮部呈淡棕黄色至黄棕色，木部淡黄色至黄色。有特殊香气，味微甜。②素花党参(西党参)：长 10~35cm，直径 0.5~2.5cm。表面黄白色至灰黄色，根头下致密的环状横纹常达全长的一半以上。断面裂隙较多，皮部灰白色至淡棕色。③川党参：长 10~45cm，直径 0.5~2cm。表面呈灰黄色至黄棕色，有明显不规则的纵沟。质较软而结实，断面裂隙较少，皮部黄白色。

2. 显微鉴别 木栓细胞数列，外侧有石细胞，单个或成群。栓内层窄。韧皮部宽广，外侧常现裂隙，散有淡黄色乳管群，并常与筛管群交互排列，形成层成环。木质部导管单个散在或数个相聚，呈放射状排列。薄壁细胞含菊糖。

3. 理化鉴别 取本品粉末 1g，加甲醇 25mL，超声处理 30 分钟，滤过，滤液蒸干，残渣加水 15mL 使溶解，通过 D101 型大孔吸附树脂柱(内径为 1.5cm，柱高为 10cm)，用水 50mL 洗脱，弃去水液，再用 50% 乙醇 50mL 洗脱，收集洗脱液，蒸干，残渣加甲醇 1mL 使溶解，作为供试品溶液。另取党参炔苷对照品，加甲醇制成每 1mL 含 1mg 的溶液，作为对照品溶液。照薄层色谱法试验，吸取供试品溶液 2~4μL、对照品溶液 2μL，分别点于同一高效硅胶 G 薄层板上，以正丁醇-冰醋酸-水(7∶1∶0.5)为展开剂，展开，取出，晾干，喷以 10% 硫酸乙醇溶液，在 100℃加热至斑点显色清晰，分别置日光和紫外光灯(365nm)下检视。供试品色谱中，在与对照品色谱相应的位置上，显相同颜色的斑点或荧光斑点。

【药理作用】

1. 调节胃肠功能 党参具有补脾功效，党参中的多种化学成分可参与发挥肠胃保护和胃肠功能调节相关的药理作用。

2. 对肺功能的影响 益肺是党参的传统功效之一。多项研究表明，党参改善肺呼吸功能可能与改善肺泡细胞相关物质结构和功能及降低炎症反应有关。

3. 对血液循环系统的影响 养血是党参传统功效之一。党参及其化学成分能够发挥增强造血功能、调节糖脂代谢、阻止溶血等药理作用。

4. 调节免疫 党参及其化学组分能够通过增强淋巴细胞增殖，提高抗体效价，增强单核巨噬细胞系统吞噬能力，影响补体系统等途径，发挥免疫调节作用。

5. 抗肿瘤 党参可以对肿瘤细胞发挥直接的细胞毒作用，可以与化疗药物发挥减毒增效协同作用，可以通过免疫增强发挥抗肿瘤作用。

6. 其他 党参还可以减弱血管紧张素Ⅱ(AngⅡ)和 Leu27IGFⅡ共同所致的 H9c2 细胞钙离子内流和细胞凋亡，能显著改善东莨菪碱所致的小鼠学习记忆障碍，还具有抗应激、抗缺氧、抗衰老等药理作用。

【食疗应用】

1. 参芪枸杞酒　党参、大枣(去核)各30g,黄芪、枸杞子、茯苓各60g,冰糖40~50g,黄酒或白酒2000mL。将前5味用料理机打碎,用纱布包好,放入无水无油的干净玻璃或陶瓷容器中,倒酒密封避光,隔5天左右摇一摇,1个月后即可适量饮用。本品补中益气。

2. 党参粥　党参10g,山药、薏苡仁各30g,大枣10枚,大米50g。将上述材料一同煮粥食用。本品健脾益气,适用于病后体弱、食少乏力的调理。

3. 五味健脾粥　党参(切成小段)、山药、茯苓、白术、白扁豆各30g,大米、小米、盐各适量。将上述食材洗净,用清水泡2小时以上,连同泡药材的水倒入高压锅中,加适量水煮约20分钟即可加盐食用。本品和胃化湿,益气养血,宁心安胎,辅助治疗脾胃虚弱、少食欲呕、消瘦、气虚、乏力及气虚、阴虚、痰湿引起的腹泻和孕妇胎动不安。

4. 党参杞子猪肝粥　党参20g,枸杞子30g,猪肝50g,粳米60g。将上述材料一同煮粥食用,每日1~2次。本品益气补肾,辅助治疗肝肾两亏、乏力头晕等。

5. 党参玉米粥　党参15g,大枣(去核)20g,冰糖8g,玉米糁120g。将玉米糁加水煮沸后下人参、大枣煮至粥浓稠,放入冰糖即可食用。本品益气补血,滋补心脾,适用于高血压、高脂血症、动脉粥样硬化见面色萎黄、气短心悸等症的调理。

6. 党参杏仁粥　党参30g,杏仁、桑白皮各10g,鲜姜6g,大枣7枚,粳米100g。将上述材料一同煮粥,空腹时任意食用。本品可辅助治疗肺虚气促、咳嗽、胸满痰多。

7. 参枣米饭　党参10g,大枣10枚,糯米150g。将党参、大枣洗净,水煎取汁;将糯米隔水蒸熟后反扣于碗中,上浇党参、大枣及其汁液,调适量白糖。每日分2次食用。本品补脾益气。

8. 参归炖子鸡　党参10g,当归5g,大枣10枚,童子鸡1只。将童子鸡净制切块,与前3味一同加水炖煮4小时后放入适量调料,食肉喝汤。本品益气养血。

9. 党参莲花鸡汤　党参15g,雪莲花3g,薏苡仁100g,母鸡1000g,葱、姜各适量。将前3味分别装袋,与母鸡、葱、姜一同入锅,加水烧开后改小火炖熟,捞出鸡切块,倒入薏苡仁,加鸡汤、盐调味即可饮食。本品补肾调经。

10. 参芪兔肉汤　党参、黄芪、山药各30g,大枣5枚,兔肉250g。将上述材料一起入锅,加水适量大火煮沸后用小火煲2小时,加盐调味即可饮食。本品补气健脾。

11. 参归山药炖猪　党参、当归、山药各10g,猪腰子500g。将上述材料放砂锅中清炖至熟,捞出腰子切薄片装盘,撒葱、姜、蒜末,淋酱油、醋、香油即可饮食。本品健脾益气,抗老防衰。

12. 党参山药炖鹌鹑　党参25g,山药50g,鹌鹑1只。将上述材料一起加水煮熟,加盐后食肉饮汤。本品可辅助治疗脾胃虚弱,症见不思饮食、消化不良。

13. 参芪炖白鸽　党参、黄芪各25g,山药50g,白鸽1只。上述材料加水共炖汤饮食。本品可辅助治疗中气不足,症见乏力、气短、饮食减少。

【应用注意事项】　邪实者忌用;有湿热证、热性病证者不宜单独服用;有食积气滞表现者也不宜服用；党参不可与藜芦同用。长期食用党参容易导致心率减慢、失眠、烦躁、眩晕等情况。服用党参时间过长，容易导致身体出现燥热旺盛，导致便秘、口舌生疮的现象出现。

【临床应用】 党参味甘，性平，有补中益气、止渴、健脾益肺、养血生津的功效，用于气虚、气津两虚、气血双亏及血虚导致的食少倦怠、咳嗽虚喘、面色萎黄、心悸气短、津伤口渴、四肢无力等症。但表证未解而中满邪实者不能用。该品功效与人参相似，唯药力薄弱。治一般虚证，可代替人参使用；虚脱重症，则仍用人参为宜。

1. 清肺金，补元气，开声音，助筋力 党参一斤（软甜者，切片），沙参半斤（切片），桂圆肉四两。水煎浓汁，滴水成珠，用瓷器盛贮。每用一酒杯，空心滚水冲服，冲入煎药亦可。（摘录自《得配本草》上党参膏）

2. 治泻痢与产育气虚脱肛 党参（去芦，米炒）二钱，炙芪、白术（净炒）、肉蔻霜、茯苓各一钱五分，怀山药(炒）二钱，升麻(蜜炙）六分，炙甘草七分。加生姜二片煎，或加制附子五分。（摘录自《不知医必要》参芪白术汤）

3. 治服寒凉峻剂，以致损伤脾胃，口舌生疮 党参（焙）、黄芪（炙）各二钱，茯苓一钱，甘草（生）五分，白芍七分。白水煎，温服。（摘录自《喉科紫珍集》参芪安胃散）

4. 治小儿口疮 党参一两，黄柏五钱。共为细末，吹撒患处。（摘录自《青海省中医验方汇编》）

5. 抑制或杀灭麻风杆菌 党参、重楼、刺包头根皮各等量。将党参、重楼研成细粉；再将刺包头根皮加水适量煎煮3次，将3次煎液浓缩成一定量(能浸湿党参、重楼细粉）的药液，加蜂蜜适量；再将重楼、党参细粉倒入捣匀作丸，每丸3钱重；亦可作成膏剂。日服3次，每次1丸，开水送服。（摘录自《新医疗法资料汇编》）

【不良反应】 有报道，党参用量过大（每剂超过60g），可引起患者心前区不适和脉律不齐，停药后自行恢复。

参考文献

[1] 苏圆锦，奚佳玉，史奇，等．药食同源中药党参的研究进展[J]．中草药，2023，54（8）：2607-2617.
[2] 侯丽丽，晏永新，蔡美萍，等．党参多糖口服液抗应激及抗炎作用的研究[J]．中国兽药杂志，2013，47（11）：37-39.
[3] 王开贞，卢法传，丁冠忠，等．党参的抗缺氧作用[J]．中药通报，1986（8）：53-55.
[4] 何敏，伍春，明海霞，等．甘肃党参水煎剂对D-半乳糖诱导衰老小鼠免疫功能的影响[J]．细胞与分子免疫学杂志，2013，29（8）：794-797.

二十八、甜杏仁

【来源】 本品为蔷薇科植物杏 *Prunus armeniaca* L. 及其栽培变种的干燥成熟味甜的种子。

【炮制加工】 拣净杂质，置沸水中略煮，俟皮微皱起捞出，浸入凉水中，脱去种皮，晒干簸净。

【性味】甘，平。

【归经】归肺、大肠经。

【功能主治】润肺止咳，润肠通便。适用于虚劳咳嗽，肠燥便秘。

【用法用量】煎服，5~10g。

【贮藏】贮存于干燥容器内，置阴凉干燥处。

【化学及营养成分】

1. 脂肪酸类　如油酸、亚油酸等。

2. 其他　甜杏仁中含有大量的脂肪和蛋白质、糖，以及微量苦杏仁苷等成分。

【质量评价】

1. 性状鉴别　甜杏仁呈扁心形，长16~21mm，宽12~16mm，厚5~8mm。顶端尖，基部钝圆，左右不对称，尖端一侧有短线形种脐，种脊明显，自合点处向上发散多数深棕色脉纹。种皮呈棕黄色，断面呈白色，子叶2枚。气微，味微。甜杏仁中部横切面：表皮细胞1列，散有长圆形、卵圆形，偶有贝壳形及顶端平截而呈梯形的黄色石细胞，上半部凸出于表面，下部，埋在薄壁组织中。

2. 显微鉴别　石细胞高38~95μm，宽30~57μm，底壁较薄。纹孔多，顶壁较厚，纹孔少或无。下方为细胞皱缩的营养层，有细小维管束。外胚乳为数列颓废的薄壁细胞；内胚乳为1列类方形细胞，内含糊粉粒及脂肪油。子叶细胞呈类圆形、类多角形，内含糊粉粒及簇晶。

【含量测定】**总黄酮**　精密称取芦丁对照品20.3mg，置于100mL容量瓶中，加体积分数80%乙醇溶解，定容，得对照品溶液。脱脂后的样品加体积分数80%乙醇在80℃水浴回流3小时，过滤，将滤液定容于500mL容量瓶中备用。分别移取1.0mL备用液置于50mL容量瓶中，加质量分数5%亚硝酸钠1.5mL，放置6分钟，再加质量分数10%硝酸铝1.5mL，放置6分钟，加4%氢氧化钠20mL，加水至刻度，摇匀，静置15分钟，得样品溶液。精密吸取0.0mL、2.0mL、4.0mL、6.0mL、8.0mL、10.0mL对照品溶液，分别置于50mL容量瓶中，加质量分数5%亚硝酸钠1.5mL，放置6分钟，再加质量分数10%硝酸铝1.5mL，放置6分钟，加4%氢氧化钠20mL，加水定容至刻度，摇匀，静置15分钟，在510nm处测其吸光度，经回归处理得回归方程。在510nm处测样品吸光度，即得总黄酮含量。

【药理作用】

1. 抗氧化　其含有天然维生素E、多元酚酸类物质，能够清除自由基，抗氧化。多糖液对超氧阴离子有很强的清除作用。

2. 抗突变　甜杏仁具有抗突变、保护染色体损伤、促进DNA修复的作用，对环磷酰胺和丝裂霉素分别诱导的较高微核率有明显的降低作用。

3. 保肝　杏仁皮提取物可有效对抗由过氧化叔丁醇诱导的脂质微粒过氧化和肝细胞凋亡，减少由乙二醛或甲基乙二醛诱导的谷胱甘肽耗竭型肝细胞的凋亡及活性氧的生成，对氧化应激模型和羰基化作用模型等不同途径所产生的肝细胞毒性有保护作用。

4. 降血脂　甜杏仁可降低甜杏仁高脂模型大鼠胆固醇、甘油三酯、低密度脂蛋白胆固醇的水平，提示其具有一定的降脂作用。

5. 抗真菌 甜杏仁中所含有的可水解性鞣质、多元酚酸类和黄酮类成分能够缓解黄曲霉的氧化应激反应，从而显著减少具有强致癌作用的黄曲霉素的生成。

【食疗应用】

1. 豆豉杏 豆豉 10g，甜杏仁 20g（去皮），青盐少许。将豆豉、甜杏仁用青盐浸泡，有咸味适口为止，可酌量而食。本品具有宣肺润燥之功。

2. 蜜饯双仁 甜杏仁 250g，核桃仁 250g，蜂蜜 500g。先将甜杏仁炒至黄色（勿焦），放在铝锅中加水煮 1 小时，再下核桃仁，收汁将干锅时，加入蜂蜜，拌匀，再沸即成，每服 3g，日服 2 次。本品润肺补肾，经常食用，可治肺肾两虚性久咳、久喘等。

3. 双仁糊 甜杏仁、核桃仁各 15g。将二者微炒，共捣碎研细，加蜜或白糖适量。每日分 2 次用开水冲调食。本品能滋养肺肾，润肺止咳平喘，用于久患喘咳、肺肾两虚、干咳无痰、少气乏力等，亦可用于阴血虚亏、肠燥便秘或老人大便秘结。

4. 三仁粥 柏子仁、松子仁、甜杏仁各 15g。上述材料加适量糯米煮粥。本品滋养脾肺，治脾肺燥涩、便难、瘙痒。

5. 四仁羹 果仁、甜杏仁各 1 份，核桃仁、花生仁各 2 份，鸡蛋 1 个。将前 4 味药共研成末，每次取 20g，加鸡蛋 1 个煮成羹。清晨空腹食，连用半年。本品治中老年慢性气管炎。

6. 五仁粥 芝麻、松子仁、核桃仁、桃仁、甜杏仁各 10g，粳米 200g。将五仁混合碾碎，加入粳米煮成稀粥。每日早晚服用。本品治中老年气血亏虚引起的习惯性便秘。

【应用注意事项】 痰饮咳嗽、脾虚肠滑者不宜食。

【临床应用】

1. 治秋燥 陈阿胶、青子芩各三钱，甜杏仁、生桑皮各二钱，生白芍一钱，生甘草八分，鲜车前草、甘蔗梢各五钱。先用生糯米一两，开水泡取汁出，代水煎药。（摘录自《重订通俗伤寒论》阿胶黄芩汤）

2. 主治五劳七伤，淋泻，痞证 酒当归、酒熟地、杜仲、制苁蓉、炙黄芪、酒天冬、麦冬、五味子、高丽参、怀牛膝、鹿茸、甜杏仁、蛇床子、酒川断、紫霄花、盐菟丝、虎胫骨、谷精草、制香附、酒生地、制远志、制山甲、木鳖子、男子头发（洗净）各五钱，大蛤蚧一对。（摘录自《千金珍秘方选》洞天酥香膏）

3. 治阴虚潮热 银柴胡一钱，远志一钱，炙鳖甲三钱，甜杏仁三钱，象贝母三钱，炒谷芽三钱，炒麦芽三钱，竹沥二钱，半夏三钱，紫菀二钱，黄芩一钱半，知母一钱半，橘红一钱半，生薏苡仁四钱。（摘录自《程门雪医案》和解宣化汤）

4. 治远行负重，劳伤失血 瓜蒌皮三钱，甜杏仁三钱，紫菀三钱，川贝三钱，枇杷叶（去毛筋净）一两，苏丹参三钱，怀牛膝三钱，参三七汁四匙，广郁金汁四匙，生藕汁两瓢。（摘录自《重订通俗伤寒论》降气和络饮）

5. 治秋燥发热 沙参、花粉、地骨皮、知母、甜杏仁、玉竹、玄参、甘草、连翘、枇杷叶、西瓜翠衣。（摘录自《六因条辨》清肺泄热饮）

6. 治手太阴暑湿 鲜荷叶边二钱,鲜银花二钱,西瓜翠衣二钱,鲜扁豆花一枝,丝瓜皮二钱,鲜竹叶心二钱,甘草一钱,桔梗二钱,甜杏仁二钱,麦冬三钱。水煎服。(摘录自《温病条辨》清络饮加甘桔甜杏仁麦冬汤)

【不良反应】 参考苦杏仁。

参考文献

[1] Arranz S,Cert R,Pérez-Jiménez J,et al.Comparison between free radical scavenging capacity and oxidative stability of nut oils [J].Food Chemistry,2008,110(4):985-990.

[2] Davis P A,Iwahashi C K.Whole almonds and almond fractions reduce aberrant crypt foci in a rat model of colon carcinogenesis [J].Cancer Letters,2001,165(1):27-33.

[3] Dong Q,Banaich M S,Brien P J.Cytoprotection by almond skin extracts or catechins of hepatocyte cytotoxicity induced by hydroperoxide(oxidative stress model) versus glyoxal or methylglyoxal(carbonylation model) [J]. Chemico-Biological Interactions,2010,185(2):101-109.

[4] 王晖,张淑华,郭爱民,等.甜杏仁调节血脂作用的研究[J].首都医科大学学报,2004(1):23-25.

[5] Molyneux R J,Mahoney N,Kim J H,et al.Mycotoxins in edible tree nuts [J].International Journal of Food Microbiology,2007,119(1/2):72-78.

二十九、黄精

【来源】 本品为百合科植物滇黄精 *Polygonatum kingianum* Coll.et Hemsl.、黄精 *Polygonatum sibiricum* Red. 或多花黄精 *Polygonatum cyrtonema* Hua 的干燥根茎。按形状不同,习称"大黄精""鸡头黄精""姜形黄精"。春、秋二季采挖,除去须根,洗净,置沸水中略烫或蒸至透心,干燥。

【炮制加工】

1. 黄精 洗净泥土,略润,切片,晒干。

2. 酒黄精 取拣净的黄精,洗净,用酒拌匀,装入容器内,密闭,坐水锅中,隔水炖到酒吸尽,取出,切段,晾干。每 50kg 黄精用黄酒 25kg。

3. 蒸黄精 取净黄精置笼屉内,蒸至棕黑色滋润时,取出,切厚片。

4. 炙黄精 取净黄精用清水泡一夜,煮后晒至五成干,拌蜂蜜润一夜,放锅内隔水蒸至透为度。

5. 黑豆制黄精 取黑豆置锅内,熬取浓汁,加入黄精,用文火煮熟,至水尽,取出放凉。再置容器内蒸 5~8 小时,取出切厚片,干燥。每 100kg 黄精用黑豆 10kg。

6. 熟地制黄精 取净黄精置适宜容器内,蒸至略带黑色,晒半干,露一夜,如此反复 3 次,再加入熟地膏拌匀,润一夜,蒸至黑透,晒,露一夜,晒干。每 100kg 黄精用熟地 24kg。

【性味】 甘,平。

【归经】 归脾、肺、肾经。

【功能主治】 补气养阴,健脾,润肺,益肾。用于脾胃虚弱,体倦乏力,口干食少,肺虚燥咳,精血不足,内热消渴。

【用法用量】 内服:煎汤,9~15g(鲜品 30~60g);熬膏或入丸、散。外用:适量,煎水洗,熬膏涂，或浸酒搽。

【贮藏】置通风干燥处，防霉，防蛀。

【化学及营养成分】

1. 多糖类 黄精多糖由葡萄糖、甘露醇、半乳糖醛酸按照6：26：1的比例组成。黄精低聚糖甲分子量为1630，由8个果糖和1个葡萄糖聚合而成。黄精低聚糖乙分子量为862，由4个果糖和1个葡萄糖聚合而成。黄精低聚糖丙分子量为474，由2个果糖和1个葡萄糖聚合而成。

2. 甾体皂苷类 黄精中的皂苷主要有薯蓣皂苷元、毛地黄糖苷、菝葜皂苷元等，含量在0.01%~0.05%。

3. 蒽醌 多花黄精根茎中含有吖啶-2-羧酸、毛地黄精苷等。

4. 其他 黄精中还含有黄酮、木脂素类、氨基酸，以及钙、镁和铝等15种矿物元素。

【质量评价】

1. 性状鉴别 ①黄精：根茎为结节状。一端粗，类圆盘状，一端渐细，圆柱状，全角略似鸡头，长2.5~11cm，粗端直径1~2cm，常有短分枝，上面茎痕明显，圆形，微凹，直径2~3mm，周围隐约可见环节；细端长2.5~4cm，直径5~10mm，环节明显，节间距离5~15mm，有较多须根或须根痕，直径约1mm。表面呈黄棕色，有的半透明，具皱纹；圆柱形处有纵行纹理。质硬脆或稍柔韧，易折断，断面黄白色，颗粒状，有众多黄棕色维管束小点。气微，味微甜。②多花黄精：根茎连珠状或块状，稍带圆柱形，直径2~3cm。每一结节上茎痕明显，圆盘状，直径约1cm。圆柱形处环节明显，有众多须根痕，直径约1mm。表面呈黄棕色，有细皱纹。质坚实，稍带柔韧，折断面颗粒状，有众多黄棕色维管束小点散列。气微，味微甜。③滇黄精：根茎肥厚，姜块状或连珠状，直径2~4cm或以上，每一结节有明显茎痕，圆盘状，稍凹陷，宜往5~8mm；须根痕多，常凸出，直径约2mm。表面呈黄白色至黄棕色，有明显环节及不规则纵皱。质实，较柔韧，不易折断，断面黄白色，平坦，颗粒状，有众多深色维管束小点。气微，味甜，有黏性。

2. 显微鉴别 ①黄精：表皮细胞1列，外被角质层；有的部位可见4~5列木栓化细胞。皮层较窄，内皮层不明显。中柱维管束散列，近内皮层处维管束较小，略排列成环状，向内则渐大，多外韧型，偶有周木型。薄壁组织中分布有较多的黏液细胞，长径37~11μm，短径20~50μm，内含草酸钙针晶束。②多花黄精：表皮细胞1列，外被角质层；局部可有木栓组织。皮层明显。维管束多散列，外韧型，偶见周木型。黏液细胞大，长径50~140μm，短径25~50μm，内含草酸钙针晶束。③滇黄精：表皮细胞1列，外被角质层，有时局部有4~5列木栓细胞。维管束散列，周木型，少见外韧型。有黏液细胞，长径36~110μm，短径20~66μm，内含草酸钙针晶束。

3. 理化鉴别 取本品粉末1g，加甲醇50mL，超声处理1小时，滤过，滤液蒸干，残渣加甲醇5mL使溶解，作为供试品溶液。另取芥子碱硫氰酸盐对照品，加甲醇制成每1mL含1mg的溶液，作为对照品溶液。照薄层色谱法试验，吸取上述两种溶液各5~10μL，分别点于同一硅胶G薄层板上，以乙酸乙酯-丙酮-甲酸-水（3.5：5：1：0.5）为展开剂，展开，取出，晾干，喷以稀碘化铋钾试液。供试品色谱中，在与对照品色谱相应的位置上，显相同颜色的斑点。

【含量测定】 **黄精多糖**　以十八烷基硅烷键合硅胶为填充剂；以乙腈 0.08mol/L 磷酸二氢钾溶液（10：90）为流动相；检测波长为 326nm。理论板数按芥子碱峰计算应不低于 3000。取芥子碱硫氰酸盐对照品适量，精密称定，加流动相制成每 1mL 含 0.2mg 的溶液，即得。取本品细粉约 1g，精密称定，置具塞锥形瓶中，加甲醇 50mL，超声处理 20 分钟（功率 250W，频率 20kHz），滤过，滤渣再用甲醇同法提取 3 次，滤液合并。减压回收溶剂至干，残渣加流动相溶解，转移至 50mL 量瓶中，用流动相稀释至刻度，摇匀，滤过，取续滤液，即得。分别精密吸取对照品溶液与供试品溶液各 10μL，注入液相色谱仪，测定，即得。本品按干燥品计算，含黄精多糖以无水葡萄糖（$C_6H_{12}O_6$）计，不得少于 7.0%。

【药理作用】

1. 抗衰老，抗氧化　黄精多糖能够明显降低骨骼肌中丙二醛的含量，降低自由基活性。另外，黄精多糖还能增加小鼠脑细胞的 ATP 酶活性，可预防衰老，降低氧化物水平，以增强机体的抗衰老功能。

2. 抗菌　黄精多糖对枯草杆菌、大肠杆菌、金黄色葡萄球菌、沙门氏菌、副伤寒杆菌等均有抑制作用，且能够降低血清中的炎症介质水平。

3. 提高免疫力　黄精多糖可诱导巨噬细胞释放肿瘤坏死因子、一氧化氮、白细胞介素，激活杀伤细胞产生的信号通路，使免疫功能增强。

4. 降血脂　黄精多糖可有效对低密度脂蛋白、甘油三酯、脂蛋白等进行调节，改善主动脉动态功能，降低血脂活性，减少泡沫细胞数量，对高血症小鼠的动脉粥样硬化具有保护作用。

5. 降血糖　黄精多糖可降低四氧嘧啶诱导糖尿病小鼠的血糖水平，以增强肝脏指数、脾脏指数、胸腺指数。另外，黄精多糖可有效降低丙二醛含量，增强血清谷胱甘肽过氧化物酶，以增加糖尿病小鼠肝脏组织细胞数量。

6. 保护神经元　黄精水煎液对血管阻断性脑缺血再灌注损伤有一定的保护作用。

7. 降压　黄精的水浸出液，乙醇-水浸出液和 30% 乙醇浸出液均有降低麻醉动物血压的作用。

8. 抗炎　黄精多糖对兔结膜充血、水肿、分泌物增加、角膜浑浊、睫状充血等症状有改善作用。黄精多糖能明显抑制大鼠足趾肿胀，降低大鼠肉芽肿的重量。

9. 抗肿瘤　黄精多糖阻碍 TLR4/NF-κB 信号通路的激活，从而促进免疫因子的表达，调节免疫，抑制了肿瘤的生长。

【食疗应用】

1. 黄精粥　黄精 30g，粳米 100g，白糖适量。将黄精煎水取浓汁，入粳米煮至粥熟，加冰糖适量吃。本方重用黄精以滋养脾肺，用于阴虚肺燥、咳嗽咽干、脾胃虚弱、体虚无力、饮食减少。

2. 黄精枸杞汤　黄精、枸杞子各 12g，水煎或泡酒服。本品治疗病后虚弱、贫血、神经衰弱、精神萎靡、目暗、足膝酸软无力。

3. 黄精炖肉 黄精 30g，猪肉 500g，炖熟。本品治疗病后体虚。

4. 黄精当归鸡蛋 黄精 20g，当归 12g，鸡蛋 2 个，加水适量同煮，蛋熟后去掉壳，再煎至 1 碗，饮汤食蛋。本品治疗血虚体弱、面色无华。

5. 党参黄精猪肚 党参、黄精各 30g，山药 60g，橘皮 15g，糯米 150g，猪胃 1 具。将猪胃洗净，党参、黄精煎水取汁，橘皮切细粒，加盐、姜、花椒少许，一并与糯米拌匀，纳入猪胃，扎紧两端，置碗中蒸熟食。本方以党参、黄精补脾益气，山药滋养补脾，橘皮理气健胃，用于脾胃虚弱、少食便溏、消瘦乏力。

6. 九转黄精膏 黄精、当归各等份，水煎取浓汁，加蜂蜜适量，混匀，煎沸。每次吃 1~2 匙。方中以黄精补益脾肾、益精血，当归协黄精补血。本品用于老人身体虚弱、精血不足、早衰白发。

7. 黄精蜂蜜煎 黄精 30g，蜂蜜 30g，开水炖服。本品能治疗小儿下肢痿软。

8. 三汁饮 生黄精 1500g，茯苓 300g，生地黄 1500g，白蜂蜜 2000g，鲜天冬 1500g。将黄精、生地黄、天冬榨取药汁，混合备用，茯苓研细末；先用文火煎取药汁，待药汁减半时，放入蜂蜜搅匀；再加入茯苓末拌和，继续煎成膏状即成。每日 3 次，每次 1 匙，用温酒调服。本品具有养颜悦色、滋胃养阴的功效，适用于面色无华、形体消瘦、胃阴虚、咽干口燥、食少便结等症。

9. 黄精生地鸡蛋汤 黄精 50g，生地黄 20g，鸡蛋 3 个，冰糖 20g。将黄精、生地黄洗净，切片。将鸡蛋煮熟，去壳。将上述材料同放入砂锅内，加清水适量，武火煮沸后，放入冰糖，用文火煲半小时即可。饮汤吃蛋，每日 1 次。本品具有滋润养颜的功效，适用于颜面枯槁无华、毛发干枯脱落、面皱肤糙等症。

10. 黄精当归鸡蛋汤 黄精 20g，当归 12g，鸡蛋 2 个。上 3 味加水同煮，鸡蛋熟后，取出剥去壳，放入药汤再煮，煎至汤剩 1 碗，饮汤食蛋。本品适用于血虚体弱、面色无华者。

11. 黄精玉竹猪胰汤 黄精 24g，玉竹 30g，猪胰 1 具。将上述材料共放入砂锅内，加水慢火煮熟，加酱油和盐各适量即可。饮汤食肉。本品具有滋养胃阴、润肺止渴的功效，适用于糖尿病属肺胃阴虚者。

12. 黄精粥 黄精 20g，粳米 100g，白糖适量。将黄精洗净，水煎 20 分钟，去渣取汁；将粳米淘洗干净，加水煮粥，粥成时加入药汁、白糖，即可食用。本粥具有补脾胃、润肺止咳的功效，适用于肺痨、干咳少痰，或咯血、身体虚弱、体倦乏力、食少纳呆，可用于肺结核恢复期的辅助治疗。

13. 冰糖黄精汤 黄精 30g，冰糖 30g。将黄精用冷水泡发，加入冰糖，用小火煎煮 1 小时即成。吃黄精喝汤，每日 2 次。本品具有滋阴、润心肺的功效，适用于身体虚弱、肺虚咳嗽、肺结核、支气管扩张、低热、咯血及妇女低热、白带等。

【应用注意事项】 中寒泄泻、痰湿痞满气滞者忌服。《本草纲目》载："忌梅实，花、叶、子并同。"《本经逢原》载："阳衰阴盛人服之，每致泄泻痞满。"《得配本草》载："气滞者禁用。"《本草正义》载："有湿痰者弗服。胃纳不旺者，亦必避之。"

【临床应用】

1. 治慢性肝炎,疲乏无力,腹胀不适,胃口不好,尿量减少,汗多口干 丹参 30g,黄精 25g,水煎服。(摘录自《本草骈比》)。

2. 治精血不足头发早白白发 黄精、苍术各四斤,枸杞根、柏叶各五斤,天门冬三斤。煮汁一石,同曲十斤,糯米一石,如常酿酒饮。(摘录自《本草纲目》)

3. 治精气不足 枸杞子(冬采者佳)、黄精等份。为细末,二味相和,捣成块,捏作饼子,干复捣为末,炼蜜为丸,如梧桐子大。每服五十丸,空心温水送下。(摘录自《奇效良方》枸杞丸)

4. 治脾胃虚弱,体倦无力 黄精、党参、怀山药各 1 两,蒸鸡食。(摘录自《湖南农村常用中草药手册》)

5. 治肺痨咯血,赤白带 鲜黄精根头 2 两,冰糖 1 两,开水炖服。(摘录自《闽东本草》)

6. 治肺结核 黄精、夏枯草各 15g,北沙参、百合各 9g,百部 12g。水煎服(摘录自《安徽中草药》)

7. 治小儿下肢痿软 黄精 1 两,冬蜜 1 两。开水炖服。(摘录自《闽东本草》)

8. 治胃热口渴 黄精 6 钱,熟地黄、山药各 5 钱,天花粉,麦门冬各 4 钱。水煎服。(摘录自《山东中草药手册》)

9. 治眼,补肝气,明目 蔓荆子一斤(以水淘净),黄精二斤(和蔓荆子水蒸九次,曝干)。上药,捣细罗为散。每服,空心以粥饮调下二钱,日午晚食后。以温水再调服。(摘录自《太平圣惠方》蔓荆子散)

10. 治荣气不清,久风入脉,因而成癞,鼻坏色败,皮肤痒溃 黄精根(去皮洗净)二斤。日中曝令软,纳粟米饭甑中同蒸之,二斗米熟为度,不拘时服。(摘录自《圣济总录》)

11. 治蛲虫病 黄精八钱,加冰糖二两,炖服。(摘录自《福建中医药》)

12. 治肾虚腰痛 黄精 250g,黑豆 50g,煮食。(摘录自《湖南药物志》)

13. 治疗小儿五迟、五软 黄精 1000g,煨大枣 120~180g,烘干研末,炼蜜为丸,黄豆大。每次 6g,每日 3 次,开水调服。(摘录自《草药手册》)

14. 治足癣、体癣 黄精 30g,丁香 10g,百部 10g,煎水外洗。(摘录自《新编常用中草药手册》)

15. 治疗神经性皮炎 黄精适量,切片,九煎九晒。早晚嚼服,每次 15~30g。(摘录自《湖北中草药志》)

16. 治疗肺燥咳嗽 黄精 15g,北沙参 12g,杏仁、桑叶、麦门冬各 9g,生甘草 6g,水煎服。(摘录自《山东中草药手册》)

17. 肺结核咯血 黄精 500g,白及、百部各 150g,玉竹 120g,共研细粉,炼蜜为丸,每服 9g,每天 3 次。(摘录自《中国常用中草药》)

【不良反应】 久服常产生腹胀、少食等不良反应。

参考文献

[1] 李志涛,孙金旭,朱会霞,等.黄精多糖的提取及其抑菌性研究[J].食品研究与开发,2017,38(15):36-38.

[2] 吕品田,段昕波.黄精多糖对MFC胃癌荷瘤小鼠抑瘤及免疫调节作用[J].中成药,2020,42(8):2169-2172.

三十、黑芝麻

【来源】本品为脂麻科植物脂麻 *Sesamum indicum* L. 的干燥成熟种子。秋季果实成熟时采割植株,晒干,打下种子,除去杂质,再晒干。

【炮制加工】

1. 黑芝麻 除去杂质,洗净,晒干。用时捣碎。

2. 炒黑芝麻 取净黑芝麻,照清炒法炒至有爆声。用时捣碎。

【性味】甘,平。

【归经】归肝、肾、大肠经。

【功能主治】补肝肾,益精血,润肠燥。用于头晕眼花,耳鸣耳聋,须发早白,病后脱发,肠燥便秘。

【用法用量】9~15g。

【贮藏】置于阴凉干燥处。

【化学及营养成分】

1. 脂类 黑芝麻种子含脂肪油15%~55%,为油酸(约48%)、亚油酸(约37%)、棕榈酸、硬脂酸、花生油酸等。

2. 木脂素类 如芝麻素、芝麻素酚、芝麻林素、芝麻林素酚、芝麻酚、松脂醇等。

3. 维生素 如维生素E、烟酸、维生素B_1、维生素B_2、叶酸等。

4. 矿物元素 如钙、铁、锌、硒、铜、锰等。

5. 其他 如车前糖、芝麻糖、寡糖等。

【质量评价】

1. 性状鉴别 本品呈扁卵圆形,长约3mm,宽约2mm。表面呈黑色,平滑或有网状皱纹。尖端有棕色点状种脐。种皮薄,子叶2,白色,富油性。气微,味甘,有油香气。

2. 显微鉴别 粉末灰褐色或棕黑色。种皮表皮细胞成片,胞腔含黑色色素,表面观呈多角形,内含球状结晶,断面观呈栅状,外壁及上半部侧壁菲薄,大多破碎,下半部侧壁及内壁增厚。草酸钙结晶常见,球状或半球形结晶散在或存在于种皮表皮细胞中,直径14~38μm;柱晶散在或存在于颓废细胞中,长约至24μm,直径2~12μm。

3. 理化鉴别 取本品1g,研碎,加石油醚(60~90℃)10mL,浸泡1小时,倾取上清液,置试管中,加含蔗糖0.1g的盐酸10mL,振摇半分钟,酸层显粉红色,静置后,渐变为红色。取本品0.5g,捣碎,加无水乙醇20mL,超声处理20分钟,放冷,滤过,滤液蒸干,残渣加无水乙醇1mL使溶解,静置或离心,取上清液作为供试品溶液。另取黑芝麻对照药材0.5g,同法制成对照药材溶液。再取芝麻素对照品及β-谷甾醇对照品，加无水乙醇分别制成每1mL含1mg的溶液，作为对照品溶液。照薄层色谱法试验，吸取供试品溶液及对照药材溶液各8μL，对照品溶液4μL，分别点于同一硅胶G薄层板上，以环己烷-乙醚-乙酸乙酯（20∶5.5∶2.5）为展开剂，展开，取出，晾干，喷以10%硫酸乙醇溶液，加热至斑点显色清晰。供试品色谱中，在与对照药材及对照品色谱相应的位置上，显相同颜色的斑点。

【药理作用】

1. 调节脂代谢 芝麻素能调节高脂血症大鼠的脂代谢，缓解机体的氧化应激，改善肝脏的脂肪变性。黑芝麻油的降脂作用主要是降低低密度脂蛋白胆固醇，进而降低总胆固醇。

2. 保肝 芝麻素对慢性肝损伤有明显的保护作用，能改善四氯化碳慢性肝损伤大鼠肝细胞的损害和坏死状况，对肝功能有保护作用；也可显著改善对乙酰氨基酚引起的急性肝损伤，抑制或延缓肝脏纤维化。

3. 保护心血管 黑芝麻含大量维生素E，能改善脂质代谢，预防冠心病、动脉粥样硬化，抑制去甲肾上腺素诱导的心肌细胞凋亡和肥大。芝麻油通过其有效成分的抗氧化作用，能够预防和减轻动脉粥样硬化的发生和发展。

4. 抗氧化，抗衰老 黑芝麻含木脂素类和生育酚类，能有效清除细胞内的自由基，阻止其引发的细胞内不饱和脂质的过氧化反应，延缓细胞衰老。芝麻素有一定的体外清除自由基的能力，在体内通过影响抗氧化酶和非酶系统发挥其抗氧化作用。

5. 抗肿瘤 芝麻素有显著的抑瘤作用，对二乙基亚硝胺诱发的大鼠肝癌具有一定的抑制和延缓作用。

6. 其他 芝麻油具有预防醋酸泼尼松致大鼠骨质疏松的作用。口服芝麻油有润肠通便的功效，可改善急性心肌梗死患者的排便情况。

【食疗应用】

1. 芝麻核桃羹 黑芝麻50g，核桃肉100g。将上述材料分别用文火炒香研碎，每次用4汤匙加适量水，水淀粉勾芡，冰糖末调味食之，每日2次。常服本品有补肾润燥、健脑、黑须发、悦颜之功。

2. 黑芝麻粥 将黑芝麻炒熟研碎，每次用50g，调入用100g粳米煮成的粥内，加食盐调味，早晚食用。常食本品有润肌乌发、面红色润、促使脱发生长之效果。

3. 芝麻粥 黑芝麻适量，淘洗干净，晒干炒热，研碎备用。每次取30g，加粳米200g煮粥，分次服。本粥具有补肝肾、润五脏的作用，适用于体虚气弱、须发早白、头目眩晕及贫血等。

4. 芝麻黑豆泥鳅粥 黑芝麻60g，黑豆60g，泥鳅200g，调料适量。将泥鳅洗净，放入碗内，加入黄酒、葱、姜、味精、盐，上笼蒸至熟透，去骨及刺，待用；将黑豆、黑芝麻洗净入锅熬粥，放入泥鳅肉，再煮片刻即可。每日早、晚温热食用。本粥具有养血生发、补血健脾的功效，适用于脾肾内虚、精血亏损所致的脱发、须发早白、面色萎黄等。

5. 健脑粥 黑芝麻20g，大米100g，桃仁25g，百合干10g。上4味共煮成粥。经常食用本品有增智健脑的功效，可用于肝虚腰痛、老年虚弱、记忆力减退、低热的辅助治疗。

6. 芝麻核桃粥 黑芝麻50g，核桃仁100g，一齐捣碎，加适量大米和水煮成粥。本粥具有补肝肾的作用,适用于继发性脑萎缩。

7. 芝麻杏仁饮 黑芝麻10g,甜杏仁8g,冰糖适量。将黑芝麻洗净,用小火烘干;将杏仁洗净,晾干表面水分,共捣烂,放入大茶缸中,用开水冲泡,加入冰糖溶化,代茶饮。本茶具有润肠通便、润肺止咳的功效。

8. 黑芝麻核桃粉 核桃仁60g,黑芝麻30g。将上物共捣成细末。每日早晚各1匙,温开水送服。本品适用于习惯性便秘,长年便秘者连续服用有效。

9. 桑麻糖 桑叶100g,黑芝麻120g,蜂蜜适量。将桑叶烘干,研成细末;将黑芝麻捣碎,放入砂锅内,加入蜂蜜及清水煎至浓稠,倒入桑叶末混匀,制成糖块。每次嚼食10g。本品具有滋补肝肾、清肝明目的功效,适用于肝阳偏亢所致的老年性白内障。

【应用注意事项】 脾虚便溏者慎服。

【临床应用】

1. 治肝肾不足,时发目疾,皮肤燥涩,大便坚硬 桑叶(经霜者)、黑芝麻(炒)等份。为末,以糯米饮捣丸(或炼蜜为丸)。日服四五钱,勿间断,自效。(摘录自《医级》桑麻丸)

2. 治老人风虚痹弱,四肢无力,腰膝疼痛 巨胜子二升(熬),薏苡仁两升,干地黄半斤。上以绢袋贮,无灰酒一斗渍之,勿令泄气,满五六日。空心温服一二盏尤益。(摘录自《寿亲养老新书》巨胜酒)

3. 治小儿血气不足,不能荣,发不生 巨胜一合,当归、生地黄、芍药各一两,胡粉半两。上为细末,炼蜜为丸。每服十丸,黑豆汤送下,兼化涂。(摘录自《幼幼新书》引张焕方巨胜丹)

4. 治卒腰痛,连脚膝疼 胡麻(新者)三合,附子(炮)一两。上熬胡麻令香,同为散。每于食前以温酒调下二钱。(摘录自《太平圣惠方》)

5. 治一切风湿,腰脚疼痛,并游风行止不定 胡麻一斤,白术八两,威灵仙(酒炒)四两。共研为末,每早服五钱,白汤调下。(摘录自《本草汇言》)

6. 治胎孕足月,过期不产 胡麻蒸熟,日服三合,干嚼化,白汤送下。不唯善能催生,下胞平速,且无一切留难诸疾。(摘录自《本草汇言》)

7. 治脚气 乌麻五升,微熬,捣碎。以酒一斗,渍一宿。随所能饮之,尽更作,甚良。(摘录自《普济方》乌麻酒)

【不良反应】

1. 不完全性肠梗阻 腹胀腹痛,肛门坠胀,下痢,下腹部压痛,肠鸣音亢进。

2. 变态反应 有报道黑芝麻致过敏性皮疹1例。患者进食芝麻、芝麻酱、腰果、核桃等后全身反复发作大片风团、呼吸困难。查血清特异性IgE,结果示对芝麻过敏。

参考文献

[1] 张丽丽,苏松柏,朱迪,等.黑芝麻不同炮制品的化学成分变化及降血脂药理作用对比研究[J].中医药学报,2021,49(5):35-40.

[2] 杨雪,郝二伟,张帆,等.种子类中药及其活性成分改善动脉粥样硬化的作用机制研究[J].中国药房,2020,31(7):884-889.

[3] 王荣,赵佳,冯怡,等.黑芝麻总黄酮的体内抗氧化作用研究[J].中国油脂,2020,45(7):42-44,66.
[4] 陈平,邓承颖.中药黑芝麻的研究概况及其应用[J].现代医药卫生,2014,30(4):541-543.

三十一、蜂蜜

【来源】 本品为蜜蜂科昆虫中华蜜蜂 *Apis cerana* Fabricius 或意大利蜂 *APis mellifera* Linnaeus 所酿的蜜。春至秋季采收,滤过。

【炮制加工】

1. 蜂蜜 取纯净的蜂蜜,用文火加热至沸,趁热过滤去泡沫、杂质和死蜂。

2. 炼蜜 取净蜂蜜置锅内,用文火熬至颜色稍深、黏度增强时,取出放凉。《本草经集注》载:"凡蜜,皆先火上煎,掠去其沫,令色微黄。"

【性味】 甘,平。

【归经】 归肺、脾、大肠经。

【功能主治】 补中,润燥,止痛,解毒。用于脘腹虚痛,肺燥干咳,肠燥便秘;外治疮疡不敛,水火烫伤。

【用法用量】 内服:冲调,15~30g;或入丸剂、膏剂。外用:适量,涂敷。

【贮藏】 贮干燥容器内,密闭,置阴凉处,防尘。

【化学及营养成分】

1. 糖类 占蜂蜜含量的80%以上,其中35%为葡萄糖,36%为果糖,其他还含蔗糖、麦芽糖等。

2. 蛋白质和氨基酸类 蜂蜜中存在很多蛋白酶,如转化酶、α-葡萄糖苷酶和β-葡萄糖苷酶、过氧化氢酶、酸性磷酸酶、淀粉酶和葡萄糖氧化酶等。淀粉酶包括α-淀粉酶和β-淀粉酶。蜂蜜中含量最多的氨基酸是脯氨酸,占50%~85%。

3. 维生素类 蜂蜜中的维生素包括维生素 B_1、维生素 B_2、维生素 B_3、维生素 B_5、维生素 B_6、维生素 B_9 和维生素 H。

4. 多酚类 主要包括酚酸和黄酮,其中酚酸类化合物主要有咖啡酸、香豆酸、鞣花酸、阿魏酸、绿原酸等;黄酮类化合物主要有槲皮素、橙皮素、柯因、松属素、木犀草素、芹菜素和杨梅酮等。

【质量评价】

1. 性状鉴别 蜂蜜为稠厚的液体,白色至淡黄色(白蜜),或橘黄色至琥珀色(黄蜜)。夏季如清油状,半透明,有光泽;冬季则易变成不透明,并有葡萄糖的结晶析出,状如鱼子。气芳香,味极甜。以水分小,有油性,稠如凝脂,用木棒挑起时蜜汁下流如丝状不断,且盘曲如折叠状,味甜不酸,气芳香,洁净无杂质者为佳。

2. 理化鉴别 取本品粉末0.5g,加甲醇20mL,超声处理20分钟,滤过,取滤液作为供试品溶液。另取白杨素对照品、高良姜素对照品,加甲醇制成每1mL各含1mg的混合溶液,作为对照品溶液。照薄层色谱法,吸取上述两种溶液各5μL,分别点于同一硅胶G薄层板上,以三氯甲烷-甲醇-丁酮(9.4∶0.3∶0.3)为展开剂,展开,取出,晾干,喷以三氯化铝试液,置紫外灯(365nm)下检视。供试品色谱中,在与对照品色谱相应的位置上,显相同颜色的荧光斑点。

【含量测定】 **还原糖** 以十八烷基硅烷键合硅胶为填充剂;以甲醇-0.5%磷酸溶液(64∶36)为流动相;检测波长为268nm。理论板数按白杨素峰计算应不低于6000。取白杨素对照品、高良姜素对照品适量,精密称定,加甲醇分别制成每1mL含白杨素30μg、高良姜素20μg的溶液,即得。取本品粉末(过四号筛)约0.1g,精密称定,置索氏提取器中,加丙酮100mL加热回流至提取液无色,提取液回收溶剂至干,残渣用甲醇溶解,转移至100mL量瓶中,加甲醇至刻度,摇匀,滤过,取续滤液,即得。分别精密吸取上述两种对照品溶液与供试品溶液各10μL,注入液相色谱仪,测定,即得。本品含还原糖不得少于64.0%。

【药理作用】

1. 调节肠道菌群 荞麦蜜中的多酚类成分和低聚糖可以发挥协同作用,抑制有害菌,促进有益菌的生长,从而发挥调节肠道菌群的作用。

2. 保肝 蜂蜜能增加肝糖原,使肝糖含量升高,对四氯化碳引起的肝损伤有明显的保护作用。蜂蜜还能促进肝脏切除后的再生,增强蛋氨酸对肝组织再生的作用,促使血糖、氨基已糖含量升高和血胆固醇含量恢复正常。

3. 保护心血管 蜂蜜可补偿心肌不间断工作的能量消耗,使心血管扩张,改善冠状动脉的血液循环,促使冠状动脉血流正常。蜂蜜中含有微量乙酰胆碱类物质,对心脏疾病有良好的治疗作用。蜂蜜可使血流通畅,胆固醇降低,并能提高血液中高密度脂蛋白的水平。

4. 抗菌 低浓度蜂蜜抑菌,高浓度蜂蜜杀菌。当蜂蜜浓度达到80%及在原蜂蜜中时,实验菌无一例生存,且蜂蜜有防止和阻止细菌扩散的作用,并与浓度有关系。蜂蜜对化脓性金黄色葡萄球菌、乙型溶血性链球菌、绿脓杆菌、部分大肠埃希菌都有明显的抑制效果。

5. 抗炎 蜂蜜具有直接的抗炎作用,用于创伤,能明显减轻炎症和创伤发炎引起的周围组织浮肿,减少渗出液和疼痛,防止局部深度烧伤部位引发炎症。

6. 调节免疫 椴树蜜给小鼠灌胃可使抗体形成细胞增加,具有增强体液免疫的作用。杂花蜜给小鼠灌胃则使抗体形成细胞减少,具有抑制抗体产生的作用。

7. 抗肿瘤 肿瘤接种前预先给大鼠或小鼠注入蜂蜜溶液者,肿瘤生长明显减缓。蜂蜜能抑制肿瘤转移过程,使大鼠或小鼠生存率增加21%左右。

8. 抗衰老 用蜂蜜间接刺激松果体可使其分泌激素等,能延缓衰老,恢复青春。而且随着温度的增高,蜂蜜的抗氧化活性增强越快。

9. 解毒 蜂蜜对川乌有明显的解毒作用;对四氯化碳中毒大鼠的肝脏有保护作用,可使肝糖原含量增加,使肝的组织结构恢复。

10. 润肺止咳 蜂蜜可以通过减少气道中与哮喘相关的组织病理学变化,有效缓解哮喘及相关并发症,摄入蜂蜜也可以有效抑制分泌黏液的杯状细胞增生。

11. 促进组织再生,治疗创面 浅度烧伤的患者3~5天开始生成新肉芽,大面积深Ⅱ度烧伤的患者4~6天脓汁完全消失。

【食疗应用】

1. 红茶蜜饮 红茶5g,蜂蜜适量。将红茶加沸水冲泡10分钟,调入蜂蜜,饭前热服。本品具有温中和胃的功效,适用于胃及十二指肠溃疡。

2. 蜜糖羹 蜂蜜100mL,放碗内蒸服。每日3次,空腹食用。本品适用于胃、十二指肠溃疡。

3. 姜汁蜜 鲜生姜10g,蜂蜜20g。上2味加水20g调匀,1次缓缓咽下。本品具有温中散寒、止呃止呕的功效,适用于呃逆、呕吐、反胃,胃寒者尤宜服用。

4. 人参蜜膏 人参(去芦)150g,蜂蜜250g。将人参加水熬透,共煎3次,合并药液,再以文火熬成浓汁,加入蜂蜜搅匀,每次服15g,温开水送服,每日2次。本品具有益气健脾的功效,适用于老年人养生保健、延年益寿。

5. 三汁蜜 鲜藕250g,生梨2只,生萝卜250g,蜂蜜250g。将鲜藕、生梨、生萝卜切碎绞汁,加蜂蜜,隔水蒸熟。每日2次,每次2匙,开水化服。本品适用于干咳痰少且黏稠者。

6. 川贝蜂蜜方 川贝母10g,蜂蜜30g。上2味加水少许,隔水炖30分钟,早晚各服1次。本品具有润肺止咳的功效,适用于肺燥咳嗽、久咳不止、痰少黏滞、咽干口燥。

7. 油煎鸡蛋蘸蜂蜜 鸡蛋1~2个,蜂蜜1~2匙。在油锅中煎鸡蛋,趁热加入蜂蜜。立即进食,连食2~3个月。本品适用于小儿支气管哮喘。

【应用注意事项】 痰湿内蕴、中满痞胀及大便不实者禁服。

【临床应用】

1. 治咳嗽 白蜜一斤,生姜二斤(取汁)。上二味,先秤铜铫,知斤两讫,纳蜜复秤知数,次纳姜汁,以微火煎令姜汁尽,唯有蜜斤两在,止。旦服如枣大,含一丸,日三服。禁一切杂食。(摘录自《备急千金要方》)

2. 治上气咳嗽,喘息,喉中有物,唾血 杏仁、生姜汁各二升,糖、蜜各一升,猪膏二合。上五味,先以猪膏煎杏仁黄,出之,以纸拭令净,捣如膏,合姜汁、蜜、糖等,合煎令可丸。服如杏核一枚,日夜六七服,渐渐加之。(摘录自《备急千金要方》)

3. 治阳明病,自汗出,若发汗,小便自利者,此为津液内竭,虽硬不可攻之,当须自欲大便 食蜜七合。于铜器内,微火煎,当须凝如饴状,搅之勿令焦著,欲可丸,并手捻作铤,令头锐,大如指,长二寸许,当热时急作,冷则硬。以纳谷道中,以手急抱,欲大便时乃去之。(摘录自《伤寒论》)

4. 治高血压,慢性便秘 蜂蜜一两八钱,黑芝麻一两五钱。先将芝麻蒸熟捣如泥,搅入蜂蜜,用热开水冲化,一日二次分服。(摘录自《现代实用中药》)

5. 治胃及十二指肠溃疡 蜂蜜一两八钱,生甘草三钱,陈皮二钱,水适量。先煎甘草、陈皮,去渣,冲入蜂蜜。一日三次分服。(摘录自《现代实用中药》)

6. 治蛔虫病,吐涎心痛,发作有时,毒药不止 甘草二两,粉一两重,蜜四两。上三味,以水三升,先煮甘草取二升,去滓,纳粉、蜜,搅令和,煎如薄粥,温服一升,瘥即止。(摘录自《金匮要略》甘草粉蜜汤)

7. 治疔肿恶毒 生蜜与隔年葱研膏，先刺破涂之，如人行五里许，则疔出，后以热醋汤洗去。（摘录自《济急仙方》）

8. 治口疮 蜜浸大青叶含之。（摘录自《药性论》）

9. 治男子阴疮 蜜煎甘草末，涂之。（摘录自《肘后备急方》）

10. 治痘疮痒甚，误搔成疮，及疮痂欲落不落者 白蜜不拘多少，涂于疮上，其痂自落，且无疤痕，亦不臭秽。（摘录自《普济方》百花膏）

11. 治风疹，风癣 沙蜜一斤，糯饭一斤，面曲五两，熟水五升，同入瓶内封七日成酒，寻以蜜入酒代之，亦良。（摘录自《本草纲目》蜜酒）

12. 治热油烧外痛 白蜜涂之。（摘录自《梅师集验方》）

13. 治䵟 白蜜和茯苓，涂上。（摘录自《肘后备急方》）

14. 解乌头毒 白蜂蜜每次一至四汤匙，温开水冲服。（摘录自《上海常用中草药》）

15. 治胃十二指肠溃疡 蜂蜜50g，生甘草10g，陈皮5g，水适量，先煎甘草、陈皮去滓，冲服蜂蜜，每天3次。（摘录自《现代实用中药》）

16. 治咳嗽哮喘 蜂蜜500g，生姜（取汁）1000g，煎至姜汁尽，每服6g，每天3次。（摘录自《中国常用中草药》）

【不良反应】 暂未发现不良反应。

参考文献

[1] Jiang L, Xie M H, Chen G J, et al. Phenolics and carbohydrates in buckwheat honey regulate the human intestinal microbiota [J]. Evidence-based Complementary and Alternative Medicine, 2020(3): 1-11.

[2] Allen K L, Molan P C, Reid G M. A survey of the antibacterial activity of some New Zealand honeys [J]. Journal of Pharmacy and Pharmacology, 1991, 43(12): 817-822.

[3] Ranneh Y, Akim A M, Hamid H A, et al. Honey and its nutritional and anti-inflammatory value [J]. BMC Complementary Medicine and Therapies, 2021, 21(1): 17-18.

[4] Rasad H, Entezari M H, Ghadiri E, et al. The effect of honey consumption compared with sucrose on lipid profile in young healthy subjects (randomized clinical trial) [J] Clinical Nutrition ESPEN, 2018(26): 8-12.

[5] Abbas A S, Ghozy S, Minh L H N, et al. Honey in bronchial asthma: from folk tales to scientific facts [J]. Journal of Medicinal Food. 2019, 22(6): 543-550.

三十二、榧子

【来源】 本品为红豆杉科植物榧 *Torreya grandis* Fort. 的干燥成熟种子。秋季种子成熟时采收，除去肉质假种皮，洗净，晒干。

【炮制加工】

1. 榧子 取原药材，拣净杂质，或去壳取仁，用时捣碎。

2. 炒榧子 将净仁微炒至外表褐黑，内仁黄黑，发出焦香味为度；或用砂拌炒至热透，内呈黄色，外具焦斑，取出，筛去砂，放冷。

【性味】 甘，平。

【归经】 归肺、胃、大肠经。

【功能主治】 杀虫消积，润燥通便。用于钩虫、蛔虫、绦虫病导致虫积腹痛，小儿疳积，大便秘结，肺燥咳嗽。

【用法用量】 内服：煎汤，9~15g；或入丸、散。

【贮藏】 置阴凉干燥处，防蛀。

【化学及营养成分】

1. 有机酸类 如甲基苹果酸、磷酸、木糖酸、甲基丙二酸、琥珀酸、没食子酸甲酯、D-半乳糖醛酸、2-吡啶甲酸、3,5-二羟基-3-甲基戊酸。

2. 氨基酸类 如L-缬氨酸、DL-正缬氨酸、L-异亮氨酸、L-亮氨酸、DL-脯氨酸。

3. 脂类 如溶血磷脂酰胆碱。

4. 醇类 如2-癸醇和1-癸醇。

5. 糖类 如肌醇半乳糖苷。

6. 维生素类 如维生素 B_6。

7. 其他 如4-硝基苯酚。

【质量评价】

1. 性状鉴别 干燥的种子呈卵圆形，长2~4cm，表面灰黄色或淡黄棕色，有纵皱纹，一端钝圆，有一椭圆形的疤痕，色较淡，在其两侧各有一个小凸起，另一端稍尖，外壳质硬脆，破开后内面红棕色，有麻纹。种仁卵圆形，皱而坚实，表面有灰棕色皱缩的薄膜，仁黄白色，有油性。气微香，味微甜。以个大、壳薄、种仁黄白色、不泛油、不破碎者为佳。

2. 理化鉴别 取本品粉末3g，加甲醇30mL，超声处理30分钟，滤过，滤液蒸干，残渣加水20mL使溶解，用三氯甲烷30mL振摇提取，分取三氯甲烷液。蒸干，残渣加乙酸乙酯2mL使溶解，作为供试品溶液。另取榧子对照药材3g，同法制成对照药材溶液。照薄层色谱法试验，吸取上述两种溶液各2μL，分别点于同一硅胶G薄层板上，以石油醚（60~90℃）-乙酸乙酯（8∶2）为展开剂，预饱和15分钟，展开，取出，晾干，喷以10%硫酸乙醇溶液，在105℃加热至斑点显色清晰。分别置日光和紫外光灯（365nm）下检视。供试品色谱中，在与对照药材色谱相应位置上，显相同颜色的斑点或荧光斑点。

【药理作用】

1. 驱虫 榧子中的有效成分具有驱钩虫、蛔虫、绦虫、蛲虫、丝虫、姜虫的作用。

2. 其他 榧子还有润肺止咳、滑肠通便的作用，用于肺热燥咳及痔疮便秘。

【食疗应用】

1. 炒榧子 榧子500g，薄荷霜50g，冰糖100g。将榧仁刮去黑皮；将炒锅烧热，加入冰糖、薄荷霜熬成浓汁，倒入去皮榧仁拌炒收汁，起锅晾凉即可。本品具有清肺火、健脾气、化痰止咳的功效，适用于肺燥咳嗽、脾虚生痰等。

2. 榧子使君子茶 榧子10g，使君子5g。将榧子、使君子去壳打碎，放入茶杯，用沸水冲泡，代茶饮用。本茶具有杀虫、消疳的功效，适用于防治蛔虫病、蛲虫病、钩虫病、绦虫病等。

3. 榧子茶 榧子30g，炒香，放入杯中，用沸水冲泡，代茶饮。本品适用于钩虫病，并可润肠。

【应用注意事项】 本品不宜多食，以免助火、滑肠。苏轼《物类相感志》载：“榧子壳反绿豆。”《本草衍义》载：“过多则滑肠。”《随息居饮食谱》载：“多食助火，热嗽非宜。”

【临床应用】

1. 治寸白虫 日食七颗，满七日。（摘录自《食疗本草》）

2. 治白虫 一百枚。去皮，火燃啖之，能食尽佳，不能者，但啖五十枚亦得，经宿虫消自下。（摘录自《救急方》）

3. 治十二指肠虫、蛔虫、蛲虫等 榧子（切碎）30g，使君子仁（切细）30g，大蒜瓣（切细）30g。水煎去滓，一日三回，食前空腹时服。（摘录自《现代实用中药》）

4. 治丝虫病 榧子肉150g，血余灰30g。上药研末，混合均匀，调蜜搓成150丸。每日服3次，每次2丸，以4天为1个疗程。

5. 治卒吐血出 蒸饼两三个，以榧子为末，白汤服三钱，日三服。（摘录自《圣济总录》）

6. 治钩虫病 榧子、槟榔各30g，贯众15g，水煎服，分2次服，服药时吃生大蒜2~3瓣，连用3天。（摘录自《中药方剂临床手册》榧子贯众汤）

7. 治好食茶叶、面黄者 服榧子七枚，以愈为度。（摘录自《本草纲目》）

8. 治漏疮积年不愈者 贝母、知母、榧子仁。上等份为末，醋煮面糊和丸，如梧桐子大。每服十五丸至二十丸，空心食前艾汤送下。（摘录自《鸡峰普济方》贝母煎）

9. 治白发 侧柏叶一握，核桃一个，榧子三个。同捣烂，用滚水泡。待凉搽发，频年不断。（摘录自《文堂集验方》妇女乌发丹）

10. 治心肾俱虚者 榧子（去壳）二两，莲肉（去心）、枸杞子、白龙骨、川巴戟（去心）、破故纸（炒）、真琥珀（另研）、芡实、苦楮实（去壳）、白矾（枯）、赤茯苓（去皮）、白茯苓（去皮）、文蛤、莲花须（盐蒸）、白牡蛎（煅）各一两。上为末，酒蒸肉苁蓉一斤二两，烂研为丸，梧桐子大，朱砂一两半重，细研为衣。（摘录自《世医得效方》子午丸）

11. 治癥瘕者 榧子十个，白薇三钱，雷丸三钱，神曲三钱，槟榔二钱，使君子十个，白术一两，人参五钱。水煎服。一剂腹必大痛，断不可饮之茶水，坚忍半日。如渴，再饮二煎药汁，少顷必将虫秽之物尽下而愈，不必二剂。（摘录自《辨证录》攻补两益汤）

【不良反应】 头晕、恶心、呕吐、口干、疲乏、全身无力、睡眠差、烦躁不安、便秘、食欲减退。极个别患者还出现心肌供血不足、气促、呼吸困难、腰腹痛、口唇发绀、四肢毛细血管扩张、皮肤有紫斑。

参考文献

[1] Yang L, Hu Y, Deng H, et al. Water-soluble polysaccharides from *Torreya grandis* nuts: structural characterization and anti-inflammatory activity [J]. International Journal of Biological Macromolecules, 2024, 291: 138935.

[2] 李翠华，单梦，侯金良，等．炒榧子仁高效液相色谱特征图谱研究[J]．中国药业，2024，33(14)：84-86.

[3] Yang S, Huang M, Dong J, et al. Effect of dietary administration of Chinese *torreya* nut on reproductive function in ICR female mice and its possible mechanism of action [J]. Food Frontiers, 2023, 4(4): 1999-2012.

[4] Eunbi K, Boram K, Kyungoh C. *Torreya nucifera* seed oil improves 3T3-L1 adipocyte differentiation [J]. BMC Complementary Medicine and Therapies, 2021, 21 (1): 1-7.

三十三、酸枣仁

【来源】本品为鼠李科植物酸枣 *Ziziphus jujuba* Mill.var.*spinosa* (Bunge) Hu ex H.F.Chou 的干燥成熟种子。秋末冬初采收成熟果实,除去果肉及核壳,收集种子,晒干。

【炮制加工】

1. 酸枣仁 原药放入竹箩内,沉入清水缸中,使仁浮在水面,壳沉水底,将枣仁捞出、晒干。

2. 炒酸枣仁 取洁净的酸枣仁,置锅内用文火炒至外皮鼓起并呈微黄色,取出,放凉。

3. 焦酸枣仁 取洁净的酸枣仁,置锅内用武火炒至有五成变黑红色,取出,放凉。

4. 朱砂制酸枣仁 取净酸枣仁加水喷湿,与朱砂拌匀,晾干。每 100kg 酸枣仁用朱砂面 2kg。

【性味】甘、酸,平。

【归经】归肝、胆、心经。

【功能主治】补肝,宁心,敛汗,生津。用于虚烦不眠,惊悸多梦,体虚多汗,津伤口渴。

【用法用量】内服:煎汤,9~15g;或入丸、散。

【贮藏】置阴凉干燥处,防蛀。

【化学及营养成分】

1. 生物碱类 含有酸枣仁碱 A、酸枣仁碱 B、酸枣仁碱 D、酸枣仁碱 E、酸枣仁碱 F、酸枣仁碱 G_1、酸枣仁碱 G_2、酸枣仁碱 Ia、酸枣仁碱 Ib、酸枣仁碱 K。

2. 三萜类 如白桦脂酸、白桦脂醇、美洲茶酸、麦珠子酸、酸枣皂苷 A、酸枣皂苷 B,以及胡萝卜苷等。

3. 黄酮类 如斯皮诺素、酸枣仁黄素、当药素、6,8-二-C-葡萄糖基芹菜素等。

4. 皂苷类 酸枣仁皂苷是酸枣仁的主要成分,包括白桦脂酸、白桦脂醇、酸枣仁皂苷 A、酸枣仁皂苷 B、酸枣仁皂苷 B_1、酸枣仁皂苷 D、酸枣仁皂苷 E。

5. 脂肪油类 酸枣仁含有约 32% 的脂肪油,大部分为脂肪酸类,如己酸甲酯、庚酸甲酯、辛酸甲酯、壬酸甲酯等。

6. 其他 如苏氨酸、缬氨酸、蛋氨酸、亮氨酸、异亮氨酸、赖氨酸、苯丙氨酸等 17 种氨基酸和钾、钠、钙、锌、铁、铜、锰等多种矿物元素,以及阿魏酸、维生素 C 及植物甾醇、环磷酸腺苷、酸枣仁环肽等。

【质量评价】

1. 性状鉴别 干燥成熟的种子呈扁圆形或椭圆形,长 5~9mm,宽 5~7mm,厚约 3mm,表面呈赤褐色至紫褐色,未成熟者色浅或发黄,光滑。一面较平坦,中央有一条隆起线或纵纹,另一面微隆起,边缘略薄,先端有明显的种脐,另一端具微凸起的合点,种脊位于一侧不明显。剥去种皮,可见类白色胚乳黏附在种皮内侧。子叶 2 片,类圆形或椭圆形,呈黄白色,肥厚油润。气微弱，味淡。以粒大饱满、外皮紫红色、无核壳者为佳。

2. 显微鉴别 本品粉末棕红色。种皮栅状细胞棕红色，表面观多角形，直径约 15μm，壁厚，木化，胞腔小。内种皮细胞棕黄色，表面观长方形或类方形，壁连珠状增厚，木化。子叶表皮细胞含细小草酸钙簇晶及方晶。

3. 理化鉴别 取本品粉末 1g，加甲醇 30mL，加热回流 1 小时，滤过，滤液蒸干，残渣加甲醇 0.5mL 使溶解，作为供试品溶液。另取酸枣仁皂苷 A 对照品、酸枣仁皂苷 B 对照品，加甲醇制成每 1mL 各含 1mg 的混合溶液，作为对照品溶液。照薄层色谱法试验，吸取上述两种溶液各 5μL，分别点于同一硅胶 G 薄层板上，以水饱和的正丁醇为展开剂，展开，取出，晾干，喷以 1% 香草醛硫酸溶液，立即检视。供试品色谱中，在与对照品色谱相应的位置上，显相同颜色的斑点。取本品粉末 1g，加石油醚（60~90℃）30mL，加热回流 2 小时，滤过，弃去石油醚液，药渣挥干，加甲醇 30mL，加热回流 1 小时，滤过，滤液蒸干，残渣加甲醇 2mL 使溶解，作为供试品溶液。另取酸枣仁对照药材 1g，同法制成对照药材溶液。再取斯皮诺素对照品，加甲醇制成每 1mL 各含 0.5mg 的溶液，作为对照品溶液。照薄层色谱法试验，吸取上述 3 种溶液各 2μL，分别点于同一硅胶 G 薄层板上，以饱和的正丁醇为展开剂，展开，取出，晾干，喷以 1% 香草醛硫酸溶液，置紫外光灯（365nm）下检视。供试品色谱中，在与对照药材色谱和对照品色谱相应的位置上，显相同的蓝色的荧光斑点。

【含量测定】

1. 酸枣仁皂苷 A 以十八烷基硅烷键合硅胶为填充剂；以乙腈为流动相 A，以水为流动相 B，进行梯度洗脱；蒸发光散射检测器检测。理论板数按酸枣仁皂苷 A 峰计算应不低于 2000。取酸枣仁皂苷 A 峰对照品适量，精密称定，加甲醇制成每 1mL 含 0.1mg 的溶液，即得。取本品粉末（过四号筛）约 1g，精密称定，置索氏提取器中，加石油醚（60~90℃）适量，加热回流 4 小时，弃去石油醚液，药渣挥去溶剂，转移至锥形瓶中，加入 70% 乙醇 20mL，加热回流 2 小时，滤过，滤渣用 70% 乙醇 5mL 洗涤，合并洗液与滤液。回收溶剂至干，残渣加甲醇溶解，转移至 5mL 量瓶中，加甲醇至刻度，摇匀，滤过，取续滤液，即得。分别精密吸取对照品溶液 5μL、20μL，供试品溶液 10μL，注入液相色谱仪，测定，用外标两点法对数方程计算，即得。本品按干燥品计算，含酸枣仁皂苷 A（$C_{58}H_{94}O_{26}$）不得少于 0.030%。

2. 斯皮诺素 以十八烷基硅烷键合硅胶为填充剂；以乙腈为流动相 A，以水为流动相 B，进行梯度洗脱；检测波长为 335nm。理论板数按斯皮诺素峰计算应不低于 2000。取斯皮诺素峰对照品适量，精密称定，加甲醇制成每 1mL 含 0.2mg 的溶液，即得。取酸枣仁皂苷 A（含量测定）项下的续滤液，作为供试品溶液。分别精密吸取对照品溶液与供试品溶液 10μL，注入液相色谱仪，测定，即得。本品按干燥品计算，含斯皮诺素（$C_{28}H_{32}O_{15}$）不得少于 0.080%。

【药理作用】

1. 镇静、催眠 酸枣仁主要对中枢神经起到抑制作用，可影响慢波睡眠的深睡阶段，使深睡眠的平均时间延长，发作频率增加，对慢波睡眠中的浅睡眠阶段和快波睡眠无明显影响。

2. 抗惊厥 用酸枣仁水溶性提取物给小鼠灌胃，可显著对抗戊四氮引起的小鼠阵挛性惊厥次数及降低死亡率，对士的宁所致惊厥则仅能延长惊厥的潜伏期和推迟死亡时间，但对死亡率无明显影响。

3. 增强免疫 酸枣仁提取物能明显增强小鼠单核-巨噬细胞的吞噬功能，可明显增加小鼠的迟发型超敏反应，并能拮抗环磷酰胺引起的小鼠迟发型超敏反应的抑制作用。

4. 抗心律失常 酸枣仁水提物对乌头碱、氯仿、氯化钡诱发的实验动物心律失常有对抗作用。醇提取物静脉注射对氯化钡所致大鼠心律失常有对抗作用。

5. 抗心肌缺血 酸枣仁总黄酮和酸枣仁总皂苷静脉注射或腹腔注射对垂体后叶素引起的心肌缺血均有对抗作用，可改善心肌缺血，并能减少缺氧、缺糖引起的乳酸脱氢酶的释放，对心肌细胞有保护作用。

6. 降压 酸枣仁水煎液和醇提物无论是口服、腹腔注射，还是静脉注射，均对狗、猫、鼠具有明显的降压作用。

7. 降血脂 酸枣仁总皂苷可通过降低血脂和调理血脂蛋白构成，对动脉粥样硬化的形成和发展有抑制作用。

8. 耐缺氧 酸枣仁总皂苷对常压下缺氧和药物引起的缺氧均能显著延长动物存活时间。

9. 降温，防烫伤，抗脂质过氧化 酸枣仁水煎液有降温作用，醇提取物可防治烫伤。酸枣仁皂苷可提高超氧化物歧化酶的活性，对抗肝匀浆脂质过氧化作用。

10. 其他 酸枣仁还有抗抑郁、抗神经元损伤及抗衰老的作用。

【食疗应用】

1. 酸枣仁粥 酸枣仁1碗，粳米60g。将酸枣仁用水绞取汁，下米煮粥。空腹食之。本品有养心安神的功效，适用于虚劳、心烦、不得卧者。

2. 酸枣仁地黄粥 酸枣仁10g，熟地黄10g，粳米30~60g。将酸枣仁微炒，捣碎，与熟地黄共煎，取药汁，再以药汁煮粥。饮粥，每日3次。本品养阴益肝，补心安神，适用于心肝两虚、心烦不眠。

【应用注意事项】 凡有实邪郁火及患有滑泄证者慎服。《本草经集注》载："恶防己。"《神农本草经疏》载："凡肝、胆、脾三经有实邪热者，勿用，以其收敛故也。"《得配本草》载："肝旺烦躁，肝强不眠，心阴不足，致惊悸者，禁用。"《本草求真》载："性多润，滑泄最忌。"

【临床应用】

1. 治虚劳虚烦，不得眠 酸枣仁二升，甘草一两，知母二两，茯苓二两，芎䓖二两。上五味，以水八升，煮酸枣仁，得六升，纳诸药，煮取三升，分温三服。（摘录自《金匮要略》酸枣仁汤）

2. 治骨蒸，心烦不得眠卧 酸枣仁二两。以水二大盏半，研滤取汁，以米二合煮作粥，候临熟，入地黄汁一合，更微煮过，不计时候食之。（摘录自《太平圣惠方》酸枣仁粥）

3. 治胆虚睡卧不安，心多惊悸 酸枣仁一两。炒熟令香，捣细罗为散。每服二钱，以竹叶汤调下，不计时候。（摘录自《太平圣惠方》）

**4. 治心脏亏虚，神志不守，恐怖惊惕，常多恍惚，易于健忘，睡卧不宁，梦涉危险，一切心

疾 酸枣仁(微炒，去皮)、人参各一两，辰砂(研细，水飞)半两，乳香(以乳钵坐水盆中研)一分。上四味研和停，炼蜜丸如弹子大。每服一粒，温酒化下，枣汤亦得，空心临卧服。(摘录自《太平惠民和剂局方》宁志膏)

5. 治胆风毒气，虚实不调，昏沉睡多 酸枣仁一两(生用)，全梃腊茶二两，以生姜涂炙，微焦，捣罗为散。每服二钱，水七分，煎六分，无时温服。(摘录自《简要济众方》)

6. 治睡中盗汗 酸枣仁、人参、茯苓各等份。上为细末，米饮调下半盏。(摘录自《普济方》)

7. 治神经衰弱、失眠、头昏眼花、心烦、心慌 炒酸枣仁 1000g，五味子 1000g，柏子仁 1000g，40% 乙醇适量。按渗施法操作，调节 3~5mL/min 的流速，收集渗滤液 6000mL，静置 24 小时，滤过，分装即得。口服，每次 10~15mL，每天 3 次，或每晚 1 次 20mL。(摘录自《北京市中草药制剂选编》三仁口服液)

8. 治虚烦汗多、惊悸失眠 酸枣仁(炒)50g，酸枣仁(生)50g，天竺黄 50g，琥珀 25g，朱砂 25g。以上 5 味，除朱砂研成极细粉外，其余 4 味，共研细粉，过 100 目筛；用等量递加法将朱砂细粉与上混合粉混匀，即得。口服，每次 3g，每天 3 次。(摘录自《陕西省医院制剂规范》枣仁散)

9. 治胆热不得卧、神志不安、心悸怔忡 炒酸枣仁、茯神、远志、柏子仁各 9g，防风、枳壳各 6g，生地黄、竹茹各 12g，水煎服。(摘录自《中国常用中草药》枣仁安神汤)

10. 治妇女月经不调、崩漏带下、腰酸腹痛、面色萎黄 桑寄生八两，乳香八两，蕲艾八两，熟地黄八两，杜仲八两，制香附八两，山茱萸八两，鳖甲八两，没药八两，琥珀八两，白芍八两，乌药八两，当归八两，红花八两，龟甲八两，泽泻八两，砂仁八两，柴胡八两，广陈皮八两，远志八两，酸枣仁八两，木香二两，川芎四两，沉香四两，青毛鹿茸四两。上为细末，炼蜜为丸，重三钱，蜡皮封固。每服一丸，白开水送下。(摘录自《全国中药成药处方集》(济南方)安坤赞育丸)

【不良反应】 大剂量酸枣仁能引起镇静、昏睡、知觉丧失。有患者服用酸枣仁 20g 后出现口唇麻木、咽塞、舌僵、流涎、四肢麻木、烦躁、心律不齐、恶心呕吐、皮疹等。酸枣仁与巴比妥类药物有协同作用，可导致血压持续下降，心脏传导阻滞。

参考文献

[1] 翟旭峰，肖小春，娄勇军，等．生酸枣仁及其炮制品镇静催眠作用及对失眠大鼠脑电图的影响[J]. 中药药理与临床，2015，31(6):94-97.

[2] 胡明亚．酸枣仁的药理作用及现代临床应用研究[J]. 中医临床研究，2012，4(19):20-22.

[3] 杜远东，胡锐，刘继平．酸枣仁油对小鼠荷 S180 肉瘤的抑制作用[J]. 现代中医药，2011，31(1):53-54.

[4] 雪杨，郝二伟，张帆，等．种子类中药及其活性成分改善动脉粥样硬化的作用机制研究[J]. 中国药房，2020，31(7):884-889.

[5] 李泽，解玉军，段慧竹，等．酸枣仁-茯苓共发酵的抗氧化活性增强机制研究[J]. 中国中药杂志，2021，(46)3:620-629.

[6] 尚立芝，毛梦迪，许二平，等．酸枣仁汤加味对抑郁大鼠海马谷氨酸受体表达的影响[J]. 中国实验方剂学杂志，2020，26(23):21-26.

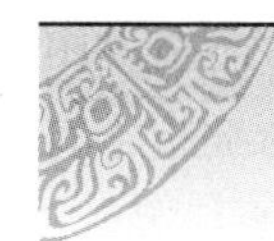

第三节　寒(凉)性药

一、小蓟

【来源】 本品为菊科植物刺儿菜 *Cirsium setosum*(Willd) MB. 的干燥地上部分(带花全草),根亦可入药。夏季采收带花全草,去杂质,鲜用或晒干。

【炮制加工】 **小蓟炭**　取净小蓟段放锅内,炒至棕黑色,注意存性,喷洒少许清水,取出晾干。

【性味】 甘、苦,凉。

【归经】 归心、肝经。

【功能主治】 凉血止血,散瘀解毒消痈。用于衄血,吐血,尿血,血淋,便血,崩漏,外伤出血,痈肿疮毒。

【用法用量】 内服:煎汤,6~10g(鲜品 30~60g);或捣汁饮。外用,适量,捣敷。

【贮藏】 置通风干燥处。

【化学及营养成分】

1. 黄酮类　小蓟全草中的总黄酮量一般可达 3% 以上,已从小蓟中分离得到 38 种黄酮类化合物,如刺槐素、蒙花苷、芦丁等。

2. 萜类　小蓟中的萜类化合物主要为倍半萜和三萜,其中三萜皂苷的量可达 1.44%,如羽扇豆醇乙酸酯、羽扇豆酮、β-香树酯醇等。

3. 苯丙素类　如咖啡酸、绿原酸、反式-对香豆酸二十六醇酯、反式-对香豆酸葵酯等。

4. 苯乙醇苷类　已从小蓟中分离和鉴定出了 10 个苯乙醇苷类化合物,如红景天苷、苯甲醇-O-β-D-吡喃葡萄糖苷等。

5. 生物碱类　小蓟中含 0.05% 的生物碱类成分,包括乙酸橙酰胺、马齿苋酰胺、酪胺等。

6. 植物甾醇类　如豆甾醇、豆甾-4-烯-3-酮、β-胡萝卜苷等。

【质量评价】

1. 性状鉴别　小蓟根茎呈白色、肉质;茎为圆柱形,长 30~45cm,直径 2~4mm,表面呈绿色或微带紫棕色,有纵棱和柔毛;质脆,易折断,断面为纤维性,中空。叶多皱缩或破碎,完整者展平后呈长椭圆形或长圆状披针形,长 3~12cm,宽 0.5~3cm;全缘或微波状,有细密的针刺,上表面呈绿褐色,下表面呈灰绿色,两面均有白色蛛丝状毛。头状花序顶生,总苞钟状,苞片黄绿色,5~6 层,呈线形或披针形,花冠多脱落,冠毛羽状常外露。气弱,味微苦。以色绿、叶多者为佳。

2. 显微鉴别　茎横切面表皮外被角质层,有时可见多细胞非腺毛,在棱脊处的表皮下方有厚角组织,有的微木化。皮层为 10 余列切向延长的薄壁细胞,散在分泌细胞和石细胞。维管束环列,韧皮部较窄,外侧有微木化的韧皮纤维;木质部导管多位于中下方,内侧有少数纤维束,木化。髓部中央常成空洞。叶上表皮细胞呈多角形,可见角质层纹理,下表皮细胞呈不规则形，垂周壁波状变曲。气孔不定式或不等式。多细胞非腺毛多碎断，完整者由3~18个细胞组成，基部细胞直径10~18μm，顶端细胞极细长，并皱缩而扭曲。叶内细胞含有团块状物质及针簇状、方形、柱形等大小不一的草酸钙结晶。

3. 理化鉴别 取本品粗粉1g，加乙醇于水溶上温浸2小时，滤过。滤液蒸干，加乙醇0.5mL溶解供点样用。另取绿原酸及芦丁乙醇液干，作对照品。分别点样于硅胶G0.5% CMC薄层板上，以正丁醇-冰乙酸-水（3∶1∶1）展开，于紫外灯（365nm）下绿原酸显蓝色荧光，喷5%三氯化铝乙醇试液后，芦丁显黄色。

【含量测定】 **蒙花苷** 以十八烷基硅烷键合硅胶为填充剂；以甲醇-0.5%醋酸溶液（55∶45）为流动相；检测波长为326nm。理论板数按蒙花苷峰计算应不低于1500。取蒙花苷对照品适量，精密称定，加甲醇制成每1mL含0.1mg的溶液，即得对照品溶液。取本品粉末（过四号筛）约0.1g，精密称定，置具塞锥形瓶中，精密加入甲醇10mL，称定重量，超声处理（功率100W，频率40kHz）15分钟，放冷，再称定重量，用甲醇补足减失的重量，摇匀，滤过，取续滤液，即得供试品溶液。分别精密吸取对照品溶液与供试品溶液各5μL，注入液相色谱仪，测定，即得蒙花苷含量。本品按干燥品计算，含蒙花苷（$C_{28}H_{32}O_{14}$）不得少于0.70%。

【检查】 本品杂质不得过2%。水分不得过12.0%。酸不溶性灰分不得过5.0%。

【浸出物】 照醇溶性浸出物测定法项下的热浸法测定，用稀乙醇作溶剂，浸出物不得少于19.0%。

【药理作用】

1. 止血，凝血 小蓟能收缩血管，升高血小板数目，促进血小板聚集及增高凝血酶活性，抑制纤维蛋白的溶解，从而加速凝血，促进止血。

2. 抗癌 小蓟水提液对人肝癌HepG2细胞、宫颈癌Hela细胞、白血病K562细胞和胃癌BGC823细胞的生长有抑制作用，使肿瘤细胞发生皱缩、裂碎等形态变化。

3. 抗衰老 小蓟提取物能清除羟自由基和超氧阴离子自由基，具有显著的抗衰老作用。

4. 抑菌 小蓟水煎剂对溶血性链球菌、肺炎链球菌、白喉杆菌、金黄色葡萄球菌、绿脓杆菌、变形杆菌、大肠杆菌、伤寒杆菌、副伤寒杆菌及福氏痢疾杆菌均有抑制作用。

5. 对心血管系统 小蓟水煎液及醇提取物均对离体兔心、离体豚鼠心房肌，有增强收缩力及加快频率的作用，普萘洛尔可阻止其作用。

6. 调节脂质代谢 小蓟粗多糖对小鼠的脂质代谢具有明显的调节作用，对D-半乳糖导致的小鼠衰老具有一定的缓解作用。

7. 其他 20%浓度的小蓟水煎剂对肠平滑肌有抑制作用，也可收缩支气管平滑肌。

【食疗应用】

1. 三汁饮 小蓟100g，生藕250g，鲜芦根250g。将小蓟煎煮取汁，将生藕、芦根打成浆，与小蓟汁混匀，加适量水做成蔬菜汁调味。本品对心热、吐血、口干有疗效，可经常饮用。

2. 小蓟藕粉糕 小蓟50g，藕粉、糯米粉各150g。将小蓟煎煮取汁，与藕粉、糯米拌匀后，揉成面团在笼内蒸熟即成。本品有补虚益胃、养血止血之功。

3. 小蓟鸡汤 鸡250g，小蓟嫩叶50g。将鸡洗净、切块，加油煸炒后放葱、姜、黄酒，加水煮开,然后加入小蓟煮至熟,放适量盐即成。本品用于虚劳瘦弱、骨蒸潮热、脾虚泄泻。

4. 小蓟黑木耳羹 小蓟 15g,黑木耳 100g。将小蓟煎煮取汁;将黑木耳发好、洗净,加水和冰糖同煮;将黑木耳煮烂后加入小蓟煮至羹状即成。本品清热凉血,常饮可降低血液黏稠度。

5. 小蓟汁 小蓟鲜草适量,捣烂绞汁,温水和服,每次服 1 小杯。本品可用于病毒性肝炎的辅助治疗。

6. 小蓟马兰根饮 小蓟 15g,马兰根 15g。上 2 味水煎服。本品可用于尿路感染、血尿的辅助治疗。

7. 小蓟茶 新鲜小蓟 200~300g 洗净,水 500g,温火熬 30 分钟后晾至 40℃左右,1 次服尽,每日服 1~2 次,可稳定血压;或大蓟、小蓟各 3~15g,水煎代茶,可用于高血压的辅助治疗。

8. 大麦片粥 大麦面、鲜大蓟、小蓟各 50g,葡萄糖 10g。制作时先将大蓟、小蓟洗净沥水,捣碎成泥,用纱布绞汁。大麦面加水和成面团,擀成薄片,下到沸水锅中,煮沸数分钟加入大蓟汁、小蓟汁及葡萄糖,再煮沸即可。本品具有健脾和胃、清肝除烦、养心凉血的功效,适用于小儿肝炎后腹胀、口干、五心烦热的症状。

【应用注意事项】 脾胃虚寒而无瘀滞者忌服。《本草品汇精要》载:“忌犯铁器。”《神农本草经疏》载:“不利于胃弱泄泻及血虚极、脾胃弱不思饮食之证。”《本草汇言》载:“不利于气虚。”

【临床应用】

1. 治血热妄行之上部出血 大蓟、小蓟、荷叶、侧柏叶、白茅根、茜根、山栀、大黄、牡丹皮、棕榈皮各等份。温水调服,亦可作汤剂水煎服,食后服下。(摘录自《十药神书》十灰散)

2. 治下焦结热尿血或血淋 生地黄、小蓟、通草、滑石、山栀、蒲黄、淡竹叶、当归、藕节、甘草各等份。上㕮咀,每服半两,水煎,空心服。(摘录自《济生方》小蓟饮子)

3. 治紫癜性肾炎 连翘、藕节各 10~20g,小蓟、玄参、赤芍、紫草、蒲黄各 10~15g,益母草 15~20g。每天 1 剂,水煎服,分 3 次服。

4. 治复发性口腔溃疡 小蓟 30g,白及、生地黄各 15g,当归、胡黄连、石菖蒲各 12g,法半夏、竹茹各 10g,陈皮、甘松各 9g,茯苓 24g。每天 1 剂,水煎 3 次,共 750mL,分 3 次服。

5. 治吐血、衄血 小蓟 60g,大蓟、侧柏叶各 9g,仙鹤草、焦栀子各 12g,水煎服。(摘录自《常用中草药图谱》)

6. 治尿路感染、血尿 小蓟、车前草各 30g,水煎服。(摘录自《陕甘宁青中草药选》)

7. 治蛋白尿 可用荷蒂 7 枚,小蓟 15g,藕节 10g,木通 10g,滑石 20g,当归 10g,黑栀 10g,蒲黄炭 10g,竹叶 5g。每天 1 剂,清水煮沸,日 2 次。(摘录自《中药辞海》)

8. 治急性肾炎、尿路感染、尿痛、浮肿 小蓟 15g,生地黄 9g,茅根 60g,水煎服。(摘录自《天津中草药》)

9. 治高血压 小蓟、夏枯草各 15g,煎水代茶饮。(摘录自《安徽中草药》)

【不良反应】 有患者在用药后出现身热、头晕、倦怠、呕吐、腹痛或尿频、尿痛。

参考文献

[1] 钟赣生. 中药学[M]. 北京:中国中医药出版,2012.
[2] 李煜,王振飞,贾瑞贞. 小蓟提取液对四种癌细胞生长抑制作用的研究[J]. 中医药学报,2007,35(5):12-14.
[3] 梁倩倩,丁玲强,李彩霞,等. 小蓟抗氧化作用研究[J]. 河西学院学报,2008,24(5):45-47.
[4] 孟永海,王秋红,匡海学,等. 黑龙江产小蓟的药理作用研究[J]. 中医药信息,2011,28(2):17-18.
[5] 赵坚毅,田立东,潘罂罂. 黄芪小蓟对 NF-κB 信号通路的影响[J]. 西部中医药,2017,30(4):22-24.
[6] 张欣. 小蓟多糖的分离纯化及生物学作用研究[D]. 西安:陕西师范大学,2006.
[7] 刘学. 小蓟的化学成分研究[D]. 长春:长春中医药大学,2007.

二、马齿苋

【来源】 本品为马齿苋科植物马齿苋 *Portulaca oleracea* L. 的干燥地上部分。夏、秋二季采收,除去残根及杂质,洗净,略蒸或烫后晒干。

【炮制加工】 除去杂质,洗净,稍润,切段,晒干。

【性味】 酸,寒。

【归经】 归肝、大肠经。

【功能主治】 清热解毒,凉血止血,止痢。用于热毒血痢,痈肿疔疮,湿疹,丹毒,蛇虫咬伤,便血,痔血,崩漏下血。

【用法用量】 9~15g;鲜品 30~60g。外用适量捣敷患处。

【贮藏】 置通风干燥处,防潮。

【化学及营养成分】

1. 黄酮类 如芹菜素、山柰酚、儿茶素、木犀草素、槲皮素等。

2. 生物碱类 主要包括去甲肾上腺素、腺苷、N-反式阿魏酰基酪胺、多巴胺等。

3. 木脂素类 如马齿苋木脂素 A、马齿苋木脂素 B、马齿苋木脂素 C、马齿苋木脂素 D 等。

4. 有机酸类 主要是多不饱和脂肪酸类,可分为 ω-3、ω-6 等系列。ω-3 系主要包括二十碳五烯酸、α-亚麻酸等;ω-6 系主要包括 γ-亚麻酸、亚油酸等。

5. 糖类 以果胶多糖为主,单糖残基包括葡萄糖、甘露糖、鼠李糖、半乳糖醛酸、阿拉伯糖和半乳糖等。

6. 氨基酸类 马齿苋含有色氨酸、丝氨酸、酪氨酸、谷氨酸、天冬氨酸、脯氨酸等人体所需的 18 种氨基酸。

【质量评价】

1. 性状鉴别 全草多皱缩卷曲成团。茎为圆柱形,长 10~25cm,直径 1~3mm,表面呈黄棕色至棕褐色,有明显扭曲的纵沟纹。叶易破碎或脱落,完整叶片呈倒卵形,绿褐色,长 1~2.5cm,宽 0.5~1.5cm,先端纯平或微缺,全缘。花少见,黄色,生于枝端。蒴果呈圆锥形,长约 5mm,帽状盖裂,内含多数黑色细小种子。气微,味微酸而带黏性。以株小、质嫩、整齐少碎、叶多、青绿色、无杂质者为佳。

2. 显微鉴别 茎横切面:表皮细胞 1 列;皮层宽阔,外侧为 1~3 列厚角组织,皮层薄壁细胞中含草酸钙簇晶，直径 15~60μm，有时可见淀粉粒及细小的棱状结晶；维管束外韧型，8~20 个排列成环，束间形成层明显；髓部细胞中亦含草酸钙簇晶。粉末特征：绿色，味酸。叶上表皮细胞表面观，细胞壁较平直，下表皮细胞垂周壁常波状弯曲；角质层纹理明显，气孔平轴式。叶肉细胞中含草酸钙簇晶，直径 7~37μm。淀粉粒较少，单粒类圆形，直径 5~20μm，脐点点状或裂缝状，层纹不明显；复粒少见，由 2~3 分粒组成。种皮细胞碎片呈深棕红色，表面观细胞呈多角星状，有多数小凸起。果皮石细胞大多成群，长梭形或长方形，壁较薄，亦有类圆形，壁较厚。尚可见有果皮薄壁性大的网孔细胞。另有茎表皮细胞、导管、花粉粒、果皮表皮细胞等。

3. 理化鉴别　取本品粉末 2g，加水 20mL，加甲酸调节 pH 值至 3~4，冷浸 3 小时，滤过，滤液蒸干，残渣加水 5mL 使溶解，作为供试品溶液。另取马齿苋对照药材 2g，同法制成对照药材溶液。照薄层色谱法试验，吸取上述两种溶液各 1~2μL，分别点于同一硅胶 G 薄层板上，以水饱和正丁醇－冰醋酸－水（4∶1∶1）为展开剂，展开，取出，晾干，喷以 0.2% 茚三酮乙醇溶液，在 110℃加热至斑点显色清晰。供试品色谱中，在与对照药材色谱相应的位置上，显相同颜色的斑点。

【检查】 水分不得过 12.0%。

【药理作用】

1. 抗炎　马齿苋中起到抗炎作用的活性成分有花生四烯酸、β-胡萝卜素、β-谷甾醇等，通过调节 TLR4/NF-κB 信号通路等减轻炎症反应。

2. 降脂，降压，降尿酸　马齿苋多不饱和脂肪酸也能够逐渐减轻肝细胞肿胀、脂质堆积情况和减缓脂肪变性程度，有明显的降脂作用。

3. 抗菌　马齿苋中含有多糖类、黄酮类等成分，对须毛癣菌和红色毛癣菌均具有抑菌功效，素有“天然抗生素”的称号。

4. 保护心脑血管　马齿苋主要通过清除氧自由基，改善血液流变学，降血脂，降胆固醇，预防动脉粥样硬化和血栓形成等方式，发挥保护心脑血管的作用。

5. 抗氧化　马齿苋中含有丰富的维生素 E、维生素 C、胡萝卜素等营养物质，有助于提高机体的抗氧化能力，起到延缓衰老的作用。

6. 抗肿瘤　马齿苋中起抗肿瘤作用的主要活性成分有山柰酚、多糖类等，可多靶点、多通路抑制肿瘤细胞增殖，诱导肿瘤细胞凋亡。

7. 保肝　马齿苋多糖通过激活内源性信号通路保护肝脏损伤和改善肝纤维化；马齿苋总黄酮可通过减轻脂质过氧化，增强抗氧化能力，从而起到保护肝脏的作用。

8. 其他　马齿苋水溶或脂溶提取物能延长四氧嘧啶糖尿病大鼠的生命，但不影响血糖水平，能够促进上皮细胞功能的正常化和溃疡的修复，且对家兔有利尿作用。

【食疗应用】

1. 马齿苋粥　鲜马齿苋 90g，大米 50g。二者同煮粥食用即可。本品具有清热解毒、凉血止血的作用，用于痰热壅肺所致的咯血及便血等症。

2. 马齿苋绿豆汤　鲜马齿苋 120g，绿豆 60g，粳米 50g。将三者同煎汤，每日服 2 次。

本品能够清热解毒,杀菌止痢,可用于细菌性、病毒性痢疾、下痢。

3. 马齿苋蜜 将鲜马齿苋捣烂,取汁半茶杯,加白蜜30g,开水冲服,治久咳、白带;或用鸡蛋清调匀此汁炖熟,温服,治白带。

4. 马齿苋红糖饮 鲜马齿苋500g,或干品150g,洗净切碎,加红糖100g,入砂锅加水煎沸约半小时,取汁约500g,趁热温服,服完睡觉盖被出汗,每次煎1剂,日3次。本品治尿频、尿痛、尿少、尿浑浊。

【应用注意事项】 脾虚便溏者及孕妇禁服。《神农本草经疏》载:"凡脾胃虚寒,肠滑作泄者勿用;煎饵方中不得与鳖甲同入。"《得配本草》载:"脾胃不实、血虚气浮者禁用。"

【临床应用】

1. 治疗细菌性痢疾 马齿苋6g,铁苋菜15g,地榆、仙鹤草各4.5g。将铁苋菜、地榆共研为细末,马齿苋、仙鹤草共煎成液体,二者拌匀成绿豆大的丸剂。每服7.5g,日3次,小儿酌减。(摘录自《陕甘宁青中草药选》)

2. 治一切久恶疮 马齿苋一两(末),白矾一两(末),皂荚一两(末)。上件药,用好酥一升,慢火煎为膏,贴之。(摘录自《太平圣惠方》)

3. 治扁平疣 马齿苋60g,紫草、败酱草、大青叶各15g,水煎服,日1剂,早晚分服。(摘录自《朱仁康临床经验集》马齿苋合剂)

4. 治急性泄泻 马齿苋60g,黄芩15g,蒲公英12g,藿香9g,木香6g,水煎2次,滤渣,浓缩为250mL,每次50mL,日4次,病情较重者,2小时1次。(摘录自《新中医》)

5. 治肛门肿痛 马齿苋叶、三叶酸草等份。煎汤熏洗,日两次有效。(摘录自《濒湖集简方》)

6. 治赤白带下,不问老稚孕妇悉可服 马齿苋捣绞汁三大合,和鸡子白一枚,先温令热,乃下苋汁,微温取顿饮之。(摘录自《海上集验方》)

7. 治产后血痢,小便不通,脐腹痛 生马齿菜,上捣,取汁三大合,煎一沸,下蜜一合调,顿服。(摘录自《经效产宝》)

8. 治甲疽 墙上马齿苋(阴干)一两,木香、丹砂(研细)、盐(研细)各一分。上四味,除丹砂、盐外,锉碎拌令匀,于熨斗内,炭火烧过,取出细研,即入丹砂、盐末,再研匀,旋取敷疮上,日三两度。(摘录自《圣济总录》马齿散敷方)

9. 治耳有恶疮 马齿苋一两(干者),黄柏半两(锉)。捣罗为末,每取少许,绵裹纳耳中。(摘录自《太平圣惠方》)

10. 治血痢 马齿菜二大握(切),粳米三合。上以水和马齿苋煮粥,不着盐醋,空腹啖食。(摘录自《太平圣惠方》马齿粥)

11. 治小便热淋 马齿苋汁服之。(摘录自《太平圣惠方》)

12. 治阑尾炎 生马齿苋一握。洗净捣绞汁30mL,加冷开水100mL,白糖适量,每日服3次,每次100mL。(摘录自《福建中医药》)

13. 治痈久不瘥 马齿苋捣汁,煎以敷之。(摘录自《备急千金要方》)

14. 治多年恶疮 马齿苋捣敷之。(摘录自《滇南本草》)

15. 治蛀脚臁疮 干马齿苋研末,蜜调敷上,一宿,其虫自出。(摘录自《海上方》)

16. **治翻花疮**　马齿苋一斤烧为灰，细研，以猪脂调敷之。（摘录自《太平圣惠方》）

17. **治黄疸、牙龈红肿疼痛**　鲜马齿苋，每次用 60~100g，每日 3 次，煮汤服食。

18. **治尿血**　鲜马齿苋 60~120g，加车前草 7 条，水煎服。

19. **治尿道炎**　马齿苋 60g，生甘草 10g。水煎服。每日 1 剂，连续服食。

20. **治白带**　鲜马齿苋、白鸡冠花各 30g，水煎服，每日 2 次。

【不良反应】 有患者服用马齿苋煎剂后出现血尿。《医林纂要·药性》载："滑胎"。

参考文献

[1] 张子越，殷斌，连锐锐，等．基于网络药理学探究马齿苋缓解结肠炎的作用机制[J]. 世界中医药，2020，15(24)：3748-3760.

[2] 王成祥，刘玉霞，常绍鸿，等．马齿苋多糖对幼年糖尿病大鼠糖脂代谢、肾功能的影响及其作用机制[J]. 中国医科大学学报，2021，50(1)：46-50，6.

[3] 马啸宇，刘学，杨成．马齿苋中抑制马拉色菌活性成分的提取工艺研究[J]. 日用化学工业，2018，48(1)：37-41.

[4] 张远荣，蒋企洲．马齿苋多糖清除羟自由基作用的研究[J]. 首都医药，2009，16(14)：48-49.

[5] Tleubayeva M, Abdullabekova R, Datkhayev U, et al.Investigation of CO_2 extract of *Portulaca oleracea* for antioxidant activity from raw material cultivated in Kazakhstan [J].International Journal of Biomaterials, 2022, 2022: 6478977.

[6] 胡庆娟，牛庆川，宋皓，等．马齿苋多糖抑制 HepG2 细胞存活的作用机制[J]. 食品研究与开发，2019，40(3)：38-44.

[7] 黄小强，丁辉，刘顺和，等．马齿苋多糖对四氯化碳诱导的小鼠急性肝损伤的保护作用[J]. 食品工业科技，2020，41(23)：315-319，324.

[8] 乔靖怡，李汉伟，胡锴，等．马齿苋总黄酮对四氯化碳致大鼠急性肝损伤的保护作用[J]. 中药药理与临床，2020，36(5)：91-95.

三、山银花

【来源】 本品为忍冬科植物灰毡毛忍冬 *Lonicera macranthoides* Hand.-Mazz.、红腺忍冬 *Lonicera hypoglauca* Miq.、华南忍冬 *Lonicera confusa* DC. 或黄褐毛忍冬 *Lonicera fulvotomentosa* Hsu et S.C.Cheng 的干燥花蕾或带初开的花。夏初花开放前采收，干燥。

【炮制加工】 取原材料，筛去泥沙，拣净杂质。

【性味】 甘，寒。

【归经】 归肺、心、胃经。

【功能主治】 清热解毒，疏散风热。用于痈肿疔疮，喉痹，丹毒，热毒血痢，风热感冒，温热发病。

【用法用量】 6~15g。

【贮藏】 置阴凉干燥处，防潮，防蛀。

【化学及营养成分】

1. **挥发油**　包括芳樟醇、棕榈酸、亚油酸、香叶醇、α-松油醇及辛烯醇等。

2. **黄酮类**　12 个成分（Ⅰ~Ⅻ），分别是木犀草素（Ⅰ）、槲皮素（Ⅱ）、苜蓿素（Ⅲ）、苜蓿素-7-O-β-D-葡萄糖苷（Ⅳ）、木犀草素-7-O-β-D-半乳糖苷（Ⅴ）、芦丁（Ⅵ）、金圣草素-7-O-新橙皮糖苷(Ⅶ)、苜蓿素-7-O-新橙皮糖苷(Ⅷ)、山柰酚-3-O-β-D-葡萄糖苷(Ⅸ)、异鼠李素-3-O-β-D-葡萄糖苷(Ⅹ)、槲皮素-3-O-β-D-葡萄糖苷(Ⅺ)、木犀草素-7-O-β-D-葡萄糖苷(Ⅻ)。

3. 有机酸 主要为咖啡酰奎宁酸类(包括绿原酸、异绿原酸、新绿原酸等)和咖啡酸等。

【质量评价】

1. 性状鉴别 ①灰毡毛忍冬:棒状而稍弯曲,长3~4.5cm,上部直径约2mm,下部直径约1mm。表面为绿棕色至黄白色。总花梗集结成簇,开放者花冠裂片不及全长之半。质稍硬,手捏之稍有弹性。气清香。味微苦甘。②红腺忍冬:长2.5~4.5cm,直径0.8~2mm。表面呈黄白至黄棕色,无毛或疏被毛,萼筒无毛,先端5裂,裂片长三角形,被毛,开放者花冠下唇反转,花柱无毛。③华南忍冬:长1.6~3.5cm,直径0.5~2mm。萼筒和花冠密被灰白色毛,子房有毛。④黄褐毛忍冬:长1~3.4cm,直径1.5~2mm。花冠表面呈淡黄棕色或黄棕色,密被黄色茸毛。

2. 显微鉴别 ①灰毡毛忍冬:腺毛较少,头部大多圆盘形,顶端平坦或微凹,侧面观5~16细胞,直径37~228μm;柄部2~5细胞,与头部相接处常为2(~3)细胞并列,长32~240μm,直径15~51μm。厚壁非腺毛较多,单细胞,似角状,多数甚短,长21~240(~315)μm,表面微具疣状凸起,有的可见螺纹,呈短角状者体部胞腔不明显;基部稍扩大,似三角状。草酸钙簇晶,偶见。花粉粒,直径54~82μm。②红腺忍冬:腺毛头部盾形而大,顶面8~40细胞,直径60~176μm,侧面观7~10细胞,排成1~2层,顶端略凹陷;柄1~4细胞,长5~48μm。厚壁非腺毛单细胞,平直,少数弯曲呈钩状,长38~1408μm,表面有细疣状凸起,少数具螺纹。③华南忍冬:腺毛头部呈倒圆锥形或坛形,先端凹陷或较平坦,侧面观20~100细胞,排成3~5层,直径32~150μm;柄部2~5细胞,与头部相接处的细胞甚短,有的2细胞并列,基部细胞大多数而长,直径16~60μm。厚壁非腺毛单细胞长32~848μm,表面具细疣状凸起,有的具双或单螺纹。毛茸足部周围的表皮细胞隆起。④黄褐毛忍冬:腺毛两种,一种头部倒锥形或倒卵形,侧面观12~25细胞,排成3~5层,直径48~100μm,柄部3~6细胞,与头部相接处偶有2细胞并列,长88~470μm;另一种头部类圆形或倒卵形,顶面观4~10细胞,直径25~50μm,柄2~5细胞,长25~190μm。厚壁非腺毛单细胞长33~2000μm,直径10~24μm,壁厚3~10μm,表面具较稀的疣状凸起,有较密的单或双螺纹。

3. 理化鉴别 取本品粉末0.2g,加甲醇5mL,放置12小时,滤过,取滤液作为供试品溶液。另取绿原酸对照品,加甲醇制成每1mL含1mg的溶液,作为对照品溶液。照薄层色谱法试验,吸取供试品溶液10~20μL、对照品溶液10μL,分别点于同一硅胶H薄层板上,以乙酸丁酯-甲酸-水(7∶2.5∶2.5)的上层溶液为展开剂,展开,取出,晾干,置紫外光灯(365nm)下检视。供试品色谱中,在与对照品色谱相应的位置上,显相同颜色的荧光斑点。

【含量测定】**绿原酸和皂苷** 取绿原酸对照品、灰毡毛忍冬皂苷乙对照品、川续断皂苷乙对照品适量,精密称定,加50%甲醇制成每1mL含绿原酸0.5mg、灰毡毛忍冬皂苷乙0.6mg、川续断皂苷乙0.2mg的混合溶液,即得。取本品粉末(过四号筛)约0.5g,精密称定,置具塞锥形瓶中,精密加入50%甲醇50mL,称定重量,超声处理(功率300W,频率40kHz)40分钟,放冷,再称定重量,用50%甲醇补足减失的重量,摇匀,滤过,取续滤液,即得。分别精密吸取对照品溶液 2μL、10μL，供试品溶液 5~10μL，注入液相色谱仪，测定，以外标两点法计算绿原酸的含量，以外标两点法对数方程计算灰毡毛忍冬皂苷乙、川续断皂苷乙的含量，即得。本品按干燥品计算，含绿原酸（$C_{16}H_{18}O_9$）不得少于 2.0%，含灰毡毛忍冬皂苷乙（$C_{65}H_{106}O_{32}$）和川续断皂苷乙（$C_{33}H_{86}O_{22}$）的总量不得少于 5.0%

【药理作用】

1. 抗菌，抗病毒　灰毡毛忍冬与正品金银花具有相似的抗菌谱。在对某些病原菌的抑制和杀灭方面，灰毡毛忍冬还显示出比正品金银花更强的活性。

2. 解热　灰毡毛忍冬和忍冬均能抑制新鲜啤酒酵母菌致热大鼠的发热趋势，二者解热强度相当，但忍冬的作用时间较长。

3. 抗氧化　灰毡毛忍冬提取纯化物除对超氧阴离子的清除能力比维生素 C 稍弱外，在清除羟自由基和对 Fe_3^+ 的还原力方面均较维生素 C 的能力强，且该能力与绿原酸的浓度呈正相关性。

4. 保肝　有研究者对灰毡毛忍冬的总皂苷、总次苷和二十九烷醇及灰毡毛忍冬的水提物做了保肝作用研究，结果表明，它们对四氯化碳、D-氨基半乳糖等肝毒物造成的大、小鼠肝损伤有保护作用。

【食疗应用】

1. 山银花粥　取少量的山银花花蕾，煮粥时放入。本品可健脾胃，清热解毒，适用于消化不良、暑热烦渴等疾病。

2. 山银花露　取适量的山银花，先用猛火后改用小火蒸，过滤出汤汁后加入冰糖饮用。本品具有清热解暑的功效，可治疗牙龈肿痛。

3. 三花茶　山银花 10g，菊花 10g，茉莉花 3g。上述材料加沸水泡茶饮用。本品具有清热解毒的功效，可治疗咽喉肿痛、口渴。

4. 银花杏仁茶　山银花 6g，香薷、杏仁、淡竹叶各 3g，绿茶 1g。将香薷、杏仁研末，与另 3 味共用沸水闷泡 15 分钟；或上述 5 味共加水 500mL 煎沸 10 分钟即成。本品清热解暑，安心除烦，适用于小儿夏季热、口渴烦躁等。

5. 山银花炖梨　将山银花与梨一起炖煮，可以润肺止咳，生津止渴，适用于慢性咳嗽、支气管炎等疾病。

6. 山银花炖肉　将山银花与猪肉一起炖煮，可以滋阴润燥，益气补血，适用于身体虚弱、贫血等疾病。

7. 多鲜饮　鲜荷叶边、鲜山银花、西瓜翠衣、鲜扁豆花、丝瓜皮、鲜竹叶心各适量。将上述材料洗净，切片或粗丝，同入砂锅加水适量，煎煮至水少一半，代茶饮。本品适用于太阴暑温，汗后余邪仍在，自感头微胀、视物不清者。

8. 金银桃花饮　桃花 15 朵，山银花 10g，水煎服。本品适用于痢疾。

9. 山银花薄荷茶　将山银花、薄荷用沸水冲泡，加盖闷 15 分钟，加入蜂蜜即可。本品可缓解痱子的症状。

【应用注意事项】　脾胃虚寒及气虚疮疡脓清者忌服。

【临床应用】 山银花的临床医用广泛。①治痈肿疔疮、丹毒、热毒血痢、风热感冒、温病发热。②清利咽喉,治温邪蕴而成毒,热毒上熏咽喉之疾。在银翘马勃散方中,山银花配伍连翘、牛蒡子、射干、马勃,具有清热、解毒利咽的功效。③治暑热感冒、牙龈肿痛。具体应用如下。

1. 治肠痈腹痛,脉大而尺独数,肌肤甲错,不滑泽 葵根一两,银花三钱,甘草节一钱,皂角刺二钱,陈皮二钱。水煎,空心服。未成者退,已成者溃。(摘录自《罗氏会约医镜》葵根汤)

2. 清湿热,祛风邪,主疠风,肌肉生虫,白屑重迭,搔痒顽麻,甚则眉毛脱落,鼻柱崩坏 苦参一钱五分,生地二钱,黄柏五分,当归、秦艽、蒡子、赤芍、白蒺藜、丹参、丹皮、银花、贝母各一钱,加甘菊三钱。水煎服。(摘录自《医学心悟》苦参汤)

3. 治湿温咽痛、衄血 桔梗一钱五分,牛蒡子一钱五分,黄芩(酒炒)一钱五分,连翘二钱,银花二钱,赤小豆二钱,生甘草一钱,马勃五分。(摘录自《医方简义》开肺解毒汤)

4. 治疔疮 防风一钱,前胡一钱,元参二钱,公英五钱,生地三钱,银花二钱,甲珠一片,赤芍一钱五分,连翘一钱,甘草七分。野菊根五钱为引。无菊根,用乌柏根白皮亦可。二者俱无,宜用菊花二钱代之。便实,加大黄二钱。(摘录自《外科真诠》败毒散)

【不良反应】 较高质量浓度的山银花具有一定溶血作用。山银花的溶血性与其加工方法有关,灰毡毛忍冬的蒸晒品无溶血性,而生晒品有溶血性,故必须采用蒸晒品作为注射液原料。

参考文献

[1] 柴兴云,王林,宋越,等.山银花中黄酮类成分的研究[J].中国药科大学学报,2004,35(4):299.

[2] 陈君,许小方,柴兴云,等.灰毡毛忍冬花蕾的化学成分[J].中国天然药物,2006,4(5):347-351.

[3] 陈雨,冯煦,贾晓东,等.灰毡毛忍冬花蕾的化学成分研究[J].中草药,2008,39(6):823-825.

[4] 粟时颖.山银花研究进展[J].南华大学学报,2009,7(6):744-746.

四、天冬

【来源】 本品为百合科植物天冬 *Asparagus cochinchinensis*(Lour.)Merr. 的干燥块根。秋、冬二季采挖,洗净,除去茎基和须根,置沸水中煮或蒸至透心,趁热除去外皮,洗净,干燥。

【炮制加工】 取原药材,除去杂质及泛油色黑者,洗净,晒至半干,切薄片,干燥。

【性味】 甘、苦,寒。

【归经】 归肺、肾经

【功能主治】 养阴润燥,清肺生津。用于肺燥干咳,顿咳痰黏,腰膝酸痛,骨蒸潮热,内热消渴,热病津伤,咽干口渴,肠燥便秘。

【用法用量】 6~12g。

【贮藏】 置通风干燥处,防霉,防蛀。

【化学及营养成分】

1. 甾体皂苷类 甾体皂苷类化合物是天冬的主要活性成分之一,目前从天冬中分离得到的甾体皂苷类化合物共有60余种,其结构式母核主要有菝葜皂苷元、薯蓣皂苷元、雅姆皂苷元和异菝葜皂苷元等,与这些母核所连接的糖主要为D-吡喃木糖、D-吡喃葡萄糖、L-吡喃阿拉伯糖、L-吡喃鼠李糖。除了甾体皂苷类化合物，还存在其他甾体类化合物。

2. 糖类　天冬多糖A、天冬多糖B、天冬多糖D等。

3. 木脂素类　4-O-甲基-尼艾酚、(−)-尼艾酚、(−)-4′-O-甲基-尼艾酚、3′-羟基-4′-甲氧基-4-去羟基尼艾酚、3′-甲氧基尼艾酚、(+)-4′-O-甲基-尼艾酚、(+)-尼艾酚等。

4. 其他　苯天冬中含有丰富的氨基酸。除此之外，还能从天冬中分离得到黄酮类、蒽醌类、强心苷类、苯丙素类、维生素及矿物元素等成分。

【质量评价】

1. 性状鉴别　本品呈长纺锤形，略弯曲，长5~18cm，直径0.5~2cm。表面呈黄白色至淡黄棕色，半透明，光滑或具深浅不等的纵皱纹，偶有残存的灰棕色外皮。质硬或柔润，有黏性，断面角质样，中柱黄白色。气微，味甜、微苦。

2. 显微鉴别　本品横切面根被有时残存。皮层宽广，外侧有石细胞散在或断续排列成环，石细胞浅黄棕色，呈长条形、长椭圆形或类圆形，直径32~110μm，壁厚，纹孔和孔沟极细密；黏液细胞散在，草酸钙针晶束存在于椭圆形黏液细胞中，针晶长40~99μm。内皮层明显。中柱韧皮部束和木质部束各31~135个，相互间隔排列，少数导管深入至髓部，髓细胞亦含草酸钙针晶束。

3. 理化鉴别　取本品粉末1g，加甲醇25mL，超声处理30分钟，滤过，取滤液回收溶剂至干，残渣加水5mL使溶解，通过已处理好的C18固相萃取柱（1.0g，6mL，依次用甲醇与水各6mL预洗），依次用水、10%甲醇、甲醇各10mL洗脱，收集甲醇洗脱液，回收溶剂至干，残渣加甲醇1mL使溶解，作为供试品溶液。另取天冬对照药材1g，同法制成对照药材溶液。照薄层色谱法试验，吸取上述两种溶液各6μL，分别点于同一硅胶G薄层板上，使成条状。以三氯甲烷-甲醇-水（13∶7∶2）10℃以下放置的下层溶液为展开剂，展开，取出，晾干，喷以10%硫酸乙醇溶液，在105℃加热至斑点显色清晰，分别置日光及紫外光灯（365nm）下检视。供试品色谱中，在与对照药材色谱相应的位置上，显相同颜色的斑点；紫外光下显相同颜色的荧光斑点。

【浸出物】　照醇溶性浸出物测定法项下的热浸法测定，用稀乙醇作溶剂，不得少于80.0%

【药理作用】

1. 抗氧化　现代药理研究证实，天冬具有明确的抗氧化作用。天冬的脂溶性提取物和醇提物能够明显提高D-半乳糖诱导的快速老化小鼠的心肌或脑组织中的抗氧化酶活性，降低氧化产物水平，显著提高D-半乳糖诱导的快速老化小鼠的一氧化氮合酶、过氧化氢酶、超氧化物歧化酶活性，降低丙二醛水平，能够显著增加衰老小鼠的白细胞数量。

2. 抗肿瘤　天冬的抗肿瘤作用与其抗氧化、反突变、诱导肿瘤细胞凋亡、调节免疫功能等息息相关。其中，诱导肿瘤细胞凋亡是抗肿瘤的重要作用机制。天冬抗肿瘤的作用机制可能与调节趋化因子、肿瘤坏死因子、有丝分裂原活化蛋白激酶、磷脂酰肌醇3激酶/蛋白激酶等信号通路中的转录失调等过程有关。

3. 调节免疫　大量研究表明，天冬具有明确的免疫调节功能，其免疫活性物质主要是天冬多糖和甾体皂苷类化合物。

4. 抗炎抗菌 天冬提取液是一种天然抑菌剂，对金黄色葡萄球菌、大肠埃希菌、黑曲霉菌均具有较强的抑制作用。研究表明，急性感染时，天冬提取物能显著增加非特异性免疫调节的重要效应细胞（单核–巨噬细胞）的百分比，增强其吞噬能力，还可以活化巨噬细胞并分泌多种细胞因子。

5. 镇咳平喘 乙醇提取物对由浓氨水引发的小鼠咳嗽及组胺引发的豚鼠咳嗽有明显的镇咳作用，并对由组胺引起的豚鼠哮喘有明显的平喘作用。天冬总皂苷可以明显抑制气道高反应性并减轻哮喘的反应，能够通过抑制诱导型一氧化氮合酶的表达，增加巨噬细胞数量，降低支气管周围血管的增生和胶原蛋白层的厚度，从而抑制血管内皮生长因子的表达。其改善哮喘也与抑制辅助性T细胞2的免疫应答，显著降低白细胞介素–5和白细胞介素–13基因的表达有关。

6. 对神经系统的作用 天冬水煎剂能够明显降低气中毒大鼠血清和脑中的MDA水平，提高谷胱甘肽及SOD水平，显著改善大鼠的认知行为能力及学习记忆能力。天冬提取物可改善由戊四氮诱导的大鼠抑郁和记忆缺失，而天冬提取物中的总皂苷也可促进过氧化氢诱导的皮质神经元细胞的存活，诱导蛋白酪氨酸磷酸酶–2磷酸化，同时降低脑源性神经营养因子及其主要受体原肌球蛋白受体激酶B的表达，通过调节BDNF–TrκB通路，从而达到抗抑郁和神经保护的作用。

7. 其他 天冬提取物可以显著抑制胃肠道溃疡的形成。此外，天冬还有降血糖、稳定血压、强心、抗腹泻、缓解疲劳、杀灭蚊蝇幼虫等作用。值得强调的是，天冬含近20种氨基酸，具有很好的营养保健功效，临床还用于引产、女性乳腺小叶增生和男性乳房发育等症。

【食疗应用】 **二冬生地炖脊骨** 猪脊骨250g，天冬50g，麦冬50g，熟地黄、生地黄各100g，人参25g，盐、味精各适量。将天冬、麦冬、熟地黄、生地黄、人参洗净。将猪脊骨下入沸水中汆去血水，捞出，斩块。把全部材料放入炖盅内，加沸水适量，盖好，隔沸水用文火炖约3小时，调入调味料即可。本品滋阴润燥，清肺降火。

【应用注意事项】 脾虚便溏者禁用。

【临床应用】

1. 治嗽 人参、天门冬（去心）、熟地黄，以上各等份。上为细末，炼蜜为丸如樱桃大，含化服之。（摘录自《儒门事亲》三才丸）

2. 治吐血、咯血 天门冬一两（水泡，去心），甘草（炙）、杏仁（苦杏仁）（去皮、尖，炒熟）、贝母（川贝母）（去心，炒）、白茯苓（去皮）、阿胶（碎之，蛤粉炒成珠子）各半两。上细末，炼蜜丸如弹子大，含化一丸咽津，日夜可十丸。（摘录自《普济本事方》天门冬丸）

3. 治妇人喘，手足烦热，骨蒸寝汗，口干引饮，面目浮肿 天门冬十两，麦冬（去心）八两，生地黄三斤（取汁为膏）。上二味为末，膏子和丸如梧子大。每服五十丸，煎逍遥散送下。逍遥散中去甘草加人参。（摘录自《素问病机保命集》天门冬丸）

4. 治肺痿咳嗽，吐涎沫，心中温温，咽燥而不渴者 生天冬捣取汁一升，酒一斗，饴一升，紫菀四合，入铜器于汤上煎，可丸，服如杏子大一丸，日可三服。（摘录自《肘后备急方》）

5. 治血虚肺燥，皮肤折裂，及肺痿咳脓血证　天门冬，新掘者不拘多少，净洗，去皮心，细捣，绞取汁澄清，以布滤去粗滓，用银锅或砂锅慢火熬成膏，每用一二匙，空心温酒调服。（摘录自《医学正传》天门冬膏）

6. 治老人大肠燥结不通　天门冬八两，麦冬、当归、麻子仁（火麻仁）、生地黄各四两。熬膏，炼蜜收。每早晚白汤调服十茶匙。（摘录自《方氏家珍》）

7. 治健忘　天冬、远志、茯苓、生地黄各等份。为末，蜜丸。酒服二十丸如梧子，日三服。加至三十丸，常服之勿绝。（摘录自《备急千金要方》）

8. 治诸般痈肿　新掘天门冬一味，约三五两，洗净，入砂盆内研细，以好酒荡起，滤去渣，顿服。未效，再服。（摘录自《医学正传》）

9. 治肺胃燥热，痰涩咳嗽　天门冬（去心）、麦冬（去心）等份。上两味熬膏，炼白蜜收，不时含热咽之。（摘录自《张氏医通》二冬膏）

【不良反应】 暂未发现不良反应。

参考文献

[1] 张渝渝，魏江平，谭春斌，等．天冬化学成分和药理作用的研究进展及其质量标志物的预测分析[J]. 中国野生植物资源，2023，42（9）：70-80.
[2] 方芳，张恒，赵玉萍，等．天门冬的体外抑菌作用[J]. 湖北农业科学，2012，51（5）：931-933.
[3] 张明发，沈雅琴．天冬药理作用研究进展[J]. 上海医药，2007，28（6）：266-269.
[4] 张海波．糖尿病的中医辨证与食疗[J]. 时珍国医国药，2002，13（1）：58.

五、玉竹

【来源】 本品为百合科植物玉竹 *Polygonatum odoratum*（Mill.）Druce 的干燥根茎。秋季采挖，除去须根，洗净，晒至柔软后，反复揉搓、晾晒至无硬心，晒干；或蒸透后，揉至半透明，晒干。

【炮制加工】 除去杂质，洗净，润透，切厚片或段，干燥。

【性味】 甘，微寒。

【归经】 归肺、胃经。

【功能主治】 养阴润燥，生津止渴。用于肺胃阴伤，燥热咳嗽，咽干口渴，内热消渴。

【用法用量】 6~12g。

【贮藏】 置通风干燥处，防霉，防蛀。

【化学及营养成分】

1. 甾体皂苷类　是玉竹的主要有效成分之一，按其苷元类型可分为胆甾烷醇型、螺甾烷醇型和呋甾烷醇型甾体皂苷。

2. 糖类　如葡萄糖、半乳糖、木糖、鼠李糖、半乳糖醛酸、葡萄糖醛酸等。

3. 黄酮类　玉竹中分离得到的黄酮类化合物有 53 个，包含高异黄酮类、异黄酮类、二氢黄酮类、二氢查尔酮类等。

4. 挥发油类　主要为酸类化合物、烯酸类化合物、醇类、烯类、醛类，其中质量分数较大的有十六酸（棕榈酸）、9,12–二烯十八酸、雪松醇、(E)–9–烯基十八酸、正己醛。

5. 其他 生物碱、氨基酸及矿物元素钙、锰、锌、铜等。

【质量评价】

1. 性状鉴别 干燥根茎,呈细长圆柱形,略扁,多不分枝,长5~15cm,直径0.5~1cm。表面呈淡黄色或淡黄棕色,半透明,稍粗糙,有细纵皱纹,节明显,呈稍隆起的波状环,节间长度多数在1cm以下,节上有多数不规则散在的细根痕,较大的根痕呈疣状凸起,有时可见圆盘状的地上茎痕迹。干燥者质坚硬,角质样而脆,受潮则变柔软。折断面带颗粒性,黄白色。气微弱,味略甜,有黏性。以条长、肉肥、黄白色、光泽柔润者为佳。

2. 显微鉴别 根茎横切面观表皮细胞1列,细胞小,外被薄角质层,内皮层不明显,维管束散列,外韧型,偶见周木型。液细胞内含草酸钙针晶束。

3. 理化鉴别 取粗粉约1g,加水10mL,水浴温热约30分钟,滤过。取滤液行下列试验:①取滤液2mL置试管中,加α-萘酚1~2滴,摇匀,沿管壁加硫酸1mL,两液面交界处显红色(糖类反应)。②取滤液2mL,加混合的斐林试液3mL,水浴加热片刻,有砖红色沉淀产生。

【含量测定】

1. 玉竹多糖 取无水葡萄糖对照品适量,精密称定,加水制成每1mL含无水葡萄糖0.6mg的溶液,即得对照品溶液。精密量取对照品溶液1.0mL、1.5mL、2.0mL、2.5mL、3.0mL,分别置50mL量瓶中,加水至刻度,摇匀。精密量取上述各溶液2mL,置具塞试管中,分别加4%苯酚溶液1mL,混匀,迅速加入硫酸7.0mL,摇匀,于40℃水浴中保温30分钟,取出,置冰水浴中5分钟,取出,以相应试剂为空白,照紫外-可见分光光度法,在490nm的波长处测定吸光度,以吸光度为纵坐标,浓度为横坐标,绘制标准曲线。取本品粗粉约1g,精密称定,置圆底烧瓶中,加水100mL,加热回流1小时,用脱脂棉滤过,如上重复提取1次,两次滤液合并,浓缩至适量,转移至100mL量瓶中,加水至刻度,摇匀,精密量取2mL,加乙醇10mL,搅拌,离心,取沉淀加水溶解,置50mL量瓶中,并稀释至刻度,摇匀,精密量取2mL,照标准曲线的制备项下的方法,自"加4%苯酚溶液1mL"起,依法测定吸光度,从标准曲线上读出供试品溶液中无水葡萄糖的重量(mg),计算,即得。本品按干燥品计算,含玉竹多糖以葡萄糖($C_6H_{12}O_6$)计,不得少于6.0%。

2. 玉竹黄酮 精密称取芦丁对照品0.04g,置100mL烧杯中,加甲醇50mL后微热使之溶解,用60%乙醇定容至1L,摇匀,即得芦丁对照品溶液,置冰箱中保存。精密吸取芦丁对照品溶液0mL、2.0mL、4.0mL、6.0mL、8.0mL、10.0mL分别置25mL比色管中,加入0.5mol/L的亚硝酸钠溶液1.0mL摇匀;静置5分钟后,加入0.3mol/L的氯化铝溶液1.0mL摇匀;加入1.0mol/L的氢氧化钠溶液5.0mL,再加入60%乙醇至刻度,超声振荡1分钟,并于525nm处测其吸光度。以吸光度为纵坐标、芦丁对照品溶液的浓度(mg/L)为横坐标,绘制标准曲线。称取玉竹片150.00g,加入70%乙醇1L浸提7天。抽滤后保留滤液,玉竹片再用同法浸提2次,合并滤液,减压蒸馏,回收乙醇,浓缩至约100mL,得玉竹总黄酮提取物的供试品溶液。取供试品溶液5.0mL共5份,分置25mL量瓶中,加入0.5mol/L的亚硝酸钠溶液1.0mL摇匀;静置5分钟后,加入0.3mol/L的氯化铝溶液1.0mL摇匀;加入1.0mol/L的氢氧化钠溶液5.0mL,再加入60%乙醇至刻度,超声振荡1分钟,并于525nm处测其吸光度。通过标准曲线即得。

【检查】 水分不得过 16.0%。总灰分不得过 3.0%。

【浸出物】 照醇溶性浸出物测定法项下的冷浸法测定,用 70% 乙醇作溶剂,浸出物不得少于 50.0%。

【药理作用】

1. 降血糖 玉竹的有效成分如黄酮类化合物和皂苷类化合物,普遍有降血糖的作用,具有抑制蛋白质糖基化、抑制 α-葡萄糖苷酶和降血糖的作用。

2. 抗肿瘤 玉竹黄酮和凝集素类化合物具有显著的抗肿瘤活性。玉竹高异黄酮-1 通过调控线粒体-Caspase 依赖和内质网应激途径诱导 A549 细胞凋亡,并通过激活 p38/p53 信号通路导致 G2/M 阻滞,发挥抗肿瘤作用。

3. 抗氧化及免疫调节 玉竹多糖和黄酮类化合物具有抗氧化及免疫调节的作用。玉竹多糖不仅有抗氧化活性,还可作为免疫调节剂,影响 RAW264.7 巨噬细胞的细胞活力和白细胞介素-6 产生。

4. 抗病毒及抑菌 从玉竹中分离的蒽醌类化合物、甾体糖苷和肉桂酸衍生物对甲型流感病毒有显著的体外抑制作用,且优于利巴韦林。

5. 调节免疫 玉竹多糖在一定剂量时,能够增强流感病毒裂解疫苗诱导的免疫应答,显示出黏膜佐剂效应。

6. 调节肠道菌群 玉竹通过调节肠道微生物群在治疗疾病时起关键作用。玉竹多糖能改善高脂饮食诱导的肥胖大鼠肠道菌群,促进短链脂肪酸生成。

【食疗应用】

1. 玉竹沙参煲鹌鹑 沙参、玉竹、蜜枣各适量,鹌鹑 2 只,猪瘦肉 100g。将鹌鹑宰好,切件,飞水后与其他材料一同入锅,加水烧开后文火慢煮 2 小时,调味即可。本品具有补中益气、清热养阴、生津润燥的作用,能够利五脏,强身健体。

2. 玉竹燕麦粥 燕麦片 100g,玉竹 15g。将玉竹用冷水泡发,沸煮 20 分钟后沥出药汁,再加清水沸煮 20 分钟,合并 2 次药汁。将药汁与燕麦片倒入锅中,用文火熬煮成粥,加适量蜂蜜调味即成。每日早餐食用。本品能够滋阴清热,益脾养心,适用于高血压、冠心病、风湿性心脏病等。

3. 沙参玉竹老鸭汤 北沙参 60g,玉竹 50g,芡实 20g,生姜 2 片,老鸭 1 只(约 800g)。将北沙参、玉竹、芡实、生姜洗净。将老鸭杀后去毛及内脏,斩件。将全部用料放入砂锅内,加清水适量,武火煮沸后,文火煲 2 小时,调味即可。分数次饮汤,吃鸭肉。本品能够滋阴润肺清补,用于干咳痰少、劳热、消渴、肠燥便秘者。

4. 玉竹童子鸡 童子鸡 1 只,玉竹 5g,味精、盐各 3g。将童子鸡宰杀后,除去脚爪、尾臊和内脏,抽去头颈骨(留皮)。光鸡用沸水飞水后,洗净其血秽,将其腹部向上,放入炖盅,加入味精、盐、适量冷开水,隔水炖至八成熟时,再投入玉竹,继续炖至鸡肉酥烂为止。食用前除去玉竹。本品能清肺阴,除肺燥,祛痰咳,消虚渴,有固精益气、生津止渴之功效,对肺热燥咳、胃热烦渴、体虚纳少、泄泻水肿、崩漏带下、产后乳少等均有疗效。

5. 怀杞玉竹牛肉汤 怀山药 30g,枸杞子 10g,玉竹 30g,牛肉 150g,调味料适量。将怀山药、枸杞子和玉竹分别洗净；将牛肉洗净，切片；用适量水，猛火煲至水滚，放入材料，用中火煲约3小时，加入调味料即可。本品能够补虚养神，明目补肝，可用于平素乏力、健忘、两眼模糊患者的调理。

6. 玉竹鳜鱼汤 玉竹9g，鳜鱼1条，笋片30g，火腿肉10g，生姜2片，葱花1小匙，盐适量，酒少许，香油少许。将鳜鱼去除磷、内脏，加酒、盐略腌；将玉竹洗净备用；用油爆香生姜，加葱花翻炒，加水煮沸；放入鳜鱼、玉竹、酒、盐，用小火焖煮40分钟，至汤呈奶白色后放入葱花、火腿、香油即可。本品能够滋润养阴，可用于过度疲劳以致阴液不足的黄褐斑。

7. 玉竹枸杞银耳汤 玉竹9g，枸杞子15g，黄精9g，银耳10g，冰糖少许。将银耳冲洗后浸泡，剪成较小块；将玉竹、黄精冲洗后放入药袋，与枸杞子一起加水煮沸，后改小火慢炖15分钟，接着放入银耳续煮5分钟；加入冰糖调味，冷热皆可食用。本品具有滋补肾阴之功，可用于激素分泌失衡或肾阴不足所致的黄褐斑。

8. 玉竹瘦肉汤 瘦猪肉100g，玉竹15g，大葱、生姜、花椒、胡椒、味精、鸡精、盐各适量。将瘦猪肉洗净、切块，葱切段，姜切片；将肉块放入砂锅中，水烧沸，去浮沫，加入葱段、姜片、花椒、胡椒；武火烧沸，文火慢炖至肉烂；加入盐、味精、鸡精即可。本品有养阴润肺止咳之功，可用于慢性咽炎、久咳痰少、气喘乏力等，也可作为肺结核患者的辅助治疗。

9. 玉竹粥 玉竹15g，粳米100g，冰糖少许。将玉竹洗净，切碎煎取浓汁后去渣；将粳米洗净入锅，加药汁和水，武火煮沸，文火慢煮，至粥烂；后放入冰糖，稍煮即成。本品能够滋阴润肺，生津止渴，适用于干咳少痰、潮热盗汗、五心烦热、咽干喑哑、大便秘结等症的调理。

【应用注意事项】 胃有痰湿气滞者忌服。《本草崇原》载："阴病内寒，此为大忌。"《本草备要》载："畏咸卤。"

【临床应用】

1. 治秋燥伤胃阴 玉竹三钱，麦冬三钱，沙参二钱，生甘草一钱。水五杯，煮取二杯，分二次服。（摘录自《温病条辨》玉竹麦门冬汤）

2. 治阳明温病，下后汗出，当复其阴 沙参三钱，麦门冬五钱，冰糖一钱，细生地五钱，玉竹一钱五分（炒香）。水五杯，煮取二杯，分二次服，渣再煮一杯服。（摘录自《温病条辨》益胃汤）

3. 治阴虚体感冒风温及冬温咳嗽，咽干痰结 生葳蕤二至三钱，生葱白二至三枚，桔梗一钱至钱半，东白薇五分至一钱，淡豆豉三至四钱，苏薄荷一钱至钱半，炙草五分，红枣两枚。煎服。（摘录自《通俗伤寒论》加减葳蕤汤）

4. 治卒小便淋涩痛 芭蕉根四两（切），葳蕤一两（锉）。上药，以水二大盏，煎至一盏三分，去滓，入滑石末三钱，搅令匀。食前分为三服，服之。（摘录自《太平圣惠方》）

5. 治眼见黑花，赤痛昏暗 葳蕤（焙）四两。为粗末，每服一钱匕，水一盏，入薄荷二叶，生姜一片，蜜少许，同煎至七分，去滓，食后临卧服。（摘录自《圣济总录》甘露汤）

6. 治男妇虚证，肢体酸软 葳参五钱，丹参二钱五分。不用引，水煎服。（摘录自《滇南本草》）

7. 治赤眼涩痛 葳蕤、赤芍药、当归、黄连等份。煎汤熏洗。（摘录自《卫生家宝方》）

8. 治发热口干,小便涩 葳蕤五两。煮汁饮之。(摘录自《外台秘要》)

9. 治虚咳 玉竹五钱至一两。与猪肉同煮服。(摘录自《湖南药物志》)

10. 治小便不畅、小便疼痛 玉竹 30g,芭蕉 120g。水煎取汁,冲入滑石粉 10g,分作 3 次于饭前服。(摘录自《中药大辞典》)

11. 治心悸、口干、气短、胸痛或心绞痛 玉竹、党参、丹参各 15g,川芎 10g。水煎服,每日 1 剂。(摘录自《中药大辞典》)

【不良反应】 久服常产生少食、腹胀等不良反应。

参考文献

[1] Wang H,Fowler M I,Messenger D J,et al.Homoisoflavonoids are potent glucose transporter 2(GLUT2) inhibitors:a potential mechanism for the glucose-lowering properties of *Polygonatum odoratum* [J].Journal of Agricultural and Food Chemistry,2018,66(12):3137-3145.

[2] Zhao P,Zhao C,Li X,et al.The genus *Polygonatum*:a review of ethnopharmacology,phytochemistry and pharmacology [J].Journal of Ethnopharmacology,2018,214:274-291.

[3] Pang X,Zhao J Y,Liu N,et al.Anthraquinone analogues with inhibitory activities against influenza a virus from *Polygonatum odoratum* [J].Journal of Asian Natural Products Research,2021,23(8):717-723.

[4] 张亚楠,黄生波,李小曼,等.玉竹多糖对流感病毒裂解疫苗的黏膜佐剂效应[J].激光生物学报,2017,26(1):68-73.

[5] 刘佳蕊,崔天怡,吕彬,等.玉竹的有效成分、药理活性及资源开发研究进展[J].食品与药品,2023,25(1):96-103.

六、布渣叶

【来源】 本品为椴树科植物破布叶 *Microcos paniculata* L. 的干燥叶。夏、秋二季采收,除去枝梗和杂质,阴干或晒干。

【炮制加工】 除去枝梗和杂质,阴干或晒干。

【性味】 微酸,凉。

【归经】 归脾、胃经。

【功能主治】 消食化滞,清热利湿。用于饮食积滞,感冒发热,湿热黄疸等。

【用法用量】 内服煎汤,15~30g。

【贮藏】 置干燥处。

【化学及营养成分】 本品含生物碱、有机酸、糖类、酚类、鞣质。

【质量评价】

1. 性状鉴别 本品多皱缩或破碎。完整叶展平后呈卵状长圆形或卵状矩圆形,长 8~18cm,宽 4~8cm。表面呈黄绿色、绿褐色或黄棕色。先端渐尖,基部钝圆,稍偏斜,边缘具细齿。基出脉 3 条,侧脉羽状,小脉网状。本品具短柄、叶脉及叶柄被柔毛。纸质,易破碎。气微,味淡,微酸涩。

2. 显微鉴别 本品粉末呈淡黄绿色。表皮细胞类多角形或类圆形。气孔不定式。分泌细胞类圆形,含黄棕色分泌物。非腺毛两种:一种星状毛,分枝多数,每分枝有数个分隔;

另一种非腺毛单细胞。腺毛头部多细胞，柄单细胞，偶见。纤维细长，成束，壁稍厚，纹孔较清晰。草酸钙方晶多见；草酸钙簇晶直径 5~20μm。

3. 理化鉴别 取本品粉末 1g，加水 50mL，加热回流 2 小时，滤过，滤液浓缩至 30mL，用乙酸乙酯提取 2 次（30mL，25mL），合并乙酸乙酯液，蒸干，残渣加无水乙醇 1mL 使溶解，作为供试品溶液。另取布渣叶对照药材 1g，同法制成对照药材溶液。吸取上述两种溶液各 2μL，分别点于同一硅胶 G 薄层板上，以二氯甲烷-丁酮-甲酸-水（10：1：0.1：0.1）为展开剂，展开，取出，晾干，置紫外光灯（365nm）下检视。供试品色谱中，在与对照药材色谱相应的位置上，显相同颜色的荧光斑点。

【含量测定】 **牡荆苷** 以十八烷基硅烷键合硅胶为填充剂；以甲醇-0.4% 磷酸溶液（30：70）为流动相；检测波长为 339nm。理论板数按牡荆苷峰计算应不低于 3000。取牡荆苷对照品适量，精密称定，加 70% 甲醇制成每 1mL 含 20μg 的溶液，即得。取本品粉末（过三号筛）约 2.5g，精密称定，置具塞锥形瓶中，精密加入 70% 甲醇 50mL，密塞，称定重量，超声处理（功率 250W，频率 33kHz）1 小时，放冷，再称定重量，用 70% 甲醇补足减失的重量，摇匀，滤过，取续滤液，即得。分别精密吸取对照品溶液与供试品溶液各 10μL，注入液相色谱仪，测定，即得。本品按干燥品计算，含牡荆苷（$C_{21}H_{20}O_{10}$）不得少于 0.040%。

【药理作用】

1. 解热 布渣叶作为广东地区的凉茶原料药之一，其清热解毒功效早已为广大群众所认知。有研究者采用干酵母致大鼠发热模型观察布渣叶水提物解热作用，结果发现，皮下注射 20% 酵母混悬液 8mL/kg 体重的剂量 7 小时后，大鼠体温变化升到最大值，而此时布渣叶水提物高、中剂量组（16.8g/kg、8.4g/kg）与空白组比较，有显著性差异，且温度接近正常体温。实验结果提示，布渣叶水提物有比较好的解热作用，并能使干酵母致大鼠体温波段变化接近正常水平。

2. 促消化 以布渣叶水提物给白鼠灌胃，通过大鼠胃液分泌影响实验观察布渣叶水提物高、中、低剂量组对大鼠胃液量、pH 值和胃蛋白酶活性情况的影响。结果表明，布渣叶水提物各剂量组均对大鼠胃液量无显著影响；高、中剂量组能提高小鼠小肠的推进率，但无显著性差异；低剂量组能显著提高胃蛋白酶活性；高、中剂量组能显著降低胃液 pH 值。结果提示布渣叶水提物有一定的促进小肠蠕动及显著促消化作用。进一步的实验结果显示，布渣叶可通过降低胃排空率、促进小肠推进、增加胃液分泌量、降低胃液酸度及提高胃蛋白酶活性，达到促消化的目的。

3. 退黄 有研究者采用 α-萘异硫氰酸酯中毒诱导小鼠实验性黄疸模型，观察布渣叶水提物的退黄作用。结果表明，布渣叶各剂量组均能显著降低 α-萘异硫氰酸酯所致黄疸模型小鼠血清中血清总胆红素与直接胆红素的含量，降低程度基本接近空白组值，并能显著抑制碱性磷酸酶、门冬氨酸氨基转移酶和丙氨酸氨基转移酶的酶活性。该研究结果提示布渣叶水提物具有良好的退黄与改善肝功能的作用。

4. 镇痛 有研究者采用小鼠热板法和冰醋酸致小鼠扭体反应，观察布渣叶水提物高、中、低剂量组（23.4g/kg、11.7g/kg、5.85g/kg）对疼痛的抑制作用，并设对照组比较。结果表明，布渣叶水提物各剂量组均能抑制小鼠因热刺激所引起的疼痛反应；而高、低剂量组抑制小鼠因化学刺激所引起的疼痛反应，与对照组比较差异有显著性。这提示布渣叶水提物具有较好的镇痛作用。

5. 抗炎　有研究者通过二甲苯致小鼠耳郭肿胀实验及腹腔注射醋酸致小鼠腹腔毛细血管通透性增高实验，观察布渣叶水提物高、中、低剂量组（23.4g/kg、11.7g/kg、5.85g/kg）对炎症反应的影响。实验结果表明，布渣叶水提物高、中剂量组对二甲苯引起的小鼠耳郭肿胀有明显抑制作用，说明其具有显著的抗急性炎症作用。

6. 调血脂作用　陈淑英等通过实验初步观察了布渣叶水提液对小白鼠吸收脂质和对高脂血症模型大白鼠血脂的影响。实验结果表明，布渣叶水提液灌胃的小鼠血中胆固醇量明显低于空白对照组，说明布渣叶水提液能降低小肠对胆固醇的吸收；灌胃布渣叶水提液的大鼠血清中总胆固醇、甘油三酯降低，血中高密度脂蛋白、高密度脂蛋白/总胆固醇值则显著升高，表明布渣叶能促进肝合成或分泌高密度脂蛋白增加。

7. 对心血管的作用　罗集鹏等在寻找抗心血管疾病有效药物的过程中，发现布渣叶亦有显著增加离体豚鼠心冠状动脉流量的作用，并对其心血管药理作用做了进一步的实验研究。实验结果表明，布渣叶水提液能增加离体豚鼠的心冠脉血流量，显著提高小鼠耐缺氧能力，延长缺氧鼠的存活时间，对垂体后叶激素引起的大鼠急性心肌缺血亦有保护作用。布渣叶能改善心肌血的供求平衡，这对于防治冠心病、缓解心绞痛的发作是有益的。静脉注射布渣叶水提液后能明显增加麻醉兔的脑血流量，降低血压与脑血管阻力。这提示该药对脑血管有一定的扩张作用，对促进脑循环、调整脑血管的功能、防治脑血管疾病有一定的作用。该实验还观察到该药对大鼠实验性血栓形成有一定的抑制作用，但无统计学意义。

8. 抗衰老作用　有研究发现，以布渣叶提取物作为活性成分的成纤维细胞助长剂，可用来作为皮肤美容剂、食品、饮料等添加剂，能用于防止皮肤的老化。

【食疗应用】

1. 火炭母布渣叶汤　火炭母15g，布渣叶9g，山楂9g，谷芽9g，麦芽9g。将药材置煲中，加清水4碗，以中火煎40分钟，浓缩成1碗温服。本品具有去腻、助消化的作用，适合任何体质人士饮用，急性肠胃炎、痢疾、湿热泄泻者尤宜适用。

2. 蜜制布渣茶　布渣叶50g，山楂25g，蜜枣4粒。将上述材料连同4碗半水于茶煲中煲半小时。布渣叶及山楂均有去脂的作用，而蜜枣的作用是增加茶水的甜味。上述材料性质温和，男女老幼均可服用。因其中有香甜的蜜枣，尤其适合肥胖的小朋友减肥食用。

3. 布渣脚金鸭肾汤　布渣叶15g，独脚金15g，白萝卜1个，鲜鸭肾适量。将布渣叶、独脚金洗净；将白萝卜去皮、切厚片，备用；将鲜鸭肾洗干净，备用；锅中加水2大碗，先用猛火煲至水滚，然后放入所有材料，水开后改用中火煲1个半小时，下盐调味即可。本品能健脾开胃，去积消滞，腹部胀满、不思乳食、大便酸臭者可服用此汤。

4. 布渣叶茶　布渣叶10g，绿茶适量。将布渣叶和绿茶一同放入热水瓶内，冲入开水1000g，当茶饮用，每日饮数次。此茶有较好的消滞除积、和胃降逆的功效，小儿发生呃逆，常饮此茶可见效。

5. 布渣叶夏枯草雪梨汤 将布渣叶、夏枯草和蜜枣洗净；将雪梨洗净后切件；将木瓜去皮、去核，洗净切件；将瘦肉洗净，飞水后再冲洗干净；瓦煲内倒入清水，放入全部材料煲约2小时，下盐调味即可。此汤有清肝去热之作用，常饮可避免身体燥热，也适合在夏天饮用。

6. 木棉花布渣叶桑叶水 木棉花40g，布渣叶20g，桑叶15g，冰糖适量。将木棉花、布渣叶、桑叶洗净，加清水4碗煲至将好，加入冰糖，片刻汤成，去渣饮汤。凡暑引致之各证，如暑疖疮、湿疹、尿道炎、肠胃炎、小便不通畅等，饮此汤有改善效果。

7. 布渣叶鸡骨草雪梨汤 布渣叶20g，鸡骨草20g，雪梨2个，冰糖适量。将雪梨去皮、去心，并切成小块；将上述药材洗净后加水1000mL，文火熬煮1小时，再下雪梨滚20分钟，下少量冰糖，即可饮用。本品清热祛湿，还能预防湿热外感。

【应用注意事项】 脾胃虚寒、肾虚体寒者慎用。

【临床应用】

1. 治感冒、消化不良、腹胀 布渣叶15~30g，水煎服；或布渣叶、番石榴叶、辣蓼各18g，水煎服，每日2剂。

2. 治蜈蚣咬伤 布渣叶15~30g，水煎服。

3. 治黄疸 布渣叶60g，猪血60g，水煎服，每日1次，连服6天；或布渣叶、田基黄、茵陈蒿各15g~30g，水煎服。

4. 治热滞腹痛 布渣叶、鸭脚木皮、黄牛木叶、露兜簕根、岗梅根各等量，每用120~320g，水煎作茶饮。

【不良反应】 暂未发现不良反应。

参考文献

[1] 孙冬梅，汪梦霞. 布渣叶化学成分和药理作用研究进展[J]. 世界中医药，2015，10(1)：143-147.
[2] 曾聪彦，梅全喜，戴卫波. 布渣叶药理作用研究的新进展[J]. 中华中医药学刊，2010，28(9)：1927-1929.
[3] 田素英，曾聪彦，梅全喜，等. 布渣叶的化学成分、药理作用与临床研究进展[J]. 亚太传统医药，2009，5(1)：134-136.

七、决明子

【来源】 本品为豆科植物决明 *Cassia obtusifolia* L. 或小决明 *Cassia tora* L. 的干燥成熟种子。秋季采收成熟果实，晒干，打下种子，除去杂质。

【炮制加工】

1. 决明子 除去杂质，洗净，干燥。用时捣碎。

2. 炒决明子 取净决明子，照清炒法炒至微有香气。用时捣碎。

【性味】 甘、苦、咸，微寒。

【归经】 归肝、大肠经。

【功能主治】 清热明目，润肠通便。用于目赤涩痛，羞明多泪，头痛眩晕，目暗不明，大便秘结。

【用法用量】 9~15g。

【贮藏】 置干燥处。

【化学及营养成分】

1. 蒽醌类　主要有大黄素、大黄酚、大黄酸、黄决明素、钝叶素等。

2. 萘并吡喃酮类　成分多以苷的形式存在，代表成分有决明子苷、决明子苷C、红镰霉素龙胆二糖苷等。

3. 脂肪酸类　主要包括亚油酸、(Z)-9-十八碳烯酸（油酸）、十六酸（棕榈酸）等。

4. 糖类　大多数为半乳甘露聚糖，例如决明胶；部分为葡萄糖醛酸木聚糖和果胶多糖，其余还有半纤维素、阿拉伯葡聚糖、多分支葡萄糖醛酸木聚糖等。

5. 矿物元素　主要包括钼、镍、钙、钾、磷、镁、锌、锰、锶、铬、钒、铁、钠等。

6. 其他　豆甾醇、β-谷甾醇、胆甾醇、1,3-二羟基-3-甲基蒽醌、锦葵酸、苹婆酸及菜籽甾醇等。

【质量评价】

1. 性状鉴别　决明呈菱方形或短圆柱形，一端钝圆，另一端倾斜并有尖头，长4~6mm，宽2~3mm。表面呈棕绿色或暗棕色，平滑，有光泽，背腹面各有1条凸起的棱线，棱线两侧各有1条从脐点向合点斜向的浅棕色线形凹纹。质坚硬。横切面种皮薄；胚乳灰白色，半透明；胚黄色，两片子叶重叠呈"S"状折曲。完整种子气微，破碎后有微弱豆腥气；味微苦，稍带黏性。小决明呈短圆柱形，长3~5mm，宽2~2.5mm。棱线两侧各有1条宽广的浅黄棕色带。以籽粒饱满、色绿棕者为佳。

2. 显微鉴别　种子横切面：决明最外为厚的角质层，表皮为1列栅状细胞，壁不均匀加厚，在细胞的1/2和下1/3处各有1条光辉带；以下为1列支柱细胞，略呈哑铃状，壁厚，相邻两细胞间有大的细胞间隙；内方为6~8列营养层薄壁细胞，内含草酸钙簇晶，直径3~10μm；最内1列种皮细胞排列整齐，长方形，含草酸钙棱晶。胚乳细胞壁不均匀加厚，含黏液质、糊粉粒、色素、草酸钙簇晶和油滴。子叶细胞内含草酸钙簇晶，直径3~10μm。小决明草酸钙簇晶较多，直径10~19μm，部分支柱细胞外侧壁特别增厚，营养层细胞5~6列。本品粉末呈黄棕色。

3. 理化鉴别　取本品粉末1g，加甲醇10mL，浸渍1小时，滤过，滤液蒸干，残渣加水10mL使溶解，再加盐酸1mL，置水浴上加热30分钟，立即冷却，用乙醚提取2次，每次20mL，合并乙醚液，蒸干，残渣加三氯甲烷1mL使溶解，作为供试品溶液。另取橙黄决明素对照品、大黄酚对照品，加无水乙醇-乙酸乙酯（2∶1）制成每1mL各含1mg的混合溶液，作为对照品溶液。照薄层色谱法试验，吸取上述两种溶液各2μL，分别点于同一硅胶H薄层板上，以石油醚（30~60℃）-丙酮（2∶1）为展开剂，展开，取出，晾干。供试品色谱中，在与对照品色谱相应的位置上，显相同颜色的斑点；置氨蒸气中熏后，斑点变为亮黄色（橙黄决明素）和粉红色（大黄酚）。

【含量测定】 **橙黄决明素**　以十八烷基硅烷键合硅胶为填充剂；以乙腈为流动相A，以0.1%磷酸溶液为流动相B，进行梯度洗脱；检测波长为284nm。理论板数按橙黄决明素峰计算应不低于3000。取大黄酚对照品、橙黄决明素对照品适量，精密称定，加无水乙醇-乙酸乙酯(2∶1)混合溶液制成每1mL含大黄酚30μg、橙黄决明素20μg的混合溶液,即得对照品溶液。取本品粉末(过三号筛)约0.5g,精密称定,置具塞锥形瓶中,精密加入甲醇50mL,称定重量,加热回流2小时,放冷,再称定重量,用甲醇补足减失的重量,摇匀,滤过,精密量取续滤液25mL,蒸干,加稀盐酸30mL,置水浴中加热水解1小时,立即冷却,用三氯甲烷振摇提取4次,每次30mL,合并三氯甲烷液.回收溶剂至干,残渣用无水乙醇–乙酸乙酯(2∶1)混合溶液使溶解,转移至25mL量瓶中,并稀释至刻度,摇匀,滤过,取续滤液,即得供试品溶液。分别精密吸取对照品溶液与供试品溶液各10μL,注入液相色谱仪,测定,即得。照高效液相色谱法测定,本品按干燥品计算,含大黄酚($C_{15}H_{10}O_4$)不得少于0.20%,含橙黄决明素($C_{17}H_{14}O_7$)不得少于0.080%。

【检查】 水分不得过15.0%。总灰分不得过5.0%。

【药理作用】

1. 降压 决明子水提物的降压机制包含上调内皮型一氧化氮合酶、抗氧化和抑制血管紧张素转化酶等。决明子甲醇提取物及蒽醌苷类成分橙黄决明素葡萄糖苷可抑制血管紧张素转化酶,具有潜在的降压作用。

2. 降脂 决明子蒽醌类物质是调血脂的有效成分,能通过减少脂质吸收、增加其排泄而达到降脂效果。

3. 抗糖尿病及并发症 决明子提取物能明显改善糖尿病大鼠的胰岛素抵抗,增强骨骼肌的胰岛素敏感性。决明子蒽醌苷通过降低肾损伤因子–1含量,抑制体内肾素和血管紧张素表达,从而抑制肾损伤进程,对糖尿病肾病起到保护作用。

4. 保肝 决明子苷、红镰霉素–6–O–β–D–龙胆二糖苷和红镰霉素–6–O–β–D–芹菜糖基–(1→6)–O–β–D–葡萄糖苷等可对抗四氯化碳和半乳糖胺对小鼠肝细胞的毒害作用。

5. 抗氧化 决明子蒽醌类、萘并吡喃酮、多糖、蛋白质等可通过调控活性氧代谢,参与细胞氧化还原反应,调控细胞增殖等多种途径发挥抗氧化作用。

6. 调节肠道功能 决明子蒽醌类成分是调节肠道功能的主要活性成分,且多糖和纤维素具有一定的润肠通便作用。

7. 抗菌 决明子对大肠杆菌、产气杆菌、金黄色葡萄球菌、肺炎链球菌等具有较强的抑菌活性。其中,蒽醌类成分大黄素对金黄色葡萄球菌、肺炎链球菌有较强的抑制作用。

8. 其他 决明子提取物及其组分对神经系统疾病有显著的预防保护作用,影响人单胺氧化酶的活性,尤其是高选择性地抑制单胺氧化酶活性,对焦虑及抑郁情绪有预防作用。

【食疗应用】

1. 决明子粥 炒决明子10~15g,粳米60g,冰糖少许,或加白菊花10g。先将决明子放入锅内炒至微有香气,取出待冷后煎汁,或将白菊花同煎取汁;去渣,放入粳米煮粥,粥将熟时,加入冰糖,再煮一二沸即可。本品能够清肝降火,平肝潜阳,用于肝火上炎,目赤肿痛,肝阳上扰之头晕、头痛、高血压,以及高脂血症及便秘等。

2. 决明鸡肝饼 决明子50~100g,鸡肝1具。将决明子炒香后取出研末,过筛。将新鲜鸡肝洗净、去胆。每日取决明子粉25~50g,同鸡肝捣烂和匀,做成小饼3~5块,放入碗内,隔水蒸熟即可。每日早晚2次空腹温热嚼服1~2块，连用5~7天为1个疗程。本品能够补肝肾，清肝热，用于小儿视力减退、夜盲症等。

3. 决明海带汤　决明子15g，海带9g，生藕20g。水煎决明子后去渣，与海带及藕共煮至熟，吃海带及藕，喝汤。每日1次，连服20~30天。本品具有育阴潜阳之功，可用于阴虚阳亢型冠心病的调理。

4. 决明沙杞牛膝汤　决明子9g，沙参15g，牛膝9g，枸杞子15g，蜂蜜适量。将前4味药共入锅中，水煎去渣取汁，调入适量蜂蜜即成。每日1剂，连服数日。本品滋阴清热，养肝明目，适用于阴虚干热型青光眼等。

5. 决明菊花旱莲饮　决明子30g，杭菊花、墨旱莲各20g，白糖适量。将上述材料共入锅中，加水500mL，煎取300mL，加适量白糖即成。日分3次服，连服5~7日为1个疗程。本品清肝火，降血压，适用于先兆性子痫、高血压、头痛、眩晕、恶心、呕吐等。

6. 决明金枪鱼沙拉　决明子9g，牡丹皮6g，川芎6g，金枪鱼100g，水煮蛋1个，小黄瓜1根，洋葱末1大匙，鲜榨柠檬汁1杯，盐少许，黑胡椒粉少许。将药材洗净，用1碗半清水煮成半碗药汁备用；将金枪鱼切片，水煮蛋切碎，小黄瓜洗净切片备用；起锅热油，将金枪鱼片干煎，撒上黑胡椒粉调味；将煎好的金枪鱼片加入洋葱末、小黄瓜、药汁、柠檬汁、碎蛋，拌匀即可。本品具有清肝泻火、活血化瘀、降低血管阻力的作用，可以用于气滞血瘀型高血压。

【应用注意事项】　泄泻和血压低者慎用。《本草经集注》载："蓍实为之使。恶大麻子。"

【临床应用】

1. 治风热上冲眼目，或因外受风邪疼痛，视物不明　决明子(炒)、细辛、青葙子、蒺藜(炒、去角)、茺蔚子、川芎、独活、羚羊角(镑)、川升麻、防风各五钱，元参、枸杞子、黄连各三两，菊花一两。(摘录自《医部全录》决明子丸)

2. 治失明，目中无他病，无所见，如绢中视　马蹄决明二升，捣筛，以粥饮服方寸匕。忌鱼、蒜、猪肉、辛菜。(摘录自《僧深集方》决明散)

3. 治雀目　决明子二两，地肤子一两。上药，捣细罗为散。每于食后，以清粥饮调下一钱。(摘录自《太平圣惠方》)

4. 治眼补肝，除暗明目　决明子一升，蔓荆子一升(用好酒五升，煮酒尽，曝干)。上药，捣细罗为散。每服，以温水调下二钱，食后及临卧服。(摘录自《太平圣惠方》决明子散)

5. 治癣　决明子不以多少，为末，少加水银粉，同为散。先以物擦破癣，上以散敷之。(摘录自《苏沈良方》)

6. 治急性结膜炎　决明子、菊花各三钱，蔓荆子、木贼各二钱，水煎服。(摘录自《河北中药手册》)

7. 治高血压　决明子五钱，炒黄，水煎代茶饮。(摘录自《江西草药》)

8. 治目赤肿痛　决明子炒研，茶调，敷两太阳穴，干则易之，亦治头风热痛。(摘录自《摘元方》)

9. 治小儿疳积　草决明子三钱，研末，鸡肝一具，捣烂，白酒少许，调和成饼，蒸熟服。(摘录自《江西草药》)

10. 治多年失明 用决明子二升研为末，每服一匙，饭后服，稀粥送下。（摘录自《中药大辞典》）

【不良反应】 决明子含有大黄泻素，服药初期，患者可有腹泻腹胀、恶心等不良反应，继续用药可逐渐消失，但大量服用能引起中毒反应。

参考文献

[1] 谭颖杰 . 决明子水提物对自发性高血压大鼠降压作用的实验研究[J]. 中外医学研究，2012，10(27)：141.

[2] 冯潜，刘祖碧，宋涛，等 . 决明子营养价值分析及蛋白提取工艺研究[J]. 生物学杂志，2014，31(4)：103-106.

[3] Wang Q Y，Zhou J W，Xiang Z N，et al.Anti-diabetic and renoprotective effects of *Cassiae* semen extract in the streptozotocin-induced diabetic rats [J].Journal of Ethnopharmacology，2019，239：111904.

[4] 宋云梅 . 决明子蒽醌苷对糖尿病大鼠肾损伤的保护作用[J]. 中医临床研究，2018，10(20)：6-7.

[5] 骆宜，张乐，王卫华，等 . 高效液相色谱-离子阱-飞行时间质谱鉴定决明子化学成分[J]. 药物分析杂志，2015，35(8)：1408-1416.

[6] 李磊，赵花金，伍子焘，等 . 决明子抗氧化作用机制的网络药理学分析[J]. 浙江农业学报，2020，32(10)：1855-1865.

[7] 纪晓萍，张炯丰，方东生 . 大黄提取物中游离蒽醌对实验性便秘小鼠的泻下作用[J]. 黑龙江中医药，2019，48(6)：336-337.

[8] 熊卫东，马庆一 . 含蒽醌的中草药：一类潜在的天然抑菌防腐剂初探[J]. 天津中医药，2004，21(2)：158-160.

[9] Paudel P，Seong S H，Shrestha S，et al.In vitro and in silico human monoamine oxidase inhibitory potential of anthraquinones，naphthopyrones，and naphthalenic lactones from *Cassia obtusifolia* Linn seeds [J].American Chemical Society Omega，2019，4(14)：16139-16152.

八、百合

【来源】 本品为百合科植物卷丹 *Lilium lancifolium* Thunb.、百合 *Lilium brownii* F.E.Brown var.*viridulum* Baker 或细叶百合 *Lilium pumilum* DC. 的干燥肉质鳞叶。秋季采挖，洗净，剥取鳞叶，置沸水中略烫，干燥。

【炮制加工】

1. 百合 除去杂质。

2. 蜜百合 取净百合，照蜜炙法炒至不粘手。每 100kg 百合用炼蜜 5kg。

【性味】 甘，寒。

【归经】 归心、肺经。

【功能主治】 养阴润肺，清心安神。用于阴虚燥咳，劳嗽，咯血。

【用法用量】 6~12g。

【贮藏】 置通风干燥处。

【化学及营养成分】

1. 甾体皂苷类 如螺甾烷醇、异螺甾烷醇、变形螺甾烷醇和呋甾烷醇。

2. 糖类 包括 D-甘露糖、葡萄糖、D-半乳糖。

3. 生物碱类 包括秋水仙碱、β-光秋水仙碱、小檗碱、腺苷、2-脱氧腺苷、β1-澳洲茄边碱、β2-澳洲茄边碱等。

4. 其他　氨基酸、磷脂及矿物元素。

【质量评价】

1. 性状鉴别　百合鳞叶呈长椭圆形，顶端尖，基部较宽，微波状，向内卷曲，长1.5~3cm，宽0.5~1cm，厚约4mm，有脉纹3~5条，有的不明显。表面呈白色或淡黄色，光滑半透明，质硬而脆，易折断，断面平坦，角质样，无臭，味微苦。卷丹鳞叶长2~3.5cm，宽1.5~3cm，厚1~3cm，表面呈乳白色或淡黄棕色，有纵直的脉纹3~8条，质硬而脆；易折断，断面平坦，角质样。无臭，味微苦。山丹鳞叶长约5.5cm，宽约2.5cm，厚至3.5mm，色较暗，脉纹不太明显。川百合鳞叶长2.5~5.5cm，宽约1.2cm，厚1~3mm。以鳞叶均匀、肉厚、质硬、筋少、色白、味微苦者为佳。

2. 显微鉴别　①卷丹：呈米黄色。未糊化淀粉粒呈长卵圆形、类圆形或不规则形，直径4~29μm，长约至46μm，脐点不明显，呈人字状或短缝状，多位于小端，层纹隐约可见。表皮细胞垂周壁稍增厚，有的呈连珠状；气孔类圆形，直径60~68μm，副卫细胞3~5个，保卫细胞有纹理。螺纹、网纹导管直径至30μm。②百合：呈灰白色。未糊化淀粉粒呈卵形或长圆形，两端圆或稍平截，直径5~50μm，长至80μm；脐点人字状、三叉状或马蹄状，层纹明显。表皮细胞壁薄，微波状；气孔类圆形者，直径56~67μm，长圆形者直径40~48μm，长45~61μm，副卫细胞3~5个。螺纹导管直径至25μm。③细叶百合：呈灰白色。未糊化淀粉粒卵圆、椭圆形或略呈贝壳状，较小端稍尖凸起，直径3~48μm，长至72μm；脐点人字状、点状或短缝状，层纹明显，复粒由2~4分粒组成。表皮细胞壁波状弯曲；气孔类圆形，直径44~52μm，副卫细胞4~5个，保卫细胞有纹理。螺纹导管直径至21μm。

3. 理化鉴别　取本品粉末1g，加甲醇10mL，超声处理20分钟，滤过，滤液浓缩至1mL，作为供试品溶液。另取百合对照药材1g，同法制成对照药材溶液。照薄层色谱法试验，吸取上述两种溶液各10μL，分别点于同一硅胶G薄层板上，以石油醚（60~90℃）-乙酸乙酯-甲酸（15∶5∶1）的上层溶液为展开剂，展开，取出，晾干，喷以10%磷钼酸乙醇溶液，加热至斑点显色清晰。供试品色谱中，在与对照药材色谱相应的位置上，显相同颜色的斑点。

【浸出物】　照水溶性浸出物测定法项下的冷浸法测定，浸出物不得少于18.0%。

【药理作用】

1. 止咳祛痰　百合粗多糖能够有效改善“二氧化硫引咳法”制作的小鼠咳嗽模型和氨水引起的小鼠咳嗽模型的小鼠症状，具有止咳作用。另外，百合对组胺引起的动物哮喘有缓解作用。

2. 镇静催眠　百合皂苷能够缩短失眠小鼠入睡时间，延长正常大鼠睡眠时间，其作用机制与影响5-羟色胺的表达有关。

3. 抗炎　百合甲醇提取物具有显著的抗炎作用，常用于肺炎、支气管炎等疾病的治疗。

4. 抗癌　香豆酸、没食子酸和芦丁能显著抑制肺癌细胞A549、胃癌细胞SGC-7901和HGC-27的活性。百合多糖也是百合抗肿瘤的重要活性成分之一，呈剂量依赖性地抑制Lewis肺癌的生长。

5. 调节免疫 百合多糖能通过诱导巨噬细胞活化，启动多种细胞因子和一氧化氮等反应性分子的基因表达，进而促进调节巨噬细胞免疫活性的反应性分子的释放。

6. 降血糖 百合多糖能增加己糖激酶，促进葡萄糖的吸收和利用，抑制氧自由基对胰岛 β 细胞的损伤，增加胰岛素分泌进而调节 1 型糖尿病大鼠的空腹血糖水平。

【食疗应用】

1. 百合炖肉 百合 100g，瘦猪肉（亦可用鸡肉、羊肉）500g。二者共炖熟佐餐食用。本品适用于身体虚弱者及慢性支气管炎、浮肿患者作调补之用。

2. 百合粥 百合 50g，粳米 100g。二者同煮粥，加冰糖调味食用。本品有润肺止咳、养心安神的作用，适用于慢性支气管炎、肺热或肺燥所致的干咳，以及肺结核久咳不愈、睡眠不好、烦躁不安、肺气肿、咯血、女性围绝经期综合征、神经衰弱等症。脾胃虚弱或风寒感冒咳嗽者不宜食用。

3. 百合蜜 百合 100g，蜂蜜 50g。将二者拌匀蒸熟，于睡前食用。本品适用于神经衰弱、睡眠欠佳、久咳、口干等症。

4. 百合莲子粥 净百合 30g，莲子 25g，糯米 100g，红糖适量。上述材料共煮粥食。本品具有养胃缓痛、补心安神之功，适用于治疗脾胃虚弱的胃脘痛、心脾虚或心阴不足的心烦不眠。

5. 百合山药猪胰汤 百合 20g，山药 50g，猪胰 100~150g。将猪胰切块、洗净，与百合和山药加清水共煮 45 分钟，取汤加少量盐饮用。本品能够补脾益肾，滋润肺胃，适用于治疗咳嗽痰少、食纳减少、消渴等。

6. 绿豆百合粥 绿豆 100g，粳米或糯米适量。二者加水适量煮熟，再加入 50g 洗净的鲜百合略煮片刻即可。在食用之前，加入白砂糖或者冰糖调味。本品具有清热解毒、利水消肿之功，适用于咽喉干咳、热病后余热未尽、烦躁失眠等症的治疗。

7. 百合银耳鸽蛋汤 百合（干）40g，干银耳 20g，白鸽蛋 100g，盐适量。将银耳洗净水浸透发开；将百合浸洗干净；将白鸽蛋隔水煮熟，剥壳，连同百合、银耳放入煲开的清水内；用中火煲至百合熟透，加盐调味即可。本品能够清心安神，缓解焦虑，稳定情绪，用于心血虚损所致焦虑。

8. 雪梨百合藕粉糊 大雪梨 1 个，百合 15g，藕粉、冰糖各适量。将雪梨洗净、削皮、去核、切块，将百合洗净，一起放入锅中，加水适量，文火缓煎 15 分钟，再加入藕粉，边加边用筷子搅拌，成糊状后再煮片刻，加冰糖调味即成。本品具有润肺止咳平喘之功，可用于慢性支气管炎及秋燥咳嗽的患者。

【应用注意事项】 风寒痰嗽、中寒便滑者忌服。《本经逢原》载："中气虚寒，二便滑泄者忌之。"《本草求真》载："初嗽不宜遽用。"

【临床应用】

1. 治肺肾阴亏，虚火上炎证，咳嗽气喘，痰中带血，咽喉燥痛，头晕目眩，午后潮热，舌红少苔，脉细数 百合四钱，熟地、生地、当归身各三钱，白芍二钱，甘草一钱，桔梗二钱，玄参一钱，贝母二钱，麦冬三钱。水煎服。（摘录自《慎斋遗书》百合固金汤）

2. 治百合病误汗后，津液受伤，虚热加重，心烦口渴 百合七枚（擘），知母三两（切）。上先以水洗百合，渍一宿，当白沫出，去其水，再以泉水二升，煎取一升，去滓；别以泉水二升煎知母，取一升，去滓。后合和，煎取一升五合，分温再服。（摘录自《金匮要略》百合知母汤）

3. 治咳嗽不已，或痰中有血 款冬花、百合（焙，蒸）等分。上为细末，炼蜜为丸，如龙眼大。每服一丸，食后临卧细嚼，姜汤咽下，噙化尤佳。（摘录自《济生方》百花膏）

4. 治百合病不经吐下发汗，病形如初者 百合七枚（擘），生地黄汁一升。上以水洗百合，渍一宿，当白沫出，去其水，更以泉水二升煎取一升，去滓，内地黄汁，煎取一升五合，分温再服，中病，勿更服，大便当如漆。（摘录自《金匮要略》百合地黄汤）

5. 治神经衰弱，心烦失眠 百合五钱，酸枣仁五钱，远志三钱。水煎服。（摘录自《新疆中草药手册》）

6. 治肺脏壅热烦闷 新百合四两，上用蜜半盏，拌和百合，蒸令软，时时含如枣大，咽津。（摘录自《太平圣惠方》）

7. 治百合病下之后者 百合七枚（擘），滑石三两（碎，绵裹），代赭石如弹丸大一枚（碎，绵裹）。上先以水洗百合，渍一宿，当白沫出，去其水，更以泉水二升，煎取一升，去滓；别以泉水二升煎滑石、代赭，取一升，去滓，后合和重煎，取一升五合，分温服。（摘录自《金匮要略》滑石代赭汤）

8. 治百合病变发热者 百合一两（炙），滑石三两。上为散，饮服方寸匕，日三服，当微利者止服，热则除。（摘录自《金匮要略》百合滑石散）

9. 治肺痈 白花百合，或煮或蒸，频食。拌蜜蒸更好。（摘录自《经验广集》百合煎）

10. 治百合病吐之后者 百合七枚（擘），鸡子黄一枚。上先以水洗百合，渍一宿，当白沫出，去其水，更以泉水二升，煎取一升，去滓；内鸡子黄，搅匀，煎五分，温服。（摘录自《金匮要略》百合鸡子汤）

11. 治风疹流走 用盐泥二两，百合半两，黄丹二钱，醋一分，唾液四分，捣和敷贴。

12. 治天疱疮 用生百合捣涂，二三日即安，或用百合花晒干为末，调菜油涂搽亦有效。

【不良反应】 百合鳞茎中含秋水仙碱等多种生物碱，秋水仙碱有骨髓抑制作用，可引起胃肠道症状如恶心、呕吐、食欲减退、腹泻、便秘等。有的可产生肠麻痹、四肢酸痛。含有百合成分的注射液局部刺激性大，若漏于血管外，可引起局部坏死。少数患者服用百合后有脱发和心电图改变。

参考文献

[1] 孙国威，米雪，周彦军，等．百合多糖提取及其止咳作用研究[J]. 农产品加工，2020(20):8-11,14.

[2] Si Y, Wang L, Lan J, et al. *Lilium davidii* extract alleviates p-chlorophenylalanine-induced insomnia in rats through modification of the hypothalamic-related neurotransmitters, melatonin and homeostasis of the hypothalamic-pituitary-adrenal axis [J]. Pharmaceutical Biology. 2020, 58(1): 915-924.

[3] Sim W S, Choi S I, Jung T D, et al. Antioxidant and anti-inflammatory effects of *Lilium lancifolium* bulbs extract [J]. Journal of Food Biochemistry. 2020, 44(5): 13176.

[4] 李玲，刘湘丹，詹济华，等．卷丹百合化学成分抗肿瘤活性研究[J]. 湖南中医药大学学报，2018, 38(10):

1133-1136.
[5] Sun X, Gao R L, Xiong Y K, et al. Antitumor and immunomodulatory effects of a water-soluble polysaccharide from *Lilii bulbus* in mice [J].Carbohydrate Polymers, 2014, 102: 543-549
[6] 李新华，弥曼，李汾，等．百合多糖免疫调节作用的实验研究[J]．现代预防医学，2010，37(14)：2708-2709.
[7] 肖遐，吴雄，何纯莲．百合多糖对1型糖尿病大鼠的降血糖作用[J]．食品科学，2014，35(1)：209-213.

九、西洋参

【来源】 本品为五加科植物西洋参 *Panax quinquefolium* L. 的干燥根。均系栽培品，秋季采挖，洗净，晒干或低温干燥。

【炮制加工】 去芦，润透，切薄片，干燥或用时捣碎。

【性味】 甘、微苦，凉。

【归经】 归心、肺、肾经。

【功能主治】 补气养阴，清热生津。用于气虚阴亏，虚热烦倦，咳喘咯血，内热消渴，口燥咽干。

【用法用量】 3~6g，另煎兑服。

【贮藏】 置阴凉干燥处，密闭，防蛀。

【化学及营养成分】

1. 皂苷类 主要有人参皂苷 Rb_1、人参皂苷 Rg_1、人参皂苷 Re 等。

2. 糖类 如人参多糖、人参果胶等。

3. 酚酸类 如人参酚酸等。

4. 其他 如矿物元素、氨基酸、维生素等。

【质量评价】

1. 性状鉴别 本品呈纺锤形、圆柱形或圆锥形，长3~12cm，直径0.8~2cm。表面呈浅黄褐色或黄白色，可见横向环纹和线形皮孔状凸起，并有细密浅纵皱纹和须根痕。主根中下部有一至数条侧根，多已折断。有的上端有根茎(芦头)，环节明显，茎痕(芦碗)圆形或半圆形，具不定根(艼)或已折断。体重，质坚实，不易折断，断面平坦，浅黄白色，略显粉性，皮部可见黄棕色点状树脂道，形成层环纹棕黄色，木部略呈放射状纹理。气微而特异，味微苦、甘。

2. 显微鉴别 木栓层由数列无色、淡黄色或淡黄棕色的细胞组成，类长方形或类多角形，排列整齐紧密。细胞壁薄，细波状弯曲，木化或微木化。栓内层由数列类长方形或椭圆形的细胞组成，内含较多草酸钙簇晶。韧皮薄壁细胞内含少量草酸钙簇晶。近形成层处有3~4个树脂道，呈径向稀疏排列成行。形成层明显，木质部导管较少，多单个稀疏径向排列，木射线明显。木薄壁细胞与木射线细胞中几无草酸钙簇晶，薄壁细胞内多含大量细小淀粉粒。粉末米黄色或浅黄白色，草酸钙簇晶较少，直径13~78μm，晶瓣多且大，多先端尖锐，部分草酸钙簇晶中心部富积晶体，呈菊花状。木栓细胞近无色、浅黄色或淡黄棕色，类长方形或类多角形，壁薄，细波状弯曲，木化或微木化，有时可见纹理。

3. 理化鉴别 取本品粉末1g，加甲醇25mL，加热回流30分钟，滤过，滤液蒸干，残渣加水20mL使溶解，加水饱和的正丁醇振摇提取2次，每次25mL，合并正丁醇提取液，用水洗涤2次，每次10mL，分取正丁醇液，蒸干，残渣加甲醇4mL使溶解，作为供试品溶液。另取西洋参对照药材1g，同法制成对照药材溶液。再取拟人参皂苷F_{11}对照品、人参皂苷Rb_1对照品、人参皂苷Re对照品、人参皂苷Rg_1对照品，加甲醇制成每1mL各含2mg的溶液，作为对照品溶液。照薄层色谱法试验，吸取上述六种溶液各2μL，分别点于同一硅胶G薄层板上，以三氯甲烷-乙酸乙酯-甲醇-水（15∶40∶22∶10）5~10℃放置12小时的下层溶液为展开剂，展开，取出，晾干，喷以10%硫酸乙醇溶液，在105℃加热至斑点显色清晰，分别置日光和紫外光灯（365nm）下检视。供试品色谱中，在与对照药材色谱和对照品色谱相应的位置上，分别显相同颜色的斑点或荧光斑点。

【检查】**其他有机氯类农药残留量**　分析柱：以键合交联14%氰丙基苯基二甲基硅氧烷为固定液（DM1701或同类型）的毛细管柱（30m×0.32mm×0.25μm）；验证柱：以键合交联5%苯基甲基硅氧烷为固定液（DB5或同类型）的毛细管柱（30m×0.32mm×0.25μm）；63Ni-ECD电子捕获检测器；进样口温度230℃，检测器温度300℃，不分流进样。柱温为程序升温：初始温度60℃，保持0.3分钟，以每分钟60℃升至170℃，再以每分钟10℃升至220℃，保持10分钟，再以每分钟1℃升至240℃，每分钟15℃升至280℃，保持5分钟。理论板数按α-BHC峰计算应不低于1×10^5，两个相邻色谱峰的分离度应大于1.5。分别精密称取五氯硝基苯、六氯苯、七氯（七氯、环氧七氯）、氯丹（顺式氯丹、反式氯丹、氧化氯丹）农药对照品适量，用正己烷溶解分别制成每1mL约含100μg的溶液。精密量取上述对照品溶液各1mL，置同一100mL量瓶中，加正己烷至刻度，摇匀；或精密量取有机氯农药混合对照品溶液1mL，置10mL量瓶中，加正己烷至刻度，摇匀，即得(每1mL含各农药对照品1μg)。精密量取上述混合对照品储备液，用正己烷制成每1mL分别含1ng、2ng、5ng、10ng、20ng、50ng、100ng的溶液，即得。取本品，粉碎成细粉（过二号筛），取约5g，精密称定，置具塞锥形瓶中，加水30mL，振摇10分钟，精密加丙酮50mL，称定重量，超声处理（功率300W，频率40kHz）30分钟，放冷，再称定重量，用丙酮补足减失的重量，再加氯化钠约8g，精密加二氯甲烷25mL，称定重量，超声处理（功率300W，频率40kHz）15分钟，再称定重量，用二氯甲烷补足减失的重量，振摇使氯化钠充分溶解，静置，转移至离心管中，离心（每分钟3000转）3分钟，使完全分层，将有机相转移至装有适量无水硫酸钠的具塞锥形瓶中，放置30分钟。精密量取15mL，置40℃水浴中减压浓缩至约1mL，加正己烷约5mL，减压浓缩至近干，用正己烷溶解并转移至5mL量瓶中，并稀释至刻度，摇匀，转移至离心管中，缓缓加入硫酸溶液（9→10）1mL，振摇1分钟，离心（每分钟3000转）10分钟，分取上清液，加水1mL，振摇，取上清液，即得。分别精密吸取供试品溶液和与之相应浓度的混合对照品溶液各1μL，注入气相色谱仪，分别连续进样3次，取3次平均值，按外标法计算，即得。本品中含五氯硝基苯不得过0.1mg/kg；六氯苯不得过0.1mg/kg；七氯（七氯、环氧七氯之和）不得过0.05mg/kg；氯丹（顺式氯丹、反式氯丹、氧化氯丹之和）不得过0.1mg/kg。

【药理作用】

1. 调节免疫　西洋参可提高机体免疫力，增强免疫细胞的活性，促进免疫功能的恢复。

2. 抗氧化　西洋参富含多种抗氧化物质，可清除自由基，减轻氧化应激对机体的损伤。

3. 抗疲劳　西洋参可以改善机体的代谢水平，提高肌肉耐力，缓解疲劳症状。

4. 降血糖 西洋参中的多糖类物质可以调节胰岛素分泌,促进葡萄糖的吸收和利用,降低血糖水平。

5. 保护心脏 西洋参可以降低血脂,减轻心脏负担,增强心脏功能,降低心脏病的发病率。

6. 对中枢神经系统的作用 西洋参具有镇静、增强学习记忆、促进神经生长、抗惊厥、镇痛、解热作用,适用于神经衰弱、精神疾患、记忆力减退、老年病等。

7. 对心血管系统的作用 西洋参具有抗心律失常、心肌缺血和再灌注损伤等作用,适用于心律失常、冠心病、急性心肌梗死、冠状动脉旁路移植术等。

8. 对血液系统的作用 西洋参具有抗溶血、止血、降低血液凝固性、抑制血小板凝聚、调血脂、抗动脉粥样硬化、降低血糖等作用,适用于高脂血症、动脉粥样硬化、糖尿病等。

9. 适应原样作用 西洋参具有抗疲劳、抗缺氧缺血、抗休克、抗饥渴的作用,适用于各种休克。

10. 对免疫系统的作用 西洋参具有促进淋巴细胞转化、诱导免疫因子生成、增强机体免疫功能的作用,适用于年老体弱及免疫力低下人群。

11. 对内分泌系统的作用 西洋参作用于垂体肾上腺皮质系统和垂体性腺系统,能促进血清蛋白、骨髓蛋白、器官蛋白、脑蛋白和脂肪的合成。

【食疗应用】

1. 西洋参活力美人汤 将西洋参 6g,枸杞子 6g,红枣 10 粒,莲子 30g,芡实 30g,鸡半只,姜片、酒各适量放入锅中,加适量清水用小火烹煮 30 分钟;再加白术 9g,车前子 6g,茯苓 30g,党参 9g,以 5 碗水煮 10 分钟;再加连皮切块的冬瓜 500g 煮 10 分钟;再放入海瓜子 500g,姜丝 1 大匙,加盐、酒少许调味即可。本品可补脾,改善眼睛浮肿。

2. 燕窝炖洋参 燕窝、西洋参各 5g。将燕窝用水浸透,洗净,与西洋参同放入炖盅内,注入八成满的开水,加盖隔水炖 3 小时,即可饮服,每日 1 次。西洋参可重复使用,至味尽为止。本方益肺止咳,适用于肺胃阴虚所致的干咳、咯血、潮热、盗汗。

3. 洋参精 西洋参 150g,蔗糖适量。将西洋参用水煎 2 次,二液合并,文火浓缩,加蔗糖烘干备用。每次 10g,每日 2 次,温开水冲饮。本方益气养阴,适用于气阴两虚者的日常调养。

4. 西洋参蜜枣茶 西洋参 10g,蜜枣 10 个。将西洋参切片,放入锅中炖煮,待水滚后放入蜜枣,用中火煲约 1 小时即可。喜冷饮者可将之放入冰箱作冷饮用。本品平肝火,清肠热,老少咸宜。日常家居中,煲一点西洋参蜜枣茶,既价廉,又可预防若干小疾病,对健康有益。如是请客,也可煲一点西洋参蜜枣茶以代饮料,新鲜别致。

5. 西洋参蜂蜜汤 西洋参 10g,蜂蜜 50g,冰糖 200g。将西洋参加水文火炖煮,直至有参味,晾凉后倒出参汤再加蜂蜜和冰糖调服。可将西洋参蜂蜜汤存放在冰箱,随时取食。本品祛火,防暑,防便秘。

6. 冰糖杏仁炖西洋参 西洋参 10g,冰糖 50g,杏仁 5g。将西洋参切片,与冰糖及杏仁放入炖盅内,锅中加入热水,隔水猛火炖半小时即可。本品清甜可口,润肺养颜,乃四季皆宜之上品糖水。

7. 西洋参煲鱼汤 西洋参 10g(切片),鲫鱼 1 条(约 250g),红枣、姜、盐少许。将鲫鱼洗净,去鳞及内脏,放入锅中煎至半熟,备用;锅中加水烧开,放入鲫鱼、红枣、西洋参、姜、盐,当水再烧开时,收慢火煲约半小时。本品清热补虚,四季皆宜。

8. 西洋参炖羊肉 西洋参 10g(切片),羊肉 500g,姜 1 大片,陈皮 1 角,绍酒 1 汤匙。将羊肉洗净,放入沸水中滚一开,捞出,沥干,留用;将西洋参、姜、陈皮、绍酒、羊肉放入锅中,加入适量滚水盖好,隔水慢火炖约 1 小时,盛出即可食用。本品补中益气健体。

9. 西洋参香妃鸡 西洋参 10g(用搅碎机绞碎),鲜鸡 1 只(约 1kg),姜末 1 茶匙,盐、糖、姜汁酒、胡椒粉少许。将鸡去除内脏洗净、沥干,放入西洋参、姜末、盐、糖、姜汁酒、胡椒粉腌 2~3 小时待用;腌制好后,将鸡放入锅中,用文火隔水蒸约 1 小时,即可趁热享用。本品鲜嫩可口,能养阴补虚。

10. 清蒸西洋参鸡 鲜西洋参 1 或 2 棵(25~50g),母鸡 1 只,水发玉兰片 10g,水发香菇 15g,葱、生姜、料酒、盐、味精各适量。将上述材料置于小盆或砂锅中,上笼屉蒸熟,即可食用。本品味道鲜美,可滋补养阴。

11. 西洋参炖乳鸽 西洋参 30g,乳鸽 1 只,火腿 50g,生姜、料酒、盐各适量。将上述材料放入砂锅中隔水炖熟,即可食用。本品补气养阴,有助于增强人体免疫力。

12. 西洋参莲子汤 西洋参 10g,莲子(去心)50g,冰糖适量。将西洋参、莲子放在小碗内,加水适量,浸泡半日,再加适量冰糖。将碗放在蒸锅上,蒸 30 分钟即可。西洋参可连续使用 2~3 次。莲子性平,具有健脾、益肾、养心的功效,配以西洋参,除可增强其益气之效外,还可生津止渴,防治秋燥。

13. 西洋参牛肉炖鸡脚 西洋参 15g,牛腿肉 250g,鸡脚 6 对,调味品适量。将西洋参切片,牛腿肉切块,鸡脚放在滚水中滚过,褪去外皮,斩去趾尖。将牛腿肉、鸡脚、生姜、陈皮、绍酒、盐、参片放入大炖盅中,加水及清汤适量,盖上盖儿,用一条浸湿的纱布将盅盖缝口密封,隔水炖 4 小时即成。本品可益气补肾,扶正以除痹邪。

14. 西洋参炖鸡腿 鸡腿 5 只,木耳适量,西洋参 3 段,姜片少许。将鸡腿洗净,控干水分,切块备用;将木耳用水泡开后清理干净;将生姜切片;将西洋参用水冲洗一下备用;油锅中放 2 匙素油,下姜片炒到生姜焦黄,捞出丢弃不用;锅中放入鸡腿翻炒,一直炒到油清(3~5 分钟),然后加盐炒匀,一次性加够煲汤用的水量,放入西洋参和木耳,继续炖制,大火烧开后持续用大火炖 5 分钟后,转小火煲制 1 小时。本品滋阴养血,适合长期食用。

15. 西洋参排骨煲鸡 西洋参 30g,猪排骨 300g,光鸡 1 只,生姜 3 片。西洋参清洗干净,用水浸泡一下;将猪排骨洗净,用刀背敲裂;将光鸡洗净,去肠杂、爪和尾部;将西洋参、猪排骨、光鸡与生姜放进瓦煲内,加入清水 2500mL,用武火煲沸后,改用文火煲约 2 小时,调入适量食盐便可。本品补气养阴,健脾补血。

16. 西洋参瘦肉粥 西洋参 10g(切片),瘦肉 250g,大米 250g。锅中加清水,将水烧开后放入已洗净的大米,用猛火煲约 5 分钟;加入瘦肉及西洋参,待水烧后再收慢火煲半小时后取出瘦肉,用手将肉撕成肉丝,再放入锅中煲约半小时即成。本品滋补脾胃,养阴生津。

17. 洋参枸杞当归汤 西洋参 10g 当归 10g，枸杞子 10g，新鲜鱼尾（猪肉、鸡肉或牛肉）。锅中加水 2~3 杯，将上述材料放入锅中一起炖煮成清汤，加调料调味即可。本品补肝肾，有助于增强体力。

18. 西洋参四物汤 西洋参 10g，四物（川芎、熟地黄、白芍、当归）各等份（约 50g），鸡 1 只（或排骨 500g）。将鸡或排骨放入锅中，锅中加水没过鸡或排骨，炖煮至肉熟，不用加盐、味精等调料。另起锅，将四物汤煎半小时，将药汁倒入炖鸡或排骨的锅中，继续文火炖约 1 小时，即可食用。本品适合一般体弱者食用，女性产后尤宜。

【应用注意事项】 婴儿、孕妇、畏寒怕冷的人不宜食用，感冒咳嗽者、经期女性也不能服用西洋参。另外，西洋参不宜和浓茶、咖啡同食，不能和白萝卜一起吃。

【临床应用】

1. 治低血压状态和休克 对辨证为气阴两脱型的低血压和休克者，西洋参具有与人参相似的益气救脱功效，但药力较逊，因其药性偏凉，兼能清热养阴生津，故适用于热病或大汗、大吐、大泻、大失血等，耗伤元气及阴津所致的神疲乏力、气短息促、汗出不止、心烦口渴、尿短赤涩、大便干结、舌燥、脉细数无力等气阴两脱证，常与人参、附子、干姜、甘草、麦冬、五味子等同用。

2. 治冠心病、心肌梗死、心力衰竭 西洋参、人参、丹参、玉竹，水煎服，或吞服西洋参皂苷片。

3. 治糖尿病、高脂血症 西洋参、葛根、枸杞子等同用。

4. 治气虚阴亏、虚热烦倦、咳喘痰血 西洋参长于补肺气，兼能养肺阴，清肺热，适用于火热耗伤肺之气阴所致的短气喘促、咳嗽痰少，或痰中带血，可与玉竹、麦冬、川贝母等药同用。西洋参亦能补心气，兼养心阴，可用于心之气阴两虚的心悸心痛、失眠多梦，宜与炙甘草、麦冬、生地黄等药同用。西洋参还能益脾气，兼养脾阴，可用于脾之气阴两虚，症见纳呆食滞、口渴思饮，可与太子参、山药、神曲等药同用。

5. 治气虚津伤、口燥咽干、内热消渴 西洋参既能补气，又能生津，还能清热，适用于热伤气津所致的身热汗多、口渴心烦、体倦少气、脉虚数等，常与西瓜翠衣、竹叶、麦冬等品同用，如清暑益气汤。若用于治消渴病气阴两伤之证，可配伍黄芪、山药、天花粉等益气养阴生津之品。

【不良反应】 过量食用西洋参可能引起精神兴奋、失眠、烦躁，以及食欲不振、腹痛、腹泻等脾胃损伤症状。

参考文献

[1] 谭明，张慧，任吉华，等 . 脂质代谢紊乱在非酒精性脂肪性肝病中的作用概述[J]. 胃肠病学和肝病学杂志，2024，33(8)：1082-1086.

[2] 谭娟娟，杨玉婷，杨紫琪，等 . 西洋参“久制”及药性比较研究[J]. 中药药理与临床，2024，40(9)：70-76.

[3] 于晓艳，张宇弛，方粟一，等 . 西洋参的化学成分和药理作用研究进展[J]. 中医药学报，2024，52(4)：99-104.

[4] 王燕，范佳丽，张敏敏，等 . 基于气相色谱–离子迁移谱的不同产地西洋参挥发性成分分析[J]. 分析测试学报，2023，42(8)：976-983.

[5] 林钰镓，于海英，胡文岳，等．西洋参作为药食同源原料的历史考证与现代功效综述[J]．特产研究，2023，45(1)：152-155.

十、地黄

【来源】 本品为玄参科植物地黄 *Rehmannia glutinosa* Libosch. 的新鲜或干燥块根。秋季采挖，除去芦头、须根及泥沙，鲜用；或将地黄缓缓烘焙至约八成干。前者习称“鲜地黄”，后者习称“生地黄”。

【炮制加工】

1. **鲜地黄** 取药材，洗净泥土，除去须根。

2. **生地黄** 取原药材，除去杂质，洗净，闷润，切厚片，干燥。

3. **酒熟地黄** 取净生地黄，用黄酒拌匀，置炖药罐内，密闭隔水加热炖透，或置适宜容器内蒸透至表面黑润。至黄酒完全被吸尽，取出，晒至外皮稍干时，切厚片，干燥。

4. **砂仁制熟地黄** 取净生地黄，加入黄酒、砂仁粉拌匀，装铜罐或其他适宜容器内，密闭，以武火加热，隔水炖约 48 小时，至内外漆黑、发空为度，取出，晾至八成干，切厚片，干燥。

5. **蒸熟地黄** 取净生地黄置木甑、笼屉或其他适当容器内，加热蒸至黑润为度，取出，晒至八成干，切厚片，干燥。

6. **生地黄炭** 取生地黄片置锅内，用武火加热。炒至发泡鼓起，表面焦黑色，内部焦褐色，喷淋清水少许，灭尽火星，取出，晾干凉透。

7. **熟地黄炭** 取熟地黄片，照上述制生地黄炭的方法制炭。

【性味】 鲜地黄：甘、苦，寒。生地黄：甘，寒。

【归经】 鲜地黄：归心、肝、肾经。生地黄：归心、肝、肾经。

【功能主治】 鲜地黄：清热生津，凉血，止血。用于热病伤阴，舌绛烦渴，温毒发斑，吐血，衄血，咽喉肿痛。生地黄：清热凉血，养阴生津。用于热入营血，温毒发斑，吐血衄血，热病伤阴，舌绛烦渴，津伤便秘，阴虚发热，骨基劳热，内热消渴。

【用法用量】 鲜地黄：12~30g。生地黄：10~15g。

【贮藏】 鲜地黄埋在沙土中，防冻；生地黄置通风干燥处，防霉，防蛀。

【化学及营养成分】

1. **环烯醚萜类** 环烯醚萜类成分是地黄中数量最多、含量最多的一类化合物，也是地黄中的特征成分，稳定性差，在植物体内以苷的形式存在。目前已经分离鉴定出梓醇、益母草苷、桃叶珊瑚苷、地黄苷 A、地黄苷 D、地黄苷 E 等 30 余种化合物，其中最具代表性的化合物是梓醇，是生地黄中的主要成分与活性成分。

2. **糖类** 如果糖、葡萄糖、蔗糖、棉子糖、水苏糖。

3. **紫罗兰酮类** 多以单萜和倍半萜为主，主要化合物为地黄紫罗兰苷等。

4. **苯乙醇类** 绝大多数以苷的形式存在，包括毛蕊花糖苷及异毛蕊花糖苷。苯乙醇苷类化合物成分复杂，生物利用度低，稳定性差。

5. **其他** 地黄中含有丰富的氨基酸，其中谷氨酸、精氨酸、天冬氨酸、赖氨酸、亮氨酸为生地黄中质量分数较高的氨基酸。同时，地黄中还含有钾、镁、钙、钠、铁、铜等多种矿物元素。生地黄中钙的含量最高。此外，地黄中还含有木脂素类、酚酸类、氨基酸类、挥发油类。

【质量评价】

1. 性状鉴别 ①鲜地黄：呈纺锤形或条状，长 8~24cm，直径 2~9cm。外皮薄，表面浅红黄色，具弯曲的纵皱纹、芽痕、横长皮孔样凸起及不规则疤痕。肉质，易断，断面皮部淡黄白色，可见橘红色油点，木部黄白色，导管呈放射状排列。气微，味微甜、微苦。②生地黄：多呈不规则的团块状或长圆形，中间膨大，两端稍细，有的细小，长条状，稍扁而扭曲，长 6~12cm，直径 2~6cm。表面呈棕黑色或棕灰色，极皱缩，具不规则的横曲纹。体重，质较软而韧，不易折断，断面棕黄色至黑色或乌黑色，有光泽，具黏性。气微，味微甜。

2. 显微鉴别 木栓细胞数列。栓内层薄壁细胞排列疏松；散有较多分泌细胞，含橙黄色油滴；偶有石细胞。韧皮部较宽，分泌细胞较少。形成层成环。木质部射线宽广；导管稀疏，排列成放射状。生地黄粉末呈深棕色。木栓细胞呈淡棕色。薄壁细胞类圆形，内含类圆形核状物。分泌细胞形状与一般薄壁细胞相似，内含橙黄色或橙红色油滴状物。具缘纹孔导管和网纹导管直径约至 92μm。

3. 理化鉴别 取本品粉末 2g，加甲醇 20mL，加热回流 1 小时，放冷，滤过，滤液浓缩至 5mL，作为供试品溶液。另取梓醇对照品，加甲醇制成每 1mL 含 0.5mg 的溶液，作为对照品溶液。照薄层色谱法试验，吸取上述两种溶液各 5μL，分别点于同一硅胶 G 薄层板上，以三氯甲烷–甲醇–水（14∶6∶1）为展开剂，展开，取出，晾干，喷以茴香醛试液，在 105℃加热至斑点显色清晰。供试品色谱中，在与对照品色谱相应的位置上，显相同颜色的斑点。取本品粉末 1g，加 80% 甲醇 50mL，超声处理 30 分钟，滤过，滤液蒸干，残渣加水 5mL 使溶解，用水饱和的正丁醇振摇提取 4 次，每次 10mL，合并正丁醇液，蒸干，残渣加甲醇 2mL 使溶解，作为供试品溶液。另取毛蕊花糖苷对照品，加甲醇制成每 1mL 含 1mg 的溶液，作为对照品溶液。照薄层色谱法试验，吸取上述供试品溶液 5μL、对照品溶液 2μL，分别点于同一硅胶 G 薄层板上，以乙酸乙酯–甲醇–甲酸（16∶0.5∶2）为展开剂，展开，取出，晾干，用 0.1% 的 2,2–二苯基–1–苦肼基无水乙醇溶液浸渍，晾干。供试品色谱中，在与对照品色谱相应的位置上，显相同颜色的斑点。

【含量测定】

1. 地黄梓醇 以十八烷基硅烷键合硅胶为填充剂；以甲醇–0.1% 磷酸溶液（1∶99）为流动相；检测波长为 210nm。理论板数按梓醇峰计算应不低于 5000。取梓醇对照品适量，精密称定，加流动相制成每 1mL 含 50μg 的溶液，即得。取本品（生地黄）切成长约 5mm 的小块，经 80℃减压干燥 24 小时后，磨成粗粉，取约 0.8g，精密称定，置具塞锥形瓶中，精密加入甲醇 50mL，称定重量，加热回流提取 1.5 小时，放冷，再称定重量，用甲醇补足减失的重量，摇匀，滤过，精密量取续滤液 10mL，浓缩至近干，残渣用流动相溶解，转移至 10mL 量瓶中，并用流动相稀释至刻度，摇匀，滤过，取续滤液，即得。分别精密吸取对照品溶液与供试品溶液各 10μL，注入液相色谱仪，测定，即得。本品按干燥品计算，生地黄含梓醇（$C_{15}H_{22}O_{10}$）不得少于 0.20%。

2. 地黄苷D　以十八烷基硅烷键合硅胶为填充剂；以甲醇-0.1%磷酸溶液（5∶95）为流动相，检测波长为203nm。理论板数按地黄苷D峰计算应不低于5000。取地黄苷D对照品适量，精密称定，加25%甲醇制成每1mL含70μg的溶液，即得。取本品（生地黄）切成约5mm的小块，经80℃减压干燥24小时后，研成粗粉，取约1g，精密称定，置具塞锥形瓶中，精密加入25%甲醇25mL，称定重量，超声处理（功率400W，频率50kHz）1小时，放冷，再称定重量，用25%甲醇补足减失的重量，摇匀，高速离心10分钟，取上清液滤过，取续滤液，即得。分别精密吸取对照品溶液与供试品溶液各10μL，注入液相色谱仪，测定，即得。本品按干燥品计算，生地黄含地黄苷D（$C_{27}H_{42}O_{20}$）不得少于0.10%。

【药理作用】

1. 止血　地黄能改善凝血功能。有研究者建立大鼠血热出血模型，采用生地黄及其制炭（炒炭、煅炭）样品观察模型大鼠的血浆凝血酶时间、红细胞计数、血红蛋白、血小板计数等。研究结果显示，生地黄及其炒炭品可显著降低上述检测值含量，说明生地黄炒炭前后均具有止血作用，且生地黄制炭（炒炭、煅炭）后止血作用增强。

2. 促进造血　生地黄中主要促进造血的成分与多糖有关。地黄多糖有促进血虚模型小鼠骨髓粒系前体细胞分化和增加外周血白细胞计数的作用。

3. 抗抑郁　毛蕊花糖苷能够通过促进酪氨酸羟化酶mRNA和蛋白的表达来促进多巴胺的生物合成，上调5-羟色胺受体1B、突触蛋白、微管相关蛋白2、血SQSTM1、重组自噬相关蛋白5和Beclin-1的表达，降低Caspase-3和α-突触核蛋白的表达，从而发挥抗抑郁作用。

4. 抑制神经性疼痛　生地黄含有丰富的梓醇，梓醇对缓解神经性疼痛效果明显。有研究者在动物实验中发现，大鼠神经性疼痛模型神经损伤的脊髓中，活化的小神经胶质细胞、核因子及促炎性因子白细胞介素-B、白细胞介素-6、肿瘤坏死因子-α均明显增加。

5. 调节免疫　免疫系统是机体执行免疫应答及免疫功能的重要系统，免疫功能低下容易受到各类疾病的侵袭。地黄多糖主要参与免疫调节，对特异性免疫有很好的调节作用，通过调节细胞水平和免疫因子等机制增强免疫力。

6. 保护呼吸系统　生地黄中的梓醇对脂多糖所致的急性肺损伤具有明显的抗炎作用，其机制可能与其下调肿瘤坏死因子-α、白细胞介素-6、白细胞介素-4、白细胞介素-1β及白细胞介素-10有关。

7. 抗氧化　有研究结果显示，生地黄多糖能够保护羟基所产生的氧化损伤，对羟基有显著的清除能力，具有显著的抗氧化能力。

8. 抗肿瘤　生地黄中的抗肿瘤活性成分主要为糖类和环烯醚萜类。水苏糖是地黄寡糖中含量较多的成分，在体外有抗肿瘤作用。

9. 调节血糖、血脂　生地黄中降血糖的主要成分是生地黄水提取液、生地黄多糖及生地黄苷类等。有研究通过对地黄不同炮制品组成的增液汤降低糖尿病模型大鼠血糖、血脂的作用进行对比，发现生地黄增液汤水提组与模型组相比，血糖明显降低。

10. 抑菌　生地黄素对大肠杆菌、枯草芽孢杆菌和金黄色葡萄球菌有较好的抑制作用。

【食疗应用】

1. 地黄粥 生地黄汁15g，生姜汁20滴，粳米50g，红糖适量。锅中加水，放入粳米煮粥，将熟时加入生地黄汁、生姜汁，搅匀即可，食用时可加红糖少许。该粥养阴血，温中，益冲脉，适用于初产血脉空虚，气弱而腹中恶血不下之腹部作痛等。

2. 地黄酒 干地黄60g，白酒500g。先将地黄洗净，泡入白酒内封固，浸至7天以上。该酒舒筋络，养血脉，适用于阴血不足、筋脉失养而引起的肢体麻木、疼痛等。

3. 地黄饮 鲜地黄500g，冰糖适量。将鲜地黄洗净，榨汁，加冰糖适量温服。本汁治疗血热妄行、阴虚发热非常有效，适用于肺结核咯血。

【应用注意事项】 无。

【临床应用】

1. 治病后虚汗，口干心躁 熟地黄五两，水三盏，煎一盏半，分三服，一日尽。（摘录自《太平圣惠方》）

2. 治骨蒸劳热 生地黄一升，捣三度，绞取汁尽，分再服。若利即减之，以凉为度。（摘录自《外台秘要》）

3. 治咳嗽唾血，劳瘦骨蒸，日晚寒热 生地黄汁三合，煮白粥临熟，入地黄汁搅匀，空心食之。（摘录自《食医心镜》）

4. 治衄血 干地黄、地龙、薄荷等份，为末，冷水调下。（摘录自《秘宝方》）

【不良反应】 生地黄的不良反应可见头痛、头晕、乏力、面色苍白、口唇发绀等，还可能引起荨麻疹样皮疹。

参考文献

[1] 赵新梅，张威，李莹莹，等．基于指纹图谱和多指标定量分析鲜地黄不同加工方式后化学成分变化[J]．中草药，2024，55(12)：4020-4031.

[2] 李雪丽，雷根平，陆娴，等．生地黄的药理作用研究进展[J]．辽宁中医药大学学报，2024，26(12)：135-139.

[3] 贾绍华，张道勇，刘冰洁．地黄不同炮制品中水苏糖含量比较及其水苏糖抗肿瘤活性的研究[J]．黑龙江医药，2012，25(4)：511-514.

[4] 郭琳，苗明三．生(鲜)地黄的化学、药理与应用特点[J]．中医学报，2014，29(3)：375-377.

十一、余甘子

【来源】 本品系藏族习用药材，为大戟科植物余甘子 *Phyllanthus emblica* L. 的干燥成熟果实。冬季至次春果实成熟时采收，除去杂质，干燥。

【炮制加工】 取原药材，除去杂质，洗净，干燥。

【性味】 甘、酸、涩，凉。

【归经】 归肺、胃经。

【功能主治】 清热凉血，消食健胃，生津止咳。用于血热血瘀，消化不良，腹胀，咳嗽，喉痛，口干。

【用法用量】 3~9g,多入丸、散服。

【贮藏】 置阴凉干燥处。

【化学及营养成分】

1. 鞣质类 水解类鞣质,如诃子酸、诃黎勒酸、老鹳草素、柯里拉京、原诃子酸等;缩合鞣质,一般由儿茶素组成。

2. 酚酸类 如没食子酸、槲皮素、鞣花酸、桂皮酸等。

3. 黄酮类 如芦丁、槲皮素、圣草素、汉黄芩素、樱桃苷、山柰酚等。

4. 萜类 如墩果酸、β-香树脂醇、偶氮甘氨酸二甲酯等。

5. 其他 如丰富的蛋白质,维生素 B_1、维生素 B_2、维生素 C,以及矿物元素钾、锌、锰等。

【质量评价】

1. 性状鉴别 果实呈球形或扁球形,直径 1.2~2cm。表面棕褐色至墨绿色,有淡黄色颗粒状凸起,具皱纹及不明显的 6 棱,果梗长约 1mm,果肉(中果皮)厚 1~4mm,质硬而脆。内果皮黄白色,硬核样,表面略具 6 棱,背缝线的偏上部有数条维管束,干后裂成 6 瓣。种子 6 颗,近三棱形,棕色。气微,味酸涩,回甜。以个大、肉厚、回甜味浓者为佳。

2. 显微鉴别 果皮横切面观外果皮由胞壁增厚的多角形细胞 2~7 列组成,细胞直径 8~20μm。中果皮较广厚,为薄壁细胞组成,有维管束通过,薄壁细胞直径 32~65μm,细胞内常有草酸钙柱晶和方晶等。内果皮由多列较小的石细胞组成,胞腔明显,层纹不甚清楚。

3. 理化鉴别 取本品粉末 0.5g,加乙醇 20mL,超声处理 20 分钟,滤过,滤液蒸干,残渣加水 20mL 使溶解,加乙酸乙酯 30mL 振摇提取,取乙酸乙酯液,蒸干,残渣加甲醇 1mL 使溶解,作为供试品溶液。另取余甘子对照药材 0.5g,同法制成对照药材溶液。照薄层色谱法试验,吸取上述两种溶液各 2~4μL,分别点于同一硅胶 G 薄层板上,以三氯甲烷-乙酸乙酯-甲醇-甲酸(9∶9∶3∶0.2)为展开剂,展开,取出,晾干,喷以 10% 硫酸乙醇溶液,热风吹至斑点显色清晰,置紫外光灯(365nm)下检视。供试品色谱中,在与对照药材色谱相应的位置上,显相同颜色的荧光斑点。

【含量测定】 **没食子酸** 以十八烷基硅烷键合硅胶为填充剂,以甲醇-0.2% 醋酸水溶液(19∶81)为流动相,流速 1mL/min,检测波长 275nm,柱温 30℃。分别精密称取没食子酸对照品 2.31mg,置 25mL 量瓶中,加 50% 甲醇溶解并稀释至刻度,摇匀,作为没食子酸对照品溶液。取余甘子药材粉末(过 60 目筛)约 200mg,精密称定,精密加入 50% 甲醇 50mL,称重,超声(功率 300W,频率 100MHz)30 分钟,放冷,60 分钟,补足原重量,滤过,取续滤液 2mL 置 10mL 量瓶中,加 50% 甲醇至刻度,摇匀,备用,进样前经 0.45μm 微孔滤膜滤过,得供试品溶液。分别精密吸取对照品和供试品溶液 20μL,照高效液相色谱仪测定,即得。本品按干燥品计算,含没食子酸($C_7H_6O_5$)不得少于 1.2%。

【检查】 水分不得过 13.0%。总灰分不得过 5.0%。

【浸出物】 照水溶性浸出物测定法项下的冷浸法测定,浸出物不得少于 30.0%。

【药理作用】

1. 抗炎 余甘子的抗炎作用可能与其酚酸类化合物有关。没食子酸和没食子酸甲酯均能抑制各类炎症因子。

2. 降糖,降血脂 有研究表明,每天服用3g余甘子粉,连续21天后,正常人和糖尿病患者的餐后血糖、胆固醇、甘油三酯、低密度脂蛋白水平均降低,高密度脂蛋白升高。

3. 抗菌 余甘子提取物对金黄色葡萄球菌、表皮葡萄球菌、化脓性链球菌、痤疮丙酸杆菌、黄色微球菌、铜绿假单胞菌均有抗菌活性。

4. 保肝 余甘子多酚提取物通过调控基因Nrf2/HO-1信号通路抑制酒精性肝细胞损伤,其主要作用成分为没食子酸、柯里拉京和鞣花酸。

5. 抗衰老 余甘子果实提取物能清除自由基,保护细胞,延缓衰老。余甘子汁可增强红细胞超氧歧化酶活性,减低血清中脂质过氧化物的含量。

6. 其他 余甘子果实提取物有蛋白同化作用,能增加蛋白总量,而不改变其组分比,并能使动物体重增加,还具有抗细胞毒性、抗突变的作用。

【食疗应用】 **余甘木耳汤** 余甘子20个,木耳15g,岗梅根、金银花、连翘各30g。上述材料加水同煮,即可食用,日2次。本品清热解毒,适用于感冒发热、咽喉痛等病症。

【应用注意事项】 脾胃虚寒者慎服。《本草省常》载:"同一切辣味食,令人患黄病。"

【临床应用】

1. 治白喉 滇橄榄1斤,玄参、甘草各1两。冷开水泡至起霜花,取霜用棉纸铺开晒干后,加马尾龙胆粉2钱,冰片5分,炒白果仁粉5钱,吹喉用。(摘录自《昆明民间常用草药》)

2. 治哮喘 滇橄榄21个,先煮猪心肺,夫浮沫再加橄榄煮熟连汤吃。(摘录自《昆明民间常用草药》)

3. 治河豚鱼中毒 滇橄榄生吃吞汁,并可治鱼骨鲠喉。(摘录自《昆明民间常用草药》)

4. 治感冒发热,咳嗽,咽喉痛,口干烦渴,维生素C缺乏症 鲜余甘子果10~13个。水煎服。(摘录自《常用中草药手册》)

5. 治流行性感冒 藏木香膏30g,藏木香20g,悬钩子茎(去皮、心)90g,木藤蓼(去皮)50g,野姜20g,诃子(去核)36g,余甘子40g,毛诃子(去核)20g,块根糙苏60g。上9味,除藏木香膏外,其余藏木香等8味粉碎成粗粉,过筛,混匀,用土木香膏与水制丸,干燥,即得。水煎服,用冷水约400mL浸泡1~2小时后,煎至约300mL,趁热服汤;一次1~2丸,一日3次。(摘录自《中国药典》催汤丸)

6. 治渴甚 木瓜十枚(烂蒸去皮,细研),乌梅(去核)一斤,甘草七两半(炙),干葛二两,川芎半两,余甘子半两,紫苏叶半两,百药煎一两(研),白盐十两(炒)。(摘录自《杨氏家藏方》解渴百杯丸)

【不良反应】 暂未发现不良反应。

参考文献

[1] Akhtar M S, Ramzan A, Ali A.et al.Effect of Amla fruit (*Emblica officinalis Gaertn.*) on blood glucose and lipid profile of normal subjects and type 2 diabetic patients [J].International Journal of Food Sciences&Nutrition,

2011,62(6):609-616.
[2] Rattanasena P.Antioxidant and antibacterial activities of vegetables and fruits commonly consumed in Thailand [J].Pakistan Journal of Biological Sciences,2012,15(18):877-882.
[3] 刘晓丽,杨冰鑫,陈柳青,等.余甘子多酚对体外酒精性肝损伤的保护作用[J].中国食品学报,2021,21(10):108-115.
[4] 赵可惠,王静,吕秀梅,等.藏药余甘子防治高原红细胞增多症的网络药理学研究[J].中华中医药杂志,2018,33(3):934-939.
[5] 徐艳,马萍,冯本华,等.中药诱生干扰素的研究近况[J].现代中西医结合杂志,2005,14(5):689-690.

十二、牡蛎

【来源】 本品为牡蛎科动物长牡蛎 *Ostrea gigas* Thunberg、大连湾牡蛎 *Ostrea talienwhanensis* Crosse 或近江牡蛎 *Ostrea rivularis* Gould 的贝壳。全年均可捕捞,去肉,洗净,晒干。

【炮制加工】

1. 牡蛎 洗净,干燥,碾碎。

2. 煅牡蛎 将净牡蛎照明煅法煅至酥脆。

【性味】 咸,微寒。

【归经】 归肝、胆、肾经。

【功能主治】 重镇安神,潜阳补阴,软坚散结。用于惊悸失眠,眩晕耳鸣,瘰疬痰核,癥瘕痞块。煅牡蛎收敛固涩,制酸止痛。用于自汗盗汗,遗精滑精,崩漏带下,胃痛吞酸。

【用法用量】 9~30g,先煎。

【贮藏】 置干燥处。

【化学及营养成分】

1. 蛋白质类 牡蛎含有少量蛋白质及壳聚糖等物质,其蛋白质水解液含有天冬氨酸、甘氨酸、谷氨酸等 17 种氨基酸,总氨基酸含量为 0.15%~0.2%。

2. 矿物元素 如铁、铜、锌、镁、钾、钠、铝等。

3. 其他 牡蛎中的主要成分为碳酸钙,含量为 94.3%。

【质量评价】

1. 性状鉴别 ①近江牡蛎:呈圆形、卵圆形、三角形等。左壳凹陷,大而厚。右壳平坦,稍小,壳外表面稍不平,有灰、紫、棕、黄等色。环生同心鳞片,幼体者鳞片薄而脆,多年生长者,鳞片厚而坚。内表面白色,边缘有时淡紫色。质硬、断面层状明显,厚 2~10mm。无臭,味微咸。②长牡蛎:呈长片状,背腹缘几平行,长 10~50cm。右壳较小,鳞片坚厚,层状或层纹状排列,壳外面平坦或具数个凹陷,呈淡紫、灰白或黄褐色,内面瓷白色,壳顶两侧无小齿。左壳凹下很深,鳞片较右壳粗大,壳顶附着面较小。③大连湾牡蛎:呈类三角形,背腹缘呈八字形。右壳外面淡黄色,具疏松的同心鳞片,鳞片起伏呈波浪状,内面白色。左壳同心鳞片坚厚,自壳顶部放射肋数个,明显,内面凹下呈合状,铰合面小。断面厚 0.3~13mm,层次不明显,角质层重叠。

2. 显微鉴别 将贝壳折断或锯开成 3 种断面。纵断面为与生长线相垂直方向;横断面为与生长线相平行方向;表平行断面为贝壳自然平放的方向。将上述 3 种断面平放磨石上磨薄至显微镜下能看清为一层结构时，置90%乙醇、95%乙醇、无水乙醇各10分钟，乙醚30分钟，二甲苯10分钟后，封片镜检。近江牡蛎：叶片状结构，叶片不规则并弯曲，宽5~10μm，紧密排列。大连湾牡蛎：叶片不规则弯曲，宽3~11μm，平行排列，偶有细小的交错。粉末呈米色，微粒多聚集，分散的微粒多呈不规则条状，边缘不整齐，从微透明的片状微粒中可见细微的叶片状结构。

【含量测定】**碳酸钙** 取本品细粉约0.15g，精密称定，置锥形瓶中，加稀盐酸10mL，加热使溶解，加水20mL与甲基红指示液1滴，滴加10%氢氧化钾溶液至溶液显黄色，继续多加10mL，再加钙黄绿素指示剂少量，用乙二胺四醋酸二钠滴定液(0.05mol/L)滴定至溶液黄绿色荧光消失而显橙色。每1mL乙二胺四醋酸二钠滴定液(0.05mol/L)相当于5.004mg的碳酸钙($CaCO_3$)。本品含碳酸钙($CaCO_3$)不得少于94.0%。

【药理作用】

1. 镇静 小鼠每日灌服牡蛎悬浊液有延长环己巴比妥睡眠时间的作用。牡蛎水提取物的悬浮上清液在体外对青蛙坐骨神经有明显的麻醉作用。

2. 保护胃黏膜 煅牡蛎对无水乙醇诱发的胃溃疡有抗溃疡形成的作用，可抑制胃液分泌量，降低pH值，降低胃蛋白酶活性，从而保护胃黏膜。

3. 抗氧化 牡蛎水提液具有较强的清除自由基能力，并有一定的抗脂质过氧化作用。

4. 抗肿瘤 牡蛎天然活性肽能有效抑制胃癌BGC-823细胞增殖活动，出现亚G_1期细胞，使细胞进入凋亡。

5. 调节免疫 牡蛎壳热水提取物可使动物脾脏抗体形成细胞数增多。

【食疗应用】

1. 牡蛎鸡汤 牡蛎肉250g，鸡汤250g，盐2g，味精0.5g，猪油50g，料酒5g，姜片5片。将牡蛎肉切片，洗净滤干。将炒锅置于旺火上，放入猪油，烧至八成熟，投入牡蛎片，加料酒煸炒，放入姜片和清水，煮5分钟，加鸡汤100g煮7分钟，再加鸡汤150g，继续煮8分钟。待牡蛎烂熟，汤汁至乳白色时下盐、味精，拣去姜片即成。本品能够除老血，疗泄精，涩大小肠，可用于喉痹咳嗽、虚劳带下。

2. 牡蛎敛精汤 牡蛎壳60g，猪肚1个，白术30g，苦参15g。将猪肚用盐擦洗，去除黏液；将牡蛎壳用水洗净后打碎，再洗净；将白术、苦参、牡蛎放入猪肚内扎好，将猪肚放入锅内；锅中加8碗水慢火煎煮至2碗，调味即可。除去猪肚中的药材，吃肚喝汤。本品能够强精益肾，用于遗精多梦。

3. 牡蛎壳小米粥 牡蛎壳18g，小米50g，蜂蜜10g。牡蛎壳水煎滤汁，与小米同煮粥，加入蜂蜜即可。本品能够补心宁神，用于心悸的辅助治疗。

4. 牡蛎蘑菇紫菜汤 鲜牡蛎肉250g，蘑菇200g，紫菜30g，生姜、麻油、食盐、味精各适量。先将蘑菇、生姜加水煮沸15分钟，再加牡蛎、紫菜略煮，加调料调味即可。本品具有滋肾养肝、补血明目之功，适用于近视、视物昏花。

【应用注意事项】《神农本草经疏》载："凡病虚而多热者宜用，虚而有寒者忌之，肾虚无火，精寒自出者非宜。"

【临床应用】

1. 治肝阳上亢，气血上逆之类中风，头目眩晕，目胀耳鸣，脑部热痛，心中烦热，面色如醉，或时常噫气，或肢体渐觉不利，口角渐形㖞斜，甚或眩晕颠仆，昏不知人，移时始醒，或醒后不能复原，脉弦长有力　怀牛膝一两，生赭石一两，生龙骨五钱，生牡蛎五钱，生龟板五钱，生杭芍五钱，玄参五钱，天冬五钱，川楝子二钱，生麦芽二钱，茵陈二钱，甘草钱半。（摘录自《医学衷中参西录》镇肝息风汤）

2. 治阴虚风动证，温病后期，脉气虚弱，舌绛苔少，有时时欲脱之势者　生白芍六钱，阿胶三钱，生龟板四钱，干地黄六钱，麻仁二钱，五味子二钱，生牡蛎四钱，麦冬连心六钱，炙甘草四钱，鸡子黄二枚，鳖甲四钱。水八杯，煮取三杯，去滓，再入鸡子黄，搅令相得，分三次服。（摘录自《温病条辨》大定风珠）

3. 治阴虚痰凝淤滞而致的瘰疬、痰核、瘿瘤，症见咽干舌红、脉弦滑者　玄参、牡蛎、贝母各四两。共为末，炼蜜为丸，每服三钱，开水下，日二服。（摘录自《医学心悟》消瘰丸）

4. 治百合病，渴不差者　瓜蒌根、牡蛎（熬），等份。上为细末，饮服方寸匕，日三服。（摘录自《金匮要略》瓜蒌牡蛎散）

5. 治诸虚不足及新病暴虚，津液不固，体常自汗，夜卧即甚，久而不止，羸瘠枯瘦，心忪惊惕，短气烦倦　黄芪（去苗、土）、麻黄根（洗）、牡蛎（米泔浸，刷去土，火烧通赤）各一两。上三味为粗散，每服三钱，水一盏半，小麦百余粒，同煎至八分，去滓，热服，日二服，不拘时候。（摘录自《太平惠民和剂局方》牡蛎散）

6. 月经不止　用牡蛎煅过研细。加米醋揉成团，再煅再研，加米醋调艾叶末熬膏，做成丸子，如梧子大。每服四五十丸，醋汤送下。（摘录自《医方类聚》）

7. 治温病下后，大便溏甚，周十二时三四行，脉仍数者　生牡蛎二两，碾研细，水八杯，煎服三杯，分温三服。（摘录自《温病条辨》一甲煎）

8. 治卧即盗汗，风虚头痛　牡蛎、白术、防风各三两。上三味，治下筛，酒服方寸匕，日二。（摘录自《备急千金要方》牡蛎散）

9. 治一切瘰疬　牡蛎（煅）四两，玄参三两。捣罗为末，以面糊丸如桐子大，早晚食后、临卧各服三十丸，酒下。（摘录自《经验方》）

10. 治胃酸过多　牡蛎、海螵蛸各五钱，浙贝母4钱。共研细粉，每服3钱，每日3次。（摘录自《山东中草药手册》）

11. 治大病瘥后，小劳便鼻衄　左牡蛎十分，石膏五分。捣末，酒服方寸匕，日三四，亦可蜜丸服，如梧子大服之。（摘录自《肘后备急方》）

12. 治瘰疬　用牡蛎（煅，研）末四两，玄参末三两，面糊丸梧子大。每服三十丸，酒下。日三服，服尽除根。又方：瘰疬不拘已破未破，用牡蛎四两，甘草一两，为末。每食后，用腊茶汤调服一钱。

【不良反应】本品多服久服，易引起便秘和消化不良。牡蛎可作为多种病原体的传播媒介，可引起传染性肝炎、副溶血性弧菌性胃肠炎及原因不明的腹泻、呕吐等。食用牡蛎还可以引起一种急性神经系统综合征，有患者进食牡蛎20分钟后可出现手、口腔感觉异常，肢体痿软和漂浮感，共济失调，头痛，呕吐等，严重者可引起延髓及呼吸麻痹而死亡。

参考文献

[1] 赵强，魏祥玲，孙建安，等．牡蛎资源的综合开发利用研究进展[J]. 中国食品添加剂，2021，32(7)：150-159.
[2] 吴海涛，张缪琪，朱蓓薇．牡蛎水提液的抗氧化特性[J]. 食品与发酵工业，2005，31(4)：42-45.
[3] 李鹏，李琪福，石松林．牡蛎天然活性肽对人胃腺癌BGC-823细胞周期与基因表达的调控[J]. 中国海洋药物杂志，2007，26(6)：3.

十三、麦冬

【来源】 本品为百合科植物麦冬 *Ophiopogon japonicus*（L.f）Ker-Gawl. 的干燥块根。夏季采挖，洗净，反复暴晒、堆置，至七八成干，除去须根，干燥。

【炮制加工】

1. 麦冬 取原药材，除去杂质，洗净，润透，轧扁，干燥。

2. 朱麦冬 取净麦冬，喷水少许拌匀，微润，加入飞朱砂细粉，上下摇动拌匀，取出，晾干。每100kg麦冬用朱砂粉2kg。

【性味】 甘、微苦，微寒。

【归经】 归心、肺、胃经。

【功能主治】 养阴生津，润肺清心。用于肺燥干咳，阴虚劳嗽，喉痹咽痛，津伤口渴，内热消渴，心烦失眠，肠燥便秘。

【用法用量】 6~12g。

【贮藏】 置阴凉干燥处，防潮。

【化学及营养成分】

1. 甾体皂苷类 如麦冬皂苷A、麦冬皂苷B、麦冬皂苷C和麦冬皂苷D等。

2. 高异黄酮类 主要分为Ⅰ型（如麦冬高异黄酮A、麦冬高异黄酮B、麦冬高异黄酮C)、Ⅱ型（如麦冬甲基黄烷酮A、麦冬甲基黄烷酮B）和Ⅲ型（如2-羟基二氢高异黄酮）3种类型。

3. 糖类 麦冬多糖由单糖和低聚糖类化合物组成。其中，单糖主要有果糖和葡萄糖两种；多糖包括麦冬多糖MDG-1、麦冬多糖OJP-1、麦冬多糖POJ-1、麦冬多糖Md-1、麦冬多糖Md-2等。

4. 挥发油类 主要包括龙蒿脑、L-芳樟醇、亚麻酸甲酯、棕榈酸、T-荜澄茄醇等。

5. 其他 如酚类、有机酸、糖苷等。

【质量评价】

1. 性状鉴别 呈纺锤形，两端略尖，长1.5~3cm，直径0.3~0.6cm。表面呈淡黄色或灰黄色，有细纵纹。质柔韧，断面黄白色，半透明，中柱细小。气微香，味甘、微苦。

2. 显微鉴别 本品横切面表皮细胞1列或脱落，根被为3~5列木化细胞。皮层宽广，散有含草酸钙针晶束的黏液细胞，有的针晶直径至10μm；内皮层细胞壁均匀增厚，木化，有通道细胞，外侧为1列石细胞，其内壁及侧壁增厚，纹孔细密。中柱较小，韧皮部束16~22个，木质部由导管、管胞、木纤维及内侧的木化细胞连结成环层。髓小，薄壁细胞类圆形。

3. 理化鉴别　取本品 2g，剪碎，加三氯甲烷–甲醇（7∶3）混合溶液 20mL，浸泡 3 小时，超声处理 30 分钟，放冷，滤过，滤液蒸干，残渣加三氯甲烷 0.5mL 使溶解，作为供试品溶液。另取麦冬对照药材 2g，同法制成对照药材溶液。照薄层色谱法试验，吸取上述两种溶液各 6μL，分别点于同一硅胶 GF254 薄层板上，以甲苯–甲醇–冰醋酸（80∶5∶0.1）为展开剂，展开，取出，晾干，置紫外光灯（254nm）下检视。供试品色谱中，在与对照药材色谱相应的位置上，显相同颜色的斑点。

【含量测定】**麦冬总皂苷**　取鲁斯可皂苷元对照品适量，精密称定，加甲醇制成每 1mL 含 50μg 的溶液，即得。精密量取对照品溶液 0.5mL、1mL、2mL、3mL、4mL、5mL、6mL，分别置具塞试管中，于水浴中挥干溶剂，精密加入高氯酸 10mL，摇匀，置热水中保温 15 分钟，取出，冰水冷却，以相应的试剂为空白，照紫外–可见分光光度法，在 397nm 波长处测定吸光度，以吸光度为纵坐标，浓度为横坐标，绘制标准曲线。取本品细粉约 3g，精密称定，置具塞锥形瓶中，精密加入甲醇 50mL，称定重量，加热回流 2 小时，放冷，再称定重量，用甲醇补足减失的重量，摇匀，滤过，精密量取续滤液 25mL，回收溶剂至干，残渣加水 10mL 使溶解，用水饱和正丁醇振摇提取 5 次，每次 10mL，合并正丁醇液，用氨试液洗涤 2 次，每次 5mL，弃去氨液，正丁醇液蒸干。残渣用 80% 甲醇溶解，转移至 50mL 量瓶中，加 80% 甲醇至刻度，摇匀。精密量取供试品溶液 2~5mL，置 10mL 具塞试管中，照标准曲线的制备项下的方法，自“于水浴中挥干溶剂”起，依法测定吸光度，从标准曲线上读出供试品溶液中鲁斯可皂苷元的重量，计算，即得。本品按干燥品计算，含麦冬总皂苷以鲁斯可皂苷元（$C_{27}H_{42}O_4$）计，不得少于 0.12%。

【药理作用】

1. 对心血管的保护作用　麦冬在心肌缺血后再灌注损伤中具有抗炎、抗氧化和抗凋亡作用，能够改善受损的心脏功能。

2. 对缺血性脑损伤的保护作用　麦冬对脑缺血损伤的保护是通过发挥其抗氧化、纠正缺血后脑损伤细胞酸中毒，以及促进星形胶质细胞增殖等途径实现的。

3. 调节免疫　麦冬多糖可促进淋巴细胞的增殖及抗体的分泌，且巨噬细胞吞噬及分泌的能力得到增强，从而起到免疫调节的作用。

4. 抗肿瘤　麦冬皂苷、麦冬多糖等麦冬提取物均有抗肿瘤的作用，其机制涉及不同的信号通路及相关蛋白等；其醇提物能够诱导肺癌细胞自噬的发生。

5. 降血糖　麦冬多糖是麦冬发挥降糖作用的关键成分。

6. 调节消化道菌群　麦冬多糖可通过调控胰高血糖素样肽–1 水平，改善妊娠期糖尿病大鼠肠道菌群失调和糖代谢。

7. 抗炎　从麦冬中提取出的麦冬总皂苷、4–O–去甲基麦冬苷元 E、麦冬呋甾皂苷 A、麦冬呋甾皂苷 B 等成分均有一定的抗炎作用。

8. 其他　麦冬还具有延缓皮肤衰老、抗疲劳、镇静催眠、降血脂的作用。

【食疗应用】

1. 参麦甲鱼　活甲鱼 1 只（1500g 左右），人参 10g，麦冬 6g，姜、葱、盐、料酒、味精、鸡汤各适量。将甲鱼宰杀,放沸水中烫15分钟左右,取出裙边留用。剖开甲壳,撕去甲壳上的粗皮,除去内脏和头、爪,清洗干净,切成小块。将人参、麦冬洗净。将人参、麦冬、姜片、葱段、盐和料酒放入大碗内,放上甲鱼块,盖上甲鱼壳,加入鸡汤,上笼蒸1小时左右,酌加味精、胡椒粉。本品具有补肾固精、健脾润肺的功效,用治肺肾亏虚、阳痿、早泄、咳嗽、气促,尤其适合年老体弱、病后体虚者食用,健康人经常食用,可收防瘟抗老之功。

2. 麦冬炒蛋丁 鸡蛋4个,枸杞子10g,花生米30g,猪瘦肉50g,麦冬10g,盐、淀粉、味精各适量。将枸杞子洗净,在沸水中略氽一下;将麦冬洗净,于水中煮熟,捞出剁成碎末;将花生米炒脆;将猪瘦肉切成丁;将鸡蛋打在碗中加盐打匀,隔水蒸熟,冷却后切成粒状备用;将锅置旺火上加花生油,把猪肉丁炒熟,再倒入蛋粒、枸杞子、麦冬碎末,炒匀加盐,淀粉勾芡,加味精调味,盛入盘中铺撒脆花生米即可。佐餐食用,每日2次。本品具有滋补肝肾、强身明目的功效,适用于慢性肝炎、早期肝硬化等。

【应用注意事项】 凡脾胃虚寒泄泻,胃有痰饮湿浊及暴感风寒咳嗽者均忌服。《本草经集注》载:"地黄、车前为之使。恶款冬、苦瓠。畏苦参、青蘘。"《药性论》载:"恶苦芙。畏木耳。"《本草纲目》载:"气弱胃寒者,必不可饵也。"

【临床应用】

1. 治燥伤肺胃阴分,或热或咳 沙参三钱,玉竹二钱,生甘草一钱,冬桑叶一钱五分,麦冬三钱,生扁豆一钱五分,花粉一钱五分。水五杯,煮取二杯,日再服。(摘录自《温病条辨》沙参麦冬汤)

2. 治吐血,衄血不止 生麦门冬汁五合,生刺蓟汁五合,生地黄汁五合。相和,于锅中略暖过,每服一小盏,调伏龙肝末一钱服之。(摘录自《太平圣惠方》麦门冬饮子)

3. 治衄血不止 麦门冬、生地黄,每服一两,水煎。(摘录自《济生方》麦门冬饮)

4. 治齿缝出血成条 人参八分,茯苓、麦冬各一钱。水煎温服。(摘录自《仙拈集》引苏东坡验方)

5. 治骨蒸肺痿,四肢烦热,不能食,口干渴 麦门冬(去心,焙)、地骨皮各五两。上二味粗捣筛,每服五钱匕。先以水二盏,煎小麦一合,至一盏半,去麦入药,煎至一盏,去滓,分温二服,空腹食后各一。(摘录自《圣济总录》麦门冬汤)

6. 治肺痈涕唾涎沫,吐脓如粥 麦门冬(去心,焙)二两,桔梗(去芦头)五两,甘草(炙,锉)三分。上三味粗捣筛,每服三钱匕,水一盏,青蒿心叶十片,同煎至七分,去滓,温服。稍轻者粥饮调下亦得。(摘录自《圣济总录》麦门冬汤)

7. 治火逆上气,咽喉不利 麦门冬七升,半夏一升,人参二两,甘草二两,粳米三合,大枣十二枚。上六味,以水一斗二升,煮取六升,温服一升,日三夜一服。(摘录自《金匮要略》麦门冬汤)

8. 治虚热上攻,脾肺有热,咽喉生疮 麦门冬一两,黄连半两。上为末,蜜丸如梧桐子大。每服三十丸,门冬汤下,食前。(摘录自《普济方》麦门冬丸)

9. 治患热消渴 黄连一升(去毛),麦门冬五两(去心)。上二味,捣筛,以生地黄汁、瓜蒌根汁、牛乳各三合和,顿为丸如梧子,一服二十五丸,饮下,日再服,渐渐加至三十丸。(摘录

自《外台秘要》)

10. 治消渴，喉干不可忍，饮水不止，腹满急胀　麦门冬(去心，焙)、乌梅(去核取肉，炒)各二两。上二味粗捣筛，每服三钱匕，水一盏，煎至半盏，去滓，食后温服，日三。(摘录自《圣济总录》麦门冬汤)

11. 治阳明温病，无上焦证，数日大便不通，当下之，若其人阴素虚，不可行承气者　元参(玄参)一两，麦冬八钱(连心)，细生地黄八钱。水八杯，煮取三杯，口干则与饮，令尽，不便，再作服。(摘录自《温病条辨》增液汤)

12. 治疟伤胃阴，不饥，不饱，不便，潮热，得食则烦热愈加，津液不复者　麦冬五钱(连心)，火麻仁四钱，生白芍四钱，何首乌三钱，乌梅肉二钱，知母二钱。水八杯，煮取三杯，分三次温服。(摘录自《温病条辨》麦冬麻仁汤)

13. 治燥伤胃阴　玉竹三钱，麦冬三钱，沙参二钱，生甘草一钱，水五杯，煮取二杯，分二次服。(摘录自《温病条辨》玉竹麦门冬汤)

14. 治热伤元气，肢体倦怠，气短懒言，口干作渴，汗出不止，脚软眼黑，津枯液涸　人参五钱，麦门冬(去心)三钱，五味子二钱(碎)。水煎，不拘时温服。(摘录自《证治准绳》生脉散)

15. 治肺燥咳嗽　麦冬 15g，桑白皮 15g。水煎服。(摘录自《新编常用中草药手册》)

16. 治肺热咳嗽　麦冬 12g，北沙参 12g，黄芩 9g，桔梗 9g，苦杏仁 9g，甘草 6g。水煎服。(摘录自《山东中草药手册》)

17. 治骨蒸　麦门冬(去心)一升，小麦二升，枸杞根(切)三升。上三味，以水一斗，煮取三升，煮小麦熟，去滓。分温日三服。(摘录自《外台秘要》)

18. 治百日咳　麦门冬、天门冬各 15g，百部根 9g，瓜蒌仁、橘红各 6g。煎 2 次，1~3 岁每次分 3 服，4~6 岁每次分 2 服，7~10 岁每次顿服。(摘录自《中医杂志》)

19. 治胃酸缺少　麦冬、石斛、牡荆各 6g，糯稻根 9g。水煎服。(摘录自《福建药物志》)

20. 治小儿伤寒寒热，头痛呕逆　麦门冬(去心)三分，石膏(研)三分，炙甘草半两。上为散。每服一钱，水一小盏，煎五分，去滓。不计时候温服，量儿大小加减。(摘录自《普济方》麦门冬散)

21. 治虚劳口干　麦门冬二两(末)，大枣三十枚(肉)。上二味，以蜜一升和，令熟，五升米下，蒸之。任性服。(摘录自《备急千金要方》)

22. 治消渴　瓜蒌根、生姜各五两，生麦冬汁、芦根(切)各二升，茅根(切)三升。上五味，㕮咀，以水一斗，煮取三升，分为三服。(摘录自《备急千金要方》)

23. 治消渴日夜饮水不止，饮下小便即利　麦门冬、黄连、冬瓜干各二两。上为粗末，每服五钱，水一盏，煎至七分，去粗(渣)，温服。如无干者，用新冬瓜一枚，重三斤，去皮、瓤、子，分作十二片，为十二服。(摘录自《卫生宝鉴》麦门冬汤)

24. 治痢兼渴　麦门冬(去心)三两，乌梅二大枚。上二味，以水一大升，煮取强半，绞去滓，待冷，细细咽之，即定，仍含之。(摘录自《外台秘要》)

25. 治产后血渴，饮水不止　黄芩(新瓦焙干)、麦门冬(去心)各半两。上件㕮咀，每服三钱，水一盏半，煎至八分，去滓温服，不拘时候。(摘录自《杨氏家藏方》黄芩散)

26. 治子烦 麦门冬(去心)、白茯苓(去皮)各一两,人参半两。上㕮咀,每服四钱,水一盏半,生姜五片,入淡竹叶十片,煎至八分,去滓,温服,不拘时。(摘录自《济生方》麦门冬汤)

27. 治小儿疮疹毒气上攻咽嗌,口舌生疮,不能吮乳 桔梗(去芦头)、牛蒡子(微炒)各一两,麦门冬(去心)、甘草(生用)各半两。上件㕮咀。每服二钱,水半盏,煎至三分,去滓,放温,时时令呷,或顿灌之,乳食后。(摘录自《杨氏家藏方》如圣麦门冬散)

28. 治热眼赤肿 车前子、麦门冬(去心)、生地黄(洗,晒)等份。上锉,每服三钱,新水入蜜同煎,食后服。加川芎尤好。(摘录自《仁斋直指方》麦黄汤)

29. 治妇人无乳汁 麦门冬、石钟乳、通草、理石。上四味各等份,治下筛。先食,酒服方寸匕,日三。(摘录自《备急千金要方》麦门冬散)

30. 治小便闭淋 鲜沿阶草根 90g(干品 30g)。水煎成半杯,饮前服,日 2~3 次。(摘录自《福建民间草药》)

31. 治乳发 麦冬二钱,白茅根三钱,齐头蒿一把。水煎服。(摘录自《万氏秘传外科心法》乳发消毒饮)

32. 治面上肺风疮 麦冬(去心)一斤,橘红(去白)四两。水煎汁,熬膏,入蜜二两再熬成,入水中一夜去火毒。每服五匙,滚水化开,食后服。(摘录自《古今医鉴》麦门冬膏)

33. 治中耳炎 鲜麦门冬块根,捣烂取汁,滴耳。(摘录自《广西本草选编》)

34. 治热汤滚水疱烂皮肉、疼痛呼号者 麦冬半斤,煮汁两碗,用鹅毛扫之,随扫随干,随干随扫,少顷即止痛生肌。(摘录自《本草新编》)

35. 治肺胃燥热、痰涩咳嗽 天门冬(去心)、麦门冬(去心)等份。上二味,熬膏,炼白蜜收。不时噙热咽之。(摘录自《张氏医通》二冬膏)

【不良反应】 麦冬可能会引起轻微的胃肠不适症状,如恶心、呕吐、腹泻、胀气、腹痛等。某些人群可能对麦冬过敏,出现荨麻疹、呼吸急促或哮喘等过敏症状。麦冬可能会影响血糖水平。

参考文献

[1] 范明明,张嘉裕,张湘龙,等.麦冬的化学成分和药理作用研究进展[J].中医药信息,2020,37(4):130-134.

[2] 高龙龙,尹丽君,孟祎凡,等.麦冬及其有效成分抗心脑血管疾病的药理研究进展[J].中国中医药现代远程教育,2021,19(13):182-185.

[3] Fan Y P, Ma X, Zhang J, et al. *Ophiopogon* polysaccharide liposome can enhance the non-specific and specific immune response in chickens [J]. Carbohydrate Polymers, 2015, 119:219-227.

[4] 袁嘉瑞,汪春飞,宋捷,等.麦冬醇提物抑制肺癌生长及自噬作用研究[J].中草药,2016,47(9):1541-1547.

[5] 迟宇昊,李晹,申远.麦冬化学成分及药理作用研究进展[J].新乡医学院学报,2021,38(2):189-192.

[6] 廖慧玲,尹思源,毛樱逾,等.麦冬抗皮肤衰老作用探讨[J].山西中医,2007(3):53-54.

[7] 陈高敏,王璐,杜沛,等.麦冬多糖对中波紫外线损伤人皮肤成纤维细胞的保护作用[J].中国组织工程研究,2017,21(32):5183-5188.

[8] Wang X, Shi L L, Joyce S, et al. MDG-1, a potential regulator of PPARα and PPARγ, ameliorates dyslipidemia in mice [J]. International Journal of Molecular Sciences, 2017, 18(9):1930.

十四、昆布

【来源】 本品为海带科植物海带 *Laminaria japonica* Aresch. 或翅藻科植物昆布 *Ecklonia kurome* Okam. 的干燥叶状体。夏、秋二季采捞,晒干。

【炮制加工】 除去杂质,漂净,稍晾,切宽丝,晒干。

【性味】 咸,寒。

【归经】 归肝、胃、肾经。

【功能主治】 消痰软坚散结,利水消肿。用于瘿瘤,瘰疬,睾丸肿痛,痰饮水肿。

【用法用量】 6~12g。

【贮藏】 置干燥处。

【化学及营养成分】

1. 糖类 昆布含多糖、岩藻糖、阿拉伯糖、甘露糖、葡萄糖和半乳糖等。

2. 氨基酸类 如昆布氨酸、天冬氨酸和谷氨酸等。

3. 矿物元素 昆布含有丰富的碘。此外,昆布还含有砷、铬、钙、镉、镁、铝、镍、锰、锌、铁、铜、磷、铅等。

4. 脂肪酸 饱和脂肪酸主要是棕榈酸,含量为 30.46%,不饱和脂肪酸主要是 ω-6 和 ω-3。

5. 多酚类 海带多酚是褐藻海带中的一类重要化合物,以间苯三酚为结构单元的聚合物形式存在。

【质量评价】

1. 性状鉴别 海带的干燥叶状体,卷曲折叠成团,或缠结成把。全体呈绿褐色或黑褐色,表面附有白霜。用水浸软则膨胀呈扁平的带状,长 50~150cm,宽 10~50cm,中部较厚,边缘较薄而呈波状。质厚,革质状而黏滑。用手捻之不分层。残存柄部扁圆柱状。有腥气,味咸。昆布的干燥叶状体,卷曲皱缩成不规则团状。全体呈黑色,表面附有白霜,质较薄。用水浸软则膨胀呈扁平的叶状,长宽均为 15~26cm,厚约 1.5mm。两侧羽状深裂,裂片长舌形,边缘有小齿。质柔滑,用手捻之可剥离为 2 层。有腥气,味咸。以上两种均以整齐、质厚、无杂质者为佳。

2. 理化鉴别 本品体厚,以水浸泡即膨胀,表面黏滑,附着透明黏液质。手捻不分层者为海带,分层者为昆布。取本品约 10g,剪碎,加水 200mL,浸泡数小时,滤过,滤液浓缩至约 100mL。取浓缩液 2~3mL,加硝酸 1 滴与硝酸银试液数滴,即生成黄色乳状沉淀,在氨试液中微溶解,在硝酸中不溶解。

【含量测定】

1. 碘 取本品约 10g,剪碎,精密称定,置瓷皿中,缓缓加热炽灼,温度每上升 100℃维持 10 分钟,升温至 400~500℃时维持 40 分钟,取出,放冷。炽灼残渣置烧杯中,加水 100mL,煮沸约 5 分钟,滤过,残渣用水重复处理 2 次,每次 100mL,滤过,合并滤液,残渣再用热水洗涤 3 次,洗液与滤液合并,加热浓缩至约 80mL,放冷,浓缩液转移至 100mL 量瓶中,加水至刻度，摇匀，精密量取5mL，置具塞锥形瓶中，加水50mL与甲基橙指示液2滴，滴加稀硫酸至显红色，加新制的溴试液5mL，加热至沸，沿瓶壁加20%甲酸钠溶液5mL，再加热10~15分钟，用热水洗瓶壁，放冷，加稀硫酸5mL与15%碘化钾溶液5mL，立即用硫代硫酸钠滴定液(0.01mol/L)滴定至淡黄色，加淀粉指示液1mL，继续滴定至蓝色消失。每1mL硫代硫酸钠滴定液(0.01mol/L)相当于0.2115mg的碘。本品按干燥品计算，海带含碘不得少于0.35%，昆布含碘不得少于0.20%。

2. 多糖 精密称取105℃干燥至恒重的无水葡萄糖804.0mg，置50mL容量瓶中加水溶解并稀释至刻度，摇匀，得对照品溶液，备用。取样品粉末约0.2g共3份，精密称定，加80%乙醇100mL。超声振荡提取20分钟，过滤，滤渣用热80%乙醇洗涤，挥干乙醇后加蒸馏水100mL，超声振荡提取20分钟，过滤，滤渣再加80mL蒸馏水超声振荡提取20分钟，过滤，合并滤液，残渣用热水洗涤，洗液并入提取液中，待冷后转移于250mL容量瓶，加蒸馏水稀释至刻度作供试品溶液。取对照品溶液分别稀释成0.00504mg/mL、0.01008mg/mL、0.02016mg/mL、0.04200mg/mL、0.06720mg/mL、0.08400mg/mL 6个不同浓度的对照品溶液。精密吸取上述溶液各2.0mL置10mL的具塞试管中，加入苯酚1.0mL，混匀，再迅速加入浓硫酸5.0mL混匀，放置10分钟，置40℃水浴中加热30分钟，取出放置10分钟，以蒸馏水同法操作为空白，于489nm处测定吸收度。以吸收度为横坐标，标准液浓度(mg/mL)为纵坐标，绘制标准曲线。精密吸取2.0mL供试品溶液，置10mL具塞试管中，加入苯酚1.0mL，混匀，再迅速加入浓硫酸5.0mL混匀，放置10分钟，置40℃水浴中加热30分钟，取出放置10分钟，以蒸馏水同法操作为空白，于489nm处测定吸收度，即得样品中多糖含量为17.9%。

【药理作用】

1. 降血脂 昆布在肠道中能将食糜中的脂肪带出体外，具有良好的调脂、降胆固醇的功效。昆布多糖可使血浆中胆固醇含量减少13%~17%，低密度脂蛋白含量降低20%~25%，高密度脂蛋白含量增加16%。

2. 降血糖 昆布多糖可在胃肠道内形成凝胶池，调节葡萄糖的吸收，减缓葡萄糖向小肠绒毛膜扩散，调节胃肠内激素的分泌，从而发挥降血糖的作用。

3. 促凝血 褐藻多糖硫酸酯在一定质量浓度范围内对凝血活酶时间、凝血时间均有明显的延长作用，调节内源性凝血途径，从而发挥促凝作用。

4. 抗病毒 褐藻糖胶具有抗RNA及DNA病毒的作用，对脊髓灰质炎病毒Ⅲ型、柯萨奇B3型和柯萨奇A16型病毒、腺病毒Ⅲ型、埃可病毒Ⅳ型有明显的抑制作用。

5. 调节免疫 昆布多糖可使小鼠免疫器官增重，显著增加小鼠抗体形成细胞计数、正常小鼠及经免疫抑制剂处理小鼠血清溶血素的含量，增加小鼠外周血液T淋巴细胞计数，增强腹腔巨噬细胞的吞噬功能。

6. 抗氧化 低相对分子质量的海带岩藻聚糖硫酸酯具有清除活性氧自由基的能力，且随浓度的增加而增强。

7. 抗癌 从海带中提取出的褐藻糖胶可以有效抑制乳腺癌细胞的生长。

8. 抗放射 褐藻酸钠对放射性元素 ^{90}锶、^{133}镭、^{133}锡、^{109}镉、^{54}锰等具有阻止吸收和排出作用,但不影响人体对钠、钾、钙等的吸收。

【食疗应用】

1. 海藻昆布汤 海藻 30g,昆布 20g,木耳 15g,黄豆 200g。锅中加入大量水,放入上述材料,小火炖汤,加蔗糖少许调味。本品具有软坚散结、利水消肿之功,适用于冠心病合并高脂血症、高血压者。

2. 苡仁昆布蛋汤 薏苡仁 50g,昆布 50g,鸡蛋 1 个,盐、胡椒粉各适量。将海带洗净,切成条状;将薏苡仁洗净;高压锅中加水,将薏苡仁、昆布同放于高压锅中,炖至糜烂,连汤备用;炒锅置旺火上,将鸡蛋炒熟,随即将海带、薏苡仁连汤倒入,加盐、胡椒各适量即可。本品能够健脾祛湿,适用于类风湿关节炎患者。

3. 海带猪肉粥 海带 15g,粳米 100g,猪瘦肉 50g。三者同煮粥,用适量食盐或白糖调味食用。本品可用于高血压、动脉硬化及慢性支气管炎。

4. 海带木耳羹 干海带 15g,黑木耳 15g,瘦猪肉 60g(切成细丝)。先将干海带及黑木耳用水洗净发透,切成细丝,再与肉丝一起煮沸,加盐、味精,最后用水淀粉勾芡,即可食用。本品适用于肿瘤和心血管疾病患者。

5. 海带三丝 干海带 30g,黄花菜 15g,笋丝 20g。将干海带浸泡后切成丝,与黄花菜、笋丝共煮。此方适用于糖尿病及肥胖症患者,可经常食用。

【应用注意事项】 脾胃虚寒蕴湿者忌服。《食疗本草》载:"下气,久服瘦人。"《本草品汇精要》载:"妊娠亦不可服。"《医学入门》载:"胃虚者慎服。"

【临床应用】

1. 治气瘿,胸膈满塞,咽喉项颈渐粗 昆布二两(洗去咸汁),通草一两,羊靥二具(炙),海蛤一两(研),马尾海藻一两(洗去咸汁)。上五味,蜜丸如弹子,细细含咽汁。忌生菜、热面、炙肉、蒜、笋。(摘录自《广济方》昆布丸)

2. 治膈气噎塞不下食 昆布(洗去咸,焙,末)一两,舂杵头细糠一合。上二味,用老牛涎一合,生百合汁一合。二味慢火煎,入蜜搅成膏。搜前药和丸,如鸡头大。含化咽津。(摘录自《圣济总录》昆布丸方)

3. 治气,膀胱急妨,宜下气 昆布一斤,白米泔汁浸一宿,洗去咸味,以水一斗,煮令向熟,擘长三寸、阔四五分,仍取葱白一握,二寸切断,擘之,更合熟煮,令昆布极烂,仍下盐、酢、豉、糁调和,一依臛法,不得令咸酸,以生姜、橘皮、椒末等调和,宜食粳米饭、粳米粥,海藻亦依此法,极下气,大效,无所忌。(摘录自《广济方》昆布臛法)

4. 治瘿气结核,瘰瘰肿硬 昆布一两(洗去成味)。捣罗为散。每用一钱,以绵裹于好醋中浸过,含咽津觉药味尽,即再含之。(摘录自《太平圣惠方》)

5. 治瘿气初结,咽喉中壅闷,不治即渐渐肿大 槟榔三两,海藻二两(洗去咸),昆布三两(洗去咸水)。上药,捣罗为末,炼蜜和丸,如小弹子大,常含一丸咽津。(摘录自《太平圣惠方》)

6. 治颈下卒结囊,渐大欲成瘿 昆布、海藻等份。末之,蜜丸如杏核大,含,稍稍咽汁,日四五。(摘录自《肘后备急方》)

7. 治气瘿 海藻、昆布(各酒洗,晒干)各等份。上药为末,炼蜜为丸,如杏仁大。(摘录自《证治准绳·疡医》二海丸)

8. 治胸中气噎不下食,喉中如有肉块 昆布二两(洗去咸味),小麦二合,煎水服。(摘录自《太平圣惠方》麦昆煎)

9. 治骨槽风,及咽喉、耳内肿痛者 升麻、桔梗、昆布、连翘、射干、甘草各等份,水煎,食远温服。(摘录自《外科大成》升桔汤)

10. 治瘿气 海藻(酒洗)、海带(酒洗)、昆布(酒洗)、海马(酒炙)、海红蛤(煅)、石燕(煅)、海螵蛸各一两。上药为末,清茶下。(摘录自《证治准绳·疡医》消瘿散)

【不良反应】 暂未发现不良反应。

参考文献

[1] 李厚勇,王蕊,高晓奇,等.海带提取物对脂质过氧化和血液流变学的影响[J].中国公共卫生,2002(3):11-12.

[2] 梁玫,朴光春,吕惠子,等.昆布提取物对糖尿病大鼠谷胱甘肽过氧化物酶活性及丙二醛含量的影响[J].延边大学医学学报,2006(4):247-248.

[3] 程忠玲.海带中褐藻多糖硫酸酯的提取及抗凝血活性的测试[J].承德石油高等专科学校学报,2003,5(3):27-29.

[4] 李凡,田同春,石艳春,等.褐藻糖胶体外抗病毒作用研究[J].白求恩医科大学学报,1995,21(3):255-257.

[5] 钱永昌,朱世臣,丁安伟.昆布多糖的免疫药理学研究[J].江苏药学与临床研究,1995,5(1):12-15.

[6] 王雪,兰丽,原晶莹,等.3种海藻多糖抗氧化及其抗衰老活性的初步研究[J].药物生物技术,2020,27(1):29-32.

[7] Lu J,Shi K K,Chen S,et al.Fucoidan extracted from the New Zealand *Undaria pinnatifida*-physicochemical comparison against five other fucoidans:unique low molecular weight fraction bioactivity in breast cancer cell lines [J].Marine Drugs.2018,16(12):461.

[8] 李克杰,王俊香,石路德,等.海带的化学成分及生物活性研究进展[J].特产研究,2022,44(6):154-160.

十五、罗汉果

【来源】 本品为葫芦科植物罗汉果 *Siraitia grosvenorii*(Swingle) C.Jeffrey ex A.M.Lu et Z.Y.Zhang 的干燥果实。秋季果实由嫩绿色变深绿色时采收,晾数天后,低温干燥。

【炮制加工】 取原材料,除去杂质,炕干,用时捣碎。

【性味】 甘,凉。

【归经】 归肺、大肠经。

【功能主治】 清热润肺,利咽开音,滑肠通便。用于肺热燥咳,咽痛失音,肠燥便秘。

【用法用量】 9~15g。

【贮藏】 置干燥处,防霉,防蛀。

【化学及营养成分】

1. 三萜皂苷类 如罗汉果苷Ⅱ、罗汉果苷Ⅲ、罗汉果苷Ⅵ、光果木鳖皂苷Ⅰ等。

2. 黄酮类 如山柰酚和槲皮素等。

3. 多糖类 主要为罗汉果多糖，占 20%。

4. 其他 如木脂素类、蛋白质、氨基酸、挥发油，以及钾、镁、钙、铁、锰等元素。

【质量评价】

1. 性状鉴别 干燥果实，圆形至长圆形，直径 5~8cm，外表黄褐色至深棕色，较光泽，微具残留毛茸，少数有较深色的纵条纹。顶端膨大，中央有一圆形的花柱基痕，基部略狭，有果柄痕。质脆易碎，破碎后内表面黄白色，疏松似海绵状。除去中果皮，可见明显的纵脊纹 10 条。种子扁平，矩圆形或类圆形，棕色，边缘较厚，中央微凹，内有子叶 2 枚。味甜。以形圆、个大、坚实、摇之不响、色黄褐者为佳。

2. 显微鉴别 果皮横切面：外果皮为 1 列扁小表皮细胞，外被角质层，厚 4~12μm，气孔微向外凸出；有时可见多细胞非腺毛或基残基。中果皮外侧为 4~6 列圆形或切向延长的薄壁细胞；向内为 6~9 列石细胞层，细胞呈圆形、长圆形、类方形或不规则多角形。紧贴石细胞层内侧，为数列大的不规则的多角形细胞，壁略厚，具壁孔。其内数列薄壁细胞常皱缩或颓废；维管束双韧型，常两个内外相连稀疏散布。内果皮为 1 列扁小的落地壁细胞。种子横切面：表皮在种子扁平向的上下部位，为 1 列栅状细胞，长 205~280μm，宽 12~30μm，左右两侧表皮细胞黏液化，其内为数层切向延长的薄壁组织。在栅状细胞下层为数层厚壁纤维和大的石细胞层，近种仁处排列成环。内表皮为 1 列扁小细胞。胚乳细胞 1~2 列。子叶细胞含脂肪油滴。粉末特征呈黄褐或棕黑色、味甜。石细胞众多，方形或不规则多角形，长 20~53μm，宽 13~16μm。壁孔、孔沟及层纹均明显。纤维梭形，长短不一，长 76~305μm，直径 16~42μm，胞腔内有时含有棕色物质。栅状细胞长达 300μm，外被薄层角质层，侧壁呈不规则弯曲。薄壁细胞大，圆形或不规则多角形，具单纹孔、导管螺纹及梯纹。

3. 理化鉴别 取本品粉末 1g，加水 50mL，超声处理 30 分钟，滤过，取滤液 20mL，加正丁醇振摇提取 2 次，每次 20mL，合并正丁醇液，减压蒸干，残渣加甲醇 1mL 使溶解，作为供试品溶液。另取罗汉果对照药材 1g，同法制成对照药材溶液。再取罗汉果皂苷Ⅴ对照品，加甲醇制成每 1mL 含 1mg 的溶液，作为对照品溶液。照薄层色谱法试验，吸取上述 3 种溶液各 5μL，分别点于同一硅胶 G 薄层板上，以正丁醇-乙醇-水(8：2：3)为展开剂，展开，取出，晾干，喷以 2% 香草醛的 10% 硫酸乙醇溶液，加热至斑点显色清晰。供试品色谱中，在与对照药材色谱和对照品色谱相应的位置上，显相同颜色的斑点。

【含量测定】 **罗汉果皂苷** 以十八烷基硅烷键合硅胶为填充剂；以乙腈-水(23：77)为流动相；检测波长为 203nm。理论板数按罗汉果皂苷Ⅴ峰计算应不低于 3000。取罗汉果皂苷Ⅴ对照品适量，精密称定，加流动相制成每 1mL 含 0.2mg 的溶液，即得对照品溶液。取本品粉末(过四号筛)约 0.5g，精密称定，置具塞锥形瓶中，精密加入甲醇 50mL，密塞，称定重量，加热回流 2 小时，放冷，再称定重量，用甲醇补足减失的重量，摇匀，滤过。精密量取续滤液 20mL，回收溶剂至干，加水 10mL 溶解，通过大孔吸附树脂柱 AB-8(内径为 1cm，柱高为 10cm)，以水 100mL 洗脱，弃去水液，再用 20% 乙醇 100mL 洗脱，弃去洗脱液，继用稀乙醇 100mL 洗脱，收集洗脱液，回收溶剂至干，残渣加流动相溶解，转移至 10mL 量瓶中，加流动相至刻度，摇匀，即得供试品溶液。分别精密吸取对照品溶液与供试品溶液各

10μL，注入液相色谱仪，测定，即得。本品按干燥品计算，含罗汉果皂苷Ⅴ（$C_{60}H_{102}O_{29}$）不得少于 0.50%。

【检查】 水分不得过 15.0%。总灰分不得过 5.0%。

【浸出物】 照水溶性浸出物测定法项下的热浸法测定，浸出物不得少于 30.0%。

【药理作用】

1. 止咳平喘 不同浓度梯度的罗汉果甜苷能显著延长氨水致小鼠咳嗽潜伏期，降低小鼠咳嗽频率。

2. 抗菌 罗汉果咀嚼片对革兰阳性菌具有一定的敏感性，其中对金黄色葡萄球菌抑菌效果最好，而对铜绿假单胞菌没有表现出抑菌活性。

3. 抗氧化 罗汉果甜苷能显著降低阿霉素心肌损伤大鼠心肌组织中丙二醛的含量，改善阿霉素所致心肌损伤大鼠的氧化应激和心肌细胞凋亡。

4. 降血糖 罗汉果皂苷提取物能够降低大鼠血糖，缓解胰腺组织氧化应激损伤，同时抑制氧化应激反应，其机制可能与激活 Keap1-Nrf2/ARE 通路有关。

5. 保肝 罗汉果甜苷具有抗肝纤维化和肝保护作用，主要通过降低天冬氨酸氨基转移酶、丙氨酸氨基转移酶水平，以及升高谷胱甘肽过氧化物酶、超氧化物歧化酶水平，进而抑制转化生长因子-β1 的表达以减轻肝组织病理损伤程度。

6. 抗肿瘤 罗汉果醇对 CNE1 细胞的增殖和迁移有明显的抑制作用，且抑制活性与浓度呈正相关。

7. 其他 罗汉果还能治疗便秘，改善精神分裂症状，延缓衰老，改善甲状腺功能等。

【食疗应用】

1. 罗汉果茶 罗汉果半个，柿饼 2~3 个，冰糖少许。将罗汉果洗净，与柿饼一起加清水 1 碗半，煎至 1 碗，加冰糖少许调味，去渣。1 日分 3 次饮用。本方清热，祛痰火，止咳喘。

2. 罗汉果八珍汤 瘦肉适量，罗汉果半个，龙眼肉 15g，龙利叶 50g，蜜枣 6 枚，花旗参 20g，杏仁 20g，北沙参 15g。将瘦肉洗净，原件放入锅中，加各药物、水适量，煲 2.5 小时至汤浓，即可饮汤食肉。本品能够清凉解渴，理痰祛火，清心润肺。

3. 罗汉果西洋菜猪踭汤 猪踭肉 500g，罗汉果半个，西洋菜 700g，南杏仁 60g。将猪踭肉洗净，控干水分；将罗汉果洗净；将西洋菜洗净，摘短段；将南杏仁用开水煲，去衣；把罗汉果、南杏仁放入锅内，加清水适量，武火煮沸后，放入猪踭肉、西洋菜，再煮沸后，文火煲 2~3 小时，调味供用。本品具有清热润肺、化痰止咳之功，可用于肺热之燥咳、咽干口燥，或咽喉干痛、咳声嘶哑，或燥热便秘等，亦可用于百日咳、支气管炎属肺燥有热者。

4. 罗汉果粥 罗汉果 1 个，猪瘦肉末 50g，粳米 100g，各种调料适量。将罗汉果切片，与粳米、猪瘦肉末一起熬至黏稠时，加盐、味精、麻油调味。食粥，每日 1 次。本品能够清热化痰止咳，适用于支气管炎患者。

【应用注意事项】 脾胃虚寒者忌服。

【临床应用】 **治肺阴亏虚咳不爽及肺结核** 罗汉果 100g，枇杷叶 150g，南沙参 150g，桔梗 150g。加水煮 2 次，合并滤液，静置 24 小时，取上清液浓缩至适量，加入蔗糖再浓缩至

1000mL，即得。每服 10mL，1 日 3 次。（摘录自《医院制剂规范》复方罗汉果合剂）

【不良反应】 临床有罗汉果冲剂（罗汉果、桑白皮、百部等）引起小儿嗜睡的记录。

参考文献

[1] 陈敏，王翠红．罗汉果中罗汉果皂苷提取工艺的优化及其止咳祛痰作用[J]．中成药，2019，41（5）：1129-1132.

[2] 何怡，刘翰飞，林冰，等．罗汉果咀嚼片制备工艺的优化及抑菌活性研究[J]．食品研究与开发，2020，41（5）：138-144.

[3] 黄文蔚，洪李锋，郭璠，等．罗汉果皂苷对阿霉素心肌损伤大鼠氧化应激和凋亡调节作用研究[J]．辽宁中医药大学学报，2019，21（6）：39-42.

[4] 于万芹，杜晓娜，刘巧敏，等．罗汉果皂苷对妊娠糖尿病大鼠氧化应激损伤影响[J]．中国临床药理学杂志，2019，35（21）：2723-2727.

[5] 罗祖良．罗汉果葫芦二烯醇的生物合成及葫芦烷型三萜生物活性研究[D]．北京：北京协和医学院，2017.

[6] 符毓夏，王磊，李典鹏．罗汉果醇抗肿瘤活性及其作用机制研究[J]．广西植物，2016，36（11）：1369-1375.

[7] 王苗苗，娄华勇，张妮，等．罗汉果化学成分及药理研究进展[J]．贵州中医药大学学报，2021，43（5）：80-84.

十六、金银花

【来源】 本品为忍冬科植物忍冬 *Lonicera japonica* Thunb. 的干燥花蕾或带初开的花。夏初花开放前采收，干燥。

【炮制加工】

1. 金银花　取原材料，筛去泥沙，拣净杂质。生品用于疏散风热，清热解毒。

2. 金银花炭　取拣净的金银花，置锅内用武火炒至焦褐色，喷淋清水，取出，晒干，可用于清热解毒，和胃止呕。

3. 炒金银花　取净金银花，置热锅内，用文火拌炒，至黄色为度，取出摊开晾干，多用于解毒止痢。

【性味】 甘，寒。

【归经】 归肺、心、胃经。

【功能主治】 清热解毒，疏散风热。用于痈肿疔疮，喉痹，丹毒，热毒血痢，风热感冒，温病发热。

【用法用量】 6~15g。

【贮藏】 置阴凉干燥处，防潮，防蛀。

【化学及营养成分】

1. 黄酮类　如木犀草素、忍冬苷、木犀草素-7-O-D-葡萄糖苷、木犀草素-7-O-D-半乳糖苷、槲皮素-3-O-D-葡萄糖苷、金丝桃苷和 5-羟基-3,4,7-三甲基黄酮等。

2. 有机酸类　如咖啡酸、4,5-O-咖啡酰基奎宁酸、3,5-二-O-咖啡酰奎宁酸等。

3. 挥发油　主要发挥功效的化学成分为芳樟醇和棕榈酸、烷烃、烯烃、炔烃、醚酯、脂肪酸等，占总挥发油含量的 94.69%。

4. 环烯醚萜类 7-表马钱素、8-表马钱素、裂环马钱酸、裂环氧化马钱素、裂环马钱苷等。

5. 其他 如豆甾醇、苯丙氨酸、胡萝卜苷、矿物元素等。

【质量评价】

1. 性状鉴别 下细，略弯曲，长1.3~5.5cm，上部直径2~3mm。表面呈淡黄色或淡黄棕色，久贮色变深，密被粗毛或长腺毛；花萼细小，绿色，萼筒类球形，长约1mm，无毛，先端5裂，萼齿卵状三角形，有毛；花冠筒状，上部稍开裂成二唇形，有时可见开放的花；雄蕊5，附于筒壁；雌蕊1，有一细长花柱。气清香，味甘、微苦。

2. 显微鉴别 腺毛有两种，一种头部呈倒圆锥形，先端平坦，侧面观10~33细胞，排成2~4层，直径48~108μm，柄部1~5细胞，长70~700μm；另一种头部类圆形或略扁圆形，4~20细胞，直径30~64μm；柄2~4细胞，长24~80μm。厚壁非腺毛单细胞，长45~90μm，直径14~37μm，壁厚5~10μm，表面有微细疣状或泡状凸起，有的具角质螺纹。薄壁非腺毛单细胞，甚长，弯曲或皱缩，表面有微细疣状凸起。草酸钙簇晶直径6~45μm。花粉粒类圆形或三角形，3孔沟；表面具细密短刺及细颗粒状雕纹。

3. 理化鉴别 取本品粉末0.2g，加甲醇5mL，放置12小时，滤过，取滤液作为供试品溶液。另取绿原酸对照品，加甲醇制成每1mL含1mg的溶液，作为对照品溶液。照薄层色谱法试验，吸取供试品溶液10~20μL、对照品溶液10μL，分别点于同一硅胶H薄层板上，以乙酸丁酯-甲酸-水（7：2.5：2.5）的上层溶液为展开剂，展开，取出，晾干，置紫外光灯（365nm）下检视。供试品色谱中，在与对照品色谱相应的位置上，显相同颜色的荧光斑点。

【含量测定】 **绿原酸** 以十八烷基硅烷键合硅胶为填充剂；以乙腈-0.4%磷酸溶液（13：87）为流动相；检测波长为327nm。理论板数按绿原酸峰计算应不低于1000。取绿原酸对照品适量，精密称定，置棕色量瓶中，加50%甲醇制成每1mL含40μg的溶液，即得对照品溶液（10℃以下保存）。取本品粉末（过四号筛）约0.5g，精密称定，置具塞锥形瓶中，精密加入50%甲醇50mL，称定重量，超声处理（功率250W，频率30kHz）30分钟，放冷，再称定重量，用50%甲醇补足减失的重量，摇匀，滤过，精密量取续滤液5mL，置25mL棕色量瓶中，加50%甲醇至刻度，摇匀，即得供试品溶液。分别精密吸取对照品溶液与供试品溶液各5~10μL，注入液相色谱仪，测定，即得。本品按干燥品计算，含绿原酸（$C_{16}H_{18}O_9$）不得少于1.5%，含木犀草苷（$C_{21}H_{20}O_{11}$）不得少于0.050%。

【检查】 水分不得过12.0%。总灰分不得过10.0%。酸不溶性灰分不得过3.0%。照铅、镉、砷、汞、铜测定法（原子吸收分光光度法或电感耦合等离子体质谱法）测定，铅不得过百万分之五，镉不得过千万分之三，砷不得过百万分之二，汞不得过千万分之二，铜不得过百万分之二十。

【药理作用】

1. 抗炎 金银花中的黄酮类、环烯醚萜类均有抑制炎症的作用，通过抑制炎症因子、内毒素、信号转导子和转录激活因子3等蛋白水平发挥抗炎作用。

2. 抗氧化 金银花可提高血清中总超氧化物歧化酶、谷胱甘肽过氧化物酶的活性，降低丙二醛活性，从而清除机体自由基，减轻氧化反应，减少细胞损伤。

3. 降血脂　金银花可与胆固醇相结合，阻止胆固醇在肠道中吸收，有降血脂的作用。

4. 抗菌，抗病毒　金银花水提取物对多种球菌、杆菌及肺炎克雷伯菌均具有抑制和杀除的作用，同时对甲型流感病毒具有较好的抑制作用。

5. 抗凝血　金银花及其有机酸类化合物绿原酸的同分异构体、咖啡酸、异绿原酸类通过抑制二磷酸腺苷诱导的血小板激活，或与过氧自由基快速反应，进而避免血小板的活化，具有较强的抗血小板聚集作用。

6. 保肝　有研究表明，刺梨金银花保健速溶茶珍可以降低肝损伤模型大鼠体内的碱性磷酸酶和乳酸脱氢酶的活性，降低还原型谷胱甘肽、总蛋白、丙二醛和甘油三酯的水平，对大鼠的肝损伤具有保护作用。

7. 调节免疫功能　金银花多糖能干预环磷酰胺诱导的免疫低下模型小鼠的免疫功能。

【食疗应用】

1. 银花绿豆饮　绿豆 60g，加水煎汤取汁，加金银花 10g，蜂蜜适量，煎 20~30 分钟，去渣服用。本品清热除烦，解暑止渴，用于暑热烦渴、小便短赤，或痱子热痒，还可用于预防中暑。

2. 二花茶　金银花 50g，杭菊花 100g，蜂蜜适量。将金银花、杭菊花拣去杂质，淘洗后放锅内略炒一下，晾凉后放干净瓶中保存，用时取其少许，放杯内用开水冲泡，加蜂蜜适量调味，即可饮用。每日服 2~3 次。本品清热祛风，明目降压，适用于暑热烦渴、高血压、冠心病、心悸失眠、咽喉肿痛、感冒咳嗽，也可作为夏季防暑之清凉饮料。

3. 忍冬汤　金银花 120g，甘草 45g，以水或酒煎汤服。本品用于一切内外痈肿，如肠痈、乳痈等。

【应用注意事项】 脾胃虚寒及气虚疮疡脓清者忌服。

【临床应用】

1. 治太阴风温、温热，冬温初起，但热不恶寒而渴者　连翘一两，银花一两，苦桔梗六钱，薄荷六钱，竹叶四钱，生甘草五钱，芥穗四钱，淡豆豉五钱，牛蒡子六钱。上杵为散，每服六钱，鲜苇根汤煎。（摘录自《温病条辨》银翘散）

2. 治疮疡痛甚，色变紫黑者　金银花连枝叶（锉）二两，黄芪四两，甘草一两。上细切，用酒一升，同入壶瓶内，闭口，重汤内煮三二时辰，取出，去滓，顿服之。（摘录自《活法机要》回疮金银花散）

3. 治大肠生痈，手不可按，右足屈而不伸　金银花三两，当归二两，地榆一两，麦冬一两，玄参一两，生甘草三钱，薏仁五钱，黄芩二钱。水煎服。（摘录自《洞天奥旨》清肠汤）

4. 治乳岩积久渐大，色赤出水，内溃深洞　金银花、黄芪（生）各五钱，当归八钱，甘草一钱八分，枸橘叶五十片。水酒各半，煎服。（摘录自《竹林女科证治》银花汤）

5. 治一切肿毒，不问已溃未溃，或初起发热，并疔疮便毒，喉痹乳蛾　金银花（连茎叶）自然汁半碗，煎八分服之，以滓敷上，败毒托里，散气和血，其功独胜。（摘录自《积善堂经验方》）

6. 治痢疾 金银花(入铜锅内,焙枯存性)五钱。红痢以白蜜水调服,白痢以砂糖水调服。(摘录自《惠直堂经验方》忍冬散)

7. 治痈疽发背初起 金银花半斤,水十碗,煎二碗,入当归二两,同煎一碗,一气服之。(摘录自《洞天奥旨》归花汤)

8. 治杨梅结毒 金银花一两,甘草二钱,黑料豆二两,土茯苓四两。水煎,每日一剂,须尽饮。(摘录自《外科十法》忍冬汤)

9. 治气性坏疽、骨髓炎 金银花一两,积雪草二两,一点红一两,野菊花一两,白茅根一两,白花蛇舌草二两,地胆草一两。水煎服。另用女贞子、佛甲草(均鲜者)各适量,捣烂外敷。(摘录自《江西草药》)

10. 治一切内外痈肿 金银花四两,甘草三两。水煎顿服,能饮者,用酒煎服。(摘录自《医学心悟》忍冬汤)

【不良反应】 绿原酸具有致敏作用,可以起变态反应,但口服无此反应。溶血实验表明,蒸晒品 0.1~0.5mL 在 3 小时内无溶血现象;生晒品 0.1~0.5mL 在加药后立即出现溶血现象。因此,金银花作注射液原料,必须采用蒸晒品。

参 考 文 献

[1] 宋亚玲,王红梅,倪付勇,等.金银花中酚酸类成分及其抗炎活性研究[J].中草药,2015,46(4):490-495.

[2] Lee Y S,Cho I J,Kim J W,et al.Evaluation of in vitro anti-oxidant and anti-inflammatory activities of Korean and Chinese *Lonicera caerulea* [J].Nutrition Research and Practice,2018,12(6):486-493.

[3] 马丽.金银花的药理作用研究[J].光明中医,2020,35(20):3308-3310.

[4] 王剑,侯林,陈亚乔,等.金银花多糖的提取纯化及抗病毒活性研究[J].中国医院药学杂志,2018,38(8):810-812.

[5] 樊宏伟,肖大伟,余黎,等.金银花及其有机酸类化合物的体外抗血小板聚集作用[J].中国医院药学杂志,2006,26(2):145-147.

[6] 向红霞,张硕,王洪凤,等.刺梨金银花速溶茶珍的制备及其对 CCl_4 诱导大鼠急性肝损伤的保护作用[J].食品科技,2018,43(10):135-140.

[7] 毛淑敏,许家珍,焦方文,等.金银花多糖对免疫低下小鼠免疫功能的影响[J].辽宁中医药大学学报,2016,18(2):18-20.

十七、鱼腥草

【来源】 本品为三白草科植物蕺菜 *Houttuynia cordata* Thunb. 的新鲜全草或干燥地上部分。鲜品全年均可采割;干品夏季茎叶茂盛花穗多时采割,除去杂质,晒干。

【炮制加工】

1. 鲜鱼腥草 除去杂质。

2. 干鱼腥草 除去杂质,迅速洗净,切段,干燥。

【性味】 辛,微寒。

【归经】 归肺经。

【功能主治】 清热解毒,消痈排脓,利尿通淋。用于肺痈吐脓,痰热喘咳,热痢,热淋,痈肿疮毒。

【用法用量】 15~25g，不宜久煎；鲜品用量加倍，水煎或捣汁服。外用适量，捣敷或煎汤熏洗患处。

【贮藏】 干鱼腥草置干燥处；鲜鱼腥草置阴凉潮湿处。

【化学及营养成分】

1. 挥发油类 主要成分为甲基正壬酮、D–柠檬烯、β–蒎烯、α–蒎烯、乙酸龙脑酯、β–月桂烯和4–萜品醇。

2. 黄酮类 如槲皮素、金丝桃苷、β–谷甾醇、绿原酸、6–甲氧基–7–羟基香豆素、芸香苷、芦丁、瑞诺苷、阿福豆苷等。

3. 生物碱类 如阿朴酚生物碱、苯甲酰胺、蕺菜碱、三白草内酰胺、马兜铃内酰胺BⅠ、去甲头花千金藤二酮B、胡椒内酰胺等。

4. 有机酸类 如氨基酸、油酸、马兜铃酸、绿原酸、亚油酸、3,4–二羟基苯甲酸、十烷酸、癸酸、辛酸硬脂酸、棕榈酸等。

5. 其他 如多糖、维生素、无机盐及矿物元素等。

【质量评价】

1. 性状鉴别 茎扁圆形，皱缩而弯曲，长20~30cm；表面呈黄棕色，具纵棱，节明显，下部节处有须根残存；质脆，易折断。叶互生。多皱缩。展平后心形，长3~5，宽3~4.5cm；上面暗绿或黄绿色，下面绿褐色或灰棕色；叶柄细长，基部与托叶合成鞘状。穗状花序顶生。搓碎有鱼腥气，味微涩。以叶多、色绿、有花穗、鱼腥气浓者为佳。

2. 显微鉴别 叶片表面观上、下表皮细胞为多角形，有较密的波状纹理，气孔不定式，副卫细胞4~5个；油细胞散在，类圆形，周围7~8个表皮细胞呈放射状排列。腺毛无柄，头部3~4个细胞内含淡棕色物，顶部细胞常已无分泌物或皱缩。非腺毛（叶脉处）2~4个细胞，长180~200μm，基部直径约40μm，表面有条状纹理。下表皮气孔、非腺毛较多。叶肉组织中有小簇晶微，直径6~10μm。

3. 理化鉴别 取干鱼腥草粉末适量，置小试管中，用玻棒压紧，滴加品红亚硫酸试液少量至上层粉末湿润，放置片刻，自侧壁观察，湿粉末显粉红色或红紫色。取鱼腥草25g（鲜鱼腥草125g）剪碎，照挥发油测定法加乙酸乙酯1mL，缓缓加热至沸，并保持微沸4小时，放置半小时，取乙酸乙酯液作为供试品溶液。另取甲基正壬酮对照品，加乙酸乙酯制成每1mL含10μL的溶液，作为对照品溶液。照薄层色谱法试验，吸取供试品溶液5μL、对照品溶液2μL，分别点于同一硅胶G薄层板上，以环己烷–乙酸乙酯（9∶1）为展开剂，展开，取出，晾干，喷以二硝基苯肼试液。供试品色谱中，在与对照品色谱相应的位置上，显相同的黄色斑点。

【检查】 水分（干鱼腥草）不得过15.0%。酸不溶性灰分（干鱼腥草）不得过2.5%。

【浸出物】 干鱼腥草照水溶性浸出物测定法项下的冷浸法测定，浸出物不得少于10.0%。

【药理作用】

1. 抗炎 鱼腥草中所含的黄酮类化合物（如槲皮苷、槲皮素和异槲皮苷等）对炎症的早期反应，包括因炎症反应引起的一系列局部血管反应，如因局部血管扩张引起的渗出、水肿等，均表现出显著的抑制作用。

2. 抗病毒 鱼腥草及其提取物能明显抑制包括腮腺炎病毒、甲型流感病毒、乙型流感病毒等在内的多种病毒。鲜鱼腥草水蒸气蒸馏液对流感病毒、单纯疱疹病毒1型和人类免疫缺陷病毒1型具有抑制作用。

3. 抑菌 鱼腥草根及地上部分乙醇提取物对金黄色葡萄球菌和大肠埃希菌、草芽孢杆菌、黑曲霉菌和酿酒酵母菌有抑制作用，且鱼腥草地上部分乙醇提取物的抑菌效果优于根乙醇提取物。

4. 抗肿瘤 鱼腥草素对人骨肉瘤细胞MG-63，人舌癌细胞TCA和人肝肿瘤细胞HepG2具有明显的抑制增殖和促进凋亡作用。

5. 调节免疫功能 鱼腥草水煎剂与鱼腥草素都能通过提高白细胞的吞噬活性，从而增强机体免疫力。鱼腥草水煎剂可提高慢性支气管炎患者和正常人机体非特异性免疫力，促进白细胞对金黄色葡萄球菌的吞噬作用。

6. 抗氧化 鱼腥草中的多糖类和黄酮类成分均能有效清除体内超氧自由基与羟自由基。

7. 其他 鱼腥草能抗血小板聚集、降血糖、抗放射、抗过敏、平喘镇咳、利尿、抗抑郁等。

【食疗应用】

1. 凉拌鱼腥草 取鱼腥草250g，去除老根、须，留下嫩白根及叶片，用清水洗净去泥沙，用冷盐水浸泡10分钟，调入适量盐、白糖、醋、鸡精、辣椒油、花椒面等拌匀。此菜麻辣酸甜，清淡爽口，能清热解毒，对上呼吸道感染、肺脓肿、尿路感染、乳腺炎、中耳炎、肠炎等有辅助疗效。但要注意：鱼腥草性寒，不宜多食。

2. 鱼腥草蒸鸡 取嫩母鸡1只（重约1500g），洗净，剁脚爪，放入沸水锅焯一下，捞出洗净血污，放入汤盆，加盐、姜、葱、胡椒粉和适量清水，上笼蒸至鸡熟透，再加入鱼腥草200g，略蒸即可。此菜由清热解毒、利尿消肿的鱼腥草与温中益气、补髓添精的鸡肉相配伍，既可为人体提供丰富的蛋白质、脂肪、碳水化合物等多种营养成分，又具有消炎解毒的功效，可作为肺脓肿、虚劳羸瘦、水肿、脱肛等症的辅助食疗菜品。

3. 鱼腥草炒肉丝 取猪肉200g，洗净切丝，姜丝炝锅，下肉丝炒散，再放入100g洗净切段的鱼腥草翻炒，入盐调味即可。本品具有消炎解毒、滋阴润肺的功效，适用于肺炎、肺脓肿、瘦弱干咳、营养不良、脱肛等。

4. 鱼腥草炖猪肚 取猪肚1个，剖开一侧洗净，填入鱼腥草60g，加水大火烧沸，转小火慢炖至汤浓肚烂，加盐调味。食肚喝汤，每日1剂，连用3剂。本品对肺病咳嗽、盗汗有很好的辅助疗效。

【应用注意事项】 虚寒证及阴性外疡者忌服。

【临床应用】

1. 治痔疮 鱼腥草，煎汤点水酒服，连进三服。其渣熏洗患处，有脓者溃，无脓者自消。（摘录自《滇南本草》）

2. 治慢性鼻窦炎 鲜蕺菜捣烂，绞取自然汁，每日滴鼻数次。另用蕺菜七钱，水煎服。（摘

录自《陕西草药》)

3. 治痈疽肿毒　鱼腥草晒干,研成细末,蜂蜜调敷。未成脓者能内消,已成脓者能排脓(阴疽忌用)。(摘录自《江西民间草药》)

4. 治疔疮作痛　鱼腥草捣烂敷之,痛一二时,不可去草,痛后一二日愈。(摘录自《积德堂经验方》)

5. 治病毒性肺炎、支气管炎、感冒　鱼腥草、厚朴、连翘各三钱。研末,桑枝一两,煎水冲服药末。(摘录自《江西草药》)

6. 治恶蛇虫伤　鱼腥草、皱面草、槐树叶、草决明。一处杵烂敷之。(摘录自《救急易方》)

7. 治妇女外阴瘙痒,肛痈　鱼腥草适量,煎汤熏洗。(摘录自《上海常用中草药》)

8. 治肺痈吐脓吐血　鱼腥草、天花粉、侧柏叶等份。煎汤服之。(摘录自《滇南本草》)

9. 治肺病咳嗽盗汗　折耳根叶二两,猪肚子一个。将折耳根叶置肚子内炖汤服。每日一剂,连用三剂。(摘录自《贵州民间方药集》)

10. 治痢疾　鱼腥草六钱,山楂炭二钱。水煎加蜜糖服。(摘录自《岭南草药志》)

11. 治热淋、白浊、白带　鱼腥草八钱至一两。水煎服。(摘录自《江西民间草药》)

【不良反应】 临床有静脉滴注鱼腥草注射液后出现胸闷气短,呼吸困难,口唇、指端发绀的报道,还有过敏性喉头水肿和过敏性休克的记录。《名医别录》载:“多食令人气喘。”孟诜云:“久食之,发虚弱,损阳气,消精髓。”

参考文献

[1] Jin Y, Yang L P, Hu X.To disclose the anti-infection /inflammatory mechanism of terpenoids from *Houttuynia cordata* in virtue of molecular simulation [J].Chest, 2016, 149(4): A179.

[2] 刘苗苗,崔清华,范路路,等. 鱼腥草多糖的制备及其体外抗病毒活性研究[J]. 天然产物研究与开发, 2020, 32(1): 110-117.

[3] 周庆兰,熊艳,余晓东,等. 鱼腥草根及地上部分乙醇提取物抑菌活性和化学成分的分析[J]. 重庆师范大学学报(自然科学版), 2019, 36(2): 103-108.

[4] 钟兆银,黄锁义. 鱼腥草提取物鱼腥草素对肿瘤细胞抑制作用[J]. 广东化工, 2019, 46(16): 27-28.

[5] Lau K M, Lee K M, Koon C M, et al.Immunomodulatory and anti-SARS activities of *Houttuynia cordata* [J]. Journal of Ethnopharmacology, 2008, 118(1): 79-85.

[6] 肖娟,向安萍,张年凤. 鱼腥草的化学成分及药理作用研究进展[J]. 现代中西医结合杂志, 2022, 31(11): 1563-1567.

十八、栀子

【来源】 本品为茜草科植物栀子 *Gardenia jasminoides* Ellis 的干燥成熟果实。9~11 月果实成熟呈红黄色时采收,除去果梗和杂质,蒸至上气或置沸水中略烫,取出,干燥。根夏秋采挖,洗净晒干。

【炮制加工】

1. 栀子　除去杂质,碾碎。

2. 炒栀子　取净栀子,照清炒法炒至黄褐色。

【性味】 苦,寒。

【归经】 归心、肺、三焦经。

【功能主治】 果实:泻火除烦,清热利尿,凉血解毒。用于热病心烦,黄疸尿赤,血淋涩痛,血热吐衄,目赤肿痛,火毒疮疡;外治扭挫伤痛。根:泻火解毒,清热利湿,凉血散瘀。用于传染性肝炎,跌打损伤,风火牙痛。

【用法用量】 6~9g。外用生品适量,研末调敷。根 30~60g。

【贮藏】 置通风干燥处。

【化学及营养成分】

1. 黄色素类 包括栀子苷、黄酮、藏红花酸及藏红花素。

2. 有机酸类 最常见的是熊果酸和绿原酸。

3. 环烯醚萜类 主要包括裂环烯醚萜苷类、环烯醚萜缩醛酯类、环烯醚萜苷类及环烯醚萜烷类等。

4. 矿物元素 钡、铍、铋、铬、钙、铜、镍、铅、铁、锰、锌等。

【质量评价】

1. 性状鉴别 干燥果实呈长椭圆形或椭圆形,长 1~4.5cm,粗 0.6~2cm。表面呈深红色或红黄色,具有 5~8 条纵棱。顶端残存萼片,另一端稍尖,有果柄痕。果皮薄而脆,内表面红黄色,有光泽,具 2~3 条隆起的假隔膜,内有多数种子,黏结成团。种子扁圆形,深红色或红黄色,表面密具细小疣状凸起。浸入水中,可使水染成鲜黄色。气微,味淡微酸。以个小、完整、仁饱满、内外色红者为佳,个大、外皮棕黄色、仁较瘪、色红黄者质次。

2. 显微鉴别 本品粉末红棕色。内果皮石细胞类长方形、类圆形或类三角形,常上下层交错排列或与纤维连结,直径 14~34μm,长约至 75μm,壁厚 4~13μm;胞腔内常含草酸钙方晶。内果皮纤维细长,梭形,直径约 10μm,长约至 110μm,常交错、斜向镶嵌状排列。种皮石细胞黄色或淡棕色,呈多角形、长方形或形状不规则,直径 60~112pm,长至 230μm,壁厚,纹孔甚大,胞腔棕红色。草酸钙簇晶直径 19~34μm。

3. 理化鉴别 取本品粉末 1g,加 50% 甲醇 10mL,超声处理 40 分钟,滤过,取滤液作为供试品溶液。另取栀子对照药材 1g,同法制成对照药材溶液。再取栀子苷对照品,加乙醇制成每 1mL 含 4mg 的溶液,作为对照品溶液。照薄层色谱法试验,吸取上述 3 种溶液各 2μL,分别点于同一硅胶 G 薄层板上,以乙酸乙酯-丙酮-甲酸-水(5∶5∶1∶1)为展开剂,展开,取出,晾干。供试品色谱中,在与对照药材色谱相应的位置上,显相同颜色的黄色斑点;再喷以 10% 硫酸乙醇溶液,在 110℃加热至斑点显色清晰。供试品色谱中,在与对照药材色谱和对照品色谱相应的位置上,显相同颜色的斑点。

【含量测定】 **栀子苷** 以十八烷基硅烷键合硅胶为填充剂;以乙腈-水(15∶85)为流动相;检测波长为 238nm。理论板数按栀子苷峰计算应不低于 1500。取栀子苷对照品适量,精密称定,加甲醇制成每 1mL 含 30μg 的溶液,即得。取本品粉末(过四号筛)约 0.1g,精密称定,置具塞锥形瓶中,精密加入甲醇 25mL,称定重量,超声处理 20 分钟,放冷,再称定重量,用甲醇补足减失的重量,摇匀,滤过。精密量取续滤液 10mL,置 25mL 量瓶中,加甲醇至刻度,摇匀，即得。分别精密吸取对照品溶液与供试品溶液各10μL，注入液相色谱仪，测定，即得。本品按干燥品计算，含栀子苷（$C_{17}H_{24}O_{10}$）不得少于1.8%。

【药理作用】

1. 降温镇痛　栀子具有较强的降温镇痛作用，对于患者临床症状的改善具有良好的促进意义。

2. 抗炎消肿　栀子内的栀子苷可以有效实现对于白细胞介素-β与肿瘤坏死因子-α的抑制，对真菌尖孢镰刀菌和棒孢霉菌具有强大的抑制作用。

3. 神经保护　栀子可以抑制患者炎性因子的表达，有效保护患者脑部神经。

4. 保肝　栀子提取物通过下调肿瘤坏死因子-α和白细胞介素-6的表达，促进脂肪代谢，清除肝组织内自由基等，发挥保肝的作用。

5. 保护心血管　栀子中的藏红花酸可以有效降低血清中的乳酸盐脱氢酶与肌酸激酶活性，有利于改善患者心肌血氧供给，对心肌梗死的预后具有积极意义。

【食疗应用】

1. 栀子仁粥　栀子仁3g，粳米50g，白糖适量。将栀子仁研成细末备用；将粳米煮成稀粥，待熟时调入栀子仁末，再炖片刻即成。每日早晚各服1剂，连用3~4天为1个疗程。本品清热泻火，用于治疗目赤肿痛、咽喉红肿、鼻衄、尿血等。

2. 栀子豉粉粥　栀子仁5~10g，香豆豉15g，天花粉15g，粳米50~100g。将栀子仁研成细粉备用；取香豆豉、天花粉共入锅中，水煎去渣取汁；将粳米、药汁共入锅中，加水适量煮粥，待熟时调入栀子仁粉，稍炖即成。每日1剂，分2次食用，连用3~5日。本品止渴润燥，透散表邪，宣散郁热，清热除烦，适用于风温身热、心烦不安、热灼胸膈、唇焦咽燥、口渴、苔微黄而不燥等。

3. 栀子鲜藕茅根粥　栀子仁10g，鲜藕60g，白茅根30g，粳米100g。将栀子仁研为细末备用；将鲜藕洗净，切薄片；将白茅根煎汁去渣；将白茅根汁、藕片、粳米共入锅中，加水适量煮粥，待熟时调入栀子仁末，再炖片刻即成。每日1剂，2次分服，连用3~5日为1个疗程。本品清热生津，凉血止血，适用于胃热吐血等。

4. 栀子车前香附粥　栀子仁3~5g，鲜车前草30g，香附6g，茵陈30g，粳米100g。将栀子仁、香附共研细末备用；将车前草、茵陈共入锅中，水煎去渣取汁，同粳米共入锅中，加水适量煮粥，待熟时调入栀子仁、香附末，再炖片刻即成。每日1剂，分2次服食，连用3~5日为1个疗程。本品疏肝利胆，清热利湿，适用于肝胆湿热导致的胁痛等。

5. 栀子竹沥麻龙粥　栀子仁3~5g，地龙10g，竹沥30g，天麻10g，粳米100g，白糖适量。将栀子仁、地龙研成细粉；将天麻切成薄片，备用；将粳米放入锅中，加水煮成稀粥，待熟时加入天麻片，炖片刻调入竹沥及地龙、栀子仁粉，再炖片刻，调入白糖即成。每日1剂，2次分服，连用3日。本品有清肝息风、清热定惊之功，适用于肝风痰热之痫证。

6. 栀子蜂蜜汤　栀子9~15g，蜂蜜少许，加水煎汤。每日1次。本品清热泻肺润燥，适用于肺热或肺部燥热之咳嗽或咯血。

【应用注意事项】　脾虚便溏者忌服。《本草汇言》载："吐血衄血，非阳火暴发者忌之。"

《得配本草》载："邪在表，虚火上升，二者禁用。"

【临床应用】

1. 治伤寒发汗、吐、下后，虚烦不得眠，心中懊憹 肥栀子十四个(擘)，香豉四合(绵裹)。上二味，以水四升，煮栀子，取二升半，去滓，纳豉，更煮取一升半，去滓。分二服，温进一服，得快吐者，止后服。(摘录自《伤寒论》栀子豉汤)

2. 治伤寒大病瘥后劳复者 枳实三枚(炙)，栀子十四个(剖)，豉一升(绵裹)。上三味，以清浆水七升，空煮取四升，内枳实、栀子，煮取二升，下豉，更煮五六沸，去滓，温分再服，覆令微似汗。若有宿食者，内大黄如博棋子五六枚。(摘录自《伤寒论》枳实栀子豉汤)

3. 治伤寒身黄发热 肥栀子十五个(擘)，甘草一两(炙)，黄柏二两。上三味，以水四升，煮取一升半，去滓，分温再服。(摘录自《伤寒论》栀子柏皮汤)

4. 治湿热黄疸 山栀四钱，鸡骨草、田基黄各一两。水煎，日分三次服。(摘录自《广西中草药》)

5. 治尿淋、血淋 鲜栀子二两，冰糖一两。煎服。(摘录自《闽东本草》)

6. 治小便不通 栀子仁二七枚，盐花少许，独颗蒜一枚。上捣烂，摊纸花上贴脐，或涂阴囊上，良久即通。(摘录自《普济方》)

7. 治急性胃肠炎，腹痛，上吐下泻 山栀三钱，盘柱南五味(紫金皮)根五钱，青木香二钱。上药炒黑存性，加蜂蜜五钱。水煎，分二次服。(摘录自《单方验方调查资料选编》)

8. 治口疮、咽喉中塞痛，食不得 大青四两，山栀子、黄柏各一两，白蜜半斤。上切，以水三升，煎取一升，去滓，下蜜更煎一两沸，含之。(摘录自《普济方》栀子汤)

9. 治目赤 取山栀七枚，钻透，入煻灰火煨熟，以水一升半，煎至八合，去滓，入大黄末三钱匕，搅匀，食后旋旋温服。(摘录自《圣济总录》栀子汤)

10. 治胃脘火痛 大山栀子七枚或九枚，炒焦，水一盏，煎七分，入生姜汁饮之。(摘录自《丹溪纂要》)

11. 治鼻中衄血 山栀子烧灰，吹之。(摘录自《简易方论》)

12. 治肺风鼻赤酒齄 老山栀为末、黄蜡等份，和为丸弹子大。空心茶、酒嚼下。半月效。忌酒、炙煿。(摘录自《普济本事方》)

13. 治赤白痢并血痢 山栀子仁四七枚。锉，以浆水一升半，煎至五合，去滓。空心食前分温二服。(摘录自《圣济总录》栀子仁汤)

14. 治热水肿 山栀子五钱，木香一钱半，白术二钱半。㕮咀，取急流顺水煎服。(摘录自《丹溪心法》)

15. 治妇人子肿湿多 炒山栀子一合。为末，米饮吞下，或丸服。(摘录自《丹溪心法》)

16. 治折伤肿痛 栀子、白面同捣，涂之。(摘录自《濒湖集简方》)

17. 治火丹毒 栀子，捣和水调敷之。(摘录自《梅师集验方》)

18. 治火疮未起 栀子仁灰，麻油和封，唯厚为佳。(摘录自《备急千金要方》)

19. 治疮疡肿痛 山栀、蒲公英、银花各四钱。水煎，日分三次服。另取生银花藤适量，捣烂，敷患处。(摘录自《广西中草药》)

20. 治烧伤　栀子末和鸡子清，浓涂之。(摘录自《救急方》)

21. 治热病心烦不安，郁闷　栀子 9g，淡豆豉 6g，水煎服。

22. 治黄疸发热，小便短赤　栀子、黄柏各 9g，甘草 6g，水煎服。

23. 治血热妄行(吐血、衄血、尿血)　栀子、白茅根、生地黄各 9g，黄芩 12g，水煎服。

24. 治外伤肿痛　栀子 30g，研末，水调成糊状，敷伤处或用栀子粉拌酒精外敷包扎。

【不良反应】 有患者煎服大量栀子 4 小时后，出现轻度腹痛，并伴有恶心呕吐、头昏；至 5 小时后，症状明显加重，自觉心慌难受，时欲大便而又未解出，小便量明显增加，全身酸软乏力，出冷汗，头目眩晕不能起立。有患者外敷栀子，敷药处有淤血样青紫斑，右侧膝以下水肿，按之凹陷，有憋胀感，左侧膝以下无水肿，按之不凹陷，诊断为下肢过敏性水肿。

参考文献

[1] 刘方舟，李园白，李萌，等. 基于网络药理学的浙产栀子藏红花素类成分药理作用机制研究[J]. 中草药，2019，50(8)：1873-1879.

[2] 李筱楠，雍淇文，张铭，等. 基于网络药理学的栀子-川芎药对抗抑郁实验研究[J]. 中国比较医学杂志，2020，30(5)：47-53.

[3] 蔡华丹，张静，于珊珊，等. 基于网络药理学的栀子柏皮汤治疗肝炎作用机制研究[J]. 中国医院用药评价与分析，2020，20(1)：10-13.

[4] 吴彤，王卓实，徐玲，等. 栀子蓝色素对前囊膜染色有效性和安全性的实验研究[J]. 海南医学院学报，2020，26(5)：330-333.

[5] 李豪，何林，高原雪，等. 微透析法测定脑缺血损伤后黄芩苷、栀子苷及兴奋性氨基酸含量变化[J]. 中药药理与临床，2019，35(1)：107-112.

十九、胖大海

【来源】 本品为梧桐科植物胖大海 *Sterculia lychnophora* Hance 的干燥成熟种子。

【炮制加工】 除去杂质，筛去泥沙即可。不能用水洗。

【性味】 甘，寒。

【归经】 归肺、大肠经。

【功能主治】 清热润肺，利咽解毒，润肠通便。用于肺热声哑，干咳无痰，咽喉干痛，热结便闭，头痛目赤。

【用法用量】 2~3 枚，沸水泡服或煎服。

【贮藏】 置干燥处，防霉，防蛀。

【化学及营养成分】

1. 有机酸及其衍生物类　主要为 2,4-二羟基苯甲酸、琥珀酸、3,4-二羟基苯甲酸乙酯、2-糠酸、原儿茶酸、N-乙酰谷氨酸、5-羟甲基-3-糠酸。

2. 黄酮类　主要为山柰酚-3-O-β-D-葡萄糖苷、山柰酚-3-O-β-D-芸香苷和异鼠李素-3-O-β-D-芸香苷、银椴苷等。

3. 多糖类　胖大海中含有丰富的多糖类成分，目前已分离纯化得到水溶性多糖、碱溶性多糖、碱不溶性多糖、中性多糖、酸性多糖。

4. 其他 如β-谷甾醇、胡萝卜苷、氨基酸、矿物元素等。

【质量评价】

1. 性状鉴别 种子椭圆形，状如橄榄，长2~3cm，直径1.1~1.8cm，两端稍尖。表面呈黄棕色或棕色，稍有光泽，具不规则的细皱纹，基部稍尖，有淡色的圆形种脐。种皮外层极薄，质脆，易脱落；中层种皮较厚，黑棕色，为薄壁组织，质松易碎，在水中浸泡后迅速膨胀呈海绵状而使外层种皮破裂，断面可见散在的树脂状小点；内层种皮呈红棕色，稍革质，可与中层剥离。胚乳肥厚淡黄色，子叶2片，菲薄，黄色，紧贴于胚乳内方。气微，味微甘，久嚼有黏性。以个大、坚质、棕色、有细皱纹及光泽者为佳。

2. 理化鉴别 取本品数粒置烧杯中，加沸水适量，放置数分钟即吸水膨胀成棕色半透明的海绵状物。取本品粉末0.2g，加水10mL，置水浴中加热30分钟，滤过，取滤液4mL，加氢氧化钠试液3mL、碱性酒石酸铜试液5mL，置水浴中加热，即生成红色沉淀。

【检查】 取本品粉末（过二号筛）约5g，精密称定，加入氯化钠3g，测定黄曲霉毒素的含量。本品每1000g含黄曲霉毒素B_1不得过5μg，含黄曲霉毒素G_2、黄曲霉毒素G_1、黄曲霉毒素B_2和黄曲霉毒素B_1的总量不得过10μg。

【药理作用】

1. 解热镇痛抗炎 胖大海乙醇提取液的乙酸乙酯部位能够降低白细胞介素-6、白细胞介素-1β和肿瘤坏死因子-α的表达水平，通过抑制PI3K/AKT/NF-κB信号通路，发挥抗炎作用。

2. 抗氧化 胖大海提取物能够抗PC12细胞氧化，有抗氧化应激的作用，对大鼠红细胞溶血、血清自氧化、肝组织及肝线粒体的自发性及诱导性脂质过氧化均有较好的抑制效果，对超氧阴离子、羟自由基和DPPH自由基均有清除作用。

3. 抗菌 胖大海水提液对肺炎双球菌的抑菌效果较好，对金黄色葡萄球菌和乙型链球菌也有较好的抑菌作用。

4. 预防泌尿系结石 胖大海提取液能够有效抑制草酸钙结晶形成和聚集，且抑晶效果呈现浓度依赖。

5. 保护神经 脑苷脂是生物膜重要的脂质组分之一，对神经元的生长、再生和修复有明显的促进作用，能够活化神经细胞膜的Na^+-Ka^+-ATP酶，恢复神经传导速度，促进神经功能的恢复。

6. 抗肥胖 胖大海提取物可有效降低小鼠血脂水平，减少脂肪积蓄，抑制胆固醇调节元件结合蛋白-1α、硬脂酰辅酶A去饱和酶-1、脂肪细胞型脂肪酸结合蛋白等基因的表达，可能是通过干预SREBP-1/PPARs信号通路，对肥胖小鼠的脂肪积蓄发挥良好的抑制作用。

7. 其他 有研究表明，胖大海具有促进小肠蠕动和增强免疫、抗高尿酸血症及抗帕金森病的作用。

【食疗应用】

1. 大海银耳羹 胖大海5~10个，银耳60g，蜂蜜适量。将银耳放在凉水中泡6小时，捞出控干水分，再放高压锅中，加水 3000mL。大火煮至上气后，转微火煮 40 分钟关火。关火 10 分钟后打开锅盖，放入胖大海，再加盖煮 5 分钟。饮用时可调入蜂蜜。本品适合秋季咽干、咽痛、声音嘶哑，并伴有便秘者。制作时需注意，便秘的人可多放几个胖大海。

2. 银翘大海饮　金银花 9g，连翘 9g，胖大海 4 个，冰糖适量。将金银花、连翘放于锅中，加 300mL 水，煮至 200mL 时，放入胖大海，加锅盖焖煮半小时后，放冰糖饮用。本品对咽喉干痒或疼痛、声音嘶哑等急性喉炎有治疗作用。

3. 胖大海饮　胖大海 2~3 个，白糖适量。用滚开水泡沏胖大海，饮时加入白糖少许，再饮再沏，一日量（不隔夜）。本品清热利咽，治疗肺热所致咽干肿痛、失音声哑、咳嗽不爽、大便干燥等症。

4. 胖大海蜂蜜饮　胖大海 2 枚，蜂蜜适量。将胖大海洗净，与蜂蜜一同放入杯内，加开水，盖上盖儿，闷 3~5 分钟，再将蜜蜂拌匀，代茶饮。本品清利咽喉，润肺润肠，治疗咽干肿痛、声音嘶哑、咳嗽不爽、大便干燥。

5. 胖大海饮　胖大海 3 枚，蜂蜜 15g。将胖大海洗净，放入茶杯内，加入蜂蜜，以开水冲泡，泡 3~4 分钟，搅匀即可代茶饮用。本茶具有清热润肺、利尿解毒的功效，适用于咽喉疼痛、干咳无痰、喑哑、骨蒸内热、吐衄下血、目赤牙痛、痔疮瘘管等。

6. 大海茶　胖大海 5 枚，甘草 3g。二者泡茶饮，可加冰糖少许。本品适用于外感干咳失音、咽喉燥痛、牙龈肿痛等症。

【应用注意事项】 本品性凉，肺有风寒或痰饮、脾虚腹泻者禁用。

【临床应用】

1. 治干咳失音，咽喉燥痛，牙龈肿痛，因于外感者　胖大海五枚，甘草一钱。炖茶饮服，老幼者可加入冰糖少许。（摘录自《慎德堂方》）

2. 治大便出血　胖大海数枚，开水泡发，去核，加冰糖调服。（摘录自《医界春秋》）

3. 治肺热喑哑　胖大海 3 枚，金银花、麦冬各 6g，蝉蜕 3g。水煎服。（摘录自《全国中草药汇编》）

4. 治疗慢性咽炎　胖大海 3g，杭菊花、生甘草各 9g。水煎服。（摘录自《全国中草药汇编》）

5. 治喉部急慢性炎症、声带小结及息肉引起的声音嘶哑　胖大海、蝉衣、贝母，水丸。一次 20~30 粒，儿童减半，每日 3 次，温开水送服。（摘录自《全国中成药产品集》）

6. 治声音嘶哑及急慢性咽炎　隔年绿茶 5g，胖大海 3 枚，橄榄 5 枚，乌梅 2 枚，麦冬 30g。上药共入锅煎沸，调入适量砂糖。可代茶饮，频频饮服。（摘录自《药茶——健身益寿之宝》）

7. 治急慢性咽炎、声音嘶哑　胖大海 3 枚，生冬瓜子 10g。加清水共煎。（摘录自《药茶——健身益寿之宝》）

【不良反应】 饮用胖大海会引起大便稀薄、胸闷等不良反应。还有患者会出现变态反应，表现为全身皮肤发痒、弥漫性潮红、周身粟粒大丘疹风团、口唇水肿，伴头晕、心慌、胸闷、恶心、血压下降。

参考文献

[1] 段宏婷,闫媛聪,卓小霞,等.胖大海的研究进展及其质量标志物预测分析[J].辽宁中医药大学学报,2023,225(11):105-112.

[2] 陈益耀,陈铁,何周桃,等.原儿茶酸、白杨素对非酒精性脂肪肝细胞模型的抗氧化作用[J].中西医结合肝病杂志,2018,28(5):294-296,322.

[3] 虞睿宁,蒋志林,吴晓琴,等.膳食成分对儿茶素生物利用率的影响及多酚协同增效的研究进展[J].食品工业科技,2023,44(23):366-375.

[4] 胡燕敏,周爱梅,宋倩,等.4 种中草药提取液的工艺优化及其抗菌效果对比[J].食品安全质量检测学报,2017,8(8):3169-3176.

[5] 王润霞,王秀芳,沈玉华,等.胖大海提取液阻断草酸钙结石形成的实验研究[J].巢湖学院学报,2014,16(3):63-67,81.

[6] Levin M C, Andersson L, Borén J.Cardiomyocytes, sphingolipids and cardio myotoxicity [J].Current Opinion in Lipidology, 2023, 34(4): 180-188.

[7] 金亮华,刘官成,王龄鹤,等.东莨菪内酯对高脂饲料诱导的肥胖小鼠脂质代谢的影响[J].延边大学学报(自然科学版),2021,47(2):160-164.

[8] Patro, Randeep.Evaluation of anti-parkinson and anti-oxidant effect of *Sterculia lychnophora* extract in rat model [J].Pharmacology Online.2021(3): 1085-1095.

二十、桑叶

【来源】 本品为桑科植物桑 *Morus alba* L. 的干燥叶。初霜后采收,除去杂质,晒干。

【炮制加工】

1. 桑叶 除去杂质,搓碎,去柄,筛去灰屑。

2. 蜜桑叶 净桑叶加入炼熟的蜂蜜与少许开水,拌匀稍闷,炒至不粘手,取出晾凉。每 50kg 桑叶用炼熟蜂蜜 10kg。

【性味】 甘、苦,寒。

【归经】 归肺、肝经。

【功能主治】 疏散风热,清肺润燥,清肝明目。用于风热感冒,肺热燥咳,头晕头痛,目赤昏花。

【用法用量】 5~9g。

【贮藏】 置干燥处。

【化学及营养成分】

1. 酚类 桑叶中含酚类化合物种类较多,如黄酮类、酚酸类及苯并呋喃类等。

2. 生物碱类 主要包括金色酰胺醇酯、1-脱氧野尻霉素、荞麦碱等。

3. 多糖类 现有研究已确定桑叶含 30 种多糖成分,果胶是桑叶多糖中的主要物质。

4. 甾醇类 包括菜油甾醇、β-谷甾醇、豆甾醇、谷甾烷醇、β-谷甾醇-β-D-葡萄糖等。

5. 氨基酸类 包括天冬氨酸、丙氨酸、脯氨酸、γ-氨基丁酸。

6. 木脂素类 包括(+)-dia-丁香树脂酚、丁香脂素二葡萄糖苷、(+)-丁香树脂酚。

7. 氨基酸类 桑叶提取物中的挥发性化合物含有丰富的糖苷,如苯丙烷和万寿菊衍生物。

8. 其他　桑叶中还含有维生素、脂质、色素及植物纤维等。

【质量评价】

1. 性状鉴别　本品多皱缩、破碎。完整者有柄，叶片展平后呈卵形或宽卵形，长8~15cm，宽7~13cm；先端渐尖，基部截形、圆形或心形，边缘有锯齿或钝锯齿，有的不规则分裂。上表面黄绿色或浅黄棕色，有的有小疣状凸起；下表面颜色稍浅，叶脉凸出，小脉网状，脉上被疏毛，脉基具簇毛。质脆。气微，味淡、微苦涩。

2. 显微鉴别　本品粉末呈黄绿色或黄棕色。上表皮有含钟乳体的大型晶细胞，钟乳体直径47~77μm。下表皮气孔不定式，副卫细胞4~6个。非腺毛单细胞，长50~230μm。草酸钙簇晶直径5~16μm；偶见方晶。

3. 理化鉴别　取本品粉末2g，加石油醚（60~90℃）30mL，加热回流30分钟，弃去石油醚液，药渣挥干，加乙醇30mL，超声处理20分钟，滤过，滤液蒸干，残渣加热水10mL，置60℃水浴上搅拌使溶解，滤过，滤液蒸干，残渣加甲醇1mL使溶解，作为供试品溶液。另取桑叶对照药材2g，同法制成对照药材溶液。照薄层色谱法试验，吸取上述两种溶液各5μL，分别点于同一硅胶G薄层板上，以甲苯–乙酸乙酯–甲酸（5∶2∶1）的上层溶液为展开剂，置用展开剂预饱和10分钟的展开缸内，展开约至8cm，取出，晾干，置紫外光灯（365nm）下检视。供试品色谱中，在与对照药材色谱相应的位置上，显相同颜色的荧光斑点。

【含量测定】**芦丁**　以十八烷基硅烷键合硅胶为填充剂；以甲醇为流动相A，以0.5%磷酸溶液为流动相B，进行梯度洗脱；检测波长为358nm。理论板数按芦丁峰计算应不低于5000。取芦丁对照品适量，精密称定，用甲醇制成每1mL含0.1mg的溶液，即得。取本品粉末（过三号筛）约1g，精密称定，置圆底烧瓶中，加甲醇50mL，加热回流30分钟，滤过，滤渣再用甲醇50mL，同法提取2次，合并滤液，减压回收溶剂，残渣用甲醇溶解，转移至25mL量瓶中，加甲醇至刻度，摇匀，滤过，取续滤液，即得。分别精密吸取对照品溶液与供试品溶液各10μL，注入液相色谱仪，测定，即得。本品按干燥品计算，含芦丁（$C_{27}H_{30}O_{16}$）不得少于0.10%。

【药理作用】

1. 降血糖　桑叶多糖通过调节胰腺中的JNK/p38通路来防止胰腺组织细胞凋亡，发挥显著的降血糖作用。

2. 抗氧化　桑叶提取物能够清除氧自由基，抑制黄嘌呤氧化酶活性，防止因糖尿病引发的氧化损伤，保护细胞免受脂质过氧化损伤，减少谷胱甘肽的消耗，抑制铜离子介导的低密度脂蛋白氧化。

3. 降脂　桑叶乙醇提取物可以减少低密度脂蛋白胆固醇、极低密度脂蛋白、甘油三酯和总胆固醇，增加血清高密度脂蛋白胆固醇，使动脉粥样硬化指数（总胆固醇/高密度脂蛋白胆固醇）降低。

4. 控制肥胖　桑叶可通过抑制脂肪生成，促进脂肪分解和降低胰脂肪酶活性以减少脂肪吸收，从而控制肥胖。

5. 抗炎　桑叶主要通过降低NF-κB活性发挥抗炎活性，抑制多糖诱导的巨噬细胞炎症反应和自噬通路，从而改善炎症反应和自噬通路抑制高脂饮食诱导的肝脂肪病变。

6. 抗肿瘤 甲醇和丁醇的桑叶提取物通过诱导细胞周期停滞在 G_2/M 期，抑制 DNA 拓扑异构酶Ⅱa 活性，激活半胱氨酸蛋白酶诱导细胞凋亡来抑制 HepG2 肝癌细胞的增殖。

【食疗应用】

1. 桑叶粥 桑叶 10g，粳米 50g。先将桑叶煎取汁，备用；另将淘洗干净的粳米放入锅中，加水 500mL，先用武火烧开，再用文火熬煮成稀粥，加入桑叶汁，稍煮即成。每日服 2~3 次，温热食用。本粥具有祛风清热的功效，适用于小儿外感风热、发热头痛、目赤口渴、肺热咳嗽、麻疹、风疹等。小儿外感风寒、发热恶寒者不宜服用。

2. 桑叶茶 桑叶 500g，隔水蒸煮消毒，去除杂质，干燥后备用。每日取 15g，沸水冲泡，代茶饮用，连服 30 天为 1 个疗程。本品适用于面部黄褐斑。

3. 桑叶猪肝汤 桑叶 15g，猪肝 100g。将猪肝洗净，切成片状，与桑叶一同放入锅中，加清水适量煮熟，加食盐少许调味。饮汤食猪肝。本品适用于结膜炎、夜盲、近视、远视、白内障、肝热头目疼痛等。

4. 桑麻糖 桑叶 100g，黑芝麻 120g，蜂蜜适量。将桑叶洗净，烘干，研为细末；将黑芝麻捣碎，和蜂蜜加水煎到浓稠，加入桑叶末混合均匀，制成糖块。每次嚼食 10g，每天 2 次。本品具有滋补肝肾、清热明目的功效，适用于老年性白内障。

【应用注意事项】《得配本草》载："肝燥者禁用。"

【临床应用】

1. 治太阴风温，但咳，身不甚热，微渴者 杏仁二钱，连翘一钱五分，薄荷八分，桑叶二钱五分，菊花一钱，苦梗二钱，甘草八分(生)，苇根二钱。水二杯，煮取一杯，日二服。(摘录自《温病条辨》桑菊饮)

2. 治眼下泪 腊月不落桑叶，煎汤日日温洗，或入芒硝。(摘录自《濒湖集简方》)

3. 洗天行时眼，风热肿痛，目涩眩赤 铁扇子二张，以滚水冲半盏，盖好，候汤温，其色黄绿如浓茶样为出味，然后洗眼，拭干；隔一二时，再以药汁碗隔水炖热，再洗，每日洗三五次。(摘录自《养素园传信方》)

4. 治肝阴不足，时发目疾，皮肤燥涩，大便闭坚 桑叶(经霜者，去梗筋，晒枯)，黑芝麻(炒)。等分为末，糯米饮捣丸，日服四五钱。(摘录自《医级》桑麻丸)

5. 治吐血 晚桑叶，微焙，不计多少，捣罗为细散。每服三钱匕，冷腊茶调如膏，入麝香少许，夜卧含化咽津。只一服止，后用补肺药。(摘录自《圣济总录》独圣散)

6. 治霍乱已吐利后，烦渴不止 桑叶一握，切，以水一大盏，煎至五分，去滓，不计时候温服。(摘录自《太平圣惠方》)

7. 治小儿渴 桑叶不拘多少，用生蜜逐叶上敷过，将线系叶蒂上绷，阴干，细切，用水煎汁服之。(摘录自《胜金方》)

8. 治痈口不敛 经霜黄桑叶，为末敷之。(摘录自《仁斋直指方》)

9. 治大肠脱肛 黄皮桑树叶三升，水煎过，带温罨纳之。(摘录自《仁斋直指方》)

10. 治火烧及汤疱疮 经霜桑叶，焙干，烧存性，为细末，香油调敷或干敷。(摘录自《医学正传》)

11. 治乳硬作痛 嫩桑叶,生采,研。以米引饮调,摊纸花贴病处。(摘录自《妇人大全良方》)

12. 治手足麻木,不知痛痒 霜降后桑叶煎汤频洗。(摘录自《急救方》)

13. 治穿掌毒肿 新桑叶研烂盦之。(摘录自《通玄论》)

14. 治咽喉红肿,牙痛 桑叶三至五钱,煎服。(摘录自《上海常用中草药》)

15. 治头目眩晕 桑叶三钱,菊花三钱,枸杞子三钱,决明子二钱。水煎代茶饮。(摘录自《山东中草药手册》)

16. 治摇头风(舌伸出,流清水,连续摇头) 桑叶一至二钱,水煎服。(江西《草药手册》)

17. 治风温初起,咳嗽发热 桑叶 7.5g,菊花 3g,杏仁、桔梗、芦根各 6g,连翘 4.5g,薄荷、甘草各 2.5g,水煎服。(摘录自《中国常用中草药》)

18. 治外感温燥,干咳无痰,咽干口渴 桑叶、浙贝母、淡豆豉、栀子、梨皮各 9g,杏仁、沙参各 12g,水煎服。(摘录自《中国常用中草药》)

19. 治头目眩晕 桑叶、菊花、枸杞子各 9g,决明子 6g,水煎代茶饮。(摘录自《中国常用中草药》)

【不良反应】 暂未发现不良反应。

参考文献

[1] 曹天丽,郝巨辉,李卫东. 蛋白桑叶中蛋白质提取工艺优化及 6 种蛋白酶酶解物体外降血糖活性分析[J]. 食品工业科技,2023,44(12):232-241.

[2] Varghese S M, Thomas J. Polyphenolic constituents in mulberry leaf extract and its antidiabetic effect in streptozotocin induced diabetic rats [J]. Pakistan Journal of Pharmaceutical Sciences, 2019, 32(1):69-74.

[3] 罗诗蓉,包海鹰. 粗毛纤孔菌与桑叶发酵产物——粗桑茶对 H22 荷瘤小鼠抗肿瘤作用[J]. 食用菌学报,2023,30(1):53-63.

二十一、桑椹

【来源】 本品为桑科植物桑 *Morus alba* L. 的干燥果穗。4~6 月果实变红时采收,晒干,或略蒸后晒干。

【炮制加工】 用水洗净,拣去杂质,摘除长柄,晒干。

【性味】 甘、酸,寒。

【归经】 归心、肝、肾经。

【功能主治】 补血滋阴,生津润燥。用于眩晕耳鸣,心悸失眠,须发早白,津伤口渴,内热消渴,血虚便秘。

【用法用量】 9~15g。

【贮藏】 置通风干燥处,防蛀。

【化学及营养成分】

1. 多酚类 桑椹中的多酚类物质主要有芦丁、白藜芦醇和花色苷类化合物。

2. 多糖类 包括葡萄糖 34.8%、塔罗糖 25.47%、阿拉伯糖 22.78%、半乳糖 8.60%、甘露糖 4.49%、果糖 3.87%。

3. 挥发油类 主要有苯乙醇、己醛、己醇、3-甲基-丁醇、壬醛、2,3-丁二醇和 3-羟基-2-丁酮。

4. 其他酚类活性成分 桑椹富含有色的花青素酚类物质和多种无色的酚类活性物质，如儿茶素、槲皮素等。

【质量评价】

1. 性状鉴别 干燥果穗呈长圆形，长 1~2cm，直径 6~10mm。基部具柄，长 1~1.5cm。表面呈紫红色或紫黑色。果穗由 30~60 个瘦果聚合而成；瘦果呈卵圆形，稍扁，长 2~5mm，外具膜质苞片 4 枚。胚乳白色。质油润，富有糖性。气微，味微酸而甜。以个大、肉厚、紫红色、糖性大者为佳。

2. 理化鉴别 本品粉末呈红紫色。内果皮石细胞成片，淡黄色，表面观不规则多角形，垂周壁深波状弯曲，壁厚，孔沟和纹孔明显。内果皮含晶细胞成片，每个细胞含 1 草酸钙方晶，方晶直径 7~11μm，花被薄壁细胞充满紫红色或棕红色色素块，非腺毛单细胞，多碎断，长短不一，直径 12~45μm，有的足部膨大。草酸钙簇晶散在或存在于花被薄壁细胞中，直径 3~22μm。种皮表皮细胞黄棕色，表面观类长方形或多角形，直径 7~18μm，垂周壁连珠状增厚，孔沟明显。

【药理作用】

1. 免疫调节 桑椹多糖可显著提高妊娠小鼠的脾脏、胸腺指数，增强腹腔巨噬细胞的吞噬廓清能力和速度，促进淋巴细胞转化，促进绵羊红细胞所致小鼠抗体的生成，进而改善小鼠的免疫功能。

2. 抗氧化 桑椹发挥抗氧化作用的物质基础为花色苷和总酚，其抗氧化能力随着花色苷和总酚含量的增加而增强。

3. 降血脂 桑椹多糖能显著降低 2 型糖尿病模型大鼠的总胆固醇水平，并显著提升高密度脂蛋白的水平，达到调节血脂的作用。

4. 降血糖 桑椹多糖能抑制或降低大鼠血糖的升高，降血糖效果显著，并对大鼠脂质过氧化水平和血清抗氧化状态有明显的调节作用，有较好的防治糖尿病的作用。

5. 抗癌 桑椹作为一种癌细胞转移抑制媒介，是一种潜在的抗癌药物。桑椹花色苷可对黑色素癌的转移起到有效的抑制作用，这可能与 Ras/PI3K 信号通路有关。

【食疗应用】

1. 桑椹膏 桑椹不拘多少，蜂蜜、酥油适量。桑椹取汁，将汁过滤后倒入陶瓷器皿中，用文火煎成浓汁，再加适量蜂蜜、酥油熬成膏，贮存于瓶中备用。每次服 1~3 汤匙，每日 1 次，温开水调服，连服 10 日为 1 个疗程。本品具有养血、宁神、强志的功效，适用于神经衰弱，症见失眠多梦、心悸健忘、头晕目眩、肢体麻木等。

2. 桑椹粥 粳米 100g，干桑椹、白糖各 30g。将干桑椹用水浸泡半小时，去柄，洗净。将粳米放入清水中，淘洗干净。将桑椹与粳米共放入锅中，加清水适量，用大火烧开后，改用小火煮至粥熟时，加入白糖，搅匀，片刻后离火即成。每日 1 次。本粥具有滋阴养血、益气和中的功效，适用于女性产后失血所致的贫血。

3. 冰糖桑椹　鲜桑椹 60g，冰糖适量。取紫红色熟透鲜桑椹加清水 2 碗，用大火煎至 1 碗，加冰糖适量调匀。去渣饮用，每日 1 剂，分 2 次服用，连服 3 日。本品具有滋阴润肠的功效，适用于习惯性便秘，症见大便干结、头晕目眩、心悸健忘、失眠多梦、口干乏力等。

4. 桑椹枸杞猪肝粥　桑椹 12g，枸杞子 12g，猪肝 100g，盐 10g，大米 100g。将桑椹去杂质，洗净；将枸杞子去杂质和蒂，洗净；将猪肝洗净，切成薄片；将大米淘洗干净，放入锅内，加清水 1000mL，置武火上烧沸，打去浮沫；再加入桑椹、枸杞子和猪肝、盐，共煮成粥。每日 1 次，作早餐食用。本粥具有补肝肾、降血压的功效，适用于肝肾阴虚的高血压患者食用。

5. 益智羹　鲜桑椹 20g，桂圆肉 50g，苹果 200g，冰糖 50g，玫瑰蜜饯 10g。将桑椹、桂圆肉、苹果洗净，将桑椹捣碎，桂圆肉切成颗粒，苹果切成丁形小块，冰糖捣碎，一同放入锅中加适量水，加入玫瑰蜜饯，用中火煮至桂圆肉熟软即成。每日分 1~2 次食完，连食 5 天为 1 个疗程。本品具有健脑益智的功效，适用于健忘、易疲劳、智力低下的患者食用。

6. 桑椹糕　桑椹、黑芝麻各 120g，糯米 60g。将桑椹、黑芝麻、糯米共捣烂，放入白糖，调成糊状制成糕蒸熟。空腹服用，每日 2 次，可经常食用。本品具有补肝肾、润五脏、祛风湿、清虚火的功效，适用于须发早白、病后虚羸、虚风眩晕等症。

7. 桑椹杞枣粥　桑椹 30g，枸杞子 10g，大枣 5 枚，花生仁、大米各 50g，红糖适量。将大米淘净，与上述材料一同煮为粥，待熟时调入红糖，再煮一二沸即成。每日 1 剂食用。本品具有滋补肝肾、养阴益血的功效，适用于各种贫血。

【应用注意事项】　脾胃虚寒、大便稀溏或泄泻者忌服。

【临床应用】

1. 治心肾衰弱不寐，或习惯性便秘　鲜桑椹一至二两，水适量煎服。（摘录自《闽南民间草药》）

2. 治瘰疬　文武实，黑熟者二斗许，上以布袋取汁，银石器中熬成薄膏，白汤点一匙，日三服。（摘录自《素问病机气宜保命集》文武膏）

3. 治阴证腹痛　桑椹，绢包风干过，伏天为末。每服三钱，热酒下，取汗。（摘录自《濒湖集简方》）

4. 治头赤秃　捣黑椹取汁，每服一中盏，日三服。（摘录自《太平圣惠方》）

5. 治饮酒中毒　干桑椹二合。上一味，用酒一升，浸一时久。取酒旋饮之，即解。（摘录自《圣济总录》）

6. 治烫火伤　用黑熟桑椹子，以净瓶收之，久自成水。以鸡翎扫敷之。（摘录自《百一选方》）

7. 大补诸虚　桑椹（晒干）、圆眼肉各四两，烧酒十斤浸之，坛口封固，晒十日。开坛饮之。（摘录自《仙拈集》圆椹酒）

8. 治白发不生　黑熟桑椹，水浸日晒，搽涂，令黑而复生也。（摘录自《备急千金要方》）

9. 治百种风热　用椹汁三斗，重汤煮至一斗半，入白蜜二合，酥油一两，生姜一合，煮令得所，瓶收。每服一合，和酒饮之。亦可以汁熬烧酒，藏之经年，味力越佳。（摘录自《本草纲

目》桑椹酒)

10. 治水肿,水不下则满溢,若水下则虚竭,还胀,十无一活 桑椹子并心皮二件,先将心皮细切,以水二斗,煮取一斗,去滓,入桑椹重煮五升,以好糯米五升酿为酒。每服一升。(摘录自《普济方》桑椹方)

11. 治头晕目眩、少眠健忘、精神疲倦、须发早白 桑椹30g,何首乌12g,枸杞子9g,黄精、酸枣仁15g,水煎服。(摘录自《中国中草药》)

【不良反应】 有患者过量服用桑椹出现出血性肠炎,表现为发热、呕吐、腹痛、腹泻,排出暗红色果酱样大便等。有患者出现药物性皮炎,表现为大小不一的红色丘疹及斑块,瘙痒,面部红肿,伴耳内、鼻腔内、眼睑内、咽喉部肿胀痒感。

参考文献

[1] Tang C,Wang A J,Feng J J,et al.Mulberry-like porous-hollow AuPtAg nanorods for electrochemical immunosensing of biomarker myoglobin [J].Mikrochimica Acta,2023,190(6):233.

[2] 韩晓云,陶雨婷,战佳莹,等.桑椹发酵前后酚类组成变化及其抗氧化活性分析[J].食品工业科技,2024,45(2):280-288.

[3] 陈春华,唐炜,殷军艺,等.桑椹多糖结构特征和生物活性研究进展[J].中国食品学报,2022,22(5):367-382.

[4] 李瑶,李文林,杨丽丽,等.桑椹在心血管疾病领域的药效实验研究现状分析与思考[J].中国中药杂志,2020,45(13):3055-3062.

[5] Zhang Q,Zhang F,Thakur K,et al.Molecular mechanism of anti-cancerous potential of Morin extracted from mulberry in Hela cells [J].Food and Chemical Toxicology,2018(112):466-475.

二十二、粉葛

【来源】 本品为豆科植物甘葛藤 *Pueraria thomsonii* Benth. 的干燥根。

【炮制加工】 秋、冬二季采挖,洗净,除去外皮,稍干,截段或再纵切两半或斜切成厚片,干燥。

【性味】 甘、辛,凉。

【归经】 归脾、胃经。

【功能主治】 升阳止泻,解肌退热,生津止渴,透疹,通经活络,解酒毒。用于外感发热头痛、项背强痛,麻疹不透。

【用法用量】 煎服,10~15g。解肌退热、透疹、生津宜生用,升阳止泻宜煨用。

【贮藏】 置通风干燥处,防蛀。

【化学及营养成分】

1. 异黄酮类 在粉葛中的含量高达21.95%。该类化合物包括葛根素、大豆苷元、大豆苷、染料木素苷、金雀花异黄素、芒柄花苷等30余种。

2. 三萜类 主要以葛根皂醇A、葛根皂醇B、葛根皂醇C命名的齐墩果烷型皂苷为主。

【质量评价】

1. 性状鉴别 粉葛根呈圆柱形、类纺锤形或半圆柱形,有的为纵切或斜切的厚片,大小不一，长短不等，长 20cm 左右，直径 5~10cm，厚 0.7~1.3cm。除去外皮的表面黄白色或淡黄色，未去外皮的呈灰棕色。质坚硬而重，纤维性较弱，有的呈绵毛状，富粉性。以块大、质坚实、色白、粉性足、纤维少为佳；质松、色黄、无粉性、纤维性多者质次。

2. 显微鉴别 根横切面：粉葛根皮层内侧石细胞偶见，类长方形、类方形，直径 25~74μm，壁薄，纹孔清晰。异型维管束排列成 3~5 个同心环。韧皮部与木质部宽度之比为 1∶(8~10)。木质部大部为薄壁细胞，导管及纤维束较少。导管直径 26~127μm。薄壁细胞充满淀粉粒。

3. 理化鉴别 取本品粉末 0.5~1g，加乙醇 25mL，80℃热浸 30 分钟，放冷，滤过，滤液点于滤纸上，喷洒 1% 三氯化铝乙醇液，干燥后在紫外光灯下(254nm)显蓝色荧光，用氨水熏后颜色更亮。取上述提取液蒸去乙醇，残渣加水溶解后用氯仿萃取去杂质，水液蒸干，用乙醇溶解后作供试液；另以葛根素为对照品。分别点样于同一硅胶 G 薄层板上，以氯仿-甲醇(8∶2)展开，晾干，在紫外光(254nm)下供试液色谱中在与对照品色谱相应位置上，显相同的蓝色荧光斑点。

【药理作用】

1. 增强心肌收缩力 将葛根黄酮注射于狗的冠状动脉及静脉，能使冠状血管血流量增加，血管阻力降低。

2. 解热 粉葛醇浸剂 2g/kg 灌胃，对由疫苗引起的发热的家兔有明显的解热作用。

3. 改善学习记忆 粉葛醇提物 3.6g/kg 灌胃，或葛根总黄酮 1.5g/kg 灌胃，对小鼠进行跳台法试验。结果表明，粉葛醇提物、葛根总黄酮均能对抗东莨菪碱所致小鼠记忆获得障碍及 40% 乙醇所致的记忆再现障碍，也能对抗东莨菪碱降低小鼠大脑皮质和海马乙酰胆碱含量及海马胆碱乙酰转移酶的活性，这可能是粉葛改善学习记忆的作用机制之一。

4. 缓解平滑肌痉挛 大豆素对小鼠离体肠管有解痉作用，并对抗乙酰胆碱引起的痉挛，其作用与罂粟碱相仿，是粉葛的有效成分之一。

5. 解毒 葛根素能明显提高溴氰菊酯或静脉注射的半数致死量，还可缓解溴氰菊酯染毒犬的血压升高和心律不齐。

6. 抑制酶活性 葛根素和葛根异黄酮成分可抑制大鼠晶体醛糖还原酶。粉葛对 15-羟前列腺素脱氢酶、安定受体、α-受体、血管紧张素Ⅱ受体，HMG 辅酶 A 等均有不同程度的抑制作用。

7. 抗缺氧作用 给小鼠灌胃黄豆苷元固体分散物，有明显的抗缺氧作用。黄豆苷元 4 位的羟基被甲氧基、乙氧羰基次甲氧基取代后，其抗氧作用增强。

【食疗应用】

1. 粉葛绿豆薏米汤 蜜枣 2 粒，薏苡仁 50g，绿豆 50g，粉葛 500g，猪扇骨 500g，姜 2 片，水适量。将粉葛去皮洗净，切厚块；将绿豆和薏苡仁洗净，提前浸泡 1~2 小时；将猪扇骨斩块洗净，氽水捞起；将适量的水倒入瓦煲烧开，放入所有材料，用武火煮沸，转中小火煲 1.5 小时，下盐调味饮用。本品有生津解渴、清热泻火、防治暗疮的功效，高血压、糖尿病、胃肠有热滞、胸膈痞闷者同样适合。

2. 粉葛胡萝卜煲鲮鱼汤 鲮鱼1条,粉葛500g,胡萝卜1根,赤小豆50g,姜2片,蜜枣2粒。将粉葛洗净,去皮切块;将胡萝卜洗净切块;将鲮鱼洗净去鳞和鳃,沥干水分;将赤小豆洗净,稍浸泡;热锅放两汤匙油,将鲮鱼两边煎至微黄;将8碗水倒入瓦煲烧开,放入所有材料煮沸,转小火煲煮1.5小时,下盐调味饮用。本品健脾补中,利水祛湿,消关节炎,解肌肉痛。

3. 冰糖煲粉葛 粉葛500g,冰糖15g,姜2片,大枣3粒。将粉葛洗净去皮,切块;将大枣洗净,去核;将6碗水倒入煲内烧开,放入粉葛、大枣和生姜,小火煲半个小时,加入冰糖煮至溶化,便可饮用。本品清热解毒,疏解感冒。

4. 粉葛鲫鱼汤 鲫鱼2条(约500g),粉葛200g,赤小豆60g,陈皮1块,大枣4颗,姜6片。将上述材料放入锅中,加水熬汤。本品健脾利湿,补虚损,适合脾胃虚弱、高血压、糖尿病患者食用。

5. 粉葛玉米芯汤 粉葛500g,玉米5个,猪骨头750g,陈皮3g,大枣5枚。将粉葛去皮,洗干净,切块;将玉米剥去玉米粒,留芯;将猪骨头焯水洗干净;将大枣去核;将所有食材放入汤煲内,加饮用水煮沸,小火煮1.5小时,加盐调味即可。本品清热祛湿,生津止渴,适合出汗少或运动量少的人群食用。

6. 粉葛赤小豆陈皮猪骨汤 鲜粉葛750g,赤小豆50g,陈皮5g,猪骨500g。将粉葛去皮洗净,切块状;将猪骨焯水备用;将上述材料全部放入锅中,加入适当清水,大火烧开转小火约1小时,加入适当食盐调味即可。本品健脾化湿,清热养胃。

7. 粉葛莲子老鸭汤 粉葛500g,老鸭半只,莲子30g,新会陈皮1小瓣,大枣15g,生姜3片。将所有材料洗净;将莲子浸泡30分钟;将粉葛去皮切片;将大枣去核;将老鸭砍件,飞水备用;将所有材料放进锅中,加清水适量,大火煮开转小火1~1.5小时,加盐调味。本品滋阴养胃,生津止渴,用于脾胃虚弱泄泻等。

8. 粉葛老桑枝煲鲮鱼 粉葛500g,老桑枝30g,鲮鱼1条。将上述材料一起放入锅内,加适量清水煲汤。本品具有清热解毒、活血化瘀、祛风湿等功效,适用于感冒后四肢及颈项痛、风湿骨痛等症状。

9. 粉葛黑木耳煲瘦肉 粉葛500g,黑木耳15g,猪瘦肉100g。将上述材料一起放入锅内,加适量清水煲汤。本品具有滋阴养血、活血化瘀等功效,适用于冠心病、心绞痛、脑血管栓塞等症状。

10. 粉葛葛根茶 粉葛、葛根各适量,加滚水泡茶。本品具有清热解毒、解肌退热、滋阴润燥等功效,适用于外感发热、麻疹不透、腹泻、痢疾等。

【应用注意事项】 胃寒者慎用。

【临床应用】

1. 治孕妇吐泻垂脱,脉未脱者 大熟地(炒松)五钱,粉葛根一两半,白芍药一两半,紫厚朴一钱半,冬白术(炒焦)一钱半,广木香一钱,白云苓三钱,广藿香三钱,水煎去滓,温服。(摘录自《医略六书》)

2. 治白喉 粉葛根二钱,金银花二钱,枇杷叶一钱五分(去毛,蜜炙),竹叶一钱,大生地

二钱(当用鲜者),冬桑叶二钱,小木通八分,川贝母二钱,生甘草八分,薄荷五分。(摘录自《喉科心法》除瘟化痰汤)

3. 治饮酒过多,遍身发热,口干烦渴,小便赤少　白滑石(水飞)一斤,白粉葛三两,大粉草三两。上为末,不拘时,冷水调下三钱,日进两三次。(摘录自《古今医鉴》解酒化毒丹)

4. 治年老伤寒,恶寒发热者　紫苏叶、薄荷、粉葛根、酒黄芩、木通各三钱,麻黄、桂枝各一钱,人参、淡豆豉、甘草各二钱。水煎,温服。(摘自《医学探骊集》)

【不良反应】暂未发现不良反应。

参考文献

[1] 刘李婷,马佩. 粉葛中葛根素的提取工艺研究[J]. 食品工程,2022(2):42-44,80.
[2] 张壮,李琼,黄丽萍,等. 粉葛与葛根多糖对脂多糖诱导RAW264.7细胞的抗炎作用[J]. 现代食品科技,2022,38(7):1-10.
[3] 孟晓伟,赖云飞,张普照,等. 粉葛化学成分的研究[J]. 中成药,2022,44(5):1489-1497.
[4] 陈凤,梁馨予,梁韧,等. 国内外粉葛质量研究概况[J]. 中国食品工业,2022(3):42-45.
[5] 岳世彦,周荣荣,南铁贵,等. 粉葛与葛根中主要化学成分的含量比较[J]. 中国中药杂志,2022,47(10):2689-2697.

二十三、夏枯草

【来源】本品为唇形科植物夏枯草 *Prunella vulgaris* L. 的干燥果穗。夏季果穗呈棕红色时采收,除去杂质,晒干。

【炮制加工】拣去杂质,去柄,筛去泥土即得。

【性味】辛,苦,寒。

【归经】归肝、胆经。

【功能主治】清肝泻火,明目,散结消肿。用于目赤肿痛,目珠夜痛,头痛眩晕,瘰疬,瘿瘤,乳痈,乳癖,乳房胀痛。

【用法用量】9~15g。

【贮藏】置阴凉干燥处,防潮,防蛀。

【化学及营养成分】

1. 三萜和皂苷类　果穗含熊果酸,齐墩果酸,β-香树脂醇和它的二十四烷酸、二十六烷酸、二十八烷酸及三十烷酸的酯。

2. 黄酮类　如金丝桃苷、木犀草素、合模荭草素、木犀草素-7-O-葡萄糖苷、芸香苷、异槲皮苷,花序含飞燕草素和矢车菊素的糖苷、报春花素-3,5-二葡萄糖苷、槲皮素、山柰酚。

3. 脂肪酸类　如油酸、亚麻酸、肉豆蔻酸、棕榈酸、硬脂酸及月桂酸。

4. 糖类　全草含抗人类免疫缺陷病毒的夏枯草多糖。

5. 香豆素类　如伞形花内酯、木犀草素、马栗树皮素。

6. 其他　如咖啡酸、维生素C、维生素D、β-胡萝卜素、鞣质、挥发油等。

【质量评价】

1. 性状鉴别 本品呈棒状，略扁，长1.5~8cm，直径0.8~1.5cm，呈淡棕色至棕红色。全穗由数轮至10数轮宿萼与苞片组成，每轮有对生苞片2片，呈扇形，先端尖尾状，脉纹明显，外表面有白毛。每一苞片内有花3朵，花冠多已脱落，宿萼二唇形，内有小坚果4枚，卵圆形，棕色，尖端有白色凸起。体轻。气微，味淡。

2. 显微鉴别 粉末呈深棕色。宿存花萼异形细胞，表面观细胞延长，垂周壁深波状弯曲，直径31~57μm，长约至121μm，非木化，有稀疏细小纹孔，胞腔含淡黄色或黄棕色物。非腺毛多碎断，完整者1~14细胞，单细胞者多见，呈三角锥形，长16~54μm，多细胞者常有1个或几个细胞缢缩，长约2075μm，表面具细小疣状凸起，有的胞腔内含黄色物。苞片或萼片腺毛头部1~2细胞，单细胞者一边延长成钩状，胞腔内充满黄色分泌物；柄部1~2细胞。腺鳞头部类圆形，4细胞，内含黄色分泌物。中果皮石细胞表面观呈类长方形或类方形，垂壁波状弯曲，壁厚5~13μm，胞腔星状分枝，有的含黄色物。果皮薄壁细胞，表面观呈类多角形，内含草酸钙砂晶。种皮细胞表面观类长多角形，壁具细密弧形条网状增厚。苞片表皮表面观细胞呈类多角形，垂周壁稍弯曲，表面有细密角质条纹，有的细胞含黄色或黄棕色物，表面质纹理不明显；气孔直轴式。此外，子叶细胞中含有脂肪油滴。

3. 理化鉴别 取本品粉末1g，加乙醇15mL，加热回流1小时，滤过。取滤液1mL，置蒸发皿中，蒸干，残渣加醋酐1滴使溶解，再加硫酸微量，即显紫色，后变暗绿色。取用上述方法得到的滤液点于滤纸上，喷洒0.9%三氯化铁溶液与0.6%铁氰化钾溶液的等容混合液，即显蓝色斑点。取本品粉末1g，加乙醇20mL，加热回流1小时，滤过，滤液蒸干，用石油醚(30~60℃)浸泡2次，每次15mL(约2分钟)，倾去石油醚液，残渣加乙醇1mL使溶解，作为供试品溶液。另取熊果酸对照品，加乙醇制成每1mL含1mg的溶液，作为对照品溶液。照薄层色谱法试验，吸取上述两种溶液各2μL，分别点于同一硅胶G薄层板上，以环已烷-氯仿-醋酸乙酯-冰醋酸(20∶5∶8∶0.5)为展开剂，展开，取出，晾干，喷以10%硫酸乙醇溶液，100℃加热至斑点显色清晰，分别置日光及紫外光灯(365nm)下检视。供试品色谱中，在与对照品色谱相应的位置上，分别显相同颜色的斑点或荧光斑点。

【含量测定】 **迷迭香酸** 以十八烷基硅烷键合硅胶为填充剂；以甲醇-0.1%三氟乙酸溶液(42-58)为流动相；检测波长为330nm。理论板数按迷迭香酸峰计算应不低于6000。取迷迭香酸对照品适量，精密称定，加稀乙醇制成每1mL含0.5mg的溶液，即得。取本品粉末(过二号筛)约0.5g，精密称定，置具塞锥形瓶中，精密加入稀乙醇50mL，超声处理(功率90W，频率59kHz)30分钟，放冷，再称定重量，用稀乙醇补足减失的重量，摇匀，滤过，取续滤液，即得。分别精密吸取对照品溶液与供试品溶液各5uL，注入液相色谱议，测定，即得。本品按干燥品计算，含迷迭香酸($C_{18}H_{16}O_8$)不得少于0.20%。

【检查】 本品水分不得过14.0%，总灰分不得过12.0%，酸不溶性灰分不得过4.0%。

【药理作用】

1. 降血压 有研究表明，对于肾上腺素模拟病态下的家兔血压失常，夏枯草煎剂可以使血压下降，最适浓度是10~30g/100mL。

2. 降血糖 夏枯草醇提物可降低正常小鼠和四氧嘧啶糖尿病模型小鼠的血糖水平。该提取物可对抗肾上腺素升高血糖的作用，并具有改善糖耐量、增加肝糖原合成的作用。夏枯草中的有效成分降糖素 50mg/kg 能明显抑制四氧嘧啶引起的小鼠血糖升高，100mg 降糖素的作用强度相当于 2216U 胰岛素，最低有效剂量为 15mg/kg。其机理可能与修复 β 细胞使胰岛素分泌正常有关。降糖素对肾上腺素和四氧嘧啶所致的高血糖小鼠模型的血糖升高具有明显的预防和保护作用。

3. 抗炎、免疫抑制 从夏枯草中提取的熊果酸、2A–羟基熊果酸、桦木酸及 2A,3A–二羟基乌苏–12 烯–28 酸具有明显的抗过敏、抗炎活性，其中后者对经培养的 RBL–2H3 细胞中 B–氨基己糖苷酶的释放有显著的抑制作用，并呈现出量效关系，其 50% 酶活性抑制浓度（IC_{50}）为 57mmol/L；前二者对经培养的鼠巨噬细胞 RAW26417 细胞一氧化氮的产生表现出强烈的抑制作用，IC_{50} 分别为 17mmol/L、27mmol/L。

4. 抗菌 夏枯草水煎剂有轻微的抗淋球菌作用，对耐药金黄色葡萄球菌敏感，其作用优于盐酸去甲万古霉素。

5. 抗人类免疫缺陷病毒 20 世纪 90 年代初，有研究者发现，夏枯草提取物在体外可明显降低经暴露的 HIV 细胞前病毒 DNA 复制的数量，夏枯草提取物的分馏物以一种无竞争方式表现出对 HIV 逆转录过程的抑制作用。

6. 抗淋巴瘤 夏枯草具有较好的抗淋巴瘤作用，其作用机制可能与其导致 Raji 细胞蛋白质组、Jurkat 细胞蛋白质组改变及诱导凋亡等有关。有研究者发现，夏枯草提取物可显著抑制 Raji 细胞的生长，认为夏枯草能引起 Raji 细胞蛋白质组的改变，可能与夏枯草的抗肿瘤作用有关。他们还发现，夏枯草提取物能引起 Jurkat 细胞蛋白质组改变，可能是其抗肿瘤作用的机制之一。另有研究者观察到夏枯草提取物在体内外均能抑制小鼠 T 细胞淋巴瘤 EL–4 细胞的生长，并诱导肿瘤细胞凋亡，这可能是其抗肿瘤的主要机制之一。

7. 抗甲状腺癌 有研究显示，夏枯草能够不同程度地抑制人甲状腺癌细胞系 SW579 的生长。这说明夏枯草对人甲状腺癌细胞系 SW579 有促凋亡作用。

8. 抗氧化 夏枯草的抗氧化作用主要是夏枯草多糖的作用，夏枯草多糖对氧自由基、羟自由基及亚硝酸根离子具有一定的清除能力，具有防止膜脂质过氧化、减少红细胞溶血和降低脂质过氧化产物丙二醛的生成量的作用。

9. 改善血液流变学 夏枯草具有改善血液流变学部分指标的作用，能延长大鼠的凝血酶原时间，并对子宫内膜异位症的家兔模型有显著疗效。

10. 防治肺结核 夏枯草能够有效地改善肺结核引起的发热、咳嗽、咯血、咳痰、胸痛等不适。

【食疗应用】

1. 夏枯草双花炖猪瘦肉 夏枯草 15g，灯心花 5 扎，鸡蛋花 10g，蜜枣 2 个，猪瘦肉 400g，生姜 3 片。将上述各物分别洗净，药稍浸泡，枣去核，一起下炖盅，加冷开水 1250mL(5 碗量)，加盖隔水炖 3 小时，进饮方下盐。夏枯草是清热泻火的中药，能清火明目、散结消肿，是广东民间暑夏时入汤入药的常用药材。“双花”即性味平和而又甘润的灯心花和鸡蛋花，均能清心火、利小便、祛湿热、润肺燥。夏枯草、灯心花、鸡蛋花合而炖猪瘦肉，使本品既带有中药的清香，美味可口，又能清热祛湿，润燥生津，清心火，润心肺，男女老少皆宜。

2. 黑豆夏枯草汤 黑豆50g，夏枯草30g，冰糖适量。将上述材料放入锅里，加适量清水煲汤。该汤营养价值丰富，可滋肾阴，润肺燥，祛风热而又活血解毒，血压高者可常饮，能使血压较持久地下降，改善头昏脑涨等症状。本品还对风火牙痛有效。

3. 夏枯草煲鸡脚 夏枯草30g，鸡脚6只，猪瘦肉250g，生姜4片。将夏枯草稍浸泡、洗净；将鸡脚洗净，去甲，切对半；将猪瘦肉洗净；将上述材料与生姜放入瓦煲中，加清水2500mL（约10碗量），用武火滚沸后改文火煲约2小时，下盐便可。夏枯草能清热散结，适用于热结引起的病变，如痰火郁结所致的结核、甲状腺肿大及肿瘤。夏枯草还能明目，可用于肝火上炎所致的目赤肿痛、视物不清。鸡脚滋阴润燥，健脾补益。夏枯草煲鸡脚，清肝泻火，解郁散结，可为盛夏闷热时的下火靓汤，适用于肝气郁结、气郁化火的人士。

4. 补肝散 夏枯草15g，香附子30g，共为细末，每服3g，腊茶调下。本品可疏风明目，适用于肝虚目睛痛、冷泪不止、筋脉痛及眼羞明怕日。

5. 夏枯草粥 夏枯草10g，大米100g，白糖适量。将夏枯草洗净，放入锅中，加清水适量，浸泡5~10分钟后，水煎取汁，加大米煮粥，待熟时，调入白糖，再煮一二沸即成，每日1剂。本品可疏肝解郁，清热明目，适用于肝郁不舒、痰火郁结所致的瘰疬、瘿瘤，以及肝火上炎所致的目赤肿痛、头痛、眩晕等。

6. 凉拌夏枯草 夏枯草鲜嫩茎叶、调味品各适量。将夏枯草茎叶洗干净，放入沸水锅内焯一下，捞出后用清水洗过，沥干水，切成段放盘中，加入盐、味精、酱油、麻油，拌匀即可食用。本品可疏肝明目，适用于高血压引起的头晕目赤、视物模糊。

7. 夏枯草炒肉丝 夏枯草鲜嫩茎叶300g，猪肉150g，调味品适量。将夏枯草洗净，用滚水焯一下，过凉水，控干。将油锅烧热，煸姜末、葱花，下肉丝煸炒，加生抽、料酒、盐和少许水，炒至肉熟，下夏枯草炒入味即可。本品可散结消肿，适用于消渴、烦热、羞明流泪、咳嗽、瘰疬等。

8. 夏枯草炒鸭条 夏枯草鲜嫩茎叶250g，烤鸭（去骨）150g，调味品适量。将夏枯草洗净，用滚水焯一下，过凉水，挤水切段。将鸭肉切条。将油锅烧热，煸香姜丝、干辣椒丝，下鸭条翻炒，再下夏枯草、盐，翻炒入味。本品可滋阴散结，适用于消渴咳嗽、羞明流泪、瘰疬、营养不良等。

9. 夏枯草炒香菇 夏枯草鲜嫩茎叶250g，干香菇5个，调味品适量。将夏枯草洗净，用滚水焯过一下，凉水浸洗，控干。干香菇用开水泡发，洗净，去蒂，泡香菇水待用。将油锅烧热，入夏枯草煸炒，下香菇、泡菇水、料酒、味精、盐，勾芡，淋鸡油，翻炒几下出锅即成。本品可清热平肝，适用于高血压、高脂血症。

【应用注意事项】 脾胃虚弱者慎服。

【临床应用】

1. 治瘰疬马刀，不问已溃未溃，或日久成漏 夏枯草六两，水二钟，煎至七分，去滓，食

远服。虚甚当煎浓膏服，并涂患处，多服益善。(摘录自《外科经验方》夏枯草汤)

2. 治乳痈初起　夏枯草、蒲公英各等份。酒煎服，或作丸亦可。(摘录自《本草汇言》)

3. 治血崩不止　夏枯草为末。每服方寸匕，米饮调下。(摘录自《太平圣惠方》)

4. 治赤白带下　夏枯草花，开时采，阴干为末。每服二钱，食前米饮下。(摘录自《本草纲目》)

5. 治产后血晕，心气欲绝者　夏枯草捣绞汁，服一盏。(摘录自《本草纲目》)

6. 治口眼㖞斜　夏枯草一钱，胆南星五分，防风一钱，钓钩藤一钱。水煎，点水酒临卧时服。(摘录自《滇南本草》)

7. 治头目眩晕　夏枯草(鲜)二两，冰糖五钱。开水冲炖，饭后服。(摘录自《闽东本草》)

8. 治羊痫风、高血压　夏枯草(鲜)三两，冬蜜一两。开水冲炖服。(摘录自《闽东本草》)

9. 预防麻疹　夏枯草五钱至二两。水煎服，一日一剂，连服三天。(摘录自《单方验方新医疗法选编》)

【不良反应】长期大量服食夏枯草，可能存在不良反应，会增加肝、肾的负荷，长期服食会造成中药成分蓄积中毒，严重的会引起肝、肾等疾病。

参考文献

[1] 王巧琼，杨冬梅，陈临江，等．中药夏枯草化学成分及药理作用研究概述[J]. 广东化工，2021，48(24)：6-7，10.

[2] 向润清，张艳娇，黄宽，等．夏枯草提取物的药理作用和研究进展[J]. 中国民族民间医药，2020，29(8)：37-42.

[3] 李娜，邵国泉，王文建，等．夏枯草药理作用研究进展[J]. 赤峰学院学报(自然科学版)，2019，35(12)：26-27.

[4] 张金华，邱俊娜，王路，等．夏枯草化学成分及药理作用研究进展[J]. 中草药，2018，49(14)：3432-3440.

[5] 姚洋，李定祥，张杰．夏枯草药理作用与临床应用研究进展[J]. 中国中医药现代远程教育，2018，16(5)：157-160.

二十四、铁皮石斛

【来源】本品为兰科植物铁皮石斛 *Dendrobium officinale* Kimura et Migo 的干燥茎。11 月至翌年 3 月采收，除去杂质，剪去部分须根，边加热边扭成螺旋形或弹簧状，烘干；或切成段，干燥或低温烘干，前者习称“铁皮枫斗”(耳环石斛)；后者习称“铁皮石斛”。

【炮制加工】除去杂质，剪去部分须根，边加热边扭成螺旋形或弹簧状，烘干；或切成段，干燥或低温烘干。

【性味】甘，微寒。

【归经】归胃、肾经。

【功能主治】益胃生津，滋阴清热。用于热病津伤，口干烦渴，胃阴不足，食少干呕，病后虚热不退，阴虚火旺，骨蒸劳热，目暗不明，筋骨痿软。

【用法用量】6~12g。

【贮藏】置通风干燥处，防潮。

【化学及营养成分】

1. 黄酮类 以黄酮、黄酮醇、二氢黄酮、二氢黄酮醇及其苷元为主，还有少量的异黄酮、查尔酮和二氢查尔酮。

2. 联苄类 如铁皮石斛素A~T、二氢白藜芦醇、大叶兰酚、山药素Ⅲ等，其中铁皮石斛素A~T、铁皮石斛素X、铁皮石斛素Y是石斛属植物的特征化合物。

3. 生物碱类 如对香豆酰酪胺、二氢阿魏酰酪胺、对羟基苯丙酰酪胺、N-(顺式-阿魏酰基)酪胺、亚精胺、3,5-二甲氧基苯乙胺、2-苯并噻唑醇。

4. 苯丙素类 如33种简单苯丙素及其衍生物、15种木脂素和3种香豆素。

5. 萜类 如单萜、倍半萜、四环三萜和五环三萜。

6. 醌类 如2,6-二甲氧基环己烷-2,5-二烯-1,4-二酮、登比诺宾、7-羟基-2-甲氧基菲-1,4-二酮、9,10-二氢-7-羟基-5-甲氧基1,4-菲二酮、登比诺宾B。

【质量评价】

1. 性状鉴别 ①铁皮枫斗：呈螺旋形或弹簧状，通常为2~6个旋纹，茎拉直后长3.5~8cm，直径0.2~0.4cm。表面呈黄绿色或略带金黄色，有细纵皱纹，节明显，节上有时可见残留的灰白色叶鞘；一端可见茎基部留下的短须根。质坚实，易折断，断面平坦，灰白色至灰绿色，略角质状。气微，味淡，嚼之有黏性。②铁皮石斛：呈圆柱形的段，长短不等。

2. 显微鉴别 表皮细胞1列，扁平，外壁及侧壁稍增厚、微木化，外被黄色角质层，有的外层可见无色的薄壁细胞组成的叶鞘层。基本薄壁组织细胞多角形，大小相似，其间散在多数维管束，略排成4~5圈，维管束外韧型，外围排列有厚壁的纤维束，有的外侧小型薄壁细胞中含有硅质块。含草酸钙针晶束的黏液细胞多见于近表皮处。

3. 理化鉴别 取本品粉末1g，加三氯甲烷-甲醇(9∶1)混合溶液15mL，超声处理20分钟，滤过，滤液作为供试品溶液。另取铁皮石斛对照药材1g，同法制成对照药材溶液，照薄层色谱法试验，吸取上述两种溶液各2~5μL，分别点于同一硅胶G薄层板上，以甲苯-甲酸乙酯-甲酸(6∶3∶1)为展开剂，展开，取出，烘干，喷以10%硫酸乙醇溶液，在95℃加热约3分钟，置紫外光灯(365nm)下检视。供试品色谱中，在与对照药材色谱相应的位置上，显相同颜色的荧光斑点。

【含量测定】

1. 多糖 取无水葡萄糖对照品适量，精密称定，加水制成每1mL含90μg的溶液，即得。精密量取对照品溶液0.2mL、0.4mL、0.6mL、0.8mL、1.0mL，分别置10mL具塞试管中，各加水补至1.0mL，精密加入5%苯酚溶液1mL(临用配制)，摇匀，再精密加硫酸5mL，摇匀，置沸水浴中加热20分钟，取出，置冰浴中冷却5分钟，以相应试剂为空白，照紫外-可见分光光度法，在488nm的波长处测定吸光度，以吸光度为纵坐标，浓度为横坐标，绘制标准曲线。取本品粉末(过三号筛)约0.3g，精密称定，加水200mL，加热回流2小时，放冷，转移至250mL量瓶中，用少量水分次洗涤容器，洗液并入同一量瓶中，加水至刻度，摇匀，滤过，精密量取续滤液2mL，置15mL离心管中，精密加入无水乙醇10mL，摇匀，冷藏1小时，取出，离心(转速为每分钟4000转)20分钟，弃去上清液(必要时滤过)，沉淀加80%乙醇洗涤2次，每次8mL，离心，弃去上清液，沉淀加热水溶解，转移至 25mL 量瓶中，放冷，加水至刻度，摇匀，即得。精密量取供试品溶液 1mL，置 10mL 具塞试管中，照标准曲线制备项下的方法，自“精密加入 5% 苯酚溶液 1mL”起，依法测定吸光度，从标准曲线上读出供试品溶液中无水葡萄糖的量，计算，即得。本品按干燥品计算，含铁皮石斛多糖以无水葡萄糖（$C_6H_{12}O_6$）计，不得少于 25.0%。

2. 甘露糖　以十八烷基硅烷键合硅胶为填充剂；以乙腈-0.02mol/L 的乙酸铵溶液（20∶80）为流动相；检测波长为 250nm。理论板数按甘露糖峰计算应不低于 4000。取盐酸氨基葡萄糖适量，精密称定，加水制成每 1mL 含 12mg 的溶液，作为内标溶液。另取甘露糖对照品约 10mg，精密称定，置 100mL 量瓶中，精密加入内标溶液 1mL，加水适量使溶解并稀释至刻度，摇匀，吸取 400μL，加 0.5mol/L 的 PMP（1-苯基-3-甲基-5-吡唑啉酮）甲醇溶液与 0.3mol/L 的氢氧化钠溶液各 400μL，混匀，70℃水浴反应 100 分钟。再加 0.3mol/L 的盐酸溶液 500μL，混匀，用三氯甲烷洗涤 3 次，每次 2mL，弃去三氯甲烷液，水层离心后，取上清液注入液相色谱仪，测定，计算校正因子。取本品粉末（过三号筛）约 0.12g，精密称定，置索氏提取器中，加 80% 乙醇适量，加热回流提取 4 小时，弃去乙醇液，药渣挥干乙醇，滤纸筒拆开置于烧杯中，加水 100mL，再精密加入内标溶液 2mL，煎煮 1 小时并时时搅拌，放冷，加水补至约 100mL，混匀，离心，吸取上清液 1mL，置安瓿瓶或顶空瓶中，加 3.0mol/L 的盐酸溶液 0.5mL 封口，混匀，110℃水解 1 小时，放冷，用 3.0mol/L 的氢氧化钠溶液调节 pH 值至中性，吸取 400μL，照校正因子测定方法，自“加 0.5mol/L 的 PMP 甲醇溶液”起，依法操作，取上清液 10μL，注入液相色谱仪，测定，即得。本品按干燥品计算，含甘露糖（$C_6H_{12}O_6$）应为 13.0%~38.0%。

【药理作用】

1. 生津作用　铁皮石斛具有生津的作用，主要表现为促进腺体分泌和脏器运动。

2. 降血糖作用　铁皮石斛对可降低链脲佐菌素诱发的糖尿病患者的血糖值。

3. 增强机体免疫力　铁皮石斛颗粒可促进荷瘤动物巨噬细胞的吞噬功能，增强 T 淋巴细胞的增殖和分化及 NK 细胞的活性，并能明显提高荷瘤动物的血清溶血素值。这提示铁皮石斛颗粒无论是对非特异性免疫功能，还是对特异性细胞免疫及体液免疫功能，均有一定的提高作用。

4. 抗皮肤衰老　有研究者从铁皮石斛中获得了一种高含量的 α-甘露糖型低聚糖。该低聚糖可以作为外源性的补充在体外和体内产生抗皮肤衰老的作用。

5. 调节胃肠道　铁皮石斛有调节胃肠道的作用，主要包括改善肠胃功能、保护胃肠道、调节肠道菌群 3 个方面。

6. 抗肿瘤　石斛属植物的抗肿瘤活性成分主要有多糖、生物碱、菲类、联苄类等；抗肿瘤作用机制主要有增强机体免疫力，抑制癌细胞增殖，促进癌细胞凋亡，调控或阻滞癌细胞周期，抗氧化和清除自由基，改变信号通路传导等。

7. 干预代谢综合征　代谢综合征是一组以肥胖、高血糖、高血压及血脂异常集结发病的临床综合征。近年来国内外学者开展了多项铁皮石斛提取物及其主要功能成分干预代谢综合征的相关研究，结果显示，铁皮石斛对于预代谢综合征有一定效果。

8. 降血压作用 有研究发现，鲜铁皮石斛和铁皮石斛水提物能降低原发性高血压大鼠的血压，降压作用与苯磺酸氨氯地平片接近。

9. 抗疲劳作用 铁皮石斛能延长小鼠力竭游泳时间，降低疲劳小鼠血清乳酸含量，提高疲劳小鼠肝糖原含量。

10. 其他 铁皮石斛改善糖尿病性心肌病，保护心血管系统，其作用机制与抑制氧化应激反应、下调炎症细胞因子减轻炎症反应、抑制心肌细胞凋亡及减少心肌细胞纤维化有关。

【食疗应用】

1. 西洋参石斛茶 西洋参5g，石斛30g。将西洋参拣杂，洗净，晒干或烘干，切成饮片，放入较大容器内，备用。将石斛拣杂，洗净，晾干后切成片，放入砂锅，加足量水，大火煮沸后，改用小火煨煮30分钟，用洁净纱布过滤，去渣，收集滤汁盛入有西洋参饮片的容器中，加盖闷泡15分钟，即可饮用。也可将西洋参、石斛碾成细粉冲开水，代茶饮用，每次3~5g，每日1~2次。本品滋阴养胃，生津止咳，适用于胃阴虚实热型白血病并发口腔炎的患者。

2. 清蒸石斛螺 青螺（石螺）1500g，猪脊肉9g，石斛6g。将青螺洗净，用沸水烫熟，捞起，汤汁滤清后留用。将螺肉挑出，用淡盐水洗净，沥干，装入炖盅。将猪脊肉切成块，用沸水飞去血秽。将螺汁同石斛先用一小锅煲约20分钟后，除去药渣，滤清药汁，待用。将药汁倒入炖盅内，再将猪脊肉放于盅内的螺肉面上，约炖1小时后，调入盐，即可食用。石斛与青螺、猪肉合炖，能滋阴润燥，通利小便，解渴利水，适用于消渴瘦弱、便秘、燥咳、酒醉不醒。

3. 养阴消渴汤 石斛6~9g，天冬、玉竹、南沙参、黄精、熟地黄、山药、茯苓各12g，陈皮5g。将上述材料放入锅中，可随意酌加瘦肉或鸡肉适量，加沸水8碗同煲3小时。食时下盐调味。本品对糖尿病、吸烟饮酒过多导致的肝胃阴伤诸证颇有效。

4. 铁皮石斛粥 新鲜铁皮石斛30g，粳米50g，冰糖适量。取铁皮石斛加水煎半小时以上，去渣取汁；加入粳米、冰糖，再加水同煮，至米开粥稠，停火。本品滋阴清热，养胃生津，适用于热病伤津、心烦口渴，或病后津亏、虚热不退，或胃虚隐痛兼干呕、舌光苔少。

5. 铁皮石斛牛肚汤 铁皮石斛、玉竹各10g，牛肚500g，大枣5枚，盐、味精各适量。将大枣去核，铁皮石斛、玉竹用干净纱布包好，牛肚洗净、切片。将牛肚加适量水煮沸，加入大枣及药包，煮至牛肚熟烂，去药包，调味即可食用。本品养阴清热，益胃止痛，适用于胃热阴虚、胃脘疼痛、胃内灼热、口苦咽干等。

6. 石斛麦冬煲猪心 石斛12g，麦冬15g，生地黄10g，莲子15g，猪心1个（剖片），瘦肉250g，蜜枣1个，生姜3片。将上述材料清洗干净，除猪心、瘦肉外，其余浸泡30分钟；将所有材料共置于瓦锅中，加清水约3000mL，用武火煲沸后，改文火煲约2.5小时，加入细盐调味即可，吃肉喝汤。本品具有安神除烦、清热养心、补虚健脑、养心调神的功效，尤其适合长期使用电脑的上班族及考生食用。

7. 石斛虫草炖花胶 石斛 12g,冬虫夏草 5g,瘦猪肉 250g,花胶 150g,鸡爪 100g,葱 10g,老姜 10g,酱油、盐各适量。将冬虫夏草、石斛洗净,花胶泡洗切件,瘦肉切块,姜片切片,葱切段。锅中加清水烧至水滚后,放入瘦肉、鸡爪、花胶稍煮片刻,倒出洗净,将瘦肉、冬虫夏草、石斛、花胶、鸡爪、葱、老姜放入炖盅,加入适量清水,炖 2 小时后放入盐、酱油后即可食用。本品具有养阴、益精、补血的功效,可用于肺虚久咳、气喘、肺结核、肾结核、肾功能不全、肾虚腰膝酸痛、阳痿遗精、病后体弱、神经衰弱等,对化疗、放疗引起的白细胞计数下降也有防治作用。

8. 铁皮石斛牛肉粥 鲜铁皮石斛 20g,牛肉 150g,大米 150g,黄酒、盐各适量。将牛肉切片,用黄酒、盐腌制。将鲜石斛洗净、切断、拍碎,并与大米共煮成粥,加入腌过的新鲜牛肉片,按自己口味适当加点盐即可。本品具有补脾胃、益气血、除湿气、消水肿、强筋骨的功效。

9. 石斛百合炒虾仁 石斛 6g,人参片 3g,麦冬 5g,铁棍山药 100g,枸杞子 10g,鲜百合 2 个,虾仁 250g,腰果、盐、姜末、小葱、味精各适量。将所有药材洗净,放入锅中煮沸 30 分钟,煮成浓汁。在炒锅中,加入虾仁,与药汁同炒,再加入其他调料翻炒至熟。本品具有养胃健脾、润燥的功效,对脾胃阴虚内热者有一定的保健养生作用。

10. 石斛木瓜鲜奶 石斛纯粉 1g,熟木瓜 500g,新鲜牛奶 1 杯,莲子肉 50g,大枣 4 颗,冰糖适量。将新鲜木瓜去皮、去核、切粒,用清水洗净,将莲子肉、大枣去核洗净,将石斛纯粉、鲜奶、木瓜、莲子肉、大枣、冰糖放入炖盅,隔水炖熟即可。本品具有润肤养颜、强筋健骨、延年益寿的功效,可使肌肤润泽、皮肤嫩滑、面色红润、容光焕发,防止过早衰老,对皮肤干燥、面色萎黄、气血不足者有明显疗效。

【应用注意事项】 无。

【临床应用】

1. 治温热有汗,风热化火,热病伤津,温疟舌苔变黑 连翘(去心)三钱,鲜石斛三钱,天花粉二钱,鲜生地四钱,麦冬(去心)四钱,参叶八分。水煎服。(摘录自《时病论》清热保津法)

2. 治中消 鲜石斛五钱,熟石膏四钱,天花粉三钱,南沙参四钱,麦冬二钱,玉竹四钱,山药三钱,茯苓三钱,广皮一钱,半夏一钱五分,甘蔗三两,煎汤代水。(摘录自《医醇剩义》祛烦养胃汤)

3. 治眼目昼视精明,暮夜昏暗,视不见物,名曰雀目 石斛、仙灵脾各一两,苍术(米泔浸,切,焙)半两。上三味,捣罗为散,每服三钱匕,空心米饮调服,日再。(摘录自《圣济总录》石斛散)

4. 治神水宽大渐散,昏如雾露中行,渐睹空中有黑花,渐睹物成二体,久则光不收,及内障神水淡绿色、淡白色者 天门冬(焙)、人参、茯苓各二两,五味(炒)半两,菟丝子(酒浸)七钱,干菊花七钱,麦门冬一两,熟地黄一两,杏仁七钱半,干山药、枸杞各七钱,牛膝七钱半,生地黄一两,蒺藜、石斛、苁蓉、川芎、炙草、枳壳(麸炒)、青葙子、防风、黄连各五钱,草决明八钱,乌犀角半两,羚羊角半两。为细末,炼蜜丸,桐子大。每服三五十丸,温酒、盐汤任下。(摘录

自《原机启微》石斛夜光丸）

5. 治病后虚热口渴 鲜铁皮石斛、麦冬、五味子各9g。水煎代茶饮。（摘录自《浙江药用植物志》）

6. 治肺热干咳 鲜铁皮石斛、枇杷叶、瓜蒌皮各9g，生甘草、桔梗各3g。水煎服。（摘录自《浙江药用植物志》）

7. 治伤寒后肾气虚损，小便余沥，及夜梦失精，阴下湿痒 石斛一两半（去根，锉），巴戟一两（去心），桑螵蛸三分（微炒），菟丝子一两（酒浸三日，曝干，别杵为末），杜仲三分（去粗皮，炙微黄，锉）。上件药，捣细罗为散，入菟丝末和匀。（摘录自《太平圣惠方》石斛散）

8. 治糖尿病 铁皮石斛治疗2型糖尿病疗效确切，可有效降低血糖水平，且有助于改善患者临床症状。

【不良反应】 暂未发现不良反应。

参考文献

[1] 倪凯，何鹏飞，梁志庆，等．铁皮石斛化学成分、药理作用及毒理学评价研究进展[J]. 云南中医中药杂志，2023，44(10)：86-93.

[2] 王璟，董志春，楼丽颖，等．铁皮石斛粉对2型糖尿病患者胰岛功能改善的临床研究[J]. 新中医，2021，53(12)：90-93.

二十五、淡竹叶

【来源】 本品为禾本科植物淡竹叶 *Lophatherum gracile* Brongn. 的干燥茎叶。夏季未抽花穗前采割，晒干。

【炮制加工】 取原药材，拣去杂质及根，切段，晒干。

【性味】 甘、淡，寒。

【归经】 归心、胃、小肠经。

【功能主治】 清热除烦，利尿。用于热病烦渴，小便赤涩淋痛，口舌生疮，牙龈肿痛，小儿惊啼，肺热咳嗽，胃热呕哕，小便赤涩淋浊。

【用法用量】 内服：煎汤，6~9g。

【贮藏】 置干燥处。

【化学及营养成分】

1. 三萜类 如芦竹素、印白茅素、蒲公英赛醇和无羁萜等。

2. 挥发类 如γ-谷甾醇、维生素E、棕榈酸乙酯、植醇、亚油酸乙酯、棕榈酸、二十九烷、α-生育酚、9,12,15-十八碳三烯酸甲酯、2-呋喃甲醛、乙酸丁酯、2-已烯醛、2,3-二氢呋喃等。

3. 黄酮类 如苜蓿素、苜蓿素-7-O-β-D-葡萄糖苷、牡荆苷、异牡荆苷、红草苷和异红草苷、木犀草素、阿福豆苷、日当药黄素和苜蓿素-7-O-新橙皮糖苷等。

4. 酚酸类 如3,5-二甲氧基-4-羟基苯甲醛、反式对羟基桂皮酸和香草酸和甲氧基肉桂酸等。

5. 其他 如多糖、氨基酸及矿物元素。

【质量评价】

1. 性状鉴别 茎圆柱形，长 25~30cm，直径 1.5~2mm；表面呈淡黄绿色，有节，节上抱有叶鞘，断面中空。叶多皱缩卷曲，叶片披针形，长 5~20cm，宽 1~3.5cm；表面呈浅绿色或黄绿色，叶脉平行，具横行小脉，形成长方形的网格状，下表面尤为明显。叶鞘长约 5cm，开裂，外具纵条纹，沿叶鞘边缘有白色长柔毛。体轻，质柔韧。气微，味淡。以叶大、色绿、不带根及花穗者为佳。

2. 显微鉴别 本品叶表面观，上表皮细胞呈长方形或类方形，垂周壁波状弯曲，其下可见圆形栅栏细胞。下表皮长细胞与短细胞交替排列或数个相连，长细胞长方形，垂周壁波状弯曲；短细胞为哑铃形的硅质细胞和类方形的栓质细胞，于叶脉处短细胞成串；气孔较多，保卫细胞哑铃形，副卫细胞近圆三角形，非腺毛有 3 种：一种为单细胞长非腺毛；一种为单细胞短非腺毛，呈短圆锥形；另一种为双细胞短小毛茸，偶见。

【含量测定】 采用 AgiLent EcLipse XDB-C18（4.6mm×150mm，5μm）色谱柱，以甲醇（A）-3% 冰乙酸（B）为流动相进行梯度洗脱。流速 1.0mL/min；柱温 30℃。采用波长切换法。波长切换程序：0 分钟→260nm、30 分钟→308nm、60 分钟→331nm。精密称取香草酸、反式对香豆酸、牡荆素对照品适量，分别置 10mL 棕色容量瓶中加甲醇溶解，制得浓度为 0.276mg/mL、0.223mg/mL、0.231mg/mL，即得。精密称取淡竹叶药材（过 40 目筛）1.5g，加入 60% 乙醇 45mL（pH 值为 3），加热回流 2 小时，过滤。滤液蒸干，加热水 15mL，超声使溶解，离心 10 分钟，转速为 3000r/min。取处理好的大孔吸附树脂（AB-8）5g 装入柱中（1cm×24cm），离心液以 2BV/h 流速上样（BV 为树脂柱床体积），静吸附 20 分钟。先用 4BV 水冲至流出液无色，再用 5BV 20% 乙醇冲洗至无色，然后用 5BV 40% 乙醇冲洗至无色，最后用 5BV 60% 乙醇冲洗至无色。最终收集 40% 和 60% 乙醇流出液，浓缩，用 60% 乙醇定容至 10mL 容量瓶中，经 0.45μm 微孔滤膜过滤，滤液作为供试品溶液。精密吸取香草酸对照品储备液 0.1mL，反式对香豆酸对照品 0.5mL，牡荆素对照品 3mL 置同一棕色 5mL 容量瓶中，加甲醇至刻度，摇匀，制得对照品混合液。精密吸取 4μL、8μL、12μL、16μL、20μL 注入高效液相色谱仪，测定。取淡竹叶药材供试品溶液连续进样 5 次，记录色谱峰面积。香草酸含量在 0.0366mg/g 以上、反式对香豆酸含量在 0.2126mg/g 以上和牡荆素含量在 1.2895mg/g 以上的药材为淡竹叶质量较好药材。

【药理作用】

1. 解热 淡竹叶水煎剂灌胃，对猫、兔、大鼠发热模型均有显著的解热作用。

2. 利尿 淡竹叶水煎剂口服液增加尿量的作用稍弱，但能明显增加尿中氧化物的排出。

3. 保护心脑血管 竹叶黄酮能显著降低血清中甘油三酯的含量，显著升高血清中高密度脂蛋白胆固醇的含量，降低动脉硬化风险，有效扩张冠状动脉，增加冠状动脉流量，明显改善心肌缺血及缩小心肌梗死范围，降低血小板聚集，有效抑制凝血过程，对脑缺血有一定的保护作用。

4. 增强免疫 竹叶中含有较多的多糖，能促进 T 细胞、B 细胞、NK 细胞等免疫细胞的功能，还能促进白细胞介素、干扰素、肿瘤坏死因子等细胞因子的产生。

5. 保肝 淡竹叶总黄酮可以明显降低小鼠血浆丙氨酸氨基转移酶活性、肝组织的丙二醛含量和一氧化氮含量，显著提高血浆和肝组织的抗氧化能力指数。

6. 抑菌 淡竹叶水煎剂对金黄色葡萄球菌和溶血性链球菌有抑制作用。

【食疗应用】

1. 竹叶粥 淡竹叶 10g(鲜者加倍)，大米 50g，白糖适量。将竹叶洗净，放入锅中，加清水适量，浸泡 5~10 分钟后，水煎取汁，加大米煮粥，待熟时，调入白糖，再煮一二沸即成，每日 1 剂，连续 3~5 天。清热利湿，除烦安神。本品适用于热病干渴，或暑热烦渴，小便淋涩，口舌生疮，烦躁不安及尿路感染等。

2. 龙山小米淡竹叶粥 龙山小米 100g，淡竹叶 30g，白糖适量。将淡竹叶洗净，小米淘洗干净。将淡竹叶用清水煮沸取汁，加水和小米，续煮至粥成，以白糖调味。本品清心火，除烦热，利小便。

3. 竹叶石膏粥 鲜竹叶 15g，生石膏 40g，麦冬 20g，粳米 100g，白糖适量。先将鲜竹叶、生石膏、麦冬煎煮取汁。将粳米洗净，加入药液及适量水煮粥。粥成时加入适量白糖调匀即可。本药膳方具有养阴清热的功效，适用于治疗热病后期、口渴多饮、心烦、口舌糜烂、小便黄赤、尿涩疼痛等症。

4. 竹叶甘草茶 苦丁茶 6g，淡竹叶 10g，甘草 3g。上述各味加清水 3 碗，煎成 1 碗半，可加冰糖适量调味。代茶饮用，不拘时，可常服。本茶具有清心泻火、解毒除烦的功效，适用于牙疳，症见牙龈渗脓、口中热臭、口舌溃疡、烦躁不安、五心烦热、小便短赤；湿盛中满、恶心呕吐、精冷滑泄者及产妇不宜饮用。

5. 清热除斑汤 瘦肉 250g，鲫鱼 100g，莲子 10g，灯心草 3g，大枣 8 枚，淡竹叶 6g，生姜 4 片。先将后 5 种材料置于砂锅中，加清水煮 30 分钟，再加鲫鱼、瘦肉，锅烧滚后改文火煮 40 分钟，以盐、油调味。常饮本品可增强皮肤抵抗力，除黑斑，使面洁如玉。

【应用注意事项】 无实火、湿热者慎服，体虚有寒者禁服；孕妇忌用。

【临床应用】

1. 治尿血 淡竹叶、白茅根各三钱。水煎服，每日一剂。(摘录自《江西草药》)

2. 治热淋 淡竹叶四钱，灯心草三钱，海金沙二钱。水煎服，每日一剂。(摘录自《江西草药》)

3. 治热病烦渴 鲜淡竹叶 30g(干品 15g)，麦门冬 15g，水煎服。(摘录自《福建中草药》)

4. 治热病余热未净，心烦口渴 淡竹叶、太子参、麦门冬、北沙参各 9g，生石膏 12g(先煎)，生甘草 4.5g，水煎服。(摘录自《安徽中草药》)

5. 治感冒发热 淡竹叶 30g，粉葛 15g，土柴胡 9g，羊咪青 15g，薄荷 6g，水煎服。(摘录自《梧州地区中草药》)

6. 治肺炎 鲜淡竹叶 30g，三桠苦 9g，麦冬 15g，水煎服。(摘录自《福州中草药临床手册》)

7. 治肺结核潮热 淡竹叶、青蒿各 15g，地骨皮 30g，水煎服，连服 1~2 周。(摘录自《浙

江民间常用中草药》)

8. 治口舌糜烂　鲜淡竹叶 30g,木通 9g,生地 9g,水煎服。(摘录自《福建中草药》)

9. 治口腔炎、牙周炎、扁桃体炎　淡竹叶 30~60g,犁头草、夏枯草各 15g,薄荷 9g,水煎服。(摘录自《浙江民间常用中草药》)

10. 治火眼痛　淡竹叶 9~15g,加白糖煮豆腐吃。(摘录自《浙江民间常用中草药》)

11. 治小儿夜啼　淡竹叶 9g,蝉蜕、甘草、黄芩各 4.5g,车前子(布包)、生地各 6g,水煎服。(摘录自《安徽中草药》)

12. 治小儿胎热,母孕时多食炙煿之物,生下面赤眼闭,口中热气,焦啼,燥热　淡竹叶、甘草、黑豆各三钱,灯心二十根,水一碗,浓煎三四分,频频少进,令乳母亦服。(摘录自《本草汇言》)

13. 治小便不利,淋闭不通,因气壮火胜者　淡竹叶一两,甘草一钱,木通、滑石各二钱,水煎服。(摘录自《本草汇言》)

14. 治血淋,小便涩痛　淡竹叶全草 30g,生地 15g,生藕节 30g,煎汤服,日 2 次。(摘录自《泉州本草》)

15. 预防麻疹　淡竹叶、桑叶各 3kg,地丁 4kg,共煎汁,每日服 3~4 次,每次一小茶碗,连服 5~7 天。(摘录自《湖南药物志》)

16. 治衄血　干淡竹叶五钱,生栀子三钱,一枝黄花三钱,水煎服。(摘录自《本草汇言》)

17. 发背乳痈,已服生地黄汤取利后　淡竹叶四升,麦门冬三两(去心),黄芪、芍药、干地黄、生姜各三两,前胡、黄芩、升麻、远志(去心)、瓜蒌各二两,大枣十四枚,当归一两。(摘录自《刘涓子鬼遗方》淡竹叶汤)

【不良反应】 暂未发现不良反应。

参考文献

[1] 葛威. 经典名方竹叶石膏汤颗粒剂研究[D]. 长春:长春中医药大学,2022.
[2] 朱瑞雪,徐坤元,韦宇,等. 淡竹叶的临床应用及其用量探究[J]. 吉林中医药,2021,41(5):668-671.

二十六、淡豆豉

【来源】 本品为豆科植物大豆 *Glycine max*(L.)Merr. 的成熟种子的发酵加工品。

【炮制加工】

1. 淡豆豉　取桑叶、青蒿各 70~100g,加水煎煮,滤过,煎液拌入净大豆 1000g 中,俟吸尽后,蒸透,取出,稍凉,再置容器内,用煎过的桑叶、青蒿渣覆盖,闷使发酵至黄衣上遍时,取出,除去药渣,洗净,置容器内再闷 15~20 天,至充分发酵、香气溢出时,取出,略蒸,干燥,即得。

2. 炒淡豆豉　取净淡豆豉,置锅内,用文火炒至表面微焦,有香气溢出时,取出放凉。

【性味】 苦、辛,凉。

【归经】 归肺、胃经。

【功能主治】 解表，除烦，宣发郁热。用于感冒，寒热头痛，烦躁胸闷，虚烦不眠。

【用法用量】 内服：煎汤，6~15g；或入丸剂。外用：适量，捣敷；或炒焦研末调敷。

【贮藏】 置阴凉干燥处，防蛀。

【化学及营养成分】

1. 异黄酮类 如大豆苷、黄豆黄苷、染料木苷、黄豆苷元、黄豆黄素、染料木素等。

2. 有机酸类 主要含有丁香酸、烟酸。

3. 其他 含有维生素 B_1、维生素 B_2 和钙、铁、磷盐、氨基酸及酶等。

【质量评价】

1. 性状鉴别 本品呈椭圆形，略扁，长 0.6~1cm，直径 0.5~0.7cm。表面黑色，皱缩不平。质柔软，断面棕黑色。气香，味微甘。

2. 显微鉴别 取本品 1g，研碎，加水 10mL，加热至沸，并保持微沸数分钟，滤过，取滤液 0.5mL，点于滤纸上，待干，喷以 1% 吲哚醌-醋酸（10：1）的混合溶液，于后，在 100~110℃加热约 10 分钟，显紫红色。

3. 理化鉴别 取本品 15g，研碎，加水适量，煎煮约 1 小时，滤过，滤液蒸干，残渣加乙醇 1mL 使溶解，作为供试品溶液。另取淡豆豉对照药材 15g，青蒿对照药材 0.2g，同法分别制成对照药材溶液。照薄层色谱法试验，吸取供试品溶液、淡豆豉对照药材溶液各 10~20μL，青蒿对照药材溶液 2~5μL，分别点于同一硅胶 G 薄层板上，以甲苯-甲酸乙酯-甲酸（5：4：1）为展开剂，展开，取出，晾干，置紫外光灯（365nm）下检视。供试品色谱中，分别在与对照药材色谱相应的位置上，显相同颜色的荧光斑点。

【药理作用】

1. 降血脂 大豆异黄酮具有降血脂的作用，其机制与其抗氧化作用、类雌激素作用、增强低密度脂蛋白受体活性、抑制毛细血管内皮细胞增殖、抑制血管渗透性因子诱导的冠状动脉舒张、抑制主动脉平滑肌细胞的作用有关。

2. 降糖 米曲霉是淡豆豉发酵过程中产生的一类优势菌，β-半乳糖苷酶、纤维素酶、大豆异黄酮糖苷酶等酶类物质是其发酵产物，其中的 β-半乳糖苷酶具有降低血糖的作用。

3. 抗肿瘤 淡豆豉醇提物在体外具有抗肝癌细胞作用，可显著抑制 SMMC-7721 和 QSG-7701 生长，并且具有一定的时间、剂量依赖关系。

4. 抗骨质疏松 淡豆豉中含有大量的维生素 K，可能会帮助预防骨质疏松，维生素 K 或异黄酮对于绝经后的女性骨丢失有保护作用。

5. 免疫调节 淡豆豉中的果聚糖是一种免疫调制物，并对变态反应性疾病有预防作用。

6. 促进肾钙质沉着 淡豆豉中的主要成分大豆异黄酮的苷及苷元均具有促进肾钙质沉着的作用。

7. 其他 淡豆豉还具有抗骨质疏松和抗氧化的作用。

【食疗应用】

1. 淡豆豉蒸鲫鱼 淡豆豉 30g，鲫鱼 200g，白糖 30g。将鲫鱼洗净，去鳞及内脏，放入蒸盘内,在鲫鱼上放淡豆豉、料酒、白糖。将鱼置武火上蒸 20 分钟即成。每日 2 次,每次 100g,佐餐食用。本品清热解毒,利湿消肿。

2. 淡豆豉瘦肉大枣汤　淡豆豉 10g,瘦肉 50g,大枣 7 枚,清水 9 碗。将淡豆豉、瘦肉、大枣放入水中煎 6 小时后剩 1 碗时即成。每日 1 次,每次 1 剂,可连服 3 个月。本品具有清热解毒、活血的作用,可作为神经母细胞瘤等疾病的辅助食疗方。

3. 葱豉豆腐汤材料　豆腐 1 块,葱白 2 根,淡豆豉 20g。将葱白切段、淡豆豉洗净,在炒锅中放入适量食用油,用中火烧热,放入切成块的豆腐煎至两面呈金黄色,再放入淡豆豉、姜片和清水。大火烧至水开后,改小火煮 30 分钟,然后放入葱白和盐,略煮一下关火即可。淡豆豉有发汗解表之效,与葱白和豆腐搭配,具有清热消炎的作用,最适合外感风寒导致的鼻塞、流鼻涕、喉咙痛、咳嗽等症者食用。平日食用则有增进呼吸道健康、调节汗腺分泌的功效。葱豉豆腐汤要趁热喝,发汗后应注意避风。

4. 葱豉汤　葱 30g,淡豆豉 10g,生姜 3 片,黄酒 30mL。将葱、淡豆豉、生姜加水 500mL 同煎,煎沸后再加入黄酒,煮开一二沸即可。此汤具有发散风寒、理气和中的功效。

5. 鲩鱼头汤　豆腐 120g(切块),鲩鱼头 1 个,香菜 15g,淡豆豉 30g,葱白 30g。将豆腐、鲩鱼头、淡豆豉先煮熟,再放香菜、葱白煮沸一下,即可食用。本品用于鼻塞较重,鼻涕多而清稀,说话鼻音重,恶寒重,发热轻,无汗,口不渴,舌淡,苔薄白,脉浮紧。

6. 豆豉茶　淡豆豉 10g,薄荷 3g。将豆豉洗净,打碎,与薄荷一起放入茶杯,用沸水冲泡。代茶服用。本茶具有疏散风热、解表除烦的功效,适用于风热感冒、发热、恶寒、鼻塞、头痛、身无汗出,或微汗出、咽痛、口渴、舌红、脉数。风寒感冒者不宜服用。

7. 发汗豉粥　淡豆豉 15~20g,荆芥 3~6g,麻黄 3~5g,葛根 20~30g,栀子 3g,生石膏末 60~90g,生姜 3 片,葱白 2 茎,粳米 100g。以上各药用砂锅同煎,沸后 10 分钟去渣取汁,放入粳米,同煮为稀薄粥。早、晚温服适量。本粥具有发汗清热、化痰平喘的功效,适用于痰热遏肺导致的无汗、胸闷喘急、烦躁咽干、失眠等症。汗出恶寒者不宜服,服后汗出热退即停服。

8. 淡豆豉葱白煲豆腐　豆腐 2~4 块,淡豆豉 12g,葱白 15g,生姜 1~2 片。先将豆腐放入锅中,用生油略煎,然后放入淡竹叶,加清水 150mL(约 1 碗半),煎取 80~90mL,放入葱白、生姜,煮沸后取出即成。趁热服用,淡豆豉、生姜等可不吃。服后盖上被子,微出汗。每日 1 剂,可连续服 1~3 日。本药膳方具有发散风寒、清咽止咳的功效,适用于外感风寒导致的鼻塞、流清涕、打喷嚏、咽痒、咳嗽等症。

【应用注意事项】　胃虚易呕者慎服。《神农本草经疏》载:“凡伤寒传入阴经与夫直中三阴者,皆不宜用。”

【临床应用】

1. 治发汗吐下后,虚烦不得眠,心中懊侬　栀子十四枚(擘),香豉四合(绵裹)。上二味,以水四升,先煎栀子,得二升半,纳豉,煮取一升半,去滓。分为二服,温进一服,得吐者,止后服。(摘录自《伤寒论》栀子豉汤)

2. 治温毒发斑,大疫难救　生地黄半斤(切碎),好豉一升,猪脂二斤。合煎五六沸,令至三分减一,绞去滓,末雄黄、麝香如大豆者,纳中,搅和,尽服之,毒从皮中出。(摘录自《肘后

备急方》黑膏)

3. 治伤寒暴下及滞痢腹痛 豉一升,薤白一把(寸切)。上二物,以水三升,煮令薤熟,漉去滓,分为再服,不瘥,复作。(摘录自《范汪方》豉薤汤)

4. 治多年肺气喘急,咳嗽,晨夕不得眠 信砒一钱半(研,飞如粉),豆豉(好者)一两半(水略润少时,以纸浥干,研成膏)。上用膏子和砒同杵极匀,丸如麻子太,每服十五丸,小儿量大小与之,并用腊茶清极冷吞下,临卧以知为度。(摘录自《普济本事方》紫金丹)

5. 治断奶乳胀 豆豉半斤,水煎,服一小碗,余下洗乳房。(摘录自《中草药新医疗法处方集》)

6. 治小儿丹毒破作疮,黄水出 焦炒豉,令烟绝为末,油调敷之。(摘录自《简易普济良方》)

7. 治阴茎上疮痛烂 豉一分,蚯蚓湿泥二分,水研和涂上,干即易之,禁热食、韭、蒜、芥菜。(摘录自《药性论》)

8. 治外感初觉头痛,身热,脉洪 葱白一虎口,淡豆豉一升,以水三升,煮取一升,顿服取汗,不汗,复更作,加葛根二两,升麻三两,五升水煎取二升,分再服,必得汗。若不汗,再加麻黄二两。(摘录自《肘后备急方》葱豉汤)

9. 治大病愈后,虚烦不得眠,腹中隐疼 豉七合,乌梅十四梅,水四升,先煮梅,取二升半,分二服。(摘录自《肘后备急方》)

10. 治中风急风,闷乱欲死 豉、茱萸各一升,水五升,煮取二升。稍稍服。(摘录自《肘后备急方》)

11. 治痰饮头痛寒热,呕逆,如伤寒 淡豆豉三合,制半夏五钱,茯苓三钱,生姜十片,水煎服。(摘录自《方脉正宗》)

12. 治疟疾腹胀,寒热,遍身疼 淡豆豉五合,槟榔五钱,水两碗,煎一碗,得吐即愈。(摘录自《肘后备急方》)

【不良反应】 暂未发现不良反应。

参考文献

[1] 朱海针,谢卫华,龙凯,等.PCR-DGGE 技术研究淡豆豉炮制过程中微生物菌群的动态变化[J]. 中草药,2017,48(9):1757-1765.

[2] 冯薇,孙佳明,董秋菊,等.纳豆芽孢杆菌发酵淡豆豉促成骨细胞增殖的谱效关系分析[J]. 中国药学杂志,2018,53(16):1347-1351.

二十七、菊花

【来源】 本品为菊科植物菊 *Chrysanthemum morifolium* Ramat. 的干燥头状花序。9~11月花盛开时分批采收,阴干或焙干,或熏、蒸后晒干。药材按产地和加工方法不同,分为“亳菊”“滁菊”“贡菊”“杭菊”。

【炮制加工】

1. 菊花 取原药材,拣净叶梗、花柄及泥屑杂质。

2. 菊花炭　取拣净的菊花，置锅内，用文火炒至焦褐黄色，但须存性，喷洒清水，取出晒干。

3. 菊花炭　取净菊花置锅内，用中火炒至焦褐色，喷淋清水少许，灭尽火星，取出放凉，凉透。

【性味】 甘、苦，微寒。

【归经】 归肺、肝经。

【功能主治】 散风清热，平抑肝阳，清肝明目，清热解毒。用于风热感冒引起的发热、头痛、咳嗽，肝火上攻引起的头痛眩晕、目赤肿痛、眼目昏花及疮疡肿毒。

【用法用量】 内服：煎汤，5~9g；泡茶或入丸、散。

【贮藏】 贮干燥容器内，置阴凉干燥处，防霉、防蛀。

【化学及营养成分】

1. 挥发油　菊花含挥发油 0.2%~0.85%，主要为石竹烯氧化物、β-马榄烯、姜黄烯、龙脑、樟脑、菊油环酮。

2. 黄酮类　如香叶木素、芹菜素、木犀草素、槲皮素、香叶木素-7-O-β-D-葡萄糖苷、芹菜素-7-O-β-D-葡萄糖苷、木犀草素-7-O-β-D-葡萄糖苷和金合欢素-7-O-β-D 葡萄糖苷等。

3. 氨基酸　菊花含有 17 种氨基酸，其中 8 种为人体必需氨基酸。其中，天冬氨酸、谷氨酸、羟脯氨酸的含量高，胱氨酸、组氨酸、甲硫氨酸的含量低。

4. 矿物元素　如铜、铁、锌、钴、锰、锶和硒。

5. 其他　如 β-榄香烯、百里香酚、二十一烷、二十三烷、二十六烷，以及糖类和氨基酸。

【质量评价】

1. 性状鉴别　①亳菊：呈倒圆锥形或圆筒形，有时稍压扁呈扇形，直径 1.5~3cm，离散。总苞碟状；总苞片 3~4 层，卵形或椭圆形，草质，黄绿色或褐绿色，外面被柔毛，边缘膜质。花托半球形，无托片或托毛。舌状花数层，雌性，位于外围，类白色，劲直，上举，纵向折缩，散生金黄色腺点；管状花多数，两性，位于中央，为舌状花所隐藏，黄色，顶端 5 齿裂。瘦果不发育，无冠毛。体轻，质柔润，干时松脆。气清香，味甘、微苦。②滁菊：呈不规则球形或扁球形，直径 1.5~2.5cm。舌状花尖白色，不规则扭曲，内卷，边缘皱缩，有时可见淡褐色腺点；管状花大多隐藏。③贡菊：呈扁球形或不规则球形，直径 1.5~2.5cm。舌状花白色或类白色，斜升，上部反折，边缘稍内卷而皱缩，通常无腺点；管状花少，外露。④杭菊：呈碟形或扁球形，直径 2.5~4cm，常数个相连成片。舌状花类白色或黄色，平展或微折叠，彼此粘连，通常无腺点；管状花多数，外露。以花朵完整、颜色鲜艳、气清香、无杂质者为佳。

2. 显微鉴别　黄棕色，气清香。花粉粒黄色，类圆形，直径 22~38μm，有 3 孔沟，表面有刺，刺长 3.4~7μm，每裂片 4~5 刺。花冠表皮细胞表面垂周壁波状弯曲，表面有微细致密的角质纹理。苞片表皮细胞垂周壁波状弯曲，表面有稍粗的角质纹理。气孔不定式，副卫细胞 3~6 个。花柱及柱头碎片的边缘细胞呈绒毛状凸起。T 形毛少见，大多碎断，顶端细胞长大，基部 2~5 细胞。腺毛少见。头部鞋底形，4、6 或 8 细胞，两两相对排列，长径 32~127μm，短径 22~74μm，外被角质层。此外，有药隔顶端附属物及基部细胞、花粉囊内壁细胞、分泌道、纤维、子房表皮细胞等。

3. 理化鉴别 取本品1g，剪碎，加石油醚（30~60℃）20mL，超声处理10分钟，弃去石油醚，药渣挥干，加稀盐酸1mL与乙酸乙酯50mL，超声处理30分钟，滤过，滤液蒸干，残渣加甲醇2mL使溶解，作为供试品溶液。另取菊花对照药材1g，同法制成对照药材溶液。再取绿原酸对照品，加乙醇制成每1mL含0.5mg的溶液，作为对照品溶液。照薄层色谱法，吸取上述3种溶液各0.5~1μL，分别点于同一聚酰胺薄膜上，以甲苯-乙酸乙酯-甲酸-冰醋酸-水（1：15：1：1：2）的上层溶液为展开剂，展开，取出，晾干，置紫外光灯（365nm）下检视。供试品色谱中，在与对照药材色谱和对照品色谱相应的位置上，显相同颜色的荧光斑点。

【含量测定】 以十八烷基硅烷键合硅胶为填充剂；以乙腈为流动相A，以0.1%磷酸溶液为流动相B，进行梯度洗脱；检测波长为348nm。理论板数按3,5-O-二咖啡酰基奎宁酸峰计算应不低于8000。取绿原酸对照品、木犀草苷对照品、3,5-O-二咖啡酰基奎宁酸对照品适量，精密称定，置棕色量瓶中，加70%甲醇制成每1mL含绿原酸35μg，木犀草苷25μg，3,5-O-二咖啡酰基奎宁酸8μg的混合溶液，即得（10℃以下保存）。取本品粉末（过一号筛）约0.25g，精密称定，置具塞锥形瓶中，精密加入70%甲醇25mL，密塞，称定重量，超声处理(功率300W，频率45kHz）40分钟，放冷，再称定重量，用70%甲醇补足减失的重量，摇匀，滤过，取续滤液，即得。分别精密吸取对照品溶液与供试品溶液各5μL，注入液相色谱仪，测定，即得。本品按干燥品计算，含绿原酸（$C_{16}H_{18}O_9$）不得少于0.20%，含木犀草苷（$C_{21}H_{20}O_{11}$）不得少于0.080%，含3,5-O-二咖啡酰基奎宁酸（$C_{25}H_{24}O_{12}$）不得少于0.70%。

【药理作用】

1. 抗氧化 菊花的抗氧化活性跟其所含的黄酮类和有机酸类成分有相关性，对铁离子诱发的卵黄脂蛋白Pu-FA过氧化体系、TBAS生成体系和邻苯三酚-鲁米诺发光体系都有抑制作用。

2. 抑菌 菊花挥发油可以抑制肺炎双球菌、白色葡萄球菌、乙型溶血性链球菌、金黄色葡萄球菌等病菌的活性，尤其对金黄色葡萄球菌的抑制效果最明显。

3. 抗肿瘤 菊花对皮肤癌、鼻咽癌、肝癌、结肠癌和胰腺癌均有一定的抑制作用，其抗肿瘤作用与其所含的三萜、挥发油、黄酮和多糖类等成分有直接的相关性。

4. 抗炎 菊花对由12-氧-十四烷酰佛波醇-13-乙酸酯和二甲苯所致的炎症均有效果。

5. 抗病毒 菊花中所含的黄酮类化合物具有抵抗人类免疫缺陷病毒的活性作用。

6. 保护心血管 菊花具有舒张血管、改善心肌缺血及心肌缺血再灌注、抗心律失常和降血压、降血脂等作用。

7. 保肝 木犀草素和木犀草素-7-O-（6″O-丙二酰）-葡萄糖苷可以显著地抑制四氯化碳肝损伤小鼠的血浆天冬氨酸氨基转移酶和丙氨酸氨基转移酶的活性，降低其肝脏脂质氢过氧化物的含量，有效减轻肝损伤。

【食疗应用】

1. 菊花粥 粳米100g，菊花末15g。锅中烧水，水滚后加入粳米煮成粥，待粥成时加入菊花末，稍煮一二沸即可。早、晚餐温热服食，尤以夏季服用为好。本品养肝血，悦颜色，清风眩，除热，解渴，明目。

2. 菊花莲子百合粥　菊花、大米、薏苡仁、莲子、百合、枸杞子、大枣。将菊花用热水浸泡半小时后，倒出菊花水备用；将大米、薏苡仁、莲子洗净，连同菊花水倒入锅中浸泡1小时后，用大火煮至沸腾，撇去浮沫，转小火继续煮；煮至六成熟的时候，倒入洗净后的百合、枸杞子、大枣，继续用小火煮20分钟即可。

3. 决明子菊花粥　决明子、菊花、糯米或大米、冰糖。先将决明子和菊花煎汁，再用药汁煮粥，根据口味放入冰糖调味即可。本品清热明目，排毒养颜，润燥。

4. 菊花雪梨牛奶汤　牛奶500mL，白菊花4朵，雪梨4个，银杏20g，蜂蜜适量。将白菊花洗净，摘下花瓣备用；将雪梨削皮，取梨肉，切块；将银杏去壳、衣、心；把银杏、雪梨块放入砂锅中，倒入适量清水，用大火煮沸，转小火煲至银杏熟；放入白菊花花瓣、牛奶煮沸，熄火稍降温，放蜂蜜调匀即可。此汤不宜长时间高温煲煮。

5. 羊肝菊花汤　羊肝100g，谷精草、菊花各15g。将谷精草和菊花一同放入锅内，加清水适量，煎煮取汁，再用药汁煮羊肝至熟，调味食用。佐餐食用。本品具有补肝、明目、疏风清热的功效，适用于青光眼、夜盲症。

6. 菊花酒　菊花1500g，白酒2500mL，白糖250g。将菊花洗净，晒干，浸入盛有白酒的坛内，加入白糖，密封15天左右即成。每次饮25~30mL，每日1次。本药酒具有活血通络、延年益寿的功效，适于中老年人饮用。

7. 大枣菊花粥　大枣50g，粳米100g，菊花15g，红糖适量。将大枣、粳米、菊花一同放入锅内，加清水适量，煮粥，待粥煮至浓稠时，加入适量红糖调味食用。本粥具有健脾补血、清肝明目的功效。长期服用可使面部红润，起到保健防病、驻颜美容的作用。

8. 菊花延龄膏　鲜菊花瓣不拘多少，白蜜适量。先将鲜菊花瓣用水熬透，去掉药渣，熬至汁浓，兑入少量炼过的白蜜收膏即成。每次服用12~15g，白开水冲服。本品润泽肌肤，延年益寿，适用于容颜衰老、肌肤不泽等。

9. 菊花山楂茶　菊花10g，山楂、金银花各10g。煎水代茶饮用。本品消脂降压，减肥轻身，适用于肥胖、高脂血症和高血压等。

【应用注意事项】 脾胃虚弱、虚寒泄泻者当慎用。

【临床应用】

1. 治风热头痛　菊花、石膏、川芎各三钱。为末。每服一钱半，茶调下。（摘录自《简便单方》）

2. 治风热上攻头痛　菊花一钱，僵蚕三分，加川芎茶调饮服。（摘录自《不居集》菊花茶调散）

3. 治风头痛　甘菊花、石膏各一两（碎），芎䓖半两，甘草（炙）一两。上为粗末，每服三钱匕，水煎，去渣热服，不拘时。（摘录自《圣济总录》菊花汤）

4. 治风头痛，每欲天阴先发　甘菊花、芎䓖各一两。上为散。每服两钱，温酒调下，不拘时候。（摘录自《太平圣惠方》）

5. 治太阴风温，但咳，身不甚热，微渴者　杏仁二钱，连翘一钱五分，薄荷八分，桑叶二

钱五分，菊花一钱，苦桔梗二钱，甘草八分，苇根二钱。水二杯，煮取一杯，日二服。（摘录自《温病条辨》桑菊饮）

6. 治热毒风上攻，目赤头旋，眼花面肿 菊花（焙）、排风子（焙）、甘草（炮）各一两。上三味，捣罗为散。夜卧时温水调下三钱匕。（摘录自《圣济总录》菊花散）

7. 治眼目昏暗诸疾 蜀椒（去目并闭口，炒出汗，一斤半捣罗取末）一斤，甘菊花（末）一斤。上二味和匀，取肥地黄十五斤，切，捣研，绞取汁八九斗许，将前药末拌浸，令匀，曝稍干，入盘中，摊曝三四日内取干，候得所即止，勿令大燥，入炼蜜二斤，同捣数千杵，丸如梧桐子大。每服三十丸，空心日午熟水下。（摘录自《圣济总录》夜光丸）

8. 治肝肾不足，虚火上炎，目赤肿痛，久视昏暗，迎风流泪，怕日羞明，头晕盗汗，潮热足软 枸杞子、甘菊花、熟地黄、山萸肉、怀山药、白茯苓、牡丹皮、泽泻。炼蜜为丸。（摘录自《医级》杞菊地黄丸）

9. 治肝肾不足，眼目昏暗 甘菊花四两，巴戟（去心）一两，苁蓉（酒浸，去皮，炒，切，焙）二两，枸杞子三两。上为细末，炼蜜丸，如梧桐子大。每服三十丸至五十丸，温酒或盐汤下，空心食前服。（摘录自《太平惠民和剂局方》菊睛丸）

10. 治病后生翳 白菊花、蝉蜕等份。为散。每用二三钱，入蜜少许，水煎服。（摘录自《救急方》）

11. 治疔 白菊花四两，甘草四钱。水煎，顿服，渣再煎服。（摘录自《外科十法》菊花甘草汤）

12. 治膝风 陈艾、菊花。作护膝，久用。（摘录自《扶寿精方》）

13. 治高血压 白菊花 15g，红枣 3 粒，水煎服。（摘录自《福建药物志》）

14. 治妇人血风眩晕头痛 菊花、当归、旋覆花、荆芥穗各等份。为末。每服一钱，用葱白、茶末煎汤，食前温服。（摘录自《冯氏锦囊》四神丸）

15. 治疗疔毒恶疮小水不利，止痛消肿 白菊花（连根茎叶）捣烂。入微水绞汁，热酒温服，渣敷患处。（摘录自《仙拈集》菊花集）

【不良反应】 怀菊花内服可引起变态反应。有报道杭白菊可致接触性皮炎，主要是杭白菊的花和叶导致过敏，而根茎则无致敏作用。菊花煎剂浓缩液或浸膏片，可导致个别患者出现上腹部疼痛或腹泻。连续应用大剂量菊花制剂，可影响胃肠功能，余无其他不良反应。

参考文献

[1] 张尔贤，方黎，张捷，等．菊花提取物的抗氧化活性研究[J]．食品科学，2000，21(7)：6-9.

[2] 喻明洁，冯伟，熊丽蓉，等．西南地区野菊花挥发油主要成分和抗菌活性研究[J]．中南药学，2019，17(11)：1819-1824.

[3] 陆华．浅析不同菊花的药理作用及临床应用[J]．中国现代药物应用，2013，7(5)：129-130.

[4] 张惠娟，黄大元，谭敦勇．野菊花总黄酮对乳腺癌细胞增殖、凋亡、转移、侵袭及细胞周期的影响[J]．中药材，2021(12)：2925-2931.

[5] Cui Y，Wang X，Xue J，et al. *Chrysanthemum morifolium* extract attenuates high-fat milk-induced fatty liver through peroxisome proliferator-activated receptor α-mediated mechanism in mice [J]. Nutrition Research，2014，34(3)：268-275.

二十八、菊苣

【来源】 本品系维吾尔族习用药材,为菊科植物毛菊苣 *Cichorium glandulosum* Boiss.et Huet 及菊苣 *Cichorium* intybus L. 的地上部分或根。秋季采割,除去杂质,晒干。

【炮制加工】 除去杂质,切段。

【性味】 微苦、咸,凉。

【归经】 归肝、胆、胃经。

【功能主治】 清肝利胆,健胃消食,利尿消肿。用于湿热引起的黄疸,症见皮肤黄而鲜明,其色如桔色,伴见发热、烦躁、啼哭、口渴、呕吐、尿黄、便秘等;湿热困于肾引起的水肿尿少;脾胃功能不好引起的胃脘胀痛、食欲不振。

【用法用量】 内服:煎汤,9~18g。外用:适量,煎水洗。

【贮藏】 置阴凉干燥处。

【化学及营养成分】

1. 碳水化合物 菊粉为菊苣果聚糖,主要存在菊苣植物根部。

2. 挥发性成分 菊苣中含量最高的挥发性成分为棕榈酸、壬烷、α-香柠檬烯。此外,菊苣挥发油中含有 3 种倍半萜烃类、2 种氧化倍半萜烃类和 9 种脂肪烃类。

3. 酚类 如酚酸,在菊苣根和叶中测定出原儿茶酸、对羟基苯甲酸、香草酸、香豆酸。

4. 矿物元素 如铬、铝、镉、镍、钴、硅。

5. 脂肪酸及衍生物 菊苣叶片中的脂肪酸甲酯包括月桂酸甲酯、肉豆蔻酸甲酯、棕榈油酸甲酯、棕榈酸甲酯和二氢丙戊酸甲酯等。菊苣种子甲醇提取物中存在 5 种脂肪酸酯。

【质量评价】

1. 性状鉴别 ①毛菊苣:茎呈圆柱形,稍弯曲;表面灰绿色或带紫色,具纵棱,被柔毛或刚毛,断面黄白色,中空。叶多破碎,灰绿色,两面被柔毛;茎中部的完整叶片呈长圆形,基部无柄,半抱茎;向上叶渐小,圆耳状抱茎,边缘有刺状齿。头状花序 5~13 个,呈短总状排列。总苞钟状,直径 5~6mm;苞片 2 层,外层稍短或近等长,被毛;舌状花蓝色。瘦果倒卵形,表面有棱及波状纹理,顶端截形,被鳞片状冠毛,长 0.8~1mm,棕色或棕褐色,密布黑棕色斑。气微,味咸、微苦。②毛菊苣根:主根呈圆锥形,有侧根和多数须根,长 10~20cm,直径 0.5~1.5cm。表面棕黄色,具细腻不规则纵皱纹。质硬,不易折断,断面外侧黄白色,中部类白色,有时空心。气微,味苦。③菊苣:茎表面近光滑。茎生叶少,长圆状披针形。头状花序少数,簇生;苞片外短内长,无毛或先端被稀毛。瘦果鳞片状,冠毛短,长 0.2~0.3mm。④菊苣根:顶端有时有 2~3 叉。表面灰棕色至褐色,粗糙,具深纵纹,外皮常脱落,脱落后显棕色至棕褐色,有少数侧根和须根。嚼之有韧性。

2. 显微鉴别 ①毛菊苣茎:表皮偶有多细胞腺毛。棱角处皮下为厚角细胞,皮层细胞充满黄棕色内含物;内皮层细胞凯氏点较明显,中柱鞘纤维不发达,维管束外韧型,有 20~25 束,形成层明显,导管类圆形,单个或数个环列于木质部,直径 8~50μm。②毛菊苣根:木栓层 2~3 列细胞,棕黄色;韧皮射线或多列。形成层明显,木质部导管散在或 2~6 个径向排列，木射线1~6列，细胞宽，细胞壁薄，纹孔明显。③菊苣茎：中柱鞘纤维较发达，导管数个或十数个相聚，间断环列于木质部。④菊苣根：皮层狭窄，木质部约占横切面的1/2。

3. 理化鉴别 取本品粉末1g，加石油醚（60~90℃）30mL，超声处理30分钟，滤过，药渣备用；滤液蒸干，残渣加乙酸乙酯-甲醇（1：1）混合溶液1mL使溶解，作为供试品溶液。另取菊苣（或菊苣根）对照药材1g，同法制成对照药材溶液。照薄层色谱法试验，吸取上述两种溶液各10μL，分别点于同一硅胶G薄层板上，以石油醚（60~90℃）-二氯甲烷（1：4）为展开剂，展开，取出，晾干，喷以10%硫酸乙醇溶液，在105℃加热至斑点显色清晰。供试品色谱中，在与对照药材色谱相应的位置上，显相同颜色的斑点。

【药理作用】

1. 抗动脉粥样硬化 菊苣提取物能降低内皮素、血栓素含量，升高前列环素水平，改善前列环素/血栓烷值。菊苣醇提取物能降低模型动物的总胆固醇、甘油三酯，并能较好地降低全血、血浆黏度，降低模型动物的红细胞沉降速率。

2. 降糖，降脂 菊苣醇提物可通过调节糖代谢、脂代谢，改善血浆大分子含量，有效地降低全血和血浆黏度，恢复红细胞的物理特性，调整血液流变性。

3. 抗高尿酸血症 菊苣提取物大、中、小剂量均可显著降低模型鹌鹑血清中升高的尿酸和甘油三酯含量，具有降脂、降尿酸的功能。

4. 抑菌 菊苣根的乙酸乙酯和乙醇提取物可抑制植物病原真菌和细菌活性。

5. 其他 菊苣还具有保肝等作用。

【食疗应用】**熏肉菊苣沙拉** 菊苣1棵，奶油15g，小洋葱1个，芹菜叶1匙，红酒醋2匙，碎葱1匙，芥末1匙，熏肉125g，橄榄油80mL。从菊苣的根部开始将破损的最外层的叶子摘掉并洗净、沥干，撕成片，放在碗里。将小洋葱去皮并切碎，芹菜叶切碎。将洋葱、芹菜和葱、菊苣放碗中。将熏肉除去外皮，切成小块，放在平底锅里煎成棕色。准备酸辣沙司，将盐、姜和醋放在小碗中，放入芥末和橄榄油，搅拌均匀，浇到沙拉上，再搅拌。沙拉上面放上热熏肉，注意不要倒入烹制时产生的油脂，再搅拌。

【应用注意事项】孕妇及哺乳期女性不宜食用。

【临床应用】

1. 治黄疸型肝炎 菊苣9g，水煎服。并用适量煎水洗身。（摘录自《新疆中草药手册》）

2. 治急性肾炎 菊苣、索索葡萄、车前草各9g，水煎服。（摘录自《新疆中草药》）

【不良反应】暂未发现不良反应。

参考文献

[1] 鲁友均，呼天明，张存莉，等．菊苣提取物和菊粉降脂活性研究[J]．西北植物学报，2007，27(6)：1147-1150.

[2] Huiyu Qin，Haijun Chen，Yang Zou，et al.Systematic investigation of the mechanism of *Cichorium glandulosum* on type 2 diabetes mellitus accompanied with non-alcoholic fatty liver rats [J].Food Function，2019，10(5)：2450-2460.

[3] Chunsheng Zhu，Bing Zhang，Zhijian Lin，et al.Relationship between high-performance liquid chromatography

fingerprints and uric acid-lowering activities of *Cichorium intybus* L. [J].Molecules, 2015, 20(5): 9455-9467.
[4] Aida G, Maryam R, Roya N, et al.Effects of turmeric and chicory seed supplementation on antioxidant and inflammatory biomarkers in patients with non-alcoholic fatty liver disease (NAFLD) [J].Advances in Integrative Medicine, 2018, 5(3): 89-95.

二十九、葛根

【来源】 本品为豆科植物野葛 *Pueraria lobata*(Willd.) Ohwi 的干燥根。秋、冬二季采挖，多趁鲜切成厚片或小块；干燥。

【炮制加工】 除去杂质，洗净，润透，切厚片，晒干。

【性味】 甘、辛，凉。

【归经】 归脾、胃经。

【功能主治】 解肌退热，生津，透疹，升阳止泻。用于外感发热头痛、项背强痛，口渴，消渴，麻疹不透，热痢，泄泻，高血压颈项强痛。

【用法用量】 9~15g。

【贮藏】 置通风干燥处，防蛀。

【化学及营养成分】

1. 异黄酮类 包括 3′-羟基葛根素、葛根素、葛根素芹菜糖苷、3′-甲氧基葛根素、葛根素-6″-O-木糖苷、大豆苷、染料木苷、芒柄花素、大豆苷元等。

2. 萜类和皂苷类 包括 (6S,9R)-长寿花糖苷、3β-羟基-5α,6α-环氧-7-大柱香波龙烯-9-酮、刺槐皂苷Ⅲ、葛酚苷等。

3. 淀粉 是葛根的主要营养成分，新鲜葛根中的淀粉含量为 15%~34.2%。

4. 香豆素类 葛根中的香豆素多为简单的苯骈 α-吡喃酮类。目前从葛根中分离得到的有香豆雌酚、葛根酚、槐香豆素 A 等。

【质量评价】

1. 性状鉴别 本品呈纵切的长方形厚片或小方块，长 5~35cm，厚 0.5~1cm。外皮淡棕色，有纵皱纹，粗糙。切面黄白色，纹理不明显。质韧，纤维性强。气微，味微甜。

2. 显微鉴别 本品粉末呈淡棕色、黄白色或淡黄色。淀粉粒甚多，单粒球形、半圆形或多角形，直径 3~37μm，脐点点状、裂缝状或星状；复粒由 2~10 分粒组成。纤维多成束，壁厚，木化，周围细胞大多含草酸钙方晶，形成晶纤维，含晶细胞壁木化增厚。石细胞少见，类圆形或多角形，直径 38~70μm。具缘纹孔导管较大，具缘纹孔六角形或椭圆形，排列极为紧密。

3. 理化鉴别 取本品粉末 0.8g，加甲醇 10mL，放置 2 小时，滤过，滤液蒸干，残渣加甲醇 0.5mL 使溶解，作为供试品溶液。另取葛根对照药材 0.8g，同法制成对照药材溶液。再取葛根素对照品，加甲醇制成每 1mL 含 1mg 的溶液，作为对照品溶液。用薄层色谱法试验，吸取上述 3 种溶液各 10μL，分别点于同一硅胶 G 薄层板上，使成条状，以三氯甲烷-甲醇-水(7∶2.5∶0.25)为展开剂，展开，取出，晾干，置紫外光灯(365nm)下检视。供试品色谱中，在与对照药材色谱和对照品色谱相应的位置上，显相同颜色的荧光条斑。

【含量测定】 **葛根素** 以十八烷基硅烷键合硅胶为填充剂；以甲醇-水（25∶75）为流动相；检测波长为250nm。理论板数按葛根素峰计算应不低于4000。取葛根素对照品适量，精密称定，加30%乙醇制成每1mL含80μg的溶液，即得。取本品粉末（过三号筛）约0.1g，精密称定，置具塞锥形瓶中，精密加入30%乙醇50mL，称定重量，加热回流30分钟，放冷，再称定重量，用30%乙醇补足减失的重量，摇匀，滤过，取续滤液，即得。分别精密吸取对照品溶液与供试品溶液各10μL，注入液相色谱仪，测定，即得。本品按干燥品计算，含葛根素（$C_{21}H_{20}O_9$）不得少于2.4%。

【药理作用】

1. 降压 葛根素可以增加大鼠血液中一氧化氮及内皮素-1的水平，抑制肿瘤坏死因子-α、核转录因子-κB表达，抑制血管炎症反应和丝裂原活化蛋白激酶活性，发挥降血压作用。

2. 保护心脏 葛根素能通过恢复心肌细胞自噬的作用，延缓心肌肥大的进展，抑制心肌细胞凋亡，稳定肥大心肌细胞的电生理特性，缓解心律失常。

3. 抗动脉粥样硬化 葛根素可以减少炎症因子和M2型巨噬细胞产生，靶向作用于Toll样受体4/NF-κB抗炎通路，进而发挥抗炎功能，减缓动脉粥样硬化的慢性炎症反应及斑块形成。

4. 降糖 葛根主要通过改善胰岛素抵抗和保护胰岛β细胞发挥降糖作用。

5. 抗肿瘤 葛根素通过抑制肿瘤细胞迁移，诱导肿瘤细胞凋亡和自噬，调节细胞周期，逆转肿瘤细胞耐药性及化疗敏感性等，对多种肿瘤有抑制作用。

6. 保肝 葛根素通过激活PI3K/Akt通路改善脂肪酸代谢，改善高脂、高糖饲料引起的小鼠肝脏组织病理学异常，降低肝脏脂质含量和纤维化水平。

7. 抗氧化 葛根提取物及其活性化合物如葛根素、大豆苷元、鸢尾苷、鸢尾苷元、异荭草素等具有良好的清除自由基和抗氧化活性。

8. 解热镇痛 葛根素对神经系统的组织损伤或炎症导致慢性神经病理性疼痛有较好的抑制作用。

9. 其他 葛根还能保护视网膜，改善免疫调节。

【食疗应用】

1. 葛根汤 葛粉60g，水80mL。锅中加水烧开，将葛粉放入沸汤中煮熟即可。随意食之。本品有清热、止呕的功效，适用于小儿壮热、呕吐不下食者。

2. 葛粉饮 葛粉60g，蜜27g。锅中加水2中碗烧开，再放入葛粉、蜜，搅令匀。空腹分2次服。本品有止痢的功效，适用于血痢。

3. 葛粉粥 葛粉15g，粟米50g。水浸粟米一宿，次日滤出，与葛粉同拌匀，煮粥。任意食。本品有清心除烦的功效，适用于消渴、胸中烦闷。

4. 葛根汤 葱白14茎，豆豉1000g，葛根90g。上述材料以水3000mL，煮至1200mL。温服取汁，一服有汗，略不再服，汗不出更服。本品有解表散寒的功效，适用于伤寒服葱豉汤不得汗者。

5. 葛根粳米粥 葛根30g，粳米60g。先煎葛根，去渣，取汁，以药汁下米煮粥。热服。

本品有解表退热、生津止渴的功效，适用于外感发热、项背强、口渴等。

6. 葛根蛋黄粉 葛根粉30g，蛋黄25g，红糖适量。取葛根500g，洗净后粉碎，水洗数次，去渣，先将葛根水沉淀后倒去上层清水，沉淀物晒干研细即成葛根粉，按上量将各物搅拌均匀，蒸熟或用沸水泡熟。每天1次，疗程不限。本品有补益阴阳的作用，适用于阴阳俱虚型冠心病。

【应用注意事项】 表虚多汗者忌服。张元素云："不可多服，恐损胃气。"《本草正》载："其性凉，易于动呕，胃寒者所当慎用。"《本草从新》载："夏日表虚汗多尤忌。"

【临床应用】

1. 治太阳病，项背强几几，无汗恶风 葛根四两，麻黄三两（去节），甘草二两（炙），芍药二两，桂枝二两（去皮），生姜三两（切），大枣十二枚（擘）。上七味，以水一斗，先煮麻黄、葛根，减二升，去上沫，纳诸药，煮取三升，去滓，温服一升，覆取微似汗。（摘录自《伤寒论》葛根汤）

2. 治太阳病，桂枝证，医反下之，利遂不止，脉促（表未解也），喘而汗出 葛根半斤，甘草二两（炙），黄芩三两，黄连三两。上四味，以水八升，先煮葛根，减二升，纳诸药，煮取二升，去滓，分温再服。（摘录自《伤寒论》葛根黄芩黄连汤）

3. 治伤寒温疫，风热壮热，头痛、肢体痛，疮疹已发未发 升麻、干葛（细锉）、芍药、甘草（锉，炙）各等份。同为粗末，每服四钱，水一盏半，煎至一盏，量大小与之，温服无时。（摘录自《阎氏小儿方》升麻葛根汤）

4. 治瘢疹初发，壮热，点粒未透 葛根、升麻、桔梗、前胡、防风各一钱，甘草五分。水煎服。（摘录自《全幼心鉴》）

5. 治热毒下血，或因吃热物发动 生葛根二斤，捣取汁一升，并藕汁一升，相和服。（摘录自《梅师集验方》）

6. 治心热吐血不止 生葛根汁半大升，顿服。（摘录自《广利方》）

7. 治鼻衄，终日不止，心神烦闷 生葛根，捣取汁，每服一小盏。（摘录自《太平圣惠方》）

8. 治妊娠热病心闷 葛根汁二升，分作三服。（摘录自《伤寒类要》）

9. 治卒干呕不息 捣葛根，绞取汁，服一升许。（摘录自《肘后备急方》）

10. 治酒醉不醒 葛根汁一斗二升，饮之，取醒，止。（摘录自《备急千金要方》）

11. 治食诸菜中毒，发狂烦闷，吐下欲死 煮葛根饮汁。（摘录自《肘后备急方》）

12. 治服药失度，心中苦烦 饮生葛根汁，大良。无生者，干葛为末，水服五合，亦可煮服之。（摘录自《肘后备急方》）

13. 治外感风寒，发热无汗，头痛项强 葛根12g，麻黄、桂枝、炙甘草各5g，白芍9g，生姜4片，大枣6枚。水煎服。（摘录自《中国常用中草药》）

14. 麻疹透发不畅 葛根12g，连翘、牛蒡子、西河柳各6g，升麻、蝉蜕、甘草各3g，水煎服。（摘录自《中国常用中草药》）

15. 治热痢泄泻 葛根15g，黄芩、黄连各9g，甘草3g，水煎服。（摘录自《中国常用中草药》）

【不良反应】 大剂量葛根可引起中毒反应，出现心慌、口干欲饮、烦躁不安、神志不清、面色潮红，甚则精神异常、语言不清、失礼、胡言乱语等近似莨菪类药物中毒之表现。此外，过食葛根还可引起轻度腹胀、呕吐及上腹部不适等症状。

参考文献

[1] Wu W, Yang S, Liu P, et al.Systems pharmacology-based strategy to investigate pharmacological mechanisms of Radix puerariae for treatment of hypertension [J].Frontiers in Pharmacology, 2020, 11: 345.

[2] Liu B, Wu Z, Li Y, et al.Puerarin prevents cardiac hypertrophy induced by pressure overload through activation of autophagy [J].Biochemical and Biophysical Research Communications, 2015, 464(3): 908-915.

[3] 张程美，王高频 . 葛根素对 oxLDL 诱导的 THP-1 巨噬细胞 TLR4-NF-κB 信号转导通路的影响[J]. 中国免疫学杂志，2019，35(22)：2705-2710.

[4] Sun R, Deng X, Zhang D, et al.Anti-diabetic potential of *Pueraria lobata* root extract through promoting insulin signaling by PTP1B inhibition [J].Bio-organic Chemistry, 2019, 87: 12-15.

[5] Lee K T, Sohn I C, Kim Y K, et al.Tectorigenin, an isoflavone of *Pueraria thunbergiana* Benth., induces differentiation and apoptosis in human promyelocytic leukemia HL-60 cells [J].Biological&Pharmaceutical Bulletin, 2001, 24(10): 1117-1121.

[6] Wang S, Yang F J, Shang L C, et al.Puerarin protects against high-fat high-sucrose diet-induced nonalcoholic fatty liver disease by modulating PARP-1/PI3K/Akt signaling pathway and facilitating mitochondrial homeostasis [J].Phytotherapy Research, 2019, 33(9): 2347-2359.

[7] Sumalatha M, Munikishore R, Rammohan A, et al.Isoorientin, a selective inhibitor of cyclooxygenase-2(COX-2) from the tubers of *Pueraria tuberosa* [J].Natural product communications, 2015, 10(10): 1703-1704.

[8] Xu C, Li G, Gao Y, et al.Effect of puerarin on P2X3 receptor involved in hyperalgesia after burn injury in the rat [J].Brain Research Bulletin, 2009, 80(6): 341-346.

[9] 李冰，郭占领，周平，等 . 葛根素通过调控 PI3K/AKT 信号通路影响食管鳞状细胞癌体内外生长和转移[J]. 中药药理与临床，2020，36(1)：109-114.

[10] 吴国庆，李志刚，杨佳一，等 . 葛根素的抗炎作用及其对神经系统疾病影响的研究进展[J]. 中西医结合心脑血管病杂志，2023，21(10)：1807-1810.

三十、槐花、槐米

【来源】 本品为豆科植物槐 *Sophora japonica* L. 的干燥花及花蕾。夏季花开放或花蕾形成时采收，及时干燥，除去枝、梗及杂质。前者习称“槐花”，后者习称“槐米”。

【炮制加工】

1. 槐花 取原药材，除去杂质及灰屑。

2. 炒槐花 取净槐花，置锅内，用文火炒至表面微黄色，取出放凉。

3. 槐花炭 取净槐花，置锅内，用中火炒至表面焦褐色，喷淋清水少许，灭尽火星，取出放凉。

4. 醋槐花 取净槐花，加醋拌匀，稍润，置锅内，用文火炒至微变色，取出放凉。每 100kg 槐花用米醋 10kg。

【性味】 苦，微寒。

【归经】 归肝、大肠经。

【功能主治】 凉血止血，清肝泻火。用于便血，痔血，血痢，崩漏，吐血，衄血，肝热目赤，头痛眩晕。适于血热出血及肝火旺者。

【用法用量】 内服:煎汤,5~10g;或入丸、散。外用:适量,煎水熏洗;或研末撒。

【贮藏】 置干燥处,防潮,防蛀。

【化学及营养成分】

1. 黄酮类 主要有芦丁(芸香苷)、槲皮素、山柰酚-3-O-芸香糖苷、异鼠李素-3-O-芸香糖苷、山柰酚、染料木素、槐花米甲素等。

2. 皂苷类 主要有赤豆皂苷Ⅰ、赤豆皂苷Ⅱ、赤豆皂苷Ⅴ、大豆皂苷Ⅰ、大豆皂苷Ⅲ、槐花皂苷Ⅰ、槐花皂苷Ⅱ、槐花皂苷Ⅲ等。

3. 脂肪酸类 如棕榈酸、二丁基邻苯二甲酸、硬脂酸、亚油酸和亚麻酸等。

4. 多糖类 如槐花多糖。

5. 挥发性成分 如氧化石竹烯、芳樟醇、1-辛烯-3-醇、植酮、环氧化蛇麻烯等。

6. 其他 如蛋白质、氨基酸,以及钙、磷、镁、钾、铁、锰、锌、铜等多种矿物元素。

【质量评价】

1. 性状鉴别 ①槐花:本品皱缩而卷曲,花瓣多散落。完整者花萼钟状,黄绿色,先端5浅裂;花瓣5,黄色或黄白色,1片较大,近圆形,先端微凹,其余4片长圆形。雄蕊10,其中9个基部连合,花丝细长。雌蕊圆柱形,弯曲。体轻。无臭,味微苦。②槐米:呈卵形或椭圆形,长2~6mm,直径约2mm。花萼下部有数条纵纹。萼的上方为黄白色未开放的花瓣。花梗细小。体轻,手捻即碎。无臭,味微苦涩。

2. 显微鉴别 本品粉末黄绿色。花粉粒类球形或钝三角形,直径14~19μm。具3个萌发孔。萼片表皮表面观呈多角形;非腺毛1~3细胞,长86~660μm,气孔不定式,副卫细胞4~8个。草酸钙方晶较多。

3. 理化鉴别 取本品粉末0.2g,加甲醇5mL,密塞,振摇10分钟,滤过,取滤液作为供试品溶液。另取芦丁对照品,加甲醇制成每1mL含4mg的溶液,作为对照品溶液。照薄层色谱法试验,吸取上述两种溶液各10μL,分别点于同一硅胶G薄层板上,以乙酸乙酯-甲酸-水(8∶1∶1)为展开剂,展开,取出,晾干,喷以三氯化铝试液,待乙醇挥干后,置紫外光灯(365nm)下检视。供试品色谱中,在与对照品色谱相应的位置上,显相同颜色的荧光斑点。

【含量测定】

1. 总黄酮 取芦丁对照品50mg,精密称定,置25mL量瓶中,加甲醇适量,置水浴上微热使溶解,放冷,加甲醇至刻度,摇匀。精密量取10mL,置100mL量瓶中,加水至刻度,摇匀,即得(每1mL中含芦丁0.2mg)。精密量取对照品溶液1mL、2mL、3mL、4mL、5mL与6mL,分别置25mL量瓶中,各加水至6.0mL,加5%亚硝酸钠溶液1mL,混匀,放置6分钟,加10%硝酸铝溶液1mL,摇匀,放置6分钟,加氢氧化钠试液10mL,再加水至刻度,摇匀,放置15分钟,以相应的试剂为空白,用紫外-可见分光光度法,在500nm波长处测定吸收度,以吸收度为纵坐标,浓度为横坐标,绘制标准曲线。取本品粗粉约1g,精密称定,置索氏提取器中,加乙醚适量,加热回流至提取液无色,放冷,弃去乙醚液。再加甲醇90mL,加热回流至提取液无色,移置100mL量瓶中,用甲醇少量洗涤容器,洗液并入同一量瓶中,加甲醇至刻度,摇匀。

精密量取 10mL，置 100mL 量瓶中，加水至刻度，摇匀。精密量取 3mL，置 25mL 量瓶中，照标准曲线制备项下的方法，自“加水至 6.0mL”起，依法测定吸光度，从标准曲线上读出供试品溶液中芦丁的重量（μg），计算，即得。本品按干燥品计算，含总黄酮以芦丁（$C_{27}H_{30}O_{16}$）计，槐花不得少于 8.0%，槐米不得少于 20.0%。

2. 芦丁 以十八烷基硅烷键合硅胶为填充剂；以甲醇–1% 冰醋酸溶液（32∶68）为流动相；检测波长为 257nm。理论板数按芦丁峰计算应不低于 2000。取芦丁对照品适量，精密称定，加甲醇制成每 1mL 含 0.1mg 的溶液，即得。取本品粗粉（槐花约 0.2g，槐米约 0.1g），精密称定，置具塞锥形瓶中，精密加入甲醇 50mL，称定重量，超声处理（功率 250W，频率 25kHz）30 分钟，放冷，再称定重量，用甲醇补足减失的重量，摇匀，滤过。精密量取续滤液 2mL，置 10mL 量瓶中，加甲醇至刻度，摇匀，即得。分别精密吸取对照品溶液与供试品溶液各 10μL，注入液相色谱仪，测定，即得。本品按干燥品计算，含芦丁（$C_{27}H_{30}O_{16}$）槐花不得少于 6.0%，槐米不得少于 15.0%。

【药理作用】

1. 保护心血管 槐花的主要成分芦丁具有减慢心率、降低血压、减弱心肌收缩力、降低心肌耗氧量的作用。槲皮素能降低血压，增强毛细血管抵抗力，减少毛细血管脆性，扩张冠状动脉，增加冠脉血流量，改善心肌循环等。鞣质可以改善血液流变性，降低血脂浓度。

2. 抗菌抗病毒 槐花水煎剂对堇色毛癣菌、许兰毛癣菌、奥杜盎小芽孢癣菌、羊毛状小芽孢癣菌、星形奴卡菌等皮肤真菌、大肠埃希菌和金黄色葡萄球菌均有不同程度的抑制作用。

3. 抗病毒 槲皮素能抑制病毒的复制，故槐花与其他药物合用能增强抗病毒作用。从槐花中提取的一种黄酮类化合物 K_3 能够有效地抑制多种细胞中的不同 1 型人类免疫缺陷病毒的复制，具有较好的抗 1 型人类免疫缺陷病毒活性。

4. 抗炎 槐花中的芦丁和槲皮素对大鼠实验性足肿胀性炎症有显著的抑制作用。芦丁能显著抑制大鼠创伤性浮肿，并能阻止结膜炎、耳郭炎、肺水肿的发展，静脉注射芦丁能抑制兔因马血清引起的皮肤、关节过敏性炎症等。

5. 凝血，止血 槐花具有凉血、止血等功效，能清大肠湿热，治便血、痔血等症，并能缩短凝血时间，对红细胞有凝集作用。槐花炭的凝血、止血作用更强。芦丁能增加毛细血管稳定性，降低其通透性和脆性，可预防由糖尿病、高血压引发的出血。

6. 降脂 槐花中所含的槲皮素、芦丁和染料木素具有降低血脂、改善胰岛素抵抗的作用。

7. 解痉，抗溃疡 槐花中所含的槲皮素能降低肠、支气管平滑肌的张力，具有解痉作用。芦丁能降低大鼠的胃运动功能，并能解除由氯化钡引起的小肠平滑肌痉挛，能显著降低大鼠因结扎幽门引起的胃溃疡的病灶数目。

8. 抗肿瘤 槐花中的染料木素对人体鼻咽癌细胞有细胞毒性作用。芦丁能抑制人肝癌 HepG2 细胞的生长、增殖，诱发细胞凋亡，呈浓度依赖性。鞣质可通过提高受体动物对肿瘤细胞的免疫力发挥抗肿瘤作用。

【食疗应用】

1. 槐花饮 陈槐花10g，粳米30g，红糖适量。先煮粳米取米汤，将槐花研末调入米汤中，加红糖适量调服。本品具有凉血止血、清肝降火的功效，适用于风热内扰引起的便血、目赤、痔血等症。

2. 两地槐花粥 生地黄、地骨皮、槐花各30g，粳米30~60g。将生地黄、地骨皮、槐花洗净煎水，去渣取汁，与粳米共煮为粥。每日1次，可连服3~5日。本药粥具有清热固经的功效，适用于月经过多、经色深红或紫红、质地黏稠有块、腰腹胀痛、心烦口渴、尿黄者。

3. 槐花木耳粥 槐花20g，黑木耳20g，大枣20枚，粳米100g。将上述各味淘洗干净，加清水适量，共煮为粥，加入适量红糖调服。每日1次，连服7日。本粥具有补血止血的功效，适用于便血，伴有面色萎黄、全身乏力、食欲不佳、大便困难者，也可用于结肠溃疡、痔疮出血、肠癌出血的辅助治疗。脾胃虚寒、腹泻者不宜食用。

4. 槐花茶 干槐花10g（鲜品20g）。将槐花放入有盖的茶杯中，用沸水冲泡。代茶频频饮用，每剂可泡3~5次。本茶具有软化动脉、降脂降压、凉血止血的功效，适用于各种类型的动脉硬化症，对动脉硬化合并高血压、有脑血管破裂倾向者尤为适宜。

5. 土茯苓槐花粥 生槐花、土茯苓各30g，粳米60g，红糖适量。将生槐花、土茯苓放入锅中，加水适量煎煮，去渣取汁，加入粳米熬成稀粥。加红糖调味后食用。每日1次，7日为1个疗程。本粥具有清热、凉血、祛风的功效，适用于中风等。

6. 槐花猪肠汤 猪大肠500g，猪瘦肉250g，槐花90g，蜜枣2个。将猪大肠洗净，槐花洗净，装进大肠内，扎紧大肠两头。将猪瘦肉洗净，切块。把装有槐花的猪大肠与瘦肉、蜜枣一齐放入锅内，加清水适量，用武火煮沸后，改用文火煲2~3小时，调味供用，捞起猪肠，切开去掉槐花，用酱油调味佐膳。本汤具有益阴润燥、清肠解毒的功效，适用于大肠燥热，症见大便下血，或痔疮出血、大便干结难解、便秘、皮肤瘙痒等症。

7. 降脂饮 鲜山楂30g，生槐米5g，嫩荷叶15g，决明子10g，白糖适量。将前4味放入砂锅中，加水煎煮，至山楂酥烂时，用汤勺把山楂捣碎，再煮10分钟，滤取煎液，加入白糖即可饮用。本品具有行瘀化滞的功效，适用于高脂血症。

【应用注意事项】 脾胃虚寒者慎服。

【临床应用】

1. 治大肠下血 槐花、荆芥穗等份。为末，酒服一钱匕。（摘录自《经验方》）

2. 治脏毒，酒病，便血 槐花（半两炒，半两生），山栀子一两（去皮，炒）。上为末。每服二钱，新汲水调下。食前服。（摘录自《经验良方》槐花散）

3. 治暴热下血 生猪脏一条，洗净，控干，以炒槐花末填满扎定，米醋炒，锅内煮烂，擂，丸弹子大，日干。每服一丸，空心，当归煎酒化下。（摘录自《永类钤方》）

4. 治诸痔出血 槐花二两，地榆、苍术各一两五钱，甘草一两。俱微炒，研为细末，每早晚各食前服二钱。气痔（因劳损中气而出血者），人参汤调服；酒痔（因酒积毒过多而出血者），陈皮、干葛汤调服；虫痔（因痒而内有虫动出血者），乌梅汤调服；脉痔（因劳动有伤，痔窍血出远射如线者），阿胶汤调服。（摘录自《杜氏家抄方》）

5. 治小便尿血 槐花（炒）、郁金（煨）各一两。为末。每服二钱，淡豉汤下。（摘录自《箧中秘宝方》）

6. 治血淋 槐花烧过，去火毒，杵为末。每服一钱，水酒送下。（摘录自《滇南本草》）

7. 治血崩 陈槐花一两，百草霜半两。为末。每服三四钱，温酒调下；若昏愦不省人事，则烧红秤锤淬酒下。（摘录自《良朋汇集经验神方》槐花散）

8. 治白带不止 槐花(炒)、牡蛎(煅)等分。为末。每酒服三钱，取效。（摘录自《摘元方》）

9. 治衄血不止 乌贼鱼骨、槐花等末入鼻。（摘录自《世医得效方》）

10. 治吐血不止 槐花不拘多少。上一味，火烧存性，研细，入麝香少许。每服三钱匕，温糯米饮调下。（摘录自《圣济总录》槐香散）

11. 治舌出血不止，名曰舌衄 槐花，晒干研末，敷舌上，或火炒，出火毒，为末敷。（摘录自《奇效良方》槐花散）

12. 治赤白痢疾 槐花（微炒）三钱，白芍药（炒）二钱，枳壳（麸炒）一钱，甘草五分。水煎服。（摘录自《本草汇言》）

13. 治疔疮肿毒，一切痈疽发背，不问已成未成，但焮痛者皆治 槐花（微炒）、核桃仁二两，无灰酒一钟。煎千余沸，热服。（摘录自《医方摘要》）

14. 治疮疡 槐花二合，金银花五钱。酒二碗煎服之，取汗。（摘录自《医学启蒙》槐花金银花酒）

15. 治杨梅疮，棉花疮毒及下疳，初感或毒盛经久难愈者 槐花蕊（拣净，不必炒），每食前清酒吞下三钱许，早中晚每日三服。如不能饮酒，滚水盐汤俱可送下。（摘录自《景岳全书》）

16. 治中风失音 炒槐花，三更后仰卧嚼咽。（摘录自《世医得效方》）

17. 治高血脂 槐米浸膏 135g，旱芹子浸膏 75g，安妥明 90g，压片重 0.3g，制成 1000 片，每服 2 片，每天 3 次。（摘录自《江苏省药品标准》复方槐芹片）

18. 治急性乳腺炎 槐米30g，重楼、生甘草各15g，焙干研末，每早、晚2次用水、酒送服，配合局部热敷，一般服药 2 次，肿痛消失、体温正常。

【不良反应】 有报道患胃肠道疾病的人服用槐花后有一定的不良反应，表现为腹泻、恶心及腹部不适等，并可出现肝肿大、血清谷丙转氨酶增高。另外，槐花可引起变态反应，表现为发热，颜面、颈部及四肢皮肤潮红，表面有大小不等的密集丘疹，加压不退、瘙痒、刺痛。过量服用槐花还可能引起与泌尿系统相关的症状，如血尿、蛋白尿、肾区叩击痛；与神经系统相关的症状，如头昏、嗜睡，甚至抽搐、昏迷。

参考文献

[1] 王天仕，薛愧玲，杨生玉．槐花煎液对麻醉家兔血流动力学的影响[J]. 中药学学报，2001，29(1)：40-43.

[2] 王天仕，郑合勋，魏高明，等．槐花对家兔体外心房肌的作用[J]. 山东中医杂志，2002，21(5)：297.

[3] 陈屹，姚卫蓉．槐花精油的提取及其抗菌作用研究[J]. 安徽农业科学，2008，36(11)：437.

[4] 张高红，郑永唐．槐花提取化合物 K3 体外抗 HIV-1 活性的研究[J]. 中药材，2006，29(4)：355.

[5] 郑旭煦，邵承斌，江澜，等．芦丁对单纯性肥胖大鼠血糖和脂代谢紊乱的调节作用[J]．华西药学杂志，2005，20(2)：109-111.
[6] 沈钦海，马臻，陈国民．芦丁对 HepG2 细胞生长的影响[J]．第三军医大学学报，2006，18(9)：1885.

三十一、蒲公英

【来源】本品为菊科植物蒲公英 *Taraxacum mongolicum* Hand.-Mazz.、碱地蒲公英 *Taraxacum borealisinense* Kitam. 或同属数种植物的干燥全草。春至秋季花初开时采挖，除去杂质，洗净，晒干。

【炮制加工】取原药材，除去杂质，洗净，切段，晒干。

【性味】苦、甘，寒。

【归经】归肝、胃经。

【功能主治】清热解毒，消肿散结，利尿通淋。用于疔疮肿毒，乳痈，瘰疬，目赤，咽痛，肺痈，肠痈，湿热黄疸，热淋涩痛。

【用法用量】内服：煎汤，10~30g，大剂量 60g；或捣汁；或入散剂。外用：适量，捣敷。

【贮藏】置通风干燥处，防潮，防蛀。

【化学及营养成分】

1. 三萜类　如蒲公英甾醇、伪蒲公英甾醇、伪蒲公英甾醇乙酸酯、蒲公英赛醇、β-香树脂醇、山金车烯二醇等。

2. 黄酮类　如木犀草素、槲皮素、异鼠李素-3,7-β-D-葡萄糖苷、异芹菜素-7-β-D-葡萄糖苷、木犀草素-7-β-D-葡萄糖苷、木犀草素-O-葡萄糖苷、槲皮素-3-O-葡萄糖苷等。

3. 香豆精类　如 6,7-二羟基香豆精、东莨菪素、香豆雌酚。

4. 倍半萜内酯类　如 4α,11β-四氢日登内酯 B、蒲公英内酯-1′-β-D-葡萄糖苷、蒲公英酸-1′-β-D-葡萄糖苷、11,13-二氢蒲公英-1′-β-D-葡萄糖苷、蒲公英苷。

5. 植物甾醇类　花粉中含 β-谷甾醇、豆甾烯-7-醇、花粉烷甾醇；根中含 β-谷甾醇和豆甾醇；花中含 β-谷甾醇和 β-香树脂醇；叶中含菜油甾醇和环木菠萝烯醇。

6. 色素类　如菊黄质、黄黄质、新黄质、蒲公英黄质的混合物，还有叶黄素、堇菜黄素、叶绿醌、蒲公英黄；花瓣中有隐黄素及其环氧化合物，叶黄素及其环氧化合物，如玉蜀黍黄素、百合黄素、堇菜黄素、新黄素，多半与一些常见的饱和脂肪酸形成单酯或双酯。

7. 挥发性成分　如乙酸丁酯、2-甲基-1-丙醇、正丁醇、4-苯基-1-丁醇、4-羟基-4-甲基-2-戊酮、乙酸、4-松油醇等。

8. 乙酰酯类　如蒲公英赛醇乙酰酯、蒲公英甾醇乙酰酯、α-香树脂醇乙酰酯、β-香树脂醇乙酰酯等。

9. 其他　原儿茶酸、香荚兰酸、对香豆酸、咖啡酸、阿魏酸和许多非特异性成分，如多种饱和与不饱和的脂肪酸、各种氨基酸及矿物元素。

【质量评价】

1. 性状鉴别　本品呈皱缩卷曲的团块。根呈圆锥形，多弯曲，长 3~7cm；表面呈棕褐色，抽皱；根头部有棕褐色或黄白色的茸毛，有的已脱落。叶基生，多皱缩破碎，完整叶片呈倒披针形，绿褐色或暗灰色，先端尖或钝，边缘浅裂或羽状分裂，基部渐狭，下延呈柄状，下表面主脉明显。花茎1至数条，每条顶生头状花序，总苞片多层，内面一层较长，花冠黄褐色或淡黄白色。有的可见多数具白色冠毛的长椭圆形瘦果。气微，味微苦。

2. 显微鉴别 叶表面观：上下表面细胞垂周壁波状弯曲，表面角质纹理明显或稀疏可见。上下表皮均有非腺毛，3~9细胞，直径17~34μm，顶端细胞甚长，皱缩呈鞭状或脱落。下表皮气孔较多，不定式或不等式，副卫细胞3~6个，叶肉细胞含细小草酸钙结晶。叶脉旁可见乳汁管。根横切面：木栓细胞数列，棕色。韧皮部宽广，乳管群断续排列成数轮。形成层成环。木质部较小，射线不明显；导管较大，散列。薄壁细胞含菊糖。根横切面：木栓细胞数列，棕色。韧皮部宽广，乳管群断续排列成数轮。形成层成环。木质部较小，射线不明显；导管较大，散列。

3. 理化鉴别 取本品粉末1g，加5%甲酸的甲醇溶液20mL，超声处理20分钟，滤过，滤液蒸干，残渣加水10mL使溶解，滤过，滤液用乙酸乙酯振摇提取2次，每次10mL，合并乙酸乙酯液，蒸干，残渣加甲醇1mL使溶解，作为供试品溶液。另取咖啡酸对照品，加甲醇制成每1mL含0.5mg的溶液，作为对照品溶液。照薄层色谱法试验，吸取上述两种溶液各6μL，分别点于同一硅胶G薄层板上，以乙酸丁酯-甲酸-水（7∶2.5∶2.5）的上层溶液为展开剂，展开，取出，晾干，置紫外光灯（365nm）下检视。供试品色谱中，在与对照品色谱相应的位置上，显相同颜色的荧光斑点。

【含量测定】 **咖啡酸** 以十八烷基硅烷键合硅胶为填充剂；以甲醇-磷酸盐缓冲液（取磷酸二氢钠1.56g，加水使溶解成1000mL，再加1%磷酸溶液调节pH值至3.8~4.0，即得）（23∶77）为流动相；检测波长为323nm；柱温40℃。理论板数按咖啡酸峰计算应不低于3000。取咖啡酸对照品适量，精密称定，加甲醇制成每1mL含30μg的溶液，即得。取本品粗粉约1g，精密称定，置50mL具塞锥形瓶中，精密加5%甲酸的甲醇溶液10mL，密塞，摇匀，称定重量，超声处理（功率250W，频率40kHz）30分钟，取出，放冷，再称定重量，用5%甲酸的甲醇溶液补足减失的重量，摇匀，离心，取上清液，置棕色量瓶中，即得。分别精密吸取对照品溶液10μL与供试品溶液5~20μL，注入液相色谱仪，测定，即得。本品按干燥品计算，含咖啡酸（$C_9H_8O_4$）不得少于0.020%。

【药理作用】

1. 抗癌 蒲公英中的葡萄糖、甘露聚糖所构成的多糖类物质和微量蛋白质的化合物对肺癌、胃癌、食管癌、乳腺癌、淋巴癌等有明显的抗癌作用。

2. 抗病原微生物 蒲公英对革兰阳性球菌、耐药金黄色葡萄球菌和溶血性链球菌引起的感染有良好的疗效。其水浸剂对多种皮肤真菌有抑制作用。蒲公英对埃可病毒、流感病毒有抑制作用，蒲公英浸液能延缓某些病毒所致的细胞病变。其醇提取物能杀死钩端螺旋体，故有抑制作用。

3. 保肝利胆 蒲公英可减少内毒素所致的肝细胞溶酶体和线粒体损伤，解除抗生素作用后细菌所释放的内毒导致的毒性作用，能显著缓解四氯化碳性肝损伤引起的组织学改变。蒲公英提取物对慢性胆囊痉挛及胆石症，有提高胆汁流量并使疼痛缓解的作用。

4. 免疫调节　蒲公英可提高及改善小鼠细胞免疫和非特异免疫功能，对环磷酰胺造成的小鼠免疫功能损害有明显的恢复和保护作用，可提高小鼠的脾淋巴细胞增殖能力、NK 细胞活性及巨噬细胞吞噬指数水平，增强动物的免疫功能。

5. 抗炎　蒲公英 70% 乙醇提液具有很好的抗炎作用。

6. 抗氧化　蒲公英可增强机体内源性抗衰老物质活性，从而抑制自由基对细胞的损害。蒲公英通过降低脂质过氧化水平，从而对创伤性脑损伤发挥保护作用。

7. 其他　蒲公英可疏通乳腺管阻塞，故能促进女性乳汁分泌。本品尚有健胃、缓泻及利尿等作用。

【食疗应用】

1. 蒲公英菊花茶　茶叶、菊花各 3g，蒲公英（干品）4.5g。将上述各味用沸水冲泡，或加适量水略煎煮即可。代茶饮用，每日数次。本茶具有清热解毒、消肿散结的功效，适用于乳痈肿痛。

2. 蒲公英粥　蒲公英 60g，金银花 30g，粳米 50~100g。将蒲公英、金银花加水适量，煎煮取汁，再加入淘洗干净的粳米煮粥。任意食用。本粥具有清热解毒的功效，适用于传染性肝炎、胆囊炎、乳腺炎、扁桃体炎、眼结膜炎及疮疡肿毒等。

3. 蒲公英绿豆汤　蒲公英 100g，绿豆 50g，白糖适量。将蒲公英去杂洗净，放入汤锅内，加入适量清水煎煮，去渣取汁，加入绿豆，煮至熟烂，加入白糖拌匀即成。本品具有清热解毒、利尿消肿的功效，适用于各种炎症、尿路感染、小便不利、大便秘结等。

4. 蒜蓉蒲公英　蒲公英 500g，蒜蓉适量，味精、盐、麻油各适量。将蒲公英去杂质洗净，放入沸水锅中焯一下，捞出放凉水中洗净，挤干水分，切碎，放入盘中，加入蒜蓉、麻油、盐、味精，拌匀即成。佐餐食用。本品适用于急性乳腺炎、淋巴结炎、瘰疬、疔疮肿毒、急性结肠炎、急性扁桃体炎、胃炎、肝炎、胆囊炎、尿路感染等。

5. 乌鸡蒲公英粥　乌鸡肉 100g，蒲公英 40~60g（鲜品 60~90g），大米、盐、味精各适量。将乌鸡肉洗净，切碎。将蒲公英洗净，切碎，放入砂锅内，加入适量清水，煎取药汁，去渣。将乌鸡肉、大米一同下入炖锅中，倒入蒲公英煎汁，适量加水，同煮成粥，加盐、味精调味。空腹温热食用。本粥具有清热解毒、消肿散结的功效，适用于急性乳腺炎、乳痈肿痛、急性扁桃体炎、尿路感染、传染性肝炎、上呼吸道感染等症。

6. 公英金花茶　茶叶、金银花、蒲公英各 3g。上述各味用适量沸水冲泡，加盖泡 10 分钟即可。代茶饮用，每日 1 剂。本茶具有清热、利湿、解毒的功效，适用于小儿头疖、痱毒。

7. 公英丝瓜茶　绿茶 1.5g，丝瓜 200g，蒲公英 25g（用全草）。将丝瓜切片，与蒲公英一同加适量水煎煮，取汁，冲泡绿茶即可。每日 1 剂。本茶具有清热凉血、消炎解毒的功效，适用于乳腺炎。

【应用注意事项】 阳虚外寒、脾胃虚弱者忌用。

【临床应用】

1. 治乳痈　蒲公英（洗净，细锉），同忍冬藤煎浓汤，入少酒佐之。（摘录自《本草衍义补遗》）

2. 治急性乳腺炎 蒲公英二两,香附一两。每日一剂,煎服二次。(摘录自《中草药新医疗法资料选编》)

3. 治产后不自乳儿,蓄积乳汁,结作痈 蒲公英捣敷肿上,日三四度易之。(摘录自《梅师集验方》)

4. 治瘰疬结核,痰核绕项而生 蒲公英三钱,香附一钱,羊蹄根一钱五分,山慈菇一钱,大蓟独根二钱,虎掌草二钱,小一支箭二钱,小九牯牛一钱。水煎,点水酒服。(摘录自《滇南本草》)

5. 治疳疮疔毒 蒲公英捣烂覆之,别更捣汁,和酒煎服,取汗。(摘录自《本草纲目》)

6. 治急性结膜炎 蒲公英、金银花。将两药分别水煎,制成两种滴眼水。每日滴眼三至四次,每次二至三滴。(摘录自《全展选编》)

7. 治多年恶疮及蛇螫肿毒 蒲公英捣烂,贴。(摘录自《救急方》)

8. 治肝炎 蒲公英干根六钱,茵陈蒿四钱,柴胡、生山栀、郁金、茯苓各三钱,煎服;或用干根、天名精各一两,煎服。(摘录自《南京地区常用中草药》)

9. 治胆囊炎 蒲公英一两。煎服。(摘录自《南京地区常用中草药》)

10. 治慢性胃炎、胃溃疡 蒲公英干根、地榆根各等份,研末,每服二钱,一日三次,生姜汤送服。(摘录自《南京地区常用中草药》)

11. 治胃弱,消化不良,慢性胃炎,胃胀痛 蒲公英一两(研细粉),橘皮六钱(研细粉),砂仁三钱(研细粉)。混合共研,每服二至三分,一日数回,食后开水送服。(摘录自《现代实用中药》)

12. 治癌性疼痛 新鲜蒲公英捣碎榨汁,直接敷于皮肤,半个小时后疼痛减轻,止痛持续 8 个小时左右。

13. 治急性扁桃体炎 蒲公英、板蓝根、连翘各 15g,水煎服。(摘录自《中国常用中草药》)

14. 治疖疮肿毒 蒲公英、金银花、连翘各 15g,水煎服。(摘录自《中国常用中草药》)

15. 治肝炎 蒲公英 18g,茵陈 12g,柴胡 9g,栀子 9g,郁金 9g,茯苓 9g,水煎服。(摘录自《中国常用中草药》)

【不良反应】 蒲公英的不良反应较少见。个别患者口服煎剂偶见恶心、呕吐、腹部不适及轻度泄泻等胃肠道反应,亦有出现全身瘙痒、荨麻疹等。有患者服用酒浸剂有头晕、恶心、多汗等反应,少数患者出现荨麻疹并发结膜炎,停药后消失。部分患者服片剂后有胃部发热感。个别病例在静脉滴注蒲公英注射液后出现寒战、面色苍白及精神症状;肌内注射可导致局部疼痛。

参考文献

[1] 呼永华.蒲公英的抗癌机理研究[J].西部中药,2018,31(1):132-134.
[2] 邱志宏,张彩虹.蒲公英水提物对临床耐药菌体外抑菌作用的研究[J].临床合理用药杂志,2018,11(35):125-126.
[3] 段红波,梁引库.蒲公英多酚的提取及其活性研究[J].中国食品添加剂,2017(3):80-86.

［4］纪晓宇，彭苑霞，刘敏，等．蒲公英不同提取物对大肠杆菌体外抑菌活性的作用［J］．广州中医药大学学报，2015，32(1)：116-120，184-185.
［5］吴杰．丹东蒲公英多糖生物活性研究［J］．饲料研究，2015(5)：15-18.
［6］张强，胡维岗，金新文．壳聚糖-蒲公英提取物的抑菌活性与稳定性研究［J］．食品工业科技，2015，36(20)：150-154.
［7］王倩，别玉龙，王豆，等．蒲公英多糖对溃疡性结肠炎大鼠 IL-6/STAT3 信号通路的影响［J］．中国应用生理学杂志，2017，33(5)：422-425.
［8］陈福星，陈文英，郝艳霜．蒲公英多糖对小鼠免疫器官的影响［J］．动物医学进展，2008(4)：10-12.
［9］Fenton-Navarro B，Montes F O，Hernández A V.Active compounds of medicinal plants，mechanism for antioxidant and beneficial effects［J］.Phyton，International Journal of Experimental Botany，2019，88(1)：1-10.
［10］Majewski M，Lis B，Juśkiewicz J，et al.Phenolic fractions from dandelion leaves and petals as modulators of the antioxidant status and lipid profile in an in vivo study［J］.Antioxidants，2020，9(2)：131.

三十二、鲜白茅根（或干白茅根）

【来源】 本品为禾本科植物白茅 *Imperata cylindrica* Beauv.var.*major*（Nees）C.E.Hubb. 的新鲜或干燥根茎。

【炮制加工】

1. 白茅根　取原药材，洗净，微润，切段，干燥，除去碎屑。

2. 茅根炭　取净白茅根段，置锅内用武火炒至焦褐色，喷洒清水，取出，晒干。

【性味】 甘，寒。

【归经】 归肺、胃、膀胱经。

【功能主治】 凉血止血，清热利尿。用于血热吐血，衄血，尿血，热病烦渴，黄疸，水肿，热淋涩痛，急性肾炎水肿。

【用法用量】 内服：煎汤，9~30g，鲜品 30~60g；捣汁或研末。

【贮藏】 置于干燥处。

【化学及营养成分】

1. 三萜类　如芦竹素、白茅素、羊齿烯醇、乔木萜烷、异乔木萜烷、西米杜鹃醇、乔木萜醇、乔木萜醇甲醚、乔木萜酮和木栓酮等。

2. 黄酮及色原酮　如麦黄酮、六羟黄酮-3,6,3′-三甲基醚、六羟黄酮-3,5,6,3′-四甲基醚、3,5-二-氧-甲基山柰酚等。

3. 糖类　如葡萄糖、果糖、木糖、葡萄糖苷、半乳糖苷、树胶醛糖苷、甘露糖苷、木糖苷、鼠李糖苷等。

4. 内酯类　如白头翁素、薏苡素及 4,7-二甲氧基-5-甲基香豆素。

5. 有机酸类　如绿原酸草酸、苹果酸、柠檬酸、酒石酸，对羟基桂皮酸、棕榈酸等。

6. 甾体类　如谷甾醇、油菜甾醇、豆甾醇，胡萝卜苷、β-谷甾醇-3-O-D-吡喃葡萄糖苷-6-十四烷酸盐等。

【质量评价】

1. 性状鉴别　根茎长圆柱形，有时分枝，长短不一，直径 2~4mm。表面呈黄白色或淡黄色，有光泽，具纵皱纹，环节明显，节上残留灰棕色鳞叶及细根，节间长 1~3cm。体轻，质韧，折断面纤维性，黄白色，多具放射状裂隙，有时中心可见一小孔。气微，味微甜。以条粗、色白、味甜者为佳。

2. 显微鉴别 根茎横切面：表皮为1列类方形小细胞，有的含硅质块。皮层较宽，最外为1~4列纤维，壁厚，木化；叶迹维管有10余个，环列，有限外韧型，具束鞘纤维，其旁常有裂隙；内皮层细胞内壁增厚，有的有硅质块。中柱内散有多数维管束，有限外韧型，近中柱鞘的维管束小而密，由纤维相连成环。中央常成空洞。粉末呈黄白色。表皮细胞平行排列，每纵行列多为1个长细胞与2个短细胞（1个木栓细胞及1个硅细胞）相间排列，偶见1个短细胞介于2个长细胞之间。内皮层细胞长方形，一侧壁甚薄，另一侧壁增厚，层纹及孔沟明显，壁上有硅质块。中柱鞘厚壁细胞类长方形；根茎茎节处中柱鞘细胞呈石细胞状。下皮纤维常具横隔。

3. 理化鉴别 取本品粉末1g，加乙醚20mL，超声处理10分钟，滤过，滤液蒸干，残渣加乙醚1mL使溶解，作为供试品溶液。另取白茅根对照药材1g，同法制成对照药材溶液。照薄层色谱法试验，吸取上述两种溶液各10μL，分别点于同一硅胶G薄层板上，以二氯甲烷为展开剂，展开，取出，晾干，喷以10%硫酸乙醇溶液，在105℃加热至斑点显色清晰。供试品色谱中，在与对照药材色谱相应的位置上，显相同颜色的斑点。

【药理作用】

1. 利尿 白茅根水浸剂有显著的利尿作用，其利尿作用可能与本品含有丰富的钾盐有关，且通过缓解肾小球血管痉挛，使肾血流量及肾滤过率增加，从而产生利尿效果。

2. 止血 白茅根炭品能增加血小板聚集率，生品反而略有抑制作用。白茅根水提物能显著缩短其凝血酶原时间、凝血酶时间和活化部分凝血活酶时间，其止血作用与内源性、外源性凝血酶和内外源共同途径有关。

3. 调节糖脂代谢 白茅根多糖能降低糖尿病小鼠血清中的糖化血红蛋白、甘油三酯、总胆固醇和低密度脂蛋白胆固醇水平，升高肝糖原和高密度脂蛋白胆固醇水平，调控糖脂代谢紊乱。

4. 保肝 白茅根汤能降低肝硬化腹水患者的丙氨酸氨基转移酶、天冬氨酸氨基转移酶、总胆红素、直接胆红素、碱性磷酸酶、谷氨酰胺转移酶等肝功能指标。

5. 调节免疫 白茅根水煎剂可增强腹腔巨噬细胞的吞噬功能，提高机体的非特异性免疫作用，增加白细胞数及促进白细胞介素-2的产生，从而增强整体免疫功能。

6. 其他 白茅根还有抗炎、促进心肌^{86}铷摄取、耐缺氧等作用。白茅根还具有镇痛作用，白茅根煎剂能抑制醋酸引起的扭体反应。

【食疗应用】

1. 白茅根雪梨猪肺汤 鲜白茅根200g，雪梨4个，猪肺1具，瘦肉500g，陈皮5g。将猪肺洗净，放入开水中煮5分钟；将雪梨切块，白茅根切段；将陈皮用水浸软；将上述材料一齐放入汤煲，先用武火煲滚后，改用文火煲2小时即可。白茅根具有凉血止血、清热生津、利尿通淋的功效；雪梨味甘性寒，具生津润燥、清热化痰之功效，特别适合秋天食用；猪肺味甘，性平，可补肺虚，止咳嗽。本汤具有清热生津、化痰止咳的功效，尤适用于秋季身体燥热、流鼻血、咳嗽，或痰中带血者服用。

2. 鲜桑叶白茅根黄豆煲鲫鱼 鲜桑叶60g（干品25g），鲜白茅根50g（干品20g），黄豆100g，鲫鱼1条（400~500g），猪瘦肉100g，生姜3片。将鲜桑叶、鲜茅根洗净，晾干水；将黄豆浸透、洗净；将猪瘦肉洗净，切片；将鲫鱼宰杀、洗净，置锅里慢火煎至微黄，加入清水2500mL（约10碗量）；将鲜桑叶、鲜白茅根、黄豆、肉片、生姜一起放进锅内，用武火煲沸后，改为文火煲约1小时，调入适量食盐便可。桑叶能疏散肺卫风热，散而清润，能清肝经风火以利头目，清泄而凉。鲜用时气全力厚，疏风清热、清肝明目之功尤甚。鲜白茅根是广东民间春秋时节常用的煲汤和煲粥材料，国医大师邓铁涛认为它清热而不伤肾，因其鲜甜清润、清热生津、药性平和，男女老少皆宜。从中医学和现代营养学的角度看，作为食物搭配的黄豆和鲫鱼均是补中健脾利水有益之物。黄豆富含纤维蛋白质、纤维脂肪和多种维生素、矿物元素等；鲫鱼性温味甘，亦富含蛋白质、脂肪、维生素A、维生素B等，能补胃弱、利水消肿、益气健脾、清热解毒。桑叶、白茅根如无鲜品，可取干品代替。

3. 白茅根蜜饮 鲜白茅根200g，蜂蜜20g。将鲜白茅根洗净，晾干，切成碎小段或片，放入砂锅，加水适量，用中火浓煎30分钟，用洁净纱布过滤取汁，放入容器中，趁温热加入蜂蜜，拌匀即成。早晚2次分服。本食疗方适用于各类型鼻出血。

4. 枇杷叶鲜芦根饮 枇杷叶30g，鲜芦根150g。将枇杷叶洗净，与经洗净切成碎小段的鲜芦根同放入砂锅中，加水浸泡片刻，煎煮30分钟，用洁净纱布过滤取汁，放入容器，即成。早晚2次分服。本方对肺热上壅型鼻出血尤为适宜。

5. 鲜白茅根饮 鲜白茅根50g，玉米须50g。将白茅根、玉米须洗净后用水煎汁，或以单味白茅根60g煎水。代茶饮，每日3~5次。本品适用于颜面浮肿、恶寒发热、小便不利。

6. 白茅根茶 白茅根250g（鲜品500g），白糖适量。将白茅根除去须根，洗净切碎，放入砂锅中，加水4碗，煎至2碗，去渣取汁，加入适量白糖。每服1碗，每日2~3次，以汤代茶，10~15天为1个疗程。本品清热止渴，利水消肿，适用于发热口干烦躁、鼻流鲜血、小便出血或淋痛、急性肾炎水肿、乳糜尿、急性病毒性肝炎、高血压，以及麻疹火盛之证。

7. 白茅根汤 白茅根30~60g，薏苡仁15~30g，赤小豆15~30g。将上述材料浸泡30分钟，再煎煮30分钟，每剂煎2次，将2次煎液混合。每日1剂，日服2次。本品清热利水消肿，适用于肾炎水肿。

8. 白茅根粥 鲜白茅根250g，粳米50g。将白茅根洗净，切碎，放入砂锅内，加水300mL，熬至200mL，去渣取汁。锅中放入粳米和白茅根汁，再加水300mL，白糖适量，煮至粥稠。温服，每日2次。本品凉血止血，清热利尿，适用于热证导致的吐血、衄血、尿血等，尤以尿血为佳，以及肺热咳嗽、水肿、热淋、小便不利等。

【应用注意事项】 脾胃虚寒、尿多不渴者忌服。《神农本草经疏》载："因寒发哕，中寒呕吐，湿痰停饮发热，并不得服。"《本草从新》载："吐血因于虚寒者，非所宜也。"

【临床应用】

1. 治吐血不止 白茅根一握。水煎服之。（摘录自《千金翼方》）

2. 治鼻衄不止 茅根为末，米泔水服二钱。（摘录自《太平圣惠方》）

3. 治喘 茅根一握(生用,旋采)、桑白皮等份。水二盏,煎至一盏,去滓温服,食后。(摘录自《太平圣惠方》如神汤)

4. 治温病有热,饮水暴冷哕者 茅根、葛根(各切)半升。以水四升,煮取二升,稍温饮之。(摘录自《小品方》茅根汤)

5. 治胃反,食即吐出,上气 芦根、茅根各二两。细切,以水四升,煮取二升,顿服之,得下,良。(摘录自《备急千金要方》)

6. 治小便热淋 白茅根四升。水一斗五升,煮取五升,适冷暖饮之,日三服。(摘录自《肘后备急方》)

7. 治小便出血 茅根一把。切,以水一大盏,煎至五分,去滓,温温频服。(摘录自《太平圣惠方》)

8. 治劳伤溺血 茅根、干姜等份。入蜜一匙,水二钟,煎一钟,日一服。(摘录自《本草纲目》)

9. 治血尿 白茅根、车前子各一两,白糖五钱。水煎服。(摘录自《中草药新医疗法资料选编》)

10. 治乳糜尿 鲜茅根半斤。加水 2000mL 煎成约 1200mL,加糖适量。每日分 3 次内服,或代茶饮,连服 5~15 天为 1 个疗程。(摘录自《江苏省中草药新医疗法展览资料选编》)

11. 治肾炎 白茅根一两,一枝黄花一两,葫芦壳五钱,白酒药一钱。水煎,分二次服,每日一剂,忌盐。(摘录自《单方验方调查资料选编》)

12. 治阴虚不能化阳,小便不利,或有湿热壅滞,以致小便不利,积成水肿 白茅根(掘取鲜者,去净皮与节间小根,细切)一斤,将茅根用水四大碗,煮一沸,移其锅置炉旁,候十数分钟,视其茅根若不沉水底,再煮一沸,移其锅置炉旁,须臾视其根皆沉水底,其汤即成,去渣温服,多半杯,日服五六次,夜服两三次,使药力相继,周十二时,小便自利。(摘录自《医学衷中参西录》白茅根汤)

13. 治卒大腹水病 白茅根一大把,小豆三升。水三升,煮干,去茅根食豆,水随小便下。(摘录自《肘后备急方》)

14. 治黄疸、谷疸、酒疸、女疸、劳疸、黄汗 生茅根一把。细切,以猪肉一斤,合作羹,尽啜食之。(摘录自《肘后备急方》)

15. 解曼陀罗中毒 白茅根一两,甘蔗一斤。捣烂,榨汁,用一个椰子水煎服。(摘录自《南方主要有毒植物》)

16. 治胃出血 白茅根、生薄荷叶各 30g,侧柏叶、藕节各 9g,黑豆少许,水煎服。(摘录自《全国中草药汇编》)

17. 治血淋、尿血 白茅根 30g,滑石 30g,冬葵子 9g,赤芍 6g,木通 4.5g,车前子 4.5g,黄芩 6g,血余炭 3g,水煎服。(摘录自《中国常用中草药》)

【不良反应】 暂未发现不良反应。

参考文献

[1] 韦乃球,邓家刚,郝二伟,等.白茅根艾叶止血与药性寒热相关性的实验研究[J].时珍国医国药,2015,26(3):759-761.

[2] 崔珏,李超,尤健,等.白茅根多糖改善糖尿病小鼠糖脂代谢作用的研究[J].食品科学,2012,33(19):302-305.

[3] 王伟.火灸联合白茅根汤治疗肝腹水随机平行对照研究疗效[J].实用中医内科杂志,2015,29(12):169-171.

[4] Jensen R K,Pihl R,Gadeberg T A.F.,et al.A potent complement factor C3-specific nanobody inhibiting multiple functions in the alternative pathway of human and murine complement [J].The Journal of Biological Chemistry,2018,293(17):6269-6281.

三十三、鲜芦根(或干芦根)

【来源】 本品为禾本科植物芦苇 *Phragmites communis* Trin. 的新鲜或干燥根茎。全年均可采挖,除去芽、须根及膜状叶,鲜用或晒干。

【炮制加工】

1. 鲜芦根 取鲜品,除去杂质及须根,洗净,用时切断或捣汁。

2. 干芦根 取原药材,除去杂质及须根,洗净,润透,切断,干燥。

【性味】 甘,寒。

【归经】 归肺、胃经。

【功能主治】 清热生津,除烦,止呕,利尿。用于热病烦渴,胃热呕哕,肺热咳嗽,肺痈吐脓,热淋涩痛。

【用法用量】 15~30g;鲜品用量加倍,或捣汁用。

【贮藏】 干芦根置干燥处;鲜芦根埋于湿沙中。

【化学及营养成分】

1. 黄酮类 如异甘草苷、甘草苷、甘草查尔酮A、小麦黄素、乙酰化甘草苷、小麦黄素4′-O-(赤-β-愈创木基甘油)醚和小麦黄素4′-O-(苏-β-愈创木基甘油)醚。

2. 苯丙素类 如对羟基桂皮酸、反式阿魏酸、2,3-二羟基-1-(4-羟基-3,5-甲氧基苯基)-1-丙酮、赤-愈创木基甘油、苏-愈创木基甘油、2,3-二羟基-1-(4-羟基-3-甲氧基苯基)-1-丙酮、赤-乙氧基愈创木基甘油和1-O-咖啡酰甘油。

3. 三萜类 如西米杜鹃醇、蒲公英赛醇。

4. 醛类 如三尖杉醛和丁香醛。

5. 甾醇类 如谷甾醇、乙酰化胡萝卜苷和胡萝卜苷。

【质量评价】

1. 性状鉴别 ①鲜芦根:呈长圆柱形,有的略扁,长短不一,直径1~2cm。表面黄白色,有光泽,外皮疏松可剥离,节呈环状,有残根及芽痕。体轻,质韧,不易折断。切断面黄白色,中空,壁厚1~2mm,有小孔排列成环。无臭,味甘。②干芦根:呈扁圆柱形,节处较硬,节间有纵皱纹。

2. 显微鉴别 本品粉末呈浅灰棕色。表皮细胞表面观有长细胞与2个短细胞(栓质细胞、硅质细胞)相间排列;长细胞长条形,壁厚且波状弯曲,纹孔细小;栓质细胞新月形,硅质细胞较栓质细胞小,扁圆形。纤维成束或单根散在,直径6~33μm,壁厚不均,有的一边厚一边薄,孔沟较密。石细胞多单个散在,形状不规则,有的呈纤维状,有的具短分支,大小悬殊,直径5~40μm,壁厚薄不等。厚壁细胞类长方形或长圆形,壁较厚,孔沟和纹孔较密。

3. 理化鉴别 取本品粉末(鲜品干燥后粉碎)1g,加三氯甲烷10mL,超声处理20分钟,滤过,取滤液作为供试品溶液。另取芦根对照药材1g,同法制成对照药材溶液。照薄层色谱试验,吸取上述两种溶液各10μL,分别点于同一硅胶G薄层板上,以石油醚(30~60℃)-甲酸乙酯-甲酸(15∶5∶1)的上层溶液为展开剂,展开,取出,晾干,喷以磷钼酸试液,在110℃加热至斑点显色清晰。供试品色谱中,在与对照药材色谱相应的位置上,显相同颜色的荧光斑点。

【药理作用】

1. 对骨骼肌的抑制作用 本品含有薏苡素,对骨骼肌有抑制作用,能抑制蛙神经肌肉标本的电刺激所引起的收缩反应及大鼠膈肌的氧摄取和无氧糖酵解,并能抑制肌动蛋白-三磷酸腺苷系统的反应。

2. 对心血管系统的作用 静脉注射芦根制剂可以引起家兔血压短暂下降,对离体蟾蜍心脏有抑制作用。

3. 对平滑肌的抑制作用 芦根中所含的苜蓿素对离体豚鼠肠管有松弛作用,能显著抑制离体兔小肠收缩,可使蠕动收缩减慢。

4. 抑菌 体外试验证明,芦根对溶血性链球菌有抑制作用。

5. 解毒 芦根可解鱼蟹毒,尤其是河豚中毒。

6. 解热 对荧光假单胞菌菌体的精制复合多糖类引起的发热,解热作用较好,对二硝基酚引起的发热无作用。

7. 保肝 芦根多糖对四氯化碳致急性肝损伤有保护作用。芦根多糖对猪血清诱导的免疫性肝损伤有保护作用,能抑制肝纤维化形成,其保肝作用机制可能与其保肝降酶、抗脂质过氧化有关。

8. 降血糖 芦根多糖能有效控制血糖的迅速升高,改善糖尿病小鼠的葡萄糖耐受能力。

【食疗应用】

1. 鲜芦根鲜藕汁饮 鲜芦根150g,鲜藕200g。将鲜芦根切碎,鲜藕切片,煮汁常饮。1日4~5次。本品清热、化痰、止血,适用于热毒炽盛,内传营血之肺炎、痰中带血等。

2. 茅根鸡 母鸡1只,白茅根60g。将母鸡洗净、斩件,与白茅根一起放入锅中,加适量水煮至烂熟,加入适量盐调味服食。本品补虚安胎止血,适用于先兆流产。

3. 茅根茶 茶叶5g,白茅根10g。将鲜茅根剪去须根,洗净,与茶叶一起下锅,加水3碗,煎汤至2碗。代茶经常饮用。本品清热利尿,凉血止血,适用于小儿肾炎、少尿、血尿。

4. 茅根豆豉粥 鲜白茅根200g,粳米、豆豉各200g。鲜茅根加水适量,煎汁去渣,入粳米、豆豉煮粥。日服 3~4 次。本品清热利水消肿，适用于水肿、泌尿系结石及尿中有红细胞者。

【应用注意事项】 脾胃虚寒者慎服。《神农本草经疏》载："因寒霍乱作胀，因寒呕吐，勿服。"

【临床应用】

1. 治太阴温病，口渴甚，吐白沫黏滞不快者 梨汁、荸荠汁、鲜苇根汁、麦冬汁、藕汁（或用蔗浆），临时斟酌多少，和匀凉服，不甚喜凉者，重汤炖温服。（摘录自《温病条辨》五汁饮）

2. 治五噎心膈气滞，烦闷吐逆，不下食 芦根五两。锉，以水三大盏，煮取二盏，去滓，不计时，温服。（摘录自《金匮玉函方》）

3. 治呕哕不止厥逆者 芦根三斤。切，水煮浓汁，频饮。（摘录自《本草纲目》）

4. 治伤寒后呕哕反胃，及干呕不下食 生芦根（切）、青竹茹各一升，粳米三合，生姜三两。上四味，以水五升，煮取二升半，随便饮。（摘录自《备急千金要方》芦根饮子）

5. 治骨蒸肺痿，烦躁不能食 芦根（切讫秤）、麦门冬（去心）、地骨白皮各十两，生姜十两（合皮切），橘皮、茯苓各五两。上六味，切，以水二斗，煮取八升，绞去滓，分温五服，服别相去八九里，昼三服，夜二服，覆取汗。忌酢物。（摘录自《玄感传尸方》）

6. 治霍乱烦闷 芦根三钱，麦门冬一钱。水煎服。（摘录自《备急千金要方》）

7. 治食鱼中毒，面肿，烦乱，及食鲈鱼中毒欲死者 芦根汁，多饮良，并治蟹毒。（摘录自《备急千金要方》）

8. 治牙龈出血 芦根水煎，代茶饮。（摘录自《湖南药物志》）

9. 治胃热反胃 鲜芦根 60g，竹茹 30g，粳米 15g，生姜 9g，水煎服。（摘录自《中国常用中草药》）

10. 胃热伤精，烦热口渴 鲜芦根汁 15mL，梨汁 10mL，荸荠汁 10mL，麦冬汁 10mL，藕汁 10mL，和匀凉服。（摘录自《中国常用中草药》）

【不良反应】 暂未发现不良反应。

参考文献

[1] 饶智，陈光宇，谢梦洲，等. 芦根提取物对大鼠急性酒精性肝损伤的保护作用研究[J]. 时珍国医国药，2022，33(1)：95-98.

[2] 郑志乾，姜京植，方学森，等. 芦根对 STZ 诱导的糖尿病小鼠肾组织 MCP-1 与 TGF-β1 表达的影响[J]. 时珍国医国药，2017，28(8)：1850-1852.

三十四、薄荷

【来源】 本品为唇形科植物薄荷 *Mentha haplocalyx* Briq. 的干燥地上部分。夏、秋二季茎叶茂盛或花开至三轮时，选晴天，分次采割，晒干或阴干。

【炮制加工】

1. 薄荷 取原药材，除去老茎及杂质，略喷清水，稍润，切短段，及时低温干燥。本品多为 5~8mm 的短段，呈墨绿色、紫棕色或灰褐色。

2. 蜜薄荷 取炼蜜用适量开水稀释后,加入净薄荷拌匀,稍闷,置锅内,用文火炒至微黄,以不粘手为度,取出放凉。每100kg薄荷用炼蜜35kg。

【性味】 辛,凉。

【归经】 归肺、肝经。

【功能主治】 宣散风热,清头目,利烟,透疹,解郁。用于风热感冒,风温初起,头痛,目赤,喉痹,口疮,风疹,麻疹,胸胁胀闷。

【用法用量】 内服:3~6g,入煎剂宜后下;或入丸、散。外用:捣汁或煎汁涂。

【贮藏】 置阴凉干燥处。

【化学及营养成分】

1. 挥发油类 主成分为左旋薄荷醇,占62.3%~87.2%,还含左旋薄荷酮、异薄荷酮、胡薄荷酮、乙酸癸酯、乙酸薄荷酯、苯甲酸甲酯、α-蒎烯、β-蒎烯、β-侧柏烯、3-戊醇、2-己醇、3-辛醇、右旋月桂烯、柠檬烯、桉叶素、α-松油醇等。

2. 酮类 如异瑞福灵、木犀草素-7-葡萄糖苷、薄荷异黄酮苷等。

3. 有机酸类 如迷迭香酸、咖啡酸等。

4. 氨基酸类 主要包括甘氨酸、天冬氨酸、缬氨酸、蛋氨酸、谷氨酸、丝氨酸、苏氨酸、赖氨酸等16种。

5. 其他 如β-谷甾醇葡萄糖苷、香豆精、类胡萝卜素、总生育酚、橙皮苷、树脂、鞣质,以及铝、钠、铁、锌等矿物元素。

【质量评价】

1. 性状鉴别 本品茎呈方柱形,有对生分枝,长15~40cm,直径0.2~0.4cm;表面呈紫棕色或淡绿色,棱角处具茸毛,节间长2~5cm;质脆,断面白色,髓部中空。叶对生,有短柄;叶片皱缩卷曲,完整者展平后呈宽披针形、长椭圆形或卵形,长2~7cm,宽1~3cm;上表面深绿色,下表面灰绿色,稀被茸毛,有凹点状腺鳞。轮伞花序腋生,花萼钟状,先端5齿裂,花冠淡紫色。揉搓后有特殊清凉香气,味辛凉。以身干、无根、叶多、色绿、气味浓者为佳。

2. 显微鉴别 本品叶的表面观:腺鳞头部8细胞,直径约至90μm,柄单细胞;小腺毛头部及柄部均为单细胞。非腺毛1~8细胞,常弯曲,壁厚,微具疣状凸起。下表皮气孔多见,直轴式。

3. 理化鉴别 取本品叶的粉末少量,经微量升华得油状物,加硫酸2滴及香草醛结晶少量,初显黄色至橙黄色,再加水1滴,即变紫红色。取本品粉末0.5g,加石油醚(60~90℃)5mL,密塞,振摇数分钟,放置30分钟,滤过,滤液挥至1mL作为供试品溶液。另取薄荷脑对照药材0.5,同法制成对照药材溶液。再取薄荷脑对照品,加石油醚(60~90℃)制成每1mL各含2mg的溶液,作为对照品溶液。照薄层色谱法试验,吸取供试品溶液10~20μL、对照药材溶液和对照品溶液各10μL,分别点于同一硅胶G薄层板上,以甲苯-乙酸乙酯(19∶1)为展开剂,展开,取出,晾干,喷以香草醛硫酸试液-乙醇(1∶4)的混合溶液,在100℃加热至斑点显色清晰。供试品色谱中,在与对照药材色谱和对照品色谱相应位置上,显相同颜色的斑点。

【含量测定】 本品含挥发油不得少于 0.8%(mL/g)。

【药理作用】

1. 抗炎　薄荷挥发油中的黄酮类成分抗炎作用显著。黄酮类成分蒙花苷通过降低环氧合酶-2 和诱导性一氧化氮的表达,抑制 Toll 样受体 4/髓系分化蛋白-2 二聚复合物的形成,从而干预核因子活化,发挥抗炎作用。

2. 抗菌　薄荷油、薄荷醇可以抑制霉菌生长繁殖,且呈剂量依赖性。新鲜薄荷叶的挥发油成分对大肠埃希菌、肺炎链球菌、白念珠菌、变形杆菌、串珠镰刀菌、黑曲霉和烟曲霉、枯草杆菌、沙雷氏菌、铜绿假单胞菌等多种菌属均有显著的抑制作用。

3. 抗病毒　薄荷油对甲型流感病毒 H3N1 或 H1N1、新城疫病毒、PR8 病毒、孤儿病毒、森林脑炎病毒、流行性腮腺炎病毒等均具有直接杀伤作用。

4. 调节中枢神经系统　薄荷内的挥发性物质对中枢神经系统有双向调节作用,少量能使中枢及末梢神经兴奋,毛细血管扩张,促进汗腺分泌,大量则产生神经抑制作用。

5. 抗早孕,抗着床,抑制子宫收缩　薄荷油对实验鼠妊娠各个阶段均具有抗生育作用,可致妊娠小鼠发生子宫内膜胚胎剥离、阴道不规则流血、胚胎发育变性萎缩或死亡,且明显减少正常胚胎数。

6. 保肝　薄荷精油对盲肠结扎和穿刺所致的肝损伤模型小鼠的肝脏有潜在的保护作用,其机制在于逆转谷胱甘肽及谷胱甘肽硫转移酶水平,促进细胞色素酶 P450 生成代谢及减轻肝内氧化应激。

【食疗应用】

1. 薄荷粥　鲜薄荷 30g(干品 15g),粳米 150g。锅中加清水 1L,放入薄荷,用中火煎至约 500mL,冷却后捞出薄荷留汁。用清水煮粥,待粥将成时,加入薄荷汤及少许冰糖,煮沸即可。本品清新怡神,疏风散热,增进食欲,帮助消化。

2. 薄荷豆腐　豆腐 2 块,鲜薄荷 50g,鲜葱 3 条。将上述材料一起放入锅中,加 2 碗水煮,煮至水减半,趁热食用。本品可治疗伤风感冒引起的鼻塞、打喷嚏、流鼻涕等症。

3. 薄荷鸡丝　鸡胸肉 150g,薄荷梗 150g。将鸡胸肉切成细丝,加蛋清、淀粉、盐拌匀备用。将薄荷梗洗净,切段。锅中倒油烧至五成熟,下葱姜末,将拌好的鸡丝倒入锅中翻炒,加料酒、薄荷梗、鸡丝、盐、味精,淋上花椒油即可。本品消火解暑。

4. 薄荷糕　糯米、绿豆各 500g,薄荷 15g,白糖 25g,桂花少许。先将绿豆煮至烂熟,再加入白糖、桂花和切碎的薄荷做成馅备用。把糯米焖熟,放入盒内晾凉,然后用糯米饭包桂花薄荷馅,包好后用木槌压扁即成。本品清凉,疏风散热,清咽利喉。

5. 鲜薄荷鲫鱼汤　鲫鱼 1 条,葱白 1 根,生姜 1 片,鲜薄荷 20g。将鲫鱼剖洗干净,与葱白、生姜、薄荷一起用水煮熟,水沸时即可放调味品。汤肉一起吃,每天吃 1 次,连吃 3~5 日。本品可治小儿久咳。

6. 拌薄荷　薄荷叶适量。将薄荷叶清洗干净,切碎,用开水烫一下,捞出,放少许盐、香油即可。本品解毒败火。

7. 薄荷凉茶　新鲜薄荷叶少许。将薄荷叶清洗干净,用沸水冲泡,放入适量白砂糖,待自然冷却,即可食用。日饮3~5杯。本品清凉,使人通体舒坦,精力倍增。

8. 薄荷冰 薄荷适量。锅中加4碗清水煮开,加入薄荷煮5分钟,放凉,将薄荷水倒入模具中放入冰箱冻成冰粒,咽喉痛或口干时取冰粒放于口中咀嚼,可收清凉利咽之效。

9. 薄荷酒 薄荷油10g,米酒、黄酒各50mL。将薄荷油与米酒、黄酒兑在一起,早、晚空腹饮用。

10. 薄荷薏苡仁粥 薏苡仁100g,薄荷10g,荆芥100g,葱白15g,豆豉30g。先将薄荷、荆芥、葱白水煎取汁,加入淘净的薏苡仁及适量的清水煮粥。每日2次温热食。本粥具有健脾利湿、祛风解表的功效,适用于夏季感冒。冬春季不宜食用,不宜久服、多服。

11. 葱莲荷粥 葱叶15g,莲子6g,薄荷6g,大米120g。将薄荷水煎,去渣取汁,加入葱叶、莲子、大米同煮粥。每日1剂,分2次温服。本粥具有疏风通阳、止痛的功效,适用于外感风邪引起的头痛。

12. 薄荷蝉衣茶 薄荷9g,淡黄芩10g,净蝉蜕15g。将薄荷、黄芩、蝉蜕研成粗末,置入保温瓶中,冲入适量沸水,盖上盖儿闷15~25分钟即成。频频代茶饮服。每日1剂,连服7天。本茶具有解表清热、祛风止痒的功效,适用于风热型皮肤瘙痒症。

13. 薄荷茶 薄荷15g,甘草3g,绿茶1g。将上3味混合,加水煎沸10分钟即成。每日1剂,少量多次,温饮。可在茶中加蜂蜜25g。本茶具有辛凉散热、芳香辟秽的功效,适用于口臭、中暑、扁桃体炎。

【应用注意事项】 阴虚发热、血虚眩晕、肝阳偏亢、表虚汗多者忌服。《药性论》载:"新病瘥人勿食,令人虚汗不止。"《备急千金要方》载:"动消渴病。"《本经逢原》载:"多服久服令人虚冷,瘦弱人多服动消渴病,阴虚发热,咳嗽自汗者勿施。"《本草从新》载:"辛香伐气,多服损肺伤心,虚者远之。"

【临床应用】

1. 治风热 薄荷末炼蜜丸,如芡子大,每噙一丸。白砂糖和之亦可。(摘录自《简便单方》)

2. 治眼弦赤烂 薄荷,以生姜汁浸一宿,晒干为末,每用一钱,沸汤泡洗。(摘录自《明目经验方》)

3. 治瘰疬结成颗块,疼痛,穿溃,脓水不绝,不计远近 薄荷一束(如碗大,阴干),皂荚十梃(长一尺二寸不蛀者,去黑皮,涂醋,炙令焦黄)。捣碎,以酒一斛,浸经三宿,取出曝干,更浸三宿,如此取酒尽为度,焙干,捣罗为散,以烧饭和丸,如梧桐子大。每于食前,以黄芪汤下二十丸,小儿减半服之。(摘录自《太平圣惠方》薄荷丸)

4. 治风气瘙痒 大薄荷、蝉蜕等分为末,每温酒调服一钱。(摘录自《永类钤方》)

5. 治血痢 薄荷叶煎汤单服。(摘录自《普济方》)

6. 治衄血不止 薄荷汁滴之,或以干者水煮,绵裹塞鼻。(摘录自《普济本事方》)

7. 治蜂螫伤 薄荷按贴之。(摘录自《必效方》)

8. 治火寄生疮如炙,火毒气入内,两股生疮,汁水淋漓者 薄荷煎汁频涂。(摘录自《医说》)

9. 治耳痛　鲜薄荷绞汁滴入。(摘录自《闽东本草》)

10. 皮肤隐疹不透，瘙痒　薄荷叶 10g，荆芥、防风各 10g，蝉蜕 6g，水煎服。(摘录自《四川中药志》)

11. 治咽喉肿痛　薄荷、桔梗、僵蚕、牛蒡、甘草各 6g，水煎服。(摘录自《湖北中草药志》)

12. 治结膜炎　将薄荷用冷开水洗净，浸入乳汁中 10~30 分钟，患眼用 5% 的盐开水冲洗后，取薄荷叶盖于患眼上，经 10 分钟换 1 次，每天数次。(摘录自《福建药物志》)

13. 治百日咳　薄荷 6g，钩藤 6g，水煎服，每天 1 次。

14. 治急性乳腺炎　薄荷 60g，橘叶 60g，水煎，过滤，毛巾浸汤热敷患处，每天 1 剂，早晚各敷 1 次。

【不良反应】 服用薄荷导致的不良反应很少，剂量过大可引起中枢神经系统麻痹、腹痛腹泻、大汗口渴、四肢麻木、神志恍惚，甚至昏迷、心率缓慢、血压下降等。有报道，个别患者服用薄荷后，头皮、面部、胸腹部及四肢可见五分硬币大小的圆形及不规则红色风团，以及接触性皮炎；还有患者可出现咳嗽，吐少量白色泡沫样痰，呼吸急促，低热，胸闷，乏力，X 线胸片可见两肺纹理增多，两肺叶弥漫性斑点状阴影，尤以中下肺明显。

参考文献

[1] Mottaghipisheh J, Taghrir H, Boveiri Dehsheikn A, et al.Linarin, a glycosylated flavonoid, with potential therapeutic attributes: a comprehensive review [J].Pharmaceuticals (Basel), 2021, 14(11): 1104.

[2] Zhao W M, Yang C W, Zhang N, et al.Menthone exerts its antimicrobial activity against methicillin resistant staphylococcus aureus by affecting cell membrane properties and lipid profile [J].Drug Design, Development & Therapy, 2023, 17: 219.

[3] Taylor D J R, Hamid S M, Andres A M, et al.Antiviral effects of menthol on coxsackievirus B [J].Viruses, 2020, 12(4): 373.

[4] Li Z, Zhang H, Wang Y, et al.The distinctive role of menthol in pain and analgesia: mechanisms, practices, and advances [J].Frontiers in Molecular Neuroscience, 2022, 15: 1006908.

[5] Li Y R, Li G H, Zhou M X, et al.Discovery of natural flavonoids as activators of Nrf2-mediated defense system: structure-activity relationship and inhibition of intracellular oxidative insults [J].Bio-organic & Medicinal Chemistry Letters, 2018, 26(18): 5140.

[6] Dadkhah A, Fatemi F, Rasooli A, et al.Assessing the effect of *Mentha longifolia* essential oils on COX-2expression in animal model of sepsis induced by caecal ligation and puncture [J].Pharmaceutical Biology, 2018, 56(1): 495.

三十五、薏苡仁

【来源】 本品为禾本科植物薏苡 *Coix lacryma-jobi* L.var.*mayuen* (Roman.) Stapf 的干燥成熟种仁。秋季果实成熟时采割植株，晒干，打下果实，再晒干，除去外壳、黄褐色种皮及杂质，收集种仁。

【炮制加工】

1. 薏苡仁　取原药材，除去杂质，筛去灰屑。

2. 麸炒薏苡仁　取麸皮，撒于热锅中，用中火加热至冒烟时，倒净薏苡仁，炒至微黄色，鼓起，取出，筛去麸皮，放凉。每薏苡仁100kg用麸皮10kg。

3. 炒蔗苡仁 取拣净的薏苡仁置锅内，用文火炒至微黄色，有香气逸出时，取出，放凉即可。

4. 土炒薏苡仁 取伏龙肝粉置锅内，用文火炒热，放入净薏苡仁，拌炒至挂土色时，取出，筛去土粉，放凉。每100kg用伏龙肝粉20kg。

【性味】 甘、淡，凉。

【归经】 归脾、胃、肺经。

【功能主治】 健脾渗湿，除痹止泻，清热排脓。用于水肿，脚气，小便不利，湿痹拘挛，脾虚泄泻，肺痈，肠痈，扁平疣，癌肿。

【用法用量】 内服：煎汤，10~30g；或入丸、散，浸酒，煮粥，作羹。

【贮藏】 置通风干燥处，防蛀。

【化学及营养成分】

1. 淀粉类 薏苡仁主要由淀粉构成，淀粉含量占56%以上，以支链淀粉为主，淀粉粒主要为圆形或多角形，表面光滑。

2. 糖类 薏苡仁中的多糖种类丰富，包括薏苡仁多糖A、薏苡仁多糖B、薏苡仁多糖C，中性葡聚糖1~7，酸性多糖CA-1、CA-2，以及低聚果糖等。

3. 脂肪酸及酯类 薏苡仁中的油脂含量一般在5%左右，主要为甘油三酯类成分，其次为甘油单酯、甘油二酯和脂肪酰烃酯，还含有部分游离脂肪酸，包括肉豆蔻酸、棕榈酸、壬二酸、硬脂酸、油酸、亚油酸等。

4. 蛋白质类 含量大约占20%，醇溶性蛋白和谷蛋白含量高，占80%，还有清蛋白和球蛋白。

5. 多酚类 如对羟基苯甲酸、香草酸、丁香酸、阿魏酸、对香豆酸、咖啡酸、芥子酸、香兰素酸等。

6. 甾醇类 如谷甾醇、菜油甾醇、麦角甾醇、胆甾醇、钝叶大戟甾醇、阿魏酰豆甾醇、阿魏酰菜籽甾醇、芸苔甾醇和豆甾醇等。

7. 黄酮类 如槲皮素、山柰酚和芦丁等。

8. 内酰胺类 如薏苡仁螺内酰胺A、薏苡仁螺内酰胺B、薏苡仁螺内酰胺C和薏苡仁内酰胺等。

9. 三萜类 如无羁萜和白茅素。

10. 其他 如生物碱、茚类化合物、嘌呤类化合物、薏苡醇、苯并噁嗪、木脂素类化合物，以及多种维生素和矿物元素、膳食纤维等。

【质量评价】

1. 性状鉴别 本品呈宽卵形或长椭圆形，长4~8mm，宽3~6mm。表面乳白色，光滑，偶有残存的黄褐色种皮。一端钝圆，另一端较宽而微凹，有1淡棕色点状种脐。背面圆凸，腹面有1条较宽而深的纵沟。质坚实，断面白色，粉性。气微，味微甜。

2. 显微鉴别 本品粉末类白色，主为淀粉粒，单粒类圆形或多面形，直径2~20μm，脐点星状;复粒少见,一般由 2~3 分粒组成。

3. 理化鉴别 取本品粉末 1g,加石油醚(60~90℃)10mL,超声处理 30 分钟,滤过,滤液蒸干,残渣加石油醚(60~90℃)1mL 使溶解,作为供试品溶液。另取薏苡仁对照药材 1g,同法制成对照药材溶液。薄层色谱法,吸取上述两种溶液各 10μL,分别点于同一硅胶 G 薄层板上,以石油醚(60~90℃)-乙酸乙酯-醋酸(10∶3∶0.1)为展开剂,展开,取出,晾干,置紫外光灯(365nm)下检视。供试品色谱中,在与对照药材色谱相应的位置上,显相同颜色的荧光斑点。

【含量测定】 **甘油三油酸酯** 以十八烷基硅烷键合硅胶为填充剂;以乙腈-二氯甲烷(65∶35)为流动相;蒸发光散射检测器检测。理论板数按甘油三油酸酯峰计算应不低于5000。取甘油三油酸酯对照品适量,精密称定,加流动相制成每 1mL 含 0.14mg 的溶液,即得。取本品粉末(过三号筛)约 0.6g,精密称定,置具塞锥形瓶中,精密加入流动相 50mL,称定重量,浸泡 2 小时,超声处理(功率 300W,频率 50kHz)30 分钟,放冷,再称定重量,用流动相补足减失的重量,摇匀,滤过,取续滤液,即得。分别精密吸取对照品溶液 5μL、10μL,供试品溶液 5~10μL,注入液相色谱仪,测定,用外标两点法对数方程计算,即得。本品按干燥品计算,含甘油三油酸酯($C_{57}H_{104}O_6$)不得少于 0.50%。

【药理作用】

1. 提高机体免疫力 薏苡仁多糖水溶液可显著提高免疫低下小鼠腹腔巨噬细胞的吞噬百分率和吞噬指数,促进溶血素及溶血空斑形成,促进淋巴细胞转化。

2. 抗肿瘤 薏苡仁的甲醇提取物在体内和体外均能诱导人肺癌 A549 细胞凋亡和细胞周期停滞,即减少细胞有丝分裂,阻止细胞增殖。

3. 降血脂 用薏苡仁喂食的糖尿病 SD 大鼠,其总胆固醇和甘油三酯水平降低,低密度脂蛋白和极低密度脂蛋白显著降低。

4. 抗炎镇痛 薏苡素具有温和的镇痛抗炎作用,对癌性疼痛及炎症反应有一定的缓解作用。

5. 降血糖 薏苡多糖能抑制肝糖原分解和肌糖原酵解,并抑制糖异生作用,从而达到降低血糖的目的。

6. 其他 薏苡仁还具有一定的抗菌作用、扩张血管、兴奋子宫等作用。

【食疗应用】

1. 双色糯米饭 红小豆、薏苡仁、糯米、冬瓜籽。将红小豆及薏苡仁用清水洗净,放进锅内蒸 20 分钟。将糯米及冬瓜籽洗净加适量水至锅内一起蒸熟。本品具有健脾利水、减肥之功效。

2. 薏苡羹 薏苡仁 50g,羊肉 150g,葱 15 克,豆豉 5g。将羊肉洗净,切成碎末。将葱和豆豉剁成细末;将薏苡仁洗净。将羊肉末放入锅中,放适量冷水上火,放薏苡仁、葱末、豆豉末,小火煮约 20 分钟,勾入水淀粉,调盐、味精稍煮即成。本品轻身益气,治虚劳。

3. 薏苡饼 薏苡仁 50g,枣肉 10g,乳汁 50mL。将薏苡仁用水洗净,捣成粉末,加枣肉、乳汁混合制成丸状,蒸熟即可食用。本品补益,治虚劳。

4. 薏苡粳米饭 薏苡仁30g，白扁豆30g，大枣10枚，莲子30g，核桃肉30g，粳米500g，白糖30g。将薏苡仁、白扁豆、莲子用水泡发蒸烂，大枣泡发后去核，核桃仁炒熟，糯米洗净加水蒸熟。将上述材料一起拌匀，加糖适当调味，随意服食。本品治虚弱浮肿，常食有效。

5. 薏米羊肉汤 薏苡仁100g，羊肉250g。将薏苡仁、羊肉同放入锅中加水适量煲汤，加盐、味精调味（亦可加生姜数片），佐膳。本品健脾补肾，益气补虚，治病后体虚、贫血、食欲不振，或一般性身体虚弱。

6. 猪肾薏苡粥 猪肾1对，山药100g，薏苡仁50g，粳米200g。将猪肾去筋膜、臊腺，洗净，切碎，与去皮切碎的山药、粳米、薏苡仁一起放入锅中，加适量清水用小火煮成粥，加调料调味即可。分顿吃。本粥具有补肾益肤的功效，适用于皮肤色斑。

7. 薏苡百合粥 薏苡仁30g，百合6g，粳米适量。先将薏苡仁、百合及粳米放入锅内，加适量清水煮沸，再用微火煮1小时即可，可加适量糖或蜂蜜调食。早、晚空腹食用。本品适用于痤疮、扁平疣、雀斑等。

8. 薏苡绿豆汤 薏苡仁60g，绿豆50g，冰糖适量。将薏苡仁、绿豆洗净，用水浸泡30分钟后，加水用大火煮开后，改用小火煮熟，趁热加入冰糖饮用。每日1次，7天为1个疗程，未愈可续服。本品适用于面部粉刺、痘疮、脂溢性皮炎等。

9. 薏苡仁粥 薏苡仁30~60g，粳米100g。先将薏苡仁洗净晒干，研成细粉，与粳米一同煮粥，可供早、晚餐食用。本品可作为胃癌、肠癌、宫颈癌患者的辅助食疗。

10. 苡仁兔肉汤 薏苡仁200g，荠菜100g，兔1只（净肉重约250g），盐适量。将薏苡仁、荠菜洗净，用纱布包好，塞入兔肚内，入锅，加水适量，煮熟，去药袋，加盐调味即成。饮汤或佐餐。本汤具有滋阴补虚、防癌抗癌的功效，可作为膀胱癌术后及放疗后患者的辅助食疗。

11. 牛肚薏米粥 牛肚200g，薏苡仁50g，调味品适量。将牛肚洗净，切细丝，与薏苡仁同入锅中，用武火烧沸后改用文火慢慢熬煮，至粥成肚丝烂时，加入味精、盐、香油、葱、姜末调味后即成。本粥具有健脾利水的功效，适用于脾虚有湿、脘腹胀满、食少纳呆、水肿尿少，或筋骨重着等。

12. 薏苡仁饭 薏苡仁50g，炒白术25g，炒枳壳15g，米饭适量。先将荷叶铺在笼屉上，将薏苡仁、炒白术、炒枳壳等药放在荷叶上，将米饭铺盖在药上，用旺火蒸30分钟。饭蒸熟后拣去炒白术、炒枳壳，食用米饭和薏苡仁。本品具有化痰散积、健脾化湿、开胃消食的功效，适用于脾胃气虚所致的食后腹胀、腹泻、胃脘胀满、食少便溏、四肢无力。

【应用注意事项】 本品力缓，宜多服久服。脾虚无湿、大便燥结者及孕妇慎服。《神农本草经疏》载："凡病大便燥，小水短少，因寒转筋，脾虚无湿者忌之。妊娠禁用。"《本草通玄》载："下利，虚而下陷者，非其宜也。"

【临床应用】

1. 治病者一身尽疼，发热，日晡所剧者，名风湿，此病伤于汗出当风，或久伤取冷所致 麻黄（去节）半两（汤泡），甘草一两（炙），薏苡仁半两，杏仁十个（去皮、尖，炒）。上锉麻豆大，每服四钱匕，水盏半，煮八分，去滓，温服，有微汗，避风。（摘录自《金匮要略》麻黄杏仁薏苡甘草汤）

2. 治风湿痹气，肢体痿痹，腰脊酸疼　薏苡仁一斤，真桑寄生、当归身、川续断、苍术（米泔水浸炒）各四两。分作十六剂，水煎服。（摘录自《广济方》）

3. 治久风湿痹，补正气，利肠胃，消水肿，除胸中邪气，治筋脉拘挛　薏苡仁为末，同粳米煮粥，日日食之。（摘录自《本草纲目》薏苡仁粥）

4. 治风湿　薏苡仁粉，同曲米酿酒，或袋盛煮酒饮之。（摘录自《本草纲目》薏苡仁酒）

5. 治水肿喘急　郁李仁二两，研，以水滤汁，煮薏苡仁饭，日二食之。（摘录自《独行方》）

6. 治肺痿唾脓血　薏苡仁十两。杵碎，以水三升，煎一升，入酒少许服之。（摘录自《梅师集验方》）

7. 治肺痈咳唾，心胸甲错者　以淳苦酒煮薏苡仁令浓，微温顿服之。肺有血，当吐出愈。（摘录自《范汪方》）

8. 治肠痈，其身甲错，腹皮急，按之濡如肿状，腹无积聚，身无热，脉数，此为肠内有痈脓　薏苡仁十分，附子二分，败酱五分。上三味，杵为末，取方寸匕，以水二升，煎减半，顿服，小便当下。（摘录自《金匮要略》薏苡附子败酱散）

9. 治肠痈　薏苡仁一升，牡丹皮、桃仁各三两，瓜瓣仁二升。上四味，以水六升，煮取二升，分再服。（摘录自《备急千金要方》）

10. 治消渴饮水　薏苡仁煮粥饮，并煮粥食之。（摘录自《本草纲目》）

11. 治沙石热淋，痛不可忍　玉秫（子、叶、根皆可用），水煎热饮，夏月冷饮，以通为度。（摘录自《杨氏经验方》）

12. 治水肿　薏苡仁 30g，赤小豆 30g，冬瓜皮 30g，黄芪 15g，茯苓皮 15g，水煎服。（摘录自《中国常用中草药》）

13. 治肠痈（阑尾炎）　薏苡仁 30g，败酱草 15g，制附子 6g，水煎服。（摘录自《中国常用中草药》）

14. 治扁平疣　薏苡仁 100g 研细，用雪花膏调匀，洗脸后涂擦患部，早、晚各 1 次。

【不良反应】　暂未发现不良反应。

参考文献

[1] 周岩飞，金凌云，王琼，等．薏苡仁油对小鼠免疫功能影响的研究[J]. 中国油脂，2018，43(10)：77-81.

[2] 王博龙．基于网络药理学的康莱特注射液 3 种主要成分抗肿瘤机制研究[J]. 中国现代应用药学，2019，36(1)：58-63.

[3] 朱凯，陈壮，黄金龙，等．薏苡仁提取物调节大鼠非酒精性脂肪肝病游离脂肪酸的代谢作用机制[J]. 云南中医学院学报，2018，41(1)：16-19.

[4] Zhang C F，Zhang W F，Shi R Y，et al. *Coix lachryma-jobi* extract ameliorates inflammation and oxidative stress in a complete Freund's adjuvant-induced rheumatoid arthritis model [J]. Pharmaceutical Biology，2019，57(1)：792-798.

[5] Chen L C，Jiang B K，Zheng W H，et al. Preparation，characterization and anti-diabetic activity of polysaccharides from adlay seed [J]. International Journal of Biological Macromolecules，2019，139：605-613.

附录

药食同源中药彩图

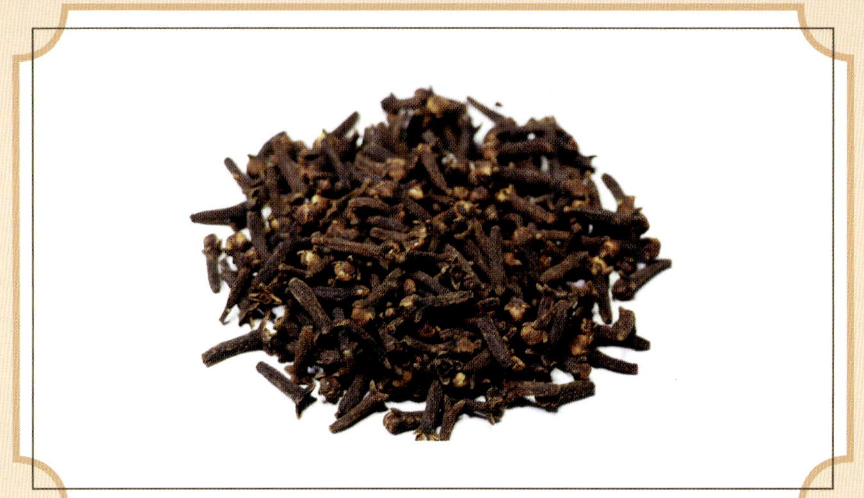

丁香

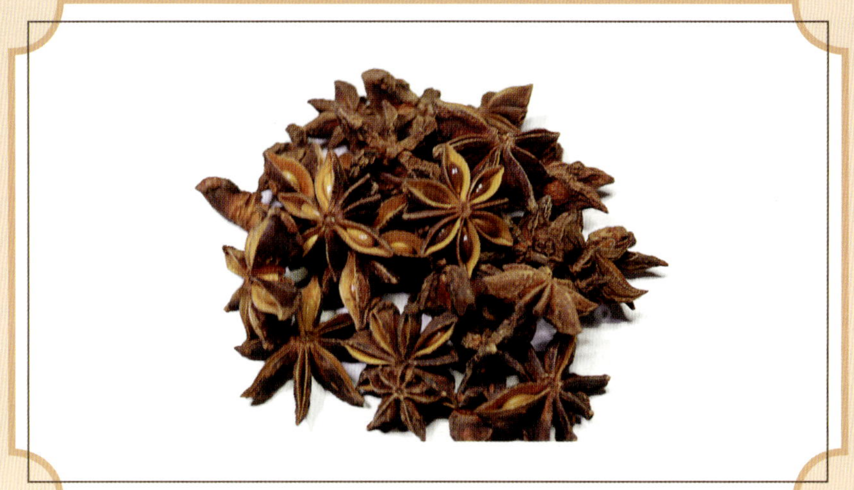

八角茴香

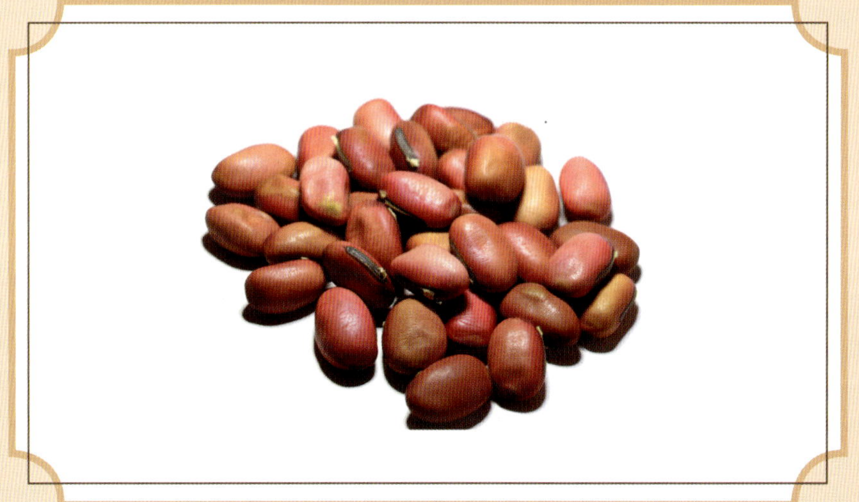

刀豆

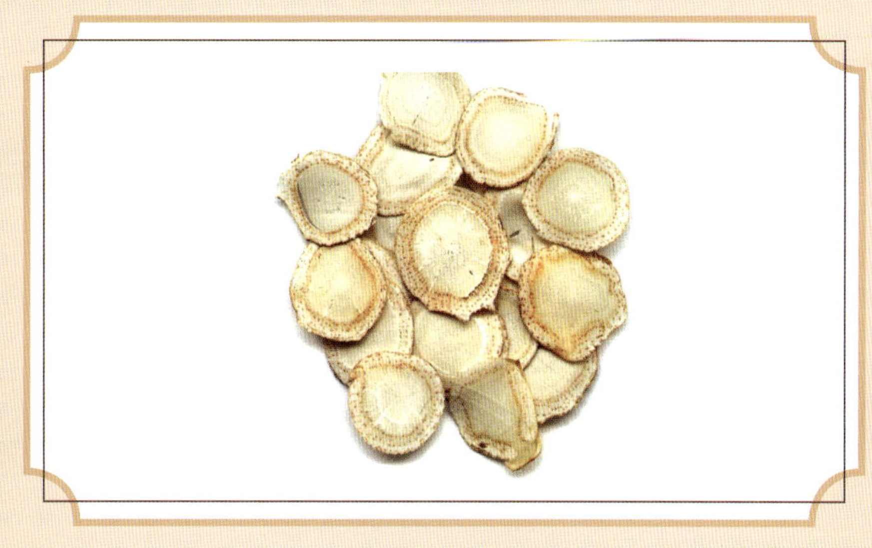

人参

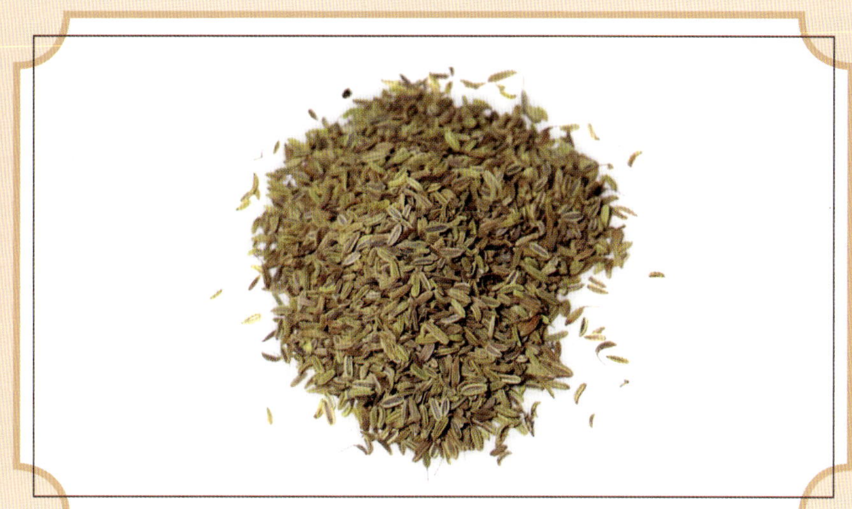

小茴香

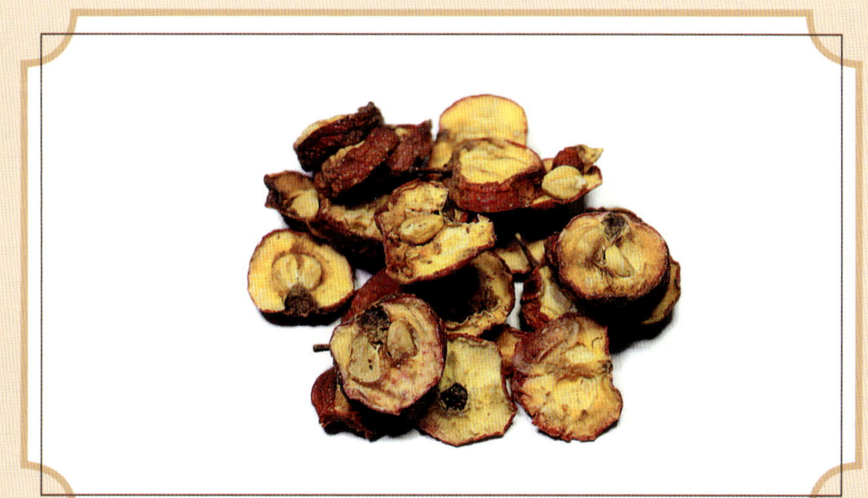

山楂

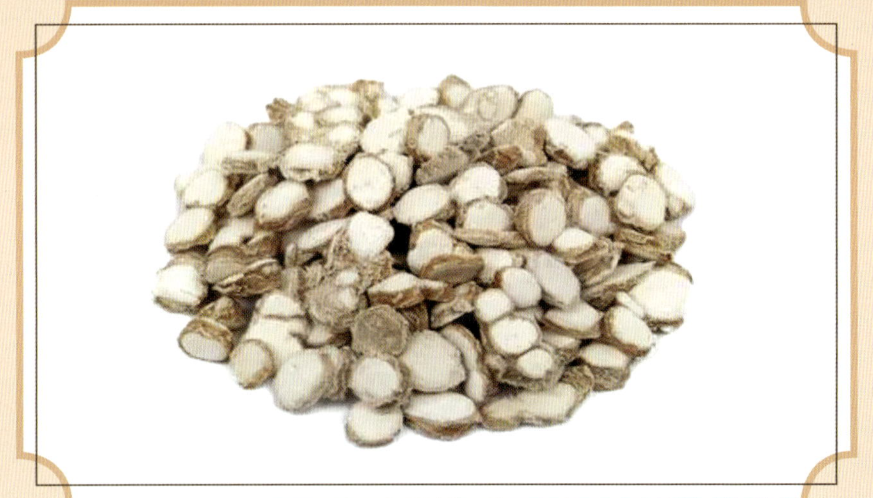

山柰

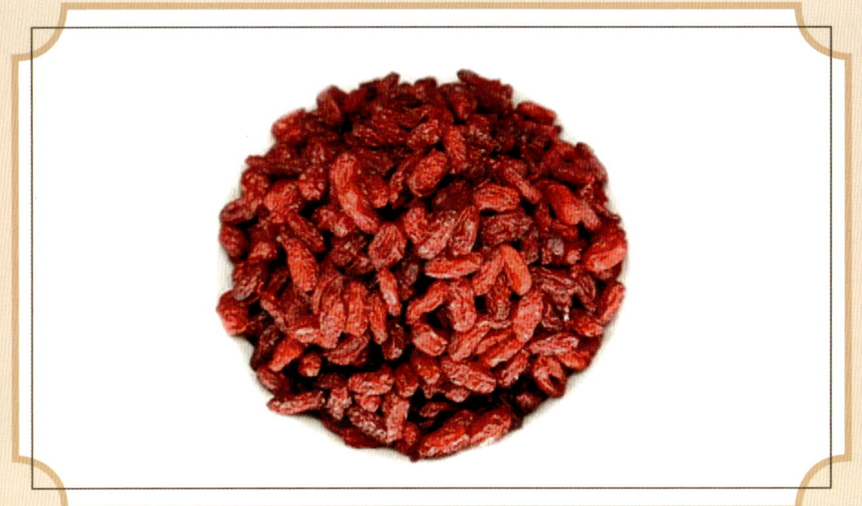

山茱萸

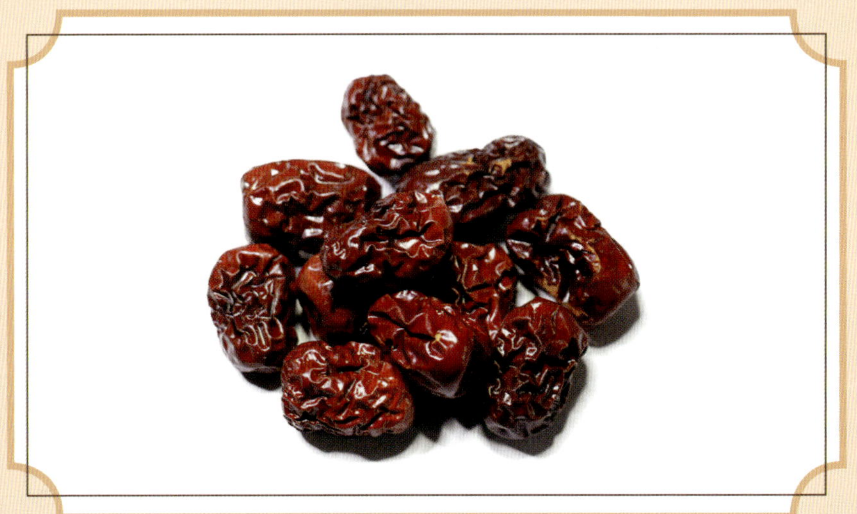

大枣

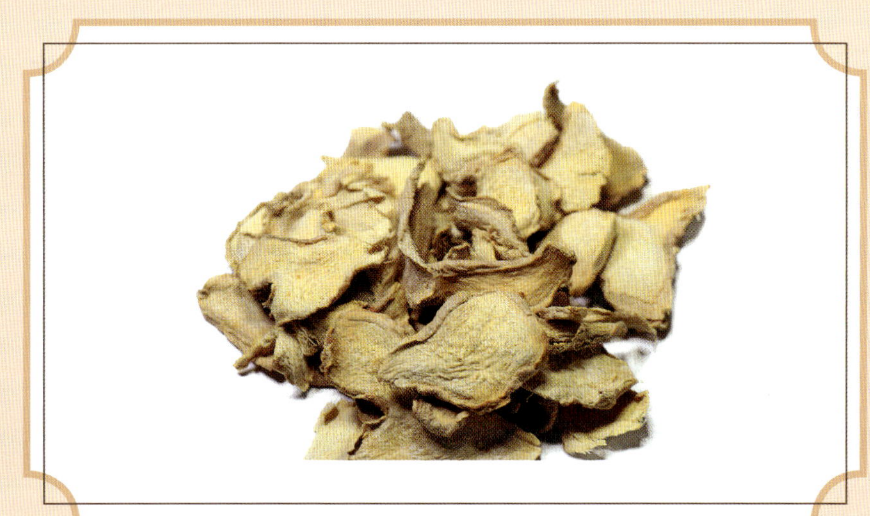

干姜

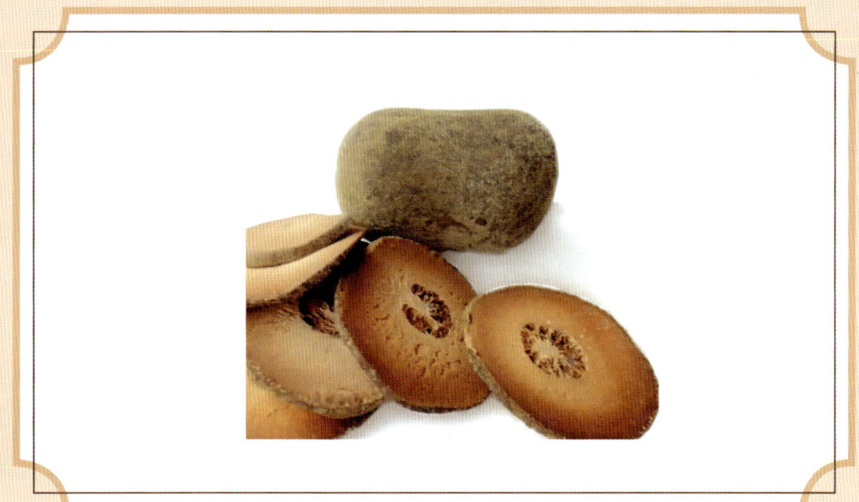

化橘红

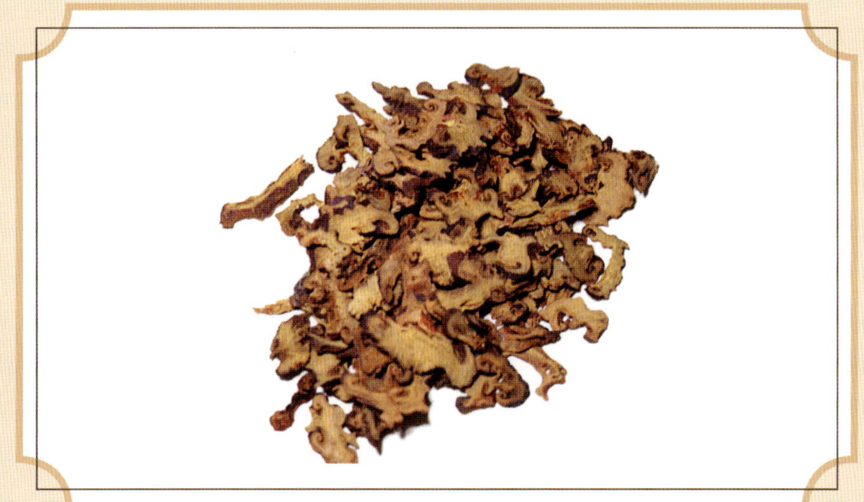

木瓜

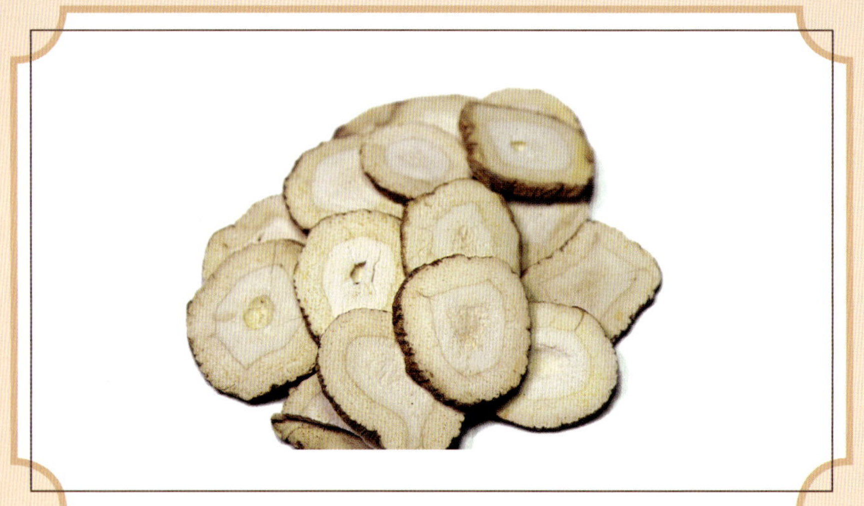

白芷

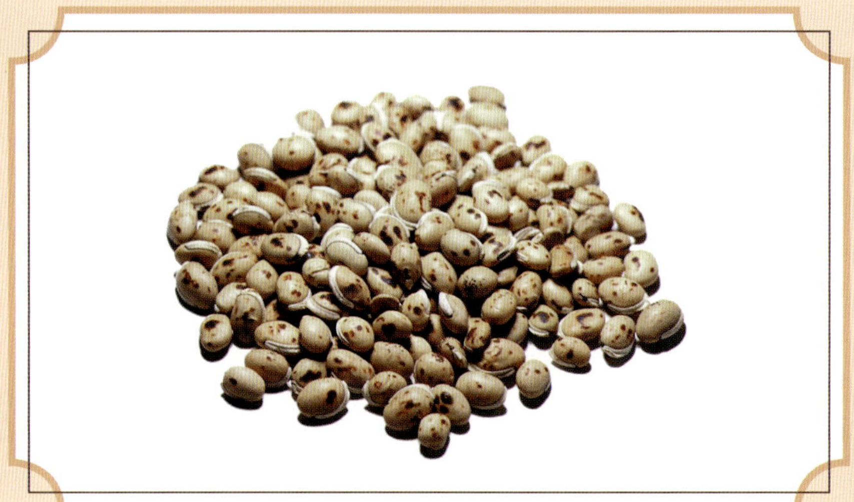

白扁豆

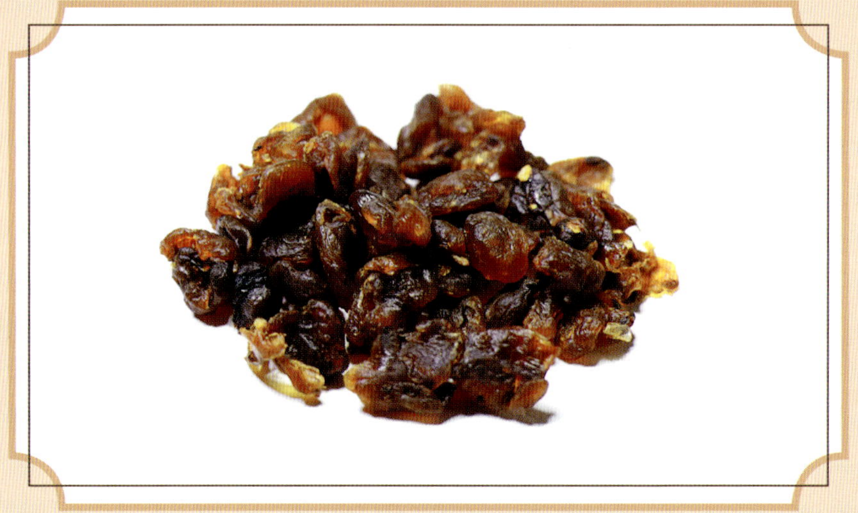

龙眼肉(桂圆)

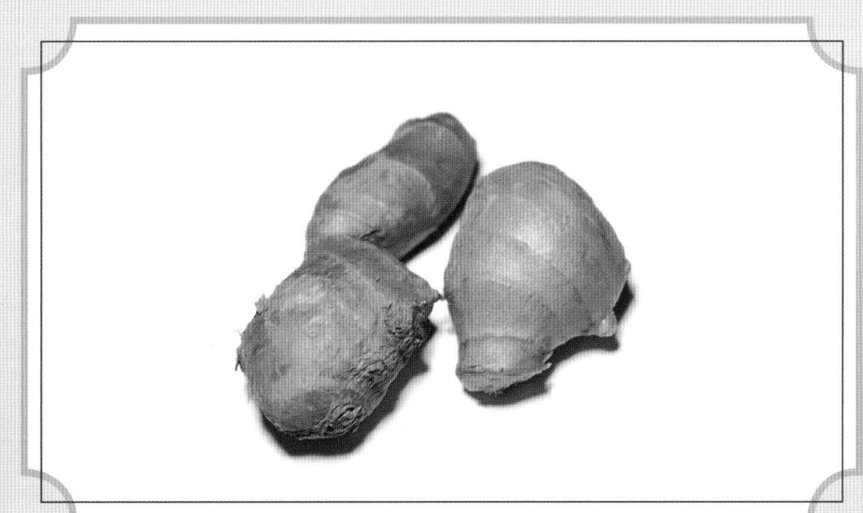

生姜

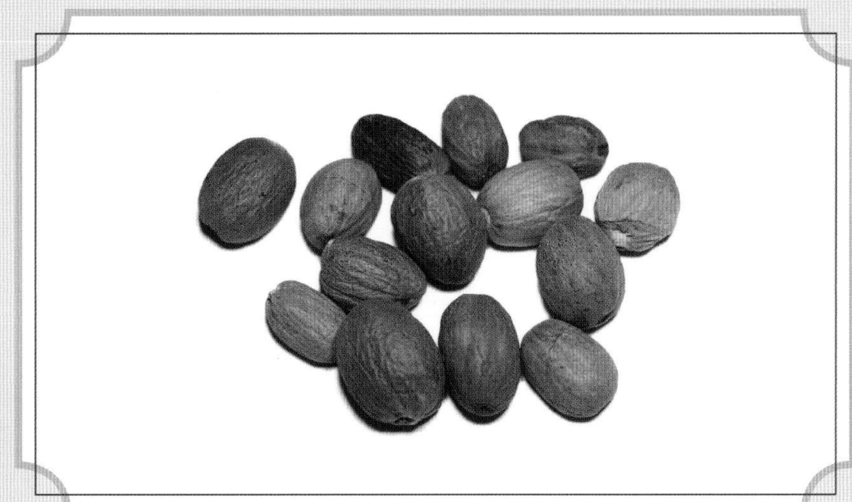

肉豆蔻

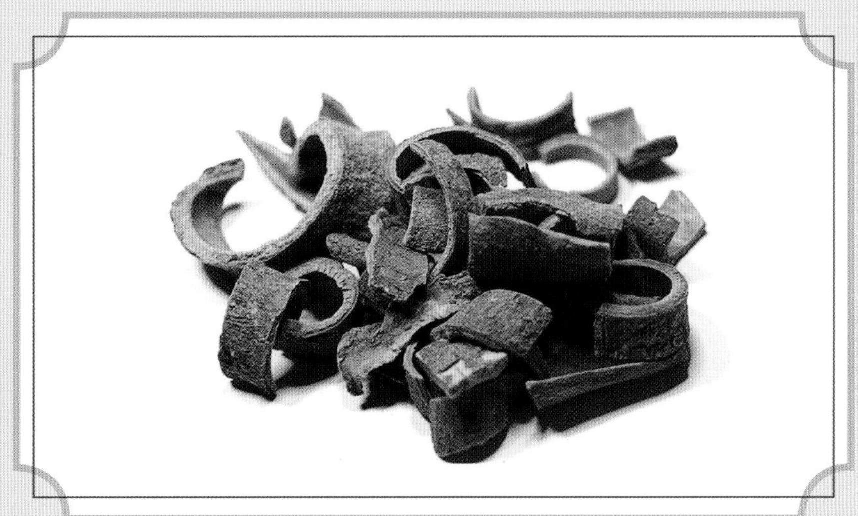

肉桂

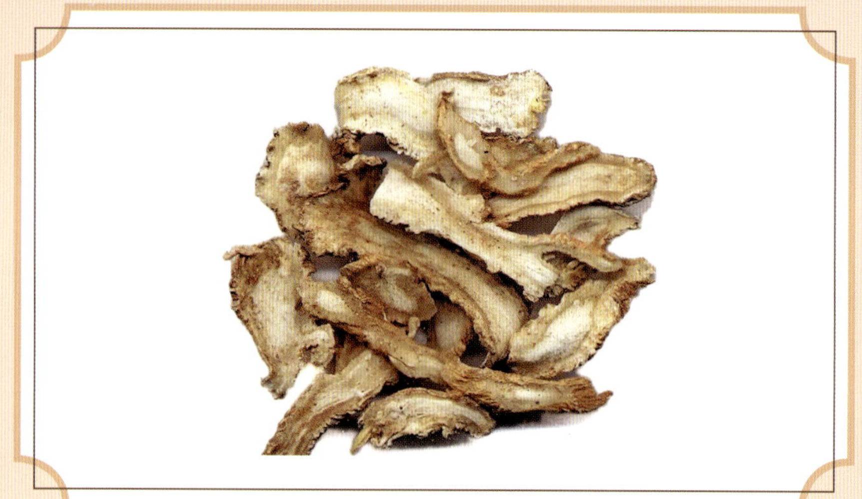

当归

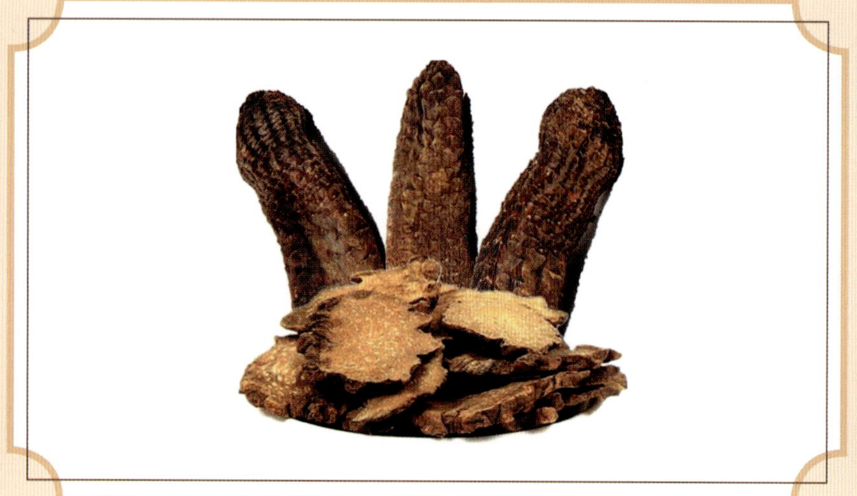

肉苁蓉

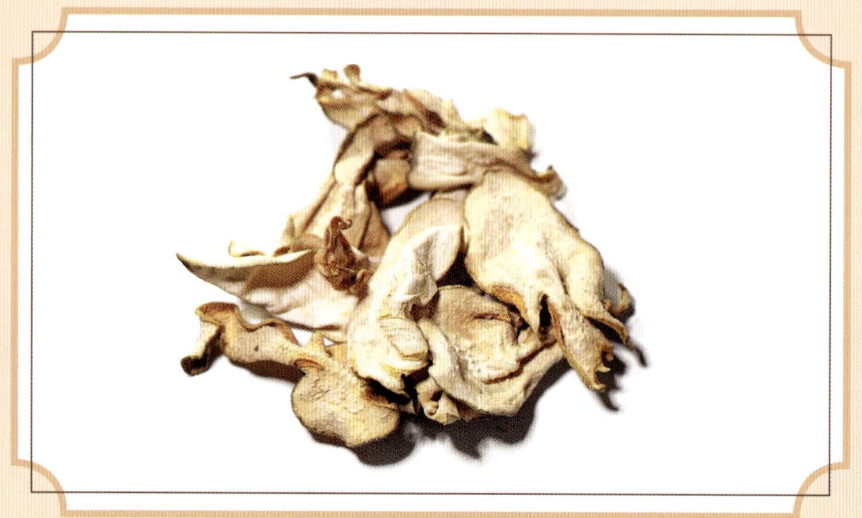

佛手

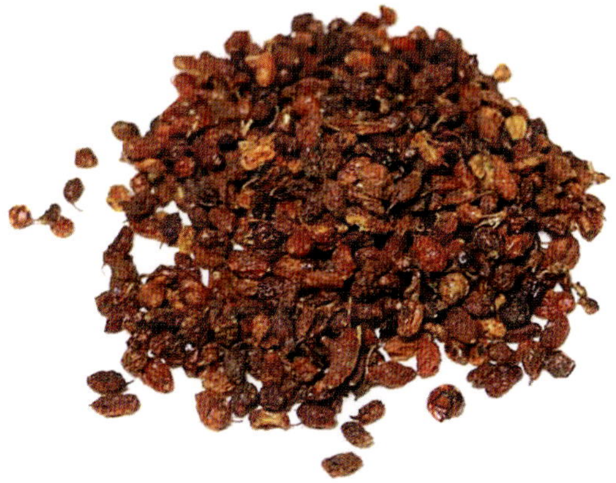

沙棘

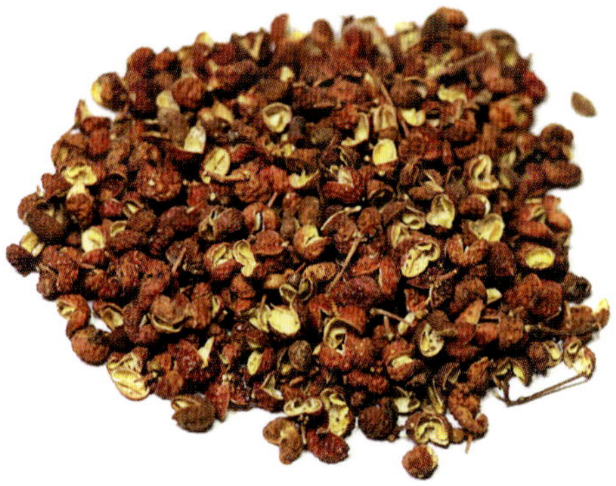

花椒

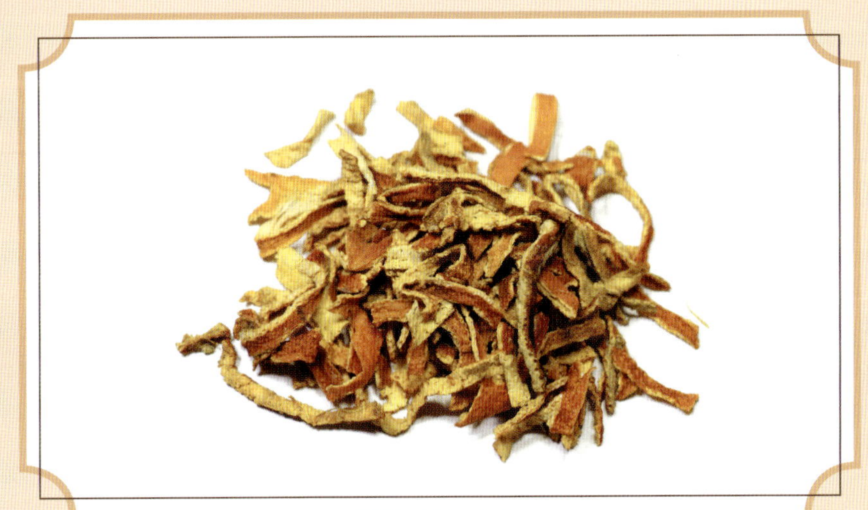

橘皮（或陈皮）

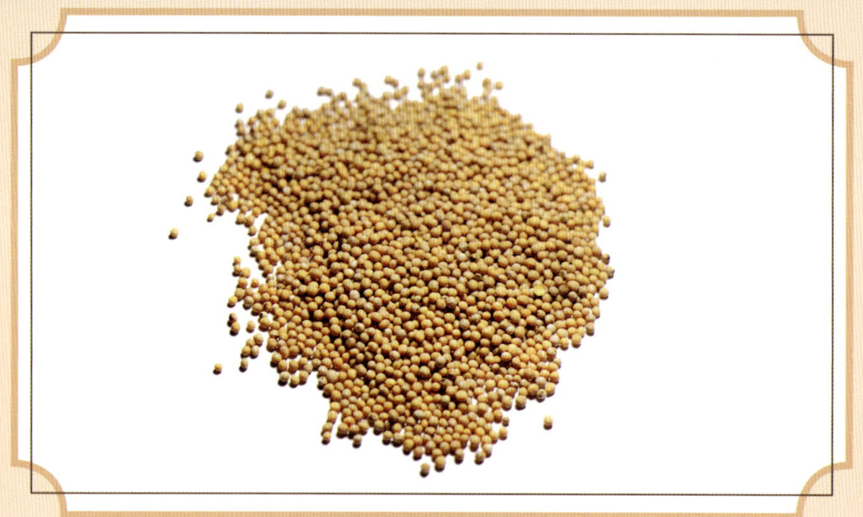

黄芥子

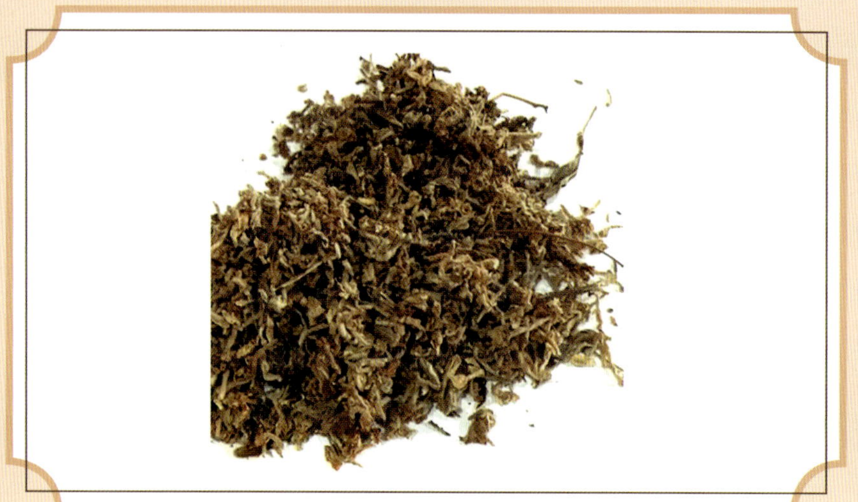

芫荽

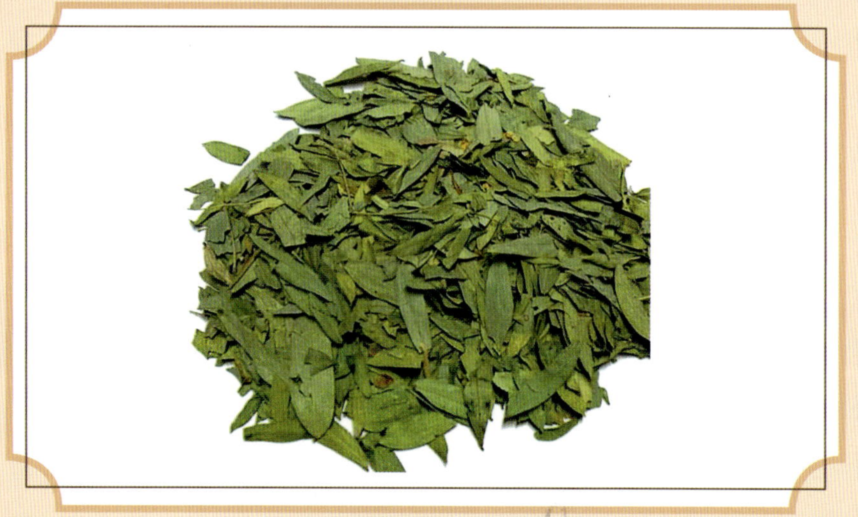

杜仲叶

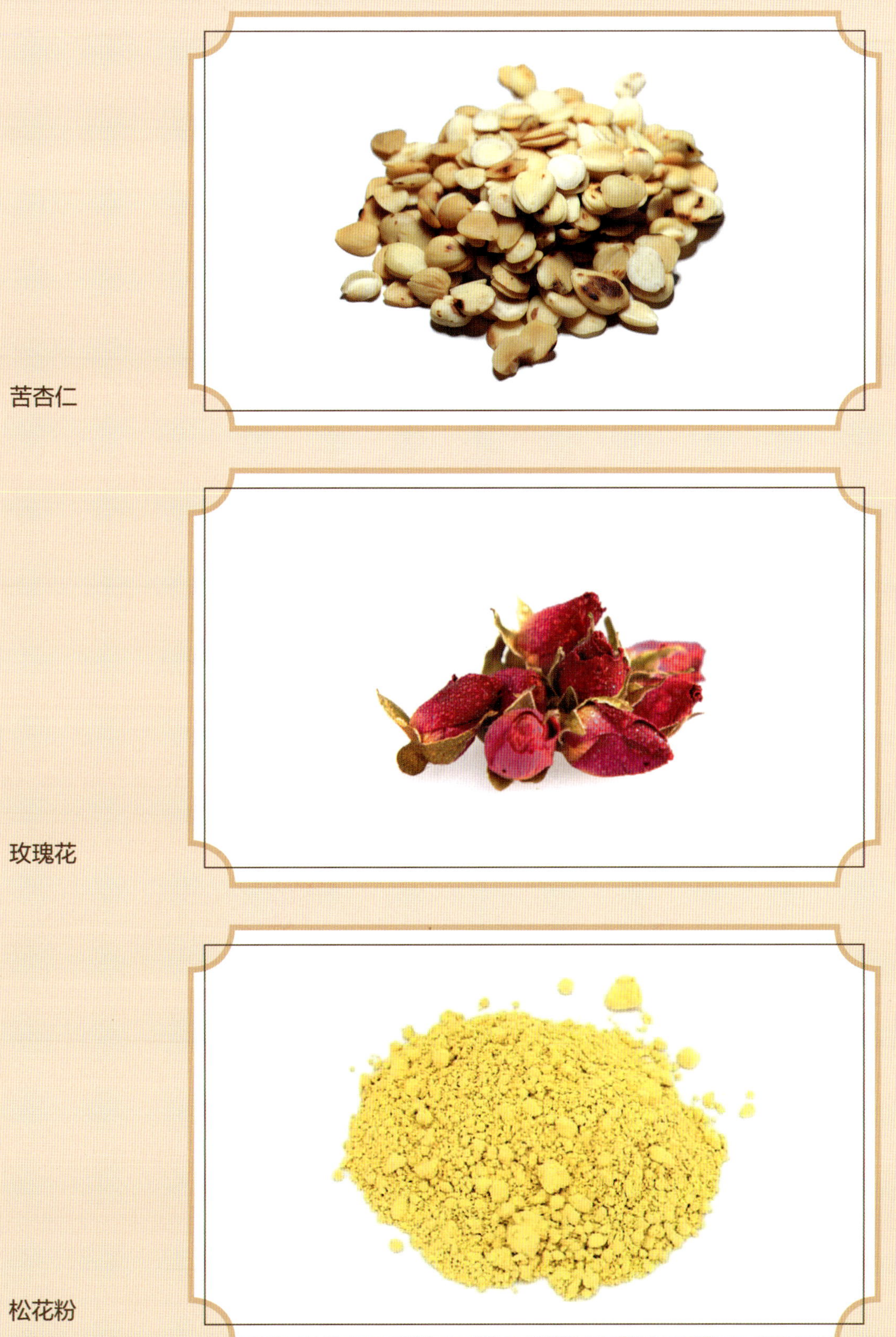

苦杏仁

玫瑰花

松花粉

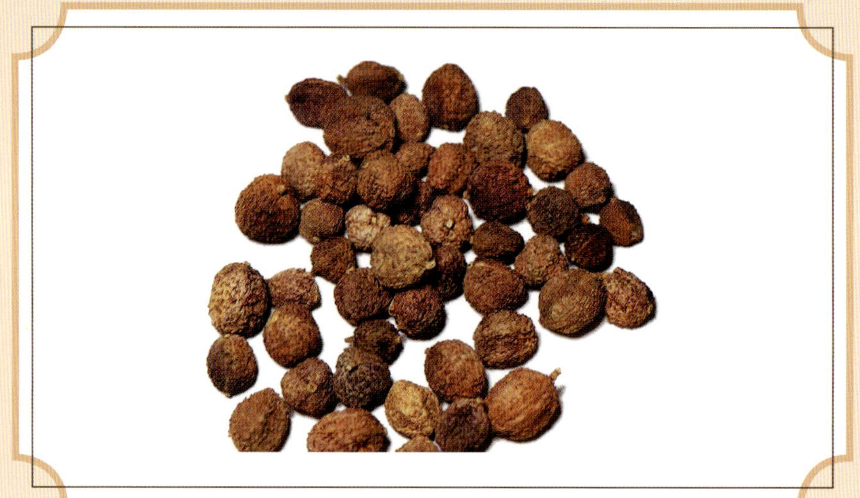

砂仁

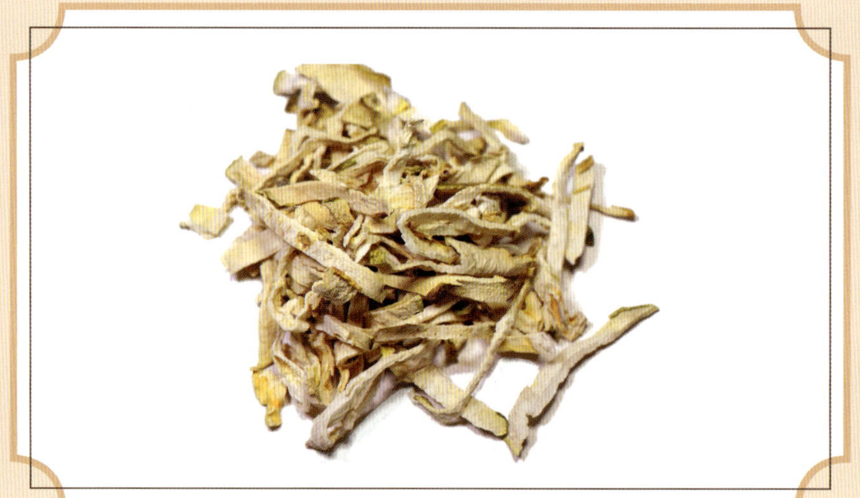

香橼

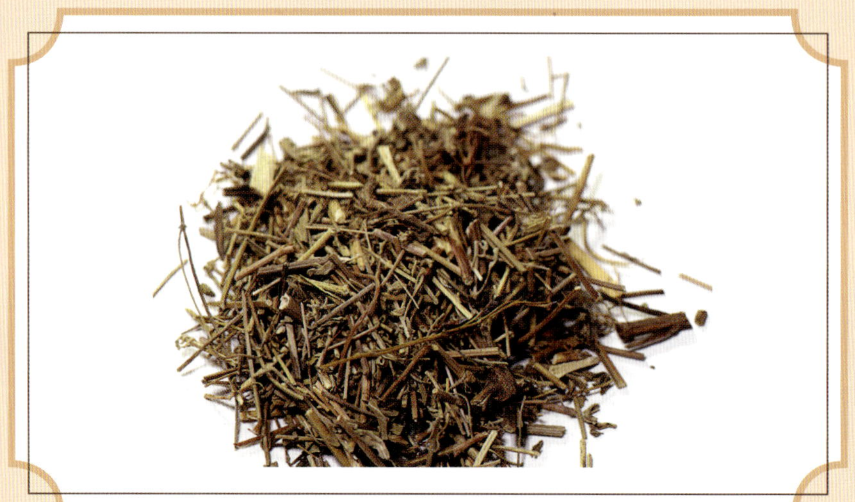

香薷

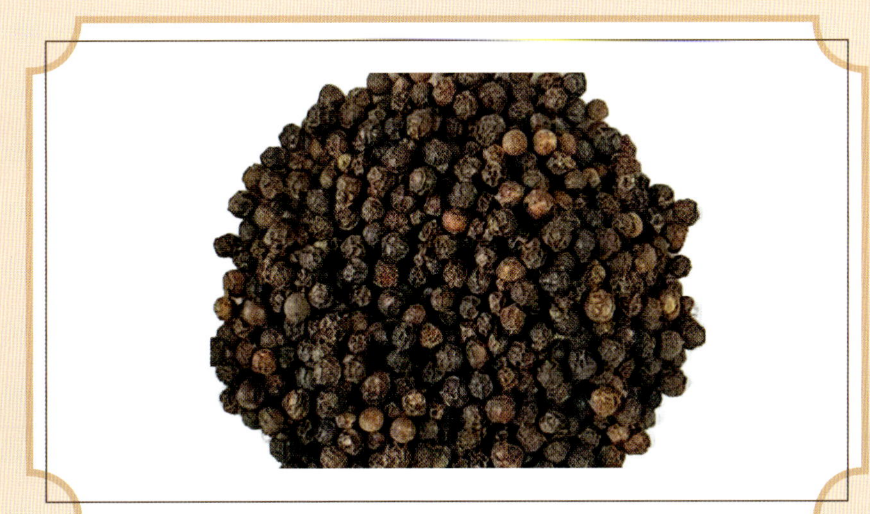

黑胡椒

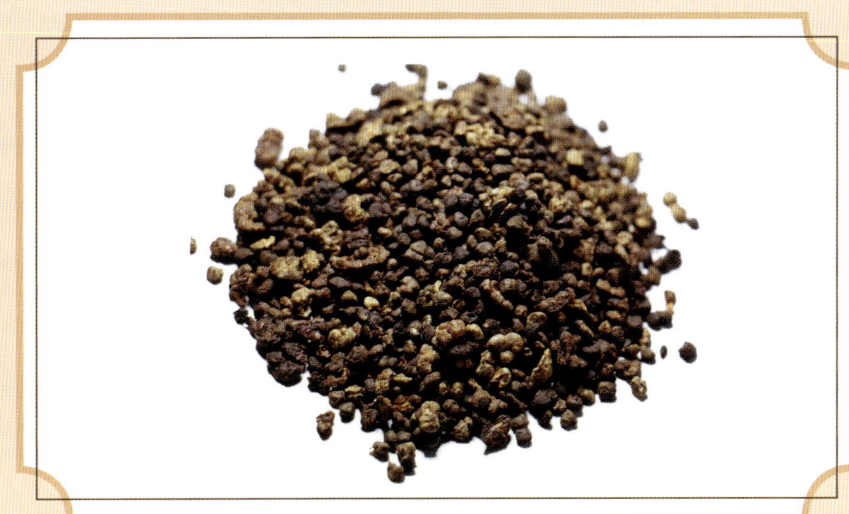

益智仁

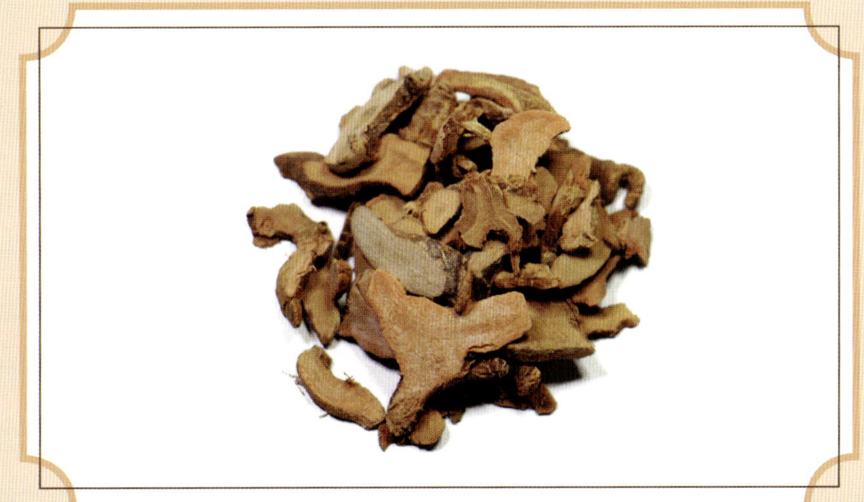

高良姜

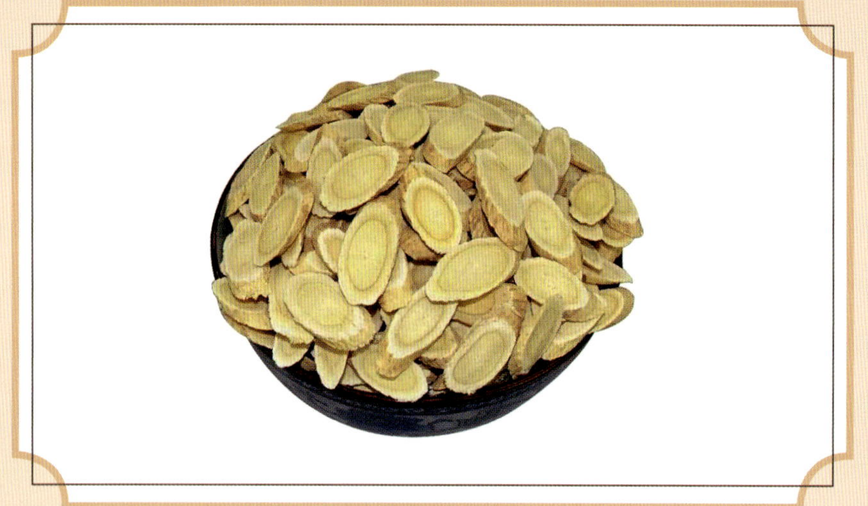

黄芪

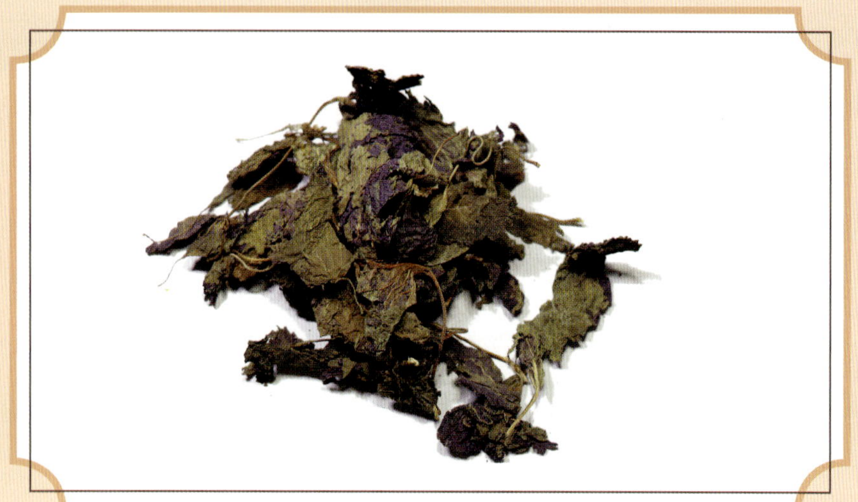

紫苏

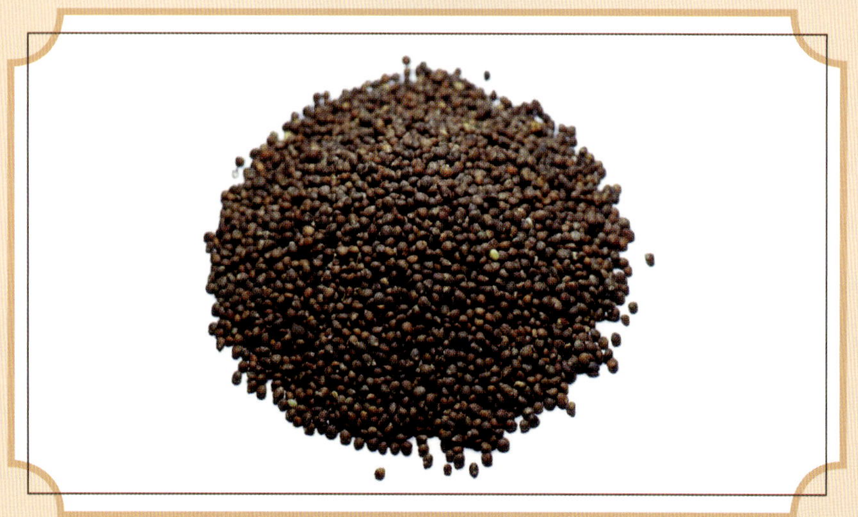

紫苏子

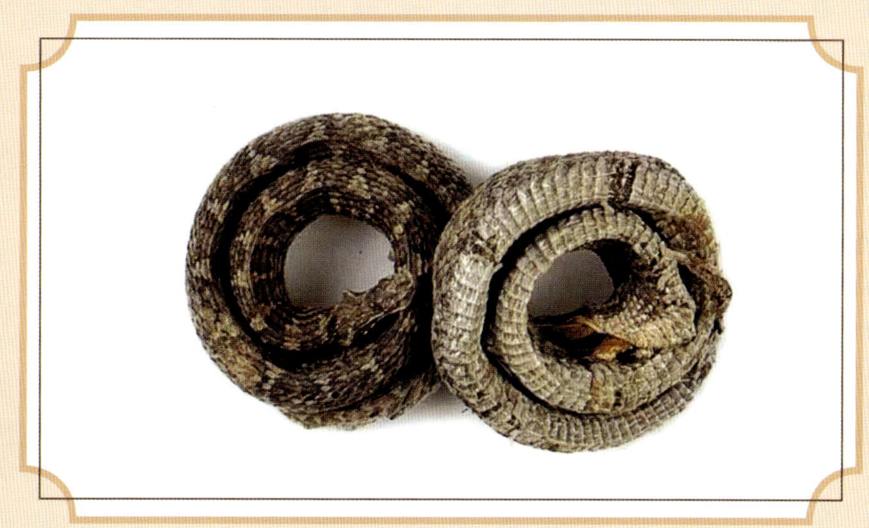

蝮蛇

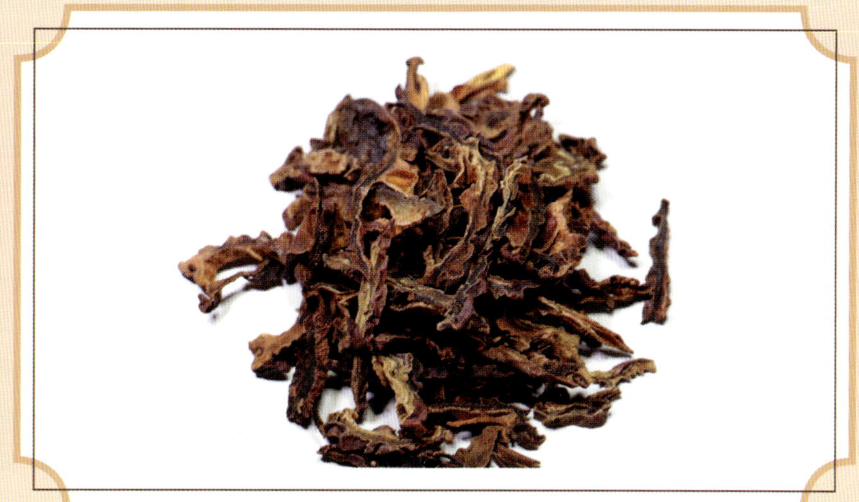

橘红

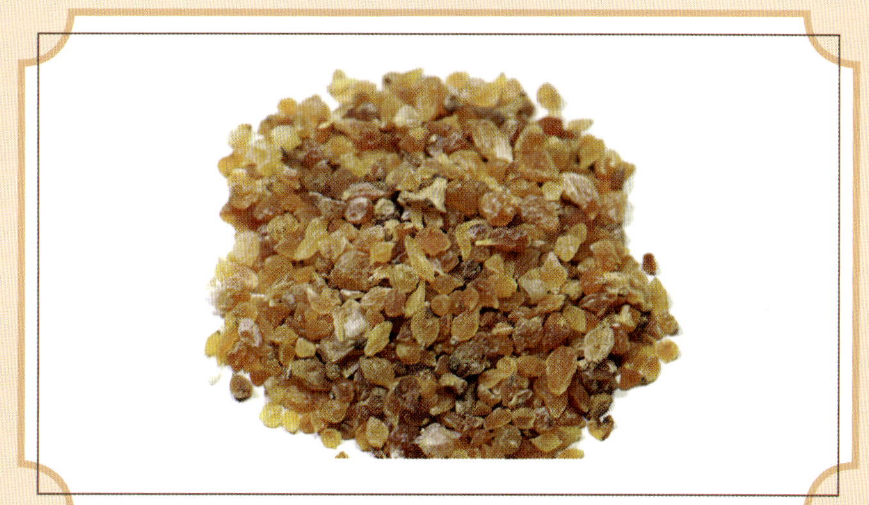

薤白

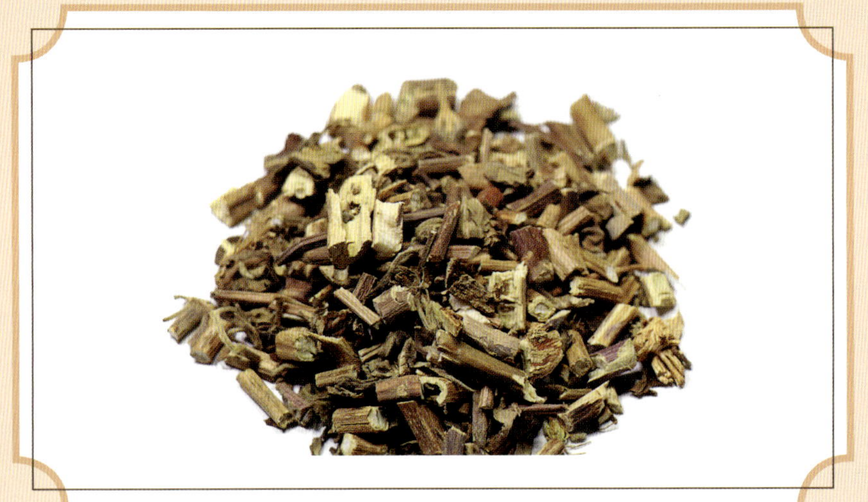

藿香

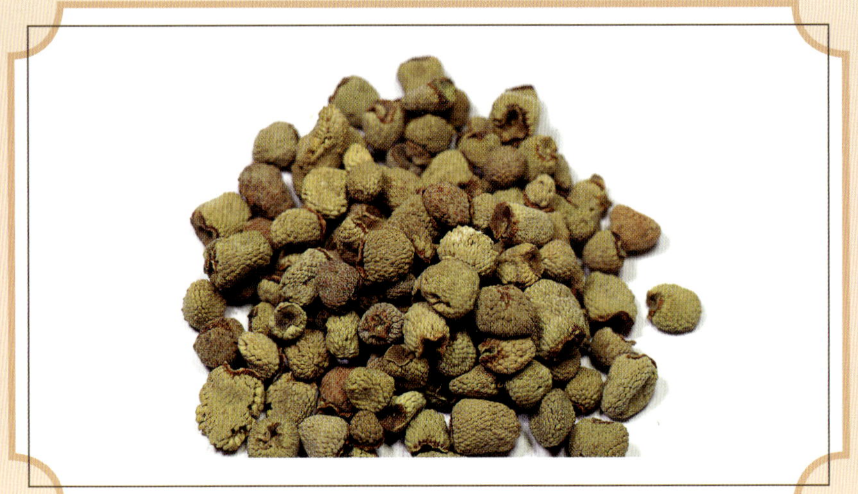

覆盆子

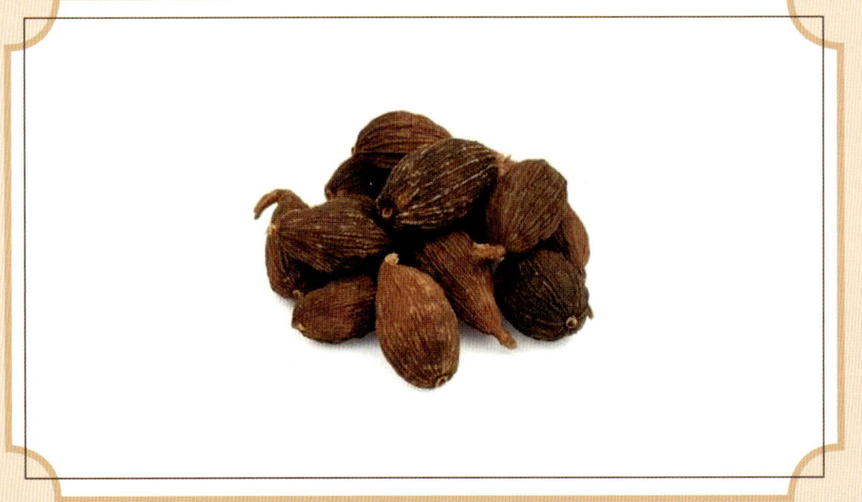

草果

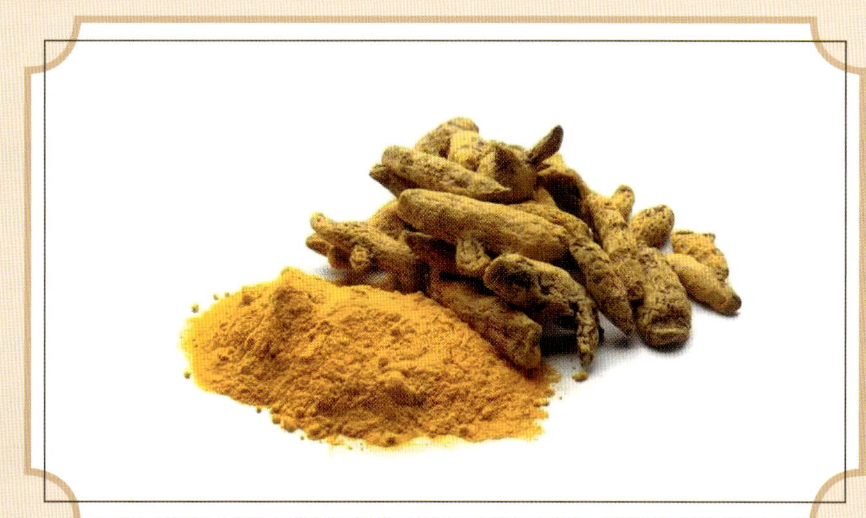

姜黄

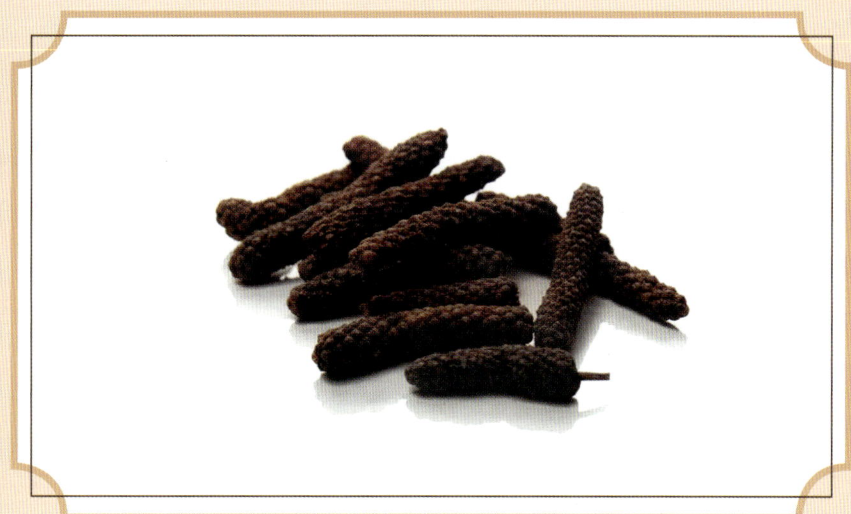

荜茇

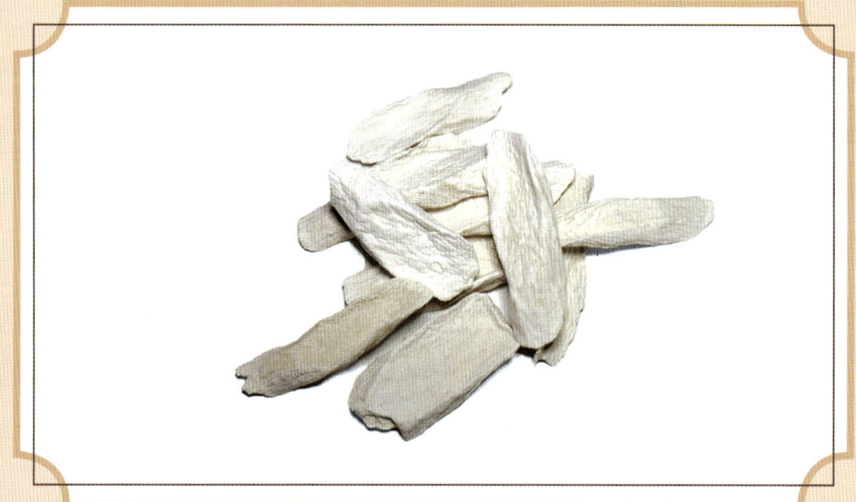

山药

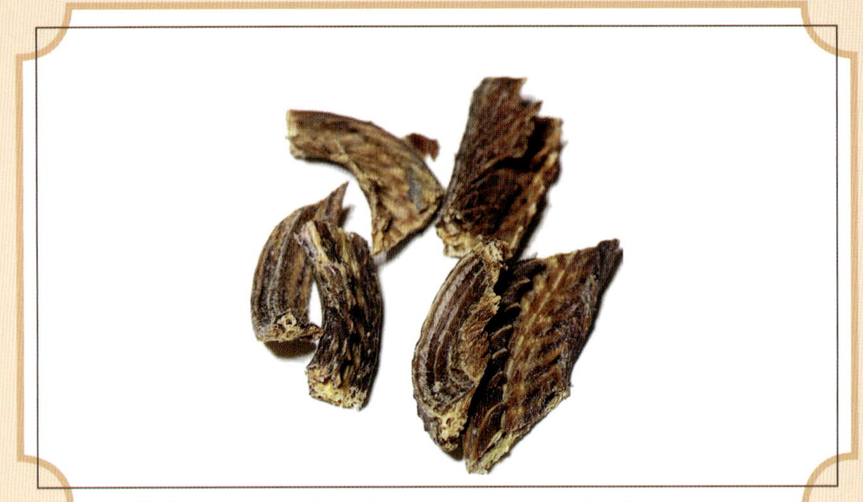

乌梢蛇

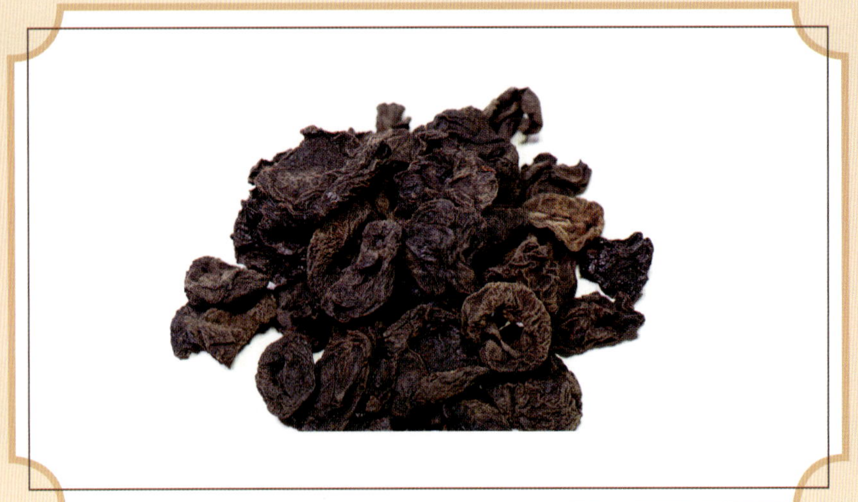

乌梅

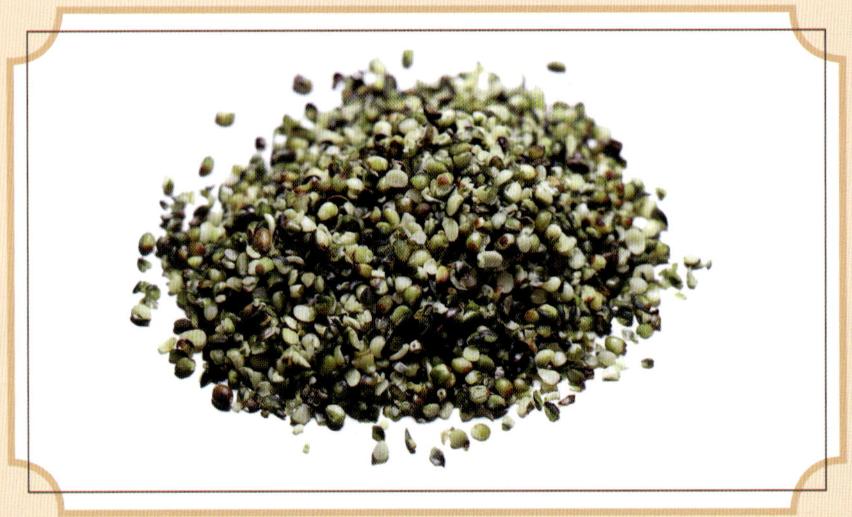

火麻仁

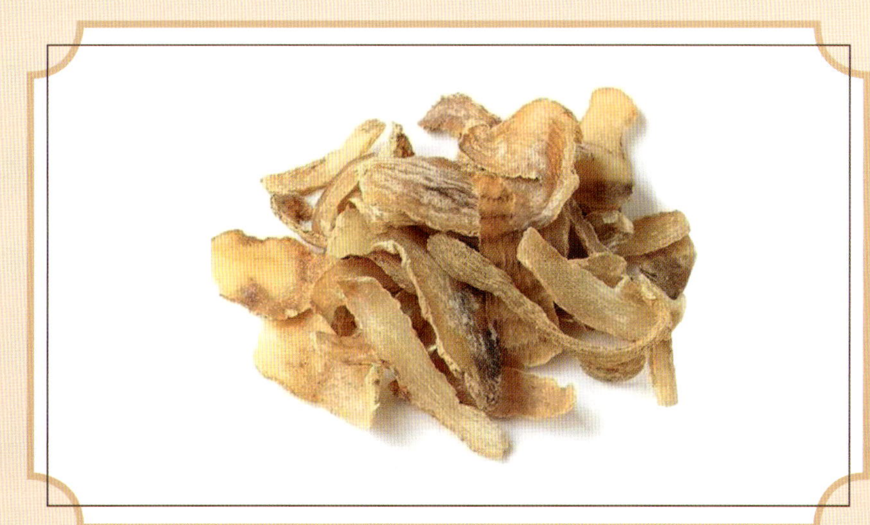

天麻

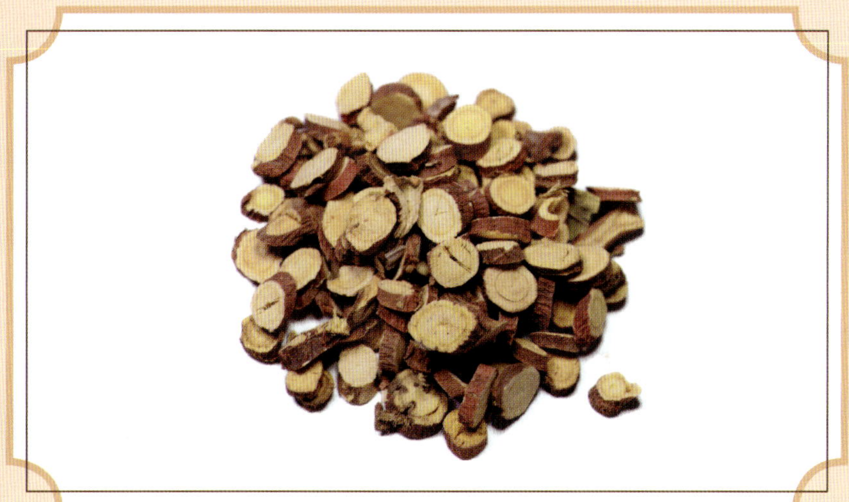

甘草

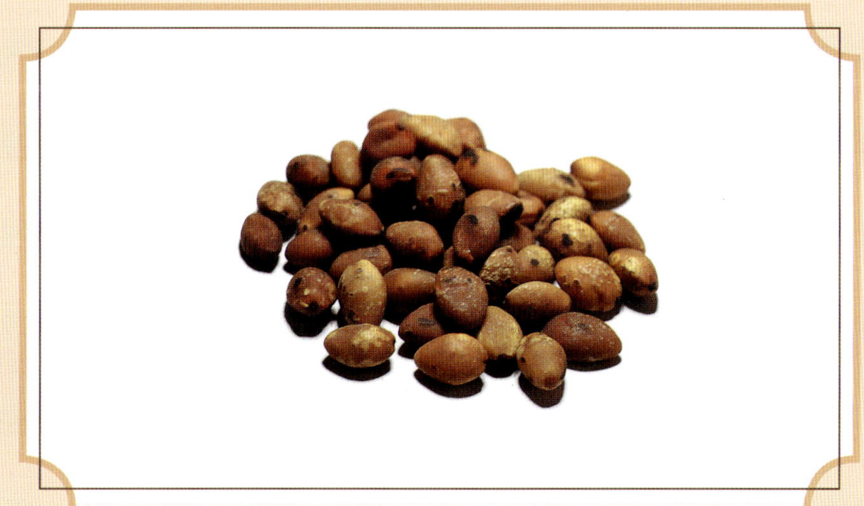

白果

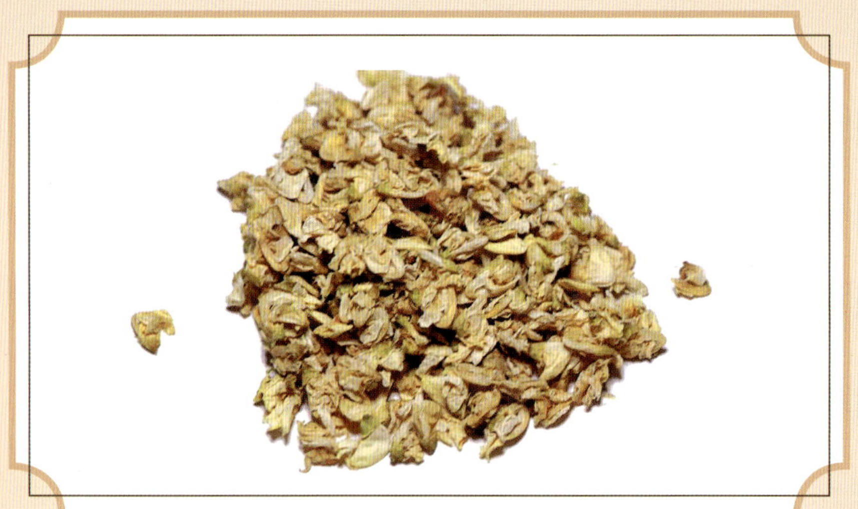

白扁豆花

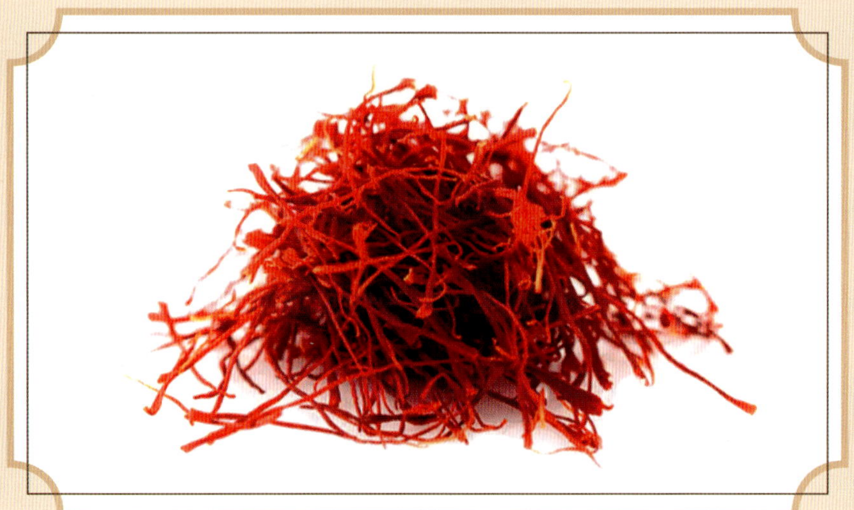

西红花

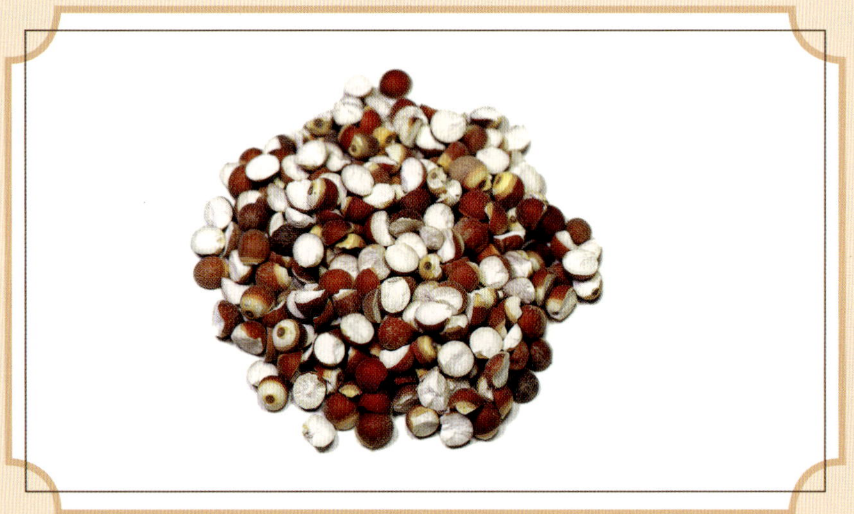

芡实

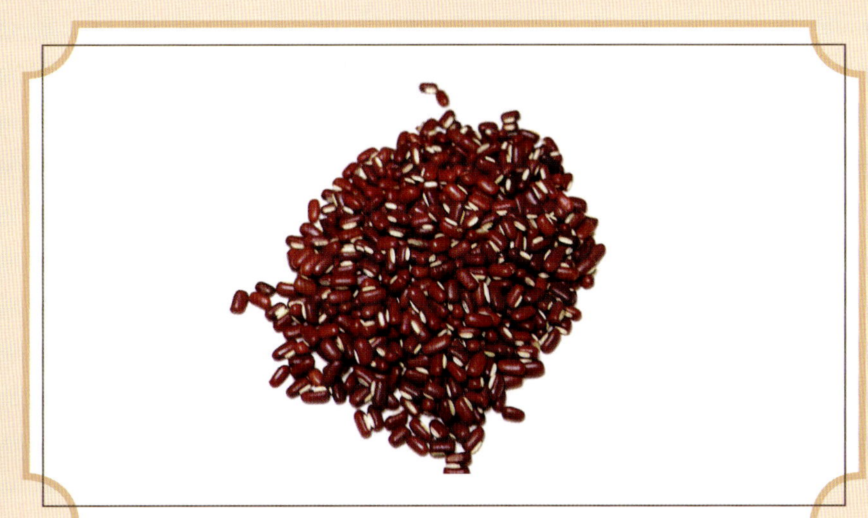

赤小豆

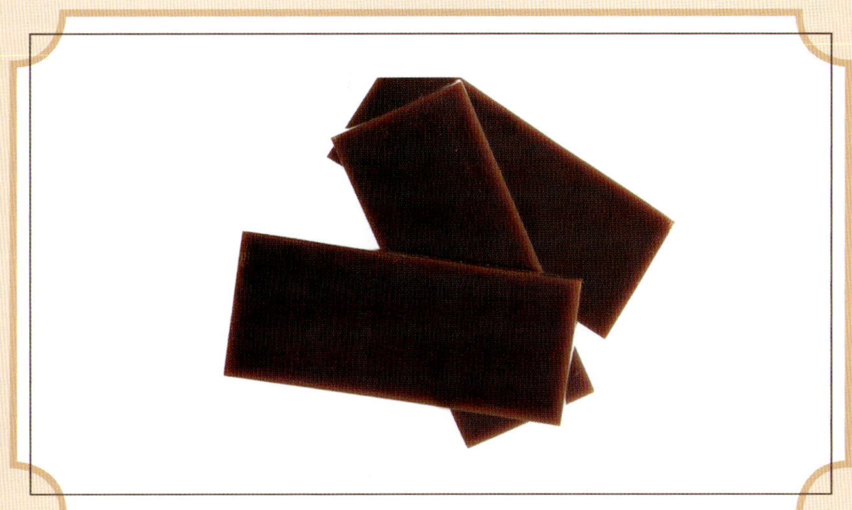

阿胶

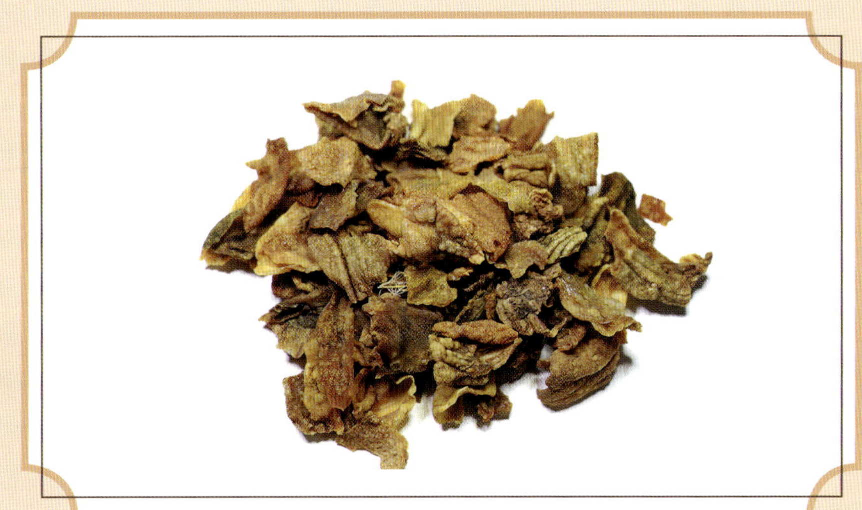

鸡内金

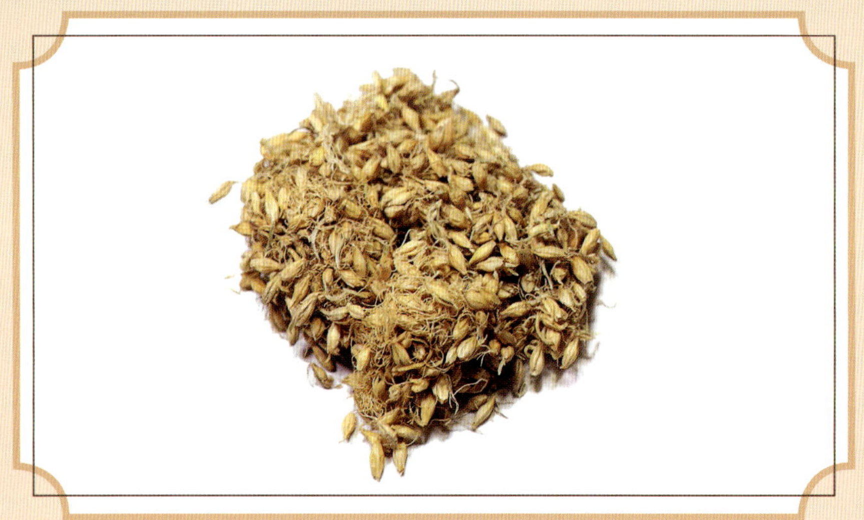

麦芽

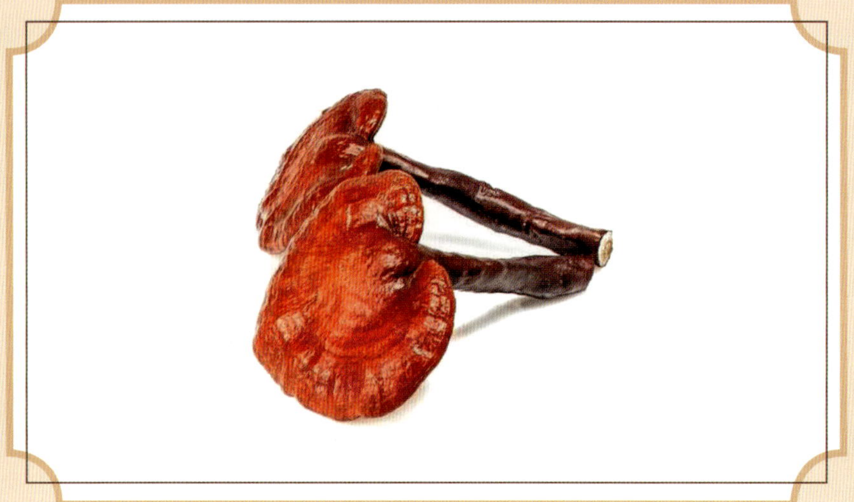

灵芝

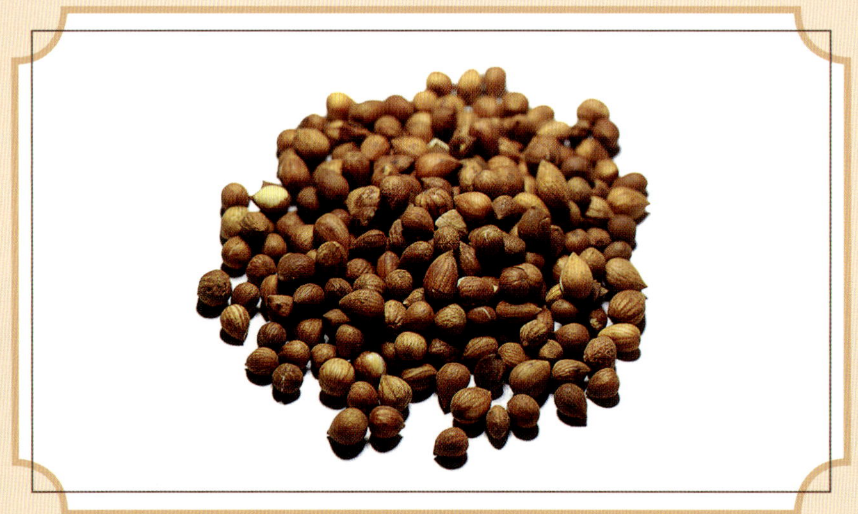

郁李仁

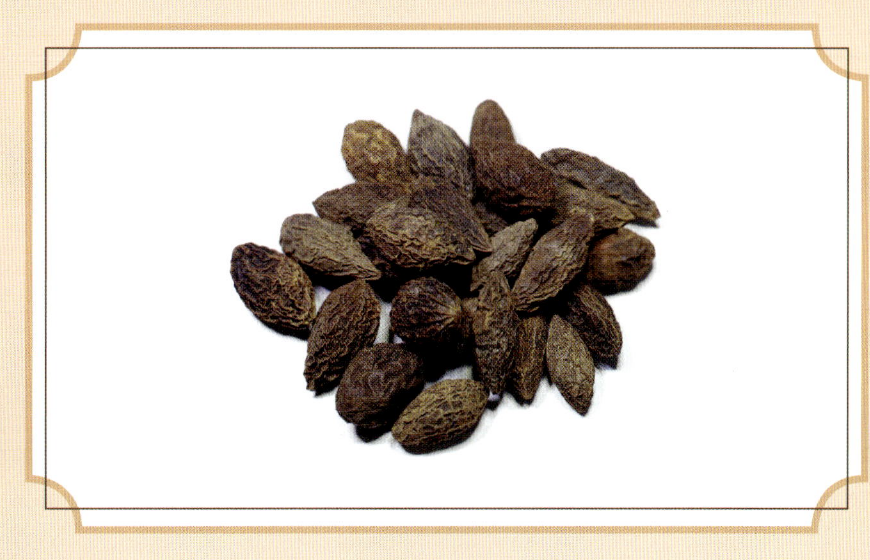

青果

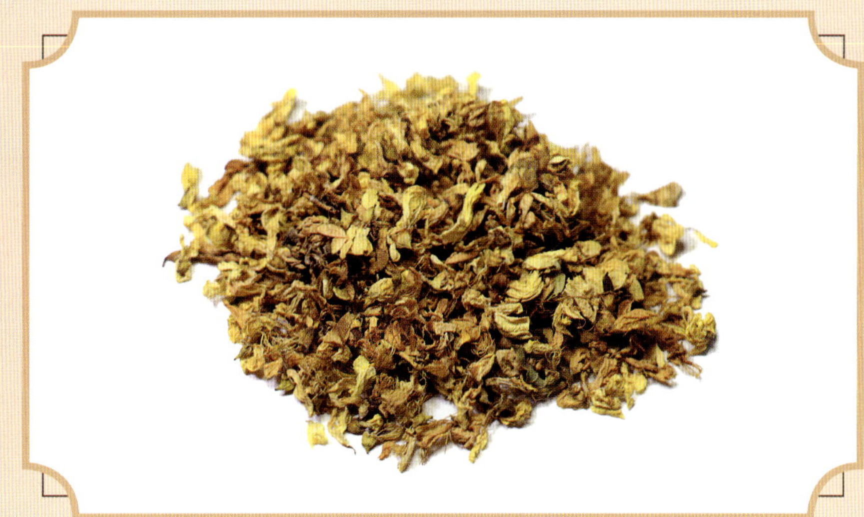

代代花

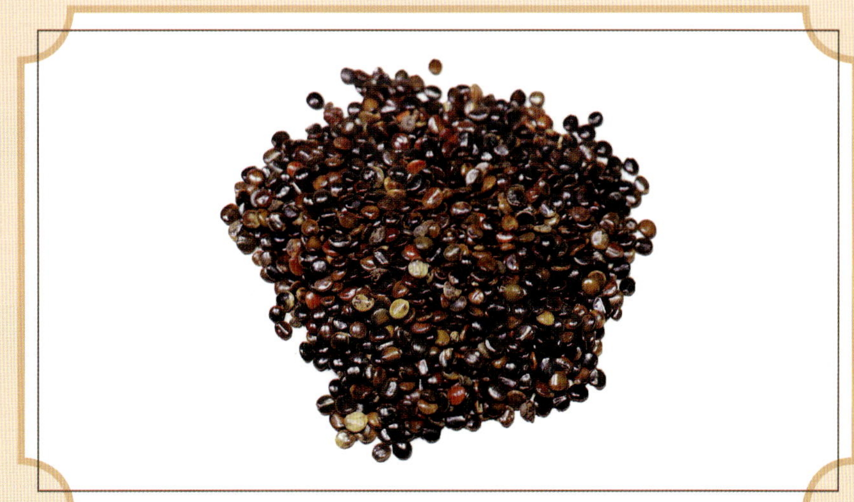

枳椇子

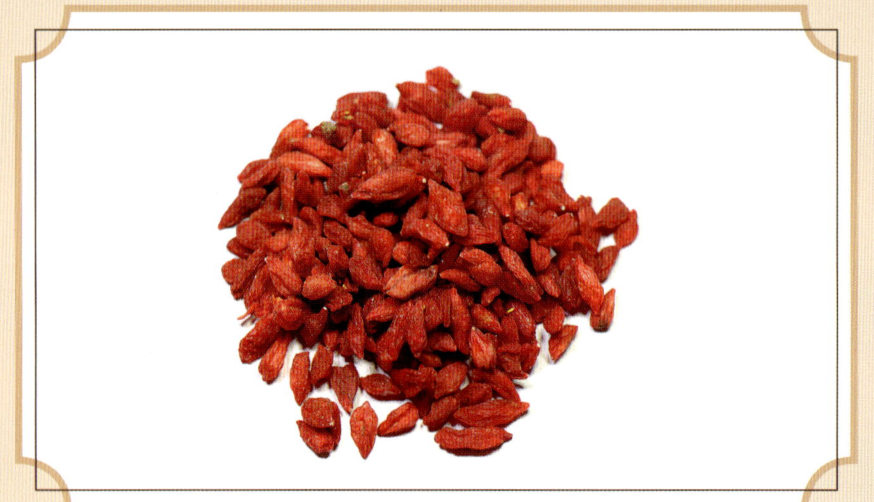

枸杞子

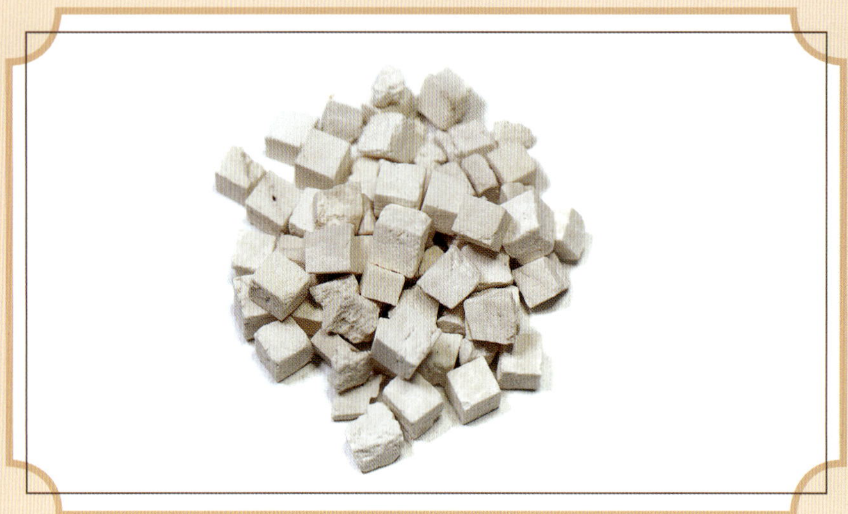

茯苓

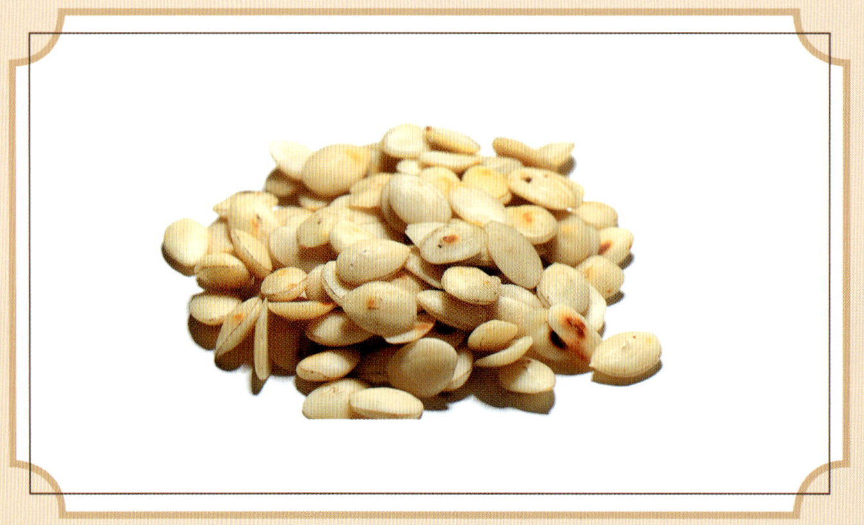

桃仁

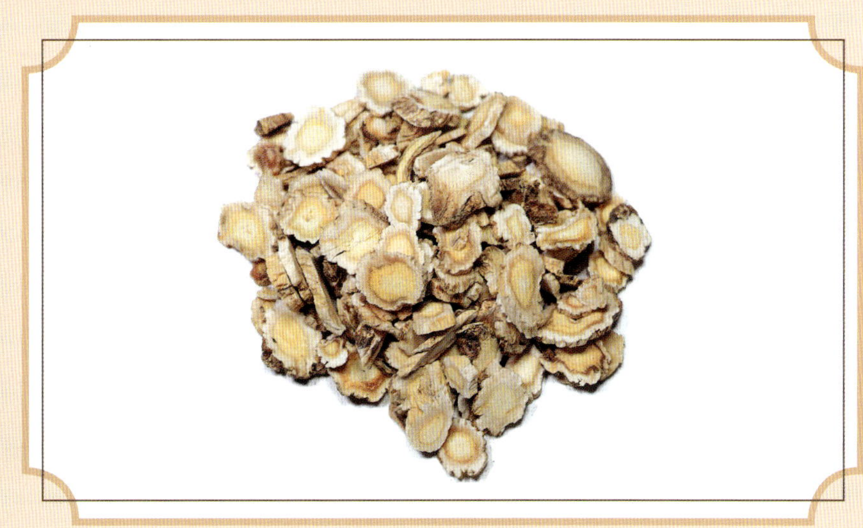

桔梗

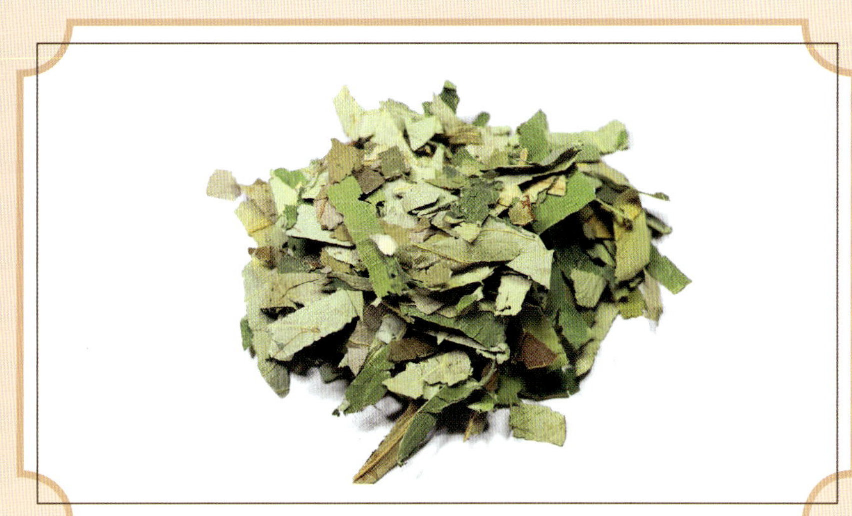

荷叶

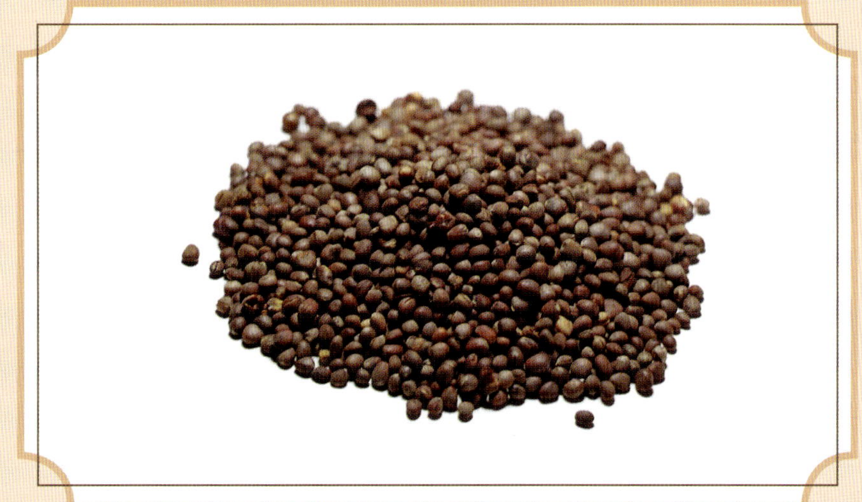

莱菔子

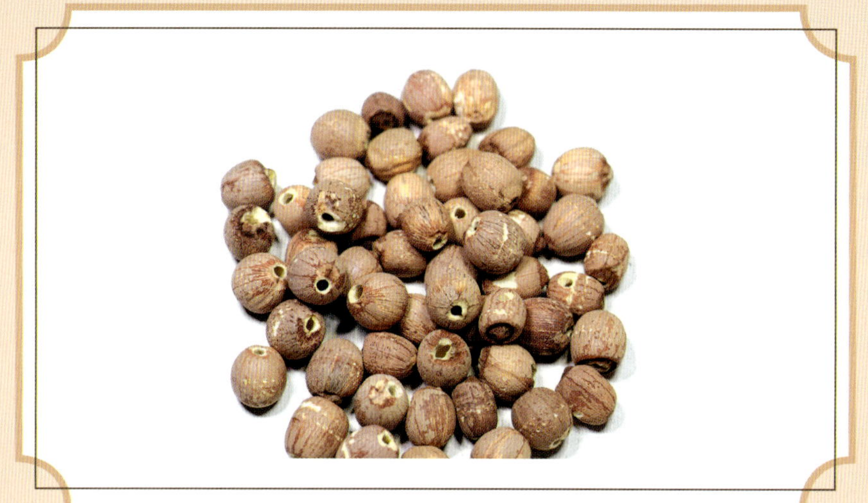

莲子

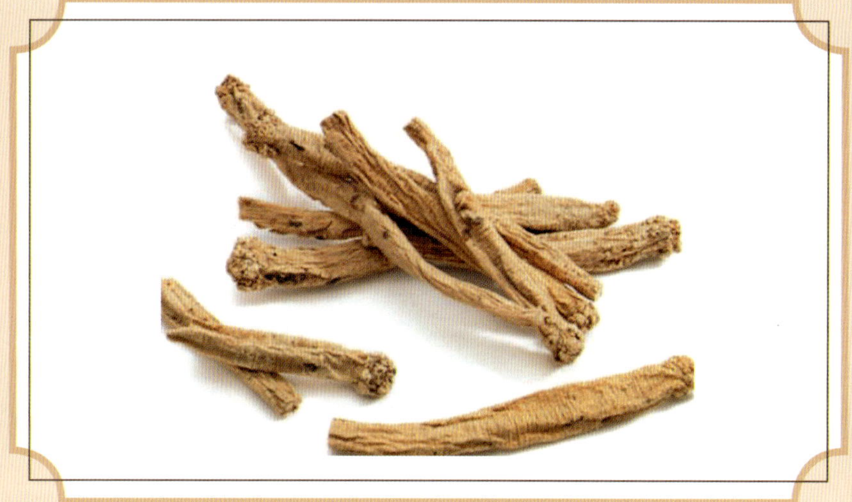

党参

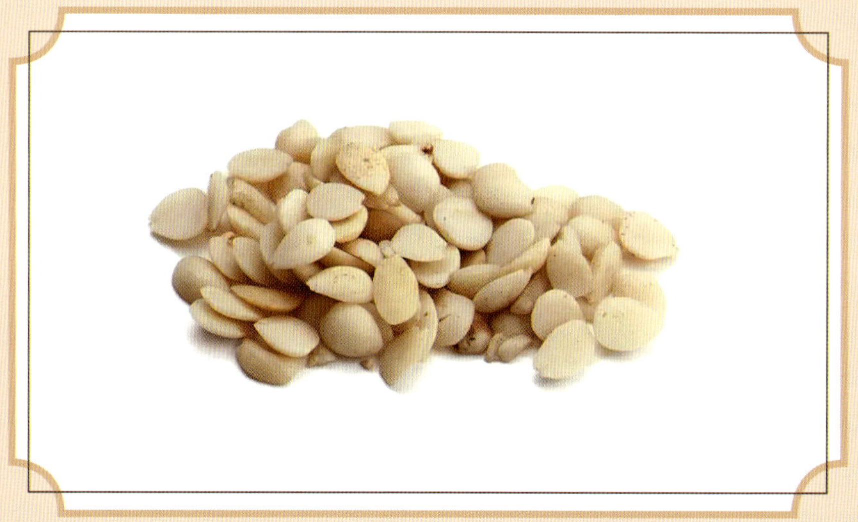

甜杏仁

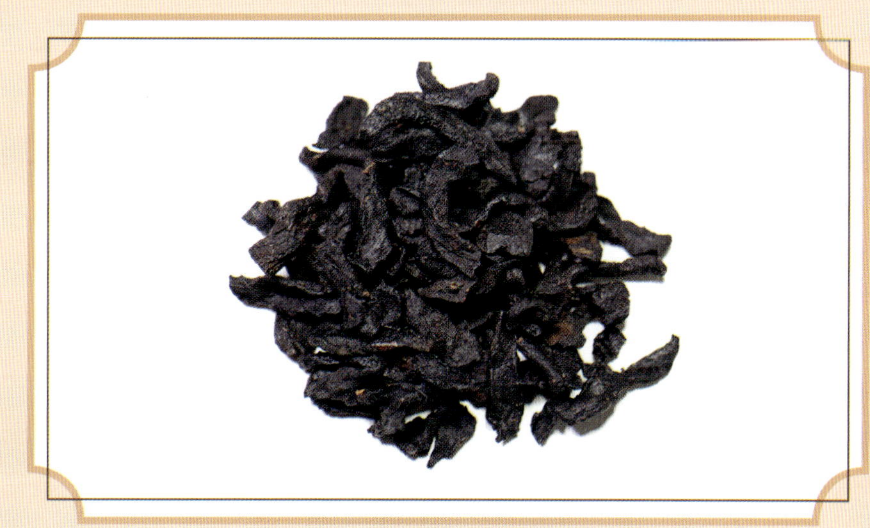
黄精

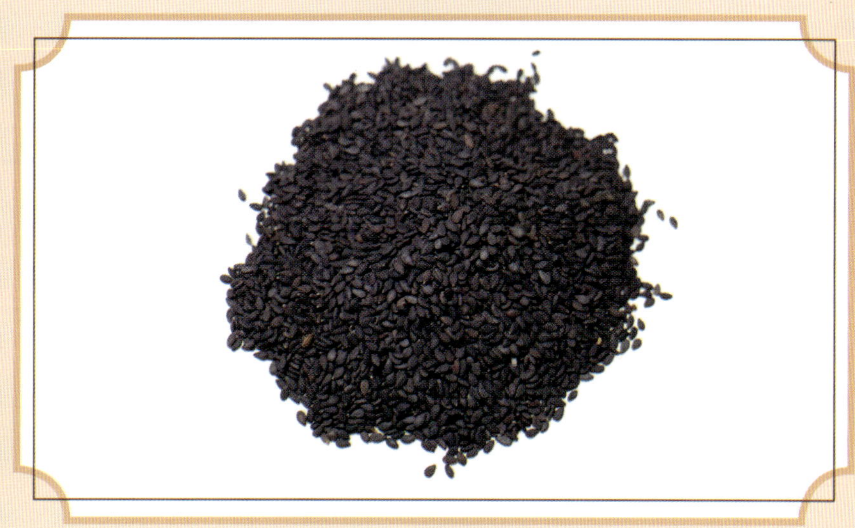
黑芝麻

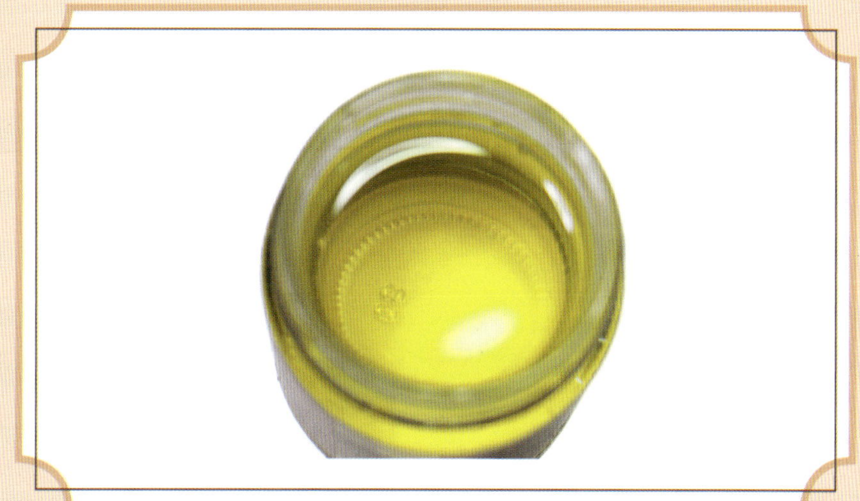
蜂蜜

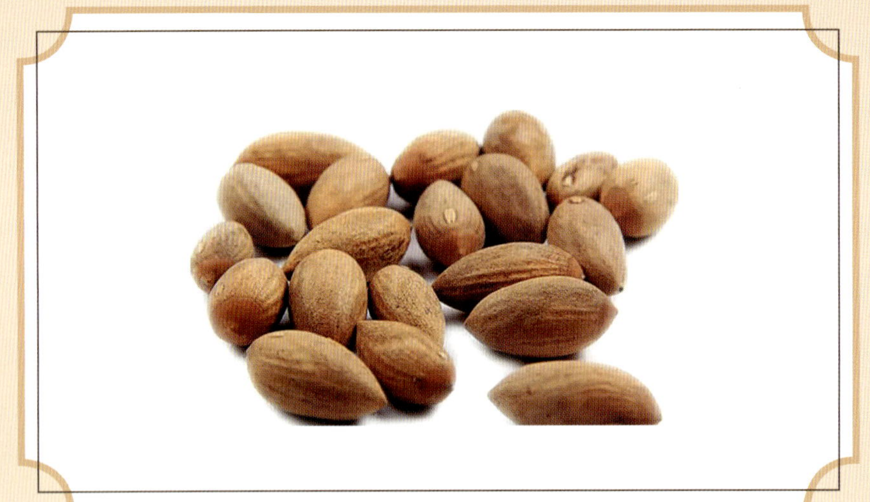

榧子

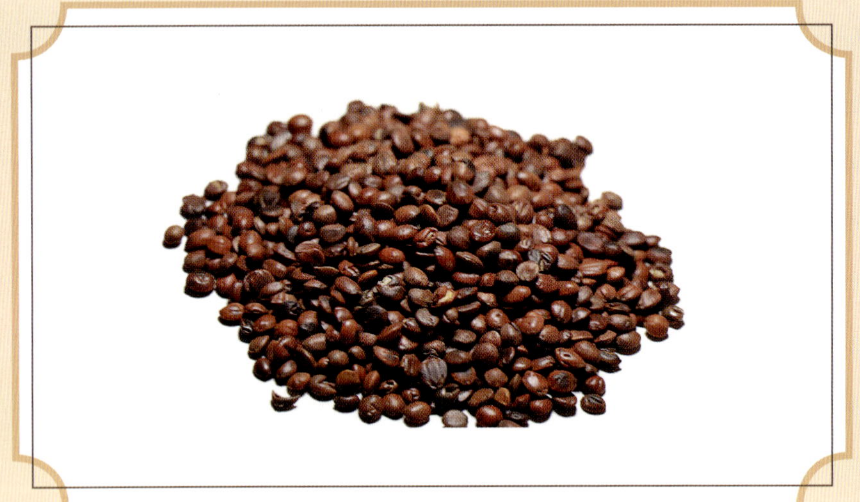

酸枣仁

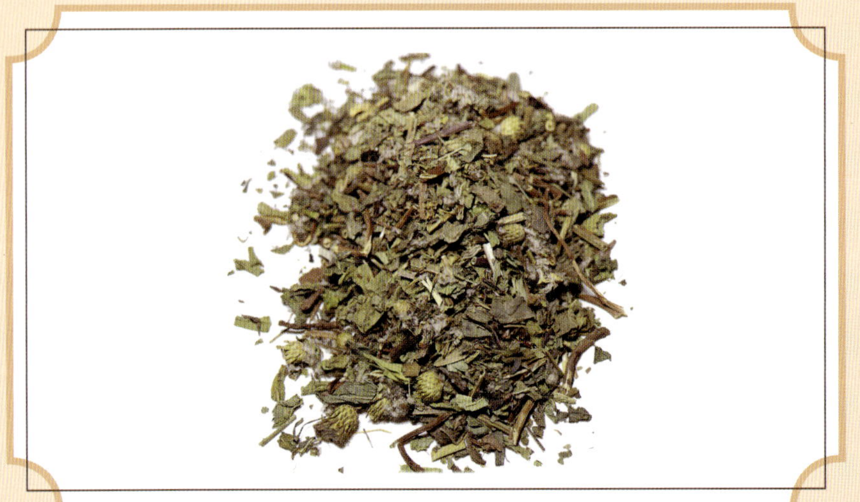

小蓟

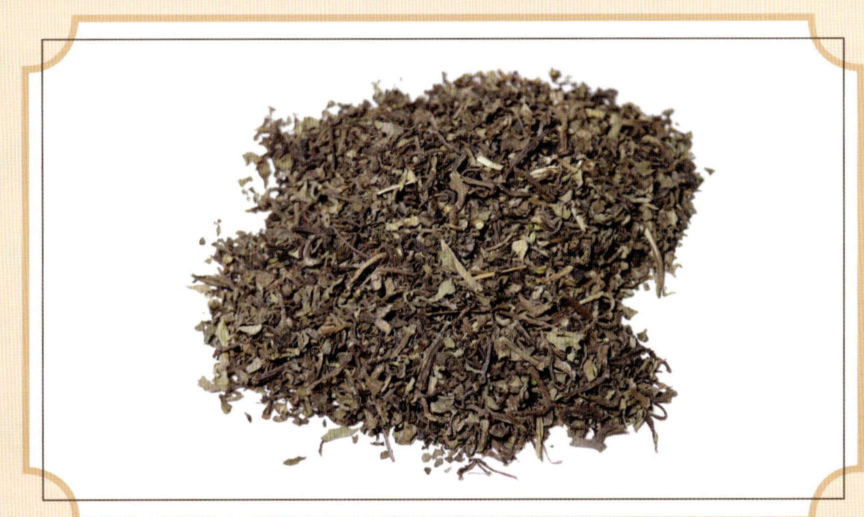

马齿苋

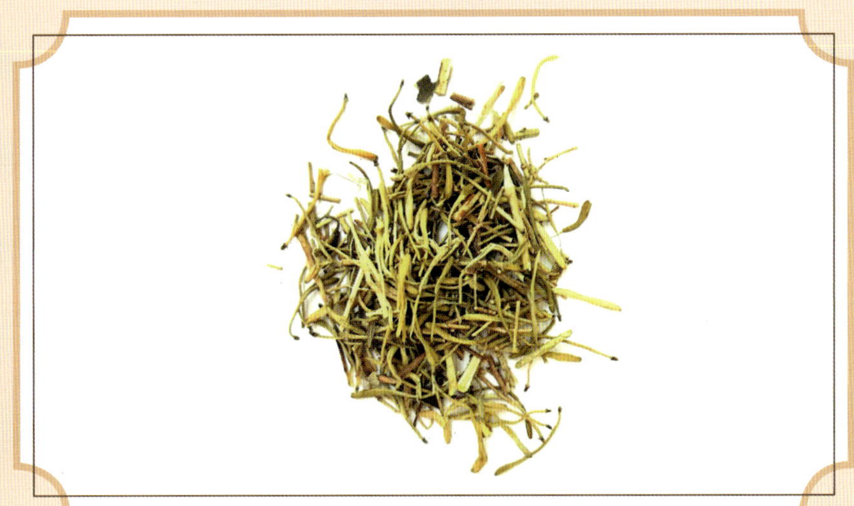

山银花

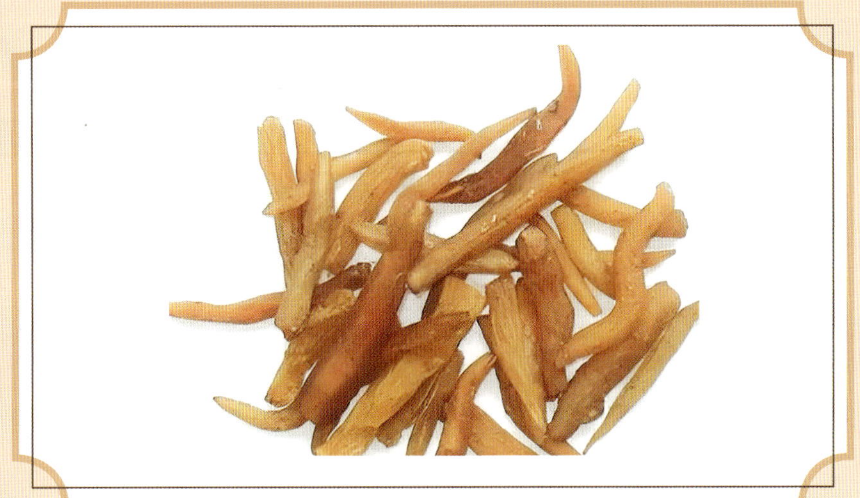

天冬

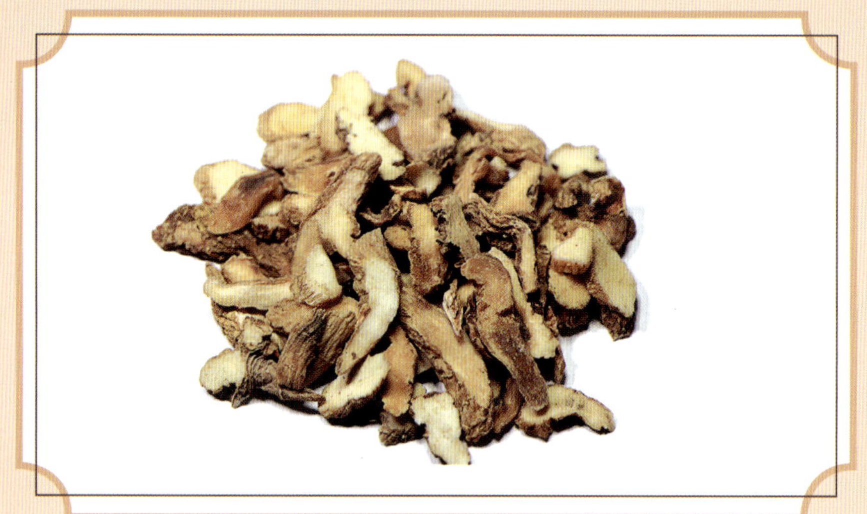

玉竹

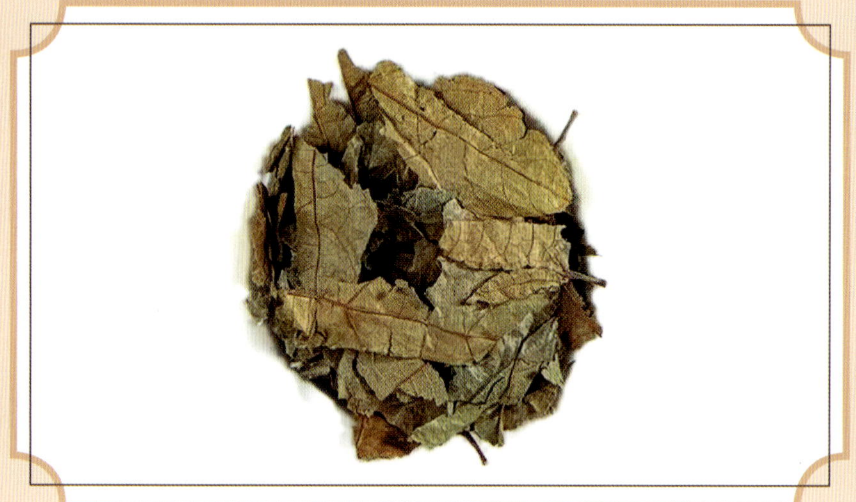

布渣叶

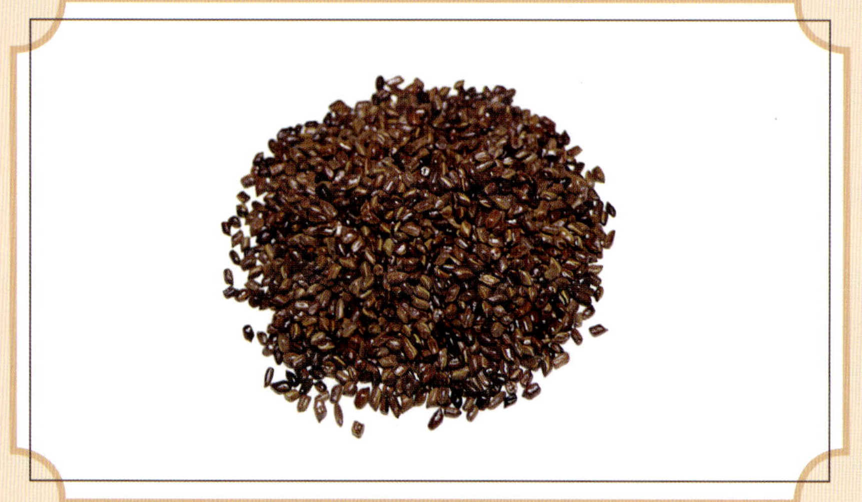

决明子

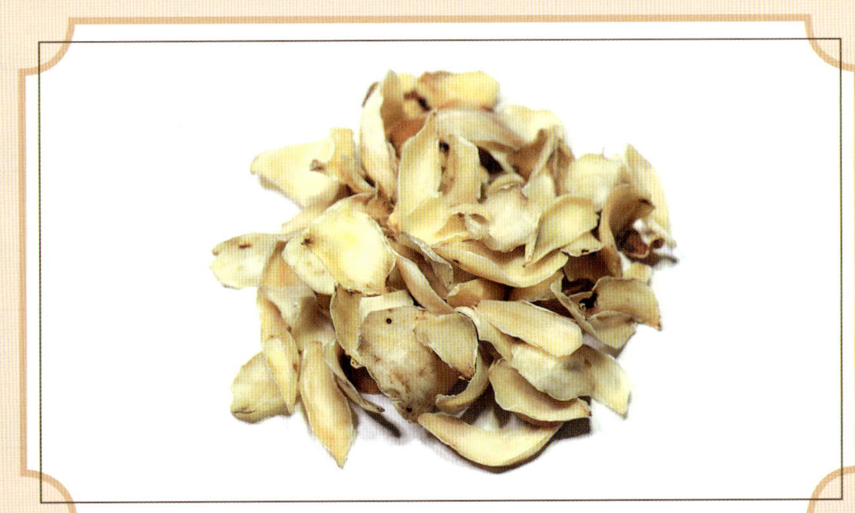

百合

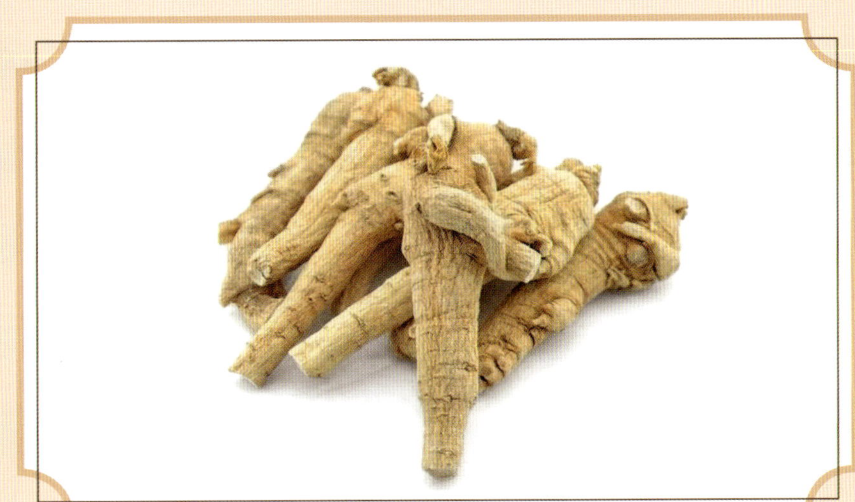

西洋参

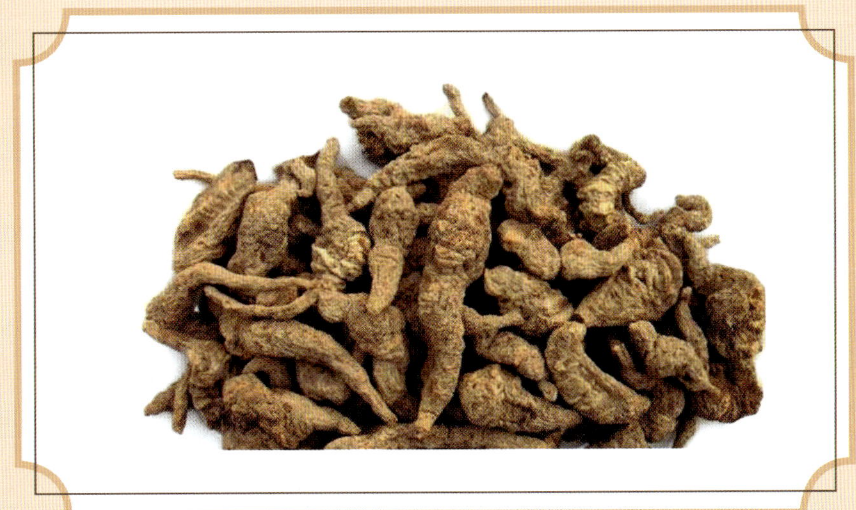

地黄

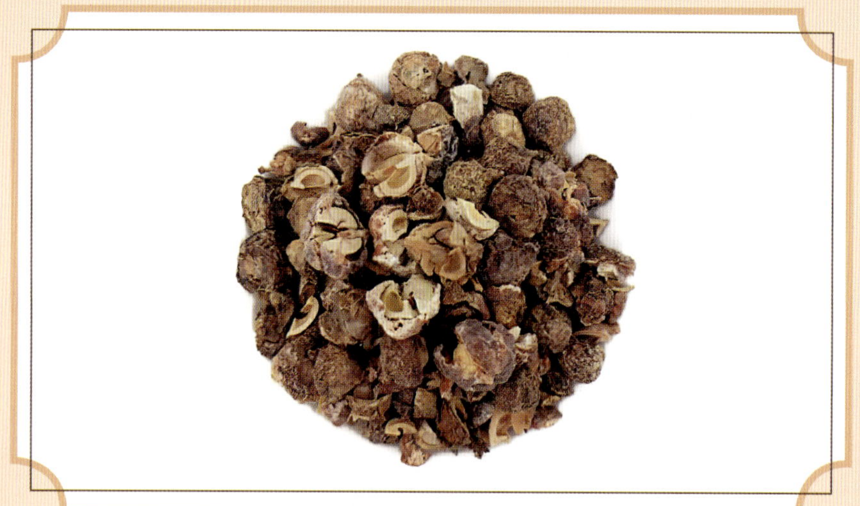

余甘子

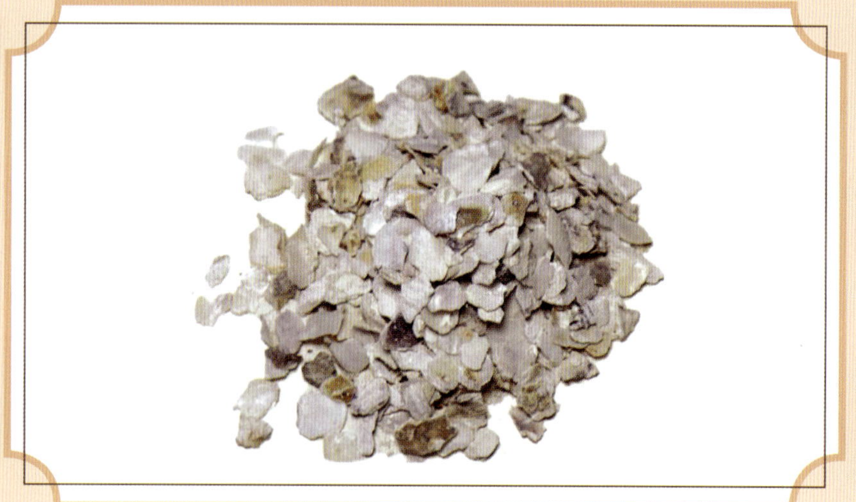

牡蛎

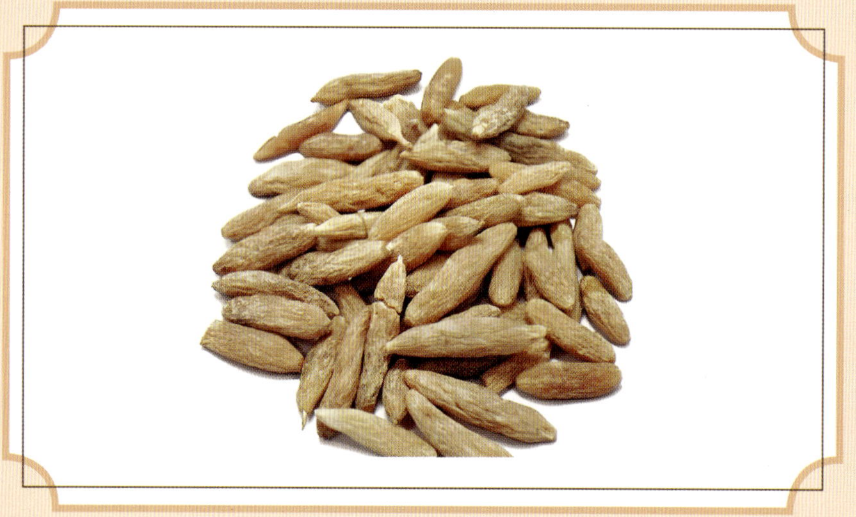

麦冬

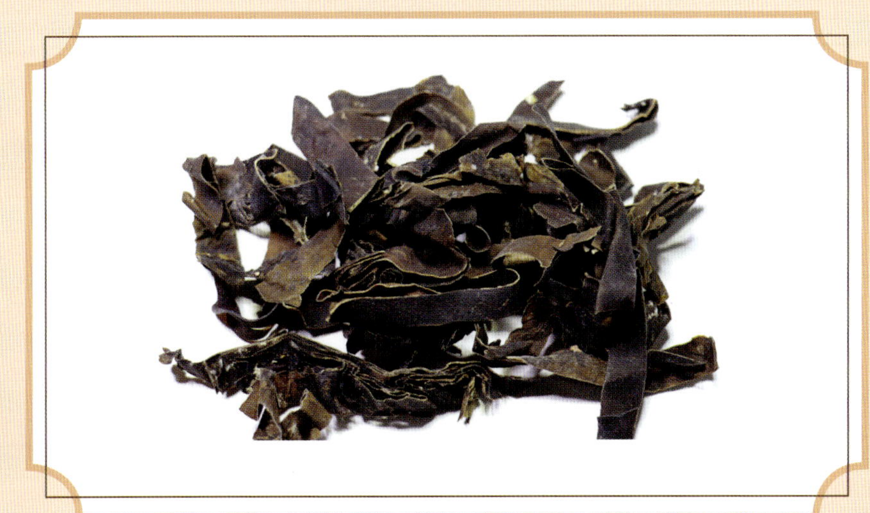

昆布

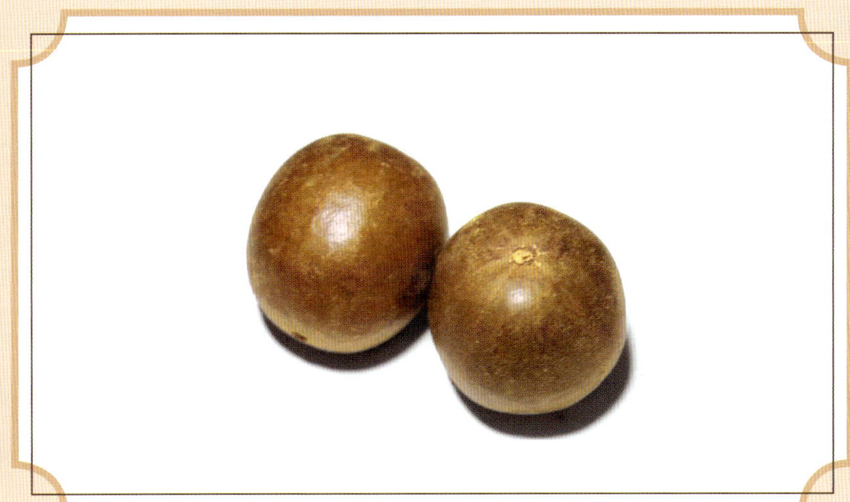

罗汉果

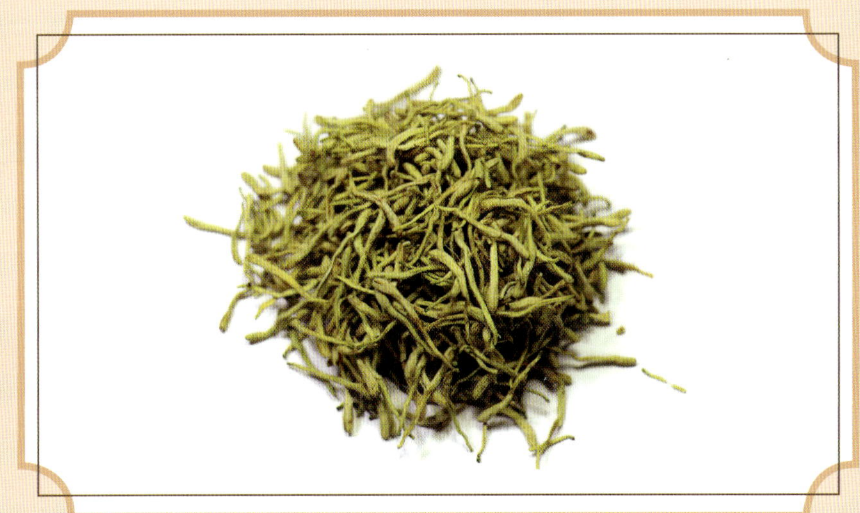

金银花

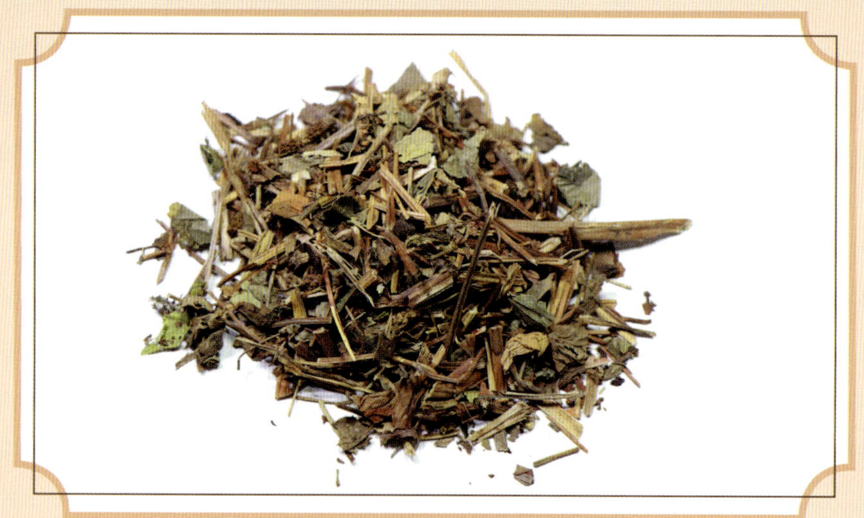

鱼腥草

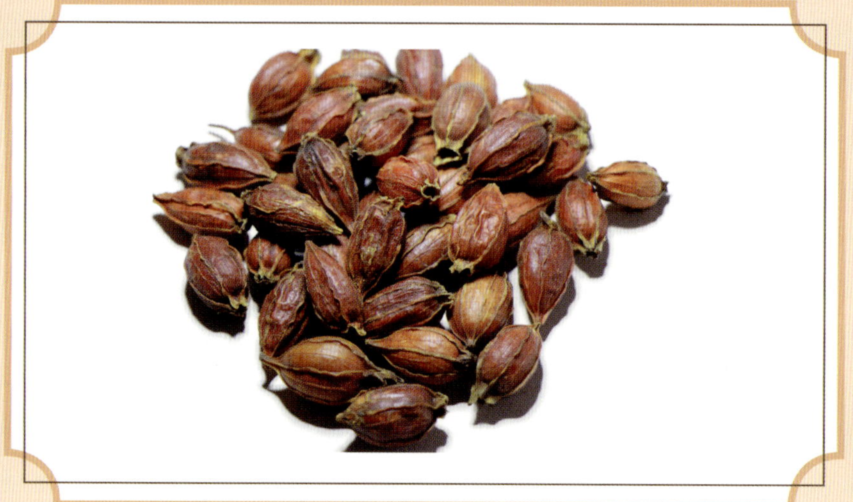

栀子

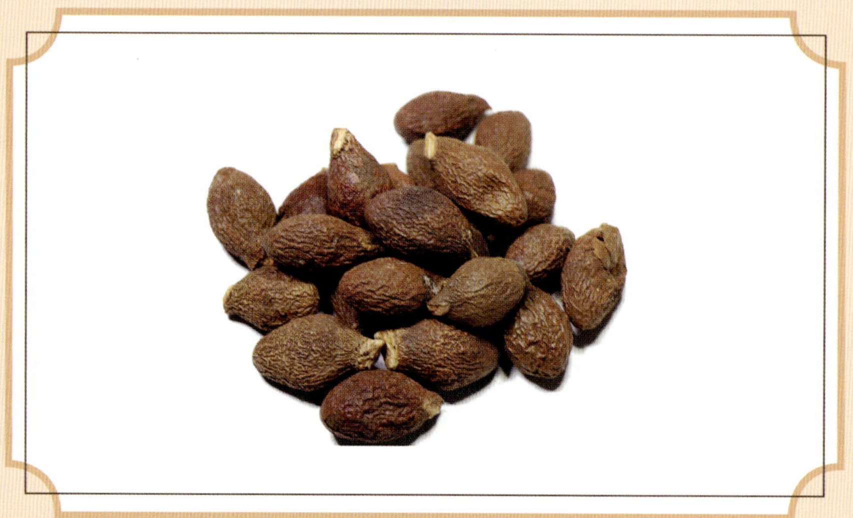

胖大海

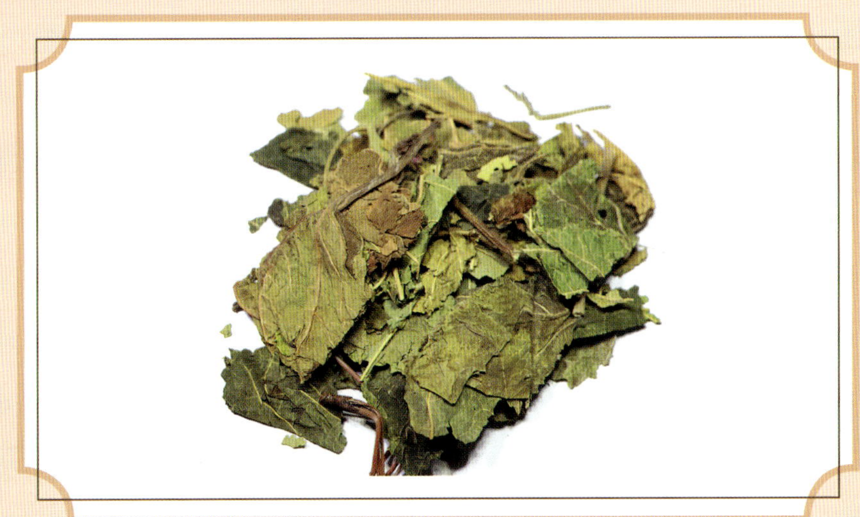

桑叶

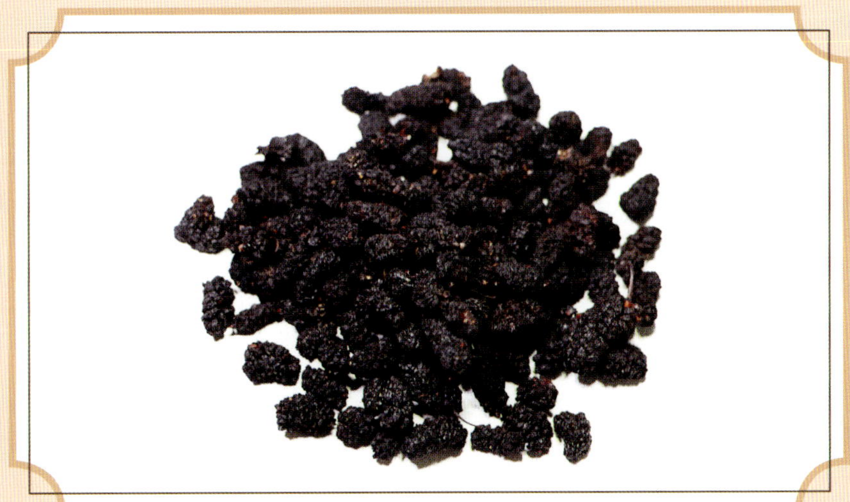

桑椹

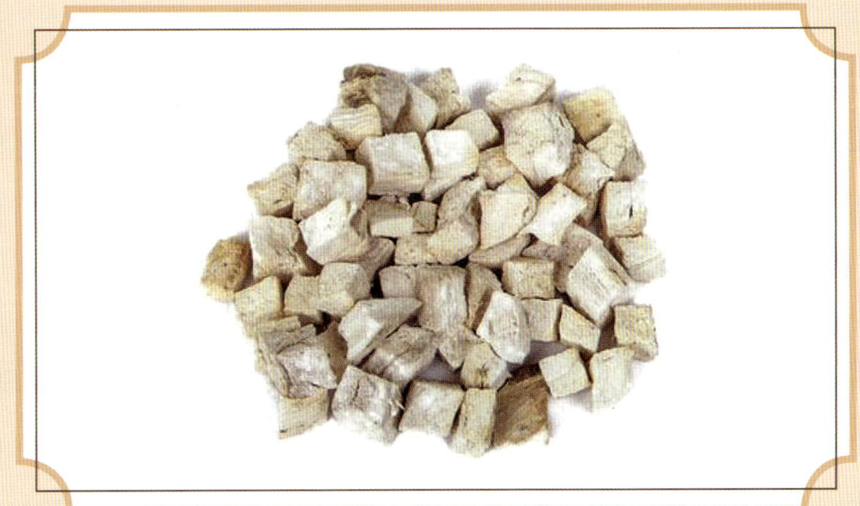

粉葛

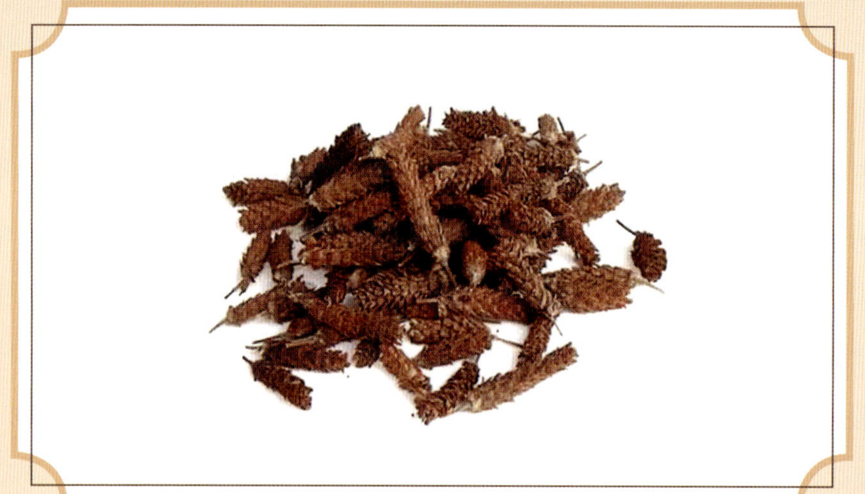

夏枯草

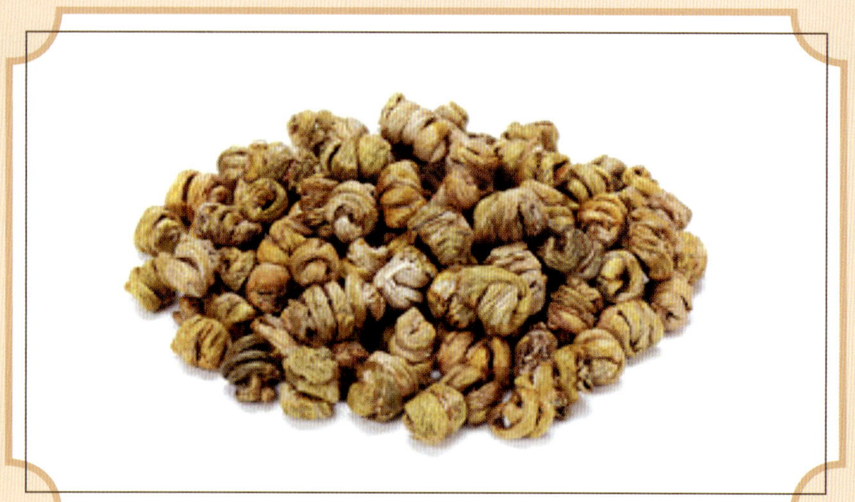

铁皮石斛

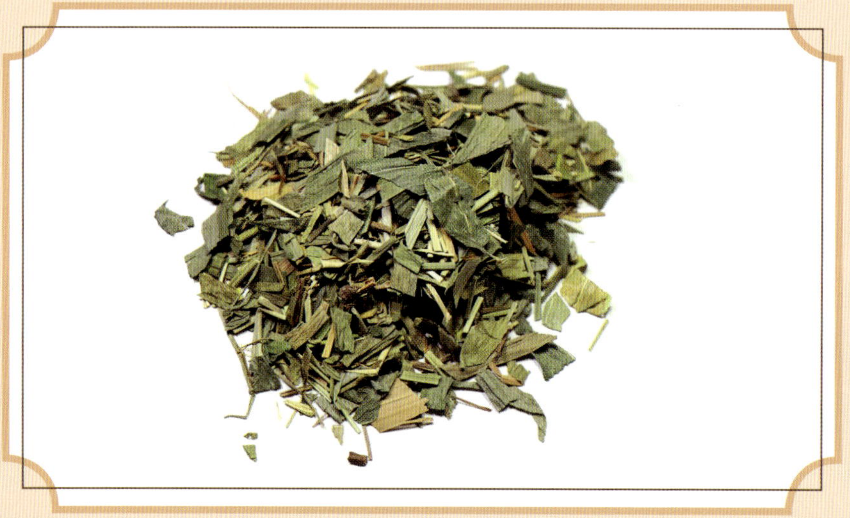

淡竹叶

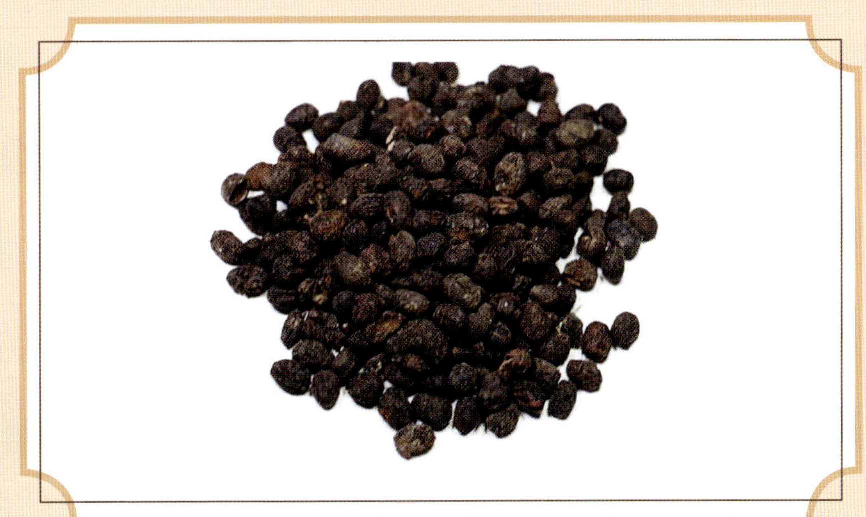

淡豆豉

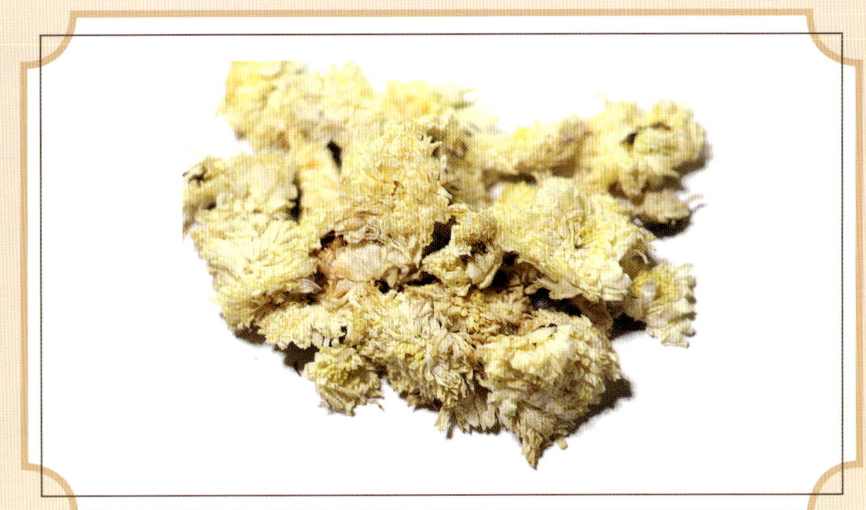

菊花

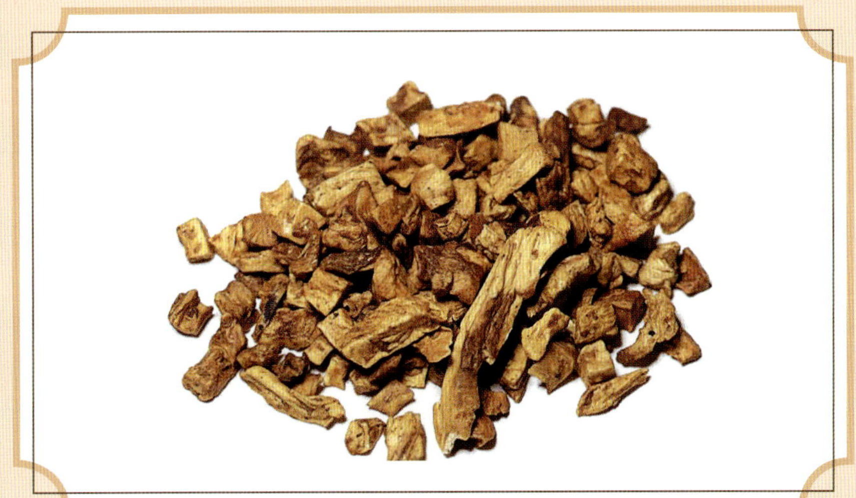

菊苣

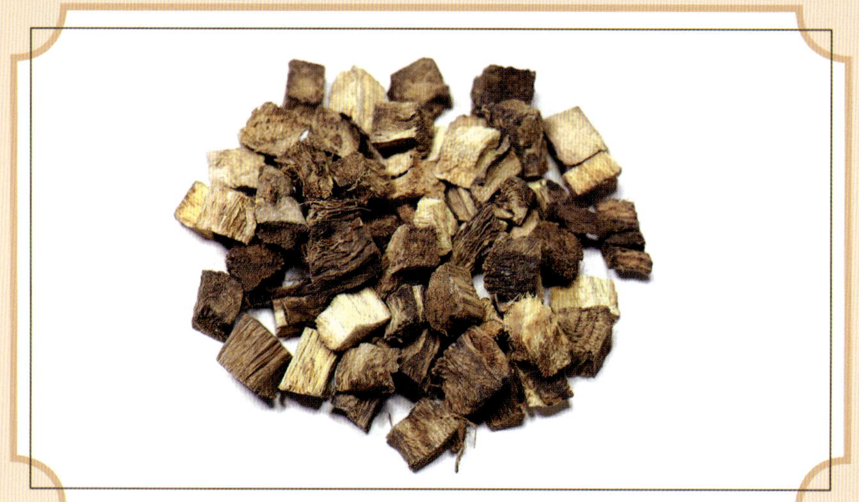

葛根

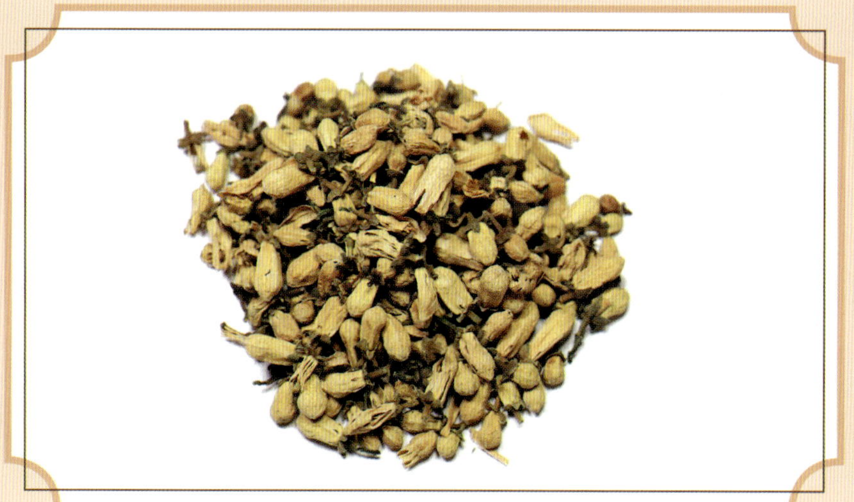

槐花、槐米

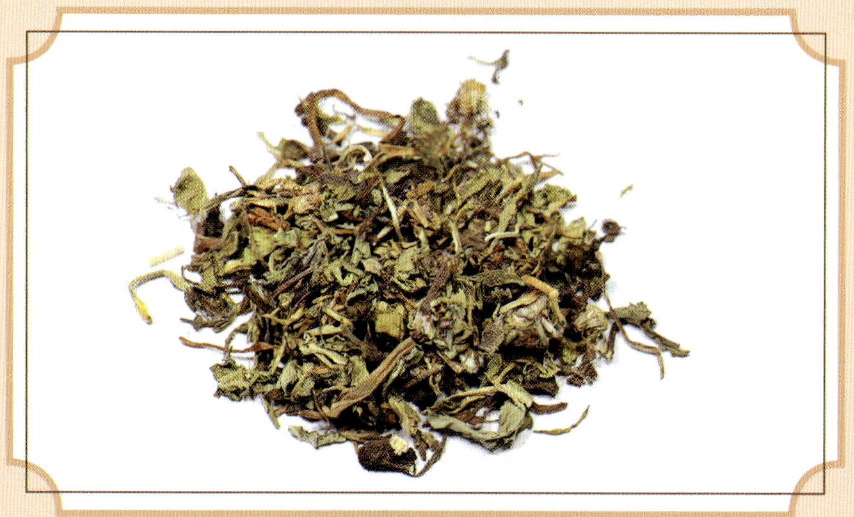

蒲公英

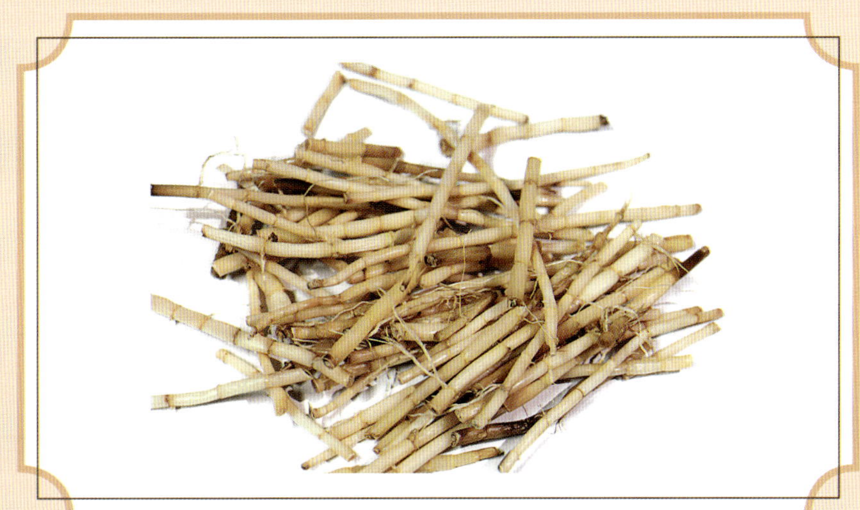

鲜白茅根

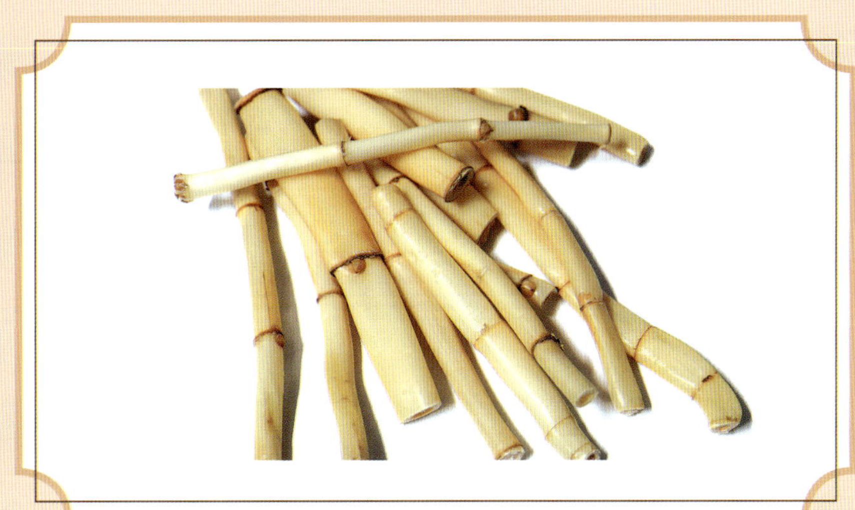

鲜芦根

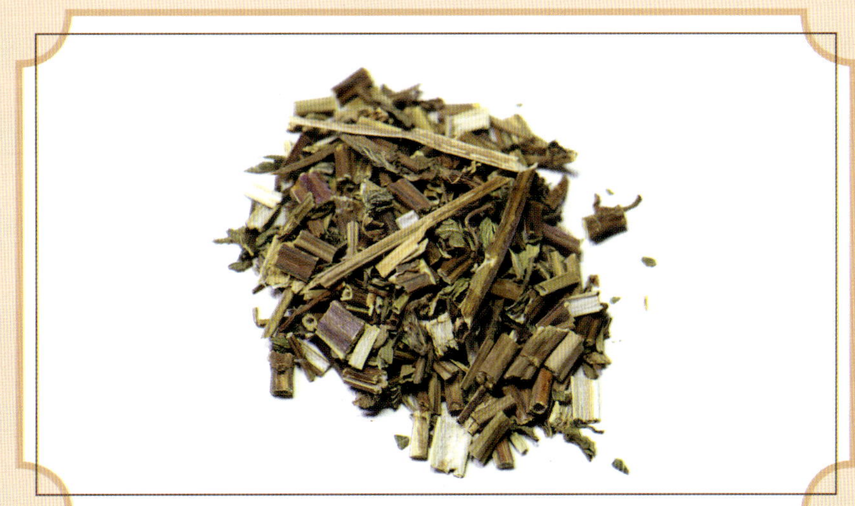

薄荷

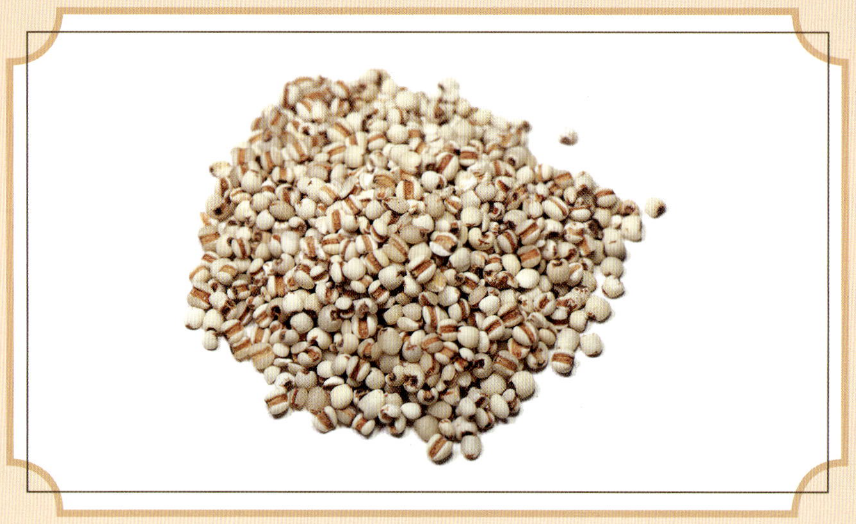

薏苡仁